コリンズの
VINDICATE
鑑別診断法

監訳

金城紀与史 沖縄県立中部病院 総合内科
金城　光代 沖縄県立中部病院 総合内科
尾原　晴雄 沖縄県立中部病院 総合内科
山城　　信 沖縄県立中部病院 呼吸器内科

Differential Diagnosis in Primary Care

FIFTH EDITION

R. Douglas Collins, MD, FACP

Senior FAA Medical Examiner
Former Associate Professor of Medicine
Medical University of South Carolina
Former Associate Clinical Professor of Medicine
University of Florida School of Medicine
Chatsworth, California

メディカル・サイエンス・インターナショナル

Authorized translation of the original English edition,
"Differential Diagnosis in Primary Care", Fifth Edition
by R. Douglas Collins, MD, FACP

Copyright © 2012 by Lippincott Williams & Wilkins, a Wolters Kluwer business
All rights reserved.

This translation is published by arrangement with Lippincott Williams & Wilkins/
Wolters Kluwer Health, Inc., U.S.A.
Lippincott Williams & Wilkins/Wolters Kluwer Health did not participate in the
translation of this title.

© First Japanese Edition 2014 by Medical Sciences International, Ltd., Tokyo

Printed and Bound in Japan

我が妻 Norie に捧げる

監訳者序

　鑑別診断を習得するのは容易ではない。医学生を教えていると，病歴を提示して鑑別診断を考えてもらってもほとんど頭に浮かんでこない，ということをよく経験する。臨床講義で疾患ごとの勉強はしていても，症状から疾患へたどり着くアプローチ法を教わっていないのであろう。

　本書は鑑別診断のテキストとして評判が高く，1981年の初版刊行以来，原著は版を重ねており，今回翻訳するのはその第5版である。本書は，鑑別診断をあげる際に解剖や生理学といった基礎医学を利用すればよいことを明快に示している。例えばSection 2の冒頭，右季肋部腫瘤の鑑別を考える場合には，皮膚から始まって皮下・筋肉，肝臓，大腸，胆嚢，などと奥深くに分け入っていきながら，それぞれについて病因別に考えればよいことが表に示してある。病因を考えるときには，著者コリンズは，漏れのない鑑別診断リストを組み立てるために，VINDICATEやMINTの語呂合わせを用いた想起法を提唱している。VINDICATEとは，Vascular(血管)，Inflammation(炎症)，Neoplasm(腫瘍)，Degenerative(変性)，Intoxication(中毒)，Congenital(先天性)，Autoimmune(自己免疫性)，Trauma(外傷)，Endocrinopathy(内分泌)の頭文字であり，これは日本でもお馴染みのローレンス・ティアニー先生がカンファレンスで繰り返し使う手法である。MINTは，Malformation(奇形)，Inflammation(炎症)，Neoplasm(腫瘍)，Trauma(外傷)のことで，痛みを主訴にした場合に有効である。

　解剖と病因の2つの軸を使ったこの思考過程によって，多岐にわたる症状・症候について鑑別診断を挙げていくことができる。救急や外来で遭遇した患者の主訴に対してアプローチ法が浮かばないときには，是非本書の該当する部分を読んでから診察してほしい。きっと診断に近づけるであろう。症状・症候は原著にならってこの邦訳版でもABC順にしてあるが，和文目次も用意して利用の便を図ってある。あまり遭遇しない症状についても網羅されているので，ベテラン医師にも活用いただけるだろう。

　本書の疾患ごとの記載は簡潔で，考慮すべき鑑別リストが短時間のうちに手に入る。忙しい臨床家はSection 2の本文部分を参考にするだろうが，医学生・研修医にはSection 1と2の冒頭の概説を読んでほしい。また本文中には87例の症例検討(問題の解答は巻末にまとめてある)が収載されているので，PBLなどのグループ学習で利用してもよいだろう。

　ひとたび網羅的アプローチ法を習得すると，次は疾患頻度を念頭に鑑別の優先順位をつけることが重要になってくる。網羅的鑑別診断リストは，1つ1つを同等に扱うと検査が多くなって非効率になる弱点がある。経験を積んでいくと多くの症例ではコモンディジーズを中心に考えればよいことに気づくであろう。ただ，診断に難渋するケースや，当初想定した診断でうまくいかないときに本書の思考法を再登場させるとよい。特にSection 3では，表面上の診断だけではなく合併・併発疾患を見逃さないような助言に満ちている。

　単独著者による本書には，鑑別診断の思考法があらゆる症状・症候に対して有用であることが統一感をもって理解できるメリットがある。一方で，診断名や検査法にやや古い記載があるため，なるべく現在の医療状況に合わせて翻訳し，適宜訳注で補うようにした。

　本書の翻訳企画は沖縄県立中部病院の若手医師らによる発案から始まった。実際の翻訳作業は原著のユニークな英語表現に苦労するところも多かったが，MEDSiの今岡聡・神田奨両氏の粘り強いサポートで出版までこぎ着けた。ここに記して感謝したい。

2014年5月

監訳者を代表して　金城　紀与史

原著序

　今から30年以上前から，私は自分の鑑別診断のアプローチ法を至るところで学生や医師たちに伝授してきた。今日，多くの読者の方々にこれを伝えられることを嬉しく思う。
　本書第5版は，よくある症状・症候の診断にさらに有用なものとなったと思う。今版では3つのSectionを設けた。Section 1には病歴聴取と身体診察，特によくある症状・徴候で使う特別な診察技法を記載した。Section 2では多彩な症状・症候を網羅し，前版同様，私の鑑別診断法について記述している。このSectionは改訂に際し，最新の診断技術を取り入れ，鑑別診断の幅を適切に広げるように注意した。Section 3は鑑別診断の教科書としてはユニークなものになっていると思う。よくある疾患の症状が，実は他の疾患のものかもしれないという点を取り上げている。例えば，糖尿病やうっ血性心不全の症例で治療に反応しない場合に参照するとよいだろう。

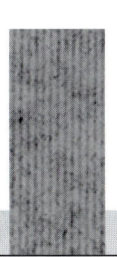

謝　辞

　原稿をタイプしてくれた，わが妻Norieとその姉妹Mildred Mendozaには，その優れた仕事ぶりに感謝したい。出版部長のKerry Barrettと編集者のSonya Seigafuseは，本書を完成させるべく熱心に取り組んでくれた。
　最後に，この改訂版を完成させる力と知恵を私に与えてくださった神に感謝する。つぎの版の執筆も楽しみにしている。

監訳者・訳者一覧

監訳者

金城紀与史	沖縄県立中部病院 総合内科
金城　光代	沖縄県立中部病院 総合内科
尾原　晴雄	沖縄県立中部病院 総合内科
山城　　信	沖縄県立中部病院 呼吸器内科

訳者（五十音順。括弧内のアルファベットは翻訳担当項目を示す）

會田　哲朗	沖縄県立中部病院 内科(E)
太田　龍一	沖縄県立南部医療センター・こども医療センター附属南大東診療所(P)
金子　　惇	北多摩中央医療生活協同組合 むさし小金井診療所(T)
金城　　文	鳥取大学医学部 社会医学講座 環境予防医学分野(W)
金城紀与史	沖縄県立中部病院 総合内科(Section 1, 2, 3)
今野健一郎	聖路加国際病院 救急部(C)
佐藤　直行	沖縄県立中部病院 内科(D)
柴田　綾子	淀川キリスト教病院 産婦人科(B, E)
島袋　　彰	沖縄県立八重山病院 内科(L, 付録A)
白倉　悠企	倉敷中央病院 救命救急センター 救急科(F)
髙橋　賢亮	聖路加国際病院 救急部(H)
長嶺由衣子	沖縄県立南部医療センター・こども医療センター附属粟国診療所(H)
朴　　大昊	沖縄県立八重山病院附属波照間診療所(U, V)
廣澤　孝信	沖縄県立中部病院 内科(S)
舟越　　優	東京都立小児総合医療センター 総合診療科(G)
船戸　真史	沖縄県立中部病院 プライマリ・ケア(K, R)
森　　英毅	沖縄県立南部医療センター・こども医療センター附属座間味診療所(J, M)
矢野　裕之	沖縄県立中部病院 内科(A 前半)
山城　　信	沖縄県立中部病院 呼吸器内科(I)
山田絵美理	国立病院機構東京医療センター 放射線科(N, O)
山本　一太	沖縄県立中部病院 救命救急科(A 後半)

欧文目次

Section 1
Part A：ルーチンの病歴聴取と身体診察 ……………… 1
Part B：よくある症状・徴候に有用な特別な診察技法 ……………… 4

Section 2
はじめに ……………… 13

A

Abdominal mass 腹部腫瘤 …… 17
　びまん性の腹部腫瘤 …… 17
　右上腹部腫瘤 …… 17
　症例検討　#1 …… 19
　左上腹部腫瘤 …… 20
　右下腹部腫瘤 …… 21
　症例検討　#2 …… 24
　左下腹部腫瘤 …… 24
　心窩部の腫瘤 …… 26
　症例検討　#3 …… 28
　下腹部腫瘤 …… 28
Abdominal pain 腹痛 …… 30
　腹部全体の痛み …… 30
　右上腹部痛 …… 31
　症例検討　#4 …… 34
　左上腹部痛 …… 34
　右下腹部痛 …… 35
　左下腹部痛 …… 39
　症例検討　#5 …… 41
　心窩部痛 …… 41

　下腹部痛 …… 42
Absent or diminished pulse 脈拍の消失や減弱 …… 45
Acidosis アシドーシス（pHの低下） …… 45
Acid phosphatase elevation 酸性ホスファターゼの上昇 …… 48
Alkaline phosphatase elevation アルカリホスファターゼの上昇 …… 48
Alkalosis アルカローシス（pHの上昇） …… 49
Amnesia 健忘 …… 51
Anal mass 肛門腫瘤 …… 51
Anemia 貧血 …… 52
Ankle clonus and hyperactive and pathologic reflex 足クローヌスおよび反射亢進と病的反射 …… 54
　大脳 …… 54
　脳幹 …… 54
　脊髄 …… 54

Anorexia 食欲不振 …… 57
Anosmia or unusual odor 無嗅覚と異臭 …… 58
Anuria and oliguria 無尿と乏尿 …… 59
Aphasia, apraxia, and agnosia 失語，失行，失認 …… 62
Arm pain 上肢痛 …… 63
　症例検討　#6 …… 66
AST, ALT, and LDH elevation AST，ALT，LDHの上昇 …… 66
Aural discharge (otorrhea) 耳漏 …… 66
Auscultatory signs of pulmonary disease 肺の聴診 …… 68
　肺 …… 68
　心臓 …… 68
　その他の臓器による疾患 …… 69
Axillary mass 腋窩腫瘤 …… 71

B

Back mass 背部腫瘤 …… 72
Baldness 脱毛症，禿頭症 …… 72
Bleeding under the skin 皮下出血 …… 73
　症例検討　#7 …… 76

Blurred vision, Blindness, and Scotomata かすみ目，失明，視野暗点 …… 76
　症例検討　#8 …… 79
Bradycardia 徐脈 …… 79

Breast discharge 乳汁分泌 …… 80
Breast mass or swelling 乳房の腫瘤・腫脹 …… 81
Breast Pain 乳房痛 …… 83

C

Cardiac arrhythmia 不整脈 …… 85
Cardiomegaly 心肥大 …… 86
Cervical bruit 頸部血管雑音 …… 91

Chest pain 胸痛 …… 92
　症例検討　#9 …… 94
Chest wall mass 胸壁腫瘍 …… 94

Chill 悪寒 …… 95
Chorea 舞踏運動 …… 98

Clubbing and pulmonary osteo-arthropathy ばち指と肺性骨関節症 …… 98
Coma and somnolence 昏睡と傾眠 …… 101

症例検討 #10 …… 105
Constipation 便秘 …… 105
Constricted pupil (miosis) 縮瞳 …… 107
症例検討 #11 …… 107

Convulsion 痙攣 …… 107
症例検討 #12 …… 114
Cough 咳嗽 …… 114
Crepitus 軋音・捻髪音 …… 117
Cyanosis チアノーゼ …… 117

D

Dandruff フケ・頭部粃糠疹 … 120
Decreased respiration, apnea, and Cheyne-Stokes breathing 呼吸数低下, 無呼吸, Cheyne-Stokes 呼吸 …… 120
Delayed puberty 思春期遅発症 …… 121
Delirium 譫妄 …… 123
症例検討 #13 …… 124
Delusion 妄想 …… 124
Depression, anxiety, and other abnormal psychic state うつ病, 不安, その他の異常な精神状態 …… 124
症例検討 #14 …… 127

Diarrhea, acute 下痢(急性) … 127
Diarrhea, chronic 下痢(慢性) …… 127
症例検討 #15 …… 130
Difficulty swallowing (dysphagia) 嚥下困難 …… 132
Difficulty urinating 排尿困難 …… 132
Dilated pupil (mydriasis) 瞳孔散大(散瞳) …… 133
症例検討 #16 …… 136
Dizziness めまい …… 136
症例検討 #17 …… 137
Double vision 複視 …… 137
症例検討 #18 …… 139

Drop attack 転倒発作 …… 139
Dwarfism 低身長症 …… 140
Dysarthria and speech disorder 構音障害と会話障害 …… 142
Dysmenorrhea 月経困難症 …… 142
Dyspareunia 性交時疼痛 …… 144
Dyspnea, tachypnea, and orthopnea 呼吸困難, 頻呼吸, 起坐呼吸 …… 145
症例検討 #19 …… 148
Dystocia 難産(異常分娩) …… 148
Dysuria 排尿障害 …… 149
症例検討 #20 …… 151

E

Earache 耳痛 …… 152
Edema of the extremities 四肢の浮腫 …… 153
症例検討 #21 …… 155
Elbow pain 肘痛 …… 155
Enuresis (bedwetting) 夜尿症(おねしょ) …… 155

Epiphora 流涙症 …… 157
Epistaxis 鼻出血 …… 158
症例検討 #22 …… 158
Euphoria 多幸感 …… 158
Excessive sweating 過剰な汗 …… 161
症例検討 #23 …… 161

Exophthalmos 眼球突出症 …… 161
Extremity, hand, and foot deformities 四肢・手足の変形 …… 164
Extremity mass 四肢の腫瘤 …… 164
Eye pain 眼痛 …… 167
症例検討 #24 …… 168

F

Facial mass 顔面腫瘤 …… 169
Facial pain 顔面痛 …… 169
症例検討 #25 …… 170
Facial palsy 顔面麻痺 …… 170
症例検討 #26 …… 172
Face, abnormal 顔面の異常 … 172
Failure to thrive 成長障害 …… 172
Fasciculation 筋線維束攣縮 …… 174

Fever 発熱 …… 174
症例検討 #27 …… 178
Flank mass 側腹部腫瘤 …… 178
症例検討 #28 …… 179
Flank pain 側腹部痛 …… 180
症例検討 #29 …… 182
Flash of light 閃光 …… 182
Flatulence and borborygmus 鼓腸, 腹鳴 …… 182
症例検討 #30 …… 184
Flushed face (plethora) 顔面潮紅(多血症) …… 184
症例検討 #31 …… 184
Foot, heel and toe pain 足・踵・足趾の痛み …… 185
症例検討 #32 …… 187

Forehead enlargement 前額部腫大 …… 188

Frequency and urgency of urination 頻尿，尿意切迫 …… 188

症例検討　＃33 …… 188
Frigidity 不感症 …… 188

G

Gait disturbance 歩行障害 …… 191
症例検討　＃34 …… 193
Gangrene 壊疽 …… 193
Gigantism 巨人症 …… 193

Girdle pain 帯状痛 …… 194
Glycosuria 尿糖 …… 195
Groin mass 鼠径部腫瘤 …… 195
症例検討　＃35 …… 196

Groin pain 鼠径部痛 …… 197
症例検討　＃36 …… 199
Gynecomastia 女性化乳房 …… 199
症例検討　＃37 …… 199

H

Halitosis and other breath odors 口臭や他の息のにおい … 201
Hallucination 幻覚 …… 201
Hand and finger pain 手と指の痛み …… 201
症例検討　＃38 …… 206
Headache 頭痛 …… 206
症例検討　＃39 …… 210
Head deformity 頭部奇形 …… 210
Head mass 頭部腫瘤 …… 212
Heart burn 胸やけ …… 212
症例検討　＃40 …… 212
Hematemesis and melena 吐血と下血 …… 212
症例検討　＃41 …… 216
Hematuria 血尿 …… 217
症例検討　＃42 …… 221
Hemianopsia 半盲 …… 221
Hemiplegia 片麻痺 …… 221
Hemoptysis 喀血 …… 222
症例検討　＃43 …… 222
Hepatomegaly 肝腫大 …… 224
症例検討　＃44 …… 228
Hiccough 吃逆（しゃっくり）… 228

症例検討　＃45 …… 230
Hip pain 殿部痛 …… 230
症例検討　＃46 …… 230
Hirsutism 多毛症 …… 230
症例検討　＃47 …… 233
Hoarseness 嗄声 …… 233
症例検討　＃48 …… 235
Horner syndrome Horner症候群 …… 235
Hypercalcemia 高カルシウム血症 …… 237
Hypercholesterolemia 高コレステロール血症 …… 237
Hyperglycemia 高血糖 …… 240
Hyperkalemia 高カリウム血症 …… 240
Hypermenorrhea 過多月経 … 240
症例検討　＃49 …… 242
Hypernatremia 高ナトリウム血症 …… 242
Hypertension 高血圧症 …… 243
症例検討　＃50 …… 247
Hypertriglyceridemia 高トリグリセリド血症 …… 247

Hypoactive reflex 腱反射低下 …… 247
症例検討　＃51 …… 249
Hypoalbuminemia 低アルブミン血症 …… 250
Hypocalcemia 低カルシウム血症 …… 250
Hypoglycemia 低血糖症 …… 251
Hypokalemia 低カリウム血症 …… 254
Hypomenorrhea and amenorrhea 月経過少と無月経 …… 254
症例検討　＃52 …… 256
Hyponatremia 低ナトリウム血症 …… 256
Hypotension and shock 低血圧とショック …… 258
症例検討　＃53 …… 260
Hypotension, orthostatic 起立性低血圧 …… 260
Hypothermia 低体温症 …… 260
Hypoxemia 低酸素血症 …… 263

I

Impotence インポテンス（性交不能症）…… 264
症例検討　＃54 …… 265
Incontinence, fecal 便失禁 … 266

Incontinence, urinary 尿失禁 …… 266
症例検討　＃55 …… 267
Indigestion 消化不良 …… 267
症例検討　＃56 …… 269

Infertility 不妊 …… 269
症例検討　＃57 …… 272
Insomnia 不眠症 …… 272
症例検討　＃58 …… 274

Intracranial bruit 頭蓋内雑音
...... 274

J

Jaundice 黄疸 275
 症例検討　#59 277
Jaw pain 顎の痛み 277

Jaw swelling 顎の腫脹 278
Joint pain 関節痛 279
 症例検討　#60 281

Joint swelling 関節腫脹 281
 症例検討　#61 284

K

Knee pain 膝痛 285

Knee swelling 膝の腫脹 285

Kyphosis 脊柱後彎症 286

L

Leg pain 下肢痛 287
 症例検討　#62 289
Leukocytosis 白血球増加症 290
Leukopenia 白血球減少症 291

Lip swelling 口唇浮腫 292
Lordosis 脊柱前彎症 293
Low back pain 腰痛 293
 症例検討　#63 295

Lymphadenopathy, generalized リンパ節腫脹（全身性）...... 296
 症例検討　#64 298

M

Memory loss and dementia 記憶障害と認知症 299
 症例検討　#65 299
Menstrual cramp 月経痛 301
Meteorism 鼓腸 301
Miscellaneous sites of bleeding さまざまな部位からの出血 301

Monoplegia 単麻痺 302
Mouth pigmentation 口の色素沈着 302
Murmur 心雑音 303
Muscular atrophy 筋萎縮 303
 症例検討　#66 306
Muscular cramp 筋痙攣 306

 症例検討　#67 308
Musculoskeletal pain, generalized 筋骨格痛（全身性）...... 308
 症例検討　#68 309
Myoclonus ミオクローヌス 310

N

Nail change 爪の変化 312
Nasal discharge 鼻分泌物（鼻漏） 312
Nasal mass or swelling 鼻の腫瘤・腫脹 315
Nasal obstruction 鼻閉塞 315

Nausea and vomiting 悪心・嘔吐 315
Neck mass 頸部腫瘤 319
Neck pain 頸部痛 321
 症例検討　#69 323
Nightmare 悪夢 324

Nocturia 夜間多尿 324
Nose, regurgitation of food through 鼻への食物の逆流 324
Nuchal rigidity 項部硬直 324
Nystagmus 眼振 326

O

Obesity 肥満 328
 症例検討　#70 328

Oral or lingual mass 口腔内・舌の腫瘤 328

Orbital discharge 眼分泌物 329
Orbital mass 眼窩腫瘤 331

P

Pallor of the face, nail, or conjunctiva 顔面・爪・結膜の蒼白 …… 332
Palpitation 動悸 …… 332
　症例検討　#71 …… 335
Papilledema うっ血乳頭 …… 335
Paresthesia, dysesthesia and numbness 感覚異常，知覚不全，しびれ …… 335
　症例検討　#72 …… 341
Pelvic mass 骨盤内腫瘤 …… 341
Pelvic pain 骨盤痛 …… 343
Penile pain 陰茎痛 …… 344

Penile sore 陰茎糜爛 …… 344
Periorbital and facial edema 眼瞼周囲・顔面浮腫 …… 346
Photophobia 羞明 …… 346
Polycythemia 多血症 …… 346
Polydipsia 多飲 …… 347
　症例検討　#73 …… 350
Polyphagia 過食（多食）…… 350
　症例検討　#74 …… 350
Polyuria 多尿 …… 350
　症例検討　#75 …… 353
Popliteal swelling 膝窩の腫脹 …… 353

Priapism 持続勃起 …… 353
Prostatic mass or enlargement 前立腺の腫瘤・腫大 …… 354
Proteinuria 蛋白尿 …… 357
Pruritus 瘙痒感 …… 357
Ptosis 眼瞼下垂 …… 360
Ptyalism 唾液分泌過多 …… 360
Pulsatile mass 拍動性腫瘤 …… 361
Pulse rhythm abnormality 脈のリズム異常 …… 363
Pyuria 膿尿 …… 363

R

Rash, general 発疹（全身性）… 366
　症例検討　#76 …… 371
Rash, local 発疹（局所性）…… 371
Rectal bleeding 直腸出血 …… 371
　症例検討　#77 …… 375

Rectal discharge 直腸分泌物 …… 375
Rectal mass 直腸腫瘤 …… 376
Rectal pain 直腸痛 …… 377
Red eye 眼球充血 …… 378

　症例検討　#78 …… 379
Restless leg syndrome むずむず脚症候群 …… 379
Risus sardonicus 痙笑 …… 379

S

Scalp tenderness 頭皮の圧痛 …… 380
Scoliosis 脊柱側彎症 …… 380
Sensory loss 感覚低下 …… 380
Shoulder pain 肩痛 …… 381
　症例検討　#79 …… 383
Skin discharge 皮膚滲出液 …… 384
Skin mass 皮膚腫瘤 …… 385
Skin pigmentation and other pigmentary changes 皮膚色素沈着，他の色素変化 …… 385
Skin thickening 皮膚肥厚 …… 388
Skin ulcer 皮膚潰瘍 …… 388

Sleep apnea 睡眠時無呼吸 …… 388
Sleep walking 夢遊症 …… 391
Smooth tongue and other changes 平滑舌，その他の変化 …… 391
Sneezing くしゃみ …… 391
Sore throat 咽頭痛 …… 392
　症例検討　#80 …… 392
Spasticity 痙性 …… 392
Spine deformity 脊椎変形 …… 394
Splenomegaly 脾腫 …… 394
Sputum 喀痰 …… 397

Stool color change 便の色の変化 …… 400
Strabismus 斜視 …… 400
Strangury 排尿時灼熱感 …… 400
Stretch marks 皮膚線条 …… 401
Stridor and snoring 吸気性喘鳴，いびき …… 402
Swollen gums and gum mass 歯肉の腫脹・腫瘤 …… 403
Swollen tongue 舌腫大 …… 403
Syncope 失神 …… 405
　症例検討　#81 …… 408

T

Tachycardia 頻脈 …… 409
Taste abnormality 味覚異常 …… 412

Testicular atrophy 精巣萎縮 … 412
Testicular mass 精巣腫瘤 …… 412

Testicular pain 精巣痛 …… 416

Thrombocytopenia 血小板減少症
…… 416
Tinnitus and deafness 耳鳴と難聴
…… 417
　症例検討　#82 …… 421
Tongue pain 舌痛 …… 421

Tongue ulcer 舌潰瘍 …… 421
Toothache 歯痛 …… 422
Torticollis 斜頸 …… 422
Tremor and other involuntary movements 振戦と不随意運動
…… 422

　症例検討　#83 …… 425
Trismus (lock jaw) 開口障害
…… 425

U

Unequal pulses 脈の左右差 … 426
Uremia 尿毒症 …… 426

Urethral discharge 尿道分泌物
…… 428

Urine color change 尿の色調変化
…… 431

V

Vaginal bleeding 腟出血 …… 432
　症例検討　#84 …… 434

Vaginal discharge 腟分泌物 … 434
　症例検討　#85 …… 435

Visible peristalsis 蠕動不穏 … 436
Vomiting 嘔吐 …… 437

W

Walking difficulty 歩行困難 … 438
Weakness and fatigue, generalized 筋力低下と疲労（全身性の） … 440
　症例検討　#86 …… 444

Weakness or paralysis of one or more extremities 筋力低下・麻痺（1肢以上の） …… 444
Weight loss 体重減少 …… 448

　症例検討　#87 …… 451
Wheezing 喘鳴 …… 451

Section 3
他の疾患と間違えやすい病気 ………………… 453
付録 A ………………… 471
付録 B ………………… 481
索引 ………………… 493

和文目次

Section 1
Part A：**ルーチンの病歴聴取と身体診察** …………… 1
Part B：**よくある症状・徴候に有用な特別な診察技法** …………… 4

Section 2
はじめに …………… 13

欧文

AST，ALT，LDHの上昇 …… 66
Horner症候群 …… 235

あ行

悪夢 …… 324
顎の痛み …… 277
顎の腫脹 …… 278
足・踵・足趾の痛み …… 185
　症例検討　#32 …… 187
足クローヌスおよび反射亢進と病的反射 …… 54
　大脳 …… 54
　脳幹 …… 54
　脊髄 …… 54
アシドーシス（pHの低下）…… 45

アルカリホスファターゼの上昇 …… 48
アルカローシス（pHの上昇）…… 49
陰茎痛 …… 344
陰茎糜爛 …… 344
咽頭痛 …… 392
　症例検討　#80 …… 392
インポテンス（性交不能症）…… 264
　症例検討　#54 …… 265
うっ血乳頭 …… 335
うつ病，不安，その他の異常な精神状態 …… 124
　症例検討　#14 …… 127
腋窩腫瘤 …… 71
壊疽 …… 193
嚥下困難 …… 132
黄疸 …… 275
　症例検討　#59 …… 277
嘔吐 …… 437
悪寒 …… 95
悪心・嘔吐 …… 315

か行

開口障害 …… 425
咳嗽 …… 114
喀痰 …… 397
下肢痛 …… 287
　症例検討　#62 …… 289
過剰な汗 …… 161
　症例検討　#23 …… 161
過食（多食）…… 350
　症例検討　#74 …… 350
かすみ目，失明，視野暗点 …… 76
　症例検討　#8 …… 79
過多月経 …… 240
　症例検討　#49 …… 242
喀血 …… 222
　症例検討　#43 …… 222
感覚異常，知覚不全，しびれ …… 335

　症例検討　#72 …… 341
感覚低下 …… 380
眼窩腫瘤 …… 331
眼球充血 …… 378
　症例検討　#78 …… 379
眼球突出症 …… 161
眼瞼下垂 …… 360
眼瞼周囲・顔面浮腫 …… 346
肝腫大 …… 224
　症例検討　#44 …… 228
眼振 …… 326
関節腫脹 …… 281
　症例検討　#61 …… 284
関節痛 …… 279
　症例検討　#60 …… 281
眼痛 …… 167

　症例検討　#24 …… 168
眼分泌物 …… 329
顔面腫瘤 …… 169
顔面潮紅（多血症）…… 184
　症例検討　#31 …… 184
顔面痛 …… 169
　症例検討　#25 …… 170
顔面・爪・結膜の蒼白 …… 332
顔面の異常 …… 172
顔面麻痺 …… 170
　症例検討　#26 …… 172
記憶障害と認知症 …… 299
　症例検討　#65 …… 299
吃逆（しゃっくり）…… 228
　症例検討　#45 …… 230
吸気性喘鳴，いびき …… 402

胸痛 ····· 92
　症例検討　# 9 ····· 94
胸壁腫瘍 ····· 94
巨人症 ····· 193
起立性低血圧 ····· 260
筋萎縮 ····· 303
　症例検討　# 66 ····· 306
筋痙攣 ····· 306
　症例検討　# 67 ····· 308
筋骨格痛(全身性) ····· 308
　症例検討　# 68 ····· 309
筋線維束攣縮 ····· 174
筋力低下と疲労(全身性の) ····· 440
　症例検討　# 86 ····· 444
筋力低下・麻痺(1肢以上の) ····· 444
くしゃみ ····· 391
口の色素沈着 ····· 302
痙笑 ····· 379
痙性 ····· 392
頸部血管雑音 ····· 91
頸部腫瘤 ····· 319
頸部痛 ····· 321

症例検討　# 69 ····· 323
痙攣 ····· 107
　症例検討　# 12 ····· 114
月経過少と無月経 ····· 254
　症例検討　# 52 ····· 256
月経困難症 ····· 142
月経痛 ····· 301
血小板減少症 ····· 416
血尿 ····· 217
　症例検討　# 42 ····· 221
下痢(急性) ····· 127
下痢(慢性) ····· 127
　症例検討　# 15 ····· 130
幻覚 ····· 201
肩痛 ····· 381
　症例検討　# 79 ····· 383
腱反射低下 ····· 247
　症例検討　# 51 ····· 249
健忘 ····· 51
構音障害と会話障害 ····· 142
高カリウム血症 ····· 240
高カルシウム血症 ····· 237

口腔内・舌の腫瘤 ····· 328
高血圧症 ····· 243
　症例検討　# 50 ····· 247
高血糖 ····· 240
高コレステロール血症 ····· 237
口臭や他の息のにおい ····· 201
口唇浮腫 ····· 292
高トリグリセリド血症 ····· 247
高ナトリウム血症 ····· 242
項部硬直 ····· 324
肛門腫瘤 ····· 51
呼吸困難，頻呼吸，起坐呼吸 ····· 145
　症例検討　# 19 ····· 148
呼吸数低下，無呼吸，Cheyne-Stokes 呼吸 ····· 120
鼓腸 ····· 301
鼓腸，腹鳴 ····· 182
　症例検討　# 30 ····· 184
骨盤痛 ····· 343
骨盤内腫瘤 ····· 341
昏睡と傾眠 ····· 101
　症例検討　# 10 ····· 105

さ行

嗄声 ····· 233
　症例検討　# 48 ····· 235
さまざまな部位からの出血 ····· 301
酸性ホスファターゼの上昇 ····· 48
四肢・手足の変形 ····· 164
四肢の腫瘤 ····· 164
四肢の浮腫 ····· 153
　症例検討　# 21 ····· 155
思春期遅発症 ····· 121
持続勃起 ····· 353
歯痛 ····· 422
耳痛 ····· 152
膝窩の腫脹 ····· 353
失語，失行，失認 ····· 62
失神 ····· 405
　症例検討　# 81 ····· 408
膝痛 ····· 285
歯肉の腫脹・腫瘤 ····· 403
耳鳴と難聴 ····· 417

症例検討　# 82 ····· 421
斜頸 ····· 422
斜視 ····· 400
羞明 ····· 346
縮瞳 ····· 107
　症例検討　# 11 ····· 107
消化不良 ····· 267
　症例検討　# 56 ····· 269
上肢痛 ····· 63
　症例検討　# 6 ····· 66
食欲不振 ····· 57
女性化乳房 ····· 199
　症例検討　# 37 ····· 199
徐脈 ····· 79
耳漏 ····· 66
心雑音 ····· 303
振戦と不随意運動 ····· 422
　症例検討　# 83 ····· 425
心肥大 ····· 86

睡眠時無呼吸 ····· 388
頭痛 ····· 206
　症例検討　# 39 ····· 210
性交時疼痛 ····· 144
精巣萎縮 ····· 412
精巣腫瘤 ····· 412
精巣痛 ····· 416
成長障害 ····· 172
脊柱後彎症 ····· 286
脊柱前彎症 ····· 293
脊柱側彎症 ····· 380
脊椎変形 ····· 394
舌潰瘍 ····· 421
舌腫大 ····· 403
舌痛 ····· 421
前額部腫大 ····· 188
閃光 ····· 182
蠕動不穏 ····· 436
喘鳴 ····· 451

譫妄 …… 123
　症例検討　#13 …… 124
前立腺の腫瘤・腫大 …… 354
瘙痒感 …… 357

側腹部腫瘤 …… 178
　症例検討　#28 …… 179
側腹部痛 …… 180
　症例検討　#29 …… 182

鼠径部腫瘤 …… 195
　症例検討　#35 …… 196
鼠径部痛 …… 197
　症例検討　#36 …… 199

た行

体重減少 …… 448
　症例検討　#87 …… 451
帯状痛 …… 194
多飲 …… 347
　症例検討　#73 …… 350
唾液分泌過多 …… 360
多血症 …… 346
多幸感 …… 158
脱毛症，禿頭症 …… 72
多尿 …… 350
　症例検討　#75 …… 353
多毛症 …… 230
　症例検討　#47 …… 233
蛋白尿 …… 357
単麻痺 …… 302
チアノーゼ …… 117
腟出血 …… 432
　症例検討　#84 …… 434

腟分泌物 …… 434
　症例検討　#85 …… 435
肘痛 …… 155
直腸出血 …… 371
　症例検討　#77 …… 375
直腸腫瘤 …… 376
直腸痛 …… 377
直腸分泌物 …… 375
爪の変化 …… 312
低アルブミン血症 …… 250
低カリウム血症 …… 254
低カルシウム血症 …… 250
低血圧とショック …… 258
　症例検討　#53 …… 260
低血糖症 …… 251
低酸素血症 …… 263
低身長症 …… 140
低体温症 …… 260

低ナトリウム血症 …… 256
手と指の痛み …… 201
　症例検討　#38 …… 206
転倒発作 …… 139
殿部痛 …… 230
　症例検討　#46 …… 230
頭蓋内雑音 …… 274
動悸 …… 332
　症例検討　#71 …… 335
瞳孔散大（散瞳） …… 133
　症例検討　#16 …… 136
頭皮の圧痛 …… 380
頭部奇形 …… 210
頭部腫瘤 …… 212
吐血と下血 …… 212
　症例検討　#41 …… 216

な行

難産（異常分娩） …… 148
乳汁分泌 …… 80
乳房痛 …… 83
乳房の腫瘤・腫脹 …… 81

尿失禁 …… 266
　症例検討　#55 …… 267
尿糖 …… 195
尿道分泌物 …… 428

尿毒症 …… 426
尿の色調変化 …… 431
膿尿 …… 363

は行

排尿困難 …… 132
排尿時灼熱感 …… 400
排尿障害 …… 149
　症例検討　#20 …… 151
肺の聴診 …… 68
　肺 …… 68
　心臓 …… 68
　その他の臓器による疾患 …… 69
背部腫瘤 …… 72

拍動性腫瘤 …… 361
ばち指と肺性骨関節症 …… 98
白血球減少症 …… 291
白血球増加症 …… 290
発熱 …… 174
　症例検討　#27 …… 178
鼻の腫瘤・腫脹 …… 315
鼻への食物の逆流 …… 324
半盲 …… 221

皮下出血 …… 73
　症例検討　#7 …… 76
膝の腫脹 …… 285
脾腫 …… 394
鼻出血 …… 158
　症例検討　#22 …… 158
皮膚潰瘍 …… 388
皮膚色素沈着，他の色素変化 … 385
皮膚腫瘤 …… 385

皮膚滲出液 …… 384
皮膚線条 …… 401
皮膚肥厚 …… 388
鼻分泌物（鼻漏）…… 312
鼻閉塞 …… 315
肥満 …… 328
　症例検討　＃70 …… 328
貧血 …… 52
頻尿，尿意切迫 …… 188
　症例検討　＃33 …… 188
頻脈 …… 409
不感症 …… 188
複視 …… 137
　症例検討　＃18 …… 139
腹痛 …… 30
　腹部全体の痛み …… 30
　右上腹部痛 …… 31
　症例検討　＃4 …… 34

左上腹部痛 …… 34
右下腹部痛 …… 35
左下腹部痛 …… 39
　症例検討　＃5 …… 41
心窩部痛 …… 41
下腹部痛 …… 42
腹部腫瘤 …… 17
びまん性の腹部腫瘤 …… 17
右上腹部腫瘤 …… 17
　症例検討　＃1 …… 19
左上腹部腫瘤 …… 20
右下腹部腫瘤 …… 21
　症例検討　＃2 …… 24
左下腹部腫瘤 …… 24
心窩部の腫瘤 …… 26
　症例検討　＃3 …… 28
下腹部腫瘤 …… 28
フケ・頭部粃糠疹 …… 120

不整脈 …… 85
舞踏運動 …… 98
不妊 …… 269
　症例検討　＃57 …… 272
不眠症 …… 272
　症例検討　＃58 …… 274
平滑舌，その他の変化 …… 391
便失禁 …… 266
便の色の変化 …… 400
便秘 …… 105
片麻痺 …… 221
歩行困難 …… 438
歩行障害 …… 191
　症例検討　＃34 …… 193
発疹（局所性）…… 371
発疹（全身性）…… 366
　症例検討　＃76 …… 371

ま行

ミオクローヌス …… 310
味覚異常 …… 412
脈の左右差 …… 426
脈のリズム異常 …… 363
脈拍の消失や減弱 …… 45

無嗅覚と異臭 …… 58
むずむず脚症候群 …… 379
無尿と乏尿 …… 59
胸やけ …… 212
　症例検討　＃40 …… 212

夢遊症 …… 391
めまい …… 136
　症例検討　＃17 …… 137
妄想 …… 124

や行

夜間多尿 …… 324
夜尿症（おねしょ）…… 155

腰痛 …… 293
　症例検討　＃63 …… 295

ら行

流涙症 …… 157
リンパ節腫脹（全身性）…… 296

　症例検討　＃64 …… 298
轢音・捻髪音 …… 117

Section 3

他の疾患と間違えやすい病気 …… 453

付録 A …… 471

付録 B …… 481

索引 …… 493

コリンズの VINDICATE 鑑別診断法

注　意
　本書に記載した情報に関しては，正確を期し，一般臨床で広く受け入れられている方法を記載するよう注意を払った．しかしながら，監訳者，訳者ならびに出版社は，本書の情報を用いた結果生じたいかなる不都合に対しても責任を負うものではない．本書の内容の特定な状況への適用に関しての責任は，医師各自のうちにある．
　監訳者，訳者ならびに出版社は，本書に記載した薬物の選択，用量については，出版時の最新の推奨，および臨床状況に基づいていることを確認するよう努力を払っている．しかし，医学は日進月歩で進んでおり，政府の規制は変わり，薬物療法や薬物反応に関する情報は常に変化している．読者は，薬物の使用にあたっては個々の薬物の添付文書を参照し，適応，用量，付加された注意・警告に関する変化を常に確認することを怠ってはならない．これは，推奨された薬物が新しいものであったり，汎用されるものではない場合に，特に重要である．

Part A

ルーチンの病歴聴取と身体診察

Section 1

　50年以上臨床に携わっていた筆者は，病歴聴取と身体診察を効率よく，時間をうまく使って行う方法を数多く生み出した。これらの方法は，若い臨床医たちに受け継いでいってもらう価値があると信じている。

病歴聴取

　聴取すべき事項と，短時間で最大限の情報を集める方法について説明する。

◆主訴

　まず，症状の強さ・持続時間をグラフにすることからはじめる（図1）。以下の情報が重要である。
- 症状の強さ，いつ，どのようにはじまったか，そして持続時間。
- 発症形式が突然発症だったかどうか。
- 症状は安定しているか，進行性か，間欠性か。
- 症状の正確な部位と，他の部位に放散するかどうか。
- 他の症状が伴っているか。症状の誘発因子，増悪因子，寛解因子があるか。

　胸痛を例にとってみよう（図1）。聴取する病歴情報によっては診断について異なる結論になるかもしれない。
- 重度の胸痛なら，心筋梗塞や気胸を考える。
- 軽度〜中等度の胸痛なら，Tietze症候群，胸膜炎，心膜炎を考える。
- 間欠性なら，狭心症やTietze症候群を考える。
- 持続的なら，胸膜炎，心筋梗塞，骨折，心膜炎，気胸を考える。
- 顎や左上肢に放散するなら，冠動脈疾患を考える。
- 嚥下困難を伴うなら，逆流性食道炎を考える。
- 労作性なら，狭心症を考える。
- 冷汗を伴うなら，心筋梗塞やその他の冠動脈疾患を考える。
- 発熱や悪寒を伴うなら，胸膜炎，肺炎，心膜炎を（強く）考える。
- 制酸薬やリドカイン（キシロカイン）ゼリーで軽減するなら，逆流性食道炎であろう。
- ニトログリセリンで軽減するなら，狭心症であろう（ただし，食道炎もニトログリセリンで改善する）。

　この胸痛の例で示した原則は，たいていの症状にあてはまる。

◆既往歴

　過去に**事故**，**手術**，**入院**があったかどうか必ず聞く。また肝炎，結核，繰り返す肺炎，淋病，ヒト免疫不全ウイルス（HIV），梅毒といった伝染性疾患の既往があるかどうか聞く。既往歴をさらに完全なものにする秘訣は，眼疾患，耳鼻咽喉疾患，肺疾患，肝疾患，腎疾患，皮膚疾患，血液疾患，骨疾患，内分泌疾患の既往がないかどうか聞くことである。つまり，頭からつま先まで各臓器の疾患の既往がないかどうか聴取するのである。こうすることで既往歴が完璧にとれるし，大幅な時間の節約にもなる。

◆システムレビュー

　ここで全身を体系的に網羅しながら大幅な時間短縮を図るユニークな方法を示そう。症状は5つのカテゴリーに分類されるので（後述），つぎの5つの質問をすればよい。
- どこか体に痛いところはありますか？
- どこか体に腫れものはないですか？
- 体のどこからか（口，鼻，耳，肛門，腟，尿道）血がでたことはないですか，咳をして血がでたこと，血を吐いたこと，血尿がでたこと，血便がでたことはないですか？
- 体のどこからか分泌物がでないですか？
- 何か体で不自由なところはないですか？　特に耳，目，呼吸，飲み込み，排便，排尿，歩行，会話，仕事で困っていることはないですか？

◆家族歴

　患者の両親の病歴を必ず聞く。しかし，祖父母，兄弟姉妹，子どもについて聞くことも重要である（精神科疾患は遺伝性であることを忘れずに！　子どもが精神科疾患の場合には患者もそうかもしれない）。

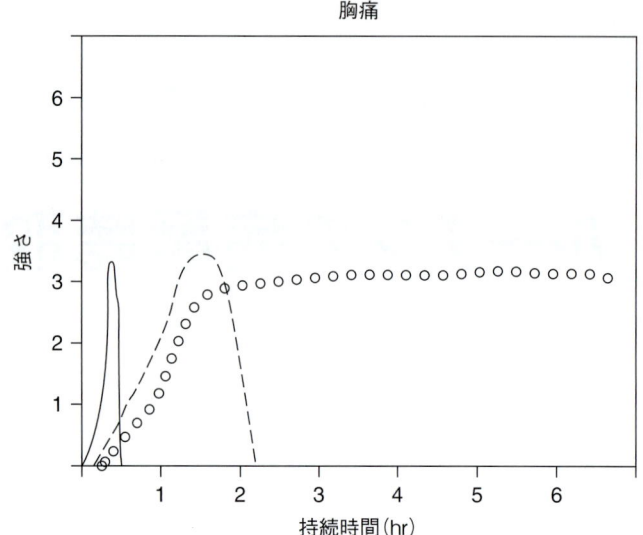

■図1
胸痛
実線は狭心症に，点線は冠動脈不全や不安定狭心症に，丸印は心筋梗塞に典型的である。

◆ **嗜好歴**

タバコ，酒，違法薬物のほか，カフェイン飲料について必ず聞くこと。筆者個人としては，ニコチンよりカフェインのほうが危険だと思っている。

◆ **社会歴，性的病歴**

聞きにくいかもしれないが，必ず同性・異性の複数の性的パートナーがいるかどうか聞くこと。逮捕歴，不安，うつ，希死念慮や自殺未遂歴も聞く必要がある。肛門性交についても忘れずに聞くこと。HIVや肝炎の感染経路として重要だからだ。

身体診察

ルーチンの身体診察で心にとどめておくとよい秘訣をいくつか書こう（Part Bに，よくある症状や徴候を呈している患者の診察で有用な秘訣を記してある）。

まず，患者の全体像をよくみることが必須である。肥満か痩身か，背が高いか低いか，蒼白か血色がよいか，うつうつとしているか，不安げにしているか，それとも幸せそうか？医師に接する態度が前向きか後ろ向きか，よそよそしく，診察室にいることについて申し訳なさそうにしているかどうか，評価しよう。

1. 必ず目の診察をする。眼底も忘れずに。注意深く目を診察すれば，少なくとも30の疾患が診断できる。診察室の扉を少しだけ開けて電灯を消し，患者に腕をのばしてもらって自分の親指を見ているよう指示する（もしくは何かを凝視してもらう）。約25 cm離れて強膜・瞳孔に検眼鏡の焦点をあわせ，2.5〜5 cm離れたところに近づいて眼底をみる。自分の頭を傾けないこと。患者の視線を遮ってしまうおそれがあるからだ。必要なら，眼底をみることがルーチンになるように看護師や他の医療従事者で練習するとよい。眼底がみえにくいようなら，短時間作用性の交感神経作動薬で散瞳する。

   多くの医師は耳鼻咽喉の診察が適切にできる。強調したい点が2つある。耳垢などで鼓膜がみえないときには洗浄して綺麗にしてから診察しよう。もしくは，耳から90 cmの距離でささやいてみる。精度は高くないが，これが聴き取れなければ中耳か内耳に病気があるとわかる。

2. 耳鼻咽喉の診察からすぐに心肺の診察に移ってしまうと，多くの病気を見逃すことになる。頸部の診察は必須である。甲状腺の結節や腫大，リンパ節腫脹，その他の腫瘤，気管の偏位を触診する。頸静脈怒張を探そう。首の可動制限がないこと，特に発熱で来た子どもでは項部硬直がないことを確かめよう。血管雑音を聴こう。

3. それから肺を診察する。気管と右中葉も聴診すること。しばしば打診を省略する人が多いが，必ず行おう。ラ音が聴こえたら患者に咳をしてもらってラ音が消失するかどうか確かめる。

4. 次に心臓。不整脈，心肥大，心雑音はたいてい診察するだろうが，心音自体を注意深く聴くことが重要だ。収縮期雑音なのか，拡張期雑音なのかを区別し，どの弁の音なのかを聴き分けるためには心音を聴くのが一番よい。例えば，収縮期雑音があってII音が減弱もしくは聴こえないのであれば，大動脈弁狭窄症が最も疑われる。A2よりP2が強ければ高血圧があるだろう。（もし心音の診断に自信がない場合には循環器内科医に助けを求めよう）

5. 言われなくてもわかっているだろうが，腹部診察を忘

れないように。肝臓・脾臓・腎臓が触知するかどうか確かめる。そして腫瘤がないかどうかも確かめる。腹痛患者では反跳痛と肝臓の上の打診で反響音になっていないか(フリーエアがあることを意味する)をみる。片側または両側の睾丸が後退している場合には，腸管穿孔による腹膜刺激が示唆される。外性器の診察，直腸診，内診はルーチンの診察と考えるべきで，省略してはならない。女性の患者で最近子宮頸癌検診(Papスメア)を受けたばかりという場合でも，もし患者が全身の身体診察で受診したのなら少なくとも内診は行う。というのも，産婦人科医はPapスメアを行ったときにきちんと内診をしていないかもしれないからだ。付属器が触知しにくい肥満女性ではエコーが必要となる。

6. 爪と皮膚も診察すること。爪で診断のつく病気がたくさんある。例えば，ばち指は先天性心疾患，慢性閉塞性肺疾患，気管支拡張症でみられる。爪の肥厚は甲状腺機能低下症，匙状爪は鉄欠乏性貧血でみられる。

7. 血圧測定を看護師などに任せている医師が多い。聴診間隙についてきちんと指導を受けた看護師ならそれでもよいかもしれないが，一般的には看護師任せはよくない。筆者は，聴診器をあてる前に橈骨動脈の脈で血圧を測るよう指導している。これが正確に収縮期血圧を測定する最適な方法である。肥満患者では大きいカフを使用する必要がある。

腋窩リンパ節腫脹，鼠径リンパ節腫脹，末梢血管の脈拍のチェックを忘れてはならない。足背動脈や後脛骨動脈の脈を触れない場合，大腿動脈の脈拍や血管雑音を確認する必要がある。Leriche症候群かもしれないからだ。

8. 神経内科医でもない限り，完璧な神経診察をルーチンの診察で行うことはないだろう(例外は，明らかに神経系の訴えのある患者)。完璧な神経診察をする時間のないときには，つぎのような省略版をするとよいだろう。

- 失調をみるには患者の手や足で医師の手をすばやく繰り返し軽く叩いてもらう。両足で立って，目を閉じてもらう。そして歩行をみる。
- 筋力低下や片麻痺をみるには片手ずつ医師の手を握らせる。そして抵抗をかけながら足を背屈・底屈させる。
- 音叉で四肢の感覚を調べる。音叉は128 Hzのものがよい。綿棒を用いてもよい。片方もしくは両方の肢に医師が指で触って患者がわかるかどうかみる。
- 脳神経の診察を行う。これは眼底からはじめる(すでに実施ずみ)。目でペンライトを追ってもらう。おおよその視野を対面検査でみる。瞳孔の左右差，対光反射を調べる。顔面神経をみるには目を閉じて口笛を吹いてもらい，つぎに舌を前につきだして正中に来るかどうかチェックする。最後に項部硬直をみて，上下肢の腱反射，足底反射をみて終わる。

たくさん要求していると思うかもしれないが，優れた神経診察には近道はないのである。

他にも診察の秘訣があれば，出版社(Wolters Kluwer Health/Lippincott Williams and Wilkins)宛に送ってほしい。つぎの版に入れたい。

Part B

よくある症状・徴候に有用な特別な診察技法

前述のルーチンの病歴聴取と身体診察は患者が無症状の場合にはよいが，よくある症状・徴候を呈する患者には不十分である．ここでは，よくある症状・徴候に有用な診察技法を取り上げる．筆者の長年の臨床経験と，臨床診断についてのさまざまな教科書からまとめたものである．なかには読者にもおなじみのものもあるだろうが，多くは新鮮なものだろう．

これらの症状・徴候は5つのカテゴリーに分類される．すなわち，疼痛，腫瘤，血性分泌物，非血性分泌物，機能の変化，である．身体診察に対するこの新鮮なアプローチを読者の皆さんが楽しんでくれることを願っている．

疼痛

◆腹痛

ここでは腹部の視診・触診・打診・聴診について総論を述べるのではなく，見過ごしがちな優れた診察法を強調したい．

訴えのある部位がどこであれ反跳痛があるかどうか探すこと．もしそれがあれば，腹膜炎や腸管穿孔の明確なサインである．痛みのある部位に圧をかけて急に離す．もし患者が顔をしかめるようなら反跳痛ありとして重篤な腹部疾患を考える．筋性防御や硬直も同じ意味合いである．

腸雑音は少なくとも3分間は聴くこと．もし腸雑音が聴かれなければ腹膜炎や麻痺性イレウスを示唆する．腸雑音が亢進していて高音であれば腸閉塞を考える．男性患者では睾丸の後退を探そう．右の睾丸が後退していれば虫垂炎の破裂があるかもしれない．両側睾丸が後退しているなら消化性潰瘍の穿孔か膵炎による腹膜炎があるだろう．

Murphy徴候をみる．親指を右季肋部に当て患者に深呼吸してもらう．顔をしかめるなら陽性．鼠径ヘルニア，大腿ヘルニア，臍ヘルニア，腹壁瘢痕ヘルニアを忘れずにチェックしよう．腹痛患者では必ず直腸診，内診を行う．これらは骨盤虫垂，子宮外妊娠，骨盤内炎症性疾患（PID），子宮内膜症の診断には必須である．便潜血陽性であれば腸重積，腸壊死，消化性潰瘍，腫瘍を示唆する．

虫垂炎を疑うならRovsing徴候を必ず探すこと．左下腹部に圧を加えると右下腹部に痛みが出現する．腰筋徴候も忘れずにみること．

◆腕・手の痛み

急性の腕・手の痛みの診断は，たいてい難しくないだろう．脱臼骨折，蜂巣炎，テニス肘などは簡単にわかる．急性冠症候群の腕への放散痛を見逃すかもしれないが，これはそう多くはない．慢性の繰り返す腕や手の痛みがしばしば臨床家を悩ませる．まずは，関節を触診して関節炎がないかどうかをみる．つぎに，橈骨上腕関節の圧痛（テニス肘），外側上顆の圧痛（ゴルフ肘）を探す．これらの診察でも疼痛の原因が明らかにならなければ，以下の4つの神経学的原因を検討する．

- まず頸部神経根を触診し，頸部圧迫試験とSpurlingテストを行う．
- つぎに，さまざまなタイプの胸郭出口症候群をみるためにAdsonテストを行う．
- 尺骨神経溝を叩いて尺骨神経絞扼を調べる．触覚と痛覚が小指と薬指外側半分で減弱しているはずである．小指球や掌側骨間筋の萎縮がみられる場合もある．
- 最後に腕の内側を叩き（Tinel徴候），腕を3分間曲げて（Phalenテスト）手根管症候群がないかどうか調べる．触覚と痛覚が親指から中指と薬指の内側半分で減弱するはずである．進行例では母指球の萎縮がみられることがある．

もちろん神経内科医であればもっとくわしく診察するだろうが，プライマリケア医でも上記の技法により慢性の腕・手の痛みの原因を診断できるだろう．

◆胸痛

読者の皆さんは，胸痛患者では心臓と肺の聴診をしっかりやることだろう．しかし気管の偏位も忘れずにみているだろうか？　筆者は最近，肺癌患者で唯一の徴候が気管の患側への偏位だった症例を経験した．加えて以下のことを忘れないようにしよう．

- 肋軟骨部を触診しTietze症候群を除外する．
- 帯状疱疹患者ではデルマトーム（皮膚分節）に沿った皮疹がないかどうかみる．
- 腋窩・頸部リンパ節を触診し，転移がないかどうかみる．

さらに下肢に血栓性静脈炎の徴候（Homan徴候陽性など）がないかどうかみることも忘れない．

◆排尿痛

　排尿痛を訴える患者の多くで尿道分泌物や帯下を伴うので，その診察技法(p.9参照)はここでも用いられる。排尿痛のみを訴える男性患者では，慢性前立腺炎がないかどうかをみるために前立腺マッサージを行う。少しでも尿道分泌物がでてくれば，おそらく前立腺炎があるだろう。確定するにはスライドに1滴垂らして顕微鏡下に白血球を探す。男性でも女性でも腎盂腎炎による側腹部の圧痛(Murphy徴候)がないかどうかみよう。

　排尿痛を訴える女性ではしっかり内診をすることが大切である。子宮の腫瘤，PID，子宮外妊娠が排尿痛の原因となることがある。

　男性・女性で泌尿器の先天異常(例えば，尿道下裂)がないかどうか注意する。カテーテルを挿入して残尿測定してはじめて神経因性膀胱や尿道頸部閉塞がわかることもある。

◆頭痛

　頭痛患者は特別な難しさがある。頭痛が起きている間にできる診察技法がいくつかある。

- 表在性側頭動脈を1～2分圧迫する。これにより頭痛が軽快したら，おそらく片頭痛のような血管性頭痛であろう。頭痛発作時に血圧上昇があれば，褐色細胞腫による発作を考える。項部硬直があれば，もちろん髄膜炎やくも膜下出血を考える。
- 乳頭浮腫や高血圧網膜症がないかどうか，必ず眼底をみなければならない。頸静脈を圧迫して頭痛が緩和されるときには脊椎穿刺後頭痛だろう。
- 片側の側頭動脈に著明な圧痛があるときには側頭動脈炎を疑う。副鼻腔を透光して副鼻腔炎を探す。pseudoephedrineスプレーで頭痛が改善する場合には，アレルギー性鼻炎や血管運動性鼻炎による頭痛を考える。スマトリプタンで頭痛がおさまれば片頭痛や群発頭痛であり，診断的にも有用である。

　診察時に頭痛がない場合にはニトログリセリンの舌下投与が診断の助けになる。もしニトログリセリンで頭痛が起こるなら片頭痛であろう。ヒスタミンを皮下注して頭痛が起こるなら，片頭痛と群発頭痛の両方が考えられる。

　緊張性頭痛なら1％リドカインを後頭神経根に注射すると緩和されることがある。緊張性頭痛といわれている患者の多くが実は片頭痛であることに注意する。

◆股関節痛

　外傷の既往のある患者では，くわしく診察する前に股関節のX線写真をもちろんとるだろう。骨折がないことを確かめてから，関節の可動域(伸展・屈曲，内旋・外旋)の診察と，圧痛点がないかどうかの触診に移ること。大転子滑液包炎は股関節痛の原因として多く，大転子滑液包の上を触診したり，1～2％リドカインを局所注射することで痛みが軽くなることから診断は容易である。関節の可動域制限がありPatrickテストが陽性となるのは，変形性股関節炎(およびその他の関節炎)と大転子滑液包炎である。

　こうした患者では大腿神経伸展テストと下肢伸展挙上(SLR)テストを行って腰椎椎間板ヘルニアを除外しておくとよい。

　仙腸関節の触診も行うこと。仙腸関節炎の患者は股関節痛を訴えることもあるからだ。

◆膝痛

　繰り返しになるが，急性の膝痛のほとんどの患者ではまずX線写真で骨折を除外してから診察に移ること。膝の診察では可動域(伸展・屈曲)の確認と触診を行う。側副靱帯の損傷をみるには，膝をしっかりのばして脛骨を内側・外側に動かす。つぎにMcMurrayテストを行う。大腿を挙上して膝を屈曲し，足をまず内旋し，ゆっくり外旋していく。「ポン」というロックする音が関節から聞こえたら半月板損傷のサインであり，整形外科に紹介する必要がある。最後に，前・後十字靱帯断裂や損傷を調べるひきだし試験を行う。診察台から足をたらし脛骨を大腿骨に対して前方・後方に引っ張る。下腿がかなり動くようなら陽性とする。膝蓋骨の遠位を押して膝蓋骨の浮遊感(膝蓋骨を押すと上や下に動く感触)をみて，関節液貯留がないか調べる。

　膝関節周囲にはいくつかの滑液包がある。1～2％リドカインを注射して痛みが軽くなるか試すとよい。

　ここでも腰椎椎間板ヘルニアを除外しておくこと。股関節病変も同時に探す。

◆下腿・足・足趾痛

　読者の皆さんはすでに視診・触診で蜂巣炎，血腫，その他の腫瘤をみることには慣れているだろう。また，骨・関節の炎症や脱臼骨折の診察について詳述する必要もないことと思う。

　しかし，Homan徴候により血栓性静脈炎を除外し，足背動脈や後脛骨動脈といった末梢の脈だけでなく膝窩動脈・大腿動脈で脈の減弱がないかどうか忘れずにみること。大腿動脈や大動脈遠位の有意な閉塞(Leriche症候群)がないかどうか血管雑音を大腿動脈の上で聴診する。

　多くの医師が忘れているのが下腿径の計測である。これが唯一の(血栓性静脈炎による)片側浮腫の徴候であったり，(腰椎椎間板ヘルニアによる)片側の筋萎縮の徴候である場合がある。巻き尺をポケットやカバンにいつも携帯しておくこと。

　神経根障害をみるためのSLRテストと，股関節病変をみるための股関節外旋(Patrickテスト)を行う。感覚障害がないかどうか丁寧にみることは，神経根障害や多発ニューロパチーだけでなく足根管症候群やMorton神経腫を除外するのに有用である。

◆ **腰痛**

　急性・慢性腰痛の場合，骨折を単純X線写真でまず除外できたら，おもには椎間板ヘルニアを考える。SLRテストは股関節と膝関節で足を屈曲して徐々に足をのばす。L4/5とL5/S1の椎間板ヘルニアがあるとLasègue徴候が陽性で痛みのある側のアキレス腱反射が低下する。痛覚と触覚の喪失が足の親指であればL4/5の椎間板ヘルニアを，足と小指の外側であればL5/S1の椎間板ヘルニアを示唆する。下垂足，親指の足背の力が弱ければL5の神経根障害(L4/5の椎間板ヘルニア)の徴候である。慢性の腰痛では下腿と大腿径を測定して障害側の萎縮がないかどうかみる。

　これだけの診察ですませてしまうと，L3/4とL2/3レベルの椎間板ヘルニアを見逃してしまう。大腿神経伸展テストを行う。これは，腹臥位になってもらい大腿を持ち上げて屈曲する。L3/4の椎間板ヘルニアがあると，100°以下で屈曲に対して抵抗を示す。多くの症例で患側の膝蓋腱反射が低下している。さらにL3かL4のデルマトーム領域の感覚低下を伴う。

　仙棘筋の痙攣の診察なしでは完璧な診察をしたとはいえない。両足を約30 cm開いてリラックスした姿勢で立ち，仙棘筋を触診して左右差をみる。正常では両側ともパン生地のように柔らかい。片側が緊張していればぎっくり腰や椎間板ヘルニアを考える。他の多くの腰仙椎の疾患でもみられる。有意に筋緊張がみられる場合には腰仙椎のCTやMRIの適応である。

　仙坐骨節の圧痛も忘れずにみること。直腸診で肛門括約筋のトーヌスが低下していれば馬尾症候群を考える。p.295でも述べたように，短脚症候群による腰痛を考えて脚長を計測する。

　以上の診察で何も異常所見がなければ詐病を考える。詐病を疑う点をいくつか挙げると，まず何らかの副次的利益があること(例えば，労災補償)，そしてデルマトームに合わない感覚障害があること，である。筋力低下や筋萎縮もまばらである。患者にできるだけ前かがみになってもらう。もし詐病ならば，あまりできない。つぎに患者の腰を手で支えて肩を左右に回旋してもらう。これができない腰痛患者も詐病のサインである。というのも，脊椎の回旋はおもには胸椎で行われるからである。そして腰で椎体を回旋して，腰痛が再現されると患者がいったら，腰の問題はなく詐病である。SLRテストについては，詐病患者はこれに抵抗すればいいと覚えてしまっているので陽性になる。しかし，患者を診察台に座らせて足をぶらぶらさせた状態で注意をそらせば，抵抗なしに足をのばすことが可能である。

◆ **頸部痛**

　病院のカルテを見返してみると頸部の所見が記載されていることはまれなので，頸部の診察を省略していることが多いのかと思ってしまう。頸部痛を訴える患者でまずやることは圧痛点を探すことである。そうすれば，亜急性甲状腺炎，後頭神経痛，圧痛を伴うリンパ節，腕神経叢痛を見逃すことはない。

　つぎに首の可動域(前屈，後屈，左右内転，左右回旋)をみなければならない。伸展(後屈)は45°，屈曲(前屈)は65°(顎が胸部に触れることができる)，左右内転は45°，左右回旋は65°可動するのが正常である。可動域が著しく制限されている場合には，頸部の脊椎症，椎間板ヘルニア，骨折，その他の病態を示唆する。椎間板ヘルニア，有意な変形性関節炎による骨棘形成がある場合には，頸部圧迫試験(Spurlingテスト)で上肢へ放散する神経根痛が引き起こされる。有痛性頸部リンパ節がある場合には，咽頭，唾液腺，歯，副鼻腔のいずれかの炎症を示唆する。

　頸部痛を訴える患者ではHorner症候群の有無をみる。胸郭出口症候群，腕神経叢痛，もしくは縦隔病変を示唆する。Ludwigアンギーナ(口底蜂巣炎)，Zenker憩室，甲状腺炎，転移性腫瘍でも頸部痛を伴う。また，狭心症，胆囊炎，胸郭内病変の放散痛として頸部痛を訴えることもある。

◆ **肩痛**

　明らかな変形がなければ，肩痛を訴える患者にまず行う診察は，肩峰下滑液包，上腕二頭筋腱，肩甲上腕関節，肩鎖関節の触診である。つぎに肩関節の能動的・受動的外転を行う。能動的外転ができないが医師が支えれば外転がほぼ全可動域にわたってできる場合，肩峰下滑液包炎もしくはインピンジメント症候群を示唆する。能動的・受動的外転が両方できない場合には何らかの関節炎(例えば，痛風や変形性関節炎)がある。ただし急性の肩痛では骨折や脱臼を考えなければならない。肩関節周囲炎，癒着性関節包炎，交感神経性ジストロフィーも考慮する。肺・心血管系病変の可能性にも留意する。上腕二頭筋腱に圧痛がある場合には，上腕二頭筋長頭の腱鞘炎があるかどうか，患者に二頭筋を抵抗に対して屈曲させることにより確かめる。

　診断を確定するために，肩の滑液包，関節内，腱周囲，トリガーポイントに1%リドカインを注射する必要がある。胆囊炎，横隔膜下膿瘍，その他の全身性疾患に伴って肩痛を呈することがあることを忘れずに。

◆ **精巣痛**

　睾丸に痛みを伴う腫瘤がある場合はp.412を参照のこと。腫瘤がないときにはどうしたらよいかというと，まずは鼠径輪の大きさを調べ，患者に咳をさせて鼠径ヘルニアがないかどうかみる。疼痛が持続的なら，椎間板ヘルニアや脊髄腫瘍によるL2かL3の神経根症状かもしれない。疼痛が間欠的なら腎結石を考える。デルマトームに沿った発疹があれば帯状疱疹を示唆する。疼痛のある側の精巣挙筋反射が消失している場合には精巣捻転を考える。

腫瘤

◆腹部腫瘤

（肝腫大・脾腫については後述する）

　腎臓は通常触知しないが，多囊胞腎，水腎症，腎細胞癌では触知することもある。側腹部圧痛（Murphy徴候）を伴えば，腫瘤は腫大した腎臓であることがわかる。特に尿路感染症を伴うときには圧痛がある。腹部大動脈瘤は正中部にあり，聴診で血管雑音を聴取する。腸管の腫瘍は相当進行しないと触知しない。膵頭部癌についても同様のことがいえる。相当の胆管閉塞と黄疸が出現しないと腫瘍を触知しないだろう。そうした状況ではすでに患者はるい瘦と全身瘙痒感を訴えているはずだ。

　下腹部の腫瘤と膨隆した膀胱の区別には尿道カテーテルを挿入すればよい。腹部腫瘤を疑ったら最終的には腹部CTやエコーによって確定する必要がある。

◆乳房腫瘤

　乳房腫瘤を鑑別する方法は頸部腫瘤を鑑別する方法と類似している。透光法は乳腺嚢胞と良性線維腫や悪性腫瘍を区別するのに有用である。可動性のよい腫瘍は良性で，皮膚や胸壁に固定している腫瘍は悪性であることが多い。腫瘍を覆う皮膚がオレンジの皮のようになったり，引きつれている場合には，腫瘍が悪性であることを示唆する。患側に圧痛のない腋窩リンパ節を触知するのも悪性腫瘍であることを意味する。もしリンパ節が有痛性であれば乳腺膿瘍を示唆する。

　乳頭分泌を伴うのであれば鑑別に有用である。血性なら悪性，膿性なら乳腺膿瘍，透明もしくはミルク様ならプロラクチノーマか妊娠を示唆する。

◆浮腫

　まず，圧痕浮腫か非圧痕浮腫か区別する。非圧痕浮腫であれば局所性もしくは全身性リンパ節腫脹と甲状腺機能低下症を探す。甲状腺機能低下症の所見としては爪・毛髪の肥厚とカロテン血症（皮膚がオレンジ色を呈する）がある。フィラリア症やMilroy病のリンパ浮腫は下肢に限局することが多い。

　圧痕浮腫の場合，うっ血性心不全の所見（肝腫大，頸静脈怒張，右下肺野の捻髪音），肝硬変の所見（肝腫大，腹水，くも状血管腫，メデューサの頭，脾腫，黄疸），ネフローゼの所見（眼窩周囲や顔面の浮腫，アルブミン尿）を探す。局所の圧痕浮腫の場合には静脈瘤や血栓性静脈炎を探す。女性では骨盤腫瘍を除外する。老人ホームなどの寝たきり患者では浮腫は仙骨前部でみる。

◆顔面・眼窩周囲の浮腫

　頸静脈怒張を探し，上大静脈症候群やうっ血性心不全がないかどうかにより，急性糸球体腎炎やネフローゼとの鑑別をする。また，うっ血性心不全では右下肺野に捻髪音を聴取する。発熱と結膜浮腫があれば海綿静脈洞血栓症に注意する。

◆鼠径部腫瘤

　鼠径部によくできる腫瘤は，ヘルニア（鼠径，大腿），伏在静脈瘤，鼠径リンパ節腫脹の3つである。ヘルニアと伏在静脈瘤は整復できるが，鼠径リンパ節腫脹は整復できない。全身性疾患に伴って全身のリンパ節腫脹をきたしているのでなければ，鼠径リンパ節腫脹は性器の病変に伴うものである。したがって，多くの場合圧痛がある。

◆肝腫大

　肝腫大の原因を鑑別するには，まず肝辺縁の性状をみる。無痛性のかたい肝臓辺縁は肝硬変を，圧痛を伴う柔らかい辺縁は肝炎かうっ血性心不全を示唆する。表面に結節を認める場合には転移性肝腫瘍か肝硬変を示唆する。

　腫大した胆囊を触知しないかどうか診察する。無痛性の胆囊腫大は（胆囊管結石による）胆囊水腫か，腫瘍による総胆管閉塞（Courvoisier胆囊）を意味することが多い。後者では必ず黄疸を伴うが，前者では伴わない。胆囊に圧痛があれば胆囊炎や胆石症を示唆する。

　つぎに，肝硬変の徴候がないか全身を診察する（くも状血管腫，手掌紅斑，女性化乳房，精巣萎縮，腹水，メデューサの頭，痔）。最も重要なのは脾腫を探すことである。

　Wilson病による角膜の変化，Kayser-Fleischer輪，ヘモクロマトーシスによるブロンズ様の皮膚，胆汁性肝硬変に伴う高脂血症による黄色板症，腱黄色腫を見逃さないこと。

◆頸部腫瘤

　甲状腺組織と腫大したリンパ節やその他の腫瘤とを鑑別するのは容易である。甲状腺は患者に嚥下をさせると移動する。びまん性甲状腺腫瘍で振戦・頻脈・眼球突出を伴えばGraves病（Basedow病）である。中毒性甲状腺腫と非中毒性腺腫の区別も同様に甲状腺機能亢進症の徴候により可能である。ただし中毒性甲状腺腫では眼球突出は顕著でない。Graves病では甲状腺で血管雑音を聴取することもある。患者が嚥下すると移動する頸部腫瘤に甲状舌管嚢胞があるが，必ず正中である。Zenker憩室かどうかは患者に液体を飲み込んでもらうと大きくなることでわかる。

　経験豊かな臨床家は悪性腫瘍の頸部リンパ節転移とHodgkinリンパ腫によるリンパ節腫脹を区別できる。前者はかたいが，後者はやや柔らかくゴムのような感触である。透光により甲状腺のコロイド嚢胞と甲状舌管嚢胞の鑑別に有用なこともあるが，透光しないからといってどちらも除外はできない。

◆陰囊腫瘤

　透光法は陰囊水腫とヘルニアや精巣腫瘍とを区別するのに

非常に有用である．強い光源を使うこと．精索静脈瘤は陰嚢を腹部よりも高く挙上すると消失することで診断できる．ヘルニアは整復できることで診断可能である(嵌頓していなければだが)．腫瘤の上縁を触れにくいこともヘルニアの所見である(腫瘍や精巣炎では辺縁が触れる)．精巣捻転は睾丸を挙上することで疼痛が和らぐことで精巣炎と鑑別できる．捻転している側の精巣挙筋反射が消失する所見も有用である．

◆脾腫

著明な脾腫は3つの疾患〔カラアザール(黒熱病)，慢性骨髄性白血病，骨髄化生〕で典型的である．脾腫をみつけるのに一番よい診察法は，患者を右側臥位にし，腹部につくらい膝を曲げさせ，左手を肋骨下縁にあてて患者に深呼吸をしてもらう．脾臓の辺縁を触れることがわかるまで何回か深呼吸をしてもらう必要がある場合もある．脾腫があるかどうか臨床的に確かめるのにターニケット試験をすることもある．血小板減少を伴うことが多いからである．肝脾腫をきたす疾患が多いので(例えば，肝硬変，細網内皮症)，肝腫大についても忘れずに探すこと．

血性分泌物

◆鼻出血

ほとんどの単純な鼻出血は問題になることはない．多くは前鼻中隔の狭い領域からの出血で，パッキングや焼灼で止めることができる．繰り返す鼻出血ではもっときちんと診察しなければならない．

血圧を測り眼底に高血圧性変化を認めるかどうか診察する．喘息や肺気腫がないか肺の診察をする．鼻孔をみてアレルギー性鼻炎，肉芽腫，腫瘍がないかどうか調べる．鼻咽頭鏡が必要になるかもしれない．出血していない側もみてRumpel-Leede試験を行う．薬物の使用・乱用について必ず聞くこと．

◆吐血・黒色便(メレナ)

吐血や黒色便の患者をみたら消化器内科にコンサルトして上部内視鏡検査を予定する．その前に肝硬変の所見(メデューサの頭，痔，腹水，黄疸，肝脾腫，くも状血管腫，手掌紅斑など)をみておこう．遺伝性毛細血管拡張症の徴候がないかどうか舌・口腔粘膜をみる．ターニケット試験も行う．

◆血尿

側腹部を注意深く診察して腫瘤(腫瘍，水腎症，多囊胞腎)や圧痛(腎盂腎炎，腎結石)を探すことが重要である．内診や直腸診をしっかりやること．その他にも出血がないかどうか診察し，凝固能検査に加えてRumpel-Leede試験を行う．子どもでは虐待の徴候がないかどうか探す．

◆喀血

喀血患者では肺と心臓の視診・触診・打診・聴診を行う．それでも喀血の原因が特定できなければ，鼻腔に出血源がないかどうか探す．直接もしくは間接喉頭鏡が必要になることもある．ばち指がないかどうかみてみる(肺癌，気管支拡張症，チアノーゼ性心疾患)．その他の出血と同様，いろいろな血液・画像検査をオーダーする前にRumpel-Leede試験を行うこと．

◆下血

下血患者で直腸診をしない者はいないだろうが，気まずさもあってか肛門の視診や肛門周囲の診察がしばしば省略される．女性患者では内診も必ず行う．これらの診察で出血源がわからなければ，大腸内視鏡の前に肛門鏡検査を行う．痔を疑うなら，肝硬変の徴候(肝脾腫，くも状血管腫など)がないか確認すること．点状出血や出血斑，その他の部位の出血をみる．局所からの出血の原因がはっきりしなければ，凝固能検査に加えてRumpel-Leede試験を行う．

◆性器出血

通常は病歴と注意深い内診で性器出血の原因は特定できる．わからない場合には直腸腟診を行ってDouglas窩の腫瘤や出血を探す．点状出血，出血斑，脾腫，その他の出血をみる．子どもでは虐待の徴候を探す．

非血性分泌物

◆耳漏

当然ながら，まず最初に，外耳道に異物・耳垢・膿がないかどうか耳鏡を用いて診察する．もしあればキュレット(プラスチック製がよい)かワニ口鉗子を用いて注意深く除去する．流水で洗い，過酸化カルバミドで耳垢を柔らかくしてから除去してもよい．中耳炎を疑うなら，耳鏡のスペキュラで密閉して鼓膜の動きを送気して観察する．このときスペキュラの端に輪ゴムを巻くとよい．滲出性中耳炎はみればわかるが，漿液性中耳炎は鼓膜がほぼ正常にみえる．鼓膜の裏の液体の有無をみる最も簡単な方法は，片方の耳もとで数字をささやき，もう片方でも同じ距離からささやく．中耳に液体がなければ，同じ距離でささやかれた数字を聞き取ることができる，もしくは聞こえ方は同じである．Weber試験，Rinne試験をして中耳炎をみることもできる(患側に伝音難聴を認める)．詳しくはp.66参照．最終的には聴力検査(ティンパノメトリー)が必要となることもあり，中耳炎を起こしている鼓膜は圧をかけても平坦な線だが，正常ではカーブを描く．

◆鼻漏

膿性鼻汁があるなら，細菌性副鼻腔炎がないかどうか注意深くみる。特に片側性の場合は上顎洞炎であることが多い。耳鏡で太いスペキュラを使えば鼻道から分泌物が流出しているのをみることができることもあるが，透光するのが上顎洞炎や前頭洞炎を診断するのに最も適している。副鼻腔用のライトがなければ，部屋を暗くして強い光源のペンライトを使うとよい。口に光をあてて両側の上顎洞の透光を比べる。もしくはペンライトを目にあてて，口をあけて口蓋から光が透けてくるのをみてもよい。

鼻汁が透明な場合，アレルギー性鼻炎であれば鼻腔は浮腫状，蒼白で，薄い分泌物が覆っている。鼻スプレーの過剰投与による薬物性鼻炎であれば鼻腔は浮腫状だが，それに加えて鼻粘膜に小さい膿疱を認める。コカイン乱用で鼻中隔穿孔を起こすこともある。アレルギー性鼻炎が長引くと粘膜にポリープができる。子どもでは必ず異物を探すこと。透明な鼻汁が慢性に続く場合には髄液鼻漏の可能性を考える。

（ちょっと気味が悪いかもしれないが，鼻汁の性状を調べるには実際に患者に鼻をかんでもらうとよい！）

◆直腸分泌物

膿性分泌物は肛門周囲膿瘍とだいたい考えてよい。ただし，きちんと下部脊椎と尾骨の皮膚をみて，毛巣洞や膿瘍を探す。直腸診では3，6，9，12時方向で親指と人差し指で直腸組織を圧迫して分泌物が排出するかどうかみる。それが透明な液体であれば，直腸に瘻孔があることを意味する。痔のある患者はしばしば茶色の分泌物を訴えるが，これは単に便である。もちろん，痔に伴う分泌物は血性で排便時に認めることが多い。痔，裂肛，痔瘻を診断するには肛門鏡が最適である。

◆尿道分泌物

淋病に伴う分泌物は膿性だが，クラミジアや亀頭炎によるものは透明であることがほとんどである。慢性前立腺炎を診断するには，前立腺マッサージをして分泌物をみなければならない。1〜2滴を集めて白血球があるかどうか鏡検する。急性前立腺炎ではこれは不必要であり（危険でさえある），前立腺がじくじくと腫大していることで容易に診断可能である。硬性下疳，軟性下疳を分泌物と患者が表現して紛らわしいことがあるので注意する。

◆腟分泌物

カンジダ腟炎とトリコモナス腟炎の区別は簡単である。前者は分泌物がチーズのような白いものであるのに対して，後者は泡沫状，黄色である。両者の鑑別には生理食塩液と水酸化カリウム(KOH)で処理して鏡検してもよい。グラム染色により淋病や細菌性腟炎を診断してもよいが，結果ならびに他を除外して診断することが多い。尿により淋病やクラミジアを診断する検査も最近登場した。

Skene腺，Bartholin腺の感染症を見逃さないこと。透明もしくはミルク様白色の分泌物は慢性頸管炎であることが多く，明るい光源で頸管を観察すると診断できる。光ファイバー腟鏡を用いるのが最善である。

しばしば尿道分泌物を腟分泌物と混乱することがあるので，尿道マッサージを行って分泌物が排出しないかどうかみること。触診で頸管が柔らかいときには分泌物は妊娠によるものかもしれない。褐色の分泌物は癌やCrohn病による直腸腟瘻が原因であることがある。もちろん今日では少なくなったが。

機能の変化

◆昏睡

昏睡患者では，まず打撲痕（頭部外傷を示唆），骨折（頭部外傷や脂肪塞栓を示唆），舌咬傷（痙攣を示唆）を探す。アルコール依存症，糖尿病性ケトアシドーシス（甘い匂い），有機リン中毒（ニンニク臭）の口臭がないか嗅いでみる。もちろんバイタルサインで原因が特定できることもある。有意な高血圧（高血圧性脳症），速く不整な脈（心房細動による脳塞栓症），発熱（髄膜炎，その他の感染症）などだ。

加えて以下を行うこと。

- 瞳孔をみる。両側の縮瞳は麻薬依存か橋出血を考える。両側の散瞳はその他の薬物中毒を考える。片側の散瞳は脳動脈瘤破裂か占拠性病変（血腫，膿瘍，腫瘍）による脳ヘルニアを考える。

- 項部硬直をみる。もしあれば，髄膜炎かくも膜下出血があるだろう。眼底鏡で眼底をみるのを忘れずに。うっ血乳頭は占拠性病変か高血圧性脳症を，出血は脳動脈瘤破裂か糖尿病網膜症（すなわち糖尿病性昏睡）を示唆する。

- 皮膚を診察して点状出血（亜急性細菌性心内膜炎）や出血斑（髄膜炎菌血症や外傷）を見逃さないこと。

- 鮮紅色の唇は一酸化炭素中毒の明らかな所見である。針刺し痕はヘロイン中毒の証拠であり，ヘロインの大量摂取による昏睡を考える。心臓の診察で心雑音（亜急性細菌性心内膜炎），不整脈（心房細動による脳塞栓，Adams-Stokes失神）を探す。

- 最後に神経診察を行い，占拠性病変や脳梗塞（血栓，塞栓，出血）による局所症状がないかみる。目をあけようとして抵抗する場合には詐病を考える。筆者が研修医だったころの症例だが，昏睡患者ではないかのごとく話しかけたところ患者が「覚醒」したことがある。

◆咳

咳を訴える患者をみたら，まずバイタルサインと肺・心臓の打診と聴診を行う。これらの所見が正常ならどうしたらよ

いかというと，耳鼻咽喉所見をとって，鼻炎，副鼻腔炎，後鼻漏がないかどうか調べる．副鼻腔の透光と間接喉頭鏡を使うとよい．頸部では頸静脈怒張，腫瘤，気管偏位がないかどうかみる．腹部では肝腫大(心不全を示唆する)，四肢では足背の浮腫をみる．頻繁にみる所見ではないが，ときに診断の助けになる．

◆下痢
この項では慢性下痢症の所見を扱う．急性下痢症は通常感染症によるもので，しばしば自然軽快するからである．

甲状腺腫大(甲状腺機能亢進症)，皮膚や粘膜の色素沈着(Addison病)を探す．顔面の潮紅はカルチノイド腫瘍を示唆する．腸管の悪性腫瘍により下痢をきたすことがあるので腹部腫瘤を探す．直腸診は癌や便潜血検査に有用であるだけでなく，高齢者でしばしばみられる宿便に伴う下痢を除外できる．平滑舌や口唇炎があって，便が泡立って便器に浮くという病歴があれば吸収不良症候群を考える．

血性下痢は潰瘍性大腸炎やCrohn病を示唆するほか，大腸癌や憩室炎でもみられる．腫大した肝臓は膵癌や大腸癌からの転移の徴候であることもある．

◆めまい
めまいを訴える患者では，耳鏡を使って，耳垢栓塞，中耳炎，鼓膜破裂，その他の中耳疾患を除外する．ささやき声で聴力を評価する．Weber試験やRinne試験も忘れずに行う．

つぎに血圧の異常〔高血圧(特に体位性高血圧)，低血圧〕がないかどうか調べる．そのつぎに重要なのは，いうまでもなく心臓の診察で不整脈や心雑音をみることである．そして丁寧に神経診察を行う．爪や結膜の蒼白，舌の萎縮といった貧血の所見がないかどうかみる．

最後にDix-Hallpike手技を行う．診察台に足をのばして座ってもらう．頭を片側に少なくとも45°回転させ，急に診察台の端から頭が垂れるように下ろし，その状態で少なくとも1〜2分保つ．これで眼振や有意なめまいや悪心が誘発されれば陽性で，良性頭位性めまいである．頭を中間位にしてから反対側でも同様に行う．

◆悪心・嘔吐
急性の悪心・嘔吐は，特に下痢と熱を伴えば，ウイルス性もしくは細菌性胃腸炎が最も多い．この項ではそうしたものは扱わないし，腹痛を伴う悪心・嘔吐も扱わない．腹痛の項(p.30)を参照のこと．

慢性の悪心・嘔吐を訴える患者の身体診察では，まず肝腫大，腹部腫瘤，局所の腹部圧痛がないかどうかみる．直腸診はおもに黒色便がないかどうかをみるために行う．女性患者では妊娠，子宮筋腫，卵巣囊腫，その他の婦人科疾患を除外するために内診を行う．

つぎに，うっ血乳頭，頭蓋内疾患を除外するために眼底鏡でみる．中耳炎や内耳疾患を除外するために耳鼻科診察を行う．眼振をみて良性頭位性めまいを除外するためにDix-Hallpike手技を行う．

ときにはニトログリセリンの舌下投与を考慮する．もし発作が誘発されれば，腹性片頭痛が悪心・嘔吐の原因であることを意味する．これらの診察でも原因が特定できなければ，病歴と各種検査から診断をつける．

◆四肢のしびれ・ひりひり感
上肢の訴えであれば，まずTinel徴候とPhalen徴候を手首でみる．これらが陽性であれば手根管症候群の可能性がある．つぎに肘でTinel徴候をみる．尺骨神経障害で陽性になり，小指と薬指外側1/2の感覚喪失を通常伴う．Adsonテストを行って胸郭出口症候群をみる(p.335参照)．頸部圧迫試験とSpurlingテストを行って頸椎症を調べる．上肢と下肢の反射，筋力，すべての感覚を診察する．反射が両側で低下していれば多発ニューロパチーの可能性を考える．上肢の片側もしくは両側で反射が低下し下肢では亢進しているときには頸髄病変を考える．

脳神経の所見がある場合には，脳幹か大脳皮質が病巣かもしれない．片側のしびれ・ひりひり感や筋力低下があれば，通常は反対側の大脳半球に脳梗塞か占拠性病変があることを意味する．半身の感覚低下・痛覚低下が急性発症した場合には，症状のある側の反射は低下する．発症が緩徐であれば反射は亢進する．両者とも病的反射が陽性になることが多い．

下肢にしびれ・ひりひり感がある場合にはSLRテストや大腿神経伸展テストを行って腰椎椎間板ヘルニアを除外する．デルマトームに沿った感覚喪失があれば，ヘルニアかその他の腰仙椎の神経根の病変を意味する．常に直腸診で括約筋トーヌスと内診で子宮や卵巣腫瘍による仙骨神経叢圧迫がないかみること．靴下型感覚低下・痛覚低下があれば多発ニューロパチーを考えるが，悪性貧血に伴う亜急性連合性脊髄変性症でもみられる．反射が亢進して病的反射も陽性であれば脊髄腫瘍か多発性硬化症を考える．多発ニューロパチーによる鶏歩がないかどうかみる．痙性歩行は多発性硬化症か胸髄病変でみられる．

下肢の脈拍を足背と後脛骨だけでなく膝窩・大腿動脈でもみる．脈が減弱していれば動脈硬化症やLeriche症候群を示唆する．

足だけにしびれ・ひりひり感が限局して足の脈がよく触れる場合には，足根管症候群かMorton神経腫を考える．足のしびれのまれな原因として傍矢状髄膜腫がある．

◆動悸
心臓の診察をして不整脈・心雑音をみるほかにいくつかやるべきことがある．まず甲状腺腫大，眼球突出，振戦，多汗がないかどうか．これらはすべて甲状腺機能亢進症の所見である．カフェインの過剰摂取も頻脈，発汗，振戦をきたすこ

とを忘れずに。

つぎに臥位と立位で血圧を測る。これは高額なHolter心電図や心理テストをはじめる前に起立性低血圧を診断するためである。筆者としては，患者に安価な血圧測定器を購入してもらって1週間1日2回血圧と脈を測ってもらうことを推奨する。これにより褐色細胞腫や不整脈が診断できることがある。

◆痙攣

全身性痙攣のあった直後の患者を救急室で診察するようにいわれたとしよう。そのとき何をみるべきか？ 痙攣性疾患の診断に病歴が重要であることは読者の皆さんも知っているだろうが，身体診察の重要なステップがしばしば見逃されている。

まず最初に痙攣が本物かどうかみきわめたい。外傷，切り傷，舌咬傷，失禁を探す。痙攣後の意識混濁や片麻痺(例えば，Babinski反射陽性)がないかについてもチェックする。つぎに症候性てんかんの原因を探す。異様な口臭がしないか(例えば，アルコール，糖尿病性ケトアシドーシス)？ 占拠性病変，脳動脈瘤，脳ヘルニアを示唆する片側性散瞳やうっ血乳頭がないか？

脳梗塞や脳占拠性病変を示唆する片麻痺，脳神経麻痺，意識障害がないか？ 脳梗塞の評価としてさらに頸部血管雑音，心雑音，不整脈を調べる。項部硬直はあるか？ もしあれば，髄膜炎かくも膜下出血を考慮する。

最後に，点状出血(亜急性細菌性心内膜炎)，血管線維腫(結節性硬化症)，線維腫(神経線維腫症)，顔のポートワイン母斑(Sturge-Weber症候群)といった皮膚病変を探すこと。

◆ふるえ

ふるえを訴える患者では，まず甲状腺の腫瘤，発汗，眼球突出，頻脈がないかどうかみる。これらは「治せる」ふるえである。つぎに歯車様固縮，小刻み歩行，仮面様顔貌，変化に乏しい話し方といったParkinson症候群の徴候がないかみる。安静時振戦がなく，おもに体動時や指鼻試験のときに振戦がでる場合には，最も多いのは家族性である。半身の痛覚低下・感覚低下を伴う振戦は視床症候群(視床膝状体動脈閉塞)による。若年患者で振戦を訴える場合には，肝腫大と角膜のKayser-Fleischer輪を探してWilson病を除外する。運動失調と片側の企図振戦をきたすのは小脳腫瘍である。

◆筋力低下，疲労感

まずは全身診察を行う。特に体重減少，甲状腺や腹部の腫瘤，肝脾腫，リンパ節腫脹に留意する。甲状腺機能亢進症の徴候(振戦，発汗，眼球突出)や甲状腺機能低下症の徴候(非圧痕浮腫，粗く肥厚した爪)，Addison病の徴候(皮膚や口腔粘膜の色素沈着)を探す。ばち指は肺癌やチアノーゼ性心疾患の徴候である。舌の粘膜萎縮はビタミン欠乏，悪性貧血の徴候である。神経所見をとって末梢性ニューロパチー，認知症，その他の変性疾患を見逃さないようにする。最近体重が増えた，痤瘡，男性化徴候，紫の皮膚線状はCushing症候群の所見である。多くの症例は結局精神科のコンサルトを要するが，しっかりと内科疾患を除外することが重要である。

◆体重減少

体重減少を訴える患者にはルーチンの身体診察をきちんと行う(p.448参照)。甲状腺機能亢進症の徴候(甲状腺腫大，振戦，頻脈，発汗)を探す。また，Addison病の徴候(皮膚や口腔粘膜の色素沈着)も探す。肝腫大，脾腫，腹部腫瘤，直腸・前立腺腫瘤，骨盤腫瘤，リンパ節腫脹には特に留意する。黄疸，結膜の貧血，舌萎縮，ばち指を探す。神経所見では末梢性ニューロパチー，筋ジストロフィー，筋萎縮性側索硬化症に特に注意する。1型糖尿病は顕著な体重減少を呈するので尿検査を行って尿糖をみる。多尿があれば尿崩症を考える。

Section 2

はじめに

　Section 2は本書の目玉であるが，目的は2つある。1つは，忙しい臨床家が，患者の症状や徴候の原因となるよくある疾患のリストを素早く手に入れることができるような参考書となることである。いちいち索引を引かなくてもよいよう，アルファベット順に症状・徴候を並べた。また，症状・徴候の鑑別診断をイラストとして提示した。考慮に入れるべき鑑別疾患の表も多く入れた。それぞれの症状や徴候について，確定診断に必要な検査など診断法も記載している。巻尾に付録として，疾患別の鑑別診断の精査の仕方を記載した。各セクションで記載されている病歴を読んで，鑑別診断を挙げることにより，臨床スキルが向上する。答えは付録Bに記載した。

　Section 2のもう1つの目的は，鑑別診断の教科書に頼らなくとも，可能性のある疾患をリスト化できるようになることである。臨床現場で，患者の面接をしたり精査しながらいちいち鑑別診断を調べることは，実践的ではない。教科書に頼らない方法を筆者が編みだしたので，それを紹介する。

　まずは，症状や徴候を以下のグループに分別する。

1. 疼痛
2. 腫瘤
3. 血性分泌物
4. 非血性分泌物
5. 機能の変化
6. 検査異常値

　それぞれについて，解剖学・生理学・組織学・生化学・病態生理学の知識を応用して，鑑別診断を挙げることができる。以下にその手順を示す。

◆疼痛

　体のどの部位の疼痛であれ，原因をリスト化するには，その部位の**解剖**をまずは浮かべるとよい。例えば，50歳の男性が2時間続く胸痛で来院したとしよう。胸部の解剖を考えると，肺，心臓，食道，縦隔，大動脈，肋骨，脊椎が挙がるだろう。どの疾患の頻度が高いかという知識をもとに，急性の胸痛の原因を以下のようにリスト化することが可能である。

1. 肺：肺梗塞，気胸
2. 心臓：心筋梗塞，狭心症，心膜炎
3. 食道：逆流性食道炎，Mallory-Weiss症候群
4. 縦隔：縦隔炎
5. 大動脈：解離性動脈瘤
6. 肋骨：骨折，肋軟骨炎
7. 脊椎：変形性関節症，椎間板ヘルニア，骨折

　すこし時間に余裕のある臨床家なら，次のステップにも進む。各臓器の原因疾患をさらに網羅的に考察する。原因疾患カテゴリーを，語呂合わせで覚えておくとよい。どんな語呂合わせでもよいが，筆者は疼痛の鑑別には**VINDICATE**がたいへん有用だと思う。急性胸痛の鑑別に適応すると，以下のようになる。

V　Vascular（血管）　心筋梗塞，狭心症，肺梗塞，解離性動脈瘤。

I　Inflammation（炎症）　心膜炎，胸膜炎。

N　Neoplasm（腫瘍）　胸膜・心膜を侵す腫瘍（例えば中皮腫，肺癌，食道癌）。

D　Degenerative（変性）　通常，疼痛は起こさないので，このカテゴリーはなし。

I　Intoxication（中毒）　尿毒症性心膜炎。

C　Congenital（先天性）　通常，先天性疾患では胸痛は起こらないが，Marfan症候群は解離性動脈瘤を起こすことがある。

A　Autoimmune（自己免疫性）　ループス胸膜炎。

T　Trauma（外傷）　胸壁や心膜の挫傷や出血，胸椎の骨折。

E　Endocrinopathy（内分泌）　胸骨下甲状腺炎。

　この2つのステップを組み合わせることで，胸痛の鑑別診断の有用なリストをつくることができる。このシステムは最初は面倒に感じるかもしれないが，慣れると自然にできるようになる。このシステムの利点は，患者の面接中でも可能性のある疾患を念頭に有用な問診をすることで，検査に先立って鑑別疾患をある程度除外できることである。これは，高価な検査のコスト削減にもつながる。

◆腫瘤

　腫瘤・腫脹の鑑別診断を行う際には，解剖学と組織学が最も役に立つ（いくつかの例外はあるが）。以下に手順を示す。

　38歳の女性が右上腹部腫瘤で来たとしよう。右上腹部の解剖を思い浮かべると，胆嚢，大腸，肝臓，十二指腸，膵臓，腎臓がある。

　疾患頻度の高いものとして，以下の疾患が挙がる。

1. 胆嚢：癌，水腫
2. 大腸：癌
3. 肝臓：肝細胞癌，転移性腫瘍，肝硬変，肝炎
4. 十二指腸：Vater膨大部腫瘍はまれに右上腹部腫瘤とし

て発症する
5. 膵臓：膵腫瘍，仮性嚢胞
6. 腎臓：腎細胞癌，水腎症，多嚢胞腎

　組織学の知識を使えば可能性をもっと広げることができる。例えば肝臓は，皮膜，実質，線維組織，管，動脈，静脈からなる。皮膜であれば，血腫や横隔膜下膿瘍を考えるだろう。実質なら肝細胞癌，線維組織ならアルコール性肝硬変，管なら胆汁性肝硬変，静脈なら肝静脈血栓症や門脈炎を考える。

　次のステップでは疼痛と同様に，疾患カテゴリーごとに鑑別を挙げる。この場合，**MINT**という語呂合わせを使うとよい。

M　**Malformation**（奇形）　肝嚢胞，腎嚢胞。
I　**Inflammation**（炎症），**Intoxication**（中毒）　肝炎，アルコール性肝硬変，仮性嚢胞を伴う膵炎，胆嚢炎，横隔膜下膿瘍，肝膿瘍，腎周囲膿瘍，憩室炎膿瘍。
N　**Neoplasm**（腫瘍）　肝細胞癌，転移性腫瘍，胆管癌，膵癌，腎細胞癌，大腸癌。
T　**Trauma**（外傷）　あらゆる臓器の裂傷，挫傷，血腫。

　解剖・組織学の知識と疾患カテゴリーを組み合わせることで，有用なリストができる（p.19参照）。

　このリストがあれば，患者にどのような問診をすればよいか，どのような検査をオーダーすればよいかがわかるだろう。

◆血性分泌物

　体のどの孔からも，血性分泌物がでることがある。通常は重篤な疾患であることが多いので，要注意である。しばしば悪性腫瘍が原因であるため，除外されるまでは悪性疾患を念頭において精査する。

　血性分泌物の鑑別診断において，基礎医学で役立つのは何だろうか？　もちろん解剖学である。例として，56歳の女性が数時間の経過の血尿を訴えてきたとしよう。血尿の原因は尿路のどこかだろうと考える。下から考えていくと，尿道，膀胱，尿管，腎臓を思い浮かべる。疾患頻度を考慮すると，以下の鑑別疾患が挙がる。

1. 尿道：尿道炎，結石
2. 膀胱：膀胱炎，結石，腫瘍
3. 尿管：結石
4. 腎臓：結石，糸球体腎炎，腫瘍，多嚢胞腎

　優秀な臨床家はもうすこし網羅的で正確なリストが欲しいだろう。それには次のステップに進む。語呂合わせ**VANISH**を使うと，

V　**Vascular**（血管）　塞栓，血栓，亜急性細菌性心内膜炎。
A　**Anomaly**（奇形）　多嚢胞腎，重複尿管，馬蹄腎，先天性腎炎，髄質海綿腎。
N　**Neoplasm**（腫瘍）　腎細胞癌，Wilms腫瘍，膀胱・前立腺癌。
I　**Inflammation**（炎症）　膀胱炎，腎盂腎炎，糸球体腎炎，結核。
S　**Stone**（結石）　腎，尿管，膀胱，尿道どこでも結石ができて血尿の原因となる。
H　**Hemorrhage**（出血）　尿路の外傷，そして血液異常，例えばHenoch-Schönlein紫斑病，播種性血管内凝固（DIC），低プロトロンビン血症が挙がる。

　ここでもステップ1と2を組み合わせることで，有用な鑑別疾患リストができた（表35を参照）。患者の症状に対して考えられる原因を事前にリストアップしておくと，患者面接や精査もうまくいく。

◆非血性分泌物

　非血性分泌物の鑑別疾患も，血性分泌物と同様に解剖学を使う。分泌物がどの経路で流れてくるかを解剖で思い浮かべると，可能性があるのはどの臓器かがわかる。非血性分泌物の場合は血性分泌物と違って，炎症が原因であることが多い。例えば，48歳の黒人男性が2週間続く湿性咳嗽を訴えてきたとしよう。呼吸器系を考えていくと，鼻咽頭，喉頭，気管，気管支，肺胞が浮かぶ。それぞれについて炎症を起こす頻度の高い疾患を挙げると，鑑別診断リストは以下のようになる。

1. 鼻咽頭：鼻炎，副鼻腔炎
2. 喉頭：喉頭炎
3. 気管：気管気管支炎
4. 気管支：気管支炎，気管支拡張症，異物，気管支喘息
5. 肺胞：肺炎，肺膿瘍，塵肺，うっ血性心不全

　次のステップに進み，湿性咳嗽の原因を**MINT**という語呂合わせ使って呼吸器系疾患を考える。すると以下のリストができる。

M　**Malformation**（奇形）　奇形自体で非血性分泌物は起こさないが，感染症になりやすくなる。湿性咳嗽の原因として，気管支拡張症や肺嚢胞といったものを挙げることができる。
I　**Inflammation**（炎症）　鼻炎，副鼻腔炎，咽頭炎，喉頭炎，気管気管支炎，膿瘍，肺炎。花粉症や気管支喘息もここに入る。
N　**Neoplasm**（腫瘍）　腫瘍により易感染性となる。肺癌や気管支腺腫は，肺炎・気管支炎を起こして湿性咳嗽をきたす。
T　**Toxin**（毒素）　塵肺，異物，脂肪性肺炎が例に挙がる。

　その他の項目と同様，最初と次のステップを組み合わせることで鑑別診断の表ができる（p.397，p.399の表53を参照）。

　原因となる微生物の大きさを考慮すれば，炎症の項目をさらに充実したものにできる。肺胞あるいは肺の場合で小さいものから大きいものへと順に挙げると，ウイルス性肺炎，マイコプラズマ，オウム病，細菌性肺炎，結核，真菌性肺炎（例えば，ヒストプラズマ症，ニューモシスチス肺炎），寄生虫（エキノコックス症）となる。

　これらの可能性を念頭におけば，診断を絞るための有効な

問診ができるだろう。

◆ **機能の変化**

機能の変化は，臓器システムの生理・生化学が変化するために起こる。したがって，生理学・生化学の知識を使って鑑別を考えるとよい。例えば，24歳の黒人女性が2日間の黄疸と食欲不振で来院したとしよう。黄疸は血液中のビリルビンが上昇することで起きる。病態生理を考えると，ビリルビン上昇は，ビリルビン生成の増加（溶血など）もしくはビリルビン排泄の低下（肝疾患や胆管閉塞）によって起こることがわかる。よくある疾患の鑑別を挙げると，

1. 生成増加：鎌状赤血球貧血，遺伝性球状赤血球症，後天性溶血性貧血
2. 肝疾患による排泄低下：ウイスル性肝炎，毒素による肝炎，肝硬変
3. 胆管閉塞による排泄低下：胆汁性肝硬変，総胆管結石，腫瘍

このリストを簡略化してもよいが，病態生理に基いて問診を行い，検査を論理的に組み立てることが可能となる。生成増加を考えるなら，鎌状赤血球貧血の他の症状，鎌状赤血球クリーゼによる関節痛，激痛，発熱といった症状を問診する。胆管閉塞なら，右上腹部痛・発熱・悪心・嘔吐といった症状が過去になかったかどうか聞くことで，胆嚢炎・総胆管結石の診断をさらに具体的に検討することができる。

検査をオーダーする際にも，溶血性貧血や鎌状赤血球貧血を念頭に，ハプトグロビンを忘れることがなくなる。肝炎スクリーニング検査が陰性なら，胆嚢エコーを考慮することになる。

もっと網羅的に鑑別を挙げるために，次のステップで黄疸といった機能の変化の原因を考察することができる。語呂合わせ MINT を使うと，

M Malformation（奇形）　先天性胆道閉鎖症，先天性溶血性貧血。
I Inflammation（炎症）　ウイルス性肝炎，アメーバ性肝膿瘍，ルポイド肝炎，後天性溶血性貧血。
N Naoplasm（腫瘍）　肝細胞癌，胆道系悪性腫瘍，転移性腫瘍。
T Toxin（毒素）　クロルプロマジン，四塩化炭素，アルコール性肝硬変，など。

3つ目のステップで，前述した他の症状や徴候と同じように細分化してもよい。

◆ **検査値異常**

機能の変化と同様，検査値異常でも，生理学と生化学の知識を動員して鑑別診断をリスト化する。

例えば，血算でヘモグロビン・ヘマトクリット値が低下したという結果を受けたとしよう。生理学を使って，貧血は，鉄，ビタミン B_{12}，葉酸の摂取不足や吸収不良，骨髄での赤血球生成低下，脾臓や血管内での赤血球破壊亢進によって起こることを思い出す。よくある疾患を考慮すると，簡単なリストができる。

1. 摂取不足：鉄欠乏性貧血，飢餓，葉酸欠乏症
2. 吸収不良：悪性貧血，吸収不良症候群
3. 生成低下：再生不良性貧血，骨髄癆性貧血
4. 破壊亢進：溶血性貧血，DIC，マラリア，など

第2，第3のステップに進むことで，さらにリストを広げることが可能である。

第5版の特徴は，各セクションに病歴を取り入れたことである。こうすることで，読者は学んだ知識が応用できるかどうか，テストすることができる。正解は付録Bに収載した。

この導入部で示した方法を，以下それぞれの症状・徴候にあてはめていく。日常診療で読者が容易かつ有効にこの方法論を実践できるようになることを願っている。

もうひとつ，筆者が診断をつける際にとても助けられたものは，祈りである。「神に願いなさい。そうすれば，知恵が与えられるだろう〔新約聖書：ヤコブの手紙(1:5)〕」。この祈りを日々の臨床に取り入れることを，筆者は強くすすめる。

Abdominal mass
腹部腫瘤

◆びまん性の腹部腫瘤

腹部の診察をするとき，腹部腫瘤や腹部膨満の原因を全部思い出すにはどうしたらよいだろうか？　腫瘤の原因となっている成分を考える必要がある。それが**空気**だとすれば消化性潰瘍の穿孔のように内臓が破裂している可能性があるし，あるいは腸管内に局所的または全体的に貯留したガスを触っているのであれば，胃拡張やさまざまな理由による腸閉塞(**図1**を参照)，麻痺性イレウスを考える。腫瘤の構成成分が**液体**であるとすれば，腹壁の浮腫(全身浮腫anasarcaに伴う)，腹腔内に貯留した液体(腹水)，膀胱や腸管に貯留した尿や腸液，腹腔臓器の嚢胞の可能性がある。例えば，卵巣・膵臓・大網の嚢胞である。また，腹部腫瘤の内容物が**血液**であれば，腹壁，腹膜内，臓器内の出血を考える。**便塊**を触れれば，セリアック病やHirschsprung病による腸管内の糞便の貯留を考える。最後に，腹部臓器や組織の**肥大**，**腫脹**，**腫瘍**の可能性もある。

次に**解剖学**を用いる。腹壁であれば，肥満による脂肪沈着かもしれない(肥満)。**肝臓**の腫大は，腫瘍や血管の閉塞(Budd-Chiari症候群，心臓性肝硬変)，あるいは腫瘍による胆管閉塞や胆汁性肝硬変で認められることがある。**脾臓**の肥大や過形成は，Gaucher病，慢性骨髄性白血病(CML)や骨髄様異形成の浸潤，黒熱病などで認められる。**腎臓**が腫大して腹部膨満の原因となる程度まで水腎症がひどくなることはまれであるが，Wilms腫瘍や癌では極端に大きくなることがある。

膀胱は，閉塞すれば腹部膨満の原因となることがある。しかしながら，膀胱の腫瘍は巨大な腹部腫瘤として認めることはない。**子宮**は妊娠の晩期に腹部腫瘤として触れることがあるが，女性生殖器を起源とするものでは卵巣嚢胞をまずは考慮する。膵嚢胞や膵仮性嚢胞は通常，右上腹部あるいは心窩部に位置するが，腹部膨満の原因となりうる。腹部大動脈瘤が腹部膨満の原因となるまで大きくなることはまれであるが，しばしば腹部腫瘤の鑑別として挙げられている。

上記は，腹部膨満や腹部腫瘤の鑑別診断の考え方の一例である。その他の方法としては，**MINT**という語呂合わせと解剖を組み合わせてもよい。これは読者にとってよい練習となる。ここで，各臓器を管としてとらえる。**消化管**は腸閉塞や麻痺性イレウスの際に腹部膨満を起こすし，**胆道**や膵臓は肝炎，腫瘍，膵仮性嚢胞として症状が現れる。**尿路系**では，膀胱頸が閉塞することにより，腹部膨満の症状を起こす。女性生殖器では，卵巣嚢胞や腫瘍，妊娠で，巨大な腹部腫瘤を認めることがある。脾臓や腹壁も同様に考えればよい。

腹部膨満を起こすその他の原因として，内臓下垂，脊椎前彎がある。大きな腹壁ヘルニアや腹直筋解離も腹部膨満に似た症状をきたす。精神的な理由で，腹筋を硬直させて腹部突出を起こすことがある。

◎診断へのアプローチ

びまん性の腹部膨満はどのようにして検査するか？　尿閉になりそうな病歴があれば，導尿してみる。腸閉塞や腸管穿孔，腹水の診断では，腹部単純X線写真(立位・側臥位・臥位)が有用である。出産可能な年齢の女性の場合には，妊娠反応を確かめる。エコー検査で妊娠や卵巣嚢胞が否定できれば，CTや腹水穿刺が診断の助けとなる。

◎その他の有用な検査【適応】

1. 血算
2. アミラーゼ，リパーゼ値【膵仮性嚢胞】
3. 肝機能【腹水】
4. 腹腔鏡【卵巣嚢胞，癌の転移，結核性腹膜炎】
5. リンパ管造影【後腹膜肉腫】
6. 外科コンサルト
7. 婦人科コンサルト
8. 試験開腹
9. αフェトプロテイン(AFP)【肝細胞癌】

◆右上腹部腫瘤

臨床医が右上腹部に腫瘤を触れたなら，解剖を頭に浮かべることで鑑別診断はより明確なものとなる。皮膚にはじまり，皮下組織，筋膜，筋肉，腹膜，肝臓，大腸の肝彎曲部，胆嚢，十二指腸，膵臓，腎臓，副腎がある。もちろんこれら臓器の血管やリンパ管，胆道や膵管も考慮すべきである。腫瘤の種類は限られているので，それぞれの臓器について**MINT**を適応する。詳細は**表1**を参照。

皮膚の先天的異常(Malformation)が腫瘤を形成することは通常ないが，皮膚の炎症(Inflammation)は蜂巣炎や癤を，また原発性・転移性ともに腫瘍(Neoplasm)は腫瘤を形成する。皮膚の外傷(Trauma)では挫傷や裂傷ができるので，一目瞭然である。**皮下組織**の腫瘤は，脂肪腫，線維腫，転移性癌，蜂巣炎や挫傷のことがある。**筋膜**の腫瘤は通常，ヘルニアが原因である。肝腫大に関してはp.224に後述するが，肝臓に腫瘤があるなら肝炎，アメーバ性あるいは感染性肝膿瘍，腫瘍(原発性あるいは続発性)，挫傷，裂傷を考える。肝臓のReidel葉を胆嚢腫大と勘違いしてはならない。

■ 図1
びまん性の腹部腫瘤

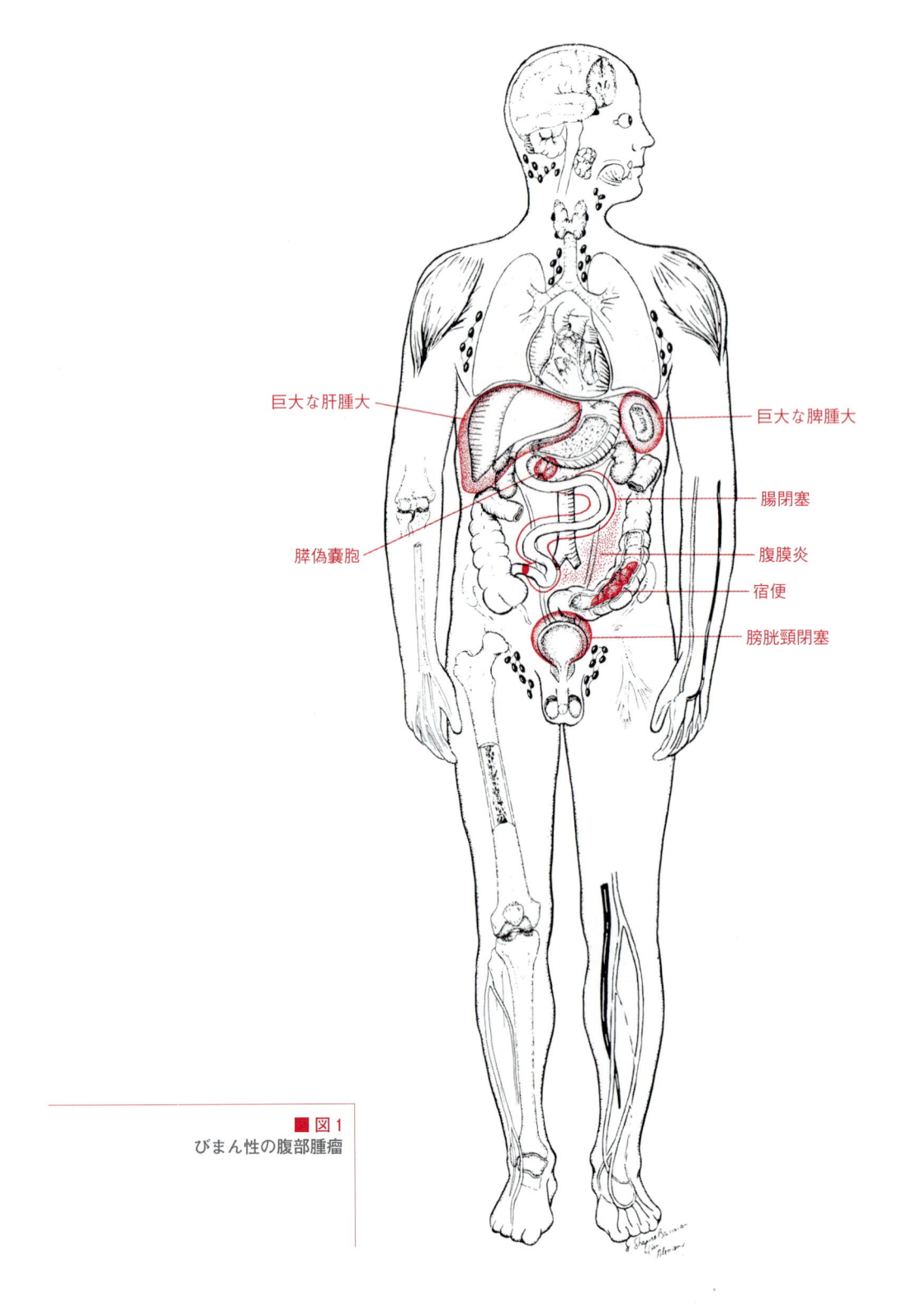

　大腸の肝彎曲部は，憩室炎や癌，Crohn病や挫傷，腸捻転で腫大する。幼児では，腸回転異常が原因となることもある。また，盲腸後虫垂も忘れてはならない。
　右上腹部の腫瘤の多くが，腫大した胆嚢が原因である。胆嚢腫大の理由としては，胆嚢炎，胆嚢頸に嵌頓した結石による閉塞(胆嚢水腫)，膵頭部癌が胆道を閉塞して生じるCourvoisier-Terrier症候群，あるいは胆管癌が考えられる。

　膵臓はMINTで考えると，M(奇形)―先天性あるいは後天性膵嚢胞，I(炎症)―急性膵炎，慢性膵炎，N(腫瘍)―腫瘍，T(外傷)―外傷性膵嚢胞などが鑑別に挙がる。
　通常，**十二指腸**憩室が腫瘤として触れることはあまりない。しかし，十二指腸潰瘍が穿孔した場合は，横隔膜下膿瘍を形成して右前腹腔内窩に触れることがある。**腎臓**の奇形はしばしば水腎症を生じるが，炎症が起こると腎周囲に膿瘍を

■表1　右上腹部腫瘤

	M Malformation（奇形）	I Inflammation（炎症）	N Neoplasm（腫瘍）	T Trauma（外傷）
皮膚	脂腺嚢胞	膿瘍	癌（転移性，原発性）	挫傷
皮下組織と筋膜	ヘルニア	蜂巣炎	転移性癌 脂肪腫	挫傷
筋肉		筋炎		挫傷
肝臓	嚢胞 Riedel葉	膿瘍 肝炎	癌（転移性，原発性）	挫傷 裂傷
大腸肝彎曲部	憩室 回転異常	憩室炎 盲腸後虫垂	大腸癌	挫傷 穿孔
胆嚢と胆道	胆嚢水腫	胆嚢炎 胆石症	膵癌 胆管細胞癌 総胆管癌	挫傷
十二指腸		潰瘍穿孔による横隔膜下膿瘍		
膵臓	膵嚢胞	急性・慢性膵炎	膵頭部癌	外傷性膵仮性嚢胞
腎臓	腎嚢胞 水腎症 多嚢胞腎	水腎症 膿腎症 腎周囲膿瘍	Wilms腫瘍 腎細胞癌	挫傷 裂傷
副腎			神経芽腫 褐色細胞腫 副腎癌	
リンパ節			Hodgkinリンパ腫 転移性癌	

つくり右上腹部の腫瘤として触れるようになる。腎癌やWilms腫瘍でも腎臓は大きくなる。

副腎の悪性腫瘍は一般的に，病期が進行して晩期にならないと腹部腫瘤として触れることはないが，神経芽腫の場合は早期から触れることがある。その他の副腎疾患が腹部腫瘤を呈することはあまりない。

腹部の血管の動脈瘤，塞栓，血栓症では腹部腫瘤を認めることは通常ないが，肝静脈の血栓症（Budd-Chiari症候群）では肝腫大を認める。腸間膜の血栓あるいは塞栓症では，閉塞や梗塞により腸管が局所的に拡大する。門脈域のリンパ節腫大は，Hodgkinリンパ腫を考える。

◎診断へのアプローチ

外傷後に急性に発症する右上腹部の腫瘤は，肝臓や腎臓の破裂・挫傷を強く疑い，すぐに外科にコンサルトするべきである。右上腹部の腫瘤が偶然みつかったり，ルーチンの診察中にみつかった場合は，じっくり検査を進める。エコー検査でその腫瘤が胆嚢なのか，肝臓あるいは膵嚢胞なのか鑑別できる。生化学や血算，肝機能の検査結果から，腫瘤の起源が肝臓なのか判断できる。IVP，尿検査，尿培養といった検査は，腎臓起源の腫瘤か判断するのに有用である。しかしながら，CTは多くの症例で疑問を即座に解決してくれるので，費用対効果は最も高いかもしれない。どの科にコンサルトするかということもすぐに決められる。また，腹部腫瘤の多くは専門家にコンサルトするべきであるが，糞塊埋伏や腹壁血腫はプライマリケア医でも対処できる。

◎その他の有用な検査【適応】

1. アミラーゼ，リパーゼ値【膵癌，膵嚢胞】
2. バリウム注腸造影【大腸癌】
3. 胆嚢造影【胆石症】
4. ガリウム検査【横隔膜下膿瘍】
5. 大動脈造影【大動脈瘤】
6. 小腸造影【腫瘍】
7. 消化器内科コンサルト
8. 試験的腹腔鏡

症例検討　#1

体重減少と3カ月の食欲不振を主訴に受診した56歳の白人男性が，身体診察で右上腹部に腫瘤がみつかった。

問1. 上記の方法から考えると，可能性があるのは何か？

身体診察で，眼球強膜の黄染と灰色便，軽度の肝腫大が明らかになった。

問2. あなたの鑑別診断は何か？

（解答は付録B参照）

■ 図2
びまん性の腹部腫瘤

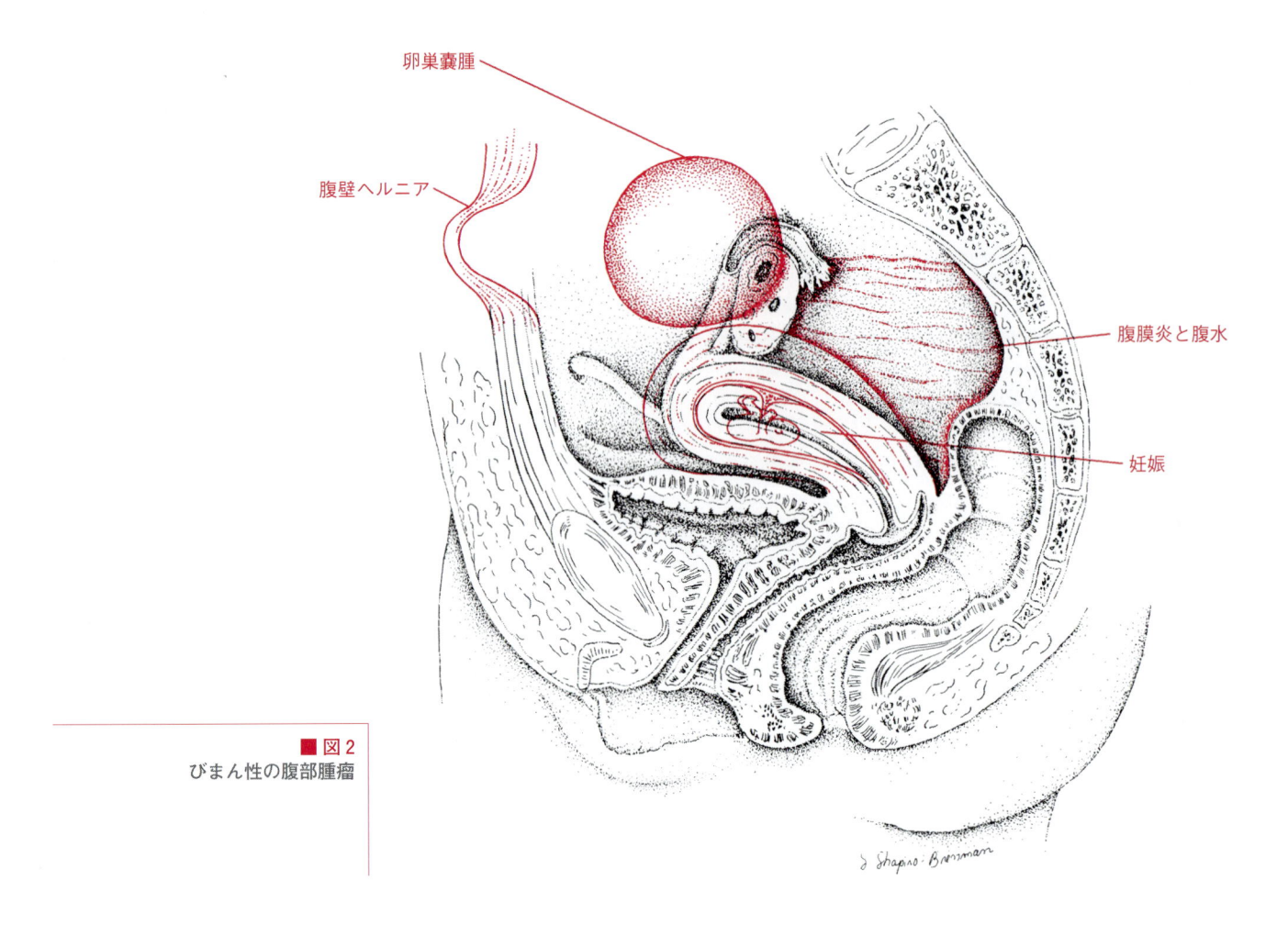

(ラベル: 卵巣嚢腫, 腹壁ヘルニア, 腹膜炎と腹水, 妊娠)

◆左上腹部腫瘤

　左上腹部腫瘤の鑑別診断は，右上腹部腫瘤の考え方と大きくは変わらない。解剖学的にも類似しており，肝臓が脾臓に，胆嚢が胃に置き換わっただけである。大動脈が腹部の左側にあることも忘れてはならない。**鍵は解剖学**であり，表2を参照されたい。さまざまな臓器や組織と病因とを参照するのに，ここでもMINTが記憶の手助けとなる。

M　Malformation（奇形）　皮膚，皮下組織，筋膜，筋肉の奇形があり，たいていはヘルニアを起こす。脾臓では**動脈瘤**，大腸の脾彎曲部では腸捻転・腸重積・憩室を考える。胃拡張は，腸閉塞や肺炎に合併することがある。膵臓には膵嚢胞が，腎臓では多嚢胞腎・嚢胞・水腎がよくある。副腎に奇形はあまりない。

I　Inflammation（炎症）　皮膚，皮下組織，筋膜の炎症では，膿瘍や蜂巣炎がある。脾臓は色々な全身性の炎症性疾患に伴い腫大する（p.394を参照）。脾臓を起源とする感染症はほとんどない。大腸は，憩室炎やCrohn病，そして時に結核性腸炎を起こす。通常，胃の炎症性疾患は腫瘤を形成しないが，胃潰瘍あるいは憩室炎が穿孔すれば，左上腹部に横隔膜下膿瘍を形成する。感染性仮性嚢胞は，膵尾部に形成される。急性腎盂腎炎や腎結核の炎症で腎周囲に膿瘍ができたり腎臓が腫大し，触れることはあるが，副腎の炎症で触知することはまれである。

N　Neoplasm（腫瘍）　腫瘍に関しては上述したとおりである。胃癌や大腸癌，Hodgkinリンパ腫，慢性白血病の脾浸潤，Wilms腫瘍，腎細胞癌，神経芽腫を考慮する。後腹膜の肉腫が左上腹部の腫瘤として触れることもある。

T　Trauma（外傷）　脾臓や腎臓の外傷は，左上腹部に圧痛を伴う腫瘤として触れる。筋肉の挫傷や，胃や大腸の穿孔が腫瘤として触れることがあるが，やや頻度が落ちる。肝の左葉は左上腹部にせりだしており，肝膿瘍や腫瘍も考慮すべきである。

◎診断へのアプローチ

　他の症状や徴候が随伴するかどうかが，左上腹部の臨床診断の鍵となる。黄疸があれば，巨脾を考える。血便があれば，大腸癌を考える。血尿があれば，腎臓が起源の腫瘤を考える。高額な検査を行う前に，宿便を取り除くために浣腸を行う。

　非侵襲的な検査としては，血算，赤沈，尿検査，生化学，血小板数，便潜血，凝固系，腹部X線写真などがある。結果によって，上部消化管内視鏡，バリウム注腸，IVP，CTを行うか判断する。もしくは，まずCTを撮影してもよい。CTのほうが情報量が多くて費用対効果が大きい。どちらの

Abdominal mass｜腹部腫瘤

図中ラベル:
- 肝硬変
- Budd-Chiari 症候群
- 原発性または転移性癌
- 横隔膜下膿瘍
- 肝炎
- アメーバ性膿瘍
- Hodgkin リンパ腫
- 胆嚢水腫または Courvoisier 胆嚢
- 総胆管結石
- 大腸癌
- 多嚢胞腎
- 膵偽嚢胞
- 腎細胞癌
- 膵癌
- 閉塞性尿症

■図3
右上腹部腫瘤

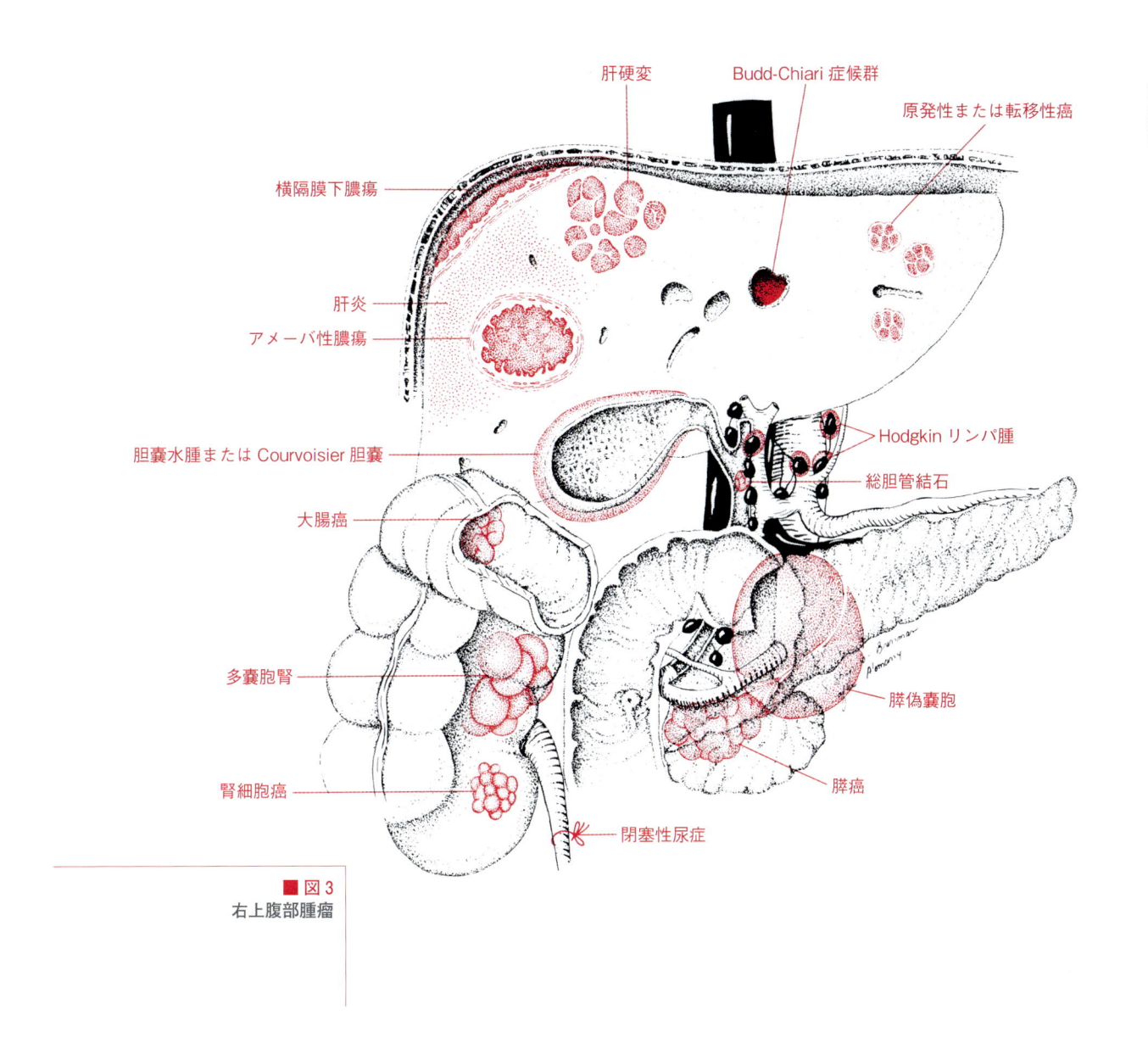

アプローチをとるかは，外科や消化器内科にコンサルトすることが望ましい．

◎その他の有用な検査【適応】
1. アミラーゼ，リパーゼ値【膵仮性囊胞，膵腫瘍】
2. 骨髄検査【脾腫】
3. 肝臓-脾臓シンチ【脾腫】
4. エコー【腎囊胞，膵囊胞】
5. 大腸内視鏡【大腸癌】
6. 腹腔鏡
7. 腫瘍の生検【腫瘍】
8. ガリウムシンチ【膿瘍】

◆右下腹部腫瘤
　ここでもやはり，鑑別を考えるうえで**解剖学**が重要になってくる．皮膚，皮下組織，筋膜，筋肉の下には，盲腸，虫垂，回腸終末，腸骨動静脈，回腸がある．女性では，卵巣や付属器も考えなければならない．ときおり下垂腎が触れることもある．ここでMINTを活用してみると，**表3**のように確かな鑑別を挙げることができる．重要なのは以下のとおりである．

M　Malformation（奇形）　奇形では，鼠径ヘルニアや大腿ヘルニアがある．
I　Inflammation（炎症）　炎症では，急性虫垂炎による膿瘍，卵管卵巣膿瘍，Crohn病．
N　Neoplasm（腫瘍）　盲腸腫瘍，卵巣腫瘍．
T　Trauma（外傷）　外傷では，回腸損傷，刺傷による腸管穿孔．

　放線菌症や結核がリンパ節を侵すことがある．回虫などの寄生虫では，盲腸が腫大することがある．大網は腸管と癒着して腫瘤形成をしたり，囊胞ができることがある．

■ 表2　左上腹部腫瘤

	M Malformation（奇形）	I Inflammation（炎症）	N Neoplasm（腫瘍）	T Trauma（外傷）
皮膚	脂腺嚢胞	膿瘍	癌（転移性，原発性）	挫傷
皮下組織と筋膜	ヘルニア	蜂巣炎	転移性癌 脂肪腫	挫傷
筋肉		筋炎		挫傷
脾臓	動脈瘤 副脾	結核 全身性疾患 マラリア	Hodgkin リンパ腫 慢性白血病	挫傷 裂傷
胃	胃拡張	潰瘍穿孔による横隔膜下膿瘍	胃癌	穿孔
大腸脾彎曲部	憩室 腸捻転 腸重積	憩室炎	大腸癌	挫傷 穿孔
膵臓	膵嚢胞	膵炎からの膵仮性嚢胞	膵癌	外傷性膵仮性嚢胞
腎臓	水腎症 多嚢胞腎 腎嚢胞	水腎症 膿腎症 腎周囲膿瘍	Wilms 腫瘍 腎細胞癌	挫傷 裂傷
副腎			神経芽腫 褐色細胞腫 副腎癌	
リンパ節			Hodgkin リンパ腫 後腹膜リンパ肉腫	
血管	大動脈瘤			

■ 表3　右下腹部腫瘤

	M Malformation（奇形）	I Inflammation（炎症）	N Neoplasm（腫瘍）	T Trauma（外傷）
皮膚	脂腺嚢胞	膿瘍	癌（転移性，原発性）	挫傷
皮下組織と筋膜	ヘルニア	蜂巣炎	転移性癌 脂肪腫	挫傷
盲腸	腸重積 憩室 腸閉塞	憩室炎 Crohn 病 寄生虫 アメーバ症 潰瘍性大腸炎	盲腸癌	穿孔 挫傷
筋		腰筋膿瘍 筋炎		挫傷
虫垂	糞石	虫垂炎 虫垂膿瘍	カルチノイド	穿孔
回腸終末	腸重積 Meckel 憩室 腸閉塞	Crohn 病 腸チフス 結核	ポリープ カルチノイド 肉腫	穿孔 挫傷
腸骨動静脈	動脈瘤	血栓性静脈炎		
リンパ節		結核性リンパ節炎	転移性腫瘍	
腸骨		骨髄炎	肉腫	骨折 挫傷

■ 図4
左上腹部腫瘤

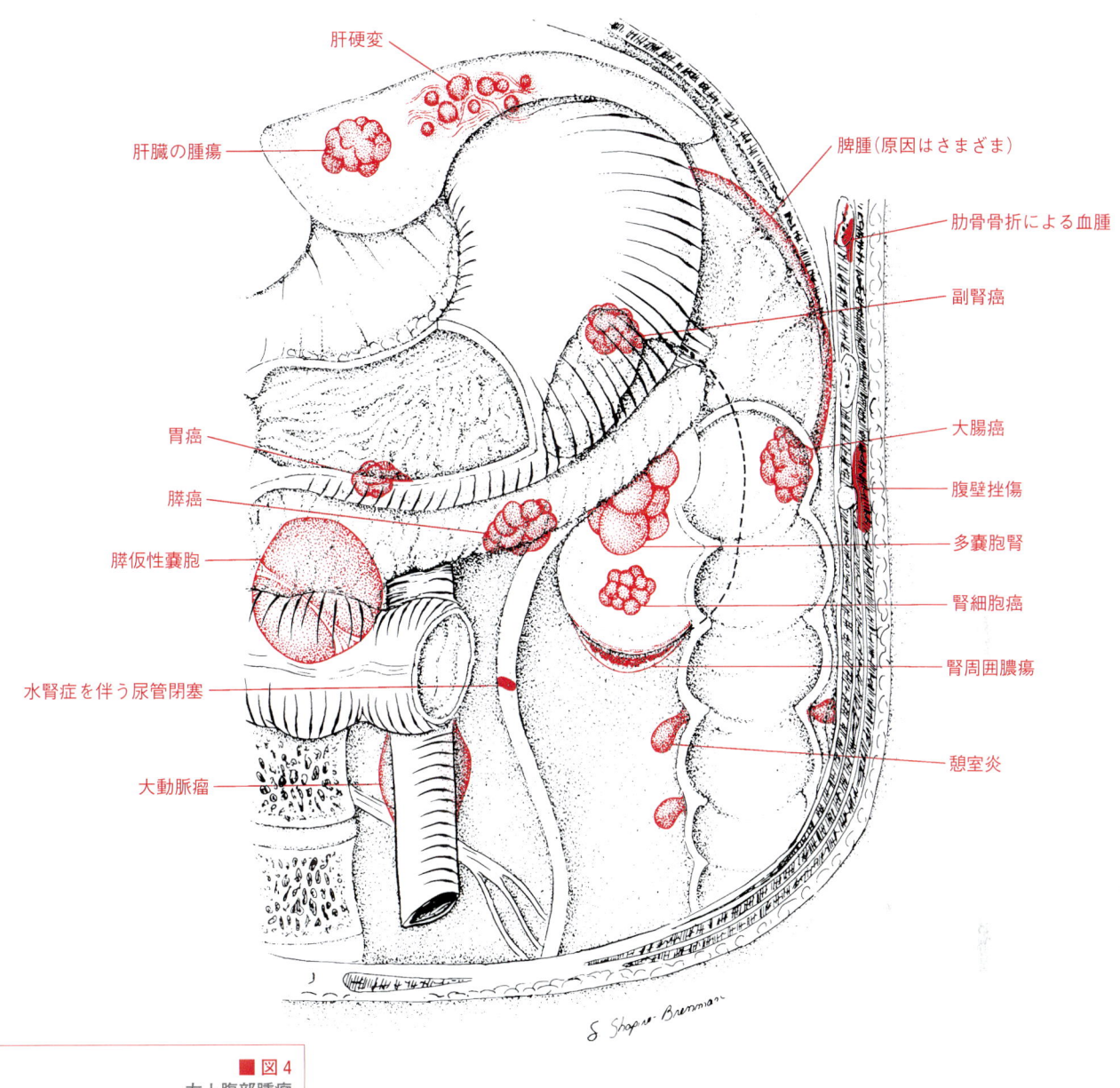

◎診断へのアプローチ

　他の部位の腫瘤と同様に，随伴する症状や徴候が腫瘤の原因特定に有用である．発熱や悪寒があれば，虫垂膿瘍か憩室膿瘍の可能性がある．血便は大腸癌を示唆する．出産可能な年齢の女性が無月経あるいは性器出血をきたした場合は，必ず子宮外妊娠を考えなければならない．慢性の下痢症では血便の有無にかかわらず，Crohn病を考える．

　最初の検査としては，血算，赤沈，生化学，便潜血，妊娠反応，腹部X線を施行する．発熱を認め，急性の経過であれば，試験開腹を考慮して外科にコンサルトする．

　より緩徐な経過の右下腹部の腫瘤では，上記検査の後に腹部・骨盤CTをしてもよいし，原因を特定するためにバリウム注腸造影，IVP，小腸造影をしてもよい．消化器内科や婦人科にコンサルトするのが最良の手段である．

◎その他の有用な検査【適応】

1. エコー【子宮外妊娠】
2. 腹腔内穿刺【子宮外妊娠破裂，腹腔内膿瘍】
3. 下部消化管内視鏡【大腸腫瘍】
4. 血清蛋白電気泳動【形質細胞腫】
5. インジウムシンチ【腹腔内膿瘍】
6. 大動脈造影【大動脈瘤】

■ 図5
右下腹部腫瘤

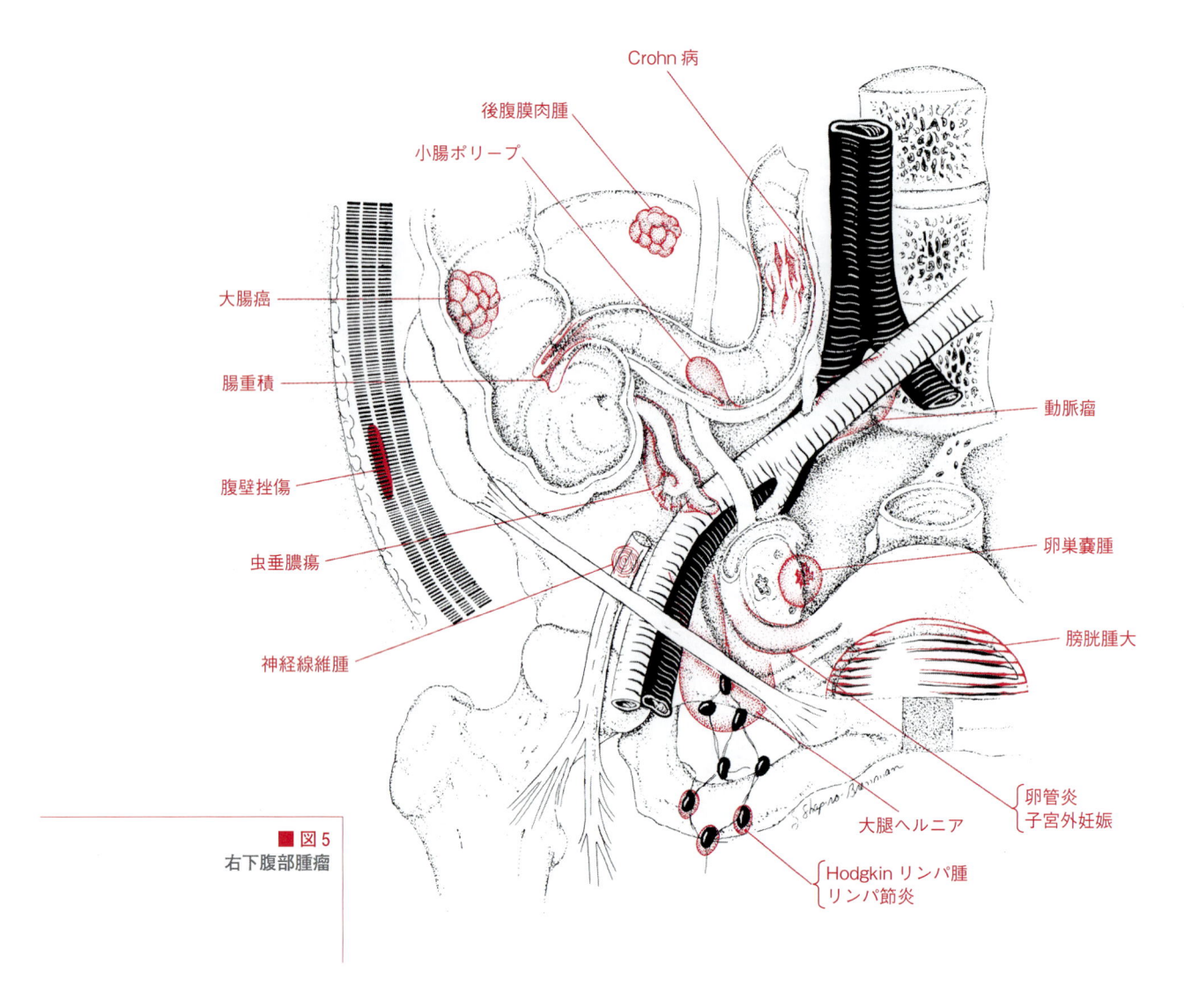

図中ラベル:
- Crohn 病
- 後腹膜肉腫
- 小腸ポリープ
- 大腸癌
- 腸重積
- 腹壁挫傷
- 虫垂膿瘍
- 神経線維腫
- 動脈瘤
- 卵巣嚢腫
- 膀胱腫大
- 卵管炎, 子宮外妊娠
- 大腿ヘルニア
- Hodgkin リンパ腫, リンパ節炎

7. リンパ管造影【後腹膜腫瘍】
8. 腹腔鏡【腫瘍，子宮外妊娠】

症例検討 #2

12歳の白人男児が3日間の喉の痛みと発熱・悪寒，悪心・嘔吐を主訴に受診。身体診察で右下腹部腫瘤を認めた。
問1. 上記の方法から考えると，可能性があるのは何か？
腫瘤の部位に一致して，圧痛と反跳痛を認めた。血液検査では白血球が 18,500 と上昇しており，左方移動も認めた。腹膜穿刺では，粘液膿性の腹水を認めた。
問2. あなたの鑑別診断は何か？

（解答は付録B参照）

◆**左下腹部腫瘤**

左下腹部の腫瘤の原因を即座に考えるためには，**解剖**を頭の中でイメージすればよい。右上腹部と比べて，臓器は少ない。皮膚，皮下組織，筋膜，筋肉の下には，S状結腸，腸骨動静脈，大動脈，回腸がある。女性では，卵管や卵巣を考えなくてはならない。ときおり腎臓が左下腹部まで落ちこんでいることがあるし（下垂腎），大網が癒着を起こすこともある。各臓器について**MINT**を使って，**表4**のように鑑別を難なく挙げられるようにしよう。

皮膚や**筋膜**の障害は，1つの例外を除いて上腹部と似ている。鼠径管や大腿管があるので，ヘルニア（特に外鼠径ヘルニア）の頻度が最も高い。**S状結腸**に関しては，下記の事項を考慮すべきである。

M Malformation（奇形） 奇形では，憩室と腸捻転を含む。
I Inflammation（炎症） 炎症では，大腸憩室炎，膿瘍，Crohn 病，潰瘍性大腸炎を含む。
N Neoplasm（腫瘍） ポリープと腫瘍。
T Trauma（外傷） 外傷により穿孔や挫傷を起こす。

上記のリストには，宿便を入れていない。宿便なら浣腸をすることにより腫瘤は消失する。左下腹部腫瘤のまれな原因としては，結核，アメーバ症，その他の寄生虫の可能性がある。

大動脈や**腸骨動脈**の動脈瘤の可能性や，触知することは少ないが**腸骨静脈**の塞栓症の可能性もある。**腸骨リンパ節**は，

■ 図6 左下腹部腫瘤

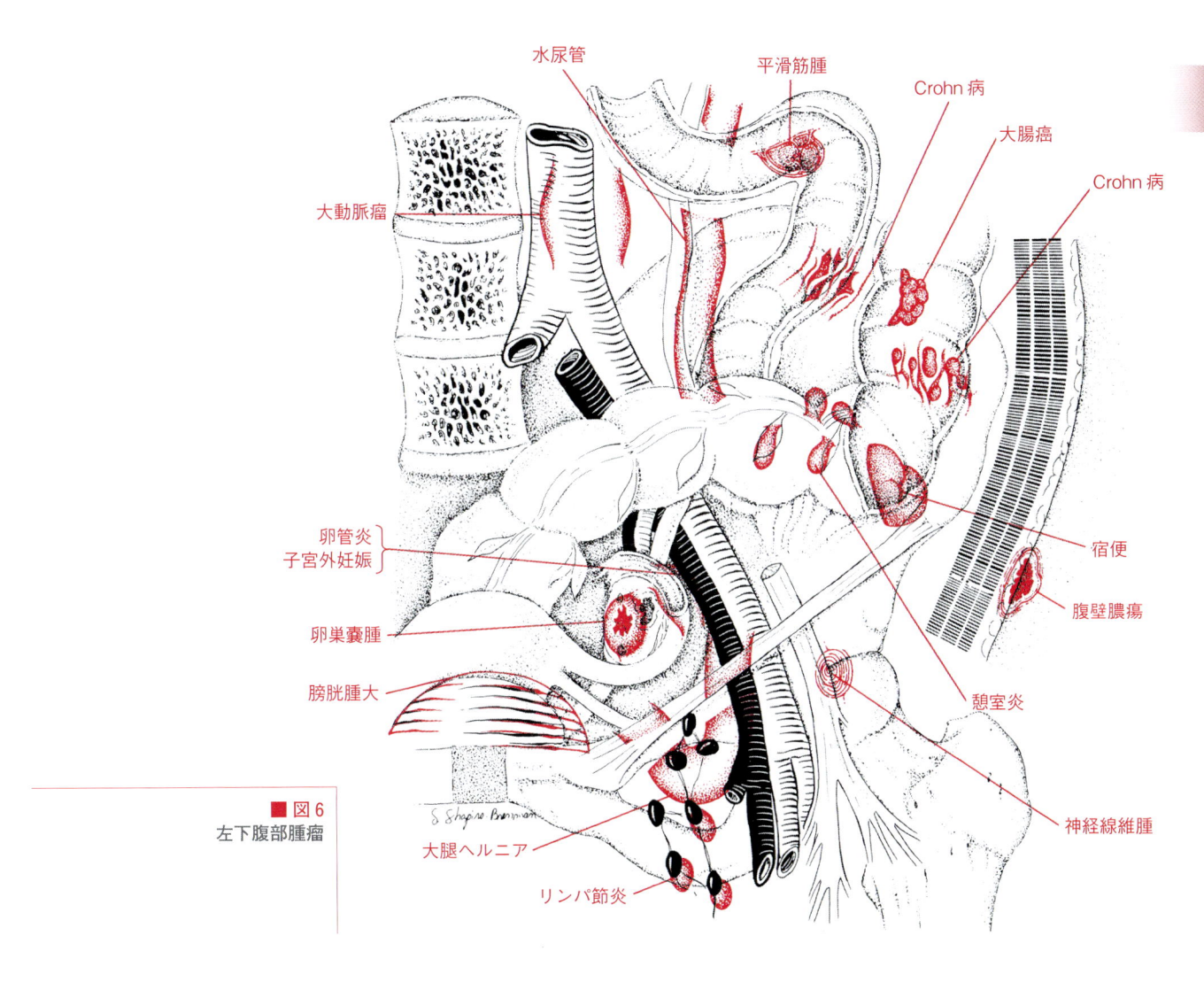

■ 表4 左下腹部腫瘤

	M Malformation（奇形）	I Inflammation（炎症）	N Neoplasm（腫瘍）	T Trauma（外傷）
皮膚	脂腺嚢胞	膿瘍	癌（転移性，原発性）	挫傷
皮下組織と筋膜	ヘルニア	蜂巣炎	転移性癌 脂肪腫	挫傷
筋肉		筋炎		挫傷
S状結腸	腸閉塞	憩室 腸捻転 憩室炎・憩室膿瘍 結核 Crohn病・潰瘍性大腸炎	癌とポリープ	穿孔 挫傷 異物
卵管・卵巣	Morgagni包虫嚢胞 子宮外妊娠	卵管・卵巣膿瘍	卵巣嚢胞と癌	
腸骨動静脈，大動脈	動脈瘤	血栓性静脈炎		
リンパ節		結核性リンパ節炎 急性感染性リンパ節炎	転移性腫瘍	
腸骨		骨髄炎	肉腫	骨折あるいは挫傷

Hodgkinリンパ腫，転移性癌，結核で腫大することがある．**卵巣**および**卵管**で考えておくべきなのは，良悪性腫瘍，卵管卵巣膿瘍，子宮外妊娠，子宮内膜症などである．**回腸**の肉腫やその他の腫瘍は触れることができるが，仙腸関節膿瘍はめったに触れることができない．

◎診断へのアプローチ

診断に至るためには，慎重な内診や直腸診，血便の有無，体重減少，腫瘤の圧痛の有無，発熱やその他の症状の病歴を聴取すること，そして検査が大切である．上述のように，浣腸により便秘の診断と治療ができる．外科へのコンサルトも賢明である．大腸内視鏡の他に有用な検査には，便検査(潜血，虫卵，寄生虫)，大腸内視鏡，バリウム注腸造影がある．動脈造影やガリウムシンチ(憩室やその他の膿瘍に対して)やCTは，診断に有用な検査である．多くの症例で，腹腔鏡や試験開腹が有用である．

◎その他の有用な検査【適応】
1. エコー【卵巣囊胞，子宮外妊娠】
2. 腹膜穿刺【子宮外妊娠破裂，腹腔内膿瘍】
3. IVP【骨盤内腎】
4. 妊娠検査【子宮外妊娠】
5. 血算【感染症，貧血】
6. 赤沈【膿瘍，骨盤内炎症性疾患】
7. 消化器内科コンサルト

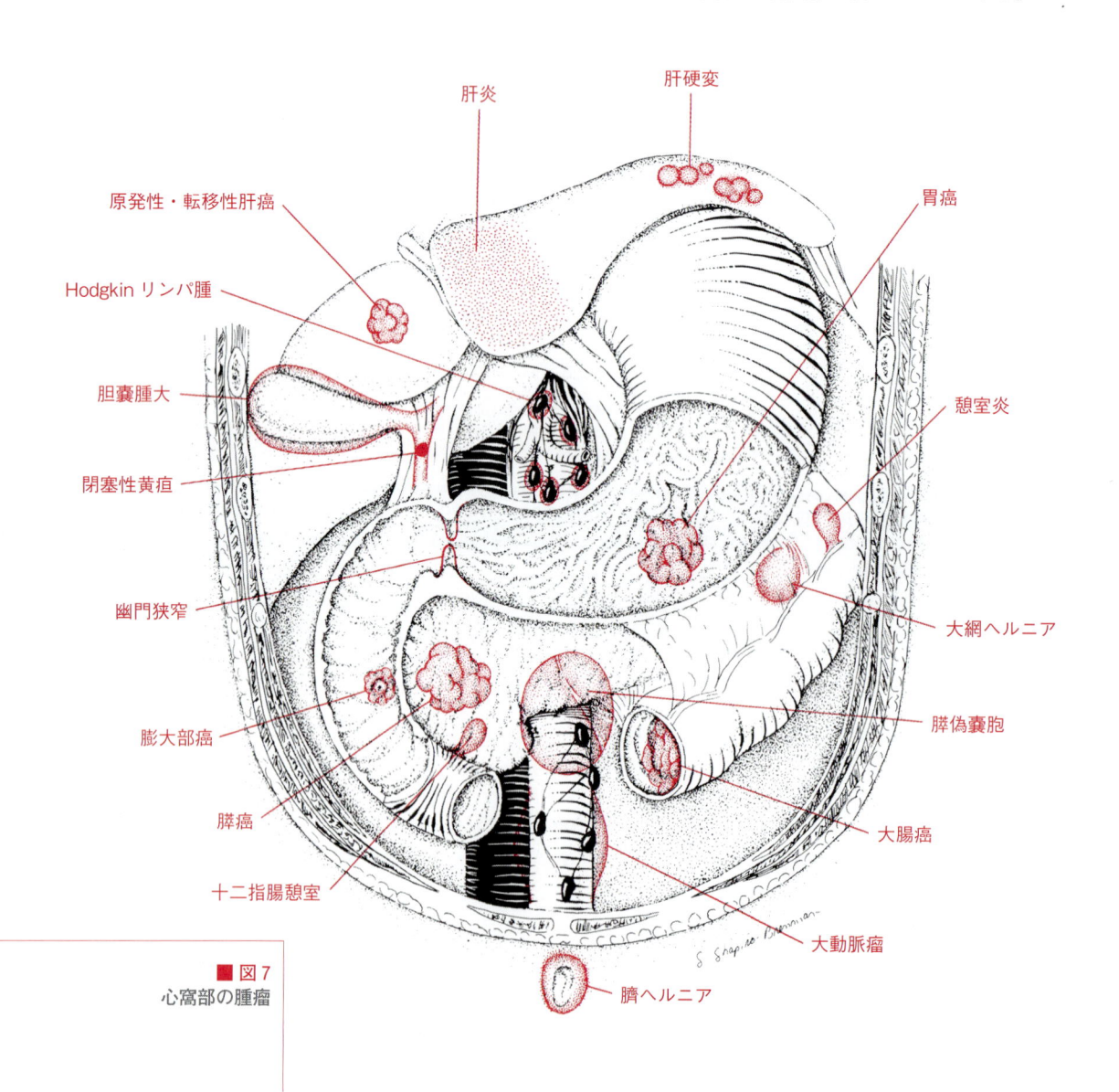

◆**心窩部の腫瘤**

心窩部の腫瘤の鑑別を考えるうえで大切なことは，皮膚〜椎体までの解剖を考えることである．**表**5に鑑別を挙げたが，重要な事項は以下で強調しておく．
1. **腹壁**：腹壁ヘルニア，腹壁挫傷，剣状軟骨(これはしばしば新米研修医を欺く)，脂肪腫，脂腺囊胞などがある．
2. **横隔膜**：横隔膜下膿瘍が触れることがある．

■ 図7
心窩部の腫瘤

表5　心窩部の腫瘤

	M Malformation（奇形）	I Inflammation（炎症）	N Neoplasm（腫瘍）	T Trauma（外傷）
腹壁	ヘルニア	蜂巣炎 癰	脂肪腫 脂腺嚢胞	挫傷
横隔膜	食道裂孔ヘルニア	横隔膜下膿瘍		
肝臓	嚢胞 血管腫	膿瘍 肝炎	肝細胞癌 転移性癌	挫傷 裂傷
大網	癒着 嚢胞	腹膜炎 結核腫	転移性癌	外傷性脂肪壊死 出血
胃	肥厚性幽門狭窄	胃潰瘍 胃拡張 胃梅毒	胃癌	出血 刺傷
大腸	Hirschsprung 病 腸重積 腸捻転	憩室炎 中毒性巨大結腸症	大腸癌 ポリープ	挫傷 裂傷
膵臓	嚢胞 膵仮性嚢胞	膵炎	膵癌	挫傷
後腹膜リンパ節		結核	リンパ腫 肉腫 転移性癌	
大動脈	動脈瘤			
脊椎	前彎症 側彎症	結核 関節炎 骨髄炎	転移性癌 骨髄腫 Hodgkin リンパ腫	骨折 椎間板ヘルニア 血腫

3. **肝臓**：肝臓は心窩部，ときには左上腹部までせりだしてくることがある．肝腫大（p.224 を参照）を起こす病態では，心窩部に腫瘤が触れることがある．
4. **大網**：嚢胞，腸管癒着による腫瘤，結核腫，転移性癌で腫大する．
5. **胃**：肺炎による急性胃拡張，幽門狭窄は覚えておく必要がある．しかし通常は，胃癌や胃穿孔を考える．
6. **大腸**：癌，中毒性巨大結腸，憩室炎で腫瘤を触れる．しかし大量の便塊があれば触れることもある．
7. **膵臓**：ここで考えるべき重要な状況は，膵嚢胞や膵癌である．ときおり，慢性膵炎でも心窩部の腫瘤として触れることがある．
8. **後腹膜リンパ節**：リンパ腫，後腹膜肉腫，転移性腫瘍によりリンパ節を触知する．
9. **大動脈**：大動脈瘤も触れることがある．しかし，正常あるいは軽度拡大した動脈を触知しているだけのことも多い．
10. **脊椎**：脊柱前彎症のような脊椎の変形により心窩部が突出することがある．骨折，転移性腫瘍，骨髄腫，関節炎も同様である．

◎診断へのアプローチ

　随伴症状の有無が，心窩部の腫瘤の起源を探るのに非常に有用である．黄疸を認めたら，肝腫大が疑わしい．発熱や悪寒があれば，肝臓を下に押し下げる横隔膜下膿瘍や，膿瘍化した胆嚢が疑わしい．食欲不振や体重減少と関連する腫瘤は，膵癌や胃癌が疑わしい．大酒家の心窩部の腫瘤では，肝腫大や膵仮性嚢胞を疑う．便潜血陽性では，胃癌や大腸癌を想起する．便秘の病歴がある場合，腫瘍の精査をする前に，宿便を除外するために浣腸を行うとよい．腫瘤が拍動性なら，大動脈瘤を鑑別に入れるべきである．

　最初の検査としては，血算，尿検査，生化学，アミラーゼおよびリパーゼ値，便潜血，腹部のX線写真（臥位・立位）を含めるべきである．急性の経過なら，緊急試験開腹の必要性を考えて，外科にコンサルトする必要がある．進行が緩徐であり，患者に苦痛がないなら，段階的な精査を行ってよい．上記検査の結果により，上部消化管内視鏡，バリウム注腸造影，胆嚢や膵臓の腹部エコー検査を行ってよい．しかしながら，より迅速に診断するためには腹部CTが有用である．どの検査が有用で費用対効果が高いのか，外科医や消化器内科医にコンサルトすることも必要である．

◎その他の有用な検査【適応】
1. 肝機能【肝硬変，肝癌】
2. 肝炎検査【肝炎】
3. 上部消化管内視鏡【胃癌】

4. 下部消化管内視鏡【大腸癌】
5. 腹膜穿刺【転移性腫瘍，腹膜炎】
6. 腹腔鏡【転移性腫瘍】
7. 大動脈造影【大動脈瘤】
8. ガリウムシンチ【横隔膜下膿瘍】
9. 肝生検【肝硬変，腫瘍】
10. 肝臓-脾臓シンチ【肝腫大】
11. 試験開腹
12. ベンチロミド排泄検査【慢性膵炎】

症例検討　#3

42歳のアルコール依存症の黒人男性が，身体診察で腹部正中に腫瘤があるのがわかった。

問1. 上記の方法から考えると，可能性があるのは何か？

さらなる病歴聴取で，過去に急性膵炎で頻回に入院していることがわかった。アミラーゼ値とリパーゼ値は軽度上昇していた。便潜血は陰性であった。

問2. あなたの鑑別診断は何か？

（解答は付録B参照）

◆**下腹部腫瘤**

下腹部にある腫瘤ほど騙されやすい腫瘤はない。手術台の上で膀胱カテーテルを挿入し，下腹部の腫瘤が消失したことを何度経験したことか。脊柱の前彎や腹直筋解離の影響で，腫瘤様に見えることもある。

鑑別の鍵となるのはやはり**解剖**である。通常，この部位にたくさんの臓器はない。細身の男性では，皮膚，皮下組織，筋膜，腹直筋の下に，膀胱，大動脈終末，腰仙椎を触れることができる。女性では，双合診にて子宮を触れることができる。内臓下垂では，横行結腸を触れることもある。

病的状態では骨盤腎の他，リンパ節，S状結腸，卵巣・卵管，小腸が触れる。これらの臓器にMINTを活用すれば，**表6**にあるように鑑別を挙げることができる。以下に，下腹部腫瘤において非常に重要となる原因に絞って言及する。

下腹部腫瘤の原因として最も多いのが，皮膚の脂肪腫，腹壁ヘルニア，腹直筋解離である。**膀胱**は狭窄や前立腺症で閉塞することがあるが(p.354を参照)，膀胱癌や結石によることもある。膀胱破裂は会陰外傷で考慮する。**子宮**は，妊娠，子宮内膜炎，子宮筋腫，絨毛癌，子宮内膜癌で腫大する。**卵管**および**卵巣**の腫大は，良悪性腫瘍，子宮外妊娠，卵管卵巣

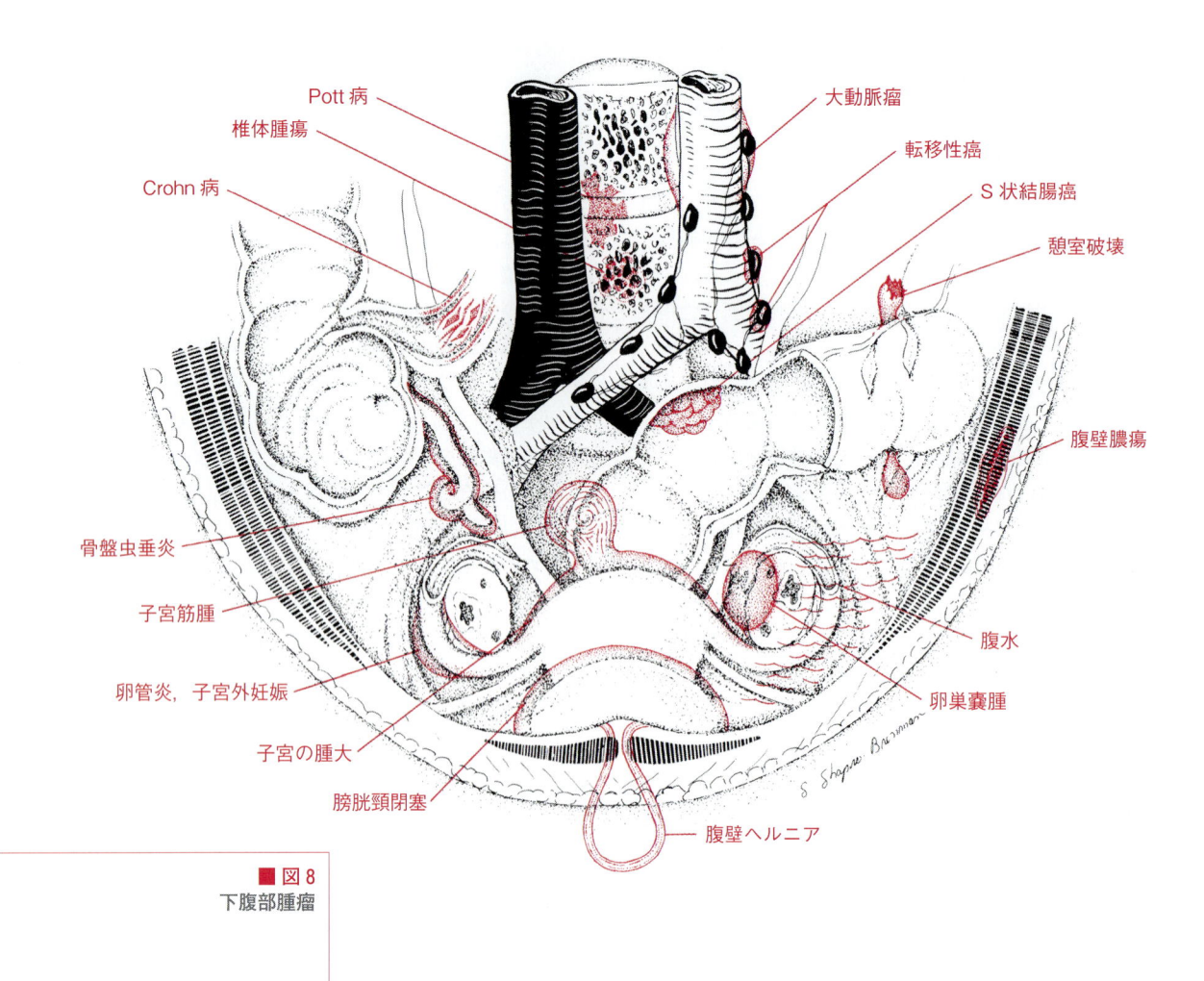

■ 図8
下腹部腫瘤

■ 表6　下腹部腫瘤

	M Malformation（奇形）	**I** Inflammation（炎症）	**N** Neoplasm（腫瘍）	**T** Trauma（外傷）
皮膚	脂腺嚢胞	膿瘍	原発性・転移性腫瘍 脂肪腫	挫傷
皮下組織，筋膜	腹壁ヘルニア	蜂巣炎	原発性・転移性腫瘍 脂肪腫 神経線維腫	挫傷
筋	腹直筋離開	筋炎		挫傷
膀胱	憩室 閉塞 結石		膀胱癌・前立腺癌 前立腺肥大	膀胱破裂
横行結腸	憩室 腸捻転 腸重積	憩室膿瘍 Crohn 病 中毒性巨大結腸症	大腸癌	挫傷 裂傷
子宮	妊娠 子宮内膜症	子宮内膜炎 子宮傍組織炎	子宮筋腫 子宮内膜癌 子宮頸癌 絨毛癌	穿孔 挫傷
卵管・卵巣	子宮外妊娠	卵管・卵巣膿瘍	卵巣嚢胞（良性・悪性）	穿孔 破裂
大動脈	動脈瘤 Leriche 症候群 動脈硬化症			穿孔
腰仙椎	脊椎すべり症 前彎症	Pott 病 骨髄炎	転移性腫瘍	椎間板ヘルニア
傍大動脈リンパ節		結核性リンパ節炎	転移性癌 Hodgkin リンパ腫	椎間板ヘルニア
腹膜	腹水を伴う門脈閉塞	結核性あるいは淋菌性腹水	腹水を伴う転移性癌	内臓破裂による血性腹水

膿瘍でも起こる。動脈瘤，血栓症，大動脈終末での重度の動脈硬化で，**動脈**を腫瘤として触れることがある。最後に，Pott 病，脊椎すべり症，転移性癌，腰部脊椎症のように高度の前彎をきたす疾患では，**腰仙椎**を下腹部の腫瘤として触れることがある。**傍大動脈リンパ節**は，結核，Hodgkin リンパ腫，転移性癌で腫大する。**横行結腸**が下腹部まで落ちこんでいれば，大腸癌や憩室炎・膿瘍を触知することもある。腸捻転症でも下腹部腫瘤を触れることがある。

肝硬変，腹部臓器破裂，細菌性あるいは結核性腹膜炎の患者の腹水はよくあるが，卵巣嚢胞や膨満した膀胱との区別が難しい。丁寧な打診や腹部エコー検査は有用であるが，腹腔鏡検査や側腹部からの腹膜穿刺が必要となる。

◎診断へのアプローチ

下腹部の診察に入る前に，患者の膀胱を空にしておくことが必要である。排尿後も腫瘤が残存していれば，エコー検査か膀胱内に残っている尿を導尿することで，神経因性膀胱や膀胱頸が閉塞していることによる膀胱腫大が原因か判断できる。客観的に神経学的所見があれば神経因性膀胱の可能性が

あり，神経内科にコンサルトする必要がある。膀胱頸部の閉塞が疑われれば，泌尿器科医にコンサルトとなる。

下腹部の腫瘤が神経因性膀胱によるものではないとして，出産可能年齢の女性であれば妊娠を除外する必要がある。妊娠検査をして陽性であれば，エコーによる検査が必要である。特に，子宮外妊娠を疑っている状況や，患者が妊娠を否定すれば，施行する必要がある。

膀胱腫大や妊娠を除外できれば，次のステップは腹部・骨盤部の CT である。費用のかかる検査をする前に，婦人科，一般外科，あるいは泌尿器科にコンサルトするのもよいかもしれない。専門家の知恵を借りることで，さまざまな無駄な検査を省くことができる。

◎その他の有用な検査【適応】

1. 便潜血【直腸癌】
2. 血算
3. 尿検査【膀胱腫瘍，膀胱結石】
4. 尿培養【膀胱炎，膀胱憩室】
5. IVP【奇形，腫瘍，骨盤腎】

6. バリウム注腸造影【直腸癌，S状結腸癌】
7. 大腸内視鏡【S状結腸癌，結腸癌】
8. クルドスコピー【子宮外妊娠，卵巣嚢胞】
9. 腹腔鏡【卵巣嚢胞，子宮外妊娠，その他の骨盤内腫瘤】
10. 試験開腹
11. 大動脈造影【大動脈瘤】
12. 腰仙椎の単純X線【椎骨の変形】
13. リンパ節造影【後腹膜リンパ節】

Abdominal pain
腹痛

◆腹部全体の痛み

　消化管は，腹部を端から端まで巡っている唯一の「臓器」である。この長い「管」に，全体的であれ部分的であれ何かしらの炎症が起これば，腹部全体の痛みを引き起こす。それゆえに胃炎，ウイルス性および細菌性胃腸炎，過敏性腸症候群，潰瘍性大腸炎，アメーバ性腸炎などはこのカテゴリーに入ってくる。腹痛は，腹部全体の解剖を思い浮かべながらROSという語呂合わせを用いれば，鑑別を挙げることができる。

　RはRuptured viscus（内臓破裂）を意味しており，びまん性に腹痛を訴える患者に出会ったら，これを考える。ここで，それぞれの臓器について破裂する可能性を考えてみよう。胃や十二指腸は消化性潰瘍の穿孔を考え，膵臓では急性出血性膵炎を，胆嚢では破裂した胆嚢炎を考える。肝臓や脾臓はたいてい外傷で破裂するが，卵管は子宮外妊娠で破裂する。大腸は，憩室炎や潰瘍性大腸炎，大腸癌で穿孔する。内臓破裂を疑う身体所見は何であろうか？　それは反跳痛である。それに加え，片側あるいは両側の精巣が挙上しているだろう(Collins 徴候)。もし右の精巣だけが挙上しているなら，虫垂の破裂か消化性潰瘍の穿孔を考える。また，左の精巣だけなら憩室の破裂であろう。両側が持ち上がっている場合は，腹膜炎あるいは膵炎である。

　OはObstruction（閉塞）を意味する。癒着性ヘルニア，腸捻転，麻痺性イレウス，腸重積，宿便，癌，腸間膜梗塞，Crohn病や腸回転異常がある。これらをVINDICATEで暗記するのが最良の方法である。

　SはSystemic（全身）を意味していて，腸管・腹膜などに炎症を起こす全身性の疾患を想定している。ここでもVINDICATEで暗記するとよい。

V　Vascular（血管）　貧血，うっ血性心不全，凝固異常，腸間膜動脈閉塞・塞栓症・血栓症。
I　Inflammatory（炎症）　結核，淋菌あるいは肺炎球菌性の腹膜炎，旋毛虫症。
N　Neoplasm（腫瘍）　白血病あるいは転移性癌。
D　Deficiency（欠乏）　ペラグラによる胃腸炎。
I　Intoxication（中毒）　鉛疝痛，尿毒症，黒ゴケグモ咬傷。
C　Congenital（先天性）　ポルフィリン症，鎌状赤血球貧血。
A　Autoimmune（自己免疫性）　結節性動脈周囲炎，リウマチ熱，Henoch-Schönlein紫斑病，皮膚筋炎。
T　Trauma（外傷）　外傷の既往からは，麻痺性イレウスやクラッシュ症候群，腹腔内出血。
E　Endocrine（内分泌）　糖尿病性ケトアシドーシス，Addison病クリーゼ（副腎クリーゼ），低カルシウム血症。

◎診断へのアプローチ

　発症が急性であれば，最初から外科にコンサルトするべきである。注意するべき所見としては，板状硬，反跳痛，悪心・嘔吐を伴うショックといったものがある。外傷や低血圧の病歴があれば，腹腔洗浄をすれば脾破裂を診断することができる。腸蠕動音が金属音様に亢進し，腹部膨満や便秘があれば，腸閉塞を思わせる。逆に腸蠕動音が正常で，腹部膨満もほとんどなく，バイタルサインが正常で腹部圧痛もないのであれば，急性胃腸炎やその他びまん性の炎症を考える。

　経鼻胃管を挿入し吸引する。血算，尿検査，立位と臥位の腹部単純X線写真，胸部単純X線写真，血清リパーゼ/アミラーゼ値，生化学検査をする。ときに，側臥位でX線撮影を行うと腸閉塞の所見，Kerckring襞が明らかになることがある。出産可能年齢の女性では妊娠検査も施行する。

　もしこれらの検査で診断に至らず，患者の状態が悪くなってきているのであれば，試験開腹するのも1つの賢明な手段である。患者の状態が安定しているのであれば，患者の痛みの部位やその他の症状にあわせて検査を追加するとよい。例えば，痛みの部位が右上腹部に限局しているのであれば，胆嚢のエコー検査と核医学検査を行う。全体的に圧痛があるのであれば，腹部骨盤部のCTを行う。微妙な症例ではバイタルサインをモニターし，血算，血清アミラーゼ値，腹部単純X線を再検するとよい。

◎その他の有用な検査【適応】

1. 尿中アミラーゼ値の定量
2. 腹腔穿刺【腹膜炎，膵炎，子宮外妊娠破裂】
3. 尿中ポルフォビリノーゲン【ポルフィリン症】
4. IVP【腎結石】
5. 心筋逸脱酵素のトレンド【心筋梗塞】
6. 心電図のトレンド
7. 二重注腸造影【腸閉塞】
8. 食道鏡【逆流性食道炎】
9. 胃鏡【胃潰瘍】
10. 大腸内視鏡【憩室炎，癌】
11. 腹腔鏡【内臓破裂，骨盤内炎症性疾患】
12. Douglas窩穿刺【子宮外妊娠破裂】
13. 骨盤内エコー【子宮外妊娠破裂】
14. 血管造影【腸間膜動脈血栓症】

■ 図9
腹痛（腹部全体の痛み）

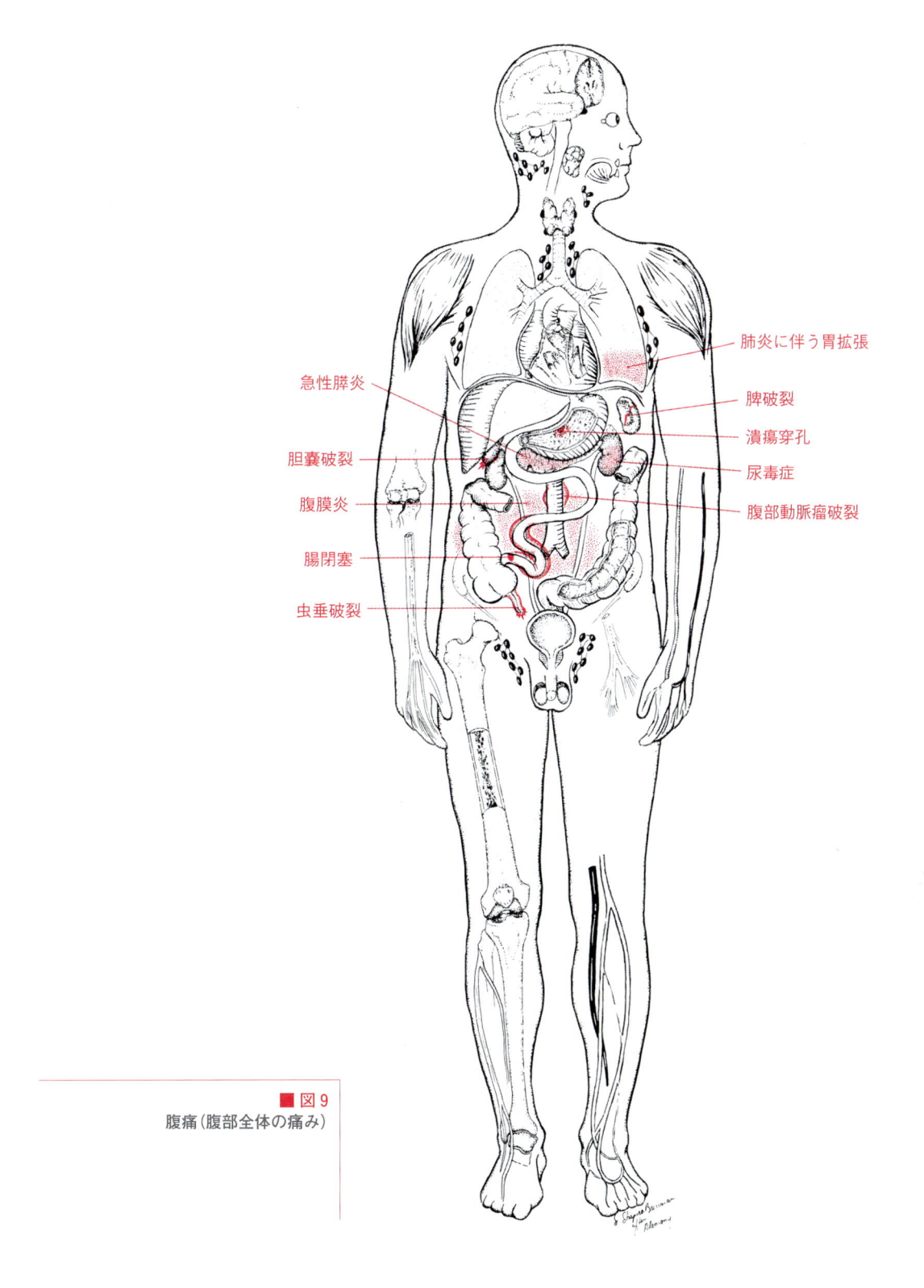

肺炎に伴う胃拡張
急性膵炎
脾破裂
潰瘍穿孔
胆嚢破裂
尿毒症
腹膜炎
腹部動脈瘤破裂
腸閉塞
虫垂破裂

15. *Helicobacter pylori*菌の尿素呼気試験や便検査【胃潰瘍】
16. 脂質評価【高トリグリセリド血症，高カイロミクロン血症】

◆**右上腹部痛**

　患者が右上腹部の痛みを訴えており，ただ単に処方して帰宅させることはできない。もしかしたら重症かもしれないが，あなたは他に重要な約束があり急いでいる。あなたならどうするだろうか？　鍵は，**解剖**を頭の中でイメージすることである。右上腹部には，肝臓，胆嚢，胆管，大腸の肝彎曲部，十二指腸，膵頭がある。周囲には，皮膚，筋膜，肋骨，胸腰椎，肋間神経，動脈，腹筋がある。

　痛みは通常，**炎症**，**外傷**，**梗塞**からくる。外傷の既往がな

■ 図10
右上腹部痛

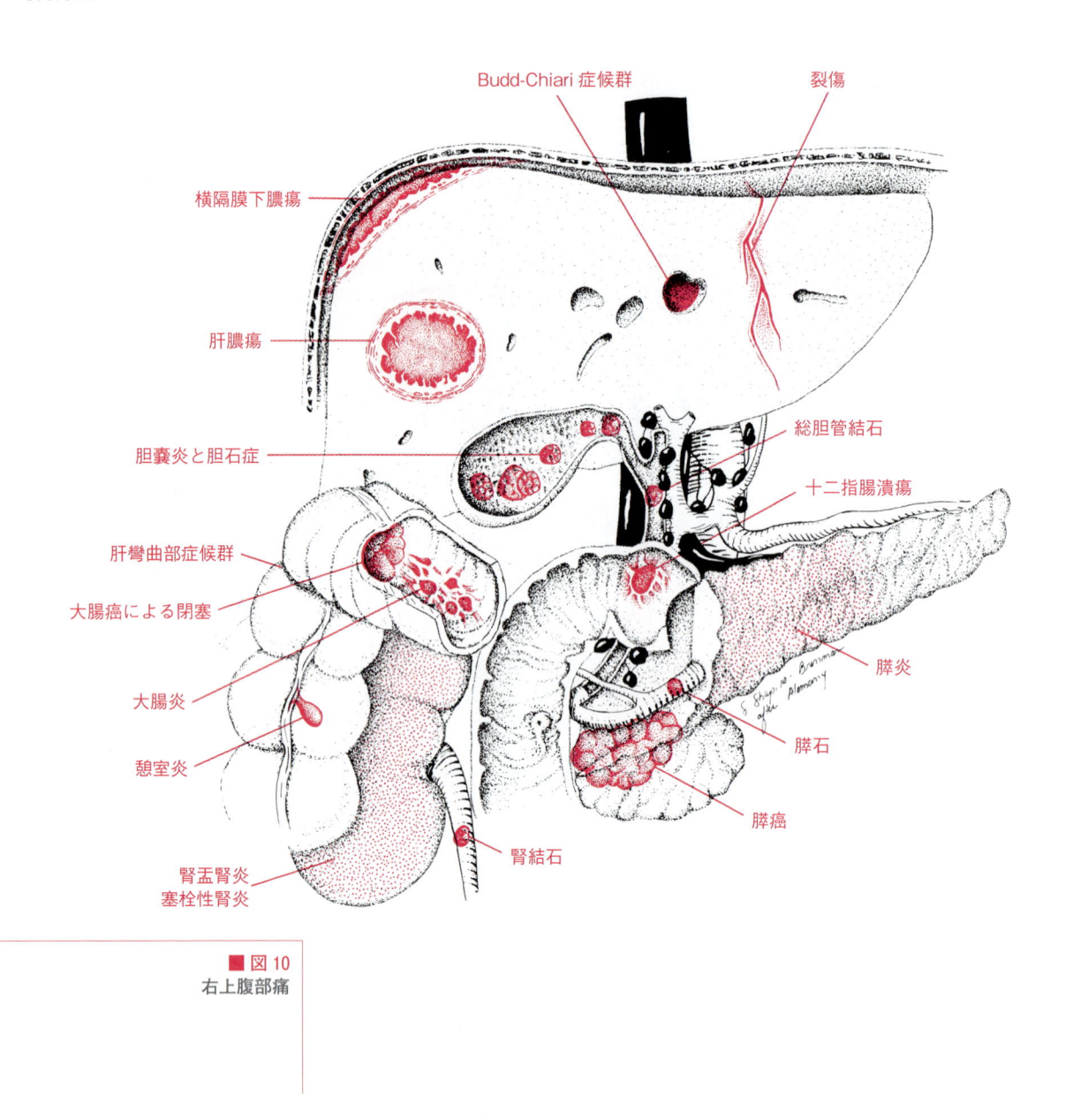

くても，激しい咳による挫傷の可能性もある。しかしながら，患者が呼吸器症状を伴っていなければ可能性はかなり低い。

炎症の源を絞り込むことをまず優先するべきである。**肝臓**では肝炎(ほとんどは肝炎ウイルス)，**胆嚢**では結石や細菌感染による**胆嚢炎**，**胆管**では胆管炎がある。**大腸**の炎症では，憩室炎，Crohn病，盲腸後虫垂炎などがある。もちろん，嘔吐を認めれば**十二指腸**では潰瘍性病変が閉塞や穿孔を起こしている可能性があり，出血があれば蒼白でショックを起こすことがある。**膵臓**では膵炎を起こすことがあり，酒飲みの患者で考える。

腹腔内では考慮すべき重要な疾患があるが，**表7**の**VINDICATE**を応用すれば，まれな疾患であるBudd-Chiari症候群(肝静脈の血栓症)，門脈血栓症，門脈炎を見過ごさないだろう。さらに，イソニアジド，クロルプロマジン，エリスロマイシンエストレートによる薬物性肝炎は疼痛を伴うこともある。膠原病による肝臓障害もある。

ここで，腹腔外の障害による鑑別診断を挙げてみる。**皮膚**では帯状疱疹ウイルスあるいは蜂巣炎がある。**筋膜の裂け目**からのヘルニアが，特に上腹部手術の既往のある患者では疑わしい。椎間板ヘルニアによる**神経根**の圧迫，胸椎症，あるいは脊髄への腫瘍転移もありうるが，可能性は低い。鉛疝痛やポルフィリン症のような全身性の疾患や，腎臓や他の臓器の疾患も考慮しなくてはならない(腎盂腎炎や腎疝痛)。

◎診断へのアプローチ

腹部に全体的に痛みがある場合は，血算，尿検査，生化学，血清アミラーゼ/リパーゼ値，臥位と立位の腹部単純X線検査を施行する。胆嚢炎を疑った場合は，腹部エコーや核医学検査〔肝胆道(HIDA)シンチ〕をオーダーする。黄疸があ

■表7 右上腹部痛

	V Vascular(血管)	I Inflammatory(炎症)	N Neoplasm(腫瘍)	D Degenerative(変性)	I Intoxication(中毒)Idiopathic(特発性)	C Congenital(先天性)Acquired Anomaly(後天性奇形)	A Autoimmune(自己免疫性)Allergic(アレルギー性)	T Trauma(外傷)	E Endocrine(内分泌)	F Foreign body(異物)
皮膚		帯状疱疹蜂巣炎								
筋肉、筋膜		横隔膜膿瘍旋毛虫症				腹壁ヘルニア腹壁瘢痕ヘルニア		挫傷咳出血		
肝臓	梗塞門脈炎	肝炎肝膿瘍	癌		アルコール性肝炎			挫傷裂傷		
胆嚢		胆嚢炎胆管炎	胆管細胞癌					外傷性破裂		結石
十二指腸		潰瘍十二指腸炎			潰瘍	憩室閉塞				
大腸		憩室炎腸炎				憩室閉塞				
膵臓		膵炎	膵癌			囊胞				結石
リンパ節		腸間膜リンパ節炎	Hodgkinリンパ腫リンパ肉腫							
副腎	副腎梗塞	Waterhouse-Friderichsen症候群結核	神経芽腫副腎癌							
腎臓	閉塞塞栓症腎静脈血栓症	腎盂腎炎結核			痛風	水腎症		挫傷裂傷	副甲状腺機能亢進症	結石
胸椎		結核骨髄炎	原発性・転移性・多発性骨髄腫	変形性関節症			脊椎関節炎	ヘルニア椎体骨折		
放散痛	表11を参照									

れば，内視鏡的逆行性胆管膵管造影法(ERCP)で総胆管結石を評価しなくてはならない。

●その他の有用な検査【適応】
1. 外科コンサルト
2. 腹部CT
3. 尿中アミラーゼ定量
4. 尿中ポルフォビリノーゲン【ポルフィリン症】
5. ガリウムシンチ【横隔膜下膿瘍】
6. IVP【腎結石】
7. 肝機能評価【総胆管結石】
8. 血中鉛濃度
9. 妊娠検査【子宮外妊娠破裂】
10. 胸腰椎の単純X線【神経根障害】
11. 腹腔鏡【内臓破裂】
12. 大動脈造影【解離性動脈瘤】
13. リンパ管造影【Hodgkinリンパ腫】
14. 試験開腹
15. MRI
16. 超音波内視鏡

症例検討 #4

38歳の肥満体型の白人女性が，2日間の右上腹部痛，悪心，嘔吐を訴えている。

問1. 上記の方法から考えると，可能性があるのは何か？

さらなる病歴聴取で，痛みは疝痛であることがわかった。彼女は4人の子どもの母親であり，過去5年間に同様の発作を何度か経験しているが，今回ほど重症ではなかった。身体診察で，強膜の黄染，右上腹部の圧痛と反跳痛を認めた。腫瘤や肝腫大はない。

問2. あなたの鑑別診断は何か？

（解答は付録B参照）

◆左上腹部痛

左上腹部痛を起こす原因は多数あるが，層ごとに**解剖**を考えることが鍵となる。最も表層にあるのは皮膚，腹壁，肋骨である。第2の層は，脾臓，大腸，胃である。第3の層には，膵臓，副腎，腎臓，大動脈，脊柱がある。それぞれの臓器ごとに**VINDICATE**で考えると，さまざまな鑑別を挙げることができる(表8)。以下に重要な項目を挙げる。

1. **腹壁と肋骨**：最も多い疼痛の原因は，帯状疱疹，挫傷，ヘルニア，肋骨骨折，転移性腫瘍である。
2. **脾臓**：亜急性細菌性心内膜炎，多血症，鎌状赤血球貧血，白血病，結節性動脈周囲炎，その他の自己免疫疾患では，疼痛を伴う脾梗塞はまれではない。脾破裂は外傷歴のある患者，特に子どもや伝染性単核球症の患者で起こる。
3. **胃**：胃炎，肺炎，幽門狭窄に合併する空気による急性胃拡張は，左上腹部痛のよくある原因である。胃壁を越えて浸潤する胃癌も，腹痛の原因となる。瀑状胃による一過性の胃の閉塞も，鑑別では考慮すべきである。横隔膜からの胃のヘルニアも，左上腹部痛の原因となることがある。
4. **大腸**：憩室の炎症や，Crohn病による脾彎曲部の大腸の炎症は，左上腹部痛の原因となりうる。頻度は劣るが，大腸癌が穿孔するか，狭窄による閉塞を起こすこともある。大腸腸間膜梗塞や，脾彎曲部のガス貯留あるいは宿便も，左上腹部痛の原因となりうる。
5. **膵臓**：急性膵炎，膵仮性囊胞，膵癌でも左上腹部の痛みがある。
6. **副腎**：塞栓による梗塞や，Waterhouse-Friderichsen症候群でも痛みを生じる。腫瘍で痛みが生じることは，よほどサイズが大きくなければまれである。
7. **腎臓**：腎梗塞，腎結石，急性腎盂腎炎，腎下垂に伴うDietlクリーゼ［訳注：急性水腎症・水尿管症のこと］でも痛みが走る。腎周囲膿瘍も考えなくてはならない。
8. **大動脈**：大動脈解離，アテローム性大動脈瘤，特に腹部臓器の栄養血管が詰まると，左上腹部痛を起こす。
9. **椎体**：椎間板ヘルニア，結核，多発性骨髄腫，変形性関節症，脊髄瘻，脊髄腫瘍，その他の肋間神経を刺激するような病変は，左上腹部痛を引き起こす。

●診断へのアプローチ

随伴する症状・徴候の有無が，診断の手助けとなる。急性の場合は外科医にコンサルトして，腹部のX線写真，血算，尿検査，そして血清アミラーゼの値を検査する。必要なら腹部CTを施行してもよい。その他のX線検査をする前に，胃鏡検査や大腸内視鏡検査が行えると理想的である。しかし慢性のケースでは，上部消化管造影，バリウム注腸造影や便潜血，便虫卵・寄生虫の検査も適応となる。

●その他の有用な検査【適応】
1. 腹膜穿刺【脾破裂】
2. 尿中アミラーゼ定量
3. IVP【腎結石】
4. 便潜血【癌，憩室炎】
5. ガリウムシンチ【憩室炎など】
6. 胸腰椎のX線【神経根障害】
7. 小腸造影【Meckel憩室】
8. 腹腔鏡【内臓破裂，腹膜炎】
9. 大動脈造影【解離性動脈瘤】
10. リンパ管造影【後腹膜肉腫】
11. 試験開腹

■ 図11
左上腹部痛

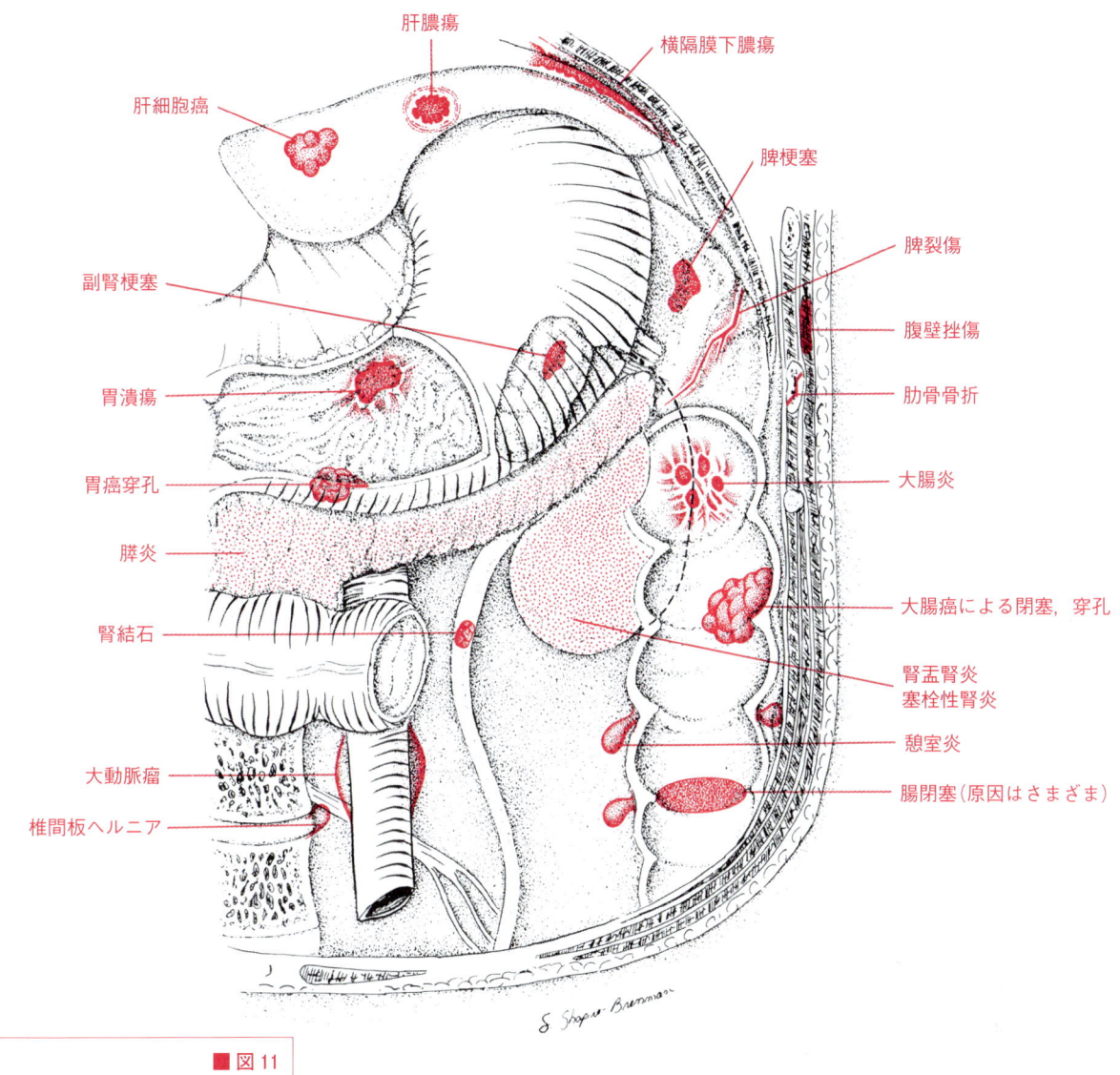

◆右下腹部痛

右下腹部痛のほとんどのケースは他の原因が判明するまで虫垂炎と考えるが、すべての医師はこの原則に騙された経験が数多くあるだろう。したがって、鑑別診断を十分に念頭におくべきである。右下腹部痛を起こす可能性のある疾患を、包括的に挙げることができるようになるためには、解剖が鍵となる。構成物を想像し、層ごとに考える。最初の層には皮膚と腹壁がある。回腸終末、盲腸、虫垂、Meckel憩室が、第2層にある。女性では、子宮、卵管、卵巣が第3層にある。第4層には、筋肉、脊柱、大動脈終末部がある。さて、ここでも各臓器の多岐にわたる鑑別診断を、VINDICATEを用いて整理できる(表9)。以下の議論では、鑑別診断において重要となる疾患を強調した。

1. **皮膚と腹壁**：帯状疱疹、蜂巣炎、挫傷、鼠径あるいは大腿ヘルニアなどが右下腹部痛の原因となる。
2. **虫垂**：虫垂炎が右下腹部痛の原因としては多い。
3. **回腸末端**：Crohn病、腸結核、腸チフス、腸重積などは回腸に好発し、ひどい腹痛を引き起こす。腸間膜リンパ節炎や腸間膜動脈の梗塞も、回腸付近に痛みを引き起こす。
4. **盲腸**：憩室炎、Crohn病やアメーバ性大腸炎、大腸癌なども右下腹部痛の原因となる。宿便も痛みの原因となりうる。
5. **Meckel憩室**：先天性の奇形であり、閉塞や炎症を起こす。膵炎や穿孔性の消化性潰瘍を合併したり、臍周囲の皮膚と交通して蜂巣炎を合併する。これらはすべて右下

表8 左上腹部痛

	V Vascular (血管)	I Inflammatory (炎症)	N Neoplasm (腫瘍)	D Degenerative(変性) Deficiency(欠乏)	I Intoxication (中毒)	C Congenital (先天性)	A Autoimmune(自己免疫性) Allergic(アレルギー性)	T Trauma (外傷)	E Endocrine (内分泌)
腹壁	静脈破裂	蜂巣炎	肋骨の転移性癌					挫傷 ヘルニア	
脾臓	梗塞 動脈瘤	伝染性単核球症 亜急性細菌性心内膜炎	白血病 Hodgkin リンパ腫				結節性動脈周囲炎	脾破裂	
胃		胃炎 胃潰瘍	胃癌		肺炎による胃拡張	瀑状胃 食道裂孔ヘルニア		胃破裂	
大腸	腸間膜動脈血栓症	憩室炎 粘液性腸炎 寄生虫	大腸癌			憩室	Crohn 病	大腸破裂	
膵臓		膵炎	膵癌 膵嚢胞						
副腎	梗塞		閉塞を伴う悪性腫瘍						Waterhouse- Friderichsen 症候群
腎臓	塞栓症 血栓	腎盂腎炎 腎周囲膿瘍	腎細胞癌			下垂腎			腎結石
大動脈	アテローム便 化膿性動脈瘤			解離性動脈瘤による中膜壊死					
脊椎		脊椎カリエス 脊髄癆	骨髄腫 転移性癌 脊髄腫瘍	変形性関節症				骨折 椎間板ヘルニア	骨粗鬆症

■ 図12
右下腹部痛

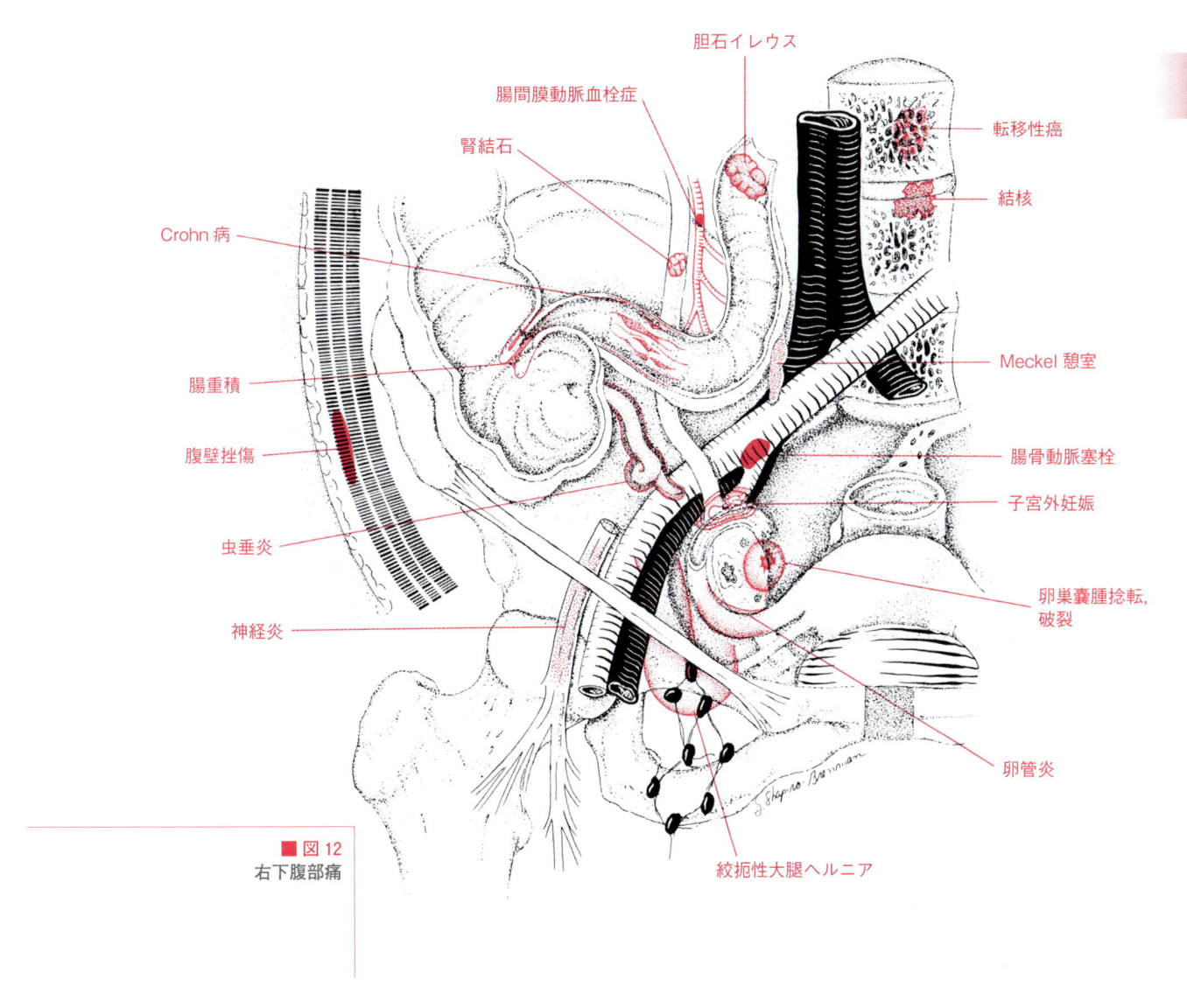

腹部痛の原因となる。
6. **尿管**：腎結石や水腎症も，右下腹部痛の原因となる。
7. **卵巣・卵管**：ムンプス卵巣炎も右下腹部痛を引き起こす。小さなグラーフ囊胞が排卵時に破裂して，右下腹部痛を生じることがある（排卵痛）。卵巣囊胞の茎捻転や破裂による痛みもある。卵管炎，子宮内膜症，子宮外妊娠は，卵管を侵して疼痛の原因となる。
8. **大動脈**：解離性動脈瘤あるいは大動脈終末やその分枝の塞栓症は，急性発症の痛みを引き起こす。
9. **骨盤・脊柱**：変形性関節症，椎間板ヘルニア，癌の骨転移，Pott 病，脊椎関節炎などがある。
10. **その他の原因**：消化性潰瘍あるいは胆囊炎の破裂により，滲出液が右側腹腔内に流れ込むことで右下腹部痛を引き起こす。癒着や腸捻転などさまざまな原因による腸閉塞も，痛みを引き起こす。大網の梗塞も痛みを伴う。肺炎や肺梗塞による関連痛の場合もあり，手術前に必ず胸部単純 X 線写真を撮影するようにしている外科医もいる。

◎診断へのアプローチ

急性発症の右下腹部痛の場合，他の疾患が証明されるまで急性虫垂炎は疑っておかなければならない。現在ではエコーや腹部 CT により，術前に虫垂炎の診断がついていることが 90％以上である。しかし，間違いを避けるために臥位と立位の腹部 X 線写真，血算，尿検査，血清アミラーゼを術前に精査しておくことは賢明である。肺炎やその他の肺疾患でも右下腹部痛を引き起こすことがあるので，胸部単純 X 線写真を撮影する外科医もいる。出産可能年齢の女性の場合は，子宮外妊娠破裂を除外するために妊娠検査を施行しなくてはならない。しかし，検査としてはエコーがはるかに優れている。驚いたことに，たくさんの患者が直腸診や内診をせずに手術室に運ばれてくる。2 歳以下の子どもの右下腹部痛では，その他の疾患が証明されるまで腸重積を第 1 に考えておく。慢性の経過であれば，バリウム注腸造影，IVP，上部消

■表9 右下腹部痛

	V Vascular(血管)	I Inflammatory(炎症)	N Neoplasm(腫瘍)	D Degenerative(変性) Deficiency(欠乏)	I Intoxication(中毒)	C Congenital(先天性)	A Autoimmune(自己免疫性) Allergic(アレルギー性)	T Trauma(外傷)	E Endocrine(内分泌)
皮膚と腹壁		帯状疱疹 蜂巣炎				鼠径ヘルニア 大腿ヘルニア		挫傷 腹壁瘢痕ヘルニア	
回腸末端	腸間膜梗塞	結核 腸チフス 腸間膜リンパ節炎				腸重積	Crohn 病 Whipple 病		
盲腸		憩室炎 アメーバ性腸炎 赤痢菌 回虫症	大腸癌		中毒性巨大結腸症	憩室	Crohn 病	宿便 腸破裂	
虫垂		虫垂炎 蟯虫症	カルチノイド					糞石	
Meckel 憩室		Meckel 憩室炎 蜂巣炎				異所性胃 / 膵組織			
尿管		尿管炎				迷入血管 先天性狭扼輪			尿管結石
卵巣・卵管		ムンプス 卵巣炎 精巣炎	卵巣嚢胞 腫瘍 子宮内膜症			子宮外妊娠			グラーフ嚢胞破 裂(排卵痛)
大動脈	解離性動脈瘤 塞栓症								
脊椎, 骨盤	Pott 病	転移性癌 骨髄腫 Hodgkin リンパ腫	変形性関節症				脊椎関節炎	骨折 椎間板ヘルニア	

化管造影，胆囊造影の適応を考える。これらの検査が診断に結び付かなければ，大腸内視鏡検査，膀胱鏡検査，クルドスコピー，腹腔鏡検査がさらなる検査として必要となる。腹部・骨盤部のCTで診断に至ることが多い。

◎その他の有用な検査【適応】
1. 便潜血【腸間膜動脈血栓症，腫瘍】
2. 便虫卵，寄生虫検査
3. ガリウムまたはインジウムシンチ【憩室炎，膿瘍】
4. 血管造影【腸間膜動脈血栓症】
5. 腰椎のX線【椎間板ヘルニアなど】
6. 尿培養，感受性，コロニー数
7. 生化学
8. 赤沈【炎症性疾患】
9. リンパ管造影【Hodgkinリンパ腫】
10. 尿中ポルフォビリノーゲン【ポルフィリン症】
11. 小腸造影【Meckel憩室】
12. 血清鉛濃度

◆左下腹部痛
　右下腹部の場合と同じように，解剖を使って左下腹部の原因を考える。この領域の臓器は少なく，鑑別診断も複雑ではない。構成物を層ごとに思い浮かべると，第1層には皮膚と腹壁がある。S状結腸と大網，小腸が第2層にある。第3層には尿管，女性では卵管・卵巣がある。大動脈，骨盤，脊柱がその下のレベルに存在する。**VINDICATE**により，この部位の腹痛の鑑別は臓器別に整理できる(表10)。以下に，鑑別において重要な疾患を列挙する。

1. **皮膚と腹壁**：帯状疱疹，蜂巣炎，挫傷，特に鼠径あるいは大腿ヘルニアなどが左下腹部痛のおもな原因となる。
2. **小腸**：Crohn病，腸重積，癒着，腸捻転などがあるが，ここでは腸閉塞を起こす他の原因も考えなくてはならな

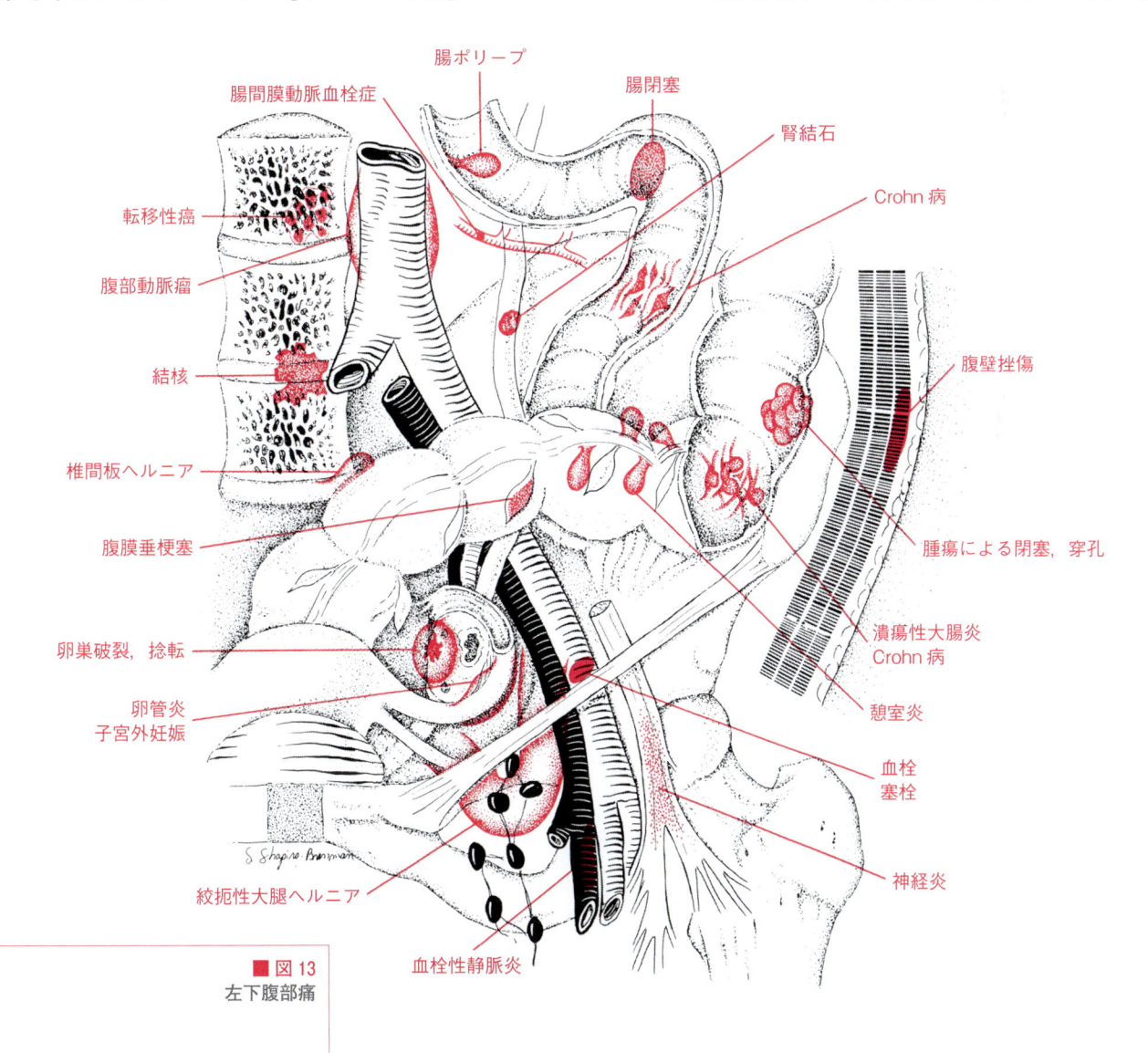

■ 図13
左下腹部痛

■ 表 10　左下腹部痛

	V Vascular (血管)	I Inflammatory (炎症)	N Neoplasm (腫瘍)	D Degenerative Deficiency(変性/欠乏)	I Intoxication (中毒)	C Congenital (先天性)	A Autoimmune(自己免疫性) Allergic(アレルギー性)	T Trauma (外傷)	E Endocrine (内分泌)
皮膚と腹壁		帯状疱疹 蜂巣炎				鼠径ヘルニア 大腿ヘルニア		挫傷 ヘルニア	
小腸	腸間膜動脈血栓症	寄生虫	ポリープによる腸重積 癌 平滑筋腫		尿毒症 鉛疝痛	腸重積 ポルフィリン症 先天性ポリープ症	Crohn 病	破裂 血腫 癒着	糖尿病性ケトーシス
S状結腸	虚血性大腸炎 腸間膜梗塞	憩室炎 腸間膜リンパ節炎	S状結腸癌				Crohn 病	挫傷 穿孔 癒着	
尿管		尿管炎	乳頭腫			先天性絞扼輪 尿管瘤			尿管結石
卵巣・卵管		ムンプス 卵巣炎 精巣炎	良性・悪性卵巣腫瘍 子宮内膜症			卵巣嚢胞 子宮外妊娠		挫傷 破裂	グラーフ嚢胞破裂(排卵痛)
大動脈	解離性動脈瘤 塞栓								
脊椎，骨盤		Pott 病	転移性癌 骨髄腫	変形性関節症		脊椎すべり症	脊椎関節炎	骨折 椎間板ヘルニア	

3. **S状結腸**：憩室炎，虚血性大腸炎，腸間膜リンパ節炎，腸管膜梗塞，Crohn病が重要な原因となる。S状結腸癌では，破裂したときや閉塞を起こした場合に痛みが生じる。
4. **尿管**：左下腹部痛の鑑別診断では，尿管結石を考えなければならない。
5. **卵管・卵巣**：ムンプス性卵巣炎，卵巣囊腫の茎捻転や破裂，小さなグラーフ囊胞破裂（正常月経周期における排卵時痛）などが左下腹部痛の鑑別に挙がる。子宮外妊娠，卵管炎，子宮内膜症の浸潤などが，卵管の痛みを引き起こす。
6. **大動脈**：解離性動脈瘤あるいは大動脈終末の塞栓症は，急性発症の下腹部の痛みを引き起こす。
7. **骨盤・脊柱**：変形性関節症，椎間板ヘルニア，癌の骨転移，Pott病，脊椎関節炎などを考える。
8. **その他の原因**：膀胱，前立腺，子宮の痛みが左下腹部に波及することがある。子宮筋腫が捻転して腹痛の原因となることがある。宿便もかなりの痛みを引き起こす。肺炎や胸膜炎，心筋梗塞でも頻度は低いが放散痛を引き起こすことがある。代謝系ではびまん性に腹痛を起こすことがある。

◎**診断へのアプローチ**

病歴と身体診察の価値に疑う余地はない（もちろん身体診察は直腸診と内診も含む）。徴候や症状を要約し，一体として考えることで診断に結び付くことが多い。

次に検査を行う。急性の症例では，腹部X線写真，血算，尿検査（自分でみること），血清アミラーゼ値などの検査を試験開腹の前に施行する。出産可能な年齢の女性では妊娠反応を調べる。慢性の症例では，大腸内視鏡検査，バリウム注腸造影，上部消化管造影，小腸造影，便の寄生虫・虫卵・潜血検査を行う。クルドスコピー，腹腔鏡検査も熟考する。慢性の左下腹部痛では，試験開腹が診断的に有用である。

◎**その他の有用な検査【適応】**

1. 腹部骨盤部CT
2. ガリウムまたはインジウムシンチ【憩室膿瘍，卵管卵巣膿瘍】
3. エコー【子宮外妊娠破裂】
4. IVP
5. 尿結石採取［訳注：結石が出てこないか，網に排尿してもらう］
6. 腟培養
7. 便培養
8. 尿培養，感度，コロニー数
9. 腰椎のX線【椎間板ヘルニア，神経根障害】
10. 腹膜穿刺【子宮外妊娠破裂】
11. 大動脈造影【解離性動脈瘤】
12. 血管造影【腸間膜梗塞】
13. 試験開腹

> **症例検討　#5**
> 25歳の白人女性が入院当日に突然発症の左下腹部痛と，ときおり悪心・嘔吐を訴えている。
> **問1.** 上記の方法から考えると，可能性があるのは何か？
> さらなる病歴聴取で，この2週間，間欠的な性器出血があることと，数カ月前に帯下に対して治療を受けていることがわかった。腟内診で付属器腫瘤に圧痛があった。
> **問2.** あなたの鑑別診断は何か？
> （解答は付録B参照）

◆**心窩部痛**

心窩部を皮膚から胸腰椎まで層ごとに考えることで，心窩部痛を起こす重要な臓器をもれなく思い浮かべることができる（表11）。鑑別診断を挙げるために，**解剖学**が重要となる。

帯状疱疹は**皮膚**に痛みを引き起こす。ただし，体の正中に及ぶのはまれである。蜂巣炎やそのほかの皮膚疾患は見れば明らかである。しかし，痛みの原因を考えるとして，**筋肉・筋膜**を忘れないこと。すなわち，上腹壁ヘルニア，食道裂孔ヘルニア，筋肉の挫傷，横隔膜下膿瘍や横隔膜筋の旋毛虫症を見逃さないこと。

次の層にある臓器は**胃・十二指腸**であり，どちらもよく心窩部痛を起こす。潰瘍，特に穿孔した潰瘍はひどい痛みを引き起こす。胃炎（梅毒，中毒，萎縮性）は比較的穏やかな痛みを引き起こす。幽門狭窄（原因が何であれ），瀑状胃，憩室，癌，肉腫が鑑別に挙がる。胃・十二指腸は側副血行路が発達しているので，血管閉塞を起こすことはまれである。

大腸や**小腸**は胃のちょうど下にあり，回腸炎，大腸炎（潰瘍性，肉芽腫性），虫垂炎，憩室炎，Meckel憩室，潰瘍形成する横行結腸癌などを忘れないようにする。腸の寄生虫や腸間膜血栓も原因となる。心窩部痛のより重要な原因に腸閉塞があるが，背景因子はさまざまである。

膵臓は次の層にあり，急性膵炎はひどい心窩部痛の原因となる。慢性膵炎，癌，膵嚢胞，粘液腫は，そこまで重度の心窩部痛を起こすことはない。**リンパ節**に関して，Hodgkinリンパ腫やリンパ肉腫が腸閉塞を起こすことがあるが，腸間膜リンパ節炎が原因としては多い。腫瘍（肉腫など）で後腹膜リンパ節が侵されたら，痛みは基本的には背中に起こる。

血管は次の層にあり，大動脈瘤，腹部アンギーナ，結節性動脈周囲炎，その他の血管炎がある。鉛疝痛，ポルフィリン症，クロゴケグモの毒などは，交感神経や副交感神経に影響を及ぼす。最後の層には**胸椎**がある。脊髄腫瘍，結核，椎間板ヘルニア，変形性関節症，脊椎関節炎などはすべて心窩部痛を引き起こすことがある。

図14 心窩部痛

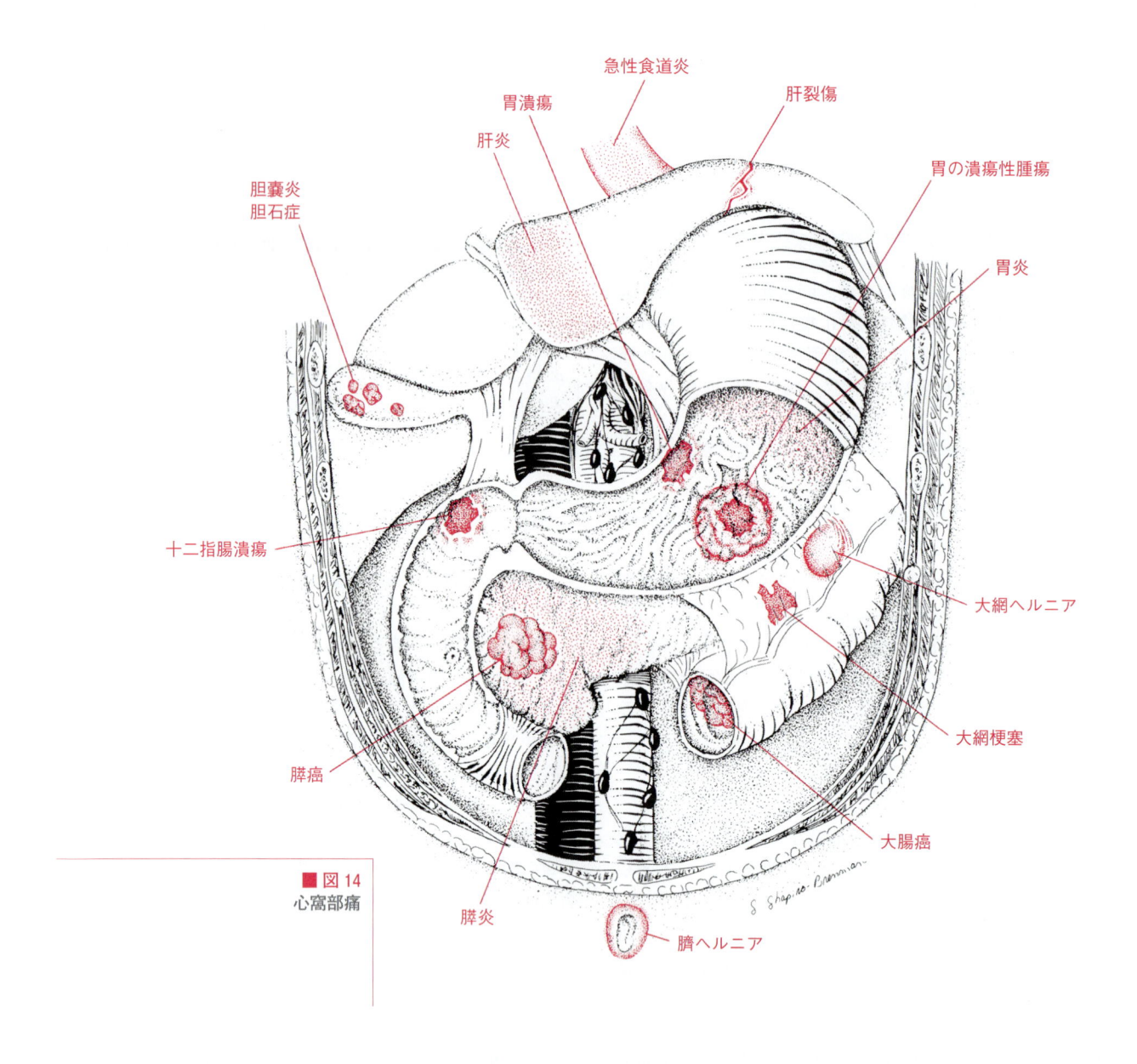

ラベル：
- 胆嚢炎・胆石症
- 肝炎
- 胃潰瘍
- 急性食道炎
- 肝裂傷
- 胃の潰瘍性腫瘍
- 胃炎
- 十二指腸潰瘍
- 大網ヘルニア
- 大網梗塞
- 大腸癌
- 膵癌
- 膵炎
- 臍ヘルニア

　心窩部痛を引き起こすことのある全身性の疾患やその他の腹部臓器の疾患の検索を怠ることは許されない。肺炎，心筋梗塞（特に下壁梗塞），リウマチ熱，てんかん，片頭痛などは，心窩部痛やびまん性の腹痛を起こすことがある。

　胆嚢炎や肝炎，腎盂腎炎は，心窩部痛やびまん性腹痛を引き起こす限局性の疾患である。心窩部を中心に輪を思い描こう。輪の中心は，胃，膵臓，表11に挙げたようなその他の臓器である。次の輪には，肝臓，腎臓，胆嚢，心臓，卵巣が入る。さらにその次の輪には，脳と精巣が含まれる。

◎診断へのアプローチ
　心窩部痛の診断へのアプローチは，腹部全体の痛みの項（p.30）と同じである。

◆**下腹部痛**
　解剖が鑑別診断の助けとなる基礎となる。下腹部の構造物を想像すると，腹壁，膀胱，尿路，女性生殖器，S状結腸，直腸，腸骨静脈，大動脈，大静脈，腰仙椎などがみえる。ときおり，その他の臓器が下腹部に落ちこむことがあり，それらも想定しておく必要がある。骨盤腎，横行結腸などの内臓下垂，骨盤虫垂などである。下腹部痛の原因を思い出すために，それぞれの臓器についてMINTで頭を整理しよう。

腹壁について：

M　Malformation（奇形）　腹壁ヘルニア，尿膜管嚢胞や尿管膜瘻に蜂巣炎を合併のもの。

I　Inflammation（炎症）　蜂巣炎，癰，その他の皮膚感染症。

N　Neoplasm（腫瘍）　腹壁の腫瘍は通常痛みを伴わない。

T　Trauma（外傷）　直腸筋の挫傷，刺傷を想起する。

尿路について：

M　Malformation（奇形）　憩室，膀胱瘤，尿管瘤，結石や狭窄による膀胱頸閉塞，包茎，嵌頓包茎。

■ 表11 心窩部痛

	V Vascular(血管)	I Inflammatory(炎症)	N Neoplasm(腫瘍)	D Degenerative(変性) Deficiency(欠乏)	I Intoxication(中毒) Idiopathic(特発性)	C Congenital(先天性) Acquired Anomaly(後天性奇形)	A Autoimmune(自己免疫性) Allergic(アレルギー性)	T Trauma(外傷)	E Endocrine(内分泌)
皮膚		帯状疱疹 蜂巣炎							
筋肉, 筋膜		横隔膜膿瘍 旋毛虫症				上腹壁ヘルニア 腹壁瘢痕ヘルニア		挫傷 咳 出血	
胃		胃炎 胃潰瘍 梅毒	胃癌 肉腫	萎縮性胃炎	胃炎 胃潰瘍	漏状胃 幽門狭窄			Zollinger-Ellison 症候群
十二指腸		潰瘍			潰瘍	憩室炎			Zollinger-Ellison 症候群 副胃不全
腸	腸間膜動脈血栓症	虫垂炎 回腸炎 大腸炎 寄生虫	ポリープ 癌 肉腫		ダンピング症候群	Meckel憩室・大腸憩室 腸閉塞			
膵臓		膵炎	膵癌		膵炎	嚢胞性線維症 膵嚢胞			
リンパ節		腸間膜リンパ節炎	Hodgkinリンパ腫 リンパ肉腫						
血管	大動脈瘤 腹部アンギーナ						結節性動脈周囲炎		
神経		帯状疱疹			鉛疝痛 ポルフィリン症 毒グモ刺症				
胸椎		結核 骨髄炎	原発性・転移性腫瘍	骨粗鬆症 関節炎			脊椎関節炎	骨折 椎間板ヘルニア	
放散痛(局所疾患からの)	冠動脈不全 心筋梗塞 うっ血性心不全	肝炎 胆嚢炎 腎盂腎炎	肝癌						
放散痛(全身性疾患からのもの)	肺塞栓症	肺炎 精巣上体炎	子宮内膜症 腹膜癌症	てんかん 片頭痛 電解質異常			リウマチ熱	肋骨骨折	糖尿病

■ 図15
下腹部痛

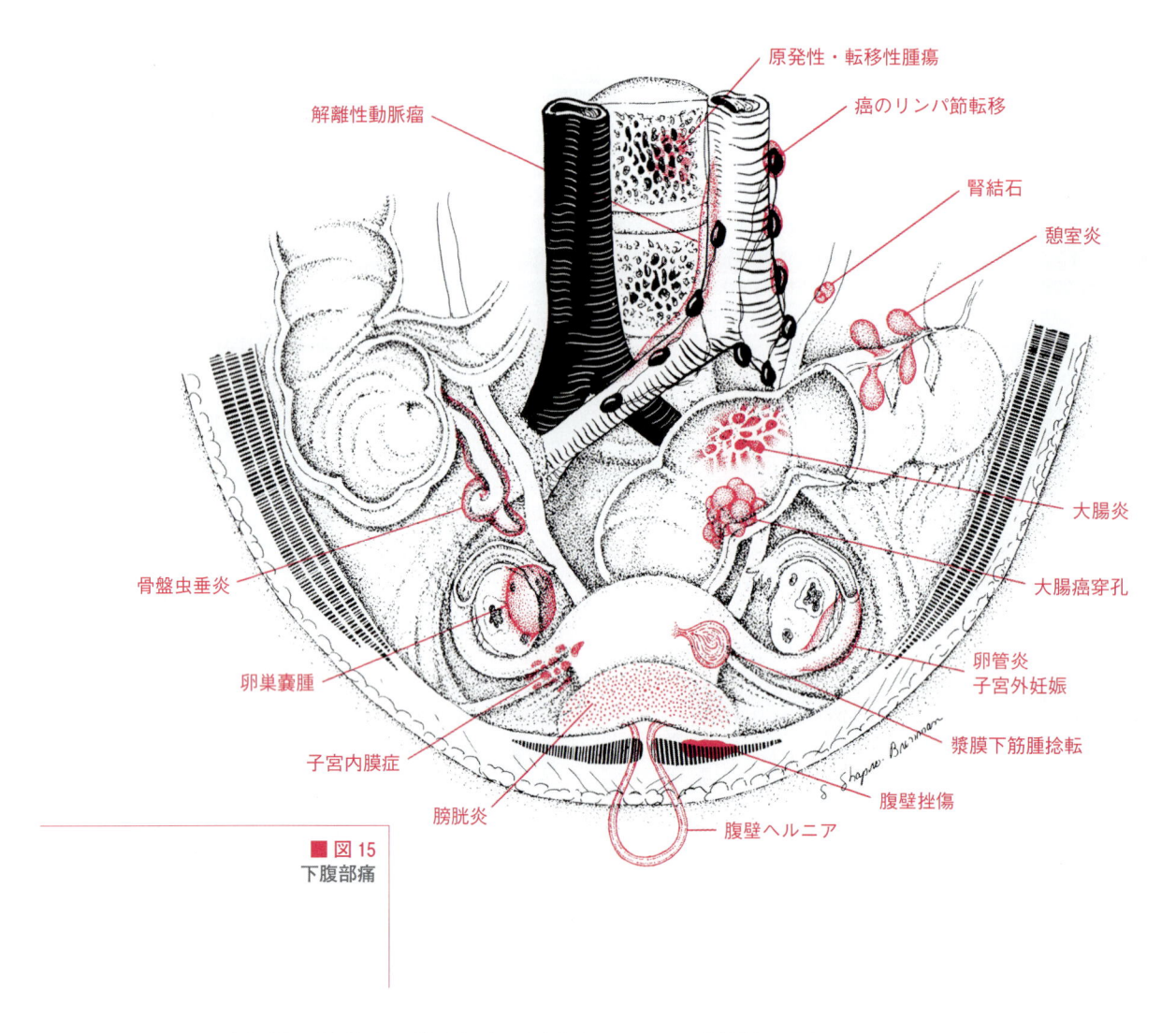

I　Inflammation（炎症）　膀胱炎，前立腺炎，尿道炎，Hunner潰瘍。
N　Neoplasm（腫瘍）　移行細胞乳頭腫・癌，前立腺癌。
T　Trauma（外傷）　膀胱破裂。

女性生殖器について：
M　Malformation（奇形）　痛みを引き起こすものには，後傾子宮，子宮外妊娠，さまざまな先天的嚢胞（Morgagni包虫嚢胞）が茎部で捻転したものを含む。
I　Inflammation（炎症）　腟や頸部の炎症は，性交時痛を除いて痛みを生じない。しかし子宮内膜炎や卵管卵巣嚢胞は痛みや発熱を引き起こす。
N　Neoplasm（腫瘍）　子宮頸癌や子宮体癌は，子宮外に浸潤するか月経の流れを閉塞しないかぎりは痛みを引き起こさない。しかし，子宮筋腫は月経困難症の原因となるし，茎部で捻転すれば激痛を引き起こす。子宮内膜症は骨盤内に広がり，急性あるいは慢性的な腹痛の原因となる。
T　Trauma（外傷）　頸管拡張子宮搔爬術（D＆C）中，出産，性交時の異物の腟内挿入による子宮穿孔は下腹部痛を生じる。

S状結腸と直腸について：
M　Malformation（奇形）　憩室炎などの奇形がある。
I　Inflammation（炎症）　潰瘍性大腸炎の腸穿孔，Crohn病の穿孔，アメーバ性大腸炎，虚血性大腸炎などがある。
N　Neoplasm（腫瘍）　管腔を越えて浸潤するか，腸閉塞を起こすと痛みを引き起こす。
T　Trauma（外傷）　器具や異物による損傷がある。

下腹部の痛みは，**大動脈の解離性動脈瘤**，**腸骨静脈や下大静脈**の静脈炎で起こる。**腰仙椎**については，
M　Malformation（奇形）　脊椎すべり症，側彎なども原因となるが，これらは通常は背部痛を引き起こす。
I　Inflammation（炎症）　結核や脊椎関節炎などの椎体の炎症が，下腹部痛の原因となることがある。
N　Neoplasm（腫瘍）　癌の骨転移，多発性骨髄腫，Hodgkinリンパ腫なども下腹部痛の原因となる。
T　Trauma（外傷）　椎体の外傷は椎間板ヘルニアや椎体・周囲の筋組織の血腫を起こし，特に膀胱の膨満や麻痺性イレウスなどを生じて下腹部痛の原因となる。

骨盤内に虫垂や小腸があることがあり，下腹部痛の原因として虫垂炎やCrohn病を鑑別に入れることを忘れてはなら

ない。

◎診断へのアプローチ

下腹部痛の場合には，直腸診と内診をしっかり行うことが最も重要である．下腹部痛の最多の原因は膀胱炎やその他の尿路感染症なので，尿一般定性検査や尿培養の感受性検査，コロニー数が重要である．骨盤内炎症性疾患（PID）を除外するために，女性ではクラミジアや淋菌の腟培養も提出する．尿道分泌物があれば塗抹染色を行い，培養も提出する．急性の下腹部痛では腹部単純X線写真を撮影し，血算，生化学，血清アミラーゼ値を患者の重症度に合わせて評価する．一般外科へのコンサルトも考慮する．骨盤内腫瘍を疑うのなら，腹部エコーを行う．出産可能年齢の女性では，妊娠検査も提出するべきである．女性で除外しなくてはならない3つの疾患は，子宮外妊娠，PID，子宮内膜症である．急性の経過で上記のような疾患が疑わしければ，産婦人科医に早期にコンサルトする．慢性の経過であって尿路感染症，尿路結石，腫瘍が疑わしければ，IVPや膀胱鏡検査が必要である．問題が下部消化管にあるならば，大腸内視鏡検査，もしくはバリウム注腸造影が必要になる．腸穿孔や腸間膜梗塞を疑えば，腹部・骨盤部のCTが必要である．

◎その他の有用な検査【適応】

1. 便潜血【腸間膜梗塞，憩室炎，腫瘍】
2. 便虫卵，寄生虫
3. 便培養
4. 尿中ポルフォビリノーゲン【ポルフィリン症】
5. 赤沈【PID】
6. ツベルクリン反応
7. クルドスコピー【子宮外妊娠】
8. 腹腔鏡【PID，子宮内膜症】
9. 試験開腹
10. 血管造影【腸間膜梗塞】

Absent or diminished pulse
脈拍の消失や減弱

脈拍の消失や減弱の原因となるさまざまな鑑別診断を考える最も簡単な方法は，ここでもふたたび解剖学である．頭の中に動脈の血管樹を描けば，さまざまな原因を思い浮かべることができる．血管樹の最初には**心臓**があり，ショックやうっ血性心不全といった原因が思い浮かぶだろう．**大動脈**に向けて血管樹を追っていくと，解離性動脈瘤，高安病，大動脈縮窄症といったものが，脈拍の消失や減弱の主な原因として挙がる．大動脈遠位端の巨大鞍上塞栓は，下肢の脈拍の消失や減弱の原因となる．また，Leriche症候群のような大動脈の動脈硬化も同様の症状を呈する．血管樹を**さらに太い動脈**に沿って追っていくと，上肢の鎖骨下動脈盗血症候群や大腿動脈塞栓症・血栓症，下肢の血管の動脈硬化などが原因として挙がる．

胸郭出口症候群による外的な動脈の圧迫でも同様に鎖骨下動脈を障害する．血管樹を追っていくと最後に**末梢の動脈**にたどりつくが，末梢の動脈硬化，血栓，塞栓症などが鑑別に挙がる．骨折や腫瘍，その他の腫瘤によっても外的圧迫を受けることがある．四肢の動脈の動静脈瘻が，脈の消失や減弱の原因となることもある．重度の貧血や脱水ではすべての四肢での脈拍の減弱や消失を引き起こすが，通常はショックを伴う．

◎診断へのアプローチ

臨床的に四肢の血圧を測定すること，眼底および心臓を一通り診察することは有用である．病変部と考えられる部位の血管エコーは，非侵襲的で有用な方法である．解離性動脈瘤が疑われる場合，大動脈造影と手術を早急に考慮する必要がある．血液検査は血算，血液培養を感染性心内膜炎の除外のために行い，心電図，心筋逸脱酵素も検査する．たいていの場合，最終的には病変部の血管造影が必要となる．MRAは高価な検査だが，造影剤を用いた動脈造影が危険と考えられる場合には代替案として有用である．

◎その他の有用な検査【適応】

1. 胸部X線【解離性動脈瘤】
2. 赤沈【縦隔炎，膠原病】
3. 尿検査【解離性動脈瘤】
4. 生化学【塞栓を伴う心筋梗塞】
5. VDRL試験【梅毒性動脈瘤】
6. 心エコー【うっ血性心不全】
7. 24時間Holter心電図【不整脈】
8. 循環器内科コンサルト
9. 両側内頚動脈・椎骨動脈の脳血管造影【鎖骨下動脈盗血症候群】
10. 四肢の単純X線【骨折，腫瘍】
11. 蛋白電気泳動【膠原病，多発性骨髄腫】

Acidosis
アシドーシス(pHの低下)

アシドーシスの原因をリストアップするには，産生(Production)，運搬(Transport)，排泄(Excretion)，分解(Degradation)という生理学的アプローチを使うとよい．

産生(Production)：酸は，代謝経路における最終代謝産物である．糖は水と二酸化炭素（炭酸）に分解され，脂肪はケト酸に，蛋白質は含硫アミノ酸に分解される．このような酸性物質の産生が，病的状態で増加する．アシドーシスを呈し

■ 図 16
脈拍の消失や減弱

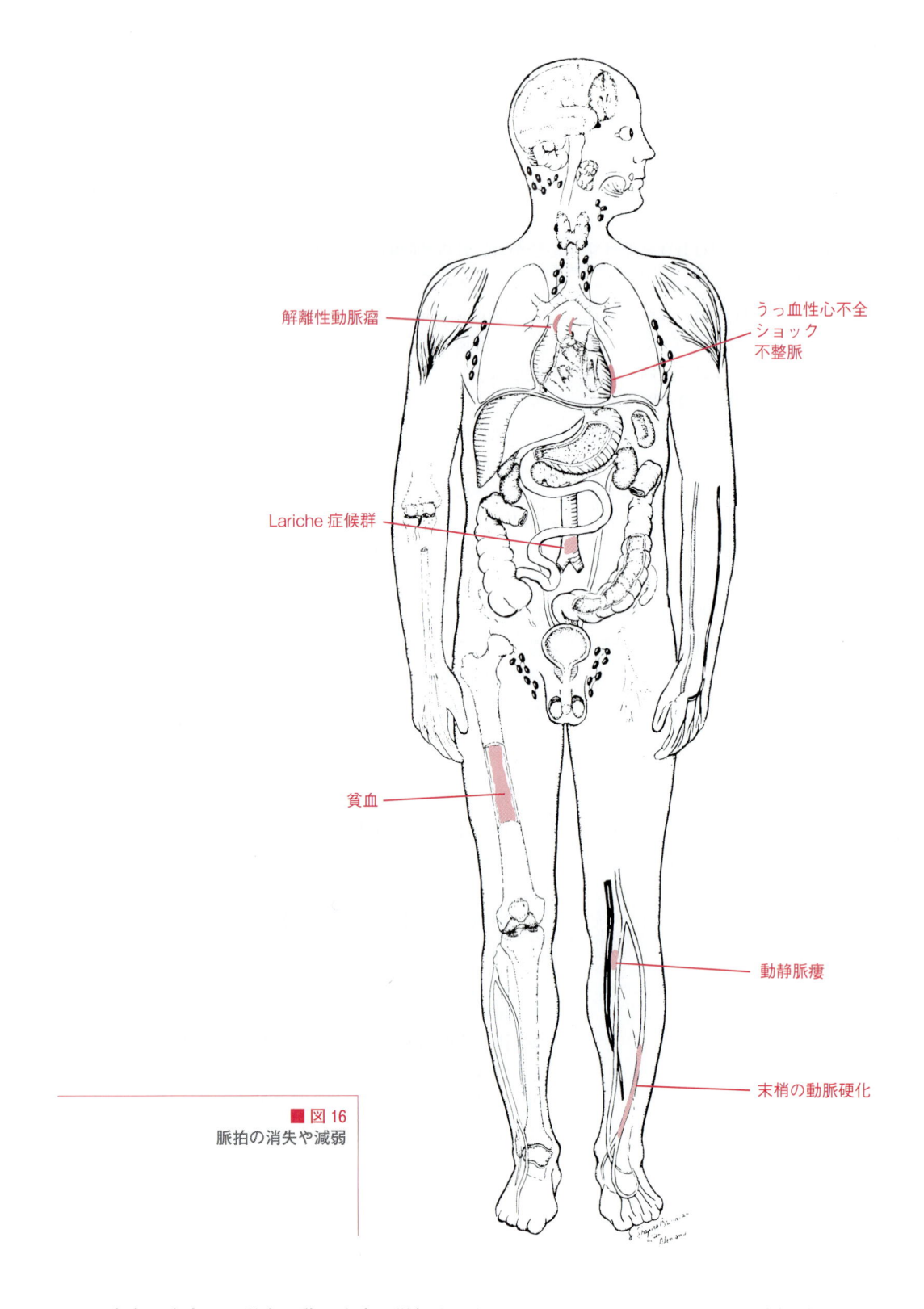

ている患者に出会った場合，酸の生産が増加するものとして，**糖尿病性アシドーシス**，**乳酸アシドーシス**，**飢餓**を思い起こせばよい。

　運搬（Transport）：酸の体外排泄を行っている腎臓への運搬が不十分であった場合〔原因は何であれ**ショック**（腎前性高窒素血症）を呈している場合〕，アシドーシスが生じる。

　排泄（Excretion）：酸は，最後には肺または腎臓から排泄される。そのため，肺気腫によって二酸化炭素の蓄積が起こった場合は呼吸性アシドーシスを呈するし，尿毒症では硫酸塩やリン酸塩の蓄積が起こり尿毒症性アシドーシスを呈する。尿毒症性アシドーシスの原因となる腎原発の疾患には，糸球体腎炎，膠原病，薬物性の中毒性腎炎，その他さまざまな原因由来の末期腎不全が挙げられる。腎結石，膀胱頸部閉塞，先天性奇形による慢性の閉塞性尿路疾患でも，尿毒症性

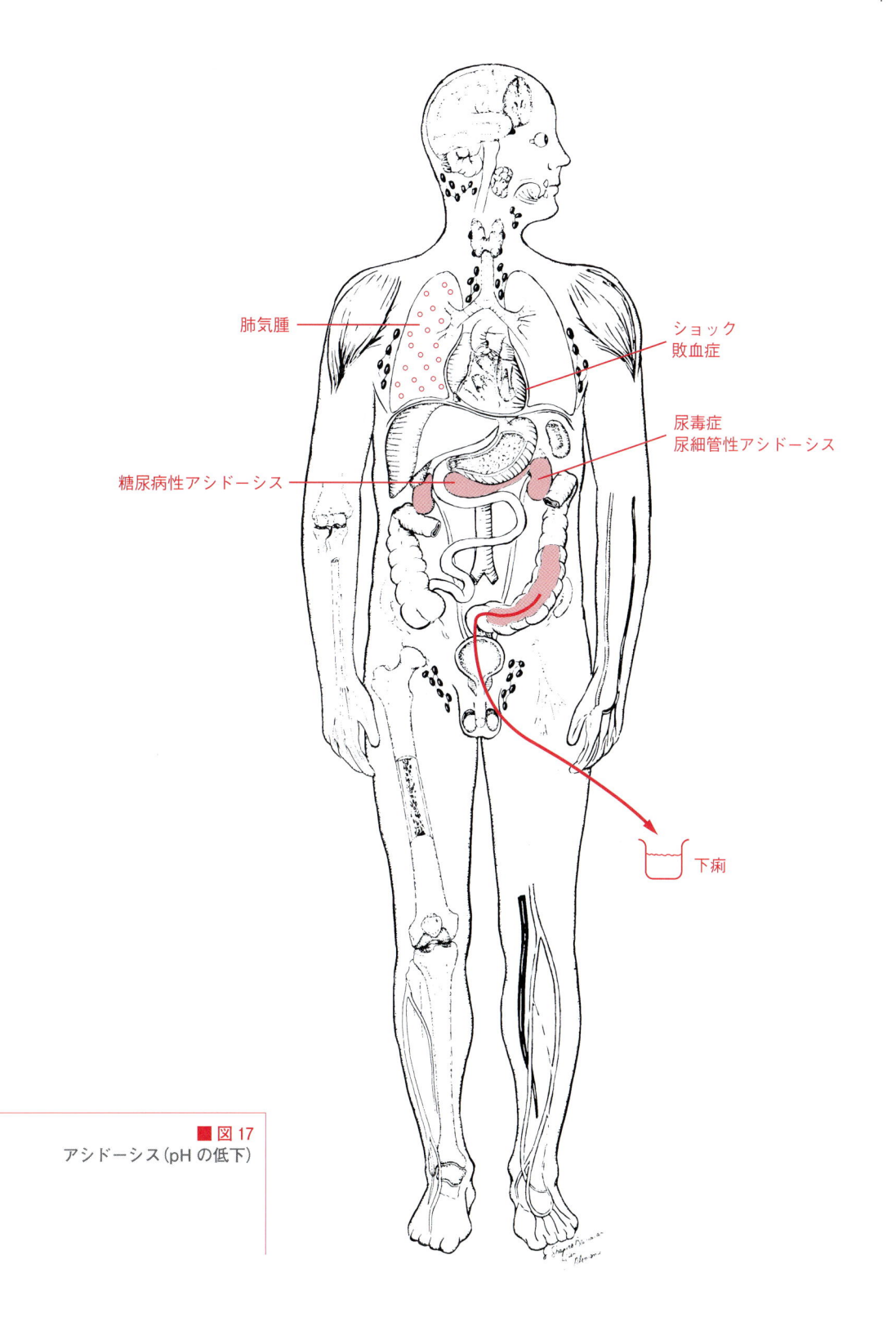

肺気腫
ショック
敗血症
尿毒症
尿細管性アシドーシス
糖尿病性アシドーシス
下痢

■ 図17
アシドーシス（pHの低下）

アシドーシスをきたしうる。腎臓での重炭酸産生の減少や，腸管からの重炭酸の排泄増加でも，アシドーシスとなる。鑑別のリストに尿細管性アシドーシスやFanconi症候群も加えておく必要がある。これは重炭酸産生の減少をきたすからであるが，尿毒症は併発しない。さらに，重炭酸の排泄の増加をきたすため，下痢も鑑別リストに加えておく必要がある。最後に，重炭酸産生調節のメカニズムとして，重炭酸産生低下によるアシドーシスについても考えておくべきである。Addison病では，腎臓での重炭酸の産生を促進するアルドステロン分泌が低下もしくは失われている（アルドステロンの欠損はアシドーシスを引き起こす）。アセタゾラミドのような薬物も，腎臓の重炭酸産生を阻害するのでアシドーシスを引き起こす。

◎診断へのアプローチ

　血液検査は，アシドーシスの原因を突き止めるのに非常に役に立つ．血糖やアセトン値は，糖尿病性ケトアシドーシス診断の助けになる．尿素窒素(BUN)の上昇は，尿毒症性アシドーシスを示唆するだろう．血液ガスで二酸化炭素の上昇がある場合，原因として肺気腫が挙げられる．

◎その他の有用な検査【適応】

1. 血算【ショック，敗血症，乳酸アシドーシス】
2. 尿検査【尿細管性アシドーシス，尿毒症】
3. 生化学【糖尿病，尿毒症，Addison病】
4. 電解質【糖尿病性ケトアシドーシス，腎疾患，Addison病】
5. 乳酸値【ショック，乳酸アシドーシス】
6. 呼吸機能【肺気腫】
7. 心電図【うっ血性心不全】
8. 呼吸器内科コンサルト
9. 腎臓内科コンサルト

Acid phosphatase elevation
酸性ホスファターゼの上昇

　一般的に，酸性ホスファターゼの上昇は，前立腺癌の転移を示唆する．しかし，前立腺以外の組織も酸性ホスファターゼを産生することから，肝疾患，血液疾患，Gaucher病，Niemann-Pick病を鑑別疾患として考える必要がある．さらにいえば，骨肉腫やPaget病のような骨疾患も，酸性ホスファターゼの上昇の原因となる．

◎診断へのアプローチ

　臨床では前立腺の診察をすることと，前立腺特異抗原(PSA)を測定することが必要である．もしどちらか，もしくは両方が陽性ならば，前立腺生検を行うために泌尿器科へのコンサルトが必要となる．X線撮影で骨検索をする．骨検索で特に異常を認めなければ，骨シンチを行う必要がある．

◎その他の有用な検査【適応】

1. 血算
2. 赤沈
3. 生化学【転移性癌，Paget病】
4. 蛋白電気泳動【悪性疾患】
5. 肝機能【Gaucher病，その他の肝疾患】
6. 前立腺エコー【前立腺癌】
7. 腹部骨盤CT【転移性悪性腫瘍】

Alkaline phosphatase elevation
アルカリホスファターゼの上昇

　アルカリホスファターゼ上昇の鑑別疾患を考える際には，生化学と生理学の知識を使うとよい．他の血液検査にも言えることだが，アルカリホスファターゼがどこでつくられ，どのように運ばれ，どこで分解されたり排泄されたりするかを考える必要がある．アルカリホスファターゼはさまざまな組織で**産生**されるが，病態生理学的には骨芽細胞だけ記憶しておけばよい．転移性腫瘍や骨肉腫，Paget病，原発性や続発性の副甲状腺機能亢進症のような骨芽細胞を増加させる疾患はアルカリホスファターゼを増加させるので，鑑別疾患として考えなければならない．血液中を**運搬**されるアルカリホスファターゼは，特に疾患の影響を受けることはない．しかし，アルカリホスファターゼの**排泄**は，肝臓で未解明の行程で行われる．細胆管，胆道系を閉塞するようなものは何でもアルカリホスファターゼの上昇をきたす．したがって，膵頭部癌，総胆管結石，Vater膨大部癌，胆汁うっ滞をきたす薬物(クロルプロマジンなど)は，アルカリホスファターゼを上昇させる．肝臓の転移性癌は，個々の胆道系を閉塞することにより，アルカリホスファターゼを上昇させる．上記の鑑別疾患に加えて，アルカリホスファターゼを上昇させるその他の病態には，原因は不明だが妊娠，敗血症，婦人科系腫瘍などが鑑別として挙げられる．

◎診断へのアプローチ

　アルカリホスファターゼの上昇が肝疾患と関連していると，診察ではたいてい黄疸や肝腫大を認める．骨疾患と関連していると，骨痛や病的骨折，骨腫瘍を認める．肝臓関連の血液検査は肝疾患の診断の補助となるが，診断には腹部CTが必要だろう．骨検索を行えば，骨転移やその他の骨疾患がみつかるかもしれないが，早期の骨転移をみつけるためには骨シンチが必要となる．血清副甲状腺ホルモン(PTH)の測定は原発性副甲状腺機能亢進症の診断に役立つが，続発性副甲状腺機能亢進症(くる病など)の診断には，下記に挙げるような特殊な検査が必要となる．

◎その他の有用な検査【適応】

1. 血算
2. 生化学【肝疾患】
3. 赤沈【肝炎】
4. 尿検査【尿細管性アシドーシス】
5. 24時間尿中カルシウム測定【副甲状腺機能亢進症，悪性腫瘍】
6. 胆嚢エコー【総胆管結石】
7. 内視鏡的逆行性胆管膵管造影(ERCP)【閉塞性黄疸】
8. 経肝胆管造影【閉塞性黄疸】

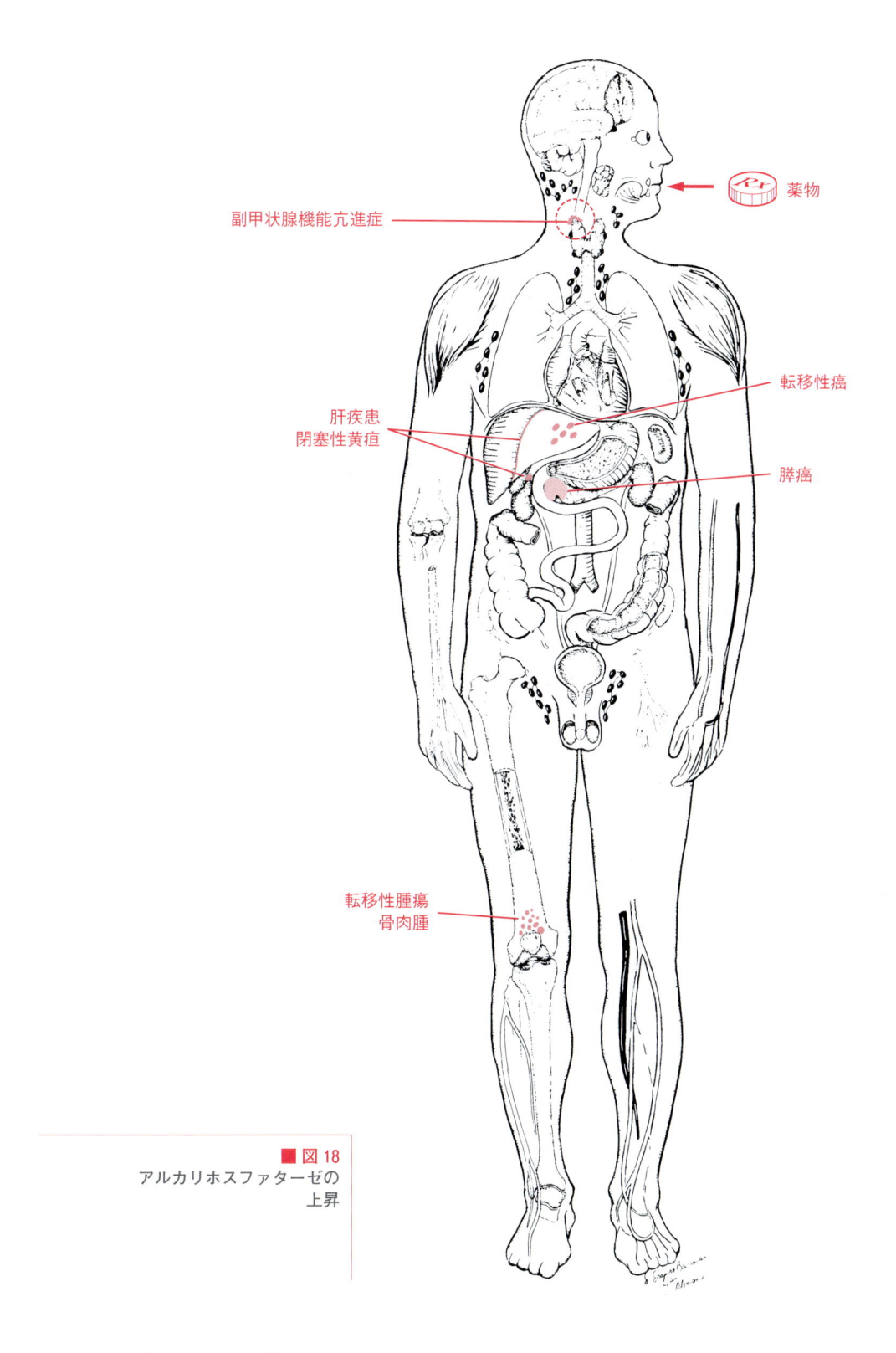

■ 図18
アルカリホスファターゼの上昇

9. 肝生検【肝硬変，肝炎】
10. 骨生検【転移性悪性腫瘍】
11. D-キシロース吸収試験【吸収不良症候群】
12. 酸性ホスファターゼ【転移性前立腺癌】
13. 前立腺特異抗原(PSA)検査【転移性前立腺癌】
14. ビタミンD代謝産物(25-ヒドロキシビタミンD₃)【くる病，骨軟化症】
15. 試験開腹

Alkalosis
アルカローシス(pHの上昇)

アルカローシスの鑑別疾患は，アシドーシスのときと同じ

■ 図 19
アルカローシス（pH の上昇）

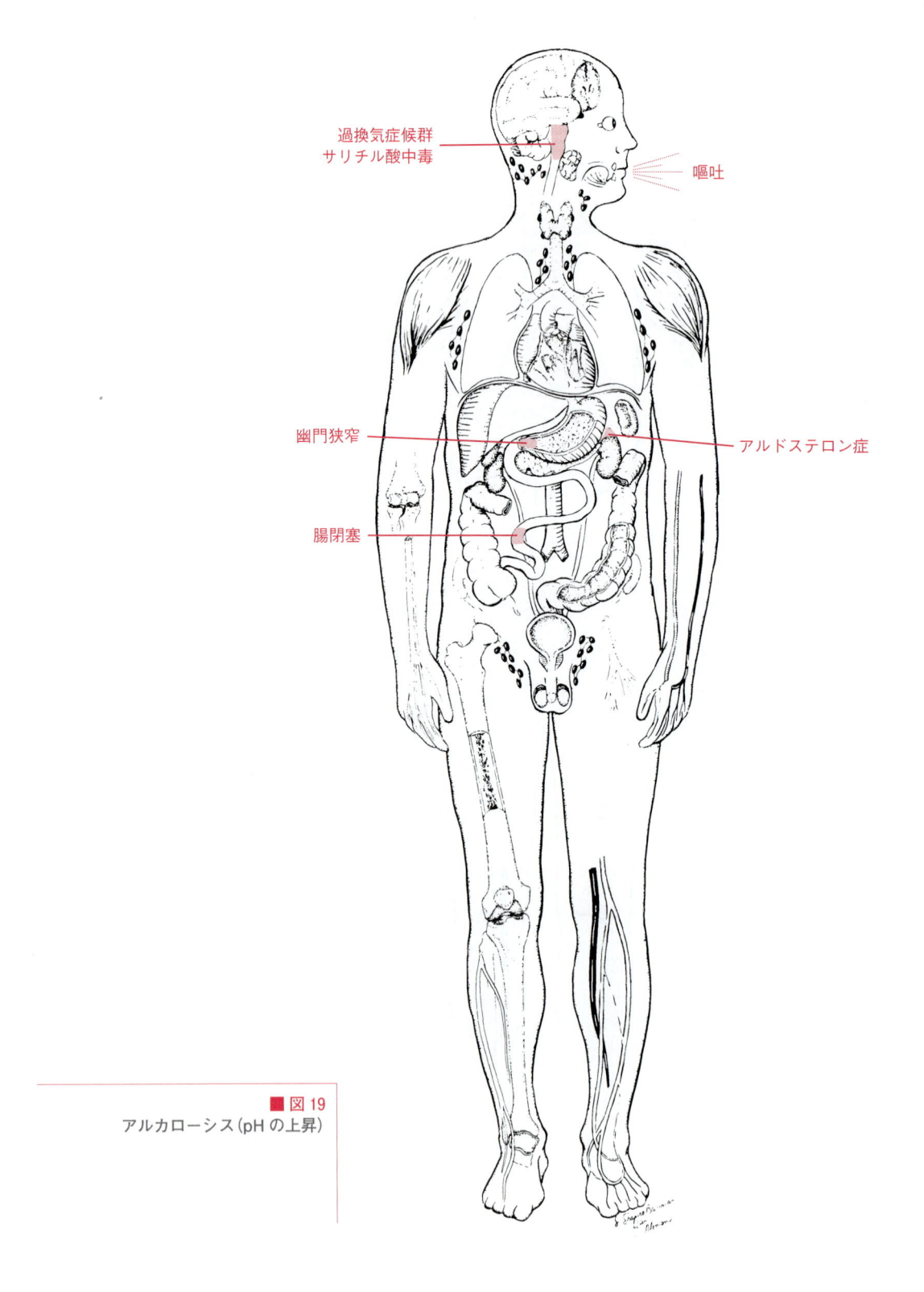

ように**産生，排泄，分解**という生理学的モデルを用いて考える。

産生：重炭酸は腎臓で産生される。原発性アルドステロン症や二次性アルドステロン症では，腎臓で重炭酸が過産生される。アルドステロンが重炭酸の産生を亢進させ，ナトリウム（Na$^+$）再吸収と引き換えに水素イオン（H$^+$）が交換輸送で過剰に排泄される。同様の機序がステロイド製剤の服用や Bartter 症候群でも起こる。

排泄：この機序によるアルカローシスの原因として，サリチル酸中毒と過換気が挙げられる。これらの状態では，肺からの CO_2 の排泄過剰により pH が上昇する。

酸の過剰排泄は，幽門狭窄，腸閉塞といったひどい嘔吐を起こす病態でも起こる。経鼻胃管の長期吸引も，同様の機序でアルカローシスを起こす。慢性的な制酸薬の使用，さまざ

まな利尿薬，Cushing病も，アルカローシスの原因となる。

◎診断へのアプローチ

服薬歴を聴取し，過換気や嘔吐がないことを確認する。電解質，動脈血ガス，薬物スクリーニングが最初に行う検査である。

◎その他の有用な検査【適応】

1. 血算【腸閉塞】
2. 尿検査【腎結石，サリチル酸中毒】
3. 生化学【アルドステロン症，利尿薬の使用】
4. 血清アミラーゼ，リパーゼ値【嘔吐を伴う急性膵炎】
5. 腹部単純X線【腸閉塞】
6. 胸部X線【肺炎，肺梗塞】
7. 胃鏡【幽門部狭窄】
8. 血清レニン，アルドステロン値【アルドステロン症】
9. 尿中アルドステロン【原発性アルドステロン症】
10. 内分泌内科コンサルト
11. 腹部CT【副腎過形成や副腎腺腫】
12. 外科コンサルト

Amnesia
健忘

よくある健忘の原因として，頭部外傷，てんかん，片頭痛，薬物使用，ヒステリーが挙げられる。診断の漏れを防ぐために，さまざまな原因を記憶するための系統立った方法があるとよい。VINDICATE という語呂合わせが非常に有用である。

V　Vascular（血管）　血管障害には，脳血管の動脈硬化，出血，塞栓，血栓，片頭痛が挙げられる。一過性脳虚血（TIA）も健忘の原因となる。

I　Inflammatory（炎症）　炎症性疾患には，髄膜炎，脳炎，脳膿瘍，マラリア，脳に寄生する寄生虫，神経梅毒が含まれる。原因にかかわらず，発熱そのものが健忘や譫妄の原因となることもある。

N　Neoplasm（腫瘍）　脳の腫瘍には原発性と転移性が含まれ，突然の記憶喪失の原因となる。

D　Deficiency（欠乏）　チアミンの欠乏は，突然の記憶喪失を引き起こす軽度のWernicke脳症の原因となる。ペラグラや悪性貧血は記憶喪失と関連があるが，通常は急性の経過はとらない。Alzheimer病のような変性疾患は緩徐発症の記憶喪失に関連があるが，健忘と混同されることは通常ない。

I　Intoxication（中毒）　LSD，アルコール，臭化物，オピオイド，その他の薬物の中毒によって，急性の健忘を起こすことがある。尿毒症，低酸素血症，肝不全も同様の状態をきたすことがある。

C　Convulsive（痙攣）　側頭葉てんかんのような痙攣は，一過性の健忘と関連することがあるが，健忘が1～2時間以上続くことはまれで，このような場合はヒステリーによる健忘と混同される。

A　Autoimmune（自己免疫性）　自己免疫性の原因には，一過性の健忘と関連する全身性エリテマトーデスの急性脳炎が含まれる。その他の膠原病疾患も同様である。

T　Trauma（外傷）　外傷の原因として，脳振盪，硬膜外血腫，硬膜下血腫が挙げられる。

E　Endocrine（内分泌）　内分泌疾患の原因として，低血糖，糖尿病性ケトアシドーシスが挙げられる。副甲状腺機能低下症や低カルシウム血症をきたす病態では，痙攣や一時的な記憶喪失をきたすことがある。情動に関係する健忘としては，ヒステリーやうつ病，統合失調症が挙げられる。詐病もこのカテゴリーに入るだろう。

◎診断へのアプローチ

健忘の精査には薬物スクリーニング，CT，MRIが必要で，場合によりてんかんを除外するために脳波が必要となる。片頭痛は，注意深く病歴を聴取することにより除外できる。神経内科医，精神科医へのコンサルトがたいていのケースで必要となる。もし発熱があれば，血算，生化学，抗核抗体，尿検査，血液培養をオーダーする。同様に脊椎穿刺も必要となる。

◎その他の有用な検査【適応】

1. 頸部エコー【TIA】
2. 心理テスト【ヒステリー】
3. 両側内頸動脈・椎骨動脈の脳血管造影【TIA】
4. ヒスタミン誘発試験【片頭痛】
5. ブドウ糖負荷試験【インスリノーマ】
6. VDRL試験【神経梅毒】
7. 血液塗抹検査【マラリア】
8. チアミンの静注に対する反応【Wernicke脳症】
9. MRI【脳底動脈不全】
10. 血清ビタミンB_{12}，葉酸値【悪性貧血】

Anal mass
肛門腫瘤

よくある外痔核（患者に息んでもらわなくては視診はできない）以外の肛門腫瘤の鑑別は，以下が挙げられる。

1. 肛門皮膚垂：過去に破裂したり切開された痔核由来のもの
2. 歩哨痔核：裂肛由来のもの
3. 直腸周囲膿瘍
4. 扁平コンジローマ（梅毒性疣贅）

■図20
肛門腫瘤

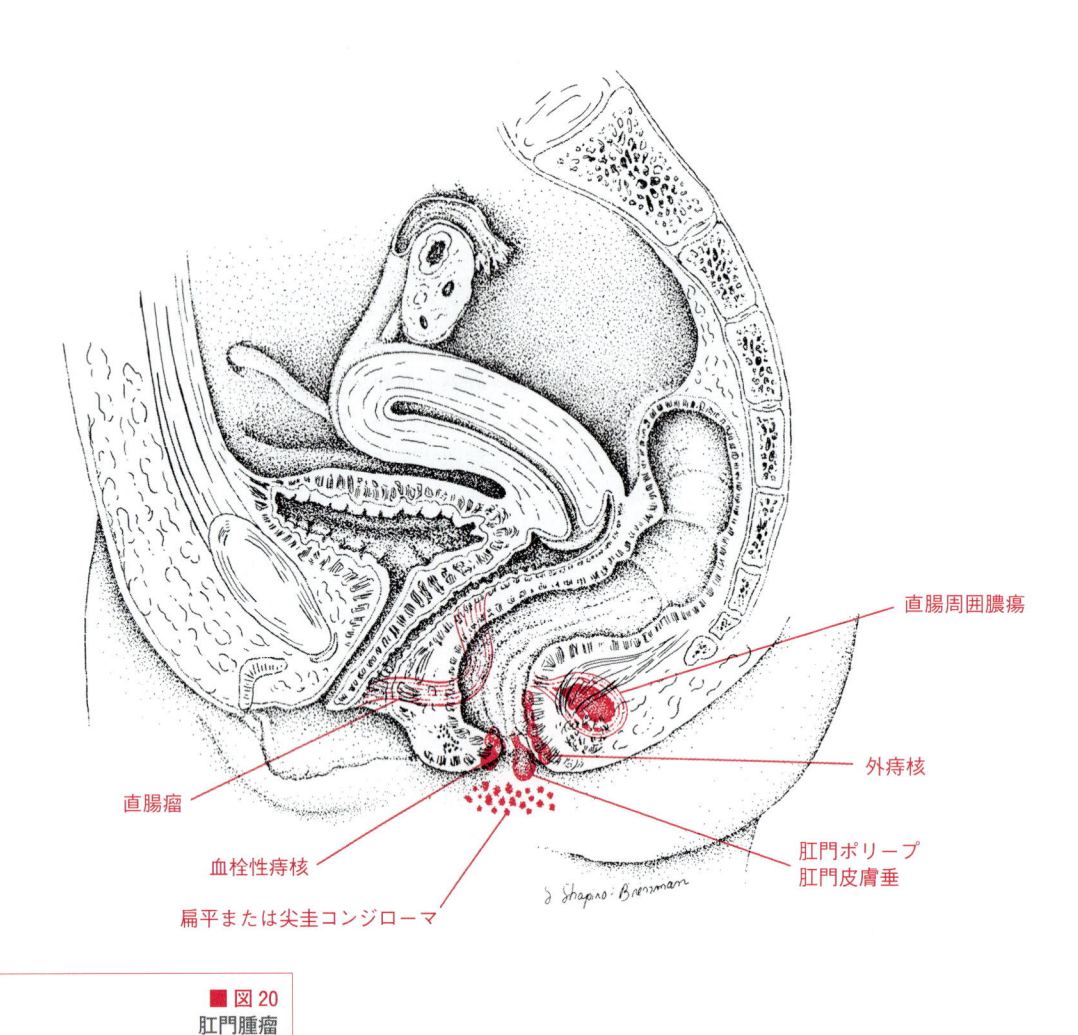

(ラベル: 直腸瘤, 血栓性痔核, 扁平または尖圭コンジローマ, 直腸周囲膿瘍, 外痔核, 肛門ポリープ, 肛門皮膚垂)

5. **尖圭コンジローマやウイルス性疣贅**
6. **直腸脱**

　大切なのはこれらの鑑別をすべて頭の中に入れておくことであり，これらの可能性が念頭にないと，いざ肛門を診察したときに診断できないことがある。診断検査をオーダーする前に外科にコンサルトするのが賢明である。

Anemia
貧血

　貧血の鑑別診断リストの作成には**生理学**が鍵となる。貧血は，赤血球の産生の減少や運搬システムの破綻(失血)，あるいは赤血球の過度の破壊によって起こる。

産生減少：鉄欠乏性貧血，葉酸欠乏症，悪性貧血は考えておくべきである。白血病や転移性腫瘍によって骨髄が侵されているときにも産生は減少する。(骨髄線維症で起こるように)線維組織により骨髄が置換されてしまっても，産生は減少する。肝硬変はビタミンB_{12}や葉酸，鉄を蓄えておくことができなくなるため，赤血球の産生が低下し，貧血に合併することがある。再生不良性貧血，中毒や特発性にも産生の低下が起こる。

運搬システムの破綻(失血)：体のどの部分であれ，外傷は大量出血の原因となる。大量吐血は，食道静脈瘤や胃潰瘍を連想させる。しかし，潰瘍や悪性腫瘍，憩室炎からの慢性的な消化管出血は，わからないこともある。多量の月経による出血や不正子宮出血が貧血の原因として隠れていることもある。これらは機能低下によるものであったり，子宮筋腫や子宮内膜癌やその他の腫瘍と関連があるかもしれない。

過度の破壊：遺伝性や後天性の溶血性貧血をまず考えるべきである。鎌状赤血球貧血やサラセミア(大サラセミアと小サラセミア)，遺伝性球状赤血球症が，遺伝性貧血の主なものである。リンパ腫，白血病，膠原病，特発性の溶血性貧血は，後天性の溶血性貧血に含まれる。溶血性貧血は，マラリ

Anemia｜貧血　53

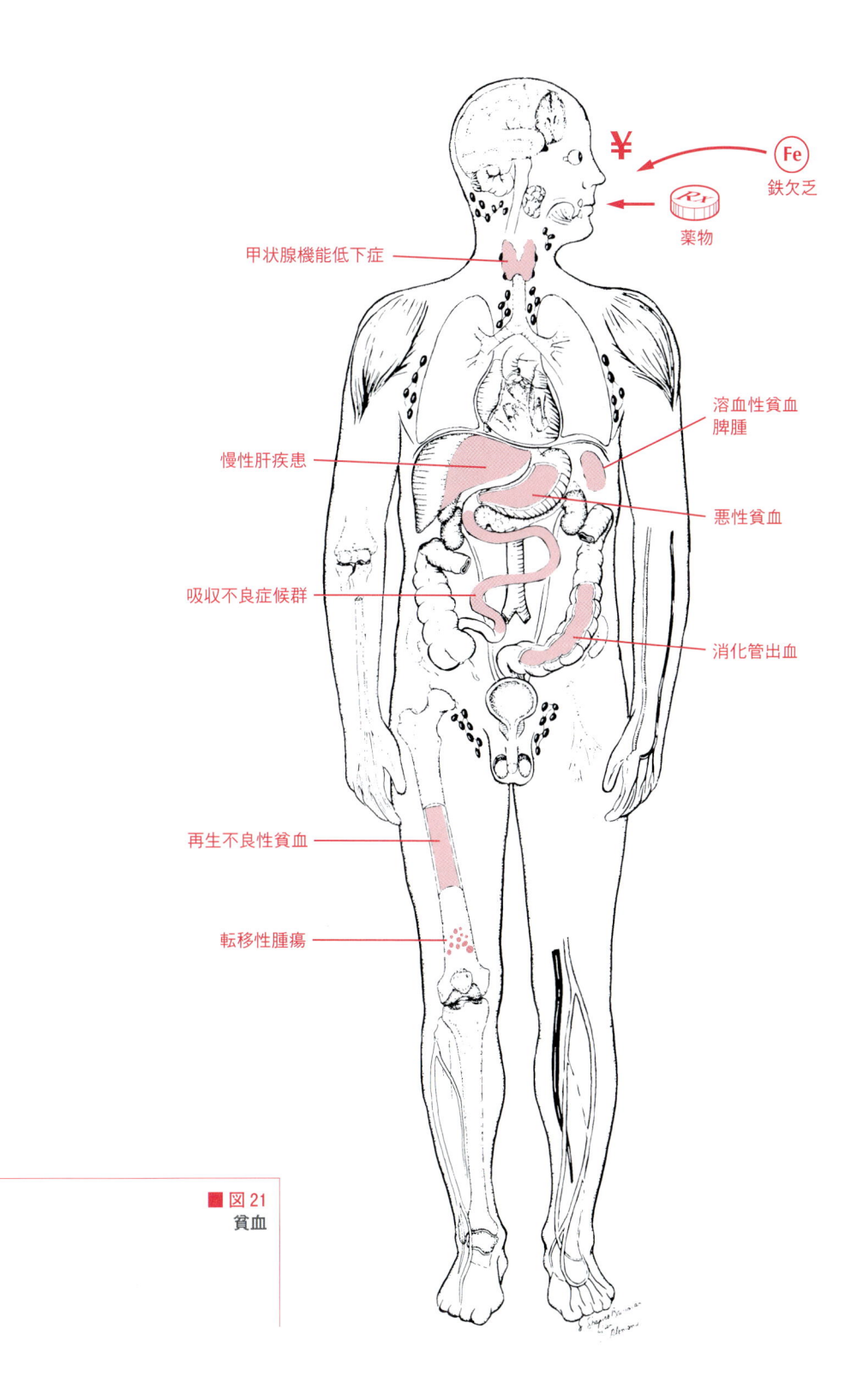

図中ラベル：
- 鉄欠乏
- 薬物
- 甲状腺機能低下症
- 溶血性貧血 脾腫
- 慢性肝疾患
- 悪性貧血
- 吸収不良症候群
- 消化管出血
- 再生不良性貧血
- 転移性腫瘍

■図21
貧血

アやオロヤ熱，バベシア症，敗血症のような感染症でも起こりうる。輸血による溶血性貧血は，診断に迷うことはないだろう。最後に，フェナセチン，プリマキン，鉛などの中毒や薬物も，溶血性貧血の原因となる。

その他の原因：巨大脾腫はさまざまな原因によって起こるが，原因に関係なく過度の赤血球破壊と赤血球の産生低下によって，貧血を引き起こす。甲状腺機能低下症も貧血をきたすが，その原因はさまざまである。慢性炎症性疾患や腫瘍，腎疾患も慢性貧血と関連があり，赤血球の産生低下と破壊亢進の原因となる。

◎診断へのアプローチ

臨床的な評価としては，便潜血，顕性黄疸や巨脾の検索，その他の可能性がある要因として，薬物・中毒・出血・栄養

面などの注意深い病歴の聴取を行うべきである。病歴ではタール便や吐血，ひどい月経のような慢性的な出血の原因に焦点をあてる。身体診察では，平滑舌(悪性貧血)，匙状爪(鉄欠乏性貧血)，粘液水腫を注意深く観察する。まず最初に提出する血液検査は，血算と白血球分画，血清鉄，鉄結合能，フェリチン，ビタミンB_{12}，葉酸，生化学，ハプトグロビンである。臨床医が血液塗抹をみるべきである。これらの検査でも原因がわからない場合，骨髄穿刺のために血液内科にコンサルトする。

◎その他の有用な検査【適応】

1. 赤沈【感染症】
2. 平均赤血球指数【悪性貧血，鉄欠乏性貧血】
3. 網赤血球数【溶血性貧血】
4. 胃の検査【悪性貧血】
5. Schilling 試験【悪性貧血】
6. 肝臓・脾臓の画像検査【溶血性貧血】
7. CT【肝臓・脾臓のサイズ，悪性腫瘍】
8. 骨髄穿刺【再生不良性貧血】
9. 診断的治療【悪性貧血，鉄欠乏性貧血】
10. 血小板数【再生不良性貧血】
11. 上部消化管バリウム検査【出血性胃潰瘍，悪性腫瘍】
12. 下部消化管バリウム検査【悪性腫瘍，腸炎】
13. 内視鏡【悪性腫瘍，潰瘍，憩室炎】
14. 赤血球寿命【溶血性貧血】
15. 血清エリスロポエチン【慢性腎疾患】
16. 尿中メチルマロニン酸【悪性貧血】
17. 末梢血塗抹検査【マラリア，バベシア症】

Ankle clonus and hyperactive and pathologic reflex
足クローヌスおよび反射亢進と病的反射

たいていの神経学的徴候と同様に，足クローヌスおよび反射亢進と病的反射の鑑別疾患は，解剖を用いて考える。最も一般的に用いられる病的反射は，Babinski 反射と Hoffman 反射である。より広範な鑑別リストは身体診断学のテキストを参照していただきたい。足首のクローヌスおよび反射亢進と病的反射は，通常，錐体路の病変が原因となる。この経路の起点である大脳から終点の脊髄まで追っていくと，これらを引き起こすさまざまな原因を思い起こすことができる。VINDICATE の語呂合わせを用いると，それぞれのレベルに対応して参照する助けになる。

◆大脳

V　Vascular(血管)　血管障害には，脳出血，脳血栓，脳動脈瘤，脳塞栓が含まれる。

I　Inflammatory(炎症)　炎症性疾患には，ウイルス性脳炎，脳脊髄炎，脳膿瘍，静脈洞血栓症，神経梅毒が含まれる。

N　Neoplasm(腫瘍)　腫瘍には，グリオーマ，髄膜腫，転移性脳腫瘍が含まれる。

D　Degenerative(変性)　変性疾患には，Alzheimer 病やその他の変性疾患が含まれる。

I　Intoxication(中毒)　中毒には，鉛脳症，アルコール依存症，その他の脳を侵す毒物が含まれる。

C　Congenital(先天性)　先天性疾患には，細網内皮症，Schilder 病，脳性麻痺が含まれる。

A　Autoimmune(自己免疫性)　自己免疫性疾患には，多発性硬化症や脳を侵すさまざまな種類の膠原病が含まれる。

T　Trauma(外傷)　外傷性疾患には，硬膜外血腫，硬膜下血腫，脳内血腫，頭蓋骨陥没骨折が含まれる。

E　Endocrine(内分泌)　内分泌疾患は，錐体路病変の原因となることはほとんどない。

◆脳幹

脳幹に関して VINDICATE の語呂に合わせると，以下の鑑別を想定できる。

V　Vascular(血管)　血管障害には，脳底動脈瘤，椎骨動脈瘤，血栓症，椎骨脳底動脈循環不全症が含まれる。

I　Inflammation(炎症)　炎症性疾患で錐体路徴候に関連があるものは，脳脊髄炎，膿瘍，脳底髄膜炎である。

N　Neoplasm(腫瘍)　脳幹の腫瘍は，大脳のものと類似する。しかし，聴神経腫瘍，第 3 脳室コロイド嚢胞，脊索腫も含まれる。

D　Degenerative(変性)　変性疾患には，延髄空洞症，側索硬化症，Friedreich 運動失調症が含まれる。あるいは Deficiency disease(欠乏症)には，Wernicke 脳症や悪性貧血が含まれる。

I　Intoxication(中毒)　中毒には，鉛，アルコール，臭化物，薬物反応が含まれる。

C　Congenital(先天性)　錐体路病変に関連する脳幹の先天性疾患には，扁平頭蓋底や Arnold-Chiari 奇形が含まれる。

A　Autoimmune(自己免疫性)　自己免疫性疾患では，多発性硬化症やその他の脱髄疾患を頭に浮かべる。

T　Trauma(外傷)　外傷性疾患には，頭蓋底骨折，後頭蓋窩の硬膜下血腫が含まれる。

E　Endocrine(内分泌)　脳幹の内分泌疾患には，進行した色素嫌性腺腫や頭蓋咽頭腫が含まれる。

◆脊髄

V　Vascular(血管)　脊髄の血管病変には，前脊髄動脈の閉塞や大動脈瘤解離が含まれる。

I　Inflammatory(炎症)　脊髄の炎症性病変には，硬膜外膿瘍，横断性脊髄炎，髄膜血管型梅毒が含まれる。

N　Neoplasm(腫瘍)　脊髄の腫瘍には，神経線維腫，髄膜腫，転移性腫瘍が含まれる。これらは錐体路を圧迫すること

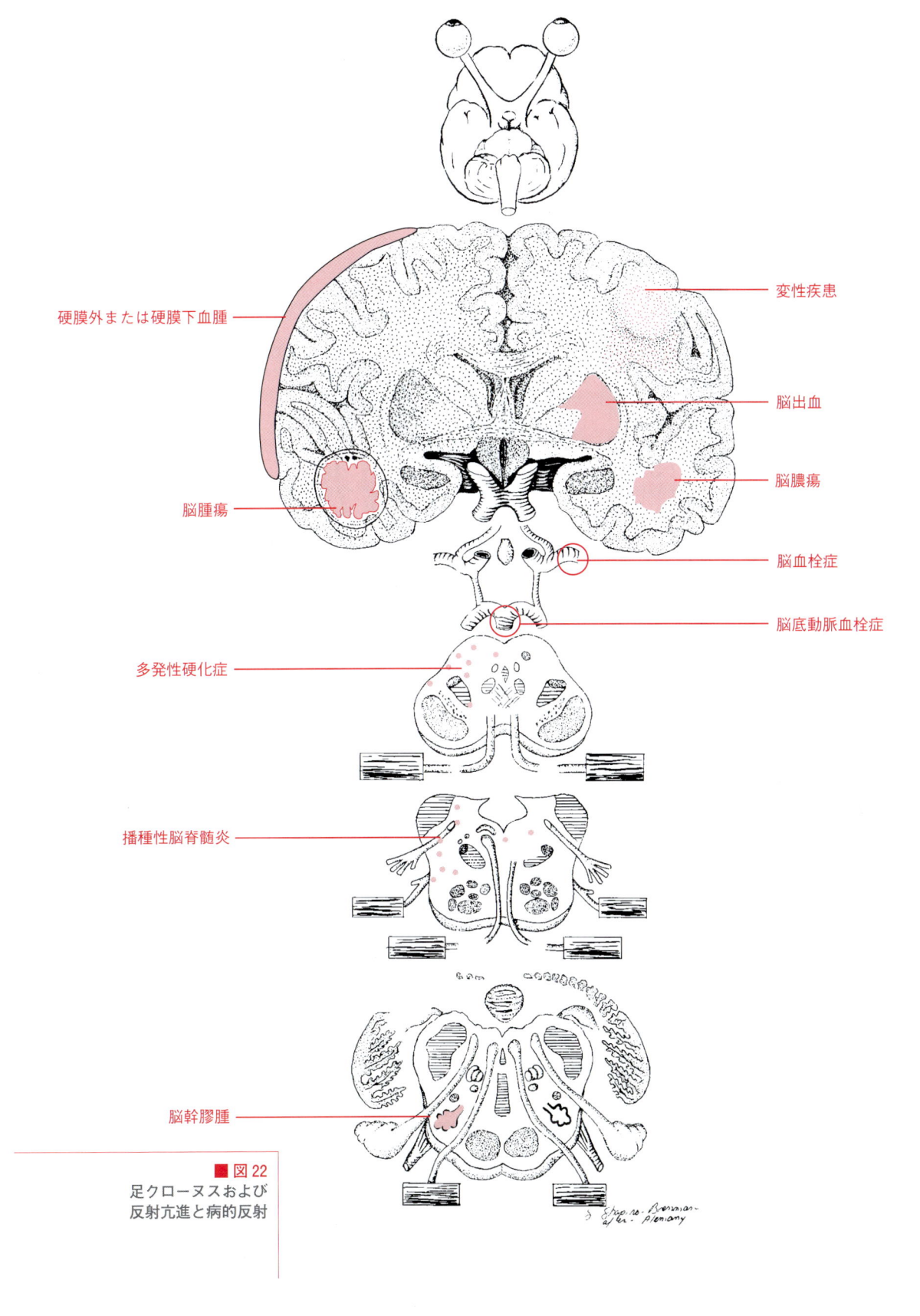

Ankle clonus and hyperactive and pathologic reflex｜足クローヌスおよび反射亢進と病的反射

変性疾患
硬膜外または硬膜下血腫
脳出血
脳膿瘍
脳腫瘍
脳血栓症
脳底動脈血栓症
多発性硬化症
播種性脳脊髄炎
脳幹膠腫

■図22
足クローヌスおよび
反射亢進と病的反射

が多い。

D　Degenerative（変性）　錐体路を侵す変性疾患はたくさんある。筋萎縮性側索硬化症，脊髄空洞症，亜急性連合性変性症，Friedreich 運動失調症が含まれる。

I　Intoxication（中毒）　中毒には，放射線脊髄炎，脊髄麻酔の合併症が含まれる。

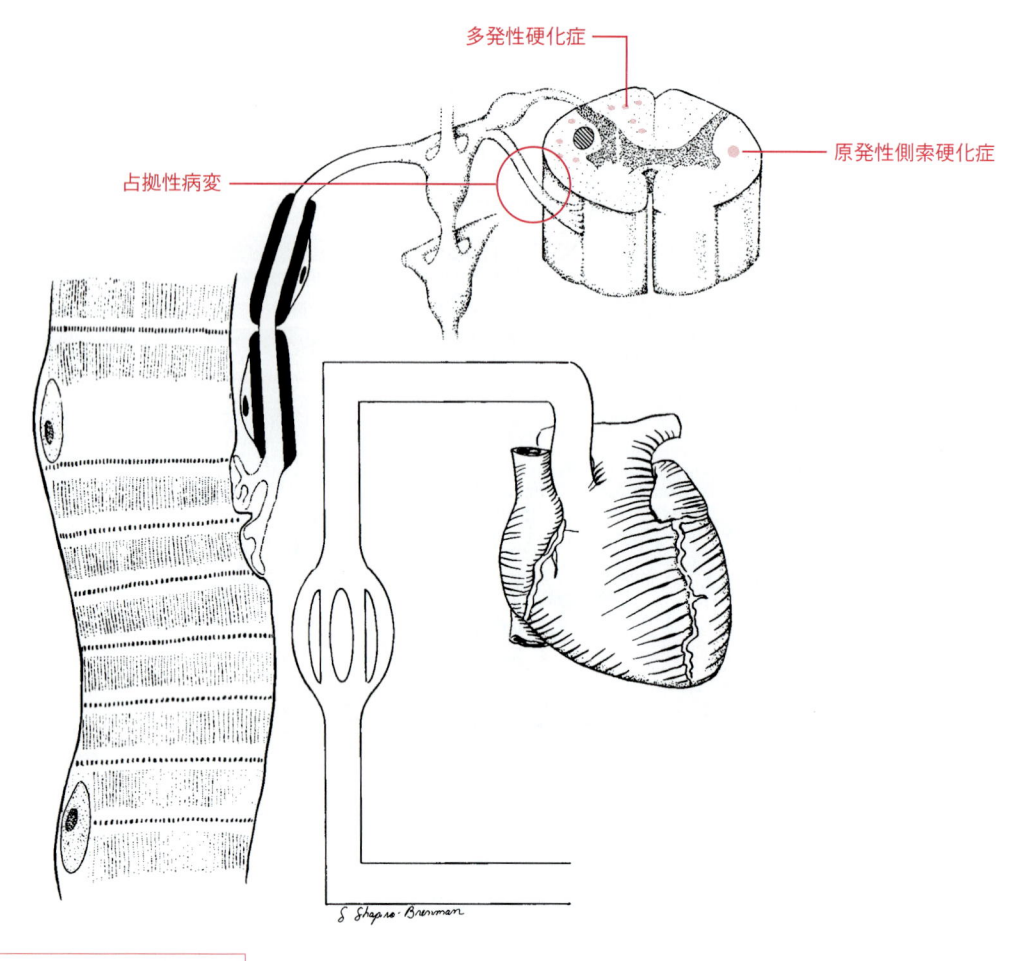

■ 図23
足クローヌスおよび
反射亢進と病的反射

C　Congenital（先天性）　脊髄の先天性疾患には，動静脈奇形，分裂脊髄が含まれる。頸椎症は進行性の脊髄症をきたすことがあるが，頸部の脊柱管の先天性の狭窄に関連があることが多い。

A　Autoimmune（自己免疫性）　自己免疫性疾患では脊髄の錐体路疾患として最も多いものとして，多発性硬化症を思い浮かべることができる。

T　Trauma（外傷）　外傷性疾患では，骨折，硬膜外血腫，椎間板破裂が脊髄を圧迫する原因として挙げられる。

E　Endocrine（内分泌）　内分泌疾患では内分泌腫瘍の脊髄転移がない限り，脊髄や錐体路を障害する疾患は認めないことが多い。

◎診断へのアプローチ

　まずは神経内科医にコンサルトするべきである。神経内科医は，CTもしくはMRIどちらをとるべきか，脳・脳幹・脊髄のどの部分をとるべきかを決めることができる。もし明らかに脳神経学的徴候があれば，画像検査としては脳と脳幹を含める。脊髄病変は通常，脊髄のX線撮影が必要で，場合によっては脊髄造影法や髄液検査が必要となる。頭蓋内の病態を疑っている場合，CTかMRIで占拠性病変が除外されない限り，脊椎穿刺は行うべきではない。

◎その他の有用な検査【適応】

1. 頸動脈エコー【頸動脈血栓症】
2. 心電図【不整脈】
3. 血液培養【亜急性細菌性心内膜炎】
4. VDRL試験【神経梅毒】
5. 両側内頸動脈・椎骨動脈の脳血管造影【頸動脈塞栓，血栓】
6. 生化学【心筋梗塞に伴う塞栓症】
7. 尿薬物スクリーニング【薬物中毒】
8. 抗核抗体【膠原病】
9. 血中鉛濃度【鉛脳症】

10. 血清ビタミン B_{12} と葉酸【悪性貧血】
11. ツベルクリン反応
12. 梅毒トレポネーマ蛍光抗体吸収検査(FTA-ABS)【神経梅毒】

Anorexia
食欲不振

食欲不振の原因の鑑別リストをつくるためには，**生理学を活用する**とよい。食欲が十分であるということは，食べたいという精神的欲求があって，消化管が塩酸，膵酵素，腸液酵素や適切な量の胆汁を十分に分泌し，むらなく食物を吸収し，細胞にスムーズに食物と酸素を運搬し，十分量の食物と酸素を細胞に取り込むという条件が揃わなければならない。これらの生理学的機序をそれぞれ調べることにより，食欲不振の鑑別診断をたてることに役立つ。

1. **食べたいという精神的欲求**：これは，機能的なうつ病や精神病，神経性食欲不振症，脳器質症候群(例えば，大脳の動脈硬化，老年認知症，腫瘍)によって障害される。
2. **消化管疾患**：食道炎，食道癌，胃炎，胃十二指腸潰瘍，胃癌，腸管寄生虫，Crohn病，腸閉塞，潰瘍性大腸炎，憩室炎，慢性虫垂炎，大腸腫瘍が，ここで考える最も大切な疾患である。多くの薬物が酸産生を増加させ(例えば，カフェイン)，胃炎の原因となるか(例えば，アスピリン，副腎皮質ステロイド，レセルピン)，腸管の運動を阻害し，食欲不振を引き起こす。
3. **膵酵素の減少**：膵炎，嚢胞線維症，膵癌，乳頭部癌が，ここで考える疾患である。
4. **適切な胆汁の分泌**：胆石症，胆嚢炎，胆管炎，肝疾患，膵癌や胆道系癌がここで考える疾患である。
5. **食物のスムーズな吸収**：このカテゴリーでは，セリアック病と吸収不良の原因となるその他さまざまな疾患を想起する。
6. **食物，酸素のスムーズな運搬**：ここでは，細胞へ酸素・食物が到達することを邪魔するあらゆる病態を考えておく。貧血，うっ血性心不全のように酸素を取り込むことを阻害したり，CO_2を排出することを阻害する肺疾患も忘れない。
7. **細胞による食物と酸素の取り込み**：この活動が低下するのは，糖尿病(細胞膜を通してグルコースを移動するインスリンがなければ)，甲状腺機能低下症(細胞の代謝がゆっくりであり，酸素と食物の取り込みもゆっくりとなる)，ナトリウム・塩化物・カリウムの正常な関係が阻害されている副腎不全，細胞の代謝を阻害する尿毒症・肝不全・薬物による中毒状態，細胞による酸素の取り込みが損なわれている組織毒性無酸素症(例えば，シアン中毒)などである。肺結核のような慢性感染症も，この機序によって食欲不振を引き起こす。

◎診断へのアプローチ

食欲の低下は，通常，以下の4つのうちの1つと関係している。すなわち，(i)精神科疾患，(ii)内分泌疾患，(iii)悪性腫瘍，(iv)慢性疾患である。もし全身の身体診察が正常であった場合，まず精神科にコンサルトするとよいだろう。あるいはMMPI(ミネソタ多面的パーソナリティーテスト)のような心理テストをしてもよいかもしれない。

食欲不振が器質的原因による場合には，通常は著明な体重減少がある。食欲不振以外の症状や徴候が，診断をつけるのに役立つだろう。黄疸を伴う食欲不振は，肝炎や肝臓の腫瘍を原因として示唆する。圧痕を伴わない浮腫を伴う食欲不振は甲状腺機能低下症を，嚥下困難を伴う食欲不振は食道の腫瘍，皮膚の色素沈着を伴う食欲不振は副腎不全を考える，という具合である。

食欲不振でまず行うべき検査には，血算，赤沈，尿検査，生化学，便潜血，寄生虫や卵，胸部X線撮影，腹部X線撮影が含まれる。甲状腺機能低下症が疑われるならば，遊離T_4インデックス，甲状腺刺激ホルモン(TSH)をオーダーする。肝疾患が疑わしいならば，肝機能検査と肝炎検査をオーダーする。吸収不良症候群が疑われるならば，D-キシロース吸収試験や脂肪便検査をオーダーする。うっ血性心不全が疑われるならば，循環時間 circulation time の測定はよいスクリーニングとなる。膵癌やその他の消化管の悪性腫瘍が疑われるならば，腹部CTを撮影してよいかもしれない。これらの高価な検査をオーダーする前に消化器内科医にコンサルトするのが最もよい。消化器内科医は，CTよりも内視鏡やその他の検査のほうが有用かを決めることができる。

◎その他の有用な検査【適応】

1. 体温表【慢性感染症】
2. 血清アミラーゼ，リパーゼ値【膵癌】
3. 癌胎児性抗原(CEA)【消化管腫瘍】
4. Schilling試験【悪性貧血】
5. バリウム注腸造影【大腸腫瘍】
6. 上部消化管造影，食道造影【消化管悪性腫瘍，噴門痙攣】
7. 小腸造影【Crohn病，腫瘍】
8. 腹部エコー【肝嚢胞，膵嚢胞】
9. 食道内視鏡【癌】
10. 胃鏡【胃潰瘍，悪性腫瘍】
11. 大腸内視鏡【大腸腫瘍】
12. 卵胞刺激ホルモン(FSH)，黄体形成ホルモン(LH)【神経性食欲不振症，下垂体機能低下症】

■ 図24
食欲不振

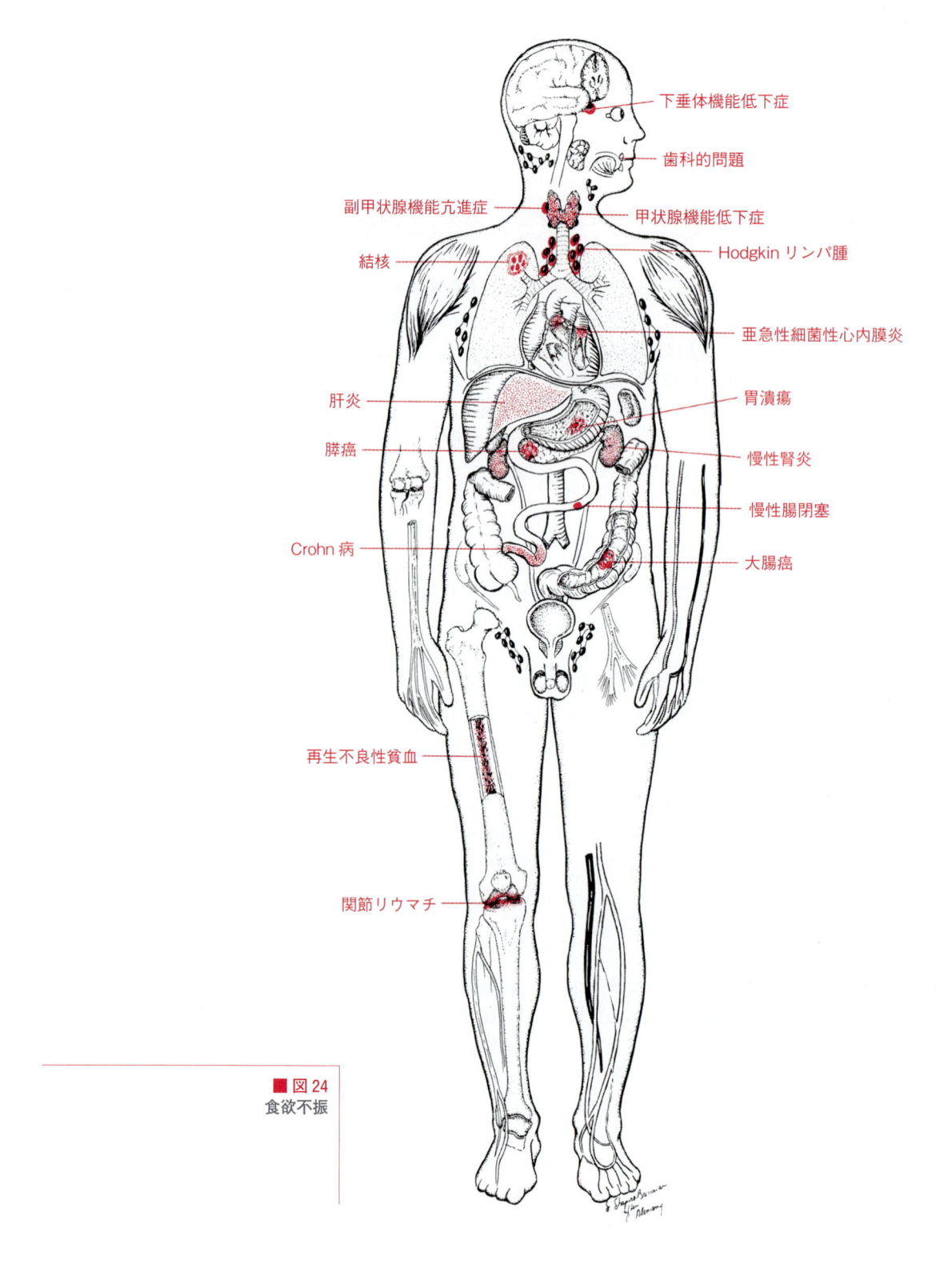

Anosmia or unusual odor
無嗅覚と異臭

　無嗅覚と異臭の鑑別疾患を考えるには，解剖学が非常に有用な手段となる．
1. **鼻腔**：鼻腔に焦点をあててみると，上気道感染症，アレルギー性鼻炎，喫煙による刺激や鼻づまり薬の使い過ぎによる慢性鼻炎，鼻茸，副鼻腔炎，鼻咽頭の癌が原因として思い浮かぶ．
2. **嗅神経**：篩板骨折や腫瘍によって嗅神経が障害される．
3. **嗅溝**：嗅溝は，外傷や腫瘍(特に髄膜腫)，脳膿瘍で侵される．
4. **大脳**：大脳で考えてみると，進行麻痺(神経梅毒)，脳

Anosmia or unusual odor｜無嗅覚と異臭　59

■図25
無嗅覚と異臭

ラベル:
- てんかん
- 片頭痛
- 前頭葉の腫瘍／進行麻痺（神経梅毒）／多発性硬化症／AIDS
- 嗅溝髄膜腫
- 鼻咽頭腫瘍
- 鼻炎
- 副鼻腔炎
- 歯性膿瘍

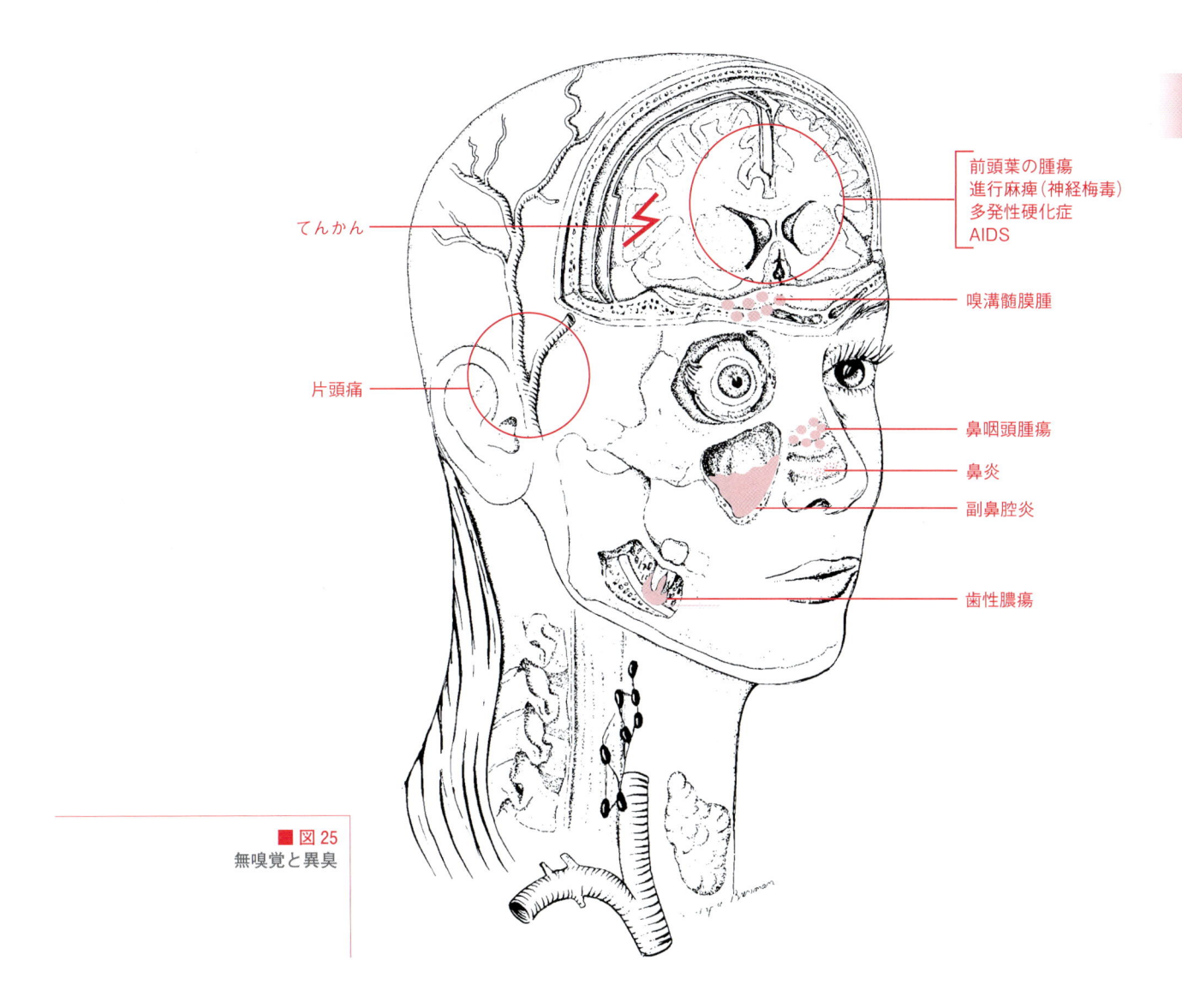

炎，脳底髄膜炎，多発性硬化症，前頭葉の腫瘍が該当する．また，てんかん，脳動脈瘤，片頭痛も大脳が原因である．しかし残念ながら，解剖学だけでは嗅覚障害の原因となるさまざまな薬物，例えばカプトプリルやペニシラミンを想起できないし，ヒステリーやさまざまな全身性疾患（甲状腺機能低下症，糖尿病，腎不全，肝不全，悪性貧血）も思いつかないだろう．**VINDICATE** の語呂合わせを用いれば，見逃しを防げる．

◎診断へのアプローチ

もし嗅覚障害が急性上気道炎によるものである場合，特別することはない．外傷歴がある場合や緩徐発症の嗅覚障害であれば，頭蓋骨折や腫瘍を除外するためにCTを撮影することは大切である．最初に詳細な病歴と尿検査によるスクリーニングによって薬物やアルコールを除外することは，必要不可欠である．

局所の疾患が疑われるならば，丁寧な鼻咽頭の診察と鼻咽頭鏡検査を行わなくてはならない．さらに，副鼻腔のX線撮影やCTで補足する必要がある．全身性疾患は，血算，生化学，甲状腺機能，血清ビタミン B_{12}，耐糖能検査，肝酵素などの検査を行い，除外する必要がある．てんかんが疑われるならば，覚醒時と睡眠時の脳波検査も必要である．

◎その他の有用な検査【適応】

1. 神経内科コンサルト
2. 耳鼻科コンサルト
3. 頭部MRI【脳腫瘍】
4. 鼻汁の好酸球染色【アレルギー性鼻炎】
5. 抗核抗体価【膠原病】
6. 脊椎穿刺【多発性硬化症】

Anuria and oliguria
無尿と乏尿

尿量の低下（乏尿とは24時間の尿量が500 mL以下）や尿

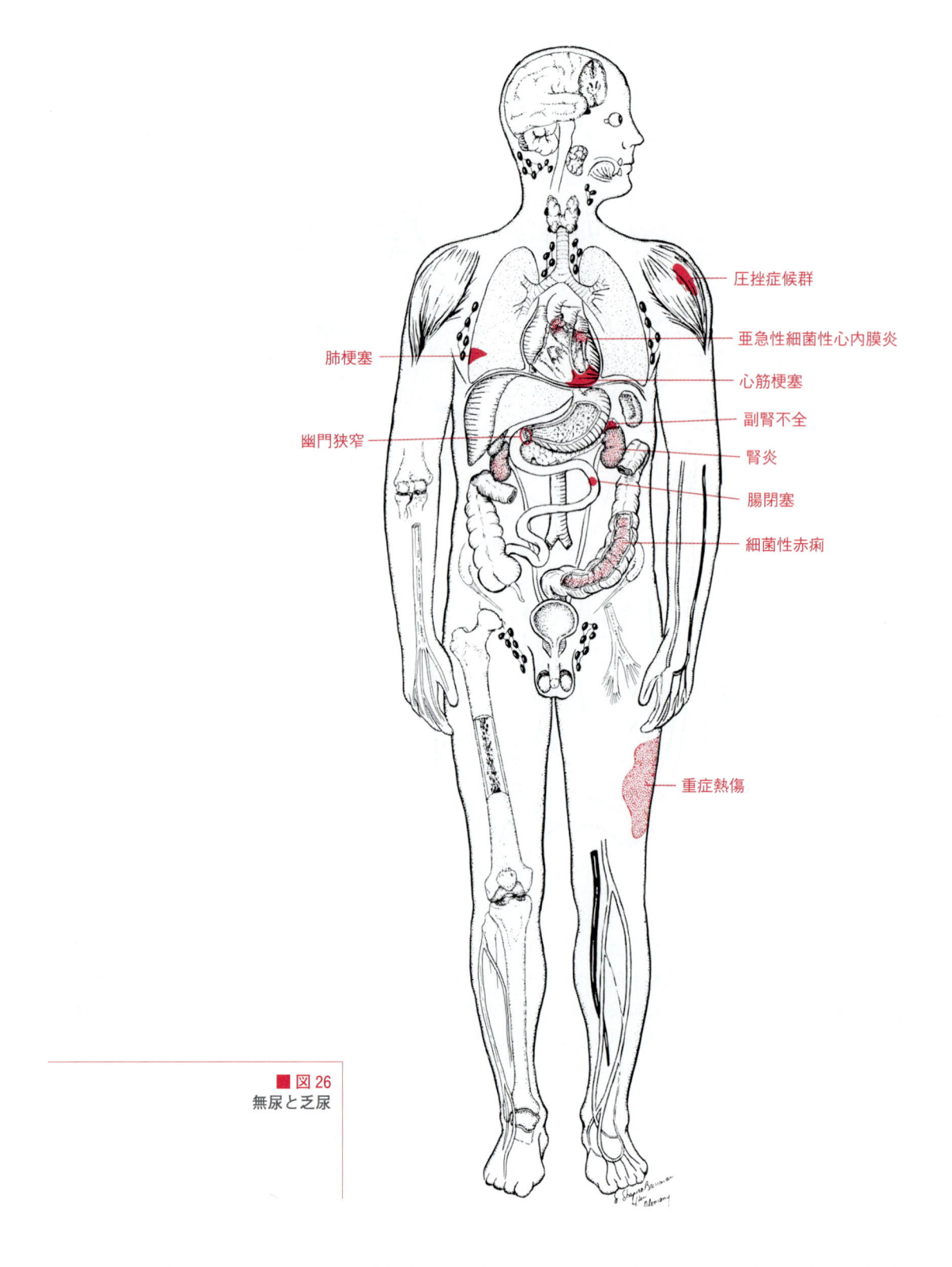

圧挫症候群
亜急性細菌性心内膜炎
肺梗塞
心筋梗塞
副腎不全
幽門狭窄
腎炎
腸閉塞
細菌性赤痢
重症熱傷

■図26
無尿と乏尿

量の消失(無尿)を理解するには，**病態生理**を用いるとよい。原因は，腎前性(濾過を行うための十分量の血液が腎臓に運ばれていない)，腎性(内因性疾患のため腎臓が十分な尿を産生できない)，腎後性(腎臓が閉塞されており尿が排出できない)に分けられる。

1. **腎前性の原因**：腎血流を低下させるものは何でも無尿の原因となる。出血や心筋梗塞，脱水，薬物，敗血症などによるショックが原因となる。有効腎血漿流量が低下するうっ血性心不全もまた，腎前性の原因となる。腸閉塞や重度の下痢症は，嘔吐や下痢によって大量の水分が失われ，ショックを引き起こし，乏尿の原因となる。塞栓性糸球体腎炎や両側腎動脈血栓症，解離性動脈瘤も腎機能が停止する原因となる。

2. **腎性の原因**：VINDICATE の語呂合わせを用いると，見

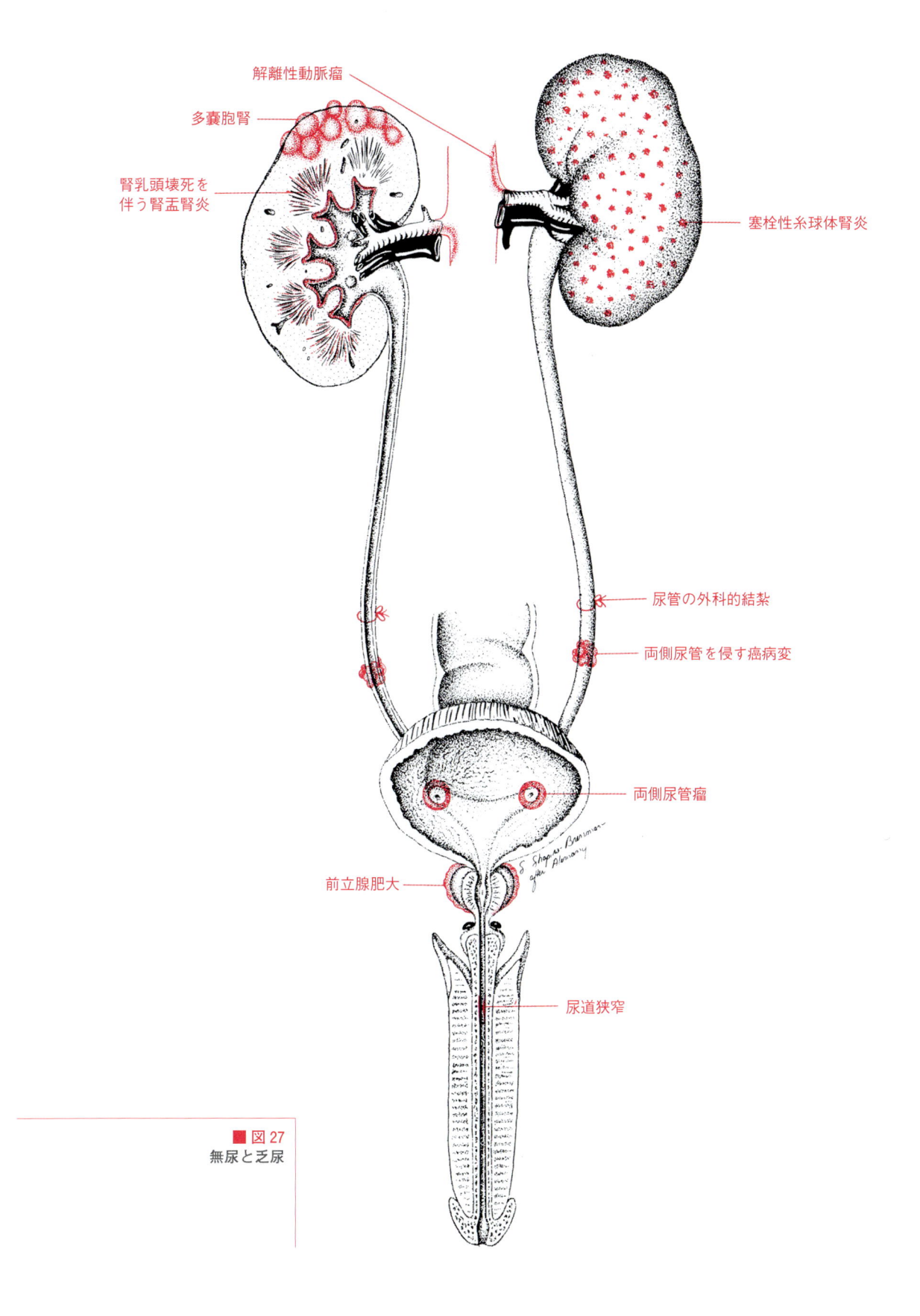

Anuria and oliguria｜無尿と乏尿　61

解離性動脈瘤
多嚢胞腎
腎乳頭壊死を伴う腎盂腎炎
塞栓性糸球体腎炎
尿管の外科的結紮
両側尿管を侵す癌病変
両側尿管瘤
前立腺肥大
尿道狭窄

■図27
無尿と乏尿

逃しをなくし，鑑別をまとめることができる。

V　Vascular（血管）　塞栓性糸球体腎炎や解離性動脈瘤などが血管性疾患として挙げられる。輸血反応や，原因はさまざまであるが血管内溶血も原因として挙げられる。

I　Inflammatory（炎症）　炎症性疾患には，腎盂腎炎や壊死性乳頭炎や腎結核が含まれる。

N　Neoplasm（腫瘍）　腎腫瘍は一度に片方の腎臓しか侵さないので，めったに無尿の原因とはならない。

D　Degenerative（変性）　変性疾患は無尿の原因にはなりにくい。

I　Intoxication（中毒）　例えば，さまざまな抗菌薬（ゲンタマイシン，サルファ薬，ストレプトマイシンなど）や金，ヒ素，クロロホルム，四塩化炭素，フェノールなどによる中毒は無尿のよくある原因である。腎結石や腎石灰化症も，このカテゴリーで考えておく。

C　Congenital（先天性）　先天性疾患には，多嚢胞腎や髄質海綿腎が挙げられる。

A　Autoimmune（自己免疫性）　自己免疫性疾患は，腎性の無尿の原因として最も大きなグループである。全身性エリテマトーデス，結節性動脈周囲炎，急性糸球体腎炎，アミロイドーシス，Wegener肉芽腫症，強皮症がここに含まれる。

T　Trauma（外傷）　外傷には腎挫傷や裂傷を含めておく。しかし，圧挫損傷や熱傷による下部尿細管障害もまれではない。

E　Endocrine（内分泌）　内分泌疾患には，糖尿病性糸球体硬化症，糖尿病による壊死性乳頭炎，副甲状腺機能亢進症や関連疾患による腎石灰化症が含まれる。

3. **腎後性の原因**：MINTの語呂合わせを用いると，このグループの疾患，つまり腎臓や膀胱の閉塞をきたす疾患を思い出すのに役立つ。

M　Malformation（奇形）　奇形は無尿の原因となる。先天性絞扼輪や尿管をまたぐような迷入血管，馬蹄腎，尿管瘤が含まれる。

I　Inflammation（炎症）　炎症には，膀胱炎，尿道炎，前立腺炎が含まれる。

N　Neoplasm（腫瘍）　腫瘍には，両側尿管を閉塞するような膀胱癌，前立腺肥大，両側尿管に浸潤する子宮体癌や子宮頸癌が含まれる。Nはまた神経疾患(Neurologic disorder)も表していて，ポリオ，多発性硬化症，脊髄の急性外傷も無尿の原因となる。

T　Trauma（外傷）　外傷には，尿管の外科的結紮や膀胱破裂，尿路の処置に伴うものが含まれる。

◎診断へのアプローチ

臨床像は，無尿の原因を見つけるのに役立つ。腎前性高窒素血症がある場合，体液量減少があれば，皮膚の緊張の低下や起立性低血圧がみられるだろう。うっ血性心不全が原因であれば，頸静脈怒張，肝腫大，足の浮腫がみられる。腎後性高窒素血症では，腫大した前立腺や拡張した膀胱，その他の閉塞性の尿路疾患の徴候がみられる。腎性高窒素血症では，両側側腹部腫瘤（多嚢胞腎），高血圧，末梢塞栓（塞栓性糸球体腎炎），皮疹（膠原病，間質性腎炎）がみられる。

まず行うべき検査は，血算，尿検査，尿培養と感受性試験，円柱などの目視，生化学，スポット尿の尿中ナトリウム，血清と尿中の浸透圧，腎臓のサイズを評価するための腹部単純X線撮影，胸部X線撮影，心電図である。残尿計測するために導尿し，もし大量の残尿を認めた場合は腎後性高窒素血症が疑わしく，泌尿器科にコンサルトする。患者の状態が安定したら，泌尿器科医は膀胱鏡検査や逆行性IVPを行うだろう。エコー検査は残尿が多いかどうかを調べるのにも使うことができる。

検査で高窒素血症が腎性か腎前性かを決めることができる。スポット尿での尿中ナトリウムが＜10 mEq/Lである場合，腎前性高窒素血症の可能性が高い。また腎前性高窒素血症では，BUN/クレアチニン比が20：1より大きく，尿中浸透圧も450 mOsm/kg・H_2Oより大きくなる。腎性高窒素血症では，尿沈渣で顆粒円柱や赤血球円柱がたいていの場合でみられ，またBUN/クレアチニン比が10：1より小さい。

さらにどんな検査を行うかは，推定される鑑別診断による。循環血漿量減少が原因ならば，生理食塩液や代用血漿の点滴を行い，注意深く尿量をモニタリングする。もしこれが有効でないならば，フロセミドやマンニトールの点滴が尿量の確保に有効である。もしこれらの方法が有効でなかった場合，明らかに無尿の原因は腎性であり，腎臓内科にコンサルトするべきである。

腎性の原因は，さらに調べることで鑑別できる。血管内溶血が疑われる場合，血清ハプトグロビンをオーダーする。解離性動脈瘤や両側腎動脈狭窄が疑われる場合，大動脈造影や血管造影を行う。多嚢胞腎が疑われる場合，腹部エコーやCTを行う。薬物性腎炎では，血液や尿中の好酸球を認めるだろう。膠原病が疑われる場合，抗核抗体，抗dsDNA抗体の測定，LEテストを行うべきである。これらの疾患やその他さまざまな疾患で，腎生検が必要となるだろう。

◎その他の有用な検査【適応】

1. 血清蛋白電気泳動【多発性骨髄腫】
2. 抗ストレプトリジンO(ASO)抗体価【急性糸球体腎炎】
3. 血液培養【細菌性心内膜炎】
4. 血清補体価【急性糸球体腎炎，膠原病】

Aphasia, apraxia, and agnosia
失語，失行，失認

これらの疾患は，大脳の機能不全を表している。失語は構音障害と鑑別する必要があり，構音障害は脳幹や小脳の病変でも起こりうる。構音障害の患者は言語や文章の理解には障害を認めないが，発語はしどろもどろで診察している医師が理解するのは難しい。VINDICATEの語呂合わせが，これらの症状や徴候を鑑別するのに役に立つ。

V　Vascular（血管）　血管では，TIA，脳血栓，脳塞栓，脳

出血を思い起こす。脳血管の動脈硬化も考えるべきである。

I　Inflammation(炎症)　炎症性疾患には，ウイルス性脳炎，脳膿瘍，HIV 感染が含まれる。

N　Neoplasm(腫瘍)　腫瘍には原発性や転移性腫瘍が含まれる。

D　Degenerative(変性)　変性疾患には，Alzheimer 病，Pick 病，Huntington 舞踏病，Lewy 小体型認知症が含まれる。認知症を伴わない進行性失語症という病態もある。

I　Intoxication(中毒)　中毒では，アルコールや薬物中毒，Korsakoff 精神病を想起する。

C　Congenital(先天性)　先天性疾患には，脳性麻痺，白質ジストロフィー，水頭症や小頭症のような脳の先天性の異常が含まれる。脳動脈瘤や脳室奇形も，このカテゴリーに含まれる。

A　Autoimmune(自己免疫性)　自己免疫性疾患には，多発性硬化症，全身性エリテマトーデス，血栓性血小板減少性紫斑病(TTP)，その他の膠原病が含まれる。

T　Trauma(外傷)　外傷性疾患では，硬膜外血腫，硬膜下血腫，脳内血腫を忘れない。

E　Endocrine(内分泌)　内分泌疾患は大脳の病態を示唆する特別なものはないが，羊水塞栓症は失語，失行，失認のまれな原因となりうる。副甲状腺機能低下症は痙攣を引き起こすことがあり，発作後の状態として一過性の失語を伴うことがある。

◎診断へのアプローチ

　神経診察を丁寧に行う。脳血管発作を示唆するような不全片麻痺や，占拠性病変を示唆する乳頭浮腫がみつかるかもしれない。病歴は，アルコールや薬物中毒，外傷，自己免疫性疾患を除外するのにとても重要である。CT は急性発症の症例ではとても有用で，MRI は緩徐発症の症例で有用である。これらの検査は，梗塞や占拠性病変，変性疾患に対して最も決定的な検査である。VDRL，抗核抗体，血算，赤沈は，全身性疾患を除外するのに有用である。尿薬物スクリーニングも必要だろう。間欠的な症状の症例では，てんかんの除外に脳波を行うべきであり，頸動脈狭窄やプラーク形成の除外のために頸動脈エコーを行うべきである。両側内頸動脈・椎骨動脈の脳血管造影(鎖骨下動脈盗血症候群)を考慮する場合は，神経内科医にコンサルトする。

Arm pain
上肢痛

　腕を**解剖学的**に分けて考えることが，上肢痛の鑑別疾患を挙げる際の鍵となる。痛みは上肢のより近位の部位の，肩(例えば滑液包炎)や腕神経叢(例えば頸肋)などに関連するため，この部位も診察するべきである。

　皮膚，**皮下組織**からみていくと，まず帯状疱疹，蜂巣炎，挫傷，さまざまな皮膚疾患(これらは見て明らかであろう)が挙げられる。Weber-Christian 病は通常大腿を侵すが，上肢痛のまれな原因となる。リウマチ結節は皮膚に起こり，痛みを伴う。皮膚の下の**筋肉**，**筋膜**，**滑液包**は，炎症や外傷で頻繁に侵される部位である。挫傷や靭帯の断裂，滑液包炎(特にテニス肘)は，よくある急性の外傷性疾患(滑液包炎は慢性の負荷によるものであるが)である。筋肉の炎症性病変には，流行性筋肉痛，旋毛虫症，関節外リウマチ，皮膚筋炎が含まれる。低カルシウム血症による筋痙攣やその他の電解質異常は，上肢痛の鑑別として考えておかなくてはならない。

　表在静脈や深部静脈は血栓性静脈炎や出血を起こす部位であり，どちらも上肢痛の原因となる。**動脈**は，塞栓(心房細動や心筋梗塞，亜急性細菌性心内膜炎由来の)，血栓(特にBuerger 病や鎌状赤血球貧血などの血液疾患)，血管炎(例えば結節性動脈周囲炎)などにより侵される。動脈の外傷も痛みの原因となる。動脈をより中枢に追ってみていくと，さらに痛みの原因を思いつくことができる。例を挙げると，解離性動脈瘤や鎖骨下動脈盗血症候群が，腕全体のひどい痛みの原因となる。心筋梗塞でも，関連痛として腕に痛みを生じる。表在性もしくは深部の上肢の感染症がリンパ行性に広がると，リンパ管炎が上肢痛の原因となる。

　神経は，中枢でも局所でも痛みの原因となりうる。Buerger 病，蜂巣炎，骨髄炎は，局所で神経を侵す。神経腫は，末梢神経の分布に沿った局所の痛みの原因となる。手根管症候群は，関節リウマチ，アミロイドーシス，先端巨大症，甲状腺機能低下症，多発性骨髄腫が原因となることがあるが，正中神経(場合によって尺骨神経も)を圧迫することで手と腕の痛みの原因となる。神経の走行を中枢に向かって追ってみると，よく神経が圧迫される部位として，腕神経叢がある。Pancoast 腫瘍や頸肋，前斜角筋症候群が，神経叢由来の上肢痛の原因となる。

　脊柱や脊髄の疾患によって**頸神経根**は圧迫される。椎間板ヘルニア，頸椎症，転移性癌，結核，多発性骨髄腫，脊髄腫瘍(例えば髄膜腫，神経線維腫，上衣腫)が有名である。脊髄空洞症や脊髄癆は，脊髄由来の上肢痛の原因である。脊髄を**脳幹**へと追っていくと，上肢痛の原因として視床症候群(通常は視床膝状体動脈の閉塞が原因)を想起することができる。

　腕の深部には，**骨**や**関節**がある。ここからは，骨髄炎や原発性や転移性の骨腫瘍，変形性関節症や関節リウマチ，痛風，淋菌性関節炎，Reiter 症候群のような関節疾患といった鑑別が思いつく。青年期の肘痛は，離断性骨軟骨炎を探す。より詳しい関節疾患については，関節痛の項(p.279)を参照してほしい。末梢神経の病変由来の上肢痛の原因となる全身性疾患には，糖尿病(虚血性ニューロパチー)，結節性動脈周囲炎，マクログロブリン血症が含まれる。鎌状赤血球貧血も虚血性ニューロパチーの原因となる。

■図28
上肢痛

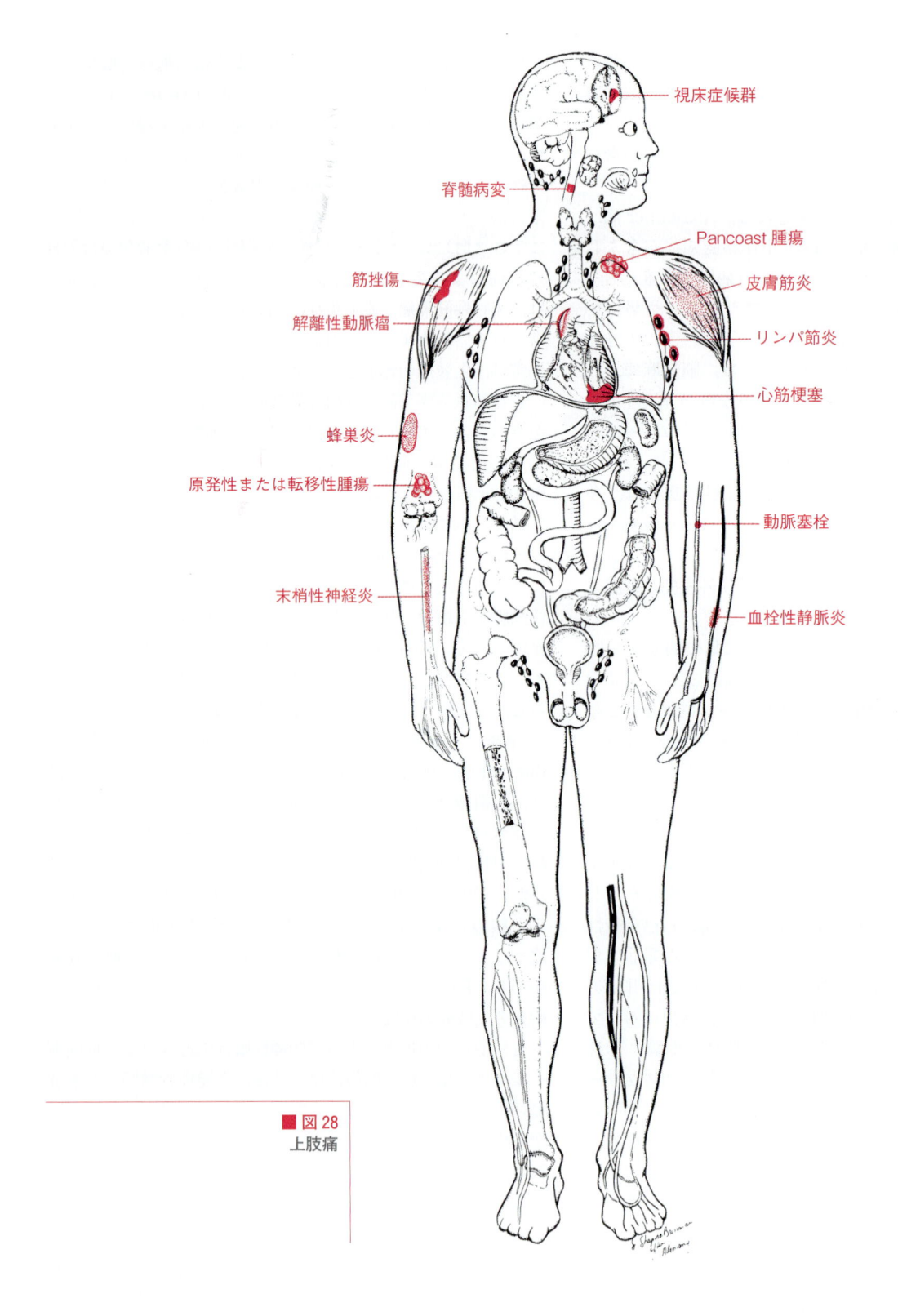

◎診断へのアプローチ

正確に診断をつけるためには，詳細な病歴と身体所見で上肢痛以外の症状や徴候との関連性を見つけることが大切である。圧痛を伴う上肢痛や肘の可動域制限は，テニス肘，痛風，関節リウマチを示唆する。正中神経の分布に沿った感覚消失を伴う上肢痛は，手根管症候群を示唆する。リドカインの滑液包やトリガーポイント（ひきがね点）への注入は，診断に役立つかもしれない。

検査には病変部のX線撮影や，もし痛みが根の分布に一致しているなら頸部のX線撮影も行う。頸部X線写真を撮る時には，前後像（AP），側面，斜面をすべて撮ることが大切である。もし神経巣症状があるならば，MRIを撮る前に神経内科医にコンサルトするべきである。頸肋は見逃してはならない。心電図や心筋酵素は心筋梗塞を除外するために必

Arm pain｜上肢痛

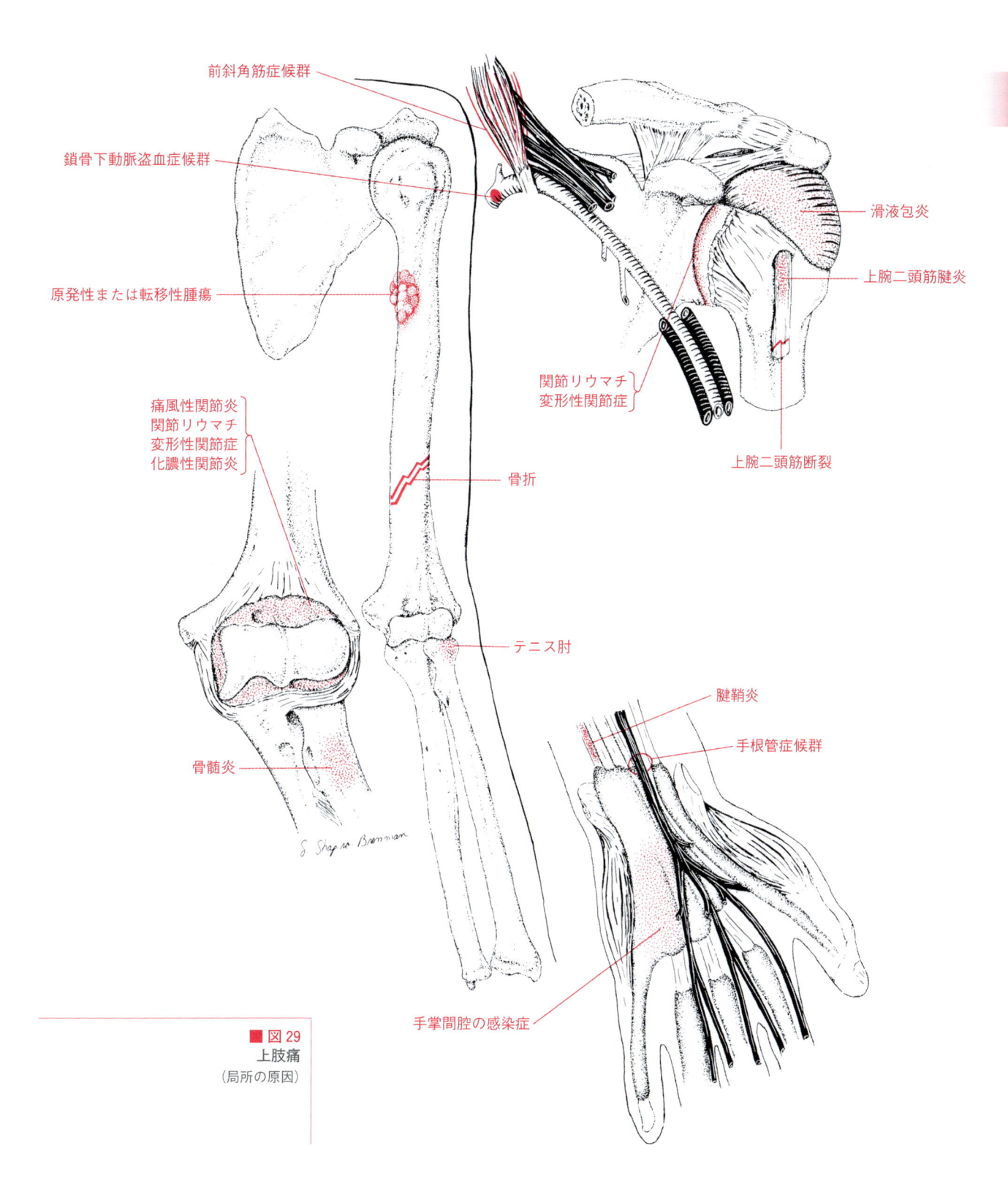

図29 上肢痛（局所の原因）

図中ラベル:
- 前斜角筋症候群
- 鎖骨下動脈盗血症候群
- 原発性または転移性腫瘍
- 痛風性関節炎
- 関節リウマチ
- 変形性関節症
- 化膿性関節炎
- 骨折
- テニス肘
- 骨髄炎
- 滑液包炎
- 上腕二頭筋腱炎
- 関節リウマチ
- 変形性関節症
- 上腕二頭筋断裂
- 腱鞘炎
- 手根管症候群
- 手掌間腔の感染症

要で，運動耐容能試験は冠動脈不全を除外するために有用である。動脈造影，静脈造影，リンパ管造影，神経伝導検査を含めた筋電図，脊髄造影像，神経ブロックが，特定のケースでは必要である。

◎その他の有用な検査【適応】

1. 星状神経節ブロック【反射性交感神経性ジストロフィー。現在の名称は複合性局所疼痛症候群(CRPS)】
2. 皮節体性感覚誘発電位(DSEP)【神経障害，神経根障害，脱髄疾患】
3. 関節炎パネル

4. 胸部X線【Pancoast腫瘍】
5. 肩のMRI【回旋筋腱板断裂】

症例検討　#6

44歳の白人の経営者の男性が，3カ月続く左上肢から手指に放散する再発性の痛みを訴えている。

問1. 上記の方法から考えると，可能性があるのは何か？

追加の病歴では，患者は1年前に交通事故にあっていた。そのときは頸部の痛みを訴えたが，救急室で治療され帰宅した。神経診察では，上腕二頭筋腱反射の消失と左母指および示指の知覚過敏と痛覚鈍麻を認めた。Adsonテストは陰性であった。

問2. 最も可能性の高い診断は何か？

(解答は付録B参照)

---

3. 赤沈【腫瘍，皮膚筋炎】
4. 生化学検査を繰り返す【心筋梗塞，筋疾患】
5. 血清アミラーゼ値【膵炎】
6. 肺換気血流シンチ【肺梗塞】
7. 筋電図【皮膚筋炎，筋疾患】
8. 抗核抗体【皮膚筋炎】
9. 筋生検【膠原病，筋ジストロフィー】
10. 肝生検

AST, ALT, and LDH elevation
AST，ALT，LDHの上昇

生化学検査でこれらの酵素の値が上がっている場合，これらの酵素を大量に産生する組織(肝臓，心臓，骨格筋)を思い出そう。つまり，肝炎，心筋梗塞，皮膚筋炎を鑑別疾患として考慮するべき状態であるということである。アスパラギン酸アミノトランスフェラーゼ(AST)のみが上昇している状態では，肝疾患がまず考えられる。乳酸デヒドロゲナーゼ(LDH)のみが上昇している場合，肺梗塞を鑑別リストの上位に挙げ，肺換気血流シンチを行うべきである。うっ血性心不全もASTの著明な上昇をきたすが，LDHはごくわずかの上昇または正常である。

◎診断へのアプローチ

まず除外するべき状態は心筋梗塞である。これには，クレアチンキナーゼ〔クレアチンリン酸キナーゼ(CPK)〕のMBアイソザイムや心電図を経時的に行う。血清トロポニン値も有用である。次に，患者がヘパリンを使用しているかをみるが，これはヘパリンがアラニンアミノトランスフェラーゼ(ALT)上昇の原因となるからである。さまざまな筋疾患(皮膚筋炎，筋ジストロフィー，筋外傷など)は，CPKやCPKのMMアイソザイムを計測することで除外できる。スタチン(HMGCoAレダクターゼ阻害薬)を使用している患者では，トランスアミナーゼやCPKが上昇する。肝疾患は，肝機能検査や腹部CT，胆嚢のエコー検査でみつけることができる。

◎その他の有用な検査【適応】

1. 血算
2. 尿検査

Aural discharge (otorrhea)
耳漏

非血性の耳漏の鑑別疾患を考えるには，解剖学を用いるのが最もよい。耳の構造を視覚化してみよう。耳漏は，外耳道，中耳，乳様突起，錐体骨，内耳，脳脊髄液から生じる。体のどの部位においても非血性の滲出液というのは，炎症や感染，アレルギー的な原因が多い。しかし，異物や腫瘍は，閉塞や抵抗力を落とすことにより，感染を引き起こすことがある。

外耳道は，癤腫症やびまん性の外耳道炎，マイコプラズマ肺炎のような細菌感染症に侵されることがあり，また帯状疱疹(Ramsay Hunt症候群)のような**ウイルス感染症**にも侵される。真菌も，特に耳漏や異物が集積するような状態では外耳道に感染する。アトピー性，接触性，脂漏性の皮膚炎も，外耳道を侵す。

中耳では，細菌感染症は急性もしくは慢性の化膿性中耳炎を引き起こし，場合によっては鼓膜の穿孔を伴う。アレルギーやウイルス感染症，ユースタキー管(耳管)の閉塞が原因の漿液性中耳炎は，通常は耳漏の原因とならない。中耳炎は鼓膜穿孔を起こすほか，乳様突起炎や錐体炎，最終的には真珠腫と呼ばれる慢性の肉芽腫症を引き起こす。通常，これらはすべて，慢性の持続性もしくは間欠性の非血性の滲出液を伴う。

内耳に起こる状態(例えば内耳炎)は，耳漏の原因となることはまれである。しかし，頭蓋底骨折は脳脊髄液耳漏の原因となる。これは通常，初期には血性で，気がつかれなければ透明であったり，感染症が合併すると膿性となる。

◎診断へのアプローチ

体の開口部からでる滲出液に対するアプローチを，耳漏にも用いる。注意深く異物や閉塞について診察した後，滲出液を培養し，適切な治療を開始する。グラム染色は，適切な抗菌薬を決定する助けとなる。もし耳漏が慢性であるならば，乳様突起や側頭骨錐体部のX線撮影やCTが必要である。もちろん，この時点で耳鼻科にコンサルトするのが賢明である。

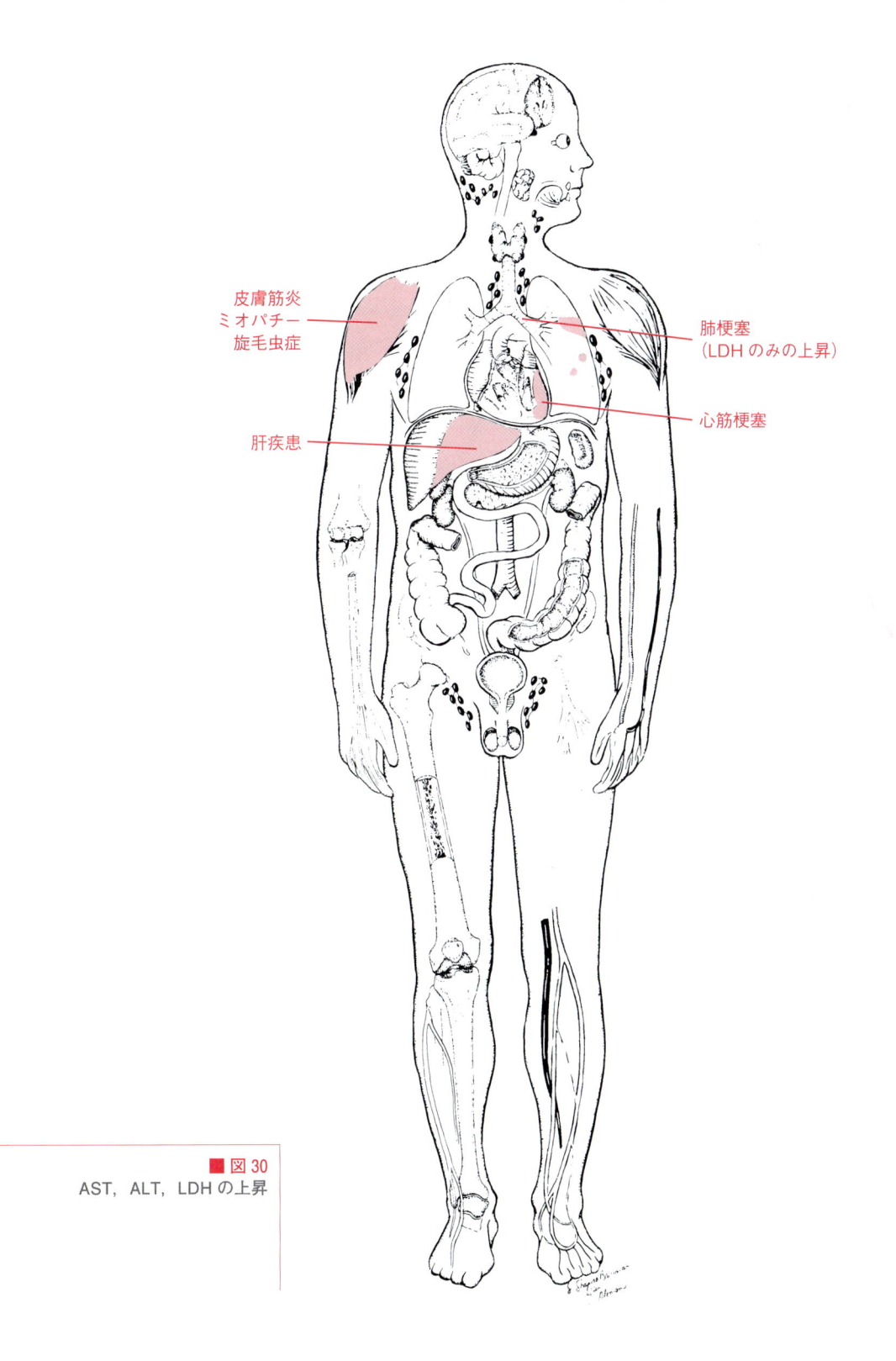

図中ラベル:
- 皮膚筋炎
- ミオパチー
- 旋毛虫症
- 肺梗塞（LDHのみの上昇）
- 心筋梗塞
- 肝疾患

■ 図30
AST, ALT, LDHの上昇

◎その他の有用な検査【適応】
1. 血算【感染症】
2. 赤沈【炎症】
3. 抗酸菌(AFB)や真菌の塗抹培養
4. ツベルクリン反応
5. VDRL試験【梅毒】
6. 脳, 乳様突起, 錐体部のCT【腫瘍, 乳様突起炎, 真珠腫】
7. 生検
8. 聴力検査(ティンパノメトリー)【中耳炎】
9. 放射性ヨウ素標識アルブミン(RISA)検査【髄液耳漏】

■図31
耳漏

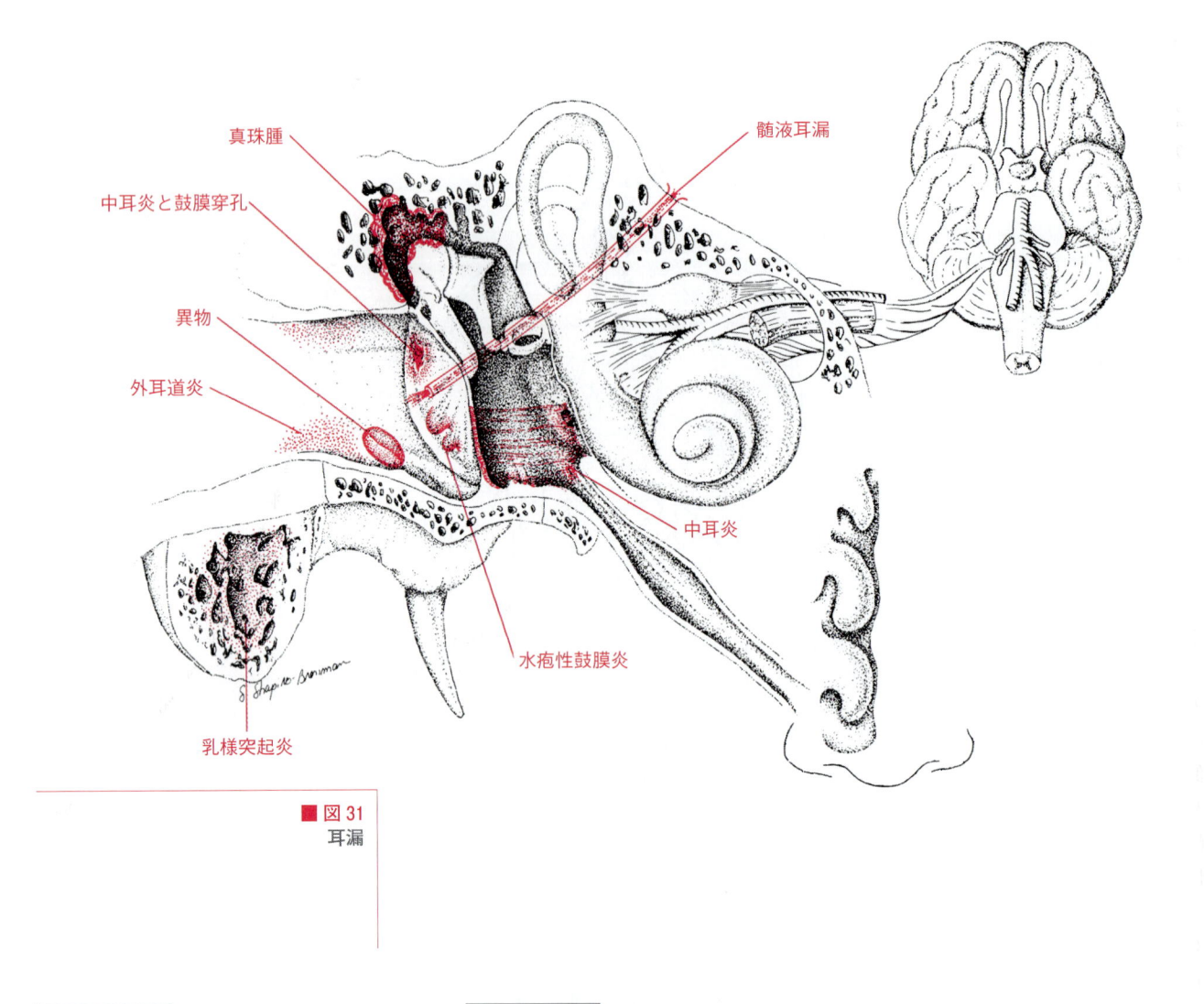

真珠腫／中耳炎と鼓膜穿孔／異物／外耳道炎／乳様突起炎／水疱性鼓膜炎／中耳炎／髄液耳漏

Auscultatory signs of pulmonary disease
肺の聴診

　このトピックが鑑別疾患の本に含まれていてよいのか疑問であるが，患者を診察するときに聴診所見によってあらゆる鑑別疾患を挙げられることは臨床医にとって重要であるので，ここで取り上げることとした。どんな所見でも，たいてい肺や心臓の疾患を考えることになる。まれに肺や心臓以外の臓器の疾患が，肺に広がることもある。VINDICATEの語呂合わせを原因別に使用してこのトピックを相互参照すれば，鑑別疾患を挙げるのに役立つ。

◆肺

V　**Vascular**（血管）　血管障害には，肺塞栓症，肺梗塞，Goodpasture病が含まれる。

I　**Inflammatory**（炎症）　炎症性疾患には，ウイルス性，細菌性，結核性，寄生虫性，真菌性肺炎と肺膿瘍が含まれる。胸膜炎も考えておく。

N　**Neoplasm**（腫瘍）　腫瘍には，肺癌（原発性あるいは転移性）や気管支腺腫が含まれる。

D　**Degenerative**（変性）　変性疾患には，肺気腫や肺線維症が含まれる。

I　**Intoxication**（中毒）　中毒には，塵肺症やニトロフラントインのような薬物による肺障害が含まれる。

C　**Congenital**（先天性）　先天性疾患には，嚢胞性線維症，α₁アンチトリプシン欠損症，気管支拡張症，肺胞蛋白症，無気肺，肺嚢胞が含まれる。

A　**Autoimmune**（自己免疫性）　自己免疫性疾患には，関節リウマチ，全身性エリテマトーデス，Wegener肉芽腫症，結節性動脈周囲炎，強皮症が含まれる。**A**はまた，**Allergic disease**（アレルギー性疾患）も表しており，喘息やLöffler症候群が含まれる。

T　**Trauma**（外傷）　外傷には，気胸，血気胸が含まれる。

E　**Endocrine**（内分泌）　内分泌疾患には，カルチノイド症候群による気管支収縮がある。

◆心臓

V　**Vascular**（血管）　心臓の血管障害で聴診所見を聴取できるのは，心筋梗塞や高血圧に伴ううっ血性心不全，心不全

をきたす不整脈である。

I　Inflammatory（炎症）　心臓の炎症性疾患は肺も侵す。亜急性もしくは急性の心内膜炎が，右心系を侵したときに肺の塞栓症を引き起こす可能性がある。心筋炎は心不全の原因となり，心膜炎は胸水の原因となる。

N　Neoplasm（腫瘍）　心臓の腫瘍が肺を侵すことはまれである。

D　Degenerative（変性）　変性疾患には，筋ジストロフィーやその他の心筋症が含まれる。

I　Intoxication（中毒）　中毒では，心不全を伴ったアルコール性心筋症や，塞栓症を引き起こす不整脈などを覚えておく。ジギタリスなどの循環器の薬物も同様である。電解質異常もここで考えておく。

C　Congenital（先天性）　先天性心疾患では，心不全を引き起こすようなさまざまな疾患を考えておく。

A　Autoimmune（自己免疫性）　自己免疫性疾患では，特に全身性エリテマトーデスや強皮症，アミロイドーシスは，心臓や肺を侵す。

T　Trauma（外傷）　外傷性心膜血腫や心臓の動脈瘤が，肺の聴診所見の異常の原因となる。

E　Endocrine（内分泌）　甲状腺機能亢進症や甲状腺機能低下症，先端巨大症，糖尿病などの内分泌疾患は心臓を侵し，うっ血性心不全や肺水腫を引き起こす。高血圧の内分泌的な原因（アルドステロン症やCushing症候群）は，高血圧性心血管障害やうっ血性心不全を引き起こす。

◆**その他の臓器による疾患**

V　Vascular（血管）　血管では，静脈炎からの肺塞栓症が挙げられる。

I　Inflammation（炎症）　炎症には，塞栓性膿瘍や肺炎，肺結核，野兎病，ペスト，エキノコックス症，ウェステルマン肺吸虫症，ヒストプラスマ症などが含まれる。敗血症でのショック肺も原因となる。

N　Neoplasm（腫瘍）　腫瘍では，その他の臓器からの転移性腫瘍が示唆される。Meigs症候群もここで考えておく。

D　Degenerative（変性）　変性疾患はここでは特にない。ただし，胸水はネフローゼや肝硬変が原因であることがある。

I　Intoxication（中毒）　塗装用シンナー（テレピン油）などの肺を潜在的に侵す物質の吸入で，中毒が起こる可能性がある。誤嚥性肺炎はこのカテゴリーで考えておく。

C　Congenital（先天性）　先天性疾患，特に神経疾患や食道閉鎖が，繰り返す肺炎の原因となる。

A　Autoimmune（自己免疫性）　自己免疫性疾患については上述した。

T　Trauma（外傷）　外傷や熱傷は，ショック肺によって肺水腫の原因となる。

E　Endocrine（内分泌）　内分泌疾患も上述した。

◎**診断へのアプローチ**

臨床的に所見をグループごとにまとめると，鑑別診断の幅を狭めることができる。

ラ音
1. 両側の捻髪音があり，濁音を認めず，呼吸音が正常な場合には，肺水腫，肺炎を示唆する。
2. 部分的な捻髪音と肺胞呼吸音の減弱，打診での濁音，触覚振盪音と声音振盪の増強は，大葉性肺炎や肺梗塞を示唆する。
3. 濁音を伴わず，気管支呼吸音の増強を伴う両側の軋轢音や笛声音は，喘息，慢性気管支炎，肺気腫，急性気管支炎や細気管支炎，心臓喘息を示唆する。
4. 下部の濁音と上部の共鳴亢進音を伴う部分的な捻髪音や空壺性呼吸音は，肺膿瘍や空洞を示唆する。

共鳴亢進音［訳注：打診で高い鼓音になること］
1. 両側の呼吸音の減弱と軋轢音を伴う両側の共鳴亢進音は，肺気腫や喘息を示唆する。
2. 呼吸音の減弱や消失を伴う部分的な共鳴亢進音があり，ラ音が聞こえないことは，気胸を示唆する。
3. 正常もしくはわずかに減弱した呼吸音と部分的な共鳴亢進音は，巨大ブラの存在を示唆する。

濁音と平坦音
1. 呼吸音の減弱に伴った濁音があり，ラ音が聞こえないことは，無気肺や胸水（膿胸，うっ血性心不全，肺梗塞に伴う）を示唆する。無気肺では，濁音界の直上で共鳴亢進音やヤギ声は聴取されない。
2. 呼吸音の減弱と捻髪音を伴った濁音は，肺炎や肺梗塞を示唆する。気管支声も聴取するならば，胸水は存在しないだろう。気管支声は聴取しないが，濁音界直上で共鳴亢進音やヤギ声が聴取できる場合，胸水の合併を考えるべきである。

◎**検査**

捻髪音が聴取される場合は速やかに喀痰の塗抹検査や培養検査を行うべきであり，できればツベルクリン反応，静脈圧や循環時間の測定，胸部X線撮影，心電図を診断確定のために行うべきである。胸部X線撮影で浸潤影を認めず，患者の呼吸状態が安定していれば，呼吸機能検査が役立つかもしれない。時間肺活量が正常で，肺活量の減少が認められた場合，診断としてうっ血性心不全が最も疑わしい。急性期では，ショック肺や急性呼吸促迫症候群（ARDS）を必ず考えておかなくてはならない。

◎**その他の有用な検査【適応】**
1. 血算【肺炎】
2. 赤沈【肺炎】
3. ツベルクリン反応
4. 喀痰塗抹培養【肺炎】

■図32
腋窩腫瘤

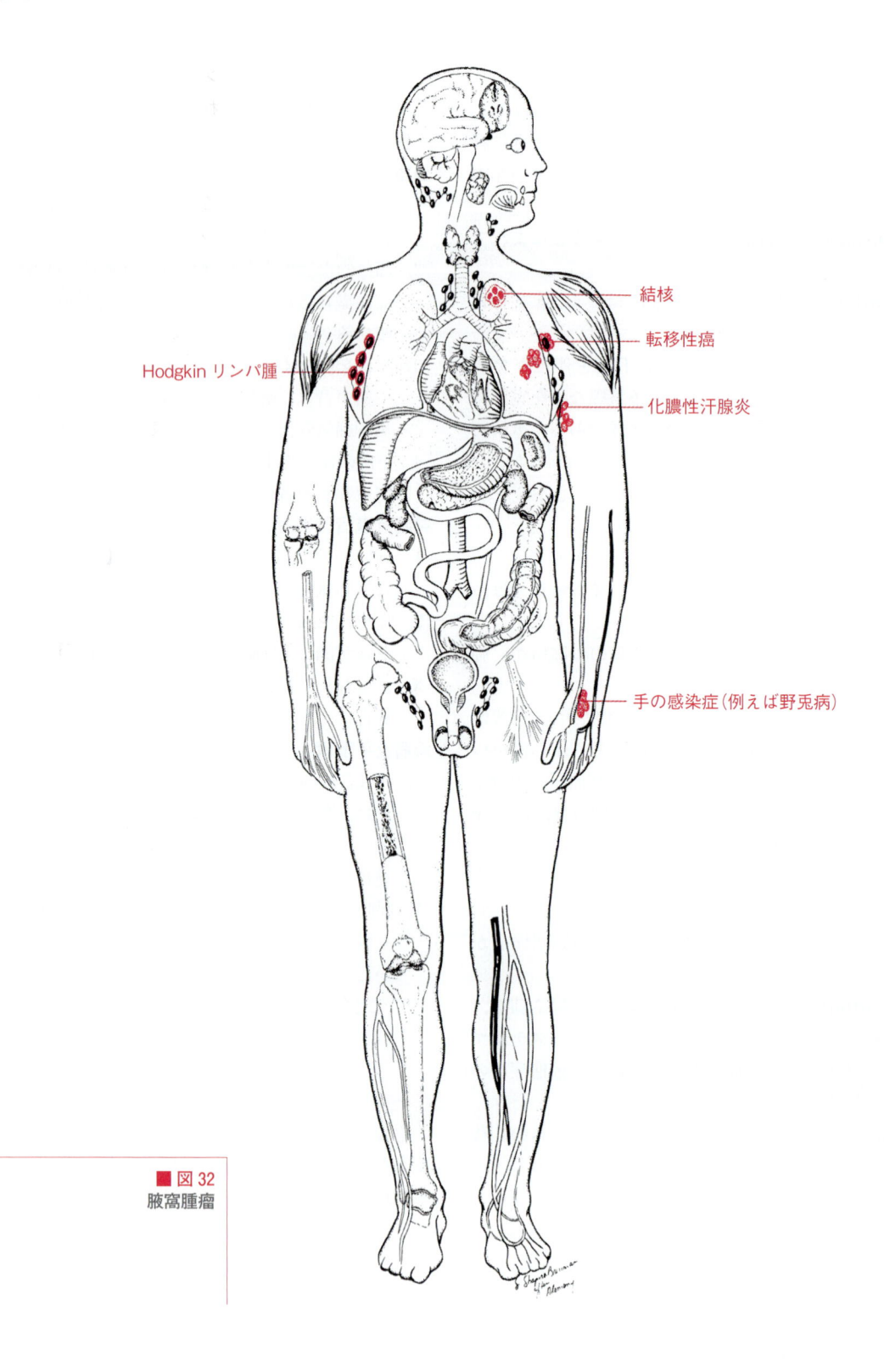

（結核／転移性癌／化膿性汗腺炎／Hodgkin リンパ腫／手の感染症（例えば野兎病））

5. 真菌に対する喀痰塗抹培養【ヒストプラスマ症など】
6. 喀痰細胞診【肺癌】
7. 抗核抗体【膠原病】
8. コクシジオイジン皮膚検査
9. ヒストプラスミン皮膚検査
10. ブラストマイシン皮膚検査
11. 関節リウマチ検査（リウマチ因子）【関節リウマチの肺合併症】
12. Kveim 反応【サルコイドーシス】
13. 手のX線【サルコイドーシス】
14. リンパ節生検【腫瘍，サルコイドーシス】
15. 気管支鏡【腫瘍】
16. 胸部CT【腫瘍，気管支拡張症】
17. 心エコー【うっ血性心不全，心臓弁膜症】

18. 肺生検【腫瘍】
19. HIV 抗体価【AIDS】

Axillary mass
腋窩腫瘤

　右の腋窩に腫瘤を触れた場合，リンパ節であるとまず考えるだろう．実際ほとんどのケースで結局これは正しいのであるが，まずは皮膚や皮膚腺，リンパ節，腋窩動脈，皮下組織，筋肉，肋骨などの**解剖**を考えるのがよい方法である．リンパ節腫脹に加えて，脂腺嚢胞や化膿性汗腺炎などの皮膚疾患についても考える必要がある．蜂巣炎や脂肪腫，副乳房などの皮下組織の病変，そして腋窩動脈瘤や原発性および転移性の肋骨腫瘍などについても考える必要がある．

　リンパ節はおもに感染症や悪性腫瘍に侵される．その他のリンパ節群(例えば前頸部や鼠径部)が侵されているとしたら，全身性のリンパ節腫脹をきたす疾患を鑑別に考える必要がある(p.296)．局所のリンパ節腫脹の場合，そのリンパ節にリンパ液が流入するエリアの感染症を探す．それは上腕や手の小さな傷からの感染であったり，肺や乳房，背中の感染かもしれない．野兎病は手の傷がほんのささいなものであっても，腋窩リンパ節の腫脹をきたす．結核や放線菌症(アクチノミセス症)などの真菌感染症によっても腋窩リンパ節は侵されるが，肺の感染症で腫脹する部位でもある．

　感染症が除外されたのならば，悪性腫瘍を考えなければならない．Hodgkin リンパ腫，乳癌，肺癌は，最も頻度が高い悪性腫瘍であるが，リンパ肉腫や他の部位からのリンパ節転移についても考えなければならない．

◎診断へのアプローチ
　滲出液を伴う圧痛のある片側の腋窩腫瘤は，脂腺嚢胞や化膿性汗腺炎であることが多い．これらは，切開排膿と滲出液の培養検査，抗菌薬の投与が必要となる．感染が治療された後，切除する．片側の圧痛を伴わない腫瘤は，転移性リンパ節腫脹か Hodgkin リンパ腫である可能性が高い．リンパ節生検が適応となる．リンパ節が胸部や上肢の感染症に関連しているのであれば，感染症が落ち着けばリンパ節腫脹もおさまる．両側の腋窩リンパ節腫脹は，より詳しい精査を行う(p.296)．

◎その他の有用な検査【適応】
1. 針生検と培養検査，感受性検査【感染症】
2. 血算
3. 赤沈【炎症】
4. 生化学【転移性腫瘍，全身性の感染症】
5. ツベルクリン反応
6. Kveim 反応【サルコイドーシス】
7. コクシジオイジン皮膚検査【コクシジオイデス症】
8. 胸部 X 線【結核，腫瘍】
9. マンモグラフィ【腫瘍】
10. リンパ管造影【Hodgkin リンパ腫】
11. 動脈造影【腋窩動脈瘤】
12. 試験手術

B

Back mass
背部腫瘤

　患者が背中の腫瘤を訴えることは少なくない。その多くは脂腺囊胞または脂肪腫であるが，その他の原因も考える必要がある。**解剖**が重要であり，**MINT** という語呂合わせを適用すれば，ほぼすべての病変の鑑別をカバーできる。

◆皮膚

M　**Malformation**(奇形)　毛巣囊胞，脂腺囊胞。
I　**Inflammation**(炎症)　癰，癤。
N　**Neoplasm**(腫瘍)　血管腫，神経線維腫，脂肪腫，転移性腫瘍。
T　**Trauma**(外傷)　挫傷。

◆皮下組織と筋膜

M　**Malformation**(奇形)　Petit ヘルニア(外腹斜筋，広背筋，腸骨稜で囲まれる部位からのヘルニア)。
I　**Inflammation**(炎症)　リウマチ結節や膿瘍。
N　**Neoplasm**(腫瘍)　前述のものが該当する。
T　**Trauma**(外傷)　挫傷や裂創。全身浮腫をきたす疾患は背中の浮腫を生じる。

◆筋肉

　原発性線維筋炎では，筋肉が結節状になることがある。滑液包 bursa が著明に腫大することがある。外傷による筋肉・腱の破裂が腫瘤を呈することがある。背部外傷による筋痙攣は，「腫瘤」と感じさせるほど硬直することもある。

◆骨

　骨病変の多くは，背部の深部にあることが多い。
M　**Malformation**(奇形)　二分脊椎は潜在性の場合や，髄膜瘤や髄膜脊髄瘤として腫大している場合がある。
I　**Inflammation**(炎症)　結核性脊椎炎(脊椎カリエス，Pott 病)による突背。
N　**Neoplasm**(腫瘍)　転移性腫瘍や多発性骨髄腫が皮膚へ浸潤したもの。
T　**Trauma**(外傷)　骨折による転位や，脊椎の骨膜血腫。

◆腹膜組織

　腎臓の Wilms 腫瘍や腎周囲膿瘍は，背部腫瘤を形成することがある。

◎診断へのアプローチ

　皮膚病変に対しては，切除や生検が有用である。深部の腫瘤に対しては，CT や骨シンチで状態を確認してからアプローチする。髄膜瘤などの先天性病変が疑われた場合は，神経外科にコンサルトが必要となる。

◎その他の有用な検査【適応】

1. 胸椎・腰仙骨脊椎の X 線【形成異常，腫瘍】
2. 胸椎・腰椎の MRI【形成異常，腫瘍】
3. IVP【Wilms 腫瘍，腎周囲膿瘍】
4. ツベルクリン反応
5. 血清蛋白電気泳動【多発性骨髄腫】
6. 脊髄造影
7. 試験手術

Baldness
脱毛症，禿頭症

　HAIR という語呂合わせが有用である。H は **Hereditary baldness**(先天性脱毛症)と **Hormonal baldness**(ホルモン性脱毛症，例えば甲状腺機能低下症や甲状腺機能亢進症)，A は **Alopecia areata**(円形脱毛症)と **Autoimmune disease**(自己免疫性疾患，例えば全身性エリテマトーデス)を指す。I は，**Inflammatory condition**(炎症，特に頭部白癬，膿痂疹，あるいは長期間の発熱を伴う炎症)，または **Intoxication**(中毒。ヒ素や金療法によるものが重要)である。R は，**Radiation**(放射線)を指す。今日，癌患者は多く，放射線治療による脱毛は多い。

◎診断へのアプローチ

　落屑性病変があれば擦過標本と Wood 灯検査が，頭部白癬をエリテマトーデスやその他の病変と区別するのに有用である。その他の皮膚病変には，皮膚生検が有用であることが多い。真菌や感染症ではなく，甲状腺機能試験も正常であった場合，皮膚科にコンサルトするのが賢明である。全般的な脱毛の場合，性腺機能低下を除外するために，黄体形成ホルモン(LH)，卵胞刺激ホルモン(FSH)，テストステロン，エストロゲンを検査するのもいいかもしれない。

Back mass | 背部腫瘤

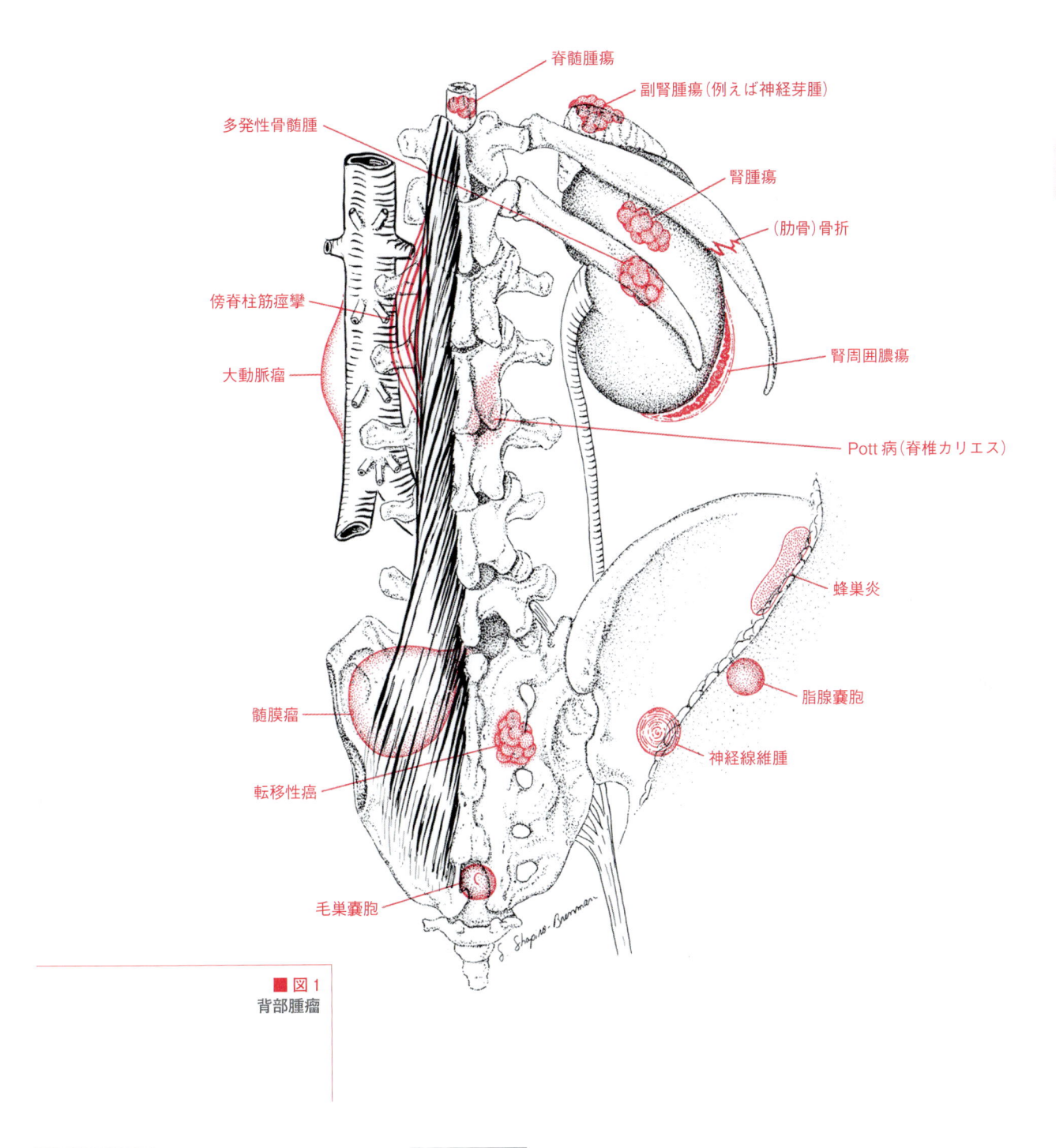

■ 図1
背部腫瘍

(図中ラベル:)
- 脊髄腫瘍
- 副腎腫瘍(例えば神経芽腫)
- 多発性骨髄腫
- 腎腫瘍
- (肋骨)骨折
- 傍脊柱筋痙攣
- 大動脈瘤
- 腎周囲膿瘍
- Pott病(脊椎カリエス)
- 蜂巣炎
- 脂腺囊胞
- 髄膜瘤
- 神経線維腫
- 転移性癌
- 毛巣囊胞

Bleeding under the skin
皮下出血

　皮膚,皮下組織,血管壁,血液の疾患が,皮下出血または紫斑を生じる。**解剖学**および**生理学**の知識が,鑑別診断に必要である(**表12**)。**皮膚**は,感染症からの出血を起こす。例えば天然痘や疥癬,水痘,麻疹があり,特に瘙痒で患部を傷つけたりした場合は出血することがあるが,この意味では虫刺されも同様である。局所または転移性の腫瘍が皮膚の出血を起こすこともあるし,皮膚の変性(老化)は老人性紫斑の原因となる。皮膚の出血の最大の原因は,外傷である。

　皮下組織の疾患として,Ehlers-Danlos症候群や弾力線維性仮性黄色腫による出血がある。**血管壁**は,多くの原因で損傷を受ける。感染症で最も重要なものは亜急性細菌性心内膜炎と髄膜炎菌血症であるが,腸チフス,Weil病,ロッキー山紅斑熱も忘れてはならない。全身性の腫瘍は血管壁に浸潤して(例えば白血病など)皮下出血の重要な原因となるが,たいていは血小板減少症を起こし,紫斑の原因となる。血管壁の変性や栄養素欠乏症(例えば壊血病など)は,紫斑のまれな原因である。中毒症は,骨髄抑制による血小板減少と関連することが多い。先天性の毛細血管拡張などの先天性疾患も,

■ 表12 皮下出血(紫斑)

	V Vascular (血管)	I Inflammatory (炎症)	N Neoplasm (腫瘍)	D Degenerative (変性)	I Intoxication (中毒)	C Congenital (先天性)	A Allergic(アレルギー性) Autoimmune(自己免疫性)	T Trauma (外傷)	E Endocrine (内分泌)
皮膚		天然痘 疥癬 水痘 麻疹	局所および転移性腫瘍	老人性紫斑				虫刺され 引っ掻き傷(最も多い原因)	
皮下組織						Ehlers-Danlos症候群 弾力線維性仮性黄色腫			
血管壁		亜急性細菌性心内膜炎 髄膜菌敗血症 腸チフス Weil病 ロッキー山紅斑熱	白血病(全身性の腫瘍)	壊血病	毛細血管拡張症(先天性) von Willebrand病	Henoch-Schönlein紫斑病 結節性動脈周囲炎		静脈瘤破裂 圧挫損傷 百日咳 打撲	Cushing症候群 Waterhouse-Friderichsen症候群
血液			白血病 発育過多 骨髄癆性貧血	再生不良性貧血	金製剤の注射 サリチル酸 ヨウ化カリウム キニジン 麦角/ヘパリン/クマリン療法 サリチル酸中毒	血友病 von Willebrand病 遺伝性血小板無力症	特発性血小板減少性紫斑病 全身性エリテマトーデス		

■図2
皮下出血

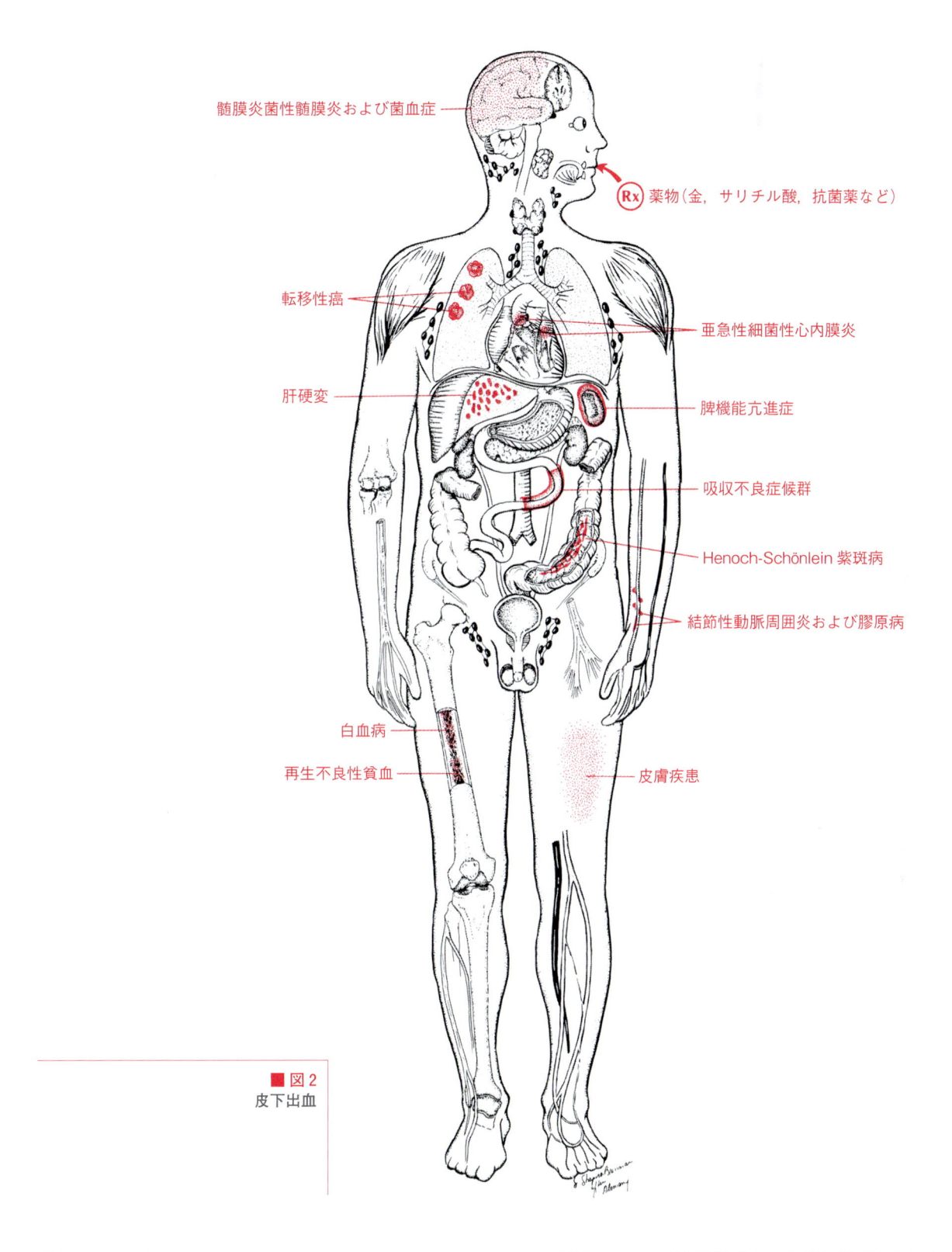

忘れてはならない。

アレルギー性と自己免疫性疾患は（ステロイドや免疫抑制薬などで）治療可能な疾患であるため、最も重要である。Henoch-Schönlein 紫斑病は重要なアレルギー性血管炎であるが、結節性動脈周囲炎も重要である。外傷の重要性は、皮膚のところで述べたものと同様である。静脈瘤の破裂、圧挫損傷、百日咳、挫傷などが、紫斑の原因となる。Cushing 症候群などの内分泌異常も、血管性紫斑をきたす。

紫斑の原因として**血液疾患**が占める位置は大きい。血小板の抑制や破壊亢進を引き起こすさまざまな疾患が原因となる。金注射、サリチル酸摂取、ヨウ化カリウム、キニジン、麦角、抱水クロラールなどは、中毒の原因の一部である。すべての薬物は（そうでないとわかるまで）紫斑の原因となりうると考えたほうがよい。白血病による骨髄増殖は、血小板減

少のために紫斑の原因となるが，その他の腫瘍の骨髄浸潤による骨髄癆性貧血も考えなければならない。自己免疫性疾患では，特発性血小板減少性紫斑病(ITP)や全身性エリテマトーデスが，紫斑の鑑別に挙がる。

変性疾患では，再生不良性貧血が鑑別に挙がるが，しばしば薬物による骨髄抑制が原因となっていることがある。先天性疾患では，血友病などの凝固異常が原因であることが多いが，ヘパリンやワルファリン(ジクマロール)が原因となっていることもある。外傷や内分泌疾患の多くは，紫斑の原因とはならない。血小板数が正常であっても，血小板の(機能)異常をもたらす疾患があるため，血餅退縮時間をスクリーニングとして行い，遺伝性血小板無力症やサリチル酸中毒を除外する必要がある。

◎診断へのアプローチ

紫斑へのアプローチは，服薬歴・家族歴に関して問診し，凝固検査を行い，止血帯試験やその他の検査を考慮する。原因がわからない場合は，血液内科にコンサルトしたほうがよい。

◎その他の有用な検査【適応】

1. 血算【再生不良性貧血，白血病，膠原病】
2. 赤沈【全身性の感染症，炎症】
3. 凝固時間【血友病，播種性血管内凝固(DIC)】
4. 部分トロンボプラスチン時間【血友病，DIC】
5. 出血時間【血管炎，血管性紫斑病】
6. プロトロンビン時間【肝疾患，薬物中毒など】
7. 血小板数【再生不良性貧血，白血病，膠原病，ITP】
8. 毛細血管抵抗試験(Rumpel-Leede 試験)【血管性紫斑病，ITP，膠原病】
9. トロンボプラスチン形成試験【DIC，血友病】
10. 骨髄穿刺【白血病，再生不良性貧血，骨髄癆性貧血】
11. 抗核抗体【膠原病】
12. 血液培養【敗血症，DIC】
13. Coombs 試験【自己免疫性疾患】
14. モノスポット試験【伝染性単核球症】
15. 腹部 CT【腫瘍，脾腫】
16. 皮膚生検【Ehlers-Danlos 症候群など】
17. 筋生検【膠原病】
18. 肝臓-脾臓シンチ【腫瘍転移，脾腫】
19. 骨シンチ【転移性癌】
20. フィブリン分解物(FDP，D ダイマー)【DIC】

症例検討　#7

10 歳の女児が急性の発熱，頭痛，悪心，嘔吐で救急室を受診した。X 線撮影に向かう途中に体幹と四肢に紫斑が出現した。

問 1. 上記の方法から考えると，鑑別は何か？

神経学的所見では，項部硬直・Kernig 徴候が認められたが，その他の神経学的異常は認められなかった。

問 2. 最も可能性の高い診断は何か？

(解答は付録 B 参照)

Blurred vision, Blindness, and Scotomata
かすみ目，失明，視野暗点

かすみ目や失明の原因は，**解剖学**的に考えるのが一番よい。光の道筋を目から神経系へとたどることにより，目や神経のさまざまな疾患を想起できる。

結膜(conjunctiva)：化学性，アレルギー性，感染性の結膜炎が，かすみ目の原因になることがあるが，失明に至ることはまれである。翼状片は，角膜を遮り，視野異常の原因になることがある。トラコーマ(クラミジアによる角結膜炎)は治療しないと失明の原因となりうる。

角膜(cornea)：異物，角膜炎，ヘルペス潰瘍，円錐角膜が，かすみ目や失明の原因となりうる。先天性梅毒は，進行性の間質性角膜炎を引き起こす。トラコーマは，角膜潰瘍とかすみ目の原因となる。

Schlemm 管：虹彩と角膜の間に Schlemm 管があるが，この部分の閉塞が緑内障の病態生理である。

虹彩：サルコイドーシスや結核，ヒストプラズマ症が，虹彩炎の原因として考えられる。**虹彩毛様体炎**は，水晶体と虹彩の両者が侵されたときに起こる。

水晶体：白内障と屈曲異常が，かすみ目の最多の原因の 2 つである。白内障の原因として，糖尿病や筋緊張性ジストロフィー，ガラクトース血症などの全身性疾患がある。白内障は，先天性や加齢性，外傷後でも起こる。また，精神遅滞を伴うことがある。屈曲異常には，近視，遠視，乱視があり，これらの多くは修正可能である。Marfan 症候群では水晶体脱臼が生じることがある(付録 A)。

硝子体液：硝子体液の出血やトリグリセリドの沈着(網膜脂血症)は，かすみ目の原因となる。

網膜：梅毒，結核，トキソプラズマ症，網膜色素変性症，糖尿病からの増殖性網膜症などにより起こる脈絡網膜炎は，かすみ目と失明の原因となる。網膜剥離の原因ともなる。網膜出血や，高血圧・糖尿病・全身性エリテマトーデス・再生不良性貧血・亜急性細菌性心内膜炎による網膜滲出物も，かすみ目や失明の原因となる。

網膜動脈：高齢者の網膜動脈閉塞症は，かすみ目や失明の重要な原因である。塞栓，血栓，側頭動脈炎による血管炎などが閉塞の原因となる。片頭痛や避妊ピルなども考慮する必要があるが，閃光暗点がある場合は特に片頭痛を鑑別に挙げる必要がある。

■ 図3
かすみ目，失明，視野暗点

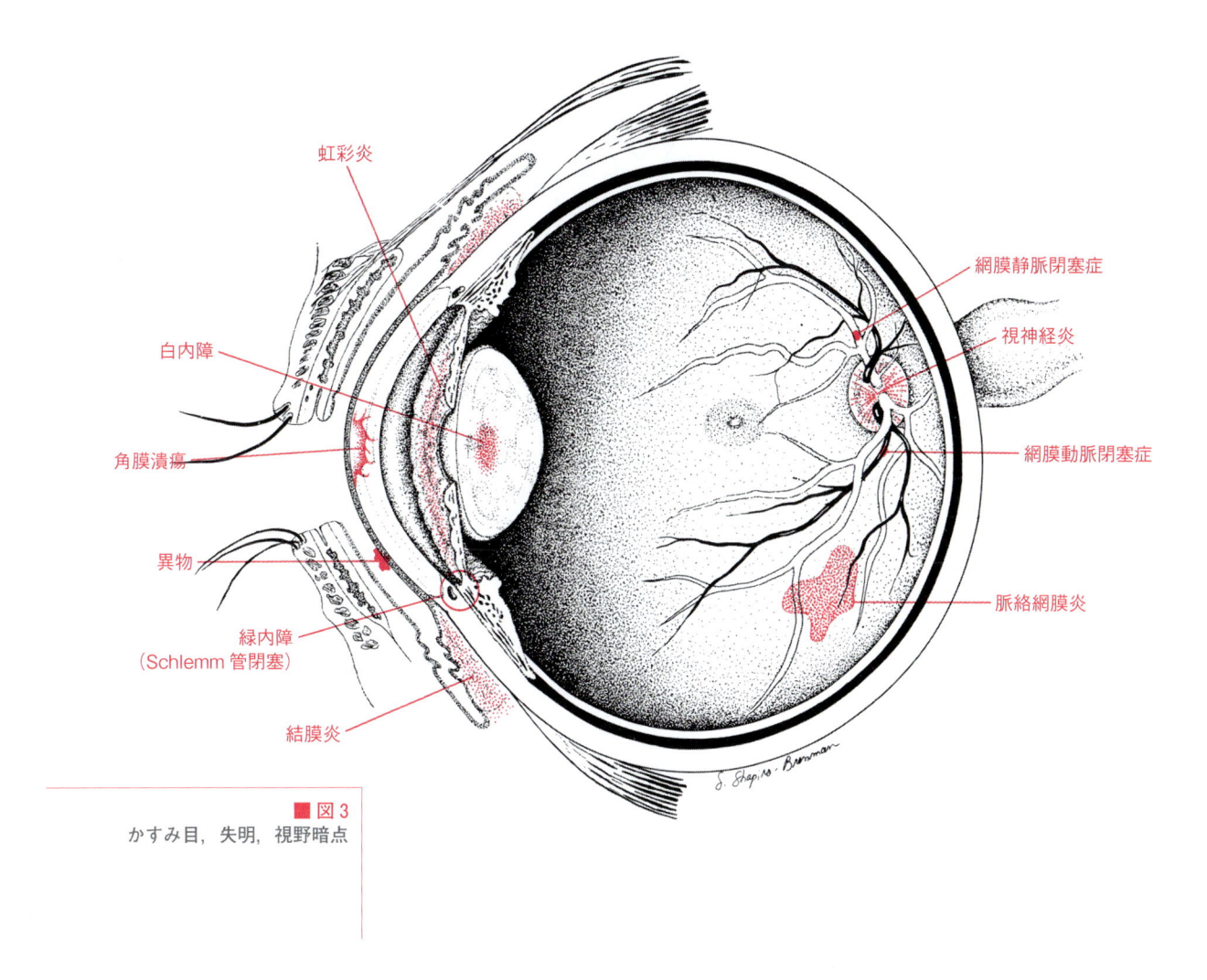

網膜静脈：網膜静脈閉塞症が鑑別に挙がる．海綿静脈洞の血栓は，両側のかすみ目や失明を引き起こす．

視神経：乳頭浮腫，視神経炎，視神経萎縮が重要である．乳頭浮腫は，頭蓋内占拠性病変によって起こることが多いが，高血圧や良性頭蓋内圧亢進症も鑑別に挙げる必要がある．視神経炎では，多発性硬化症や神経梅毒，結核，糖尿病，副鼻腔炎，鉛中毒を考える．視神経萎縮は，梅毒，メチルアルコール中毒，遺伝性視神経萎縮，Foster Kennedy症候群（前頭葉腫瘍），その他の先天性異常によって生じるが，網膜疾患が原因の場合もある．眼窩骨折によっても視神経が障害されることがある．

視神経交叉：下垂体腫瘍，蝶形骨縁髄膜腫，第3脳室のコロイド嚢胞，動脈瘤，海綿静脈洞の血栓が鑑別に挙がる．梅毒や結核性骨髄炎が視神経交叉を巻き込んだり，上咽頭からのSchmincke腫瘍が視神経交叉に伸展することがある．頭蓋底骨折はまれに視神経交叉の障害を起こすことがある．

視索・視放線・後頭皮質：頭蓋内血腫，脳血栓・塞栓，一過性虚血発作（TIA），脳動脈瘤，脳腫瘍，脳膿瘍が，これらの構造へ影響を与えうる．急性・慢性の脳炎の一部もこれらを障害し，かすみ目や失明の原因となることがある．脳底動脈起始部から両側の後脳動脈における部分での閉塞は，皮質盲となる．幼児の頭部外傷は，一過性の皮質盲を起こすことがあるが，多くの場合で視神経学的所見は陰性である．

◎診断へのアプローチ

急性のかすみ目においては，拡大鏡と蛍光染色で丁寧に目を診察して，異物や潰瘍を除外することが重要である．眼底鏡は，視神経炎や網膜静脈閉塞症を診断することができる．対面法による視野検査では，視野欠損が判明する．これらの検査が正常であったら，緑内障を否定するために，眼圧を測定する．片頭痛の既往，避妊ピル，アルコール飲酒に関して問診する．側頭部の頭痛を認めたら赤沈を測定し，高齢者では特に側頭動脈炎を考え，早急にステロイド投与と神経内科への紹介を検討する．その他の場合は，眼科へのコンサルトが必要である．眼科では，視野測定や細隙灯によって視野検査を行い，屈折異常を調べることになる．もし他の神経学的所見があれば，CT，頭蓋骨X線写真，脊椎穿刺を考慮する．これは神経内科へのコンサルトにより決定できる．

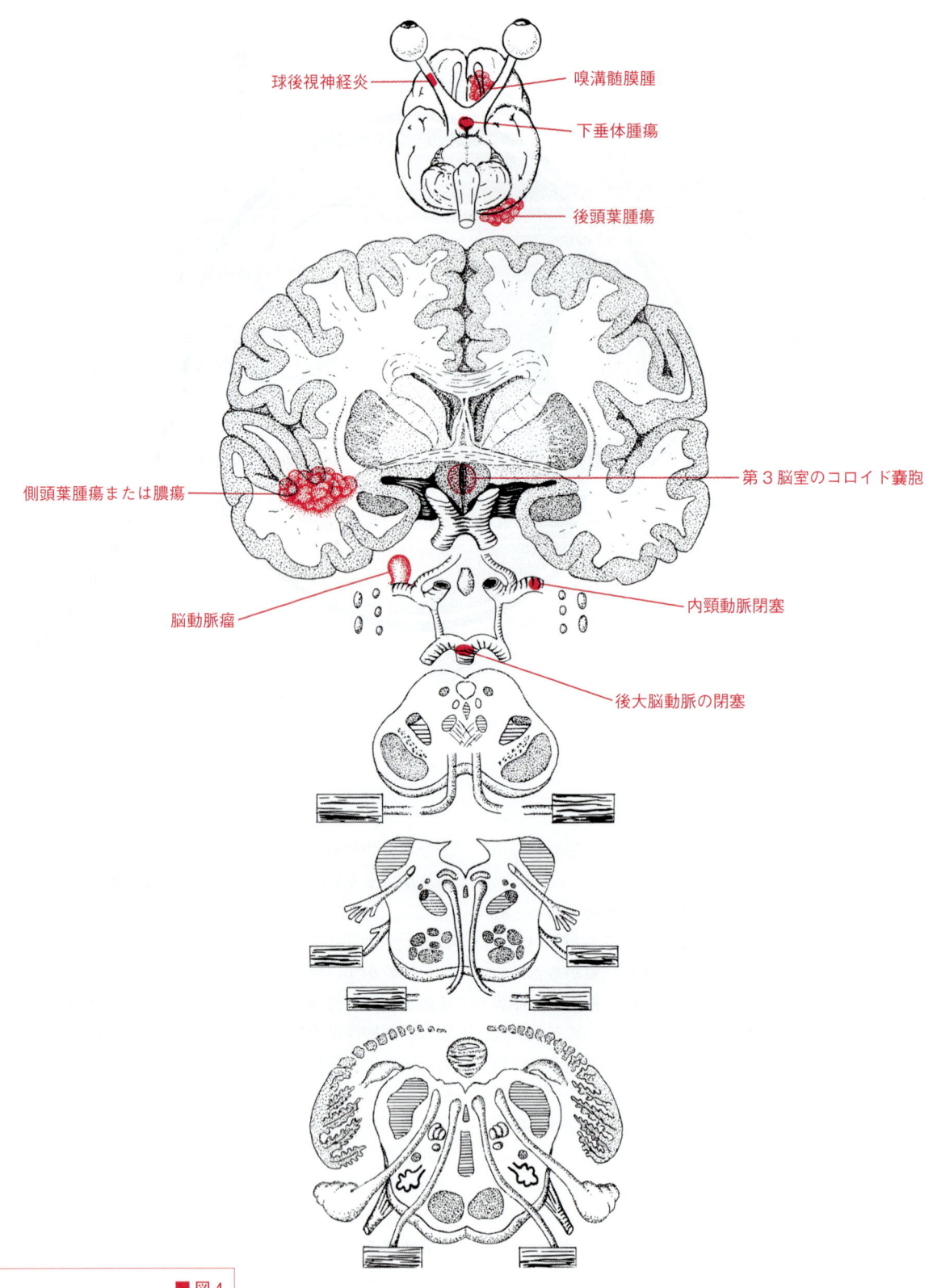

■ 図4
かすみ目，失明，視野暗点

> **症例検討 #8**
> 66歳の糖尿病の白人女性が，急性の右目のかすみで救急室に運ばれてきた．
> **問1.** 上記の方法から考えると，鑑別診断は何か？
> 　神経学的所見は，右目の視野狭窄，中枢性の左顔面麻痺，左上下肢の脱力，左のBabinski反射陽性であった．
> **問2.** あなたの診断は何か？
> （解答は付録B参照）

◎その他の有用な検査【適応】

1. VDRL試験【梅毒】
2. 中毒スクリーニング【薬物中毒】
3. ツベルクリン反応
4. ヒストプラスマ皮膚検査
5. 血清ヒストプラスマ検査
6. トキソプラズマ血清検査
7. Kveim反応【サルコイドーシス】
8. MRI【脳腫瘍】
9. 視覚誘発電位【多発性硬化症】
10. 抗核抗体【膠原病】
11. 下垂体機能
12. 脳血管造影
13. 相対的求心性瞳孔反応障害（RAPD）［訳注：一側の求心路に障害があるとき，交互対光反応試験で健側眼から患側眼に光をあてると，健側の間接対光反射のほうが強いために，患側眼は光があたっているにもかかわらず散瞳する反応］【緑内障，網膜剥離】

Bradycardia
徐脈

徐脈（心拍数60回/min以下）が通常の診察でみつかることは少なくない．心臓の伝導系を考えると，洞不全症候群，房室（A-V）結節リズム，またはA-Vブロックが挙げられるが，これらの疾患の多くの原因を鑑別として挙げる助けにはならない．ここではVINDICATEが役に立つ．

V　Vascular（血管）　心筋梗塞（特に下壁梗塞，前壁中隔梗塞）が含まれる．動脈硬化も伝導系局所の虚血の原因となりうる．

I　Inflammatory（炎症）　ウイルス性心筋炎，ジフテリア，Chagas病．

N　Neurologic（神経学的）　血管迷走神経性失神（失神に多い），脳振盪または頭蓋内圧亢進の原因となるもの（例えば，くも膜下出血や脳腫瘍）が考えられる．心臓の**Neoplasm**（腫瘍）はまれである．

D　Degenerative（変性）や**Deficiency**（欠乏）　脚気や心筋線維弾性症が挙げられる．

I　Intoxication（中毒）　アルコール性心筋症，ジキタリス，プロプラノロール（インデラル），プロカインアミド，キニジンやその他の心臓薬の影響や中毒による．クロロチアジド利尿薬による低カリウム血症や，尿毒症，トリアムテレン，スピロノラクトンによる高カリウム血症などが挙げられる．

C　Congenital（先天性）　徐脈を引き起こすものには，多くの先天性心疾患，鎌状赤血球貧血，糖原病，筋ジストロフィー症がある．

A　Autoimmune（自己免疫性）　自己免疫性の疾患は，徐脈や房室ブロックの大きな原因を占める．サルコイドーシス，アミロイドーシス，全身性エリテマトーデス，リウマチ熱が特に重要である．

T　Trauma（外傷）　頻度は高くないが，穿通性外傷は伝導系に障害をきたすことがある．

E　Endocrine（内分泌）　粘液水腫や電解質異常をきたす内分泌疾患，例えばAddison病（高カリウム血症），アルドステロン症（低カリウム血症），副甲状腺機能亢進症（高カルシウム血症）などが挙げられる．

◎診断へのアプローチ

健康な成人にみつかる偶発的徐脈の多くは問題ないが，その他の症状・徴候がないか探すことは重要である．発熱は，髄膜炎，黄熱，脳膿瘍を示唆する．失神があれば，洞不全や完全房室ブロックの除外が必要である．心雑音を認めた場合は，大動脈弁狭窄症を考えなければならない．非陥没性浮腫や脆弱な髪や爪を認めたら，粘液水腫を考える．胸痛があれば，心筋梗塞の可能性を考える．患者の内服薬の確認も重要である．β遮断薬，ジキタリス，キニジン，コリン作動薬は，徐脈の原因となりうる．

はじめの検査として，血算，尿検査，甲状腺機能，赤沈，生化学，心電図，胸部X線を行う．発熱があれば，熱性凝集素や，その他の感染症の検査を行う．項部硬直があれば，なるべく脳CTの後に髄液検査を行う．心筋梗塞の可能性があれば，心筋逸脱酵素と心電図を経時的に追う．弁疾患が考えられる場合は，心エコーが必要である．失神の既往があれば24～48時間のHolter心電図を行い，発見できなければ，1～2週間のイベントレコーディングによる検査が必要になるかもしれない．

◎その他の有用な検査【適応】

1. 運動負荷試験【心ブロック，冠動脈不全】
2. His束心電図【心ブロック】
3. 血清ジキタリス濃度
4. VDRL試験【心臓梅毒】
5. 抗核抗体【膠原病】
6. 冠動脈造影【心筋梗塞，冠動脈不全】

■ 図5
徐脈

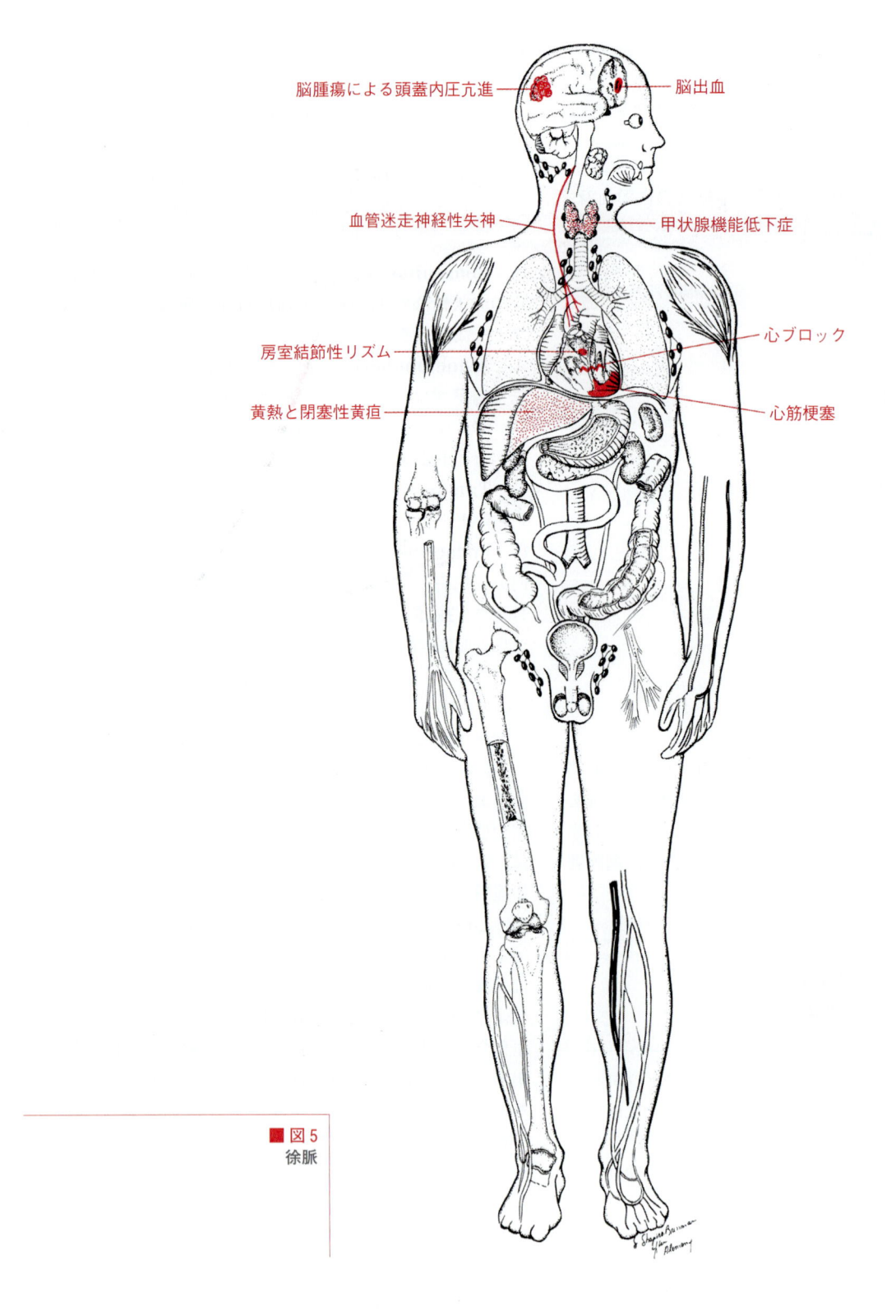

7. 血管心臓造影【心臓弁膜症】

Breast discharge
乳汁分泌

他の膿汁分泌と同様，乳房からの膿汁の液体分泌は炎症を示唆する(乳腺炎，乳房膿瘍)。非血性分泌物の最多の原因は炎症ではない。もちろん，一番多いのは母乳である。ただし，出産後であれば生理的なものであるが，その他の年代の女性に起こった場合はどうであろうか？ 非出産後の乳汁分泌の多くは，下垂体，視床下部，卵巣の異常によるプロラクチン生産過剰によるものが多い。原因としては，下垂体腫瘍，Chiari-Frommel症候群，空虚トルコ鞍症候群，卵巣萎

■図6
乳汁分泌

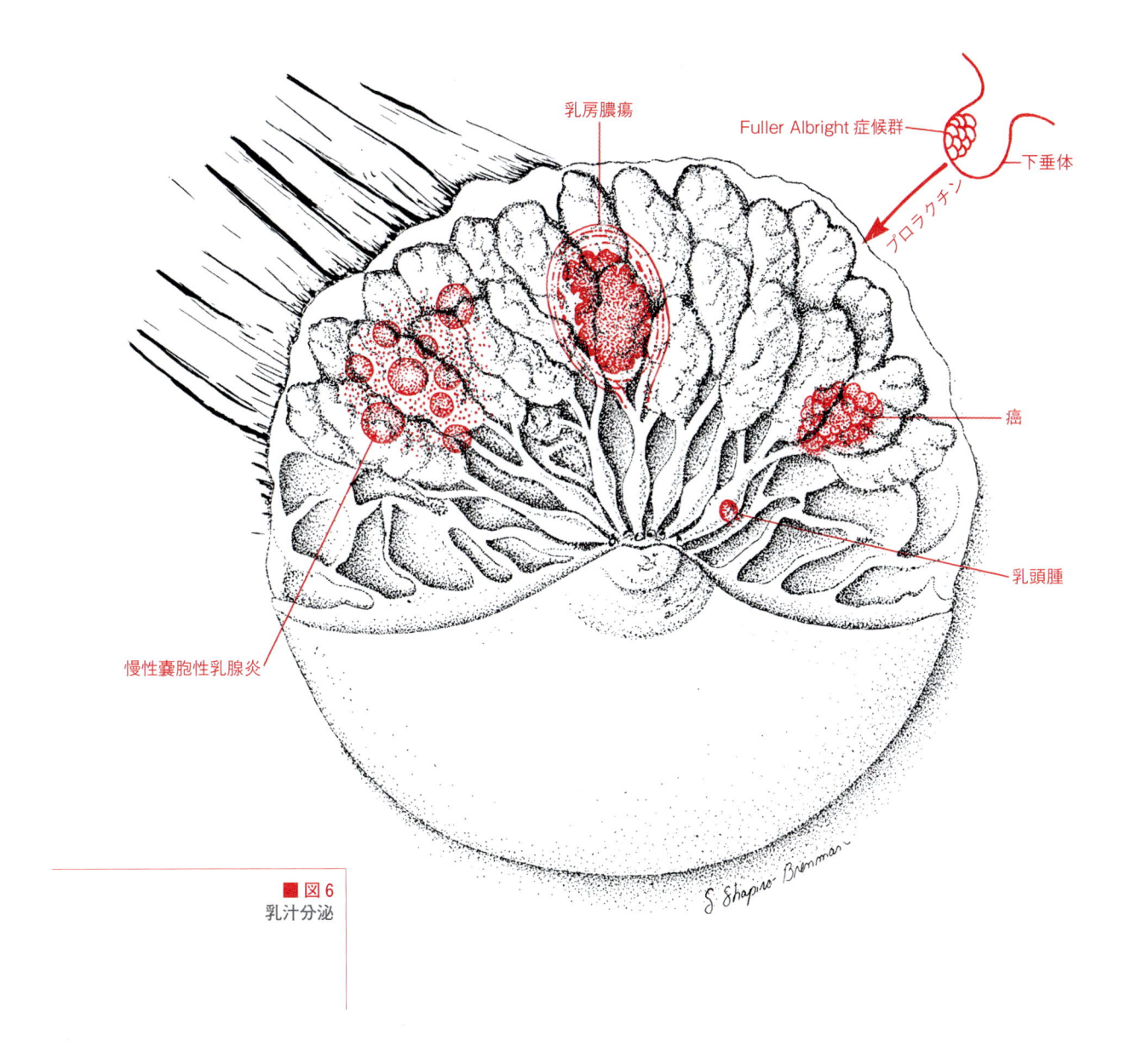

縮や腫瘍である。甲状腺機能亢進症は，まれに原因になりうる。クロルプロマジン塩酸塩やメチルドパなどの薬物は，乳汁漏出の原因となる。乳頭腫や乳管腫瘍などの悪性腫瘍も考慮しなければならないが，これらの多くは血性分泌物である。

◎診断へのアプローチ

膿性分泌物の精査は，通常は分泌物の塗抹と培養を行い，必要時に白血球数と分画を検査する。結果にかかわらず抗菌薬を試験的に投与することもある。抗菌薬の効果がなかったときは，抗酸菌性スメア(結核)と培養を行うが，きわめてまれな症例である。個人的には，他の鑑別診断の教科書では，結核が大きな幅をきかせすぎているのではないかと思っている。次のステップとして，マンモグラフィを行う。内分泌検査として，頭部X線，脳CTまたはMRI，血清プロラクチン濃度測定を行うが，さらなる評価や診断に関しては内分泌専門家へ紹介するのがよい。

◎その他の有用な検査【適応】
1. 分泌物の細胞診【腫瘍】
2. 穿刺吸引細胞診【嚢胞】
3. 生検【腫瘍】
4. リンパ節生検【腫瘍】
5. エコー【腫瘍と嚢胞の鑑別】
6. 甲状腺機能【甲状腺機能低下症】

Breast mass or swelling
乳房の腫瘤・腫脹

鑑別診断は，組織学的またはMINTの語呂合わせに沿って考える。各構造や層において，炎症または腫瘍の割合が大きい。組織学的アプローチからみていこう。

皮膚または皮下の腫瘤：多くは膿瘍，脂腺嚢胞，脂肪腫，

神経線維腫である(皮膚の腫瘍の詳細についてはp.385を参照)。乳房の**軟部組織**：蜂巣炎，脂肪壊死，線維腫や肉腫である。**乳房組織**：細菌による**急性乳腺炎**，慢性の閉塞や炎症による囊胞性乳腺炎を起こし，薬物(クロルプロマジンやαメチルドパ)や内分泌異常(妊娠，Chiari-Frommel症候群)によって両側性で全体的に疼痛を伴って腫脹することがある。乳房腫瘤の多くは疼痛がなく，かたい腫瘤を形成する。乳管癌は腫瘤をきたし，しばしば血性分泌物を伴う。外傷は，乳房を構成するすべての組織で腫脹を起こしうるが，問診と身体診察で診断がはっきりすることが多い。

必要である。腫瘤に圧痛を認めれば，炎症性または外傷の場合が多い。圧痛がなければ，腫瘍の可能性を考える。光通過性があれば，囊胞である可能性が高い。患者と医師の関心は癌かどうかという点であるが，腋窩や頸部リンパ節の腫大や対側乳房の腫瘤の有無について，丁寧に診察することが重要である。マンモグラフィやエコー検査も重要であるが，乳房生検が多くの場合に必要となる。囊胞であれば，穿刺した内容物の検査やPapスメアに提出する。マンモグラフィが陰性であっても，疑わしい腫瘤に関しては生検を行うべきである。

◎診断へのアプローチ

乳房腫瘤に対しては，乳房とその周辺部位の丁寧な診察が

◎その他の有用な検査【適応】

1. 血算【感染症】

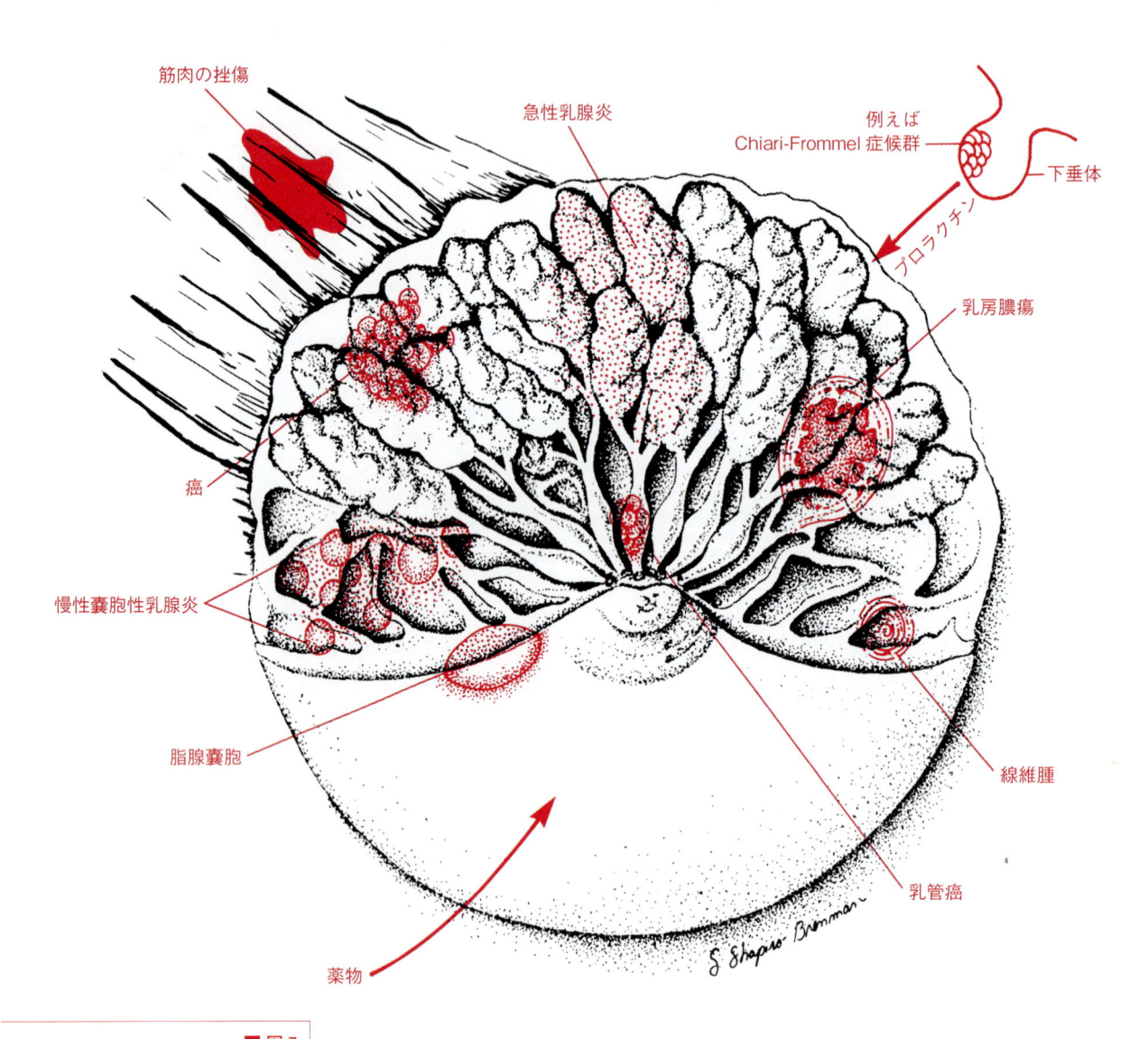

■図7
乳房の腫瘤・腫脹

2. 分泌物の培養【乳房膿瘍】
3. 血清プロラクチン濃度【下垂体腺腫】
4. 脳CT【下垂体腺腫】
5. MRI
6. SPECT（単光子放出コンピュータ断層撮影）
7. PET（ポジトロンCT）

Breast Pain
乳房痛

　乳房痛の鑑別診断では，乳房の解剖学的構成を考えるより，VINDICATE が役に立つ．

V **Vascular**（血管）　乳房の血管梗塞はまれであるが，肺梗塞や心筋梗塞が乳房への放散痛を生じることがある．うっ血性心不全による静脈拡張が，乳腺炎の原因となることがある．

I **Inflammatory**（炎症）　授乳中に起こる急性細菌性乳腺炎の頻度はそれほど高くない．慢性嚢胞性乳腺炎は，片側性または両側性の乳房痛の原因として多い．乳房膿瘍は，授乳中に起こることがある．乳房の皮膚や神経を帯状疱疹が侵すことがある．

N **Neoplasm**（腫瘍）　その他の腫瘍と同様に，乳房腫瘍が疼痛を起こすことはまれであるが，腋窩神経や皮膚まで浸潤したとき（例えばPaget病）や，乳管閉塞を起こしたときは，痛みを生じることがある．

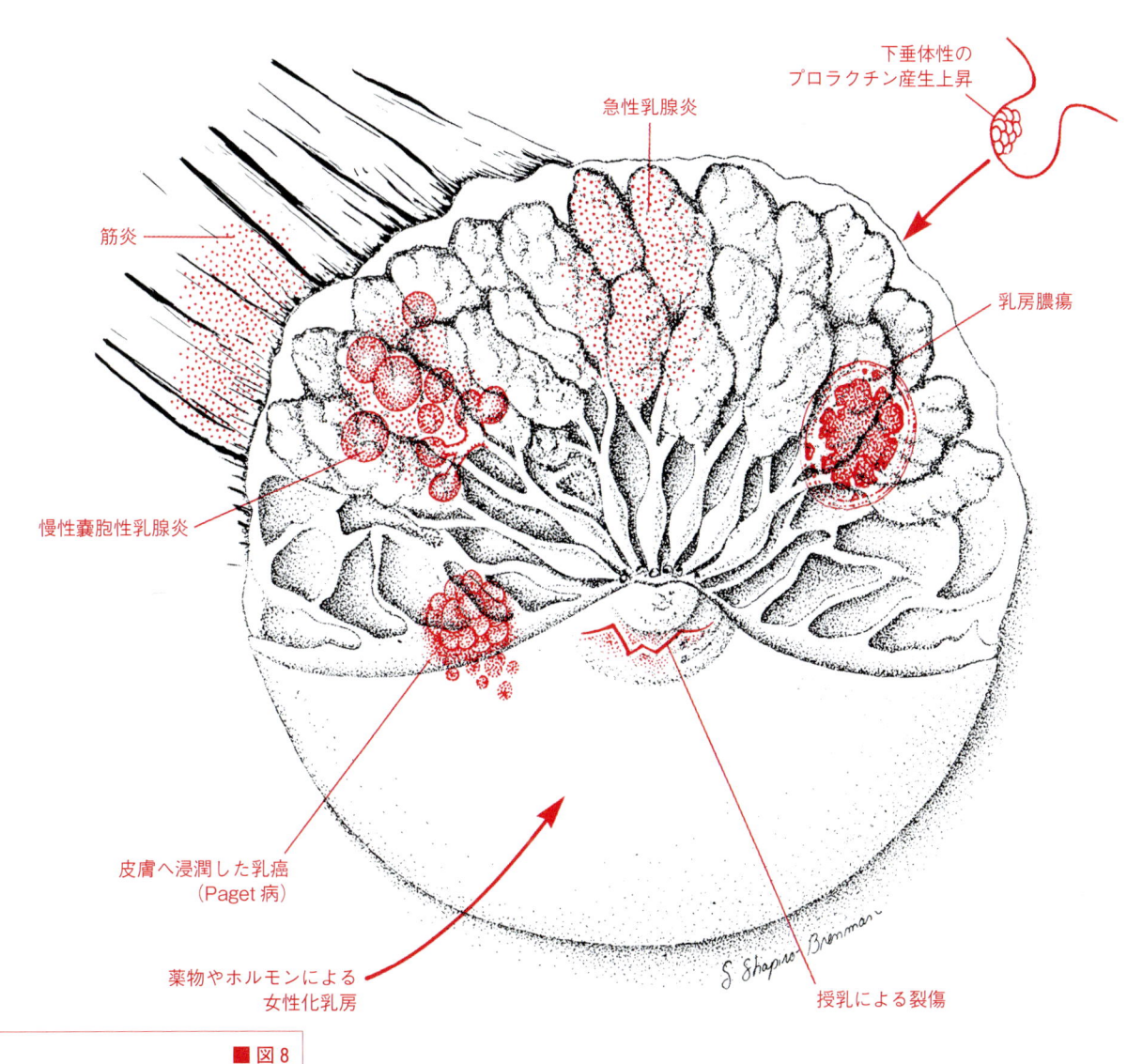

■ 図8
乳房痛

D　Degenerative（変性）　痛みを生じることはまれである。
I　Intoxication（中毒）　いくつかの薬物（クロルプロマジンやαメチルドパ）は，女性化乳房や乳房痛を引き起こす。アルコール依存症やエストロゲン，避妊用ピルは，より頻度の高い原因となる。
C　Congenital（先天性）　多くは痛みの原因にはならない。
A　Allergic-Autoimmune（アレルギー性・自己免疫性）痛みの原因になることはまれである。
T　Trauma（外傷）　乳児による乳頭裂傷は，痛みや急性乳腺炎の原因となる。頻回の性行為や乳房のマスターベーションが痛みの原因になることもあるが，多くの女性はそれが原因であることは話したがらない。
E　Endocrine（内分泌）　数多くある。月経，初経，妊娠，閉経は，両側性の乳房腫脹と疼痛の原因になる。内因性または外因性のエストロゲン過剰症による乳房痛もまた，頻度が高い。例えば避妊用ピル，閉経後のエストロゲン療法，慢性肝炎や卵巣腫瘍による血性**エストロゲン**濃度上昇などがある。プロラクチンの産生が増加する下垂体異常は，乳汁分泌，乳房腫脹・疼痛の原因となる。Chiari-Frommel症候群が例の1つである。

◎診断へのアプローチ

丁寧な問診によって診断がつけられることが多い。内服薬や随伴症状（血性乳汁分泌は p.301，腫脹は p.81 を参照）が重要である。分泌物の培養，マンモグラフィ，血清プロラクチン・エストロゲン濃度の測定が重要であるが，問診で診断がつかなかった場合，特に痛みが両側の場合は内分泌専門家への紹介が賢明である。最近ではマンモグラフィの信頼性に疑義が呈されているため，腫瘍が疑われた場合やマンモグラフィが疑わしい場合は，生検（凍結切片）が必要である。

◎その他の有用な検査【適応】

1. 血算【感染症】
2. 赤沈【感染症】
3. 胸部 X 線【転移】
4. 脳 CT【下垂体腺腫】
5. エコー【囊胞】
6. 穿刺吸引【囊胞】
7. 疑わしい薬物の中止
8. 妊娠検査
9. 外科への紹介

Cardiac arrhythmia
不整脈

不整脈の原因は，徐脈の原因と同様に，VINDICATE の語呂合わせを使って記憶することが可能である。例外は，心腔の**閉塞**と，それに続発する心房や心室の拡張で生じる不整脈である。例として，僧帽弁狭窄症は左房の閉塞と拡張が起こり，心房性不整脈，とりわけ心房細動を起こすことで有名である。高血圧や大動脈弁狭窄症は，多彩な心房性・心室性の不整脈を引き起こすことがある。肺気腫，肺線維症，肺炎の結果生じる肺高血圧症では，右室・右房の閉塞や拡張が生じて不整脈，とりわけ心房性不整脈の原因となる。ここで，VINDICATE に沿って，不整脈の原因の覚え方をまとめよう。

V　Vascular（血管）　血管性疾患には，心筋梗塞，冠動脈不全，そして冠動脈塞栓症がある。

I　Inflammatory（炎症）　炎症性疾患には，ウイルス性心膜炎，ジフテリア，梅毒，結核，Chagas 病がある。

N　Neoplasm（腫瘍）　腫瘍性疾患には，粘液腫がある。N には Neuropsychiatric（神経精神的）な原因も含まれる。精神の興奮に伴って，発作性心房性頻拍が起こる。

D　Degenerative（変性）　変性疾患には，Friedreich 運動失調症，筋ジストロフィー，心筋線維弾性症，その他の心筋症が含まれる。

I　Intoxication（中毒）　中毒性疾患は，不整脈の原因としてとても多い。アルコール，カフェイン，タバコ，ジギタリス，キニジン，プロプラノロール，プロカインアミドなど，原因は数知れない。利尿薬は電解質異常をきたし，不整脈の直接の原因や誘因となる。

C　Congenital（先天性）　ここでは，再発性の不整脈の原因となる先天性心疾患を挙げる。WPW 症候群は心房性頻拍を起こす。筋ジストロフィーは，心筋症と不整脈の原因となる。Von Gierke 病やガーゴイリズムも覚えておく。

A　Autoimmune（自己免疫性）　自己免疫性疾患のうち，不整脈の原因となりうるものには，アミロイドーシス，サルコイドーシス，強皮症，結節性動脈周囲炎，リウマチ熱がある。

T　Trauma（外傷）　外傷性疾患では，ショック，熱傷，心臓への鋭的損傷，頭部外傷がある。電気外傷は心室細動を起こすことがある。

E　Endocrinopathy（内分泌）　内分泌性疾患では，心房細動の原因となることで知られる甲状腺機能亢進症，電解質異常をきたすことで不整脈の原因となる Addison 病やアルドステロン症を覚えておく。褐色細胞腫はアドレナリンの過剰産生により，心房頻拍の原因となる。

◎診断へのアプローチ

診断上は，どのような不整脈なのかを知ることが大切である。心房性期外収縮は多くの場合良性で，身体所見で異常がなければ精査は不要である。健常者でたまに起こる心室性期外収縮も，精査は不要である。心室性期外収縮が頻繁に起こる場合や多源性である場合には，運動負荷試験，心エコー，場合によっては冠動脈造影が必要となることがある。心室性頻拍が連発する場合には，冠動脈造影などで精査する必要があるが，心室性期外収縮が連発すること以外にも精査を必要とする他の徴候があることが多い。

心房性頻拍や心房細動は，甲状腺機能亢進症，肺疾患，高血圧，うっ血性心不全などの精査を必要とする。心エコーで，心房の狭窄や拡張を調べる。頸動脈洞マッサージを行うことで，洞性頻拍と心房性頻脈性不整脈を区別できる。

どんな不整脈でも心電図を，それも繰り返してとる必要がある。Holter 心電図は，どんな不整脈が起きているのかわからない場合に活用する。

◎その他の有用な検査【適応】

1. 血算【貧血】
2. 甲状腺機能【亢進症や低下症】
3. 尿検査【腎疾患】
4. 生化学【尿毒症，電解質異常】
5. 赤沈【感染症】
6. 複数回の心筋逸脱酵素検査【心筋梗塞】
7. 血清および尿浸透圧【うっ血性心不全】
8. 運動負荷試験【冠動脈不全】
9. 複数回の心電図【心筋梗塞】
10. 加算平均心電図や電気生理学検査【不整脈の源の特定】
11. 肺機能【うっ血性心不全，肺気腫】
12. 心エコー【うっ血性心不全，弁膜症】
13. 冠動脈造影【冠動脈不全】
14. 薬物スクリーニング【慢性的な薬物使用】
15. すべての薬物の使用停止【薬物中毒】
16. 脳性ナトリウム利尿ペプチド(BNP)測定【うっ血性心不全】

■ 図1
不整脈
(局所の原因)

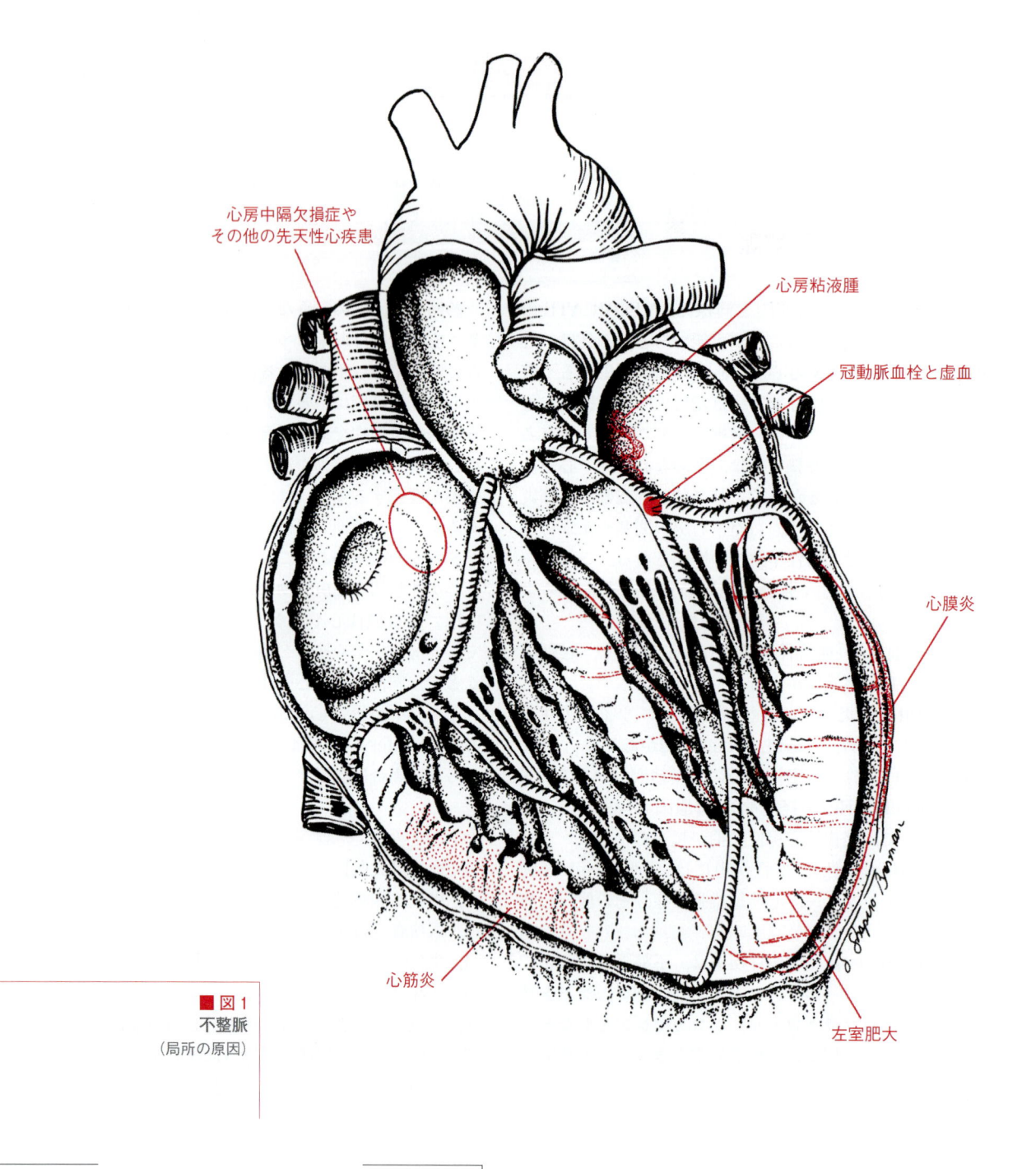

心房中隔欠損症やその他の先天性心疾患

心房粘液腫

冠動脈血栓と虚血

心膜炎

左室肥大

心筋炎

Cardiomegaly
心肥大

　X線写真で心拡大があるときは，その原因を突き止めなくてはならない（表13参照）。身体診察上，まったく心雑音が聴取されなかったとしよう。この場合，先天性心疾患やリウマチ性心疾患などが原因である可能性は低いといってよいだろう（本当に心雑音がないのなら！）。しかも高血圧もなく，心不全を疑わせる症状もない。心電図は正常。さて，あなたならどうするだろうか？
　こういう状況はざらにある。本項目がこのような場合に対処する助けとなることを願っている。**組織学**と**生理学**は，当然ながら鑑別診断を考える鍵となる。心臓は，基本的な3層構造からなることを思い出してほしい。心内膜，心筋，そして心膜の3層である。**VINDICATE**にあてはめて考える際にも，これら3つの構造を相互に関連させながら考える必要がある。さらに，**閉塞**という病態生理学的機序による心肥大を鑑別診断に入れておく。このことは肺循環，体循環にも応用できる。まずは**心内膜**からはじめよう。

V　Vascular（血管）　血管性疾患には，球状弁血栓が挙げられる。

I　Inflammatory（炎症）　炎症性疾患には，急性ないし亜急性細菌性心内膜炎や梅毒による弁膜症がある。

表13 心肥大

	V Vascular (血管)	I Inflammatory (炎症)	N Neoplasm (腫瘍)	D Degenerative(変性) Deficiency(欠乏)	I Intoxication(中毒) Idiopathic(特発性)	C Congenital (先天性)	A Allergic(アレルギー性) Autoimmune(自己免疫)	T Trauma (外傷)	E Endocrine (内分泌)
心内膜	球状弁血栓	細菌性心膜炎 亜急性細菌性心内膜炎 梅毒	粘液水腫	動脈硬化性弁膜症		先天性弁膜症 先天性中隔欠損症	ルーブス心内膜炎 リウマチ熱	弁膜穿孔 手術による裂傷	カルチノイド症候群
心筋	冠動脈不全 心筋梗塞 うっ血性心不全	ジフテリア トリパノソーマ症 梅毒 ウイルス性心筋炎	横紋筋肉腫	脚気 筋ジストロフィー	ヘモクロマトーシス アルコール性心筋症 アミロイドーシス 痛風	Hurler病 von Gierke病 心筋線維弾性症 大動脈弁下狭窄症	リウマチ熱 関節リウマチ 強皮症	外傷性動脈瘤 心膜切開後症候群	甲状腺機能亢進症 糖尿病性動脈硬化症 甲状腺機能低下症
心膜	心膜血腫	結核 ウイルス性心膜炎	転移性癌		特発性心膜炎		リウマチ熱	心膜血腫	
全身循環	腎動脈狭窄症		真性多血症 腎細胞癌	貧血 Paget病	本態性高血圧症 解離性動脈瘤	大動脈縮窄症 動脈管開存症	結節性動脈周囲炎 糸球体腎炎	動静脈瘻	副腎腫瘍
肺循環	肺塞栓症および肺梗塞	慢性気管支炎および肺気腫 結核 真菌	癌腫症		肺線維症 原発性肺高血圧症				

■図2
不整脈
（全身性の原因）

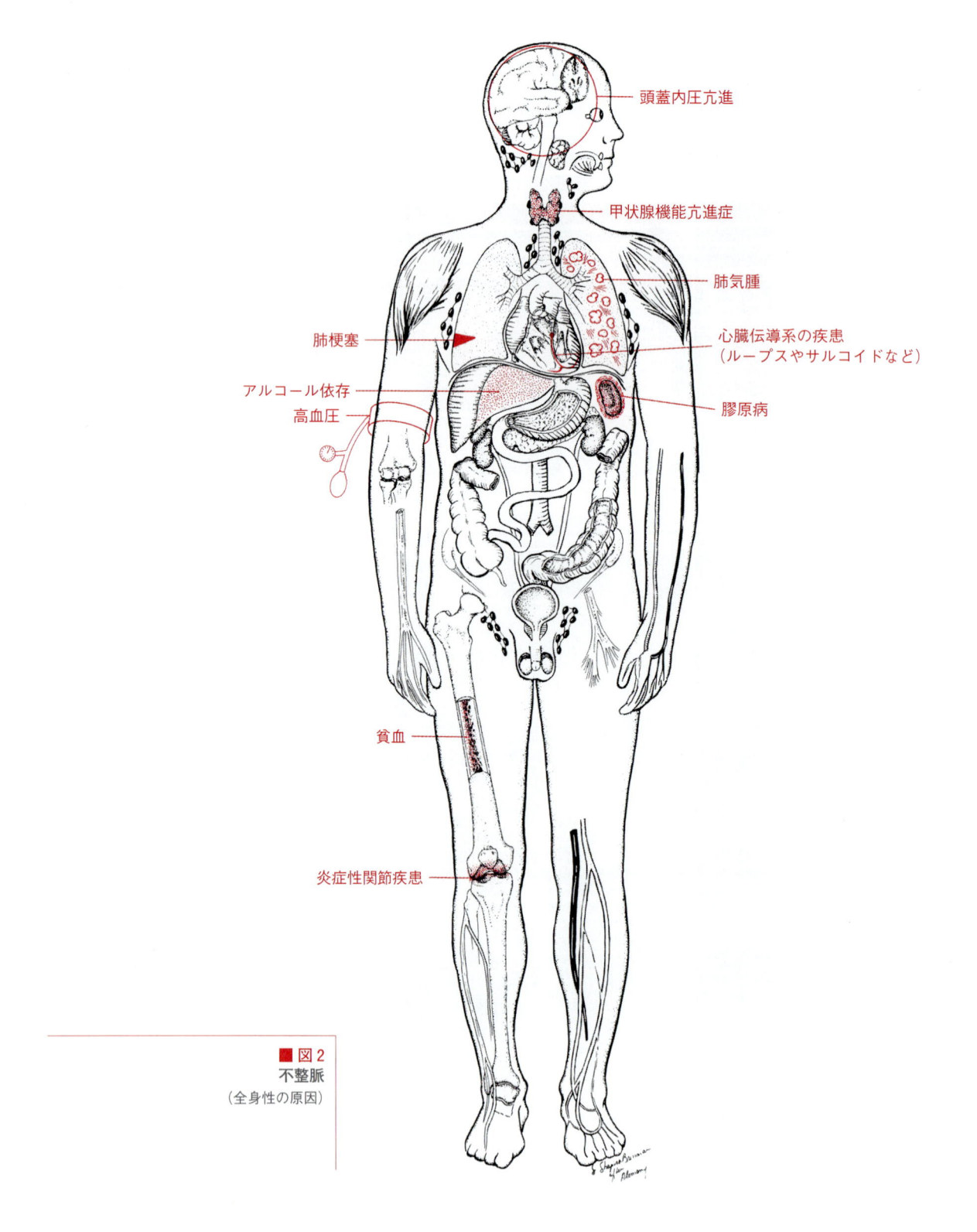

頭蓋内圧亢進
甲状腺機能亢進症
肺気腫
肺梗塞
心臓伝導系の疾患（ループスやサルコイドなど）
アルコール依存
膠原病
高血圧
貧血
炎症性関節疾患

N **Neoplasm**（腫瘍）　腫瘍性疾患には，心房粘液腫がある。
D **Degenerative**（変性）　変性疾患には，動脈硬化性弁膜症が含まれる。
I **Intoxication**（中毒）　中毒性疾患として特定の疾患はない。というのも，多くの毒物は心筋を傷害するからである。
C **Congenital**（先天性）　先天性疾患には，さまざまな弁膜症や中隔欠損，そして血管転位症が含まれる。

A **Autoimmune**（自己免疫性）　自己免疫性疾患では，リウマチ性心炎や全身性エリテマトーデスにおけるLibman-Sack心内膜炎がある。
T **Trauma**（外傷）　外傷性疾患では，手術合併症として起こる弁膜症や中隔欠損が挙げられる。
E **Endocrinopathy**（内分泌）　内分泌性疾患では，カルチノイド症候群の結果として起こる肺動脈弁ないし三尖弁の閉

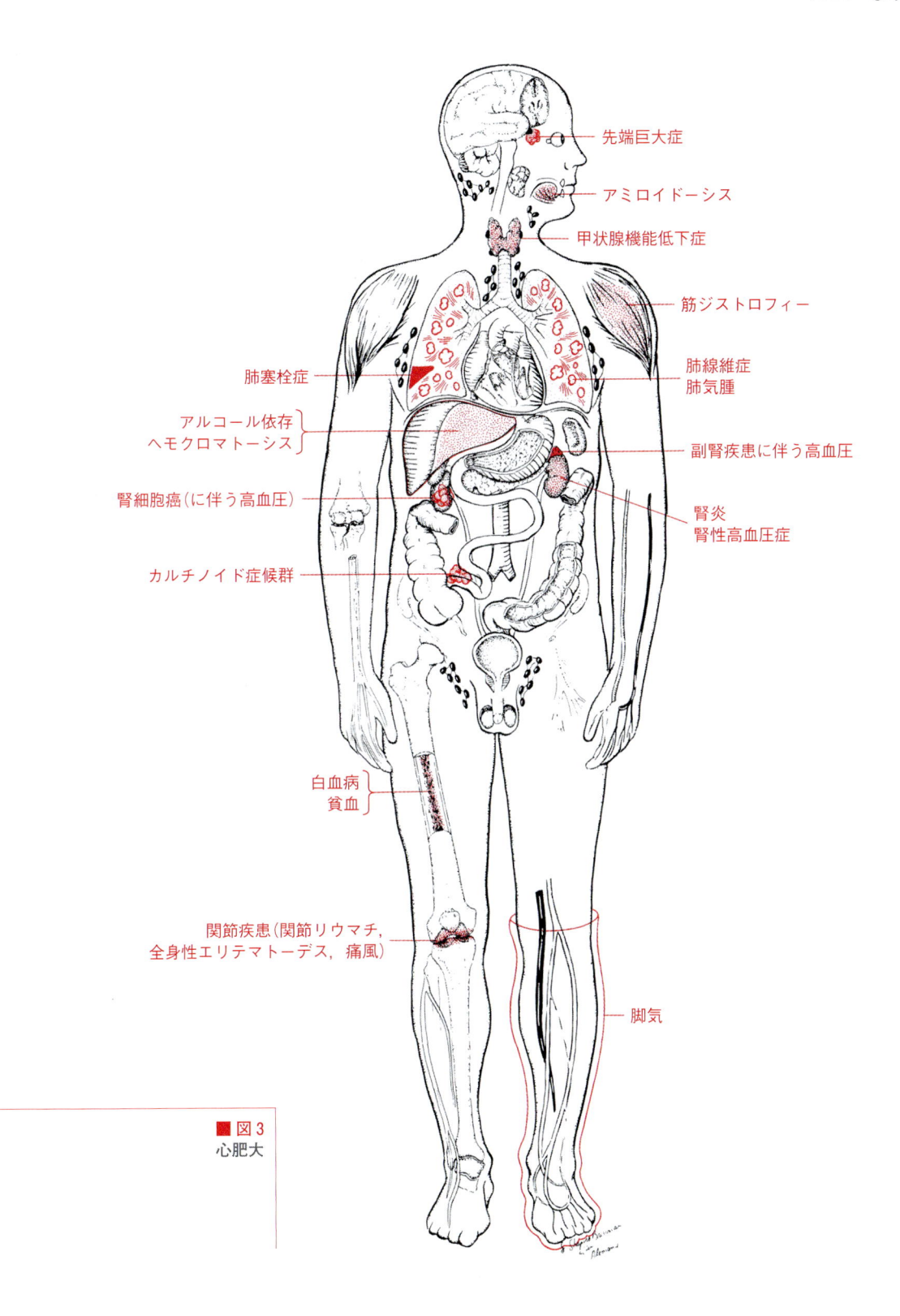

Cardiomegaly | 心肥大

■図3
心肥大

鎖不全症が挙げられる。
　心筋に起こる疾患は膨大である。ここでは特に頻度の高いものを述べる。
V　Vascular（血管）　血管性疾患では，冠動脈不全と心筋梗塞を真っ先に想起しなくてはならない。
I　Inflammatory（炎症）　炎症性疾患では，ウイルス性心筋炎が有名だが，ジフテリアや梅毒による心筋炎はなかなか遭遇する機会がないだけに想起しにくい。
N　Neoplasm（腫瘍）　心筋の腫瘍性疾患はまれである。横紋筋肉腫をここでは挙げておく。
D　Degenerative（変性）あるいは**Deficiency**（欠乏）　変性疾患や欠乏症では，脚気（ビタミンB_1欠乏症）や筋ジストロフィーが挙げられるが，あまりみる機会は多くないだろう。
I　Intoxication（中毒）あるいは**Idiopathic**（特発性）　中

■ 図4
心肥大
（局所の原因）

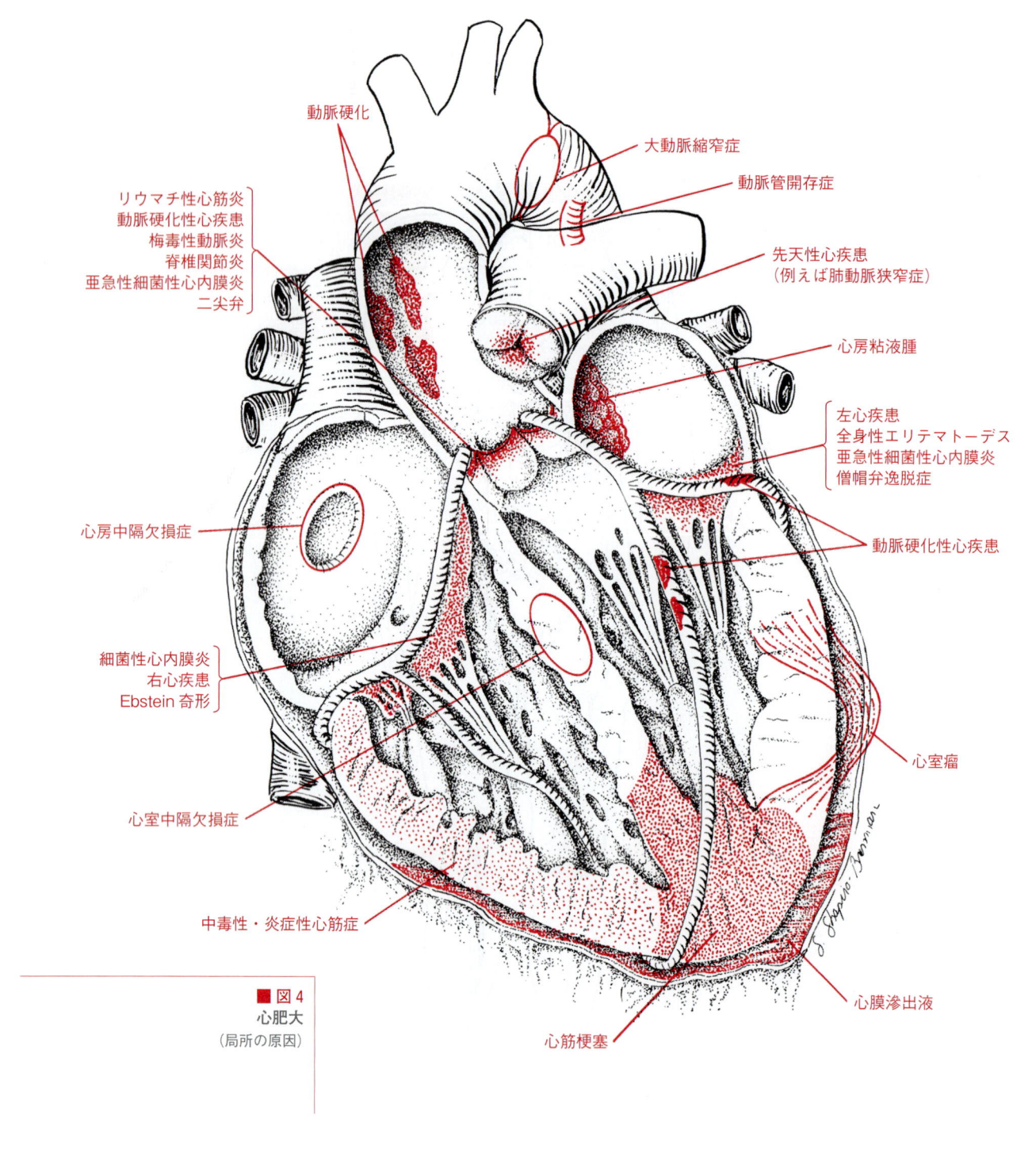

図中ラベル（上から時計回り）：
- 動脈硬化
- 大動脈縮窄症
- 動脈管開存症
- 先天性心疾患（例えば肺動脈狭窄症）
- 心房粘液腫
- 左心疾患／全身性エリテマトーデス／亜急性細菌性心内膜炎／僧帽弁逸脱症
- 動脈硬化性心疾患
- 心室瘤
- 心膜滲出液
- 心筋梗塞
- 中毒性・炎症性心筋症
- 心室中隔欠損症
- 細菌性心内膜炎／右心疾患／Ebstein奇形
- 心房中隔欠損症
- リウマチ性心筋炎／動脈硬化性心疾患／梅毒性動脈炎／脊椎関節炎／亜急性細菌性心内膜炎／二尖弁

毒性疾患や特発性疾患による心筋症は頻度が高い。特に，アルコールによるものが多い。他には，ヘモクロマトーシス，アミロイドーシス，そして痛風などが挙げられる。

C　Congenital（先天性）　先天性疾患では，von Gierke病，心筋線維弾性症がある。

A　Autoimmune（自己免疫性）　自己免疫性疾患には，リウマチ熱や膠原病が含まれる。

T　Trauma（外傷）　外傷性疾患では，外傷後の動脈瘤形成がある。

E　Endocrinopathy（内分泌）　内分泌性疾患には，甲状腺機能亢進症と甲状腺機能低下症があり，どちらも治療可能な疾患である。

心膜は通常，心肥大の原因とはならない。しかし，結核あるいは特発性心膜炎，心筋梗塞後の心膜血腫 hemopericardium は，心拡大を起こしうる。

肺循環の**閉塞**は，下記のような疾患で起こる。

V　Vascular（血管）　血管性疾患には，肺梗塞が含まれる。

I　Inflammatory（炎症）　炎症性疾患には，慢性気管支炎や肺気腫，結核や真菌による慢性感染によるものも含まれる。

N　Neoplasm（腫瘍）　腫瘍性疾患なら，原発性もしくは転

移性の悪性腫瘍．
- D Degenerative(変性)　変性疾患は特になし．
- I Intoxication(中毒)あるいは Idiopathic(特発性)　中毒性や特発性疾患としては，肺線維症や原発性肺高血圧症が挙げられる．
- C Congenital(先天性)　先天性疾患では，肺動脈弁狭窄症，血管腫がある．
- A Autoimmune(自己免疫性)　自己免疫性疾患では膠原病が挙がる．
- T Trauma(外傷)　外傷性疾患では，動静脈瘤，気胸が肺循環を妨げることもある．
- E Endocrinopathy(内分泌)　内分泌性疾患では，肺循環が妨げられることはない．

体循環においては，本態性高血圧症や，大動脈狭窄，結節性動脈周囲炎，腎疾患や副腎疾患により起こる二次性高血圧が大事な病態である．解離性大動脈瘤が心膜に穿破すると，心拡大を起こす．

◎診断へのアプローチ

心肥大の診断には，十分な病歴聴取と，随伴する他の症状や所見と関連付けることが重要である．高血圧，アルコール多飲，リウマチ熱，あるいは他の全身性疾患はあるか？　患者は，息切れや狭心痛，発熱，関節痛などの症状を患っているか？　下腿浮腫，肝腫大，頸静脈怒張といったうっ血性心不全の所見はあるか？　高血圧と蛋白尿(腎障害もしくは本態性高血圧症)はあるか？　心雑音はどうか(先天性心疾患やリウマチ性心疾患)？

診断のための検査には，血算，尿検査，生化学，赤沈，胸部X線，心電図が含まれる．この段階で，循環器内科にコンサルトすることは賢明である．心エコーは，心臓弁膜症，心筋症，心膜滲出液の有無を判断するうえで有用である．うっ血性心不全が疑われる場合，静脈圧や循環時間，呼吸機能検査(スパイロメトリー)が診断に有益であろう．心エコーは，左室駆出率(LVEF)を算出でき，うっ血性心不全を診断することができる．もし原因が明らかでない熱を伴えば，抗ストレプトリジン O(ASO)抗体価や溶血レンサ球菌関連酵素の測定が，リウマチ熱の除外のために必要である．そして，血液培養を複数採取することが，亜急性細菌性心内膜炎を除外するために必要である．もし，高血圧を伴えば，高血圧の原因を検索しなければならない(p.243 参照)．

◎その他の有用な検査【適応】

1. 運動負荷試験【冠動脈不全】
2. タリウムシンチ【冠動脈不全】
3. 心音図【心臓弁膜症】
4. 抗核抗体【膠原病】
5. 心臓カテーテル検査【先天性心疾患やリウマチ性心疾患】
6. 心血管造影【心臓弁膜症】
7. 冠動脈造影【冠動脈不全】
8. 甲状腺機能【粘液腫】
9. 24時間尿中カテコールアミン【褐色細胞腫】
10. チアミン投与前後の尿中チアミン【脚気】
11. 筋生検【膠原病，旋毛虫症】
12. CT【縦隔腫瘍】
13. MRI【解離性動脈瘤】

Cervical bruit
頸部血管雑音

頸部血管雑音の鑑別には，**解剖**がなによりも重要である．頸部には，頸動脈，腕頭動脈，鎖骨下動脈，また頸静脈，腕頭静脈，鎖骨下静脈，そして甲状腺，前斜角筋，頸部肋骨があり，これらのいずれもが頸部血管雑音に関係しうる．

動脈：頸動脈の狭窄，鎖骨下動脈の狭窄(鎖骨下動脈盗血症候群)や動脈瘤をまずは想起してなくてはならない．また，大動脈弁狭窄症，石灰性大動脈炎，大動脈瘤などの大動脈の雑音は頸部に放散する．

静脈：静脈への迂回路を流れる血流が，静脈雑音として頸部で聴取されることがある．もちろんこれは良性な雑音である．

甲状腺：甲状腺の上で血管雑音が聞こえたら，Graves病を想起しなくてはならない．

筋：前斜角筋症候群などの胸郭出口症候群の患者で，ときに血管雑音を聴取する．

頸部肋骨：肋骨で鎖骨下動脈が圧迫され，血管雑音を聴取することがある．

◎診断へのアプローチ

多汗，体重減少，暑がりといった病歴からは，甲状腺機能亢進症が疑われる．また，一過性片麻痺，一過性視力障害などの一過性の神経症状では，頸動脈狭窄もしくは鎖骨下動脈盗血症候群を疑う．皮膚蒼白もしくは匙状爪の所見があれば，貧血が疑われる．甲状腺の腫大があれば，甲状腺機能亢進症が考えられる．血管雑音の聴取される側で脈拍の減弱があれば，胸郭出口症候群や鎖骨下動脈盗血症候群を考えなくてはならない．精査のためには，血算，甲状腺機能検査，頸動脈エコーなどが必要である．

客観的に神経学的所見があるのなら，神経内科にコンサルトする．もし頸動脈狭窄や鎖骨下動脈盗血症候群が疑われる場合，脳血管造影検査が必要である．血管雑音が胸部から放散している音だと考えられるのなら，心エコーによる検査が必要になるだろう．

■ 図5
胸痛

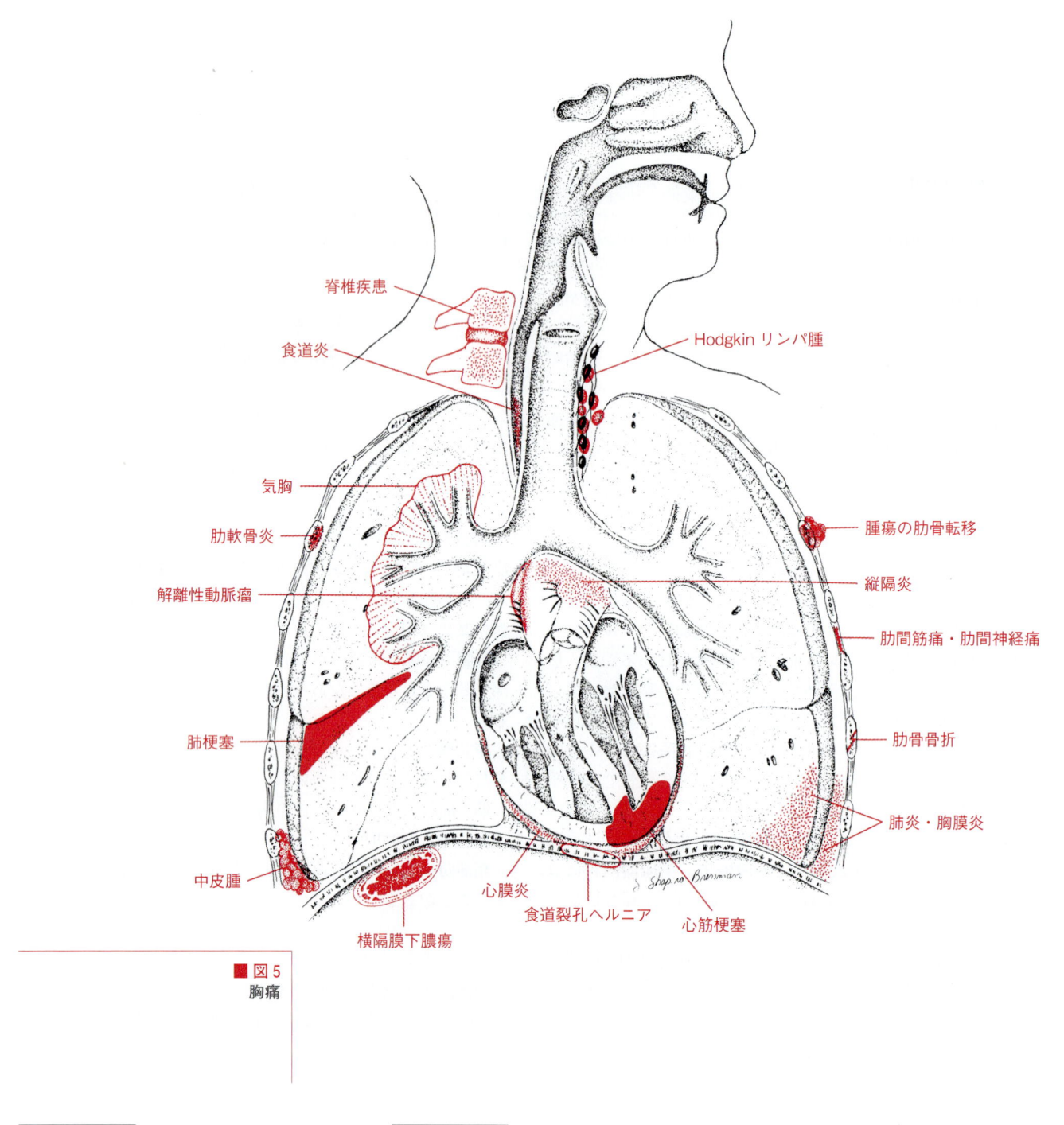

Chest pain
胸痛

　忙しく働く臨床家の外来で，胸痛の患者と出会わずにすむ日は滅多にないであろう。最も大切なことは，言うまでもないが，急性心筋梗塞を除外することである。これはなかなか容易ではないことも多い。しばしば患者を経過観察のために入院させるが，心筋梗塞の疑いが少しでもある場合には，これは安全な方法といえる。胸痛を起こす鑑別診断を想起してみることにより，経過観察入院を必要とする患者はそう多くはなくなる。**解剖学**が，鑑別リストをつくるうえでの基本である。

　胸部にある臓器を思い浮かべ，それらをさまざまな原因別に分類してみると(**表14**)，少なくとも胸痛の原因として30〜40の疾患が挙げられる。体表から奥へと臓器順に考えてみると，まず**皮膚**があり，帯状疱疹の可能性を考え，皮疹を探す。つぎに**筋組織**があり，旋毛虫症や皮膚筋炎，さらに筋組織への打撲も考えるべきである。咳嗽による筋挫傷も忘れてはならない。同じ深さに**肋骨**や**軟骨**があり，肋骨骨折，Tietze症候群，転移性癌，多発性骨髄腫が問題となる。肋骨のその他のより頻度の低い疾患については，**表14**を参照

表14 胸痛

	V Vascular (血管)	I Inflammatory (炎症)	N Neoplasm (腫瘍)	D Degenerative(変性) Deficiency(欠乏)	I Intoxication(中毒) Idiopathic(特発性)	C Congenital (先天性)	A Allergic(アレルギー性) Autoimmune(自己免疫性)	T Trauma (外傷)	E Endocrine (内分泌)
皮膚		帯状疱疹							
筋肉		流行性胸膜痛 旋毛虫症 横隔膜下膿瘍			肋間神経痛		皮膚筋炎	挫傷 咳嗽誘発性筋肉内出血	
肋骨と軟骨		骨髄炎 Tietze症候群	転移性癌 多発性骨髄腫 サルコイドーシス	変形性骨炎				骨折 挫傷	嚢胞性線維性骨炎
胸膜	肺梗塞	胸膜炎 結核 真菌 膿胸	転移性癌 中皮腫						
肺		肺炎	癌(原発性もしくは転移性)		気胸		気胸		
心膜		ウイルス性心膜炎 リウマチ熱 結核	転移性癌		尿毒症				
心筋	心筋梗塞 冠動脈不全	心筋炎					心筋梗塞後症候群	交連切開術後症候群 挫傷	
大動脈	動脈瘤	大動脈炎		中膜壊死				大動脈破裂	
食道		潰瘍性食道炎	食道癌		アルカリ液による糜爛	憩室 食道裂孔ヘルニア		食道破裂	
縦隔		縦隔炎	類皮嚢胞 Hodgkinリンパ腫						
胸椎		骨髄炎 Pott病	転移性癌	骨粗鬆症 変形性関節症			脊椎関節炎	骨折 椎間板ヘルニア	胸骨下甲状腺炎 骨粗鬆症 骨軟化症
脊髄		梅毒 結核 神経痛	腫瘍				横断性脊髄炎	脊髄内出血	

してほしい。

胸痛の原因が**胸膜**から起こることも多い。胸膜炎を伴う肺炎，膿胸，肺梗塞，そして胸膜由来の腫瘍を想起すべきである。結核性胸膜炎やその他の微生物が原因となることはまれではない。対照的に，胸膜を巻き込まない限り，肺疾患だけでは胸痛の原因となることは少ない。このことは特に，肺炎や腫瘍の場合にあてはまる。気胸は特に若年者での胸痛の原因として，とても頻度が高い。

心臓，そして**心膜**を思い浮かべよう。急性特発性心膜炎，リウマチ性心炎，結核性や癌性心膜炎において，心膜は痛みの原因となる。**心筋層**は，最も重大な胸痛の原因である心筋梗塞の場合に胸痛を起こす場所となるが，心膜が障害されたときにこそ最も胸痛の程度が強い。狭心症や慢性的な冠動脈不全は，心筋由来の胸痛を起こす疾患で，頻度は高い。心筋炎(例えばウイルス性の)では，痛みはそれほど強くないことが多いが，心筋梗塞後に起こる心筋の炎症や心膜切開後症候群では，非常に激しい痛みを生じる。心内膜は，僧帽弁逸脱症において中程度の胸痛の主座となる。

次に，胸部正中にあるその他の構造を考えてみよう。**食道**なら，逆流性食道炎や食道裂孔ヘルニアなどの疾患が，そして**縦隔**であれば，縦隔炎や胸骨下甲状腺炎，Hodgkin リンパ腫(通常はそれほど痛みを伴わない)などが挙げられる。さらに**大動脈**であれば，解離性大動脈瘤が挙げられる。また，**胸椎**を考えれば，脊髄腫瘍，変形性関節症，Pott 病，骨折，椎間板ヘルニアなどが考えられる(他の疾患については**表 14** 参照)。

胸部への放散痛について言及しないわけにはいかない。つまり，胆囊炎，膵炎，脾彎曲症候群なども胸痛を呈する可能性がある。頸部のいずれかの組織が頸神経を圧迫している場合も，胸痛の原因となる。例えば，前斜角筋症候群，頸部肋骨，頸椎の椎間板ヘルニアなどがそれにあたる。神経循環性無力症では非典型的な胸痛を伴うことがあり，精神科による評価が診断の助けとなるであろう。

◎診断へのアプローチ

成人患者で急性の胸痛を訴える患者，特にバイタルサインに重要な変化が生じているような患者をみたら，まず急性心筋梗塞の可能性を考える。心電図やトロポニンなどの心筋逸脱酵素を繰り返し測定し，入院となることが多い。患者が急性心筋梗塞でないとわかったら，それ以外の鑑別に注意を向ける。逆流性食道炎を除外するために，液体キシロカインを小さじ 1 杯服用させてみてもよい。肺塞栓症の除外のためには，動脈血ガス，胸部 X 線，肺の CT やヘリカル CT の検査は必要であろう。肺動脈造影が必要となる場合もある。胸部 X 線は肺炎の除外のために必要である。また，食道炎に関連した急性の胸痛の場合，液体リドカインの服用で緩和されることが多く，この方法は鑑別診断上有用である。舌下へのニトログリセリン錠もしくはスプレーで痛みが和らぐなら，冠

動脈不全の可能性が高くなるであろう。肋軟骨接合部の圧痛があり，最も痛みの強い場所にリドカインの局所注射をすることで痛みが緩和する場合は，Tietze 症候群(肋軟骨炎)の可能性が高い。慢性的な胸痛では，冠動脈不全や心筋梗塞を除外するために，タリウムシンチを用いた運動負荷試験を行うべきである。胸痛が増悪しているのであれば，冠動脈造影を直ちに行うのが賢明で，必要に応じて，冠動脈バルーン拡張術，バイパス手術などの再灌流療法が行われる。解離性動脈瘤は，胸部の CT や MRI で診断される。

◎その他の有用な検査【適応】

1. 血算
2. 赤沈【肺炎，梗塞】
3. 喀痰塗抹培養【肺炎】
4. Bernstein 試験【逆流性食道炎】
5. 血清トロポニン値【心筋梗塞】
6. D ダイマー【肺塞栓症】
7. 食道内視鏡【逆流性食道炎】
8. 脊椎 X 線【神経根障害】
9. 心エコー【心膜炎】
10. 24 時間 Holter 心電図【冠動脈不全】
11. 胆囊エコー
12. 携帯型 pH モニタリング【食道炎】
13. ヘリカル CT【肺塞栓症】
14. SPECT(単光子放出コンピュータ断層撮影)【冠動脈不全】
15. 制酸薬やプロトンポンプ阻害薬による診断的治療【逆流性食道炎】

症例検討　#9

58 歳の会社役員をしている白人男性が，真夜中に 2 時間続く胸骨下領域の胸痛のために ER へ搬送された。

問 1. 上記の方法から考えると，可能性があるのは何か？

さらに病歴を聴取すると，患者は同様の胸痛発作を過去 10 年間に何度か起こしていた。しかし，これほど長く続くのははじめてであった。頸部や腕への痛みの放散はなく，発汗も伴っていない。胸痛はいつもであれば制酸薬で軽減し，深吸気で増悪するとのこと。アルコール飲酒歴はない。身体所見，心電図，血液検査は特記すべき異常はない。

問 2. あなたの鑑別診断は何か？

(解答は付録 B 参照)

Chest wall mass
胸壁腫瘍

胸壁腫瘍の鑑別診断は，胸痛の場合と似て**解剖学**が鍵となる。胸壁の臓器を思い浮かべ，それらを **MINT** という語呂

■表15　胸壁腫瘍

	M Malformation（奇形）	I Inflammation（炎症）	N Neoplasm（腫瘍）	T Trauma（外傷）
皮膚と皮下組織	神経線維腫 静脈うっ滞 脂腺嚢胞	蜂巣炎 膿瘍	脂肪腫	挫傷
筋肉		筋炎	まれ	挫傷
肋骨	鳩胸 剣状突起隆起	骨髄炎 結核 Tietze症候群	骨腫 多発性骨髄腫 転移性癌	骨折 挫傷
肺と胸膜		結核 肺気腫 肺膿瘍	癌または中皮腫の直接浸潤	出血 気胸 皮下気腫
心臓と心膜	心肥大 動脈瘤	結核性または特発性心膜炎	心膜への転移性癌	外傷性動脈瘤
大動脈	動脈瘤			外傷性動脈瘤
縦隔	上大静脈閉塞	縦隔炎	Hodgkinリンパ腫 類皮嚢胞	

合わせと結び付ければ，表15のような簡潔で密度の濃い鑑別診断のリストができあがる。以下では，このうち最も重要な疾患に絞って話を進めていく。

　皮膚そして**皮下組織**の重要な疾患として，脂腺嚢胞，蜂巣炎，神経線維腫，脂肪腫，そして挫傷がある。腹部と異なり，胸部では滅多にヘルニアは起こらない。**肋骨**では，骨折，打撲，多発性骨髄腫，原発性あるいは転移性腫瘍である。**軟骨病変**としては，剣状突起が突出しているものや，Tietze症候群において塊状となっている肋軟骨接合部がある。一昔前であれば，肺気腫，肺膿瘍，胸膜や肺の結核感染，そして真菌（特にアクチノミセス症）が皮膚にまで及んで結節や瘻孔などの皮膚病変を起こすことがあったが，これらは現在ではあまりみかけない。一方で，肺腫瘍や中皮腫が胸壁に直接浸潤し，腫瘤を形成することはある。**縦隔構造**の中では，今や滅多にみかけることはないが，大動脈瘤が拍動性の胸壁腫瘍の原因となる。心肥大や心膜滲出液のために前胸部が大きく突出してくることがときにあるが，これも以前ほど遭遇することはなくなった。縦隔腫瘍も，胸壁腫瘍や胸壁の突出を起こすことがある。

◎**診断へのアプローチ**

　診断へのアプローチの仕方は，繰り返しになるが，十分な病歴聴取と身体所見，そして随伴する症状・徴候との関連付けである。胸部X線（ときには角度を変えて撮影する）や断層撮影により，多くの場合診断がつく。しかし，生検，血管造影，CT，試験切開などが必要になることがある。これは特に，病変が感染性ではないと判明した場合などに必要となる。鳩胸のような先天異常にだまされないことも重要である。

◎**その他の有用な検査【適応】**

1. 血算
2. 放射性ヨウ素（RAI）取り込みシンチ【甲状腺腫大や甲状腺腫瘍】
3. 赤沈【炎症，膿瘍】
4. 切開および排膿，培養
5. 骨シンチ【転移性癌】
6. バリウム検査【憩室，心臓のサイズ】
7. マンモグラフィ
8. エコー【嚢胞性腫瘤】
9. 大動脈造影【大動脈瘤】
10. 縦隔鏡【縦隔腫瘍】
11. 縦隔および胸部のCT【腫瘍，動脈瘤，膿瘍】

Chill
悪寒

　歯がかちかちいう悪寒や戦慄に続く発熱は，多くの場合で感染症である。より詳しくいえば，たいてい細菌感染症であり，悪寒は細菌が血流に進入したこと（菌血症）を意味する。例外は，本項目の後半で述べる。

　やはり**解剖**が鑑別の鍵となる。まずは，体を構成する1つ1つの臓器について，実質の炎症，被膜の炎症，そして膿瘍を考えていこう。

1. **実質の炎症**：脳炎，中耳炎，乳様突起炎，咽頭炎，肺炎，心内膜炎，腎盂腎炎，肝炎，胆嚢炎，胆管炎，胃腸炎，虫垂炎，憩室炎，前立腺炎，精巣炎，子宮内膜炎，卵管炎，蜂巣炎，骨髄炎，関節炎などが挙げられる。これらには，ウ

■ 図6
胸壁腫瘍

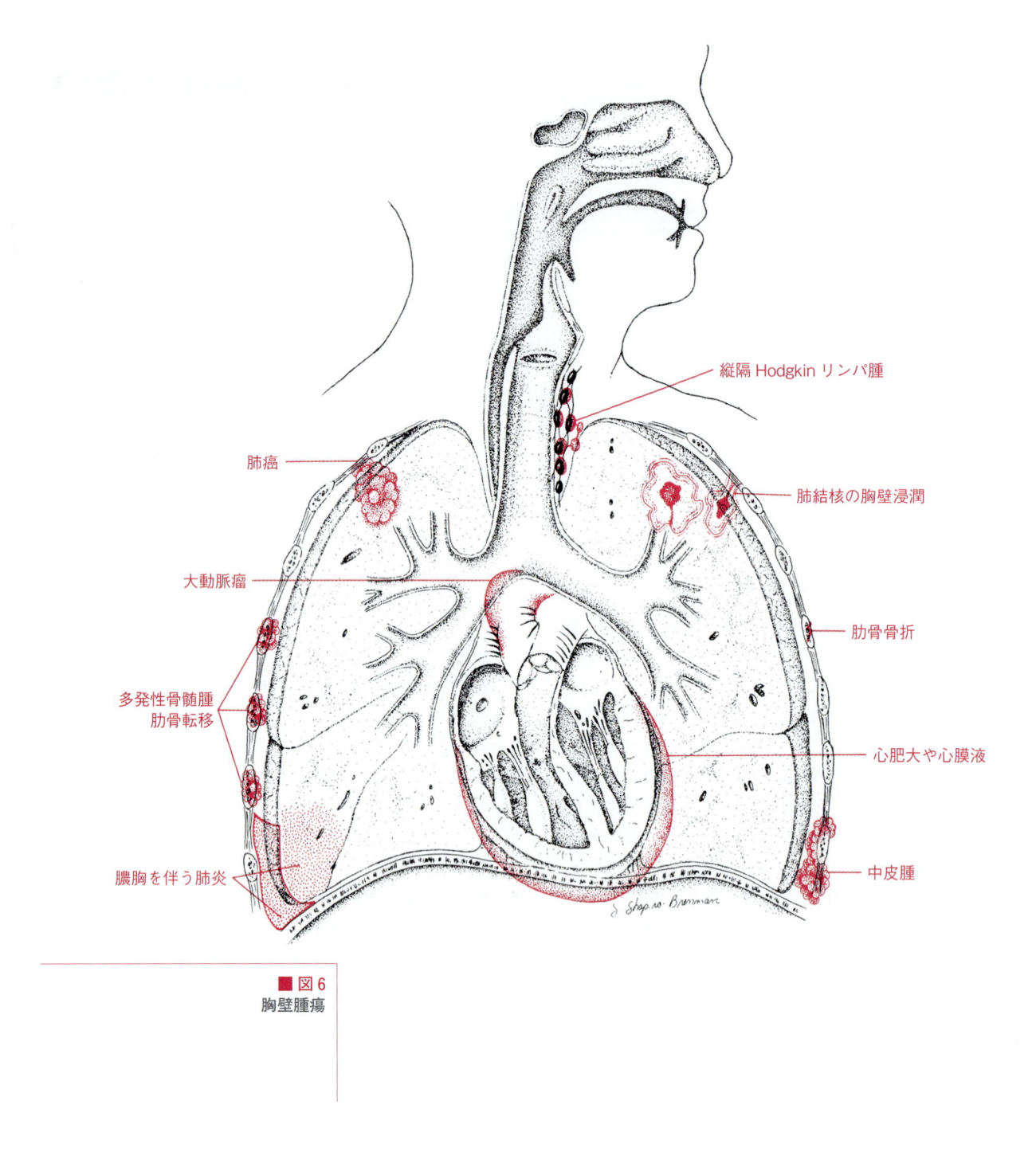

イルスによって引き起こされることが多いものも含まれており(例えば，肝炎，胃腸炎，脳炎など)，悪寒はいつも起こるわけではない。筋炎は多くの場合ウイルス性であるが，旋毛虫症の場合には，悪寒は珍しくない。

2. **被膜の炎症**：このグループには，髄膜炎，胸膜炎，心膜炎，腹膜炎が含まれる。

3. **膿瘍**：脳膿瘍，硬膜外および硬膜下膿瘍，歯髄膿瘍，咽後膿瘍，肺膿瘍，膿胸，肝膿瘍，横隔膜下膿瘍，腎周囲膿瘍，膿瘍を伴う憩室炎，虫垂膿瘍，卵管卵巣膿瘍，骨盤膿瘍，前立腺膿瘍，癤，癰がある。膿瘍は特に悪寒の原因となりやすい。

4. **全身性の感染症**：全身感染症の中にも，特に悪寒を起こしやすいものがある。マラリア，回帰熱，Weil病，鼠咬症，黄熱，天然痘，ロッキー山紅斑熱，ポリオ，肺結核が挙げられる。

5. **静脈血栓症**：静脈炎は，体のさまざまな場所で起こるが，しばしば悪寒の原因となる。海綿静脈洞血栓症，横静脈洞血栓症，門脈炎などがあり，それらよりもやや頻度は落ちるものの，四肢の血栓性静脈炎も悪寒の原因となることがある。

6. **その他**：その他悪寒の原因となる事柄として，薬物や抗菌薬の投与，輸血，溶血性貧血，そして細菌で汚染された装

■ 図7
悪寒

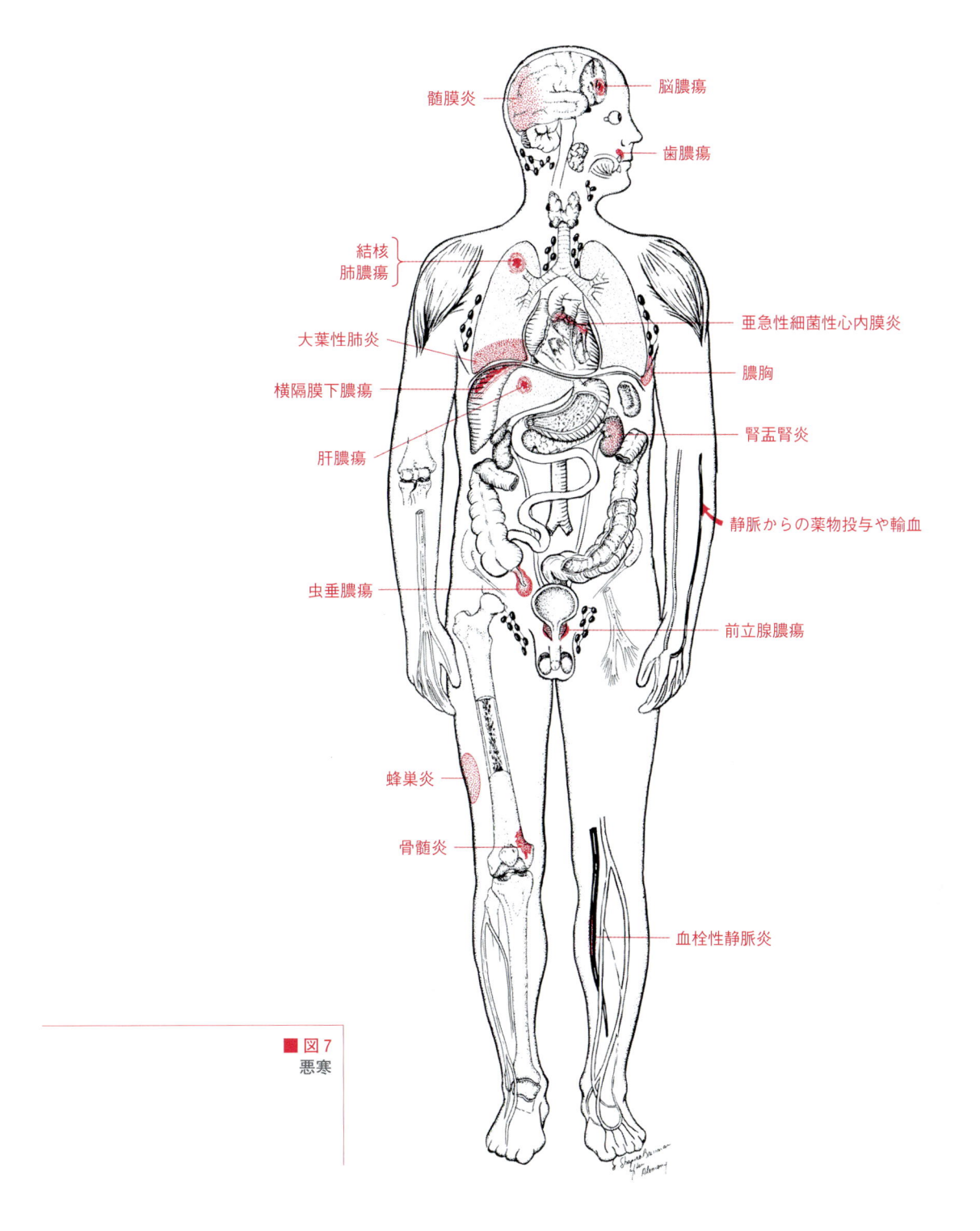

置を体内に挿入することが挙げられる。悪寒はリウマチ熱では滅多に起こらない。

◎診断へのアプローチ

悪寒を訴える患者を診断するアプローチは，発熱患者と似ている。例えば，黄疸や排尿障害といった随伴症状を組み合わせることにより，原因となる臓器を特定できることが多い。しかし，発熱や悪寒が唯一の症状である場合，以下で述べるような精査が必要になるだろう。解熱薬を投与せず，体温がどのような推移をたどるかを注意深く記録することで，診断がつくこともあり，特にマラリアの診断において有用な手法である。

◎その他の有用な検査【適応】

1. 血算【感染症】
2. 赤沈【炎症，腫瘍】
3. 尿検査【腎盂腎炎】
4. 尿培養および薬物感受性【尿路感染症】

5. 分泌物の培養
6. 血液培養【細菌性心内膜炎，敗血症】
7. 骨髄の塗抹培養【細菌性心内膜炎，転移】
8. 血液塗抹標本で寄生虫を検索する【マラリア】
9. 熱性凝集素
10. モノスポット試験【伝染性単核球症】
11. 抗ストレプトリジンO（ASO）抗体価【リウマチ熱】
12. sickle cell prep【鎌状赤血球貧血のスクリーニング検査】
13. 髄液の塗抹培養【髄膜炎，脳炎】
14. ツベルクリン反応
15. その他の皮膚検査
16. 胸部X線
17. 腹部X線
18. 胆嚢エコー【胆嚢炎】
19. 抗核抗体【膠原病】
20. 腹部および骨盤のCT【膿瘍】
21. インジウムシンチ【診断の難しい膿瘍】

Chorea
舞踏運動

　舞踏運動を起こす原因を覚えることは簡単である。VINDICATEのそれぞれのカテゴリーに，せいぜい1〜2疾患しか原因疾患がないからである。

V　Vascular（血管）　血管性疾患では，視床下核梗塞が片側バリスムの原因となる。

I　Inflammatory（炎症）　炎症性疾患では，さまざまなウイルス性脳炎が考えられる。

N　Neoplasm（腫瘍）　腫瘍性疾患には脳幹腫瘍があり，グリオーマや転移性癌が原因となる。

D　Degenerative（変性）　変性疾患では，Huntington舞踏病が含まれる。

I　Intoxication（中毒）　中毒性疾患では，Wilson病，フェノチアジン，鉛，マンガン，そして一酸化炭素（CO）中毒が舞踏運動を起こす。

C　Congenital（先天性）　先天性疾患には，脳性麻痺がある。

A　Autoimmune（自己免疫性）　自己免疫性疾患には，リウマチ熱で起こるSydenham舞踏病がある。

T　Trauma（外傷）　外傷性疾患では，脳振盪，頭蓋底骨折，脳内血腫が原因となる。

E　Endocrine（内分泌）および**Epilepsy**（てんかん）　内分泌性疾患では，てんかんの原因部位と関連して舞踏運動が起こる。甲状腺機能亢進症の運動亢進もときに舞踏運動に似る。

　舞踏運動の原因精査は，振戦の原因精査と同様である（p.422参照）。

Clubbing and pulmonary osteoarthropathy
ばち指と肺性骨関節症

　ばち指と肺性骨関節症が同じ現象であるのかどうかをめぐっては，長い間さまざまな議論がなされてきた。私はその2つは同一のものだという立場であり，したがって両者の鑑別診断もまったく同じである。

　ばち指の患者をみたら，**解剖**を考え，体内の主要な臓器を思い出せば（ただし腎臓を除く），正確で信頼性の高い鑑別診断リストができ上がる。より科学的に生理学を思い出せば，ばち指と肺性骨関節症に関する包括的で系統的な鑑別診断リストを挙げられる。そう，Mauerによると，重要な基礎医学は**生理学**であるのだ（Mauer EF. Etiology of clubbed fingers. *Am Heart J.* 34: 852-853; 1947）。鑑別診断に共通する最も大切な事柄は，**低酸素状態**である。**表16**は，このことを念頭にまとめられている。無酸素性無酸素症，つまり酸素の取り込み低下をきたす疾患が鑑別診断第1のグループであり，肺疾患が含まれる。特に重要なのは肺の慢性疾患であり，慢性気管支炎，肺気腫，膿胸，肺結核，肺悪性腫瘍，塵肺，気管支拡張症，肺線維症が挙げられる。急性肺炎，気胸，そして気管支喘息などは，短期の低酸素症はきたすものの，ばち指を起こすことは少ない。

　次の原因疾患群として，肺胞は正常であるものの，血液が十分に肺胞へ到達しない疾患群がある。私はこの群を**シャント性無酸素症** shunt anoxia と呼んでいる。Fallot四徴症などの先天性心疾患や，繰り返す肺塞栓症，肝硬変（小さな肺動静脈シャントを起こす），肺血管腫などが含まれる。貧血を伴う病態も，ばち指を引き起こす。貧血性無酸素症は，門脈性肝硬変，胆汁性肝硬変，うっ血性脾腫，慢性マラリア，亜急性細菌性心内膜炎などの疾患でみられる。Crohn病，潰瘍性大腸炎，そして大腸悪性腫瘍などの消化管疾患でも，ばち指はみられる。低循環性無酸素症は，通常ばち指を起こさないが，これは例えばうっ血性心不全やショックによる重篤な低酸素が，多くの場合一過性のものだからであろう。

　Mauerの提唱する理論によれば，**組織毒性無酸素症**は，動脈血酸素飽和度の低下を伴わない患者でみられるばち指の機序である。慢性的メトヘモグロビン血症やスルフヘモグロビン血症がこれに相当する。この理論に合わないが，慢性炎症性疾患，亜急性細菌性心内膜炎，粘液腫，潰瘍性大腸炎，腸結核，アメーバ赤痢などでも，ばち指がみられる。

◎診断へのアプローチ

　ばち指への臨床的なアプローチでは，まず，ばち指の有無をきちんと認識することが大切である。カーブのかかった爪というだけでは，ばち指としては不足である。ドラムスティック様の形状（このため指はこん棒状そっくりとなる）は，末期状態にならないと出現しない。早期のばち指は，指

■表16 ばち指と肺性骨関節症

	V Vascular (血管)	I Inflammatory (炎症)	N Neoplasm (腫瘍)	D Degenerative(変性) Deficiency(欠乏)	I Intoxication(中毒) Idiopathic(特発性)	C Congenital (先天性)	A Allergic(アレルギー性) Autoimmune(自己免疫性)	T Trauma (外傷)	E Endocrine (内分泌)
酸素取り込み障害による無酸素(肺疾患)		結核 肺膿瘍 肺気腫 慢性気管支炎	肺癌		肺線維症 肺気腫	嚢胞性線維症 気管支拡張症	サルコイドーシス		
シャントによる無酸素(心血管系疾患)	肺塞栓症		肺血管腫		癒着性心膜炎	先天性心疾患 Fallot 四徴症 肺動脈弁狭窄症			
貧血による無酸素		アメーバ症 回虫症 慢性骨髄炎	消化管癌 Hodgkinリンパ腫		肝硬変		Crohn 病 潰瘍性大腸炎		
組織障害による無酸素		亜急性細菌性心内膜炎	消化管癌		胆汁性肝硬変				粘液水腫
その他	大動脈ないし上腕動脈動脈瘤		真性多血症 鼻咽頭の腫瘍	脊髄空洞症	特発性ばち指				

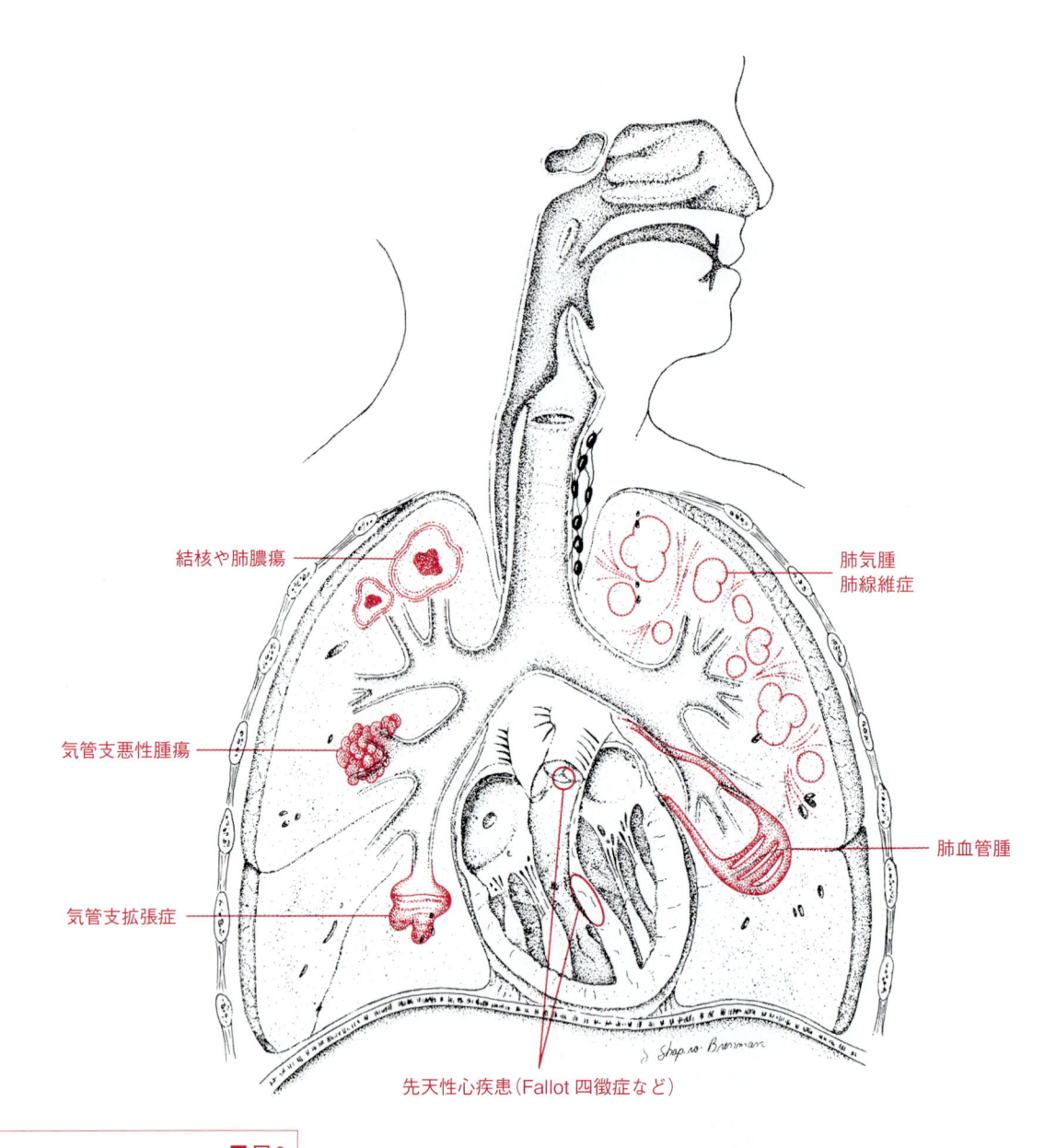

■ 図8
ばち指と肺性骨関節症

- 結核や肺膿瘍
- 肺気腫 肺線維症
- 気管支悪性腫瘍
- 肺血管腫
- 気管支拡張症
- 先天性心疾患（Fallot 四徴症など）

の末節背側の爪で覆われた部分と皮膚で覆われた部分とがなす角度によって定義される。通常，この角度は160°である。その角度が180°やそれ以上になると，末節部は平坦になり，ばち指と呼ばれる。

チアノーゼの有無を注意深く観察し，心臓と肺の理学所見をしっかりとることで，多くの場合はばち指の原因がわかる。肺機能検査，運動前後や100％酸素投与前後での動脈血ガス検査は，診断の助けになることが多い。肺換気血流シンチ，冠動脈造影といった検査が必要となることがある。診断の難しい場合には，血液培養，便培養や便検査，消化管の画像検索が必要になることもある。

◎その他の有用な検査【適応】
1. 血算【貧血】
2. 生化学【肝疾患】
3. ツベルクリン反応
4. 胸部X線【悪性腫瘍，気管支拡張症】
5. 痰培養および感受性検査【肺膿瘍】
6. 喀痰細胞診【肺癌】
7. 喀痰の抗酸菌染色および抗酸菌培養【結核】
8. ヒストプラスミン皮膚検査
9. コクシジオイジン皮膚検査
10. ブラストマイシン皮膚検査

■ 図9
昏睡と傾眠

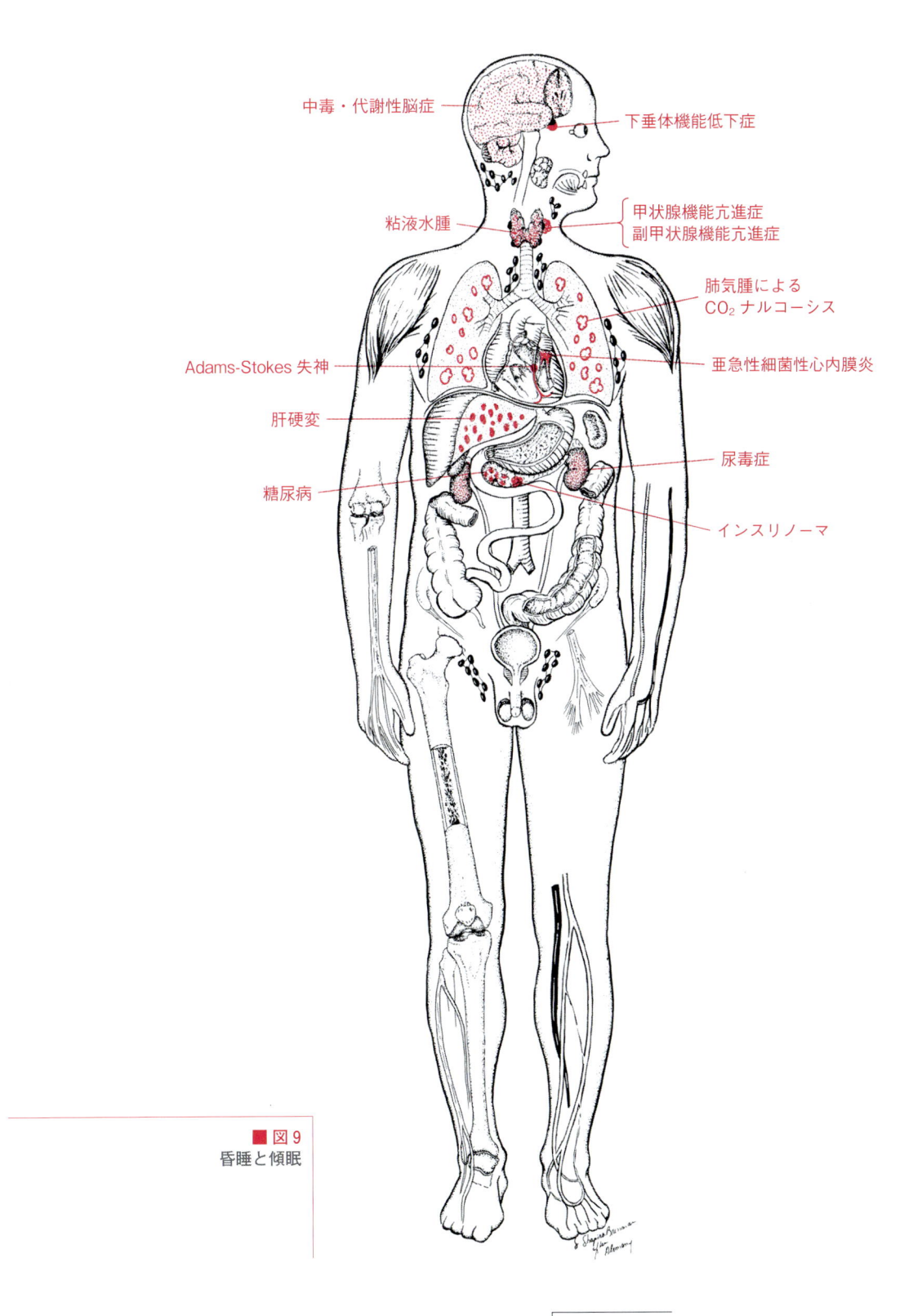

11. 気管支鏡【腫瘍，気管支拡張症】
12. 肺生検【腫瘍，珪肺】
13. 試験開胸

Coma and somnolence
昏睡と傾眠

　傾眠とは，患者が深い睡眠の状態にあるが，覚醒させられる状態を示す．昏睡とは，患者にまったく意識がなく，したがって覚醒させることができない状態のことを意味する．傾

■ 図10
昏睡と傾眠

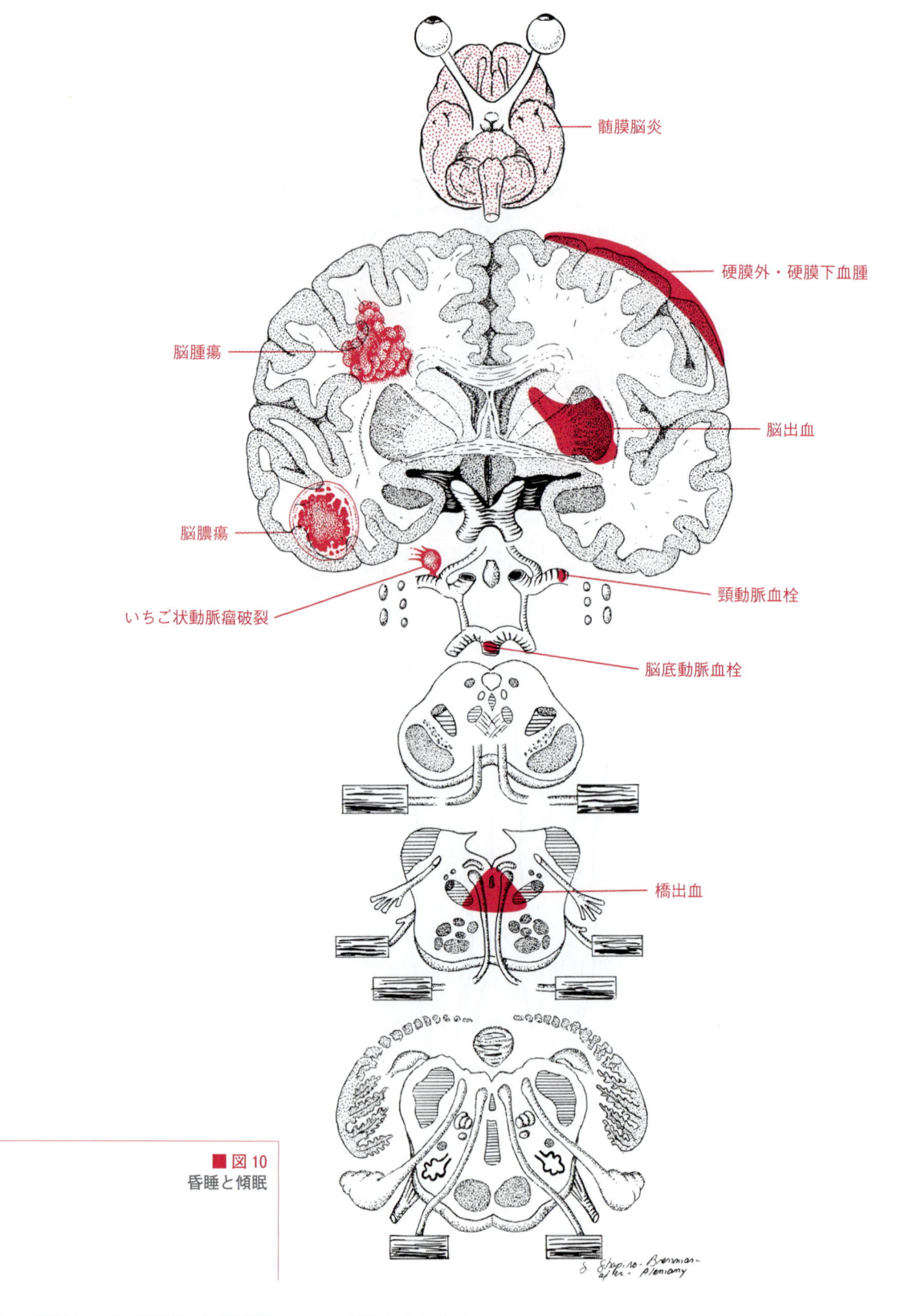

眠は，簡単にいえば昏睡の初期段階であり，傾眠をきたす疾患は昏睡の原因とほとんど同じである。いくつか例外もあるので，最後のほうで述べることにしよう。

医学生だった頃，私はSuttonが書いた『診断学の手引き』という小さな本をみつけたことがあった（Sutton GEF. Aids to Medical Diagnosis, Blackwell Publishing Co.）。その本に書かれていた，昏睡の原因の語呂合わせ（母音を並べた）"A-E-I-O-U"は覚えやすい。

A　Accident（外傷）　外傷は，脳振盪，硬膜下や硬膜外血腫を示している。それだけでなく"A"は，Arterial occlusion

■図11 昏睡と傾眠

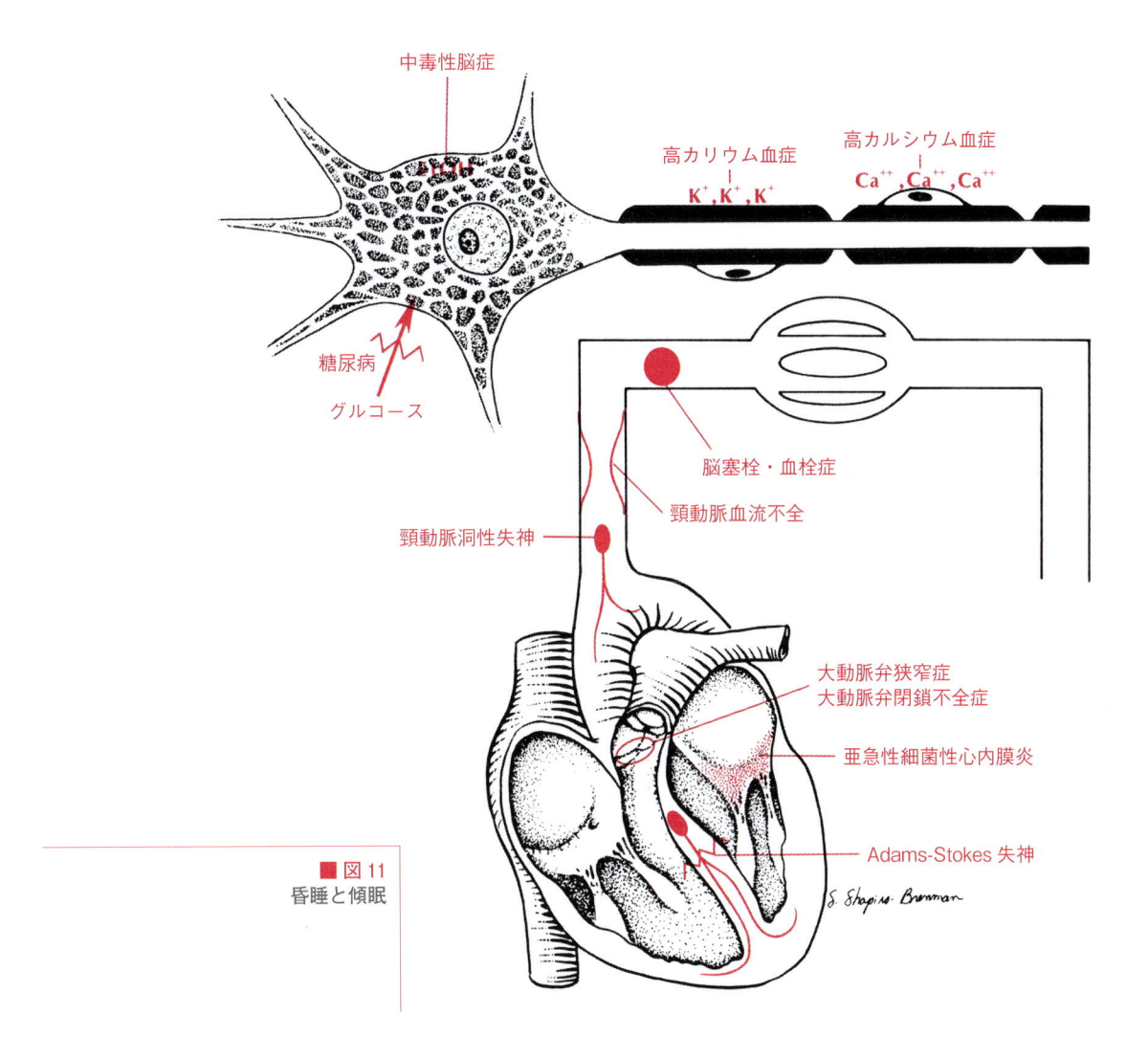

（動脈閉塞），Arteriosclerosis（動脈硬化），Aneurysm（動脈瘤），Autoimmune disorder（自己免疫性疾患）なども表している。

E Endocrine（内分泌）　内分泌疾患では，粘液水腫性昏睡，副甲状腺機能亢進症，糖尿病性昏睡などがあり，インスリンによるショックもこのカテゴリーに含まれる．"E"には他にも Epileptic seizure（てんかんによる痙攣）がある．

I Inflammatory（炎症）および Intoxication（中毒）　炎症性疾患と中毒性疾患の中には，脳炎，脳膿瘍，髄膜炎，アルコール依存症，オピオイドやバルビツレート中毒が含まれる．

O Organ（臓器）　臓器障害のことであり，肝性昏睡，呼吸器不全や尿毒症が考えられる．

U Sutton によれば Uremia（尿毒症）と書かれているが，尿毒症は上の"O"に含まれているので，私はむしろ"U"を"Undefined disorders（分類の難しい疾患）"として，ナルコレプシーや転換性障害を挙げたいと思う．

以上のように，母音の AEIOU による記憶法は，昏睡や傾眠の原因を記憶しやすくするよい方法である．VINDICATE も，同様に昏睡の原因疾患を記憶する手段として使えるのだが，私はここで，頭の体操として，読者の皆さんがご自身で語呂合わせをつくられることをおすすめしたい．また，他にも2つほど昏睡の原因疾患を覚える方法があり，なかなか教育的な方法なので，ここで紹介しようと思う．その方法とは，1つは**解剖学的**アプローチであり，もう1つは**生理学的**なアプローチである．

頭蓋骨から脳室に至る頭部の**解剖**を思い浮かべてほしい．その解剖と **MINT** という語呂合わせを掛け合わせれば，**表17**に示すように，昏睡や傾眠をきたす原因を網羅的に覚えられるであろう．それぞれの解剖学的構造，疾患で起こる重要な病態をここで解説しよう．

まず**頭蓋骨**では，頭蓋骨の陥没骨折，硬膜外および硬膜下血腫が挙げられる．**髄膜**では，髄膜炎，くも膜下出血である．より深部へと進み，**脳**そのものの疾患では，脳炎，脳症（例えばアルコール性など），脳腫瘍がある．さらに，頭蓋底を走る**動脈**に思いをはせれば，動脈閉塞，出血，そして塞栓症が挙げられる．さらに**血液供給**の点からいえば，無酸素症や，昏睡をきたしうる代謝性疾患が考えられる．静脈の疾患では，静脈洞血栓症がある．最後に**下垂体**は，下垂体機能低下症による昏睡だけでなく，そのほかの内分泌疾患も含めて覚える．以上が，解剖学的なアプローチによる昏睡や傾眠の

■表17 昏睡と傾眠

	M Malformation（奇形）	**I** Inflammation（炎症）	**N** Neoplasm（腫瘍）	**T** Trauma（外傷）
頭蓋骨				陥没性頭蓋骨骨折 硬膜下ないし硬膜外血腫
髄膜	くも膜下出血（動脈瘤からの）	髄膜炎		くも膜下出血
脳および脳実質	孔脳症性嚢胞 分娩外傷ないし低酸素による核黄疸	脳炎 中毒性もしくは代謝性脳症 アルコール性脳症	脳腫瘍	脳挫傷ないし脳振盪
動脈	動脈閉塞 出血 塞栓症	亜急性細菌性心内膜炎 塞栓症 低酸素症	血管腫	脂肪塞栓 動脈塞栓
静脈	動静脈奇形	静脈洞血栓症		
下垂体	下垂体機能低下症 その他の内分泌異常		下垂体腺腫	分娩後出血

鑑別の仕方である。

次に，生理学的なアプローチについて考えてみよう。考え方はシンプルである。つまり，「脳細胞が覚醒し，機能し続けるためには，何が必要か」という問いである。つまり，酸素，グルコース，そしてビタミンの十分な供給，適切な量のインスリン，電解質と酸塩基平衡のバランス，適切な体液量を脳は必要とするのである。さらには，脳細胞にとって，代謝に必要な物質を利用することを妨げるような中毒性物質が含まれていてはならない。以上のようにみてくることで，脳細胞の機能を妨げる疾患をどのようなカテゴリーに分けたらよいか，その視座が手に入れられたであろう。

1. **酸素供給の低下**：動脈血栓症，塞栓症，もしくは脳出血により，局所的な低酸素が起こることがある。重度の貧血もしくは心肺疾患による脳全般の低酸素状態も，このカテゴリーに含まれる。
2. **血糖供給の減少もしくは増加**：低血糖状態（原因としては吸収不良症候群，重度の肝硬変，糖原病，下垂体機能低下症など）では，昏睡となることがある。また，高血糖状態でも昏睡は起こりうる（高浸透圧性非ケトン性糖尿病昏睡）。
3. **インスリン過小もしくは過多**：インスリン過剰となる病態として，過剰投与されたインスリン，インスリノーマ，反応性低血糖症，逆にインスリン欠乏の病態として糖尿病性アシドーシスが挙げられる。
4. **ビタミン欠乏症**：チアミン欠乏によるWernicke脳症，くる病における低カルシウム血症やテタニー，ペラグラにおける傾眠と認知機能低下など。
5. **電解質および酸塩基平衡異常**：意識障害の原因となりうる電解質異常として，低ナトリウム血症，低カリウム血症，高カリウム血症（Addison病，尿毒症，利尿薬使用などが原因となる），低カルシウム血症（副甲状腺機能低下症，くる病，尿毒症，吸収不良症候群などが原因となる），高カルシウム血症（副甲状腺機能亢進症，骨転移性腫瘍などが原因となる），低マグネシウム血症が挙げられる。また，昏睡の原因となりうる酸塩基平衡異常として，糖尿病性アシドーシス，乳酸アシドーシス，CO_2ナルコーシス，アルカローシス（過換気症候群）などを想起すべきである。
6. **細胞間液の過剰**：このカテゴリーには，脳腫瘍，脳出血，水頭症，脳炎や髄膜炎，脳振盪など各種病態に伴う脳浮腫が挙げられる。
7. **代謝産物の利用や活性を妨げる中毒性物質**：体外から摂取するものとしては，鉛，アルコール，リゼルグ酸ジエチルアミド（LSD），オピオイドなど，さまざまな物質が挙げられる。体内で産生される毒性物質が原因となる疾患として，肝性昏睡，尿毒症，そしてCO_2ナルコーシスがある。

傾眠は，導入で触れたとおり，昏睡とはまた異なった原因により引き起こされることがある。つまり，内因性うつ病，ナルコレプシー，脳動脈硬化症，嗜眠性脳炎による傾眠が起こる。生理学的に考えれば，粘液水腫によっても昏睡が起こるが，これは上に述べたような分類にはあてはめるのが難しい。

◎診断へのアプローチ

神経学的診察と，家族や友人からの入念な病歴聴取が，昏睡の診断には不可欠である。しかし，病歴や所見をとることに夢中になるあまり，血液検査が後回しになってはならない。血算，BUN，空腹時血糖，血清浸透圧，電解質，血液ガス，尿検査，薬物スクリーニングは直ちにオーダーすべきである。病歴をほとんど聴取することができず，インスリンによる意識障害が疑われるのなら，グルコースもしくはグルカゴンをただちに投与してよい（血液検査の結果を待たずに）。しかし，現在では，高浸透圧性非ケトン性糖尿病昏睡を悪化させる可能性もあるため，慎重に投与する。

私の経験では，神経学的診察を家族や友人からの病歴聴取と同時に行うと，うまくいく。こうすると，重要な神経学的所見を素早く見つけることができる。片側の散瞳（硬膜下血

腫や動脈瘤を示唆する），呼気のアセトン臭（糖尿病性アシドーシスを示唆する），頭部打撲（脳振盪や血腫を示唆する），そして項部硬直（髄膜炎に伴うくも膜下出血）などは，昏睡の原因をすばやく同定するのに役立つ所見の例である。

局所の神経学的異常所見のない昏睡患者は，代謝異常や中毒が原因であることがある。そのような場合，下に記すような詳細な血液検査を提出することが望ましい。発熱を伴う昏睡患者には，脊椎穿刺を行う。一方，神経学的な所見を伴う昏睡は，その原因として，脳腫瘍，膿瘍，血腫，脳塞栓，脳血栓，脳出血が考えられる。頭蓋骨X線写真とともに，頭部CTをただちに撮影すべきである。これらの検査ができない場合，検査が可能な医療機関にただちに患者を搬送することが必要である。脳波検査や脊椎穿刺によって，原因が明らかになることもある。脊椎穿刺は，たとえ乳頭浮腫の所見がなくても，慎重に行う。もちろん，乳頭浮腫の所見がある場合，神経内科医にコンサルトするか，頭部CT所見を確認するまでは，脊椎穿刺を行ってはならない。乳頭浮腫の所見があっても，脊椎穿刺を考慮すべき場合として，髄膜炎が疑われる場合がある。良性頭蓋内圧亢進症を疑う場合も同様である。

◎その他の有用な検査【適応】
1. 血算【敗血症，髄膜炎】
2. 赤沈【炎症】
3. 生化学【糖尿病性アシドーシス，低血糖，尿毒症，電解質異常】
4. 薬物スクリーニング【薬物中毒】
5. 動脈血ガス【低酸素症，高二酸化炭素血症】
6. 血中鉛濃度【鉛脳症】
7. 尿中ポルフォビリノーゲン【ポルフィリン症】
8. 血液培養【敗血症】
9. 甲状腺機能【粘液水腫性昏睡】
10. 血中アンモニア濃度【肝性昏睡】
11. 心電図【うっ血性心不全，不整脈】
12. 脳CT【脳炎，血腫，膿瘍】
13. 脳波検査【昏睡レベルの評価，てんかん】
14. 脊椎穿刺【髄膜炎，脳炎，くも膜下出血】
15. 血清および尿浸透圧【抗利尿ホルモン不適切分泌症候群（SIADH）】

症例検討　#10
34歳の白人男性が昏睡の状態で病棟に入院となった。病歴聴取をしてみると，患者は入院の1週間前から悪寒と発熱を訴えていたことがわかった。神経学的診察をすると，右上下肢の腱反射低下と，右Babinski反射陽性を認めた。項部硬直はなかった。
問1. 上記の方法から考えると，この男性の症状について可能性のある原因は何か？

さらに身体所見をとってみると，心尖部での収縮期雑音と，体幹部と四肢に点状出血を認めた。
問2. あなたの鑑別診断は何か？

（解答は付録B参照）

Constipation
便秘

便秘の原因は，生理学的に理解すると覚えやすい。通常どおりの排便が行われるには，便が適度な硬さであり，大腸壁の平滑筋が良好に収縮し，消化管の閉塞がなく便が通過できることが必要である。そのため，食事や水分の摂取が不十分だったり，腸管の収縮が妨げられたり，消化管の通過障害があれば，便秘となるわけである。消化管閉塞は，その程度が高度なことも軽いこともあり，またその原因が内因性のことも外因性のこともある。

1. 食事や水分の摂取が不十分な場合：飢餓状態や食欲がない状態では，便秘が起こりうる。例えば，老衰，神経性食欲不振症，慢性扁桃炎や食道噴門部痙攣などが便秘を起こす。水分摂取が不足していると便が硬くなり，結果として便秘となる。

2. 腸管運動や収縮性の低下：ポリオや脊髄癆といった神経疾患がこのグループに入る。Hirschsprung病では，腸管壁の筋層間神経叢を欠損しており，そのため腸管壁の収縮性が悪い。不安やうつ状態によっても腸管運動は妨げられ，便秘が起こる。アトロピン誘導体や鎮静薬，オピオイドやバルビツレートなどの薬物も，腸管運動を妨げ，便秘の原因となる。尿毒症や糖尿病性アシドーシスでは，麻痺性イレウスが起こる。

3. 消化管の閉塞：

A. **高度の閉塞**　幽門狭窄，腸捻転，腸重積，Crohn病，癒着，嵌頓ヘルニアなどがある。

B. **低度の閉塞**　ポリープや悪性腫瘍，宿便，さらに肛門括約筋のスパズムを起こす病態（例えば直腸炎，痔核，直腸裂創，直腸瘻，膿瘍，多発性硬化症をはじめとする脊髄疾患）といった**内因性**疾患がある。

C. **外因性**　軽度の閉塞を起こす外因性疾患には，骨盤内炎症性疾患（PID），後傾子宮，子宮内膜症，妊娠，子宮筋腫，卵巣嚢胞，巨大な前立腺ないし骨盤腔の膿瘍などがある。

◎診断へのアプローチ

もし禁忌でなければ，宿便の有無を直腸診にて確かめ，浣腸を行ってみることが第一歩である。直腸診により，肛門裂創や炎症性痔核，膿瘍などがわかることもある。女性患者であれば，内診をすべきである。これらの検査により診断がつかず，神経学的診察や腹部X線が正常であれば，直腸鏡お

■ 図 12
便秘

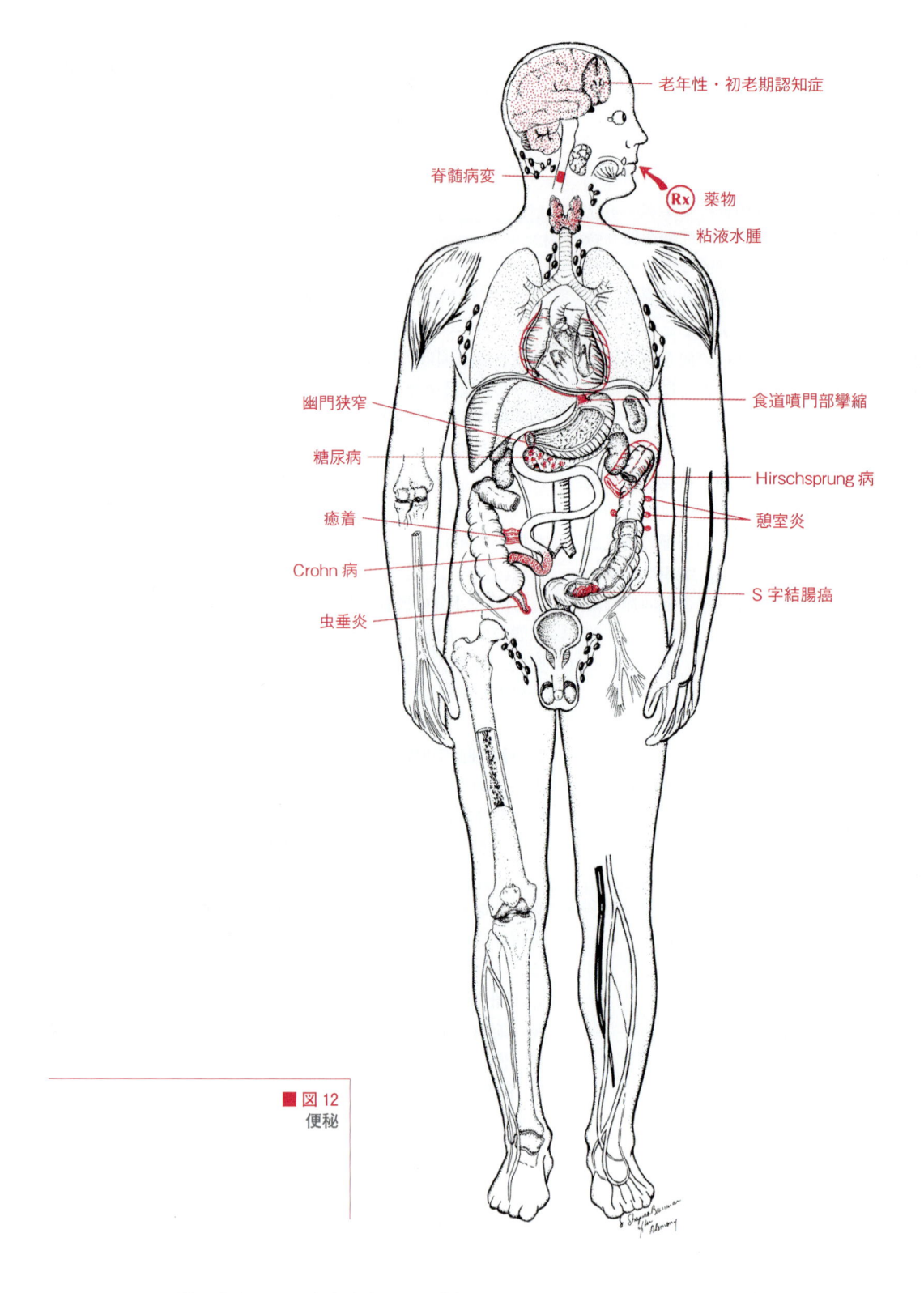

よびバリウム注腸を考慮する。食事内容，服用薬物，心理的ストレスなどの詳細な病歴を聴取する。

◎その他の有用な検査【適応】
 1. ブドウ糖負荷試験【糖尿病性ニューロパチー】
 2. 便潜血【直腸あるいは結腸癌】
 3. 血清電解質【腸管運動障害】
 4. 甲状腺機能【甲状腺機能低下症】
 5. 尿中ポルフォビリノーゲン【ポルフィリン症】
 6. 尿薬物スクリーニング【薬物乱用】
 7. 大腸内視鏡【大腸癌】
 8. 排便造影【腸管運動障害】
 9. 肛門直腸内圧測定【ニューロパチー】
10. 消化器内科コンサルト

11. 心理テスト
12. 便軟化剤やオオバコ繊維などによる診断的治療

Constricted pupil (miosis)
縮瞳

　縮瞳を起こす疾患を列挙するには，**神経解剖**を使うのがよい。終末器官である虹彩から末梢神経を通じ，中枢神経（脳幹）へと至る神経路を思い浮かべるとよい（**表18**）。

1. 終末器官：虹彩炎，角膜炎，コリン作動薬などにより，終末器官レベルで縮瞳が起こる。有機リン中毒では，シナプス終末でのアセチルコリン蓄積により，縮瞳が起こる。遠視や老視でも縮瞳を起こすことがある。

2. 末梢神経：縮瞳は，交感神経路の病変であれば，どの場所の病変でも起こりうる。内頸動脈付近で分岐するところの病変（動脈瘤，血栓，片頭痛），頸部の星状神経節に入るところの病変（前斜角筋症候群，頸部腫瘍，リンパ節腫脹など），そして脊髄へと至る節前経路の病変（大動脈瘤，縦隔腫瘍，脊髄腫瘍，その他の占拠性病変）がある。

3. 中枢神経系：脳幹の交換神経路での病変（小脳後下方の腫瘍，閉塞，脳幹腫瘍，脳出血，脳炎，中毒性脳症）により，縮瞳が起こる。神経梅毒の Argyll-Robertson 瞳孔では，両側瞳孔とも縮瞳するが，これは中脳の視蓋前核に障害が起きている。モルヒネは両側縮瞳を起こすが，おそらく中枢神経系への影響があるためであろう。

◎診断へのアプローチ

　一側性の縮瞳では，まずは角膜炎や虹彩炎といった局所的な疾患を考えなくてはならない。眼瞼下垂や眼球陥入を認めた場合，Horner 症候群を考えなくてはならない。その場合，交換神経路のどこかに必ず病変がある。縮瞳だけを認めるのであれば，やはり交感神経路の病変を考える。両側縮瞳および昏睡があれば，麻薬中毒や脳幹病変（橋出血など）の可能性がある。意識のある患者で両側縮瞳があり，対光反射は認めないが輻輳反射を認めるのが，Argyll-Robertson 瞳孔である。片方だけの Argyll-Robertson 瞳孔というのも起こりうる。高齢者で対光反射を欠く両側縮瞳を認めた場合，遠視もしくは動脈硬化症のことがある。

　原因検索として，随伴症状・徴候の有無により，頸椎X線，胸部および頭蓋骨X線，脳のCTおよびMRI，脊椎穿刺，血管造影などを考慮する。縮瞳している側で発汗機能が低下しているのであれば，ヨードデンプン試験（デンプンの粉を顔につけて顔の発汗をみる検査）が，障害されている交感神経のレベルを特定するのに役立つ。

◎その他の有用な検査【適応】

1. VDRL 試験【梅毒】
2. ヒストプラスミン皮膚検査【虹彩炎】
3. トキソプラズマ血清検査【虹彩毛様体炎】
4. アドレナリン試験【Horner 症候群】
5. 細隙灯検査【虹彩炎や角膜炎】
6. 眼圧測定【緑内障】
7. メコリル試験【Argyll-Robertson 瞳孔】

症例検討　#11

　24歳の白人男性（医学生）が，生命保険加入時の健康診断で，左眼の縮瞳，眼瞼下垂，眼球陥入を指摘された。さらに詳しく聞いてみると，左腕および左手の間欠的な脱力があることがわかった。

問1. 縮瞳の鑑別に関する上記の方法から考えると，鑑別診断は何か？

　詳細な神経学的診察が行われ，左橈骨動脈の脈拍が弱いこと以外に異常を認めなかった。

問2. あなたの診断は何か？

（解答は付録B参照）

Convulsion
痙攣

　痙攣の鑑別診断を体系的に行うには，**生理学**と**解剖学**の両方を駆使しなければならない。解剖学的に痙攣の原因を分類すると，**表19**のようになる。

　生理学的に考えると，神経細胞の興奮性を高める原因は，筋細胞の興奮性を高める原因とまったく同じであることがわかる。すなわち，低酸素，低血糖，そして電解質異常である。低酸素をきたす病態であれば，どんな原因であれ，痙攣を起こすことがある。したがって，局所的な動脈攣縮〔例えば一過性虚血発作（TIA）〕でも，痙攣は起こるのである。塞栓，血栓もしくは動脈プラークによる動脈血流の途絶では，局所的な低酸素が起き，その結果痙攣が誘発されるのに対して，脳全体が低酸素に陥るとむしろ失神や昏睡になることが多い。急性に出血（貧血性の低酸素状態に陥る）が起きたり，急性に心拍出量が低下したりする（例えば Adams-Stokes 症候群やさまざまな不整脈）ことによって痙攣が起こることは，それほど多くはない。大動脈弁狭窄症や大動脈弁閉鎖不全症の患者では，ときに痙攣が起こるが，これは相対的に心拍出量が減少した場合に認められる（例えば運動時）。

　低血糖では，痙攣よりも昏睡が起こりやすい。インスリン過剰投与，インスリノーマ，Addison 病，下垂体機能低下症などにより重度の低血糖（40 mg/dL 未満）をきたすと，痙攣が起こることがある。

　神経細胞が興奮しやすくなる原因は，電解質異常であることが多い。筋細胞と同じ式がここでも用いられる。

■表 18　縮瞳

	V Vascular (血管)	I Inflammatory (炎症)	N Neoplasm (腫瘍)	D Degenerative (変性)	I Intoxication (中毒)	C Congenital (先天性)	A Allergic(アレルギー性) Autoimmune(自己免疫性)	T Trauma (外傷)	E Endocrine (内分泌)
終末器官		虹彩炎 角膜炎		遠視 老視	コリン作動性薬物	遠視 先天性縮瞳 くも指症	アミロイドーシス		副甲状腺機能低下症
末梢交感神経伝達路	内頚動脈瘤ないし血栓 片頭痛 大動脈瘤	頸部リンパ節炎 縦隔炎	Hodgkin リンパ腫 縦隔腫瘍 Pancoast 腫瘍			頸部肋骨 Klumpke 麻痺		腕神経叢損傷	
脳幹	後下小脳動脈閉塞 橋出血	脳炎 神経梅毒(Argyll-Robertson 瞳孔)	脳幹腫瘍		中毒性脳症(モルヒネなど)				
脊髄		ポリオ 結核 硬膜外膿瘍 横断性脊髄炎	脊髄腫瘍 転移性脊髄腫瘍	脊髄空洞症			多発性硬化症	骨折 椎間板ヘルニア	

表 19　痙攣

	V Vascular (血管)	I Inflammatory (炎症)	N Neoplasm (腫瘍)	D Degenerative(変性) Deficiency(欠乏)	I Intoxication(中毒) Idiopathic(特発性)	C Congenital (先天性)	A Allergic(アレルギー性) Autoimmune(自己免疫性)	T Trauma (外傷)	E Endocrine (内分泌)
脳細胞および軸索	高血圧性出血	ウイルス性脳炎 梅毒 破傷風 狂犬病		ピリドキシン欠乏 皮質萎縮	鉛 Wilson病 臭化物 アルコール 核黄疸 尿毒症 子癇	Schilder病 孔脳症 分娩外傷 低酸素症	多発性硬化症	脳振盪 脳内血腫	低血糖 低カルシウム血症
支持組織		結核腫 嚢虫症 その他の寄生虫疾患	グリオーマ 神経線維腫 転移性腫瘍	Tay-Sachs病 ヒスチオサイトーシスX		von Gierke病	脳性蕁麻疹		Addison病
髄膜	くも膜下出血	髄膜炎 硬膜外膿瘍	髄膜腫 Hodgkinリンパ腫		フェニルケトン尿症			硬膜下血腫	
頭蓋骨								陥没性骨折 硬膜外血腫	
動脈	梗塞 塞栓症		血管腫			動脈瘤 動静脈奇形	結節性動脈周囲炎	動静脈瘤	
静脈		静脈洞血栓症				動静脈奇形 Sturge-Weber症候群			
血液		敗血症	白血病 真性多血症	再生不良性貧血	フルファリンやバリン療法		特発性血小板減少性紫斑病		
心臓	不整脈 心ブロック 心筋梗塞	亜急性細菌性心内膜炎	心房粘液腫による塞栓症		薬物性不整脈 心ブロック	大動脈弁狭窄症	リウマチ性心疾患に伴う大動脈弁狭窄		甲状腺機能亢進症に伴う心房細動および塞栓症

中毒性脳症（モルヒネなど）

脊髄病変

頸部肋骨

Pancoast 腫瘍

大動脈瘤

Hodgkin リンパ腫

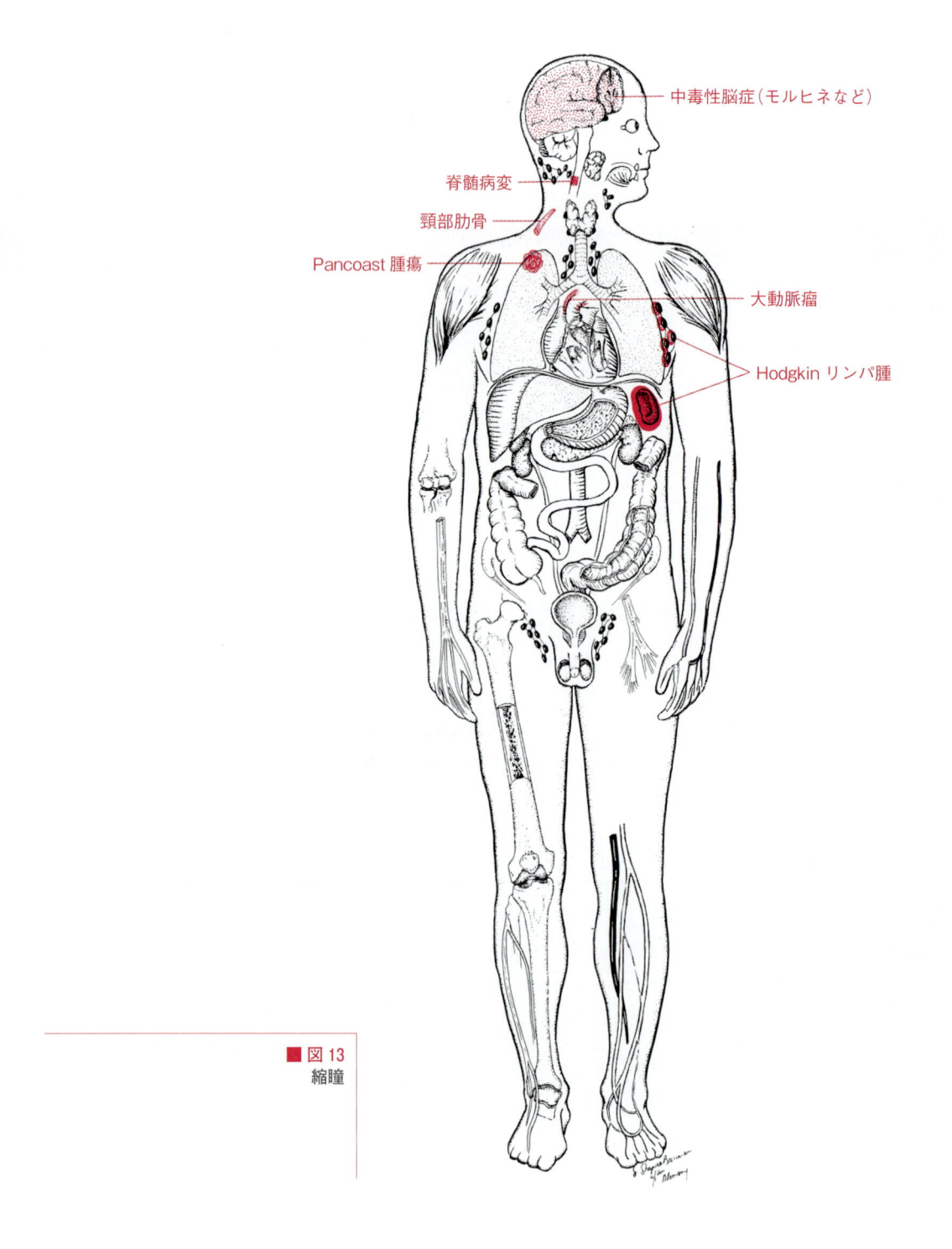

■図13
縮瞳

$$神経細胞の易興奮性 \times \frac{Na^+, K^+, pH}{Ca^{2+}, Mg^{2+}, H^+}$$

低カルシウム血症では、まずテタニーが起こるが、これはまるで痙攣のように見えることがある。低カルシウム血症の原因には、副甲状腺機能低下症、ビタミンD欠乏症、吸収不良症候群、カルシウム喪失性腎症、慢性腎不全などが挙げられる。イオン化カルシウムは、アルカローシス（呼吸性、代謝性いずれでも）によって減少する。また、とりわけ慢性的なアルコール依存症や吸収不良症候群の患者では、低マグネシウム血症の除外が必須である。カルシウムとマグネシウムの両者がともに希釈される抗利尿ホルモン不適切分泌症候群（SIADH）の患者をみたら、水中毒の可能性を考慮する。

ここまでは痙攣の原因について生理学的なアプローチを試みたが、次に解剖学的なアプローチを試みることにしよう。その場合、真っ先に考えるべきは、何が神経細胞を興奮させるような刺激となっているのかという点である。神経細胞は、支持細胞由来の腫瘍によっても刺激を受けるし、膿瘍や血腫によっても刺激を受ける。髄膜で起こる炎症性疾患（髄膜炎や硬膜外膿瘍など）から受ける圧や、髄膜で起こる出血

虹彩炎

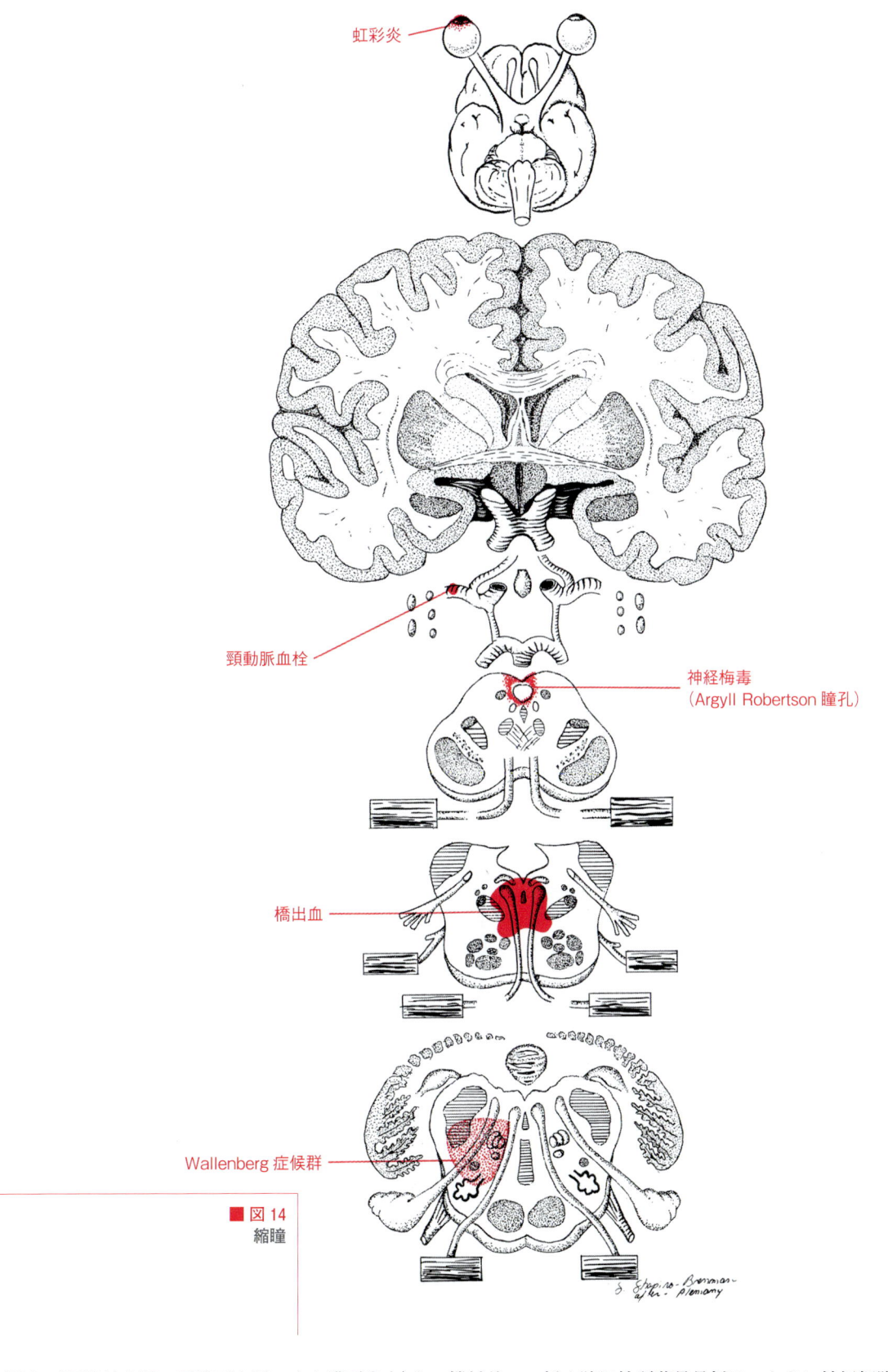

頸動脈血栓

神経梅毒
(Argyll Robertson 瞳孔)

橋出血

Wallenberg 症候群

■ 図 14
縮瞳

(例えば硬膜外血腫，硬膜下血腫，くも膜下出血)も，機械的な刺激となりうる。脳炎や脳振盪によって起こる脳実質内の局所的な水貯留，あるいはさまざまな原因により起こる頭蓋内圧亢進により，痙攣が起こることもある。陥没型頭蓋骨骨折や陳旧性頭蓋骨骨折は，ときに神経細胞への刺激となる。脳に銅や鉛などが蓄積する可能性も(例えば Wilson 病)，特に小児においては考えなくてはならない。また，脳内に本来は存在しない細胞が脳内に浸潤してきた場合(例えば白血病)

■ 図15
痙攣

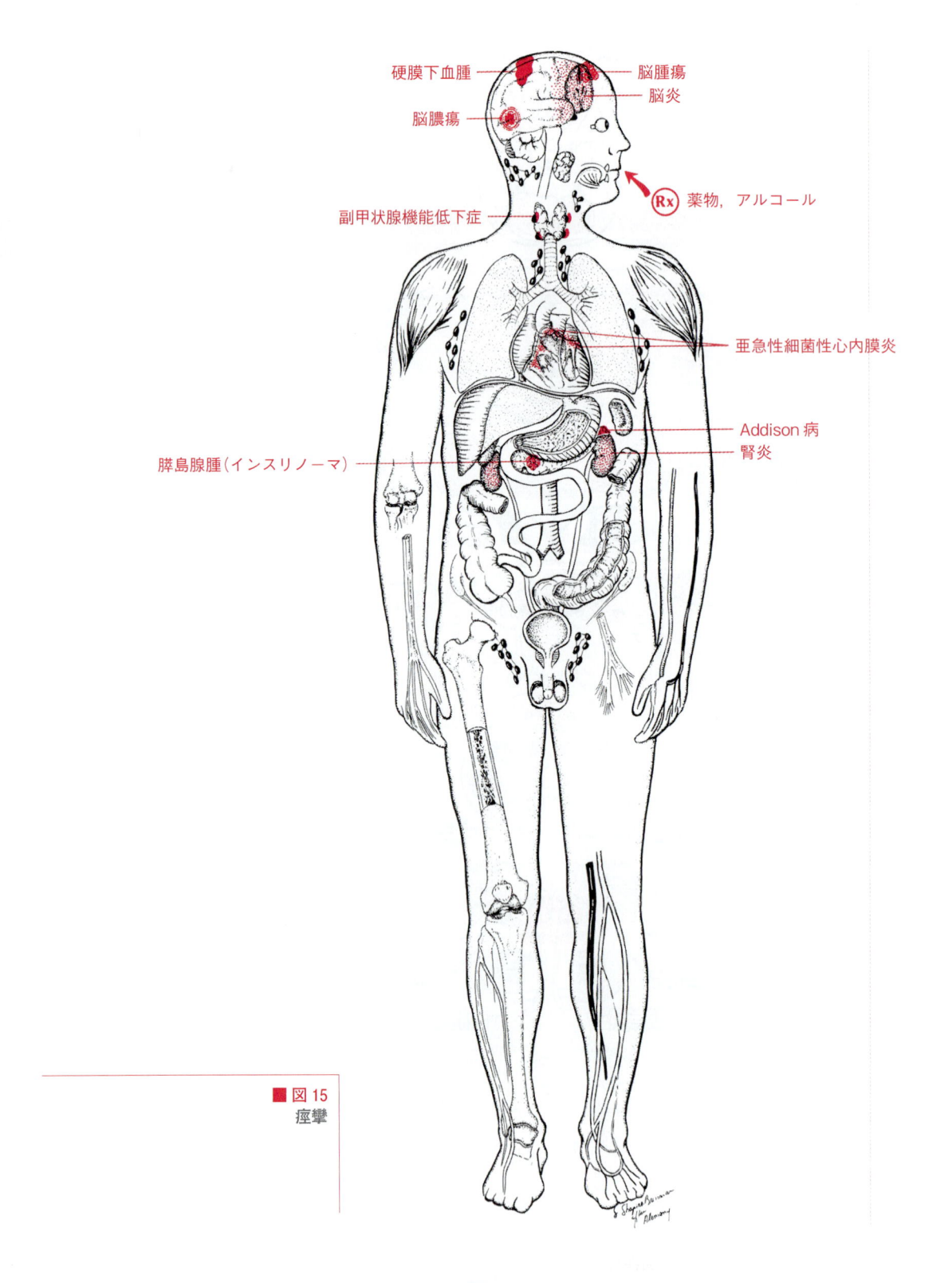

も，痙攣が起こる。細網内皮症やムコ多糖症も，痙攣の原因として考える必要がある。痙攣の外因を考えてみると，化学物質や薬物が原因となるわけだが，とりわけアルコール，塗料，リドカイン（キシロカイン），フェノチアジン系薬物，臭化物などが痙攣の原因として頻度が高い。どんな物質であれ，大量に投与されると，ときに痙攣を引き起こすことがある。

ときに変性疾患や脱髄疾患が痙攣を起こすこともある。一方で，全身性エリテマトーデスやその他の膠原病は痙攣を起こすことが多い。特発性てんかんの可能性も考えなくてはならない。

◎診断へのアプローチ

まずはじめに，その運動障害もしくは意識消失のエピソー

■図16
痙攣

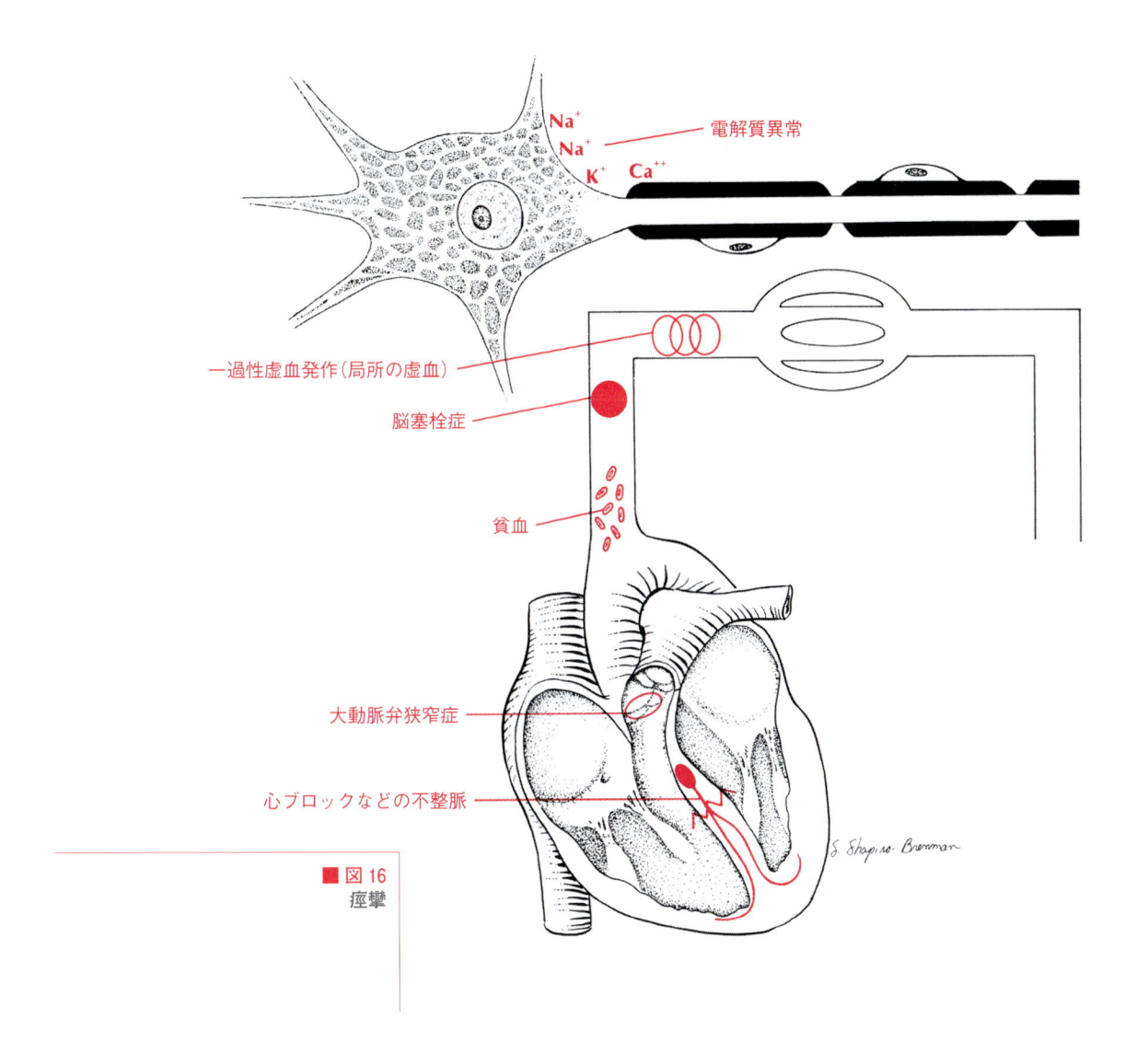

ドが本当に痙攣なのかどうか，確実に判断することである。ヒステリー性痙攣では，本当の痙攣で起こることの多い尿失禁や舌咬傷が認められないことが多い。本物の痙攣では前兆を伴うことが多いが，ヒステリー性痙攣では伴わないことが多い。

次に，家族や友人から病歴聴取を行う。以前の頭部外傷（出生時を含む），低酸素，髄膜炎，脳炎などの既往歴を聞く必要がある。薬物やアルコールを乱用していないか確認しなければならない。

神経学的所見を網羅的にとることも必須である。臨床医が忙しく，神経診察をきちんと行うことが難しい場合には，この時点で神経内科にコンサルトしたほうがよい。局在性の神経所見や乳頭浮腫があれば，脳内の占拠性病変がある可能性がある。つまり，腫瘍，硬膜下血腫，膿瘍などの可能性があり，いずれにせよ神経内科医の診察を受ける必要がある。

患者の臨床的な全体像が，痙攣の原因を特定するうえで役立つことがある。アルコール飲酒や薬物使用歴があれば，中毒性脳症を疑わなければならない。発熱があれば，髄膜炎や脳炎が鑑別診断として挙がる。心雑音が聞かれたり，心拍が不規則に打っていたりすれば，塞栓症を疑わなければならない。外傷歴があれば，外傷性てんかんの可能性がある。視神経炎の病歴があれば，多発性硬化症が疑われる。高リスクの性交渉をしているような患者では，後天性免疫不全症候群（AIDS）の可能性が高まる。癌の患者では，脳転移を除外しなくてはならない。

最初の原因精査には，血算，尿検査，赤沈，抗核抗体，VDRL試験，生化学，薬物スクリーニング，覚醒時および入眠時脳波，頭蓋骨X線が含まれる。てんかんの大発作や部分運動発作が疑われる患者に対しては，CTやMRIによる脳占拠性病変の除外が必要である。複雑部分発作の患者に対しても，同様の精査が必要である。

髄膜炎や脳炎が疑われる患者には，脊椎穿刺をしなければならない。脳塞栓症を疑うなら，心電図，心エコー，血液培養などを検査し，循環器内科にコンサルトしなければならない。AIDSを疑ったなら，ヒト免疫不全ウイルス（HIV）抗体検査を行う。多発性硬化症を診断するためには，髄液検査そして視覚誘発電位検査，体性感覚誘発電位検査，脳幹誘発電位検査を行う。高齢の患者では，肺の原発性腫瘍を検索する

ために，胸部 X 線検査を行う。

◎その他の有用な検査【適応】
1. Holter 心電図【心ブロック】
2. 携帯式脳波モニタリング【痙攣発作がなかなか起こらないてんかん】
3. 72 時間絶食試験【低血糖】
4. 24 時間尿中カルシウム【副甲状腺機能低下症】
5. 便中の寄生虫および虫卵【嚢虫症】
6. 尿中ポルフォビリノーゲン【ポルフィリン症】
7. 血中鉛濃度【鉛脳症】
8. 抗痙攣薬による診断的治療

症例検討 #12

56 歳の機械工の黒人男性が約 1 カ月間，毎日起床時に頭部全体の痛みがあると訴えている。ときに悪心や嘔吐を伴うこともある。そして，全般性痙攣の大発作を起こして入院となった。

問 1. 上記の方法から考えると，鑑別診断は何か？

神経学的診察を行うと，右下肢での腱反射亢進および Babinski 反射陽性を認めた。血圧は 110/76 mmHg であった。病歴を聞くと，慢性的に咳嗽が続いており，ときに喀血があったという。タバコ 1.5 箱を 30 年間喫煙している。

問 2. 可能性があるのは何か？

（解答は付録 B 参照）

Cough
咳嗽

咳嗽の鑑別診断には，**解剖学的**なアプローチが役立つ。咳嗽は，気道に対する刺激によって起こる。刺激源は，内因性のもの，外因性のもの，いずれもある。**内因性**のものには，炎症，腫瘍，中毒などがあり，**外因性**のものでは腫瘍や血管性の原因があることが多い（表 20）。

内因性刺激： 咽頭炎は咳嗽の原因として頻度が高く，原因はウイルス，レンサ球菌，ジフテリアなどがある。肥大扁桃やアデノイドも，咳嗽反射を刺激する。その他の咽頭由来の咳嗽の原因としては，血管神経性浮腫，白血病，無顆粒球症が挙げられる。**食道**は，外因性に咳嗽の原因となることが多いが，食道癌による気管食道瘻や逆流性食道炎で繰り返す胃酸の誤嚥を起こした場合に，慢性咳嗽の原因となる。食道**憩室**は気管を圧迫し，咳嗽を起こす原因となる。

喉頭では，咽頭炎と同様の感染症により，咳嗽中枢が刺激されることが多い。感染症に加えて，喉頭ポリープ，結核，声のだし過ぎによる損傷が咳嗽の原因となる。より頻度の高い咳嗽の原因，特に乾性咳嗽の原因となるのは，**気管気管支**領域である。多くのウイルスが気管気管支炎を起こす。特にインフルエンザがそうであるが，細菌感染症，特に百日咳のことは忘れてはならない。結核と悪性腫瘍も大切である。塩素やタバコの煙など，毒性のある気体を吸入してしまうことでも咳嗽は起こる。気管支拡張症は，先天性であれ後天的なものであれ，咳嗽の原因となる。また，気管支拡張症に合併する慢性副鼻腔炎による後鼻漏も忘れてはならない。花粉が多い地域では，喘息の可能性を調べることも必要である。

肺胞領域では，肺炎，結核，癌（特に転移性）に加えて，いくつか新たな原因を考える必要がある。すなわち，肺塞栓症，寄生虫感染症，真菌感染症（アクチノミセス症など），塵肺，細網内皮症，自己免疫性疾患（例えば Wegener 肉芽腫症）である。ニューモシスチス肺炎を併発することで湿性咳嗽を起こし，進行した AIDS が診断されることがある。

外因性刺激： 咳嗽を起こす外因性刺激としては，縦隔，特に心臓に原因があることが多い。うっ血性心不全で心拡大をきたした場合，もしくは心臓の 1 つのチャンバーのみが拡大した場合（例えば僧帽弁狭窄症での左房拡大）に，気管や反回神経が圧迫されることで咳嗽が起こる。心膜炎や大動脈瘤や弁輪拡張も咳嗽を起こす。その他の縦隔の構成要素，すなわち胸骨下の甲状腺，Hodgkin 病によるリンパ節腫脹，ときに類皮嚢胞なども咳嗽を起こす。肺，縦隔，心膜などへの外傷も，咳嗽の原因となる。咳嗽の原因となる薬物としては ACE 阻害薬が有名だが，その他の薬物が原因となることもある。

◎診断へのアプローチ

急性咳嗽の患者を診断することは難しくない。発熱や鼻汁を合併していると，感冒やインフルエンザの可能性が高くなる。現在ではインフルエンザの迅速検査を行うことができる。咳嗽のある患者に，埃，煙，その他のガスへの曝露がなかったかどうかを聞くことが，臨床上大切である。慢性副鼻腔炎による後鼻漏を除外する。アレルギー歴（花粉症など）も重要である。心血管疾患は，注意深く除外されなければならない。特に喀痰培養で，細菌，結核，真菌などが陰性で，Pap スメア，胸部 X 線，気管支鏡や気管支造影などがいずれも正常であった場合には，とりわけ入念に心血管疾患の可能性を考える。ヒステリー性咳嗽も考えなければならないが，逆流性食道炎や食道裂孔ヘルニアの可能性を忘れてはならない。喀痰や鼻汁中の好酸球を調べることは，喘息を除外するうえで重要である。診断的治療が適応となる。胸部の CT は，以上の検査が正常であった場合に適応となる。

◎その他の有用な検査【適応】
1. 血算と C 反応性蛋白（CRP）【肺炎】
2. 赤沈【感染症】
3. 喀痰のグラム染色および培養【肺炎】
4. 喀痰量測定【気管支拡張症】

表20 咳嗽

	V Vascular (血管)	I Inflammatory (炎症)	N Neoplasm (腫瘍)	D Degenerative/ Deficiency(変性/欠乏)	I Intoxication (中毒)	C Congenital (先天性)	A Allergic(アレルギー性)/ Autoimmune(自己免疫性)	T Trauma (外傷)	E Endocrine (内分泌)
咽頭		細菌性もしくはウイルス性咽頭炎(ジフテリア) 扁桃腺炎	白血病 肥大扁桃 アデノイド		咽頭炎を伴う無顆粒球症		血管神経性浮腫		
食道		逆流性食道炎	癌			憩室 気管食道瘻		外傷性破裂および瘻孔	
喉頭		喉頭炎 歌手結節 結核	癌					過使用に伴う喉頭炎	
気管		気管炎 インフルエンザ 麻疹	アデノーマ 癌 ポリープ		塩素 喫煙				
気管支		百日咳 急性もしくは慢性気管支炎 副鼻腔炎	気管支癌 アデノーマ	気管支拡張症	ガス 喫煙 塗料	気管支拡張症 嚢胞性線維症	喘息性気管支炎	異物	
肺胞	肺塞栓症	肺炎 結核 寄生虫 真菌	転移性癌 小細胞癌	肺気腫 ブラ 肺線維症	塵肺 脂肪性肺炎	細網内皮症 先天性嚢胞	ループス Wegener肉芽腫症	気胸 挫傷 出血 裂傷	
胸膜	うっ血性心不全	結核あるいは他の原因による膿胸	中皮腫					肋骨骨折	
縦隔	肺塞栓症 大動脈瘤	縦隔炎	Hodgkinリンパ腫 転移性癌			類皮嚢胞		刺傷 銃創	胸骨下甲状腺
心臓	うっ血性心不全	梅毒性動脈瘤 急性心膜炎		解離性動脈瘤		大動脈弁輪拡張 動脈管開存症	左房拡大を伴う僧帽弁狭窄症		

■ 図 17
咳嗽

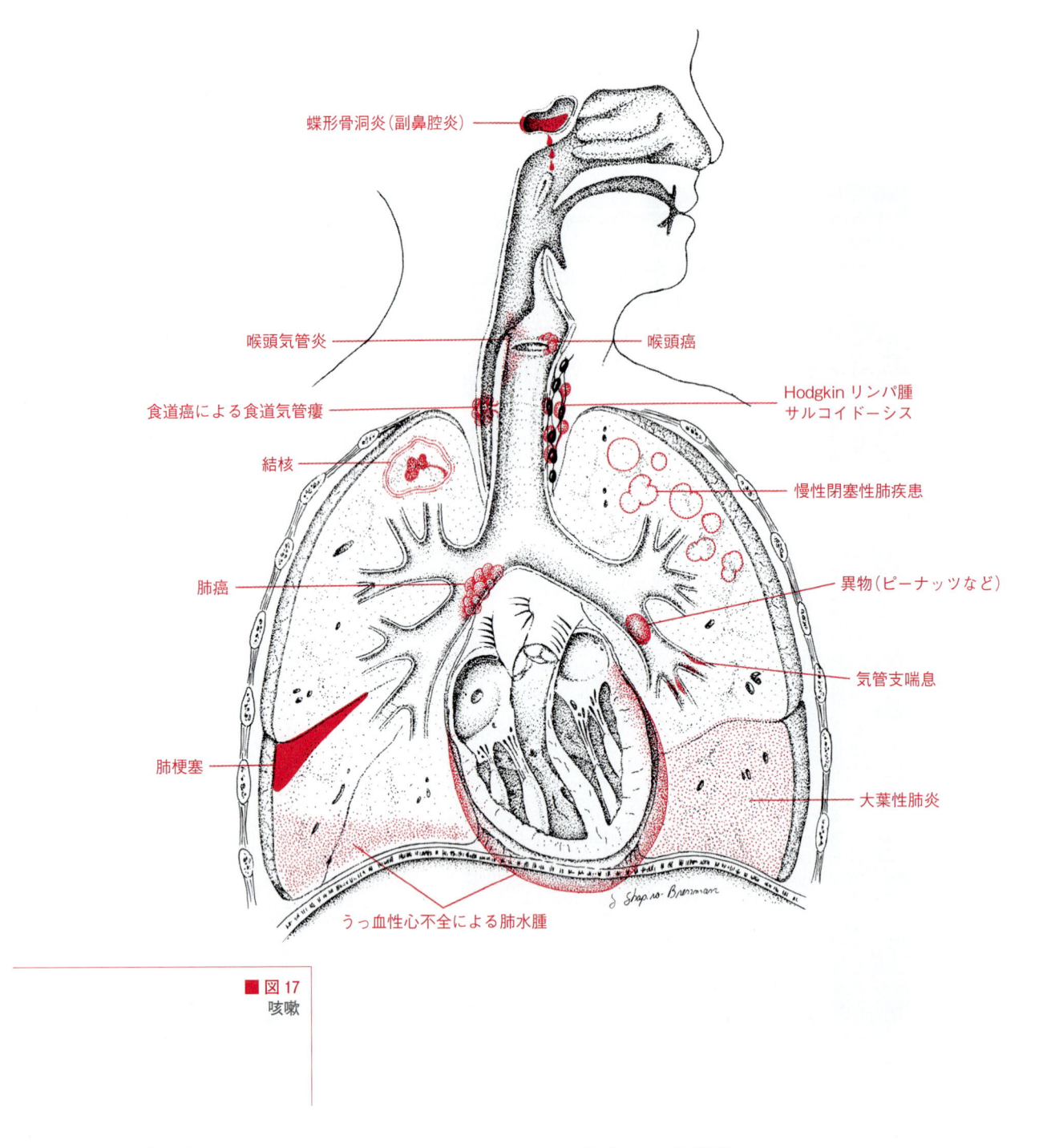

5. 喀痰中の好酸球【喘息】
6. 動脈血ガス【慢性肺疾患】
7. 喀痰細胞診【腫瘍】
8. 喀痰の抗酸菌染色および培養【結核】
9. 喀痰の真菌染色および培養
10. ツベルクリン反応
11. ヒストプラスミン皮膚検査
12. コクシジオイジン皮膚検査
13. ブラストマイシン皮膚検査
14. 汗試験【囊胞性線維症】
15. α_1 アンチトリプシンアッセイ【α_1 アンチトリプシン欠損症による肺障害】
16. 肺機能【うっ血性心不全，慢性肺疾患】
17. バリウム造影【逆流性食道炎を伴う食道裂孔ヘルニア】
18. 寒冷凝集素【マイコプラズマ肺炎】
19. 血清検査【レジオネラ感染，マイコプラズマ肺炎】
20. 副鼻腔の単純 X 線【副鼻腔炎】
21. HIV 抗体価【AIDS】
22. 利尿薬を診断的治療に投与【うっ血性心不全】
23. 百日咳菌の特殊培養

Crepitus
軋音・捻髪音

軋音の原因を考えるときには，どんな物質が含まれているのか，つまり気体，液体，骨なのかをまず考えなくてはならない。次に，軋音のある部位の解剖を視覚的に考える。軋音が関節にあれば，関節腔や滑液包に含まれる液体がその原因である可能性が高いが，不安定になった骨や軟骨がその原因であることもある。また，軋音が四肢の長管骨の上で認められれば，骨折，ガス壊疽，骨皮質を破壊するような骨腫瘍などを原因として考えなくてはならない。軋音が肺の上で認められれば，気胸による皮下気腫と肋骨骨折の可能性を考える。皮下気腫は眼窩底骨折でも起こるが，これは上顎洞や前頭洞などの副鼻腔を巻き込む形で骨折が起こることによる。また，気管切開開口部の周囲にも，皮下気腫は起こる。頸部の軋音は，食道破裂，気管や主気管支の損傷で起こることがある。

◎診断へのアプローチ

軋音を触れる場所の単純X線が，皮下気腫，ガス壊疽，骨折，関節疾患などを考えるうえで有用である。骨シンチやCTは，特定の難しい骨腫瘍，骨折，関節疾患などを診断するうえで役に立つ。関節鏡は，関節疾患精査に非常に有用である。整形外科医に相談することも考慮してよい。

Cyanosis
チアノーゼ

チアノーゼの原因は**生理学的**に考えると覚えやすい。チアノーゼは，**血液中の酸素が減少する**ことで起こる。しかし，多少の低酸素ではチアノーゼは起きない。チアノーゼが起きるには，最低でも，血液100 mLあたり5 g以上のヘモグロビンが酸素化されない状態が必要となる。このことからチアノーゼは，貧血患者よりも多血症の患者において，より軽症の低酸素状態で起こることがわかる。例えば，血液100 mLあたり20 g (20 g/dL)のヘモグロビンをもつ多血症患者では，その4分の1のヘモグロビンが酸素化されないだけでチアノーゼとなるが，10 gのヘモグロビンしかない貧血患者では，その半分が酸素化されない状況にならないと，チアノーゼは起きないのである。

血液酸素化の減少の原因としては，**酸素取り込みの過程の問題**，例えば急性喉頭気管炎，慢性気管支喘息，慢性気管支炎，肺気腫，異物誤嚥などが挙げられる。また，**酸素の肺胞での吸収阻害**，つまり肺胞と毛細血管の間に何らかの障害が存在する場合(サルコイドーシス，肺線維症，肺炎，肺水腫，肺胞蛋白症など)や，換気血流欠損(肺気腫，塵肺，サルコイドーシスなど)も原因である。また，血液の酸素化不全は，**肺の血流不全**によって起こることもある。すなわち，ショック，急性呼吸促迫症候群(ARDS)，肺塞栓症，肺血管シャントやバイパス(肺血管腫や先天性心疾患)などが原因となる。酸素取り込み低下の他の原因として，大気中の酸素含有の低下もありうる。また，一酸化炭素中毒やメトヘモグロビン血症では，ヘモグロビンが酸素としっかり結合することが困難となる。しかし，チアノーゼが起こるものの，前者で

■表21　チアノーゼ

	M Malformation(奇形)	I Inflammation(炎症性) Idiopathic(特発性)	N Neoplasm(腫瘍)	T Trauma(外傷) Toxication(中毒)
酸素取り込みの低下	異物	急性喉頭気管炎 慢性気管支炎および肺気腫 喘息 百日咳		塵肺 脂肪性肺炎 溺水 気胸 窒息
酸素吸収の低下		サルコイドーシス 肺線維症 肺胞蛋白症 肺気腫	小細胞癌 転移性癌	
肺血流の低下	先天性心疾患(Fallot四徴症)		血管腫	
酸素運搬能の低下				一酸化炭素中毒 スルフヘモグロビン血症 メトヘモグロビン血症

■図18
チアノーゼ

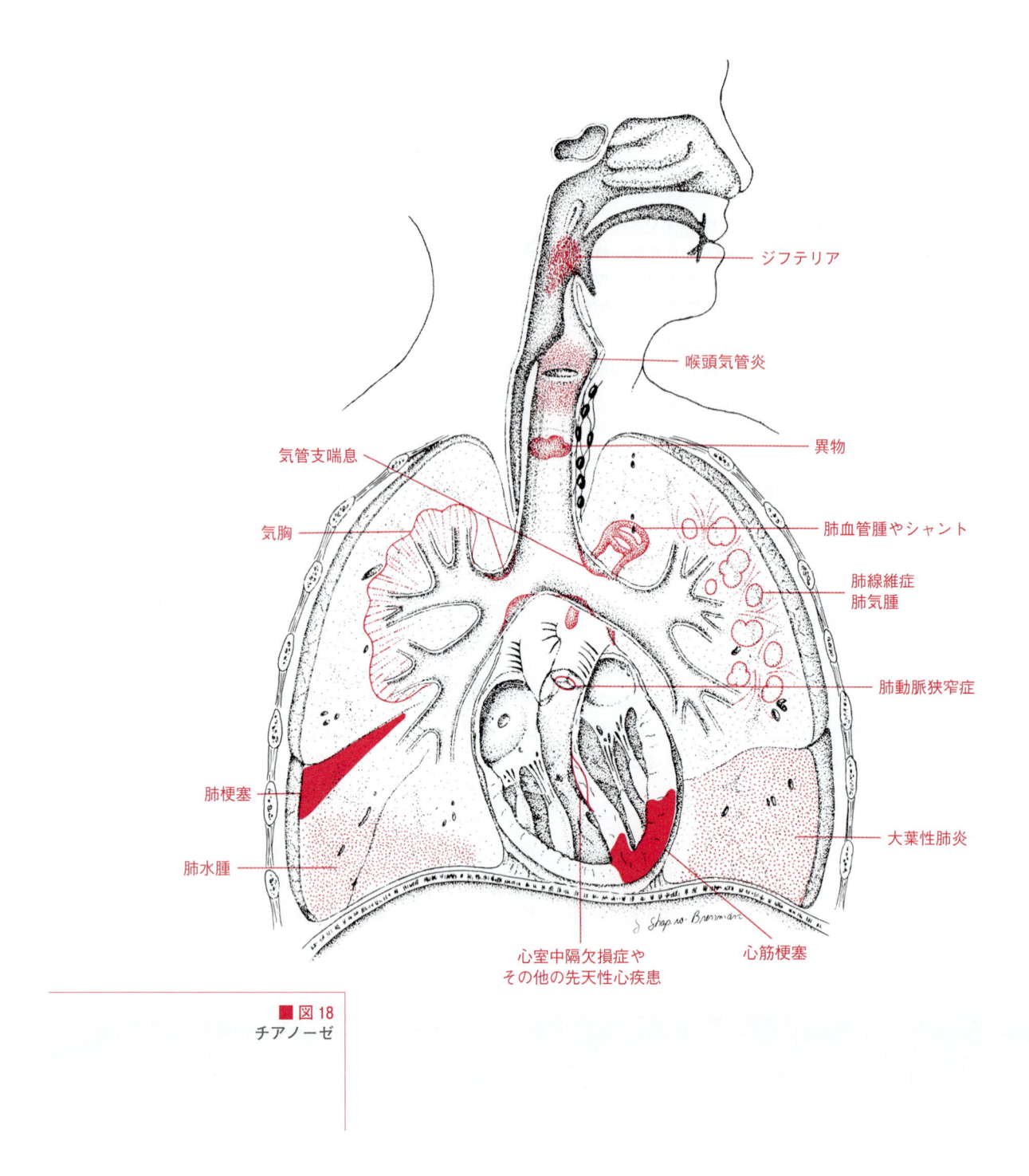

は口唇や舌の色調がサクランボのような赤色を呈するのに対して，後者では褐色調を呈する。真性多血症では，寒冷の環境では顔面がチアノーゼ様になることがあるが，動脈血の酸素飽和度は必ずしも低下していない(**表21**)。

チアノーゼの鑑別診断を挙げるその他の方法として，肺と心臓に**VINDICATE**にのっとって鑑別を挙げる方法もある。これは練習として読者に任せることとしよう。

◎診断へのアプローチ

チアノーゼの原因精査には，気管支拡張薬を投与する前後での肺機能検査，動脈血ガス(ルーチンでの採血に加えて，100％酸素を投与する前後などでも)，静脈圧や血流循環時間，胸部X線，心電図，換気血流シンチなどの方法がある。原因を特定できることが多い。

◎その他の有用な検査【適応】
1. 血算【肺炎】
2. ツベルクリン反応【結核】
3. 肺シンチ【肺塞栓症】
4. 心エコー【うっ血性心不全，心臓弁膜症】

5. メトヘモグロビン血症の検査
6. 心筋逸脱酵素と心電図を繰り返す【心筋梗塞】
7. 心臓カテーテル検査および血管造影【動静脈シャント，心臓弁膜症】
8. 肺血管造影【肺塞栓症】
9. ヘモグロビン電気泳動【ヘモグロビンM(HbM)症】

D

Dandruff
フケ・頭部粃糠疹

　フケの原因は脱毛症(p.72)と同様であるが，いくつかの皮膚状態を追加する必要があるので，ここに簡単に概説する。病因は明確にはなっていないが，頭部単純性粃糠疹 pityriasis simplex capitis が，おそらく最多の原因である。全身性エリテマトーデスのような自己免疫性疾患も考えられる。炎症性疾患では，白癬(頭部白癬)，膿痂疹，脂漏性皮膚炎が含まれる。乾癬や扁平苔癬のような特発性の皮膚病変も，フケの原因となる。これらの疾患は，脱毛症と同じ語呂合わせ"HAIR"で覚えられる。

H　**Hereditary**(遺伝性)　湿疹，乾癬。
A　**Autoimmune**(自己免疫性)　全身性エリテマトーデス。
I　**Inflammatory**(炎症性)　白癬，膿痂疹，脂漏性皮膚炎。また I は **Idiopathic**(特発性)も意味し，頭部単純性粃糠疹もここに含まれる。
R　**Radiation**(放射線)　放射線皮膚炎。

　フケに対する精査は脱毛症(p.72)と同様である。

Decreased respiration, apnea, and Cheyne-Stokes breathing
呼吸数低下，無呼吸，Cheyne-Stokes 呼吸

　夜間，看護師はしばしばこれらの徴候に悩まされ，研修医をコールする。Cheyne-Stokes 呼吸は，直接的な神経系の障害が明らかでないときにも起こりうるため，しばしば困惑させられる原因である。この項目で呼吸生理について詳細に解説するのは興味深いことではあるが，いくつかの場合を除いて，無呼吸と徐呼吸，Cheyne-Stokes 呼吸の鑑別診断の手助けにはほとんどならない。あらゆる場合において，これらはある病態が脳の呼吸中枢を損傷した結果である。これらの徴候の原因は，VINDICATE を使えばよく覚えておくことができる。

V　**Vascular**(血管)　脳血栓症や塞栓症，特に脳幹の出血は，呼吸抑制や周期性無呼吸の原因となりうる。このカテゴリーでのもう一つの原因は，びまん性脳動脈硬化症である。
I　**Inflammatory**(炎症)　脳炎，ポリオ，髄膜炎，脳膿瘍，特に頭蓋内圧亢進を伴うもの。
N　**Neoplasm**(腫瘍)　脳幹部の腫瘍(原発性あるいは転移性)と大脳の腫瘍は，頭蓋内圧亢進と関連し，呼吸抑制と Cheyne-Stokes 呼吸の原因となる。
D　**Degenerative**(変性)　老年期や初老期の認知症や Schilder 病のような脳の変性疾患の末期では，これらの徴候が出現しうる。
I　**Intoxication**(中毒)　中毒物質は初期にはわからないことが多く，中毒は呼吸抑制と不規則性呼吸では重要なカテゴリーである。どの臓器系の機能不全であっても，呼吸抑制の原因になりうる。肺気腫などの呼吸不全がある場合，血中の二酸化炭素(CO_2)が増加し，CO_2 ナルコーシスを発症する。この状態では，呼吸中枢における血中の高濃度 CO_2 の重要な刺激が徐々に失われ，無酸素だけが残された刺激となる。周期性呼吸あるいは Cheyne-Stokes 呼吸は，次のような様式でしばしば発症する。呼吸中は血中酸素濃度が上昇し，無酸素による呼吸刺激が失われ，呼吸が停止する。そして無呼吸中に血中酸素濃度が低下し，ふたたび無酸素が呼吸中枢を刺激できるまでになる。尿毒症での電解質異常や毒素の蓄積，肝不全による高濃度の血中アンモニアとその他の毒素蓄積，うっ血性心不全(CHF)での無酸素症はすべて，無呼吸と呼吸抑制につながる。

　外因性中毒物質は，若年者でより多く見られる原因である。アルコール依存症，モルヒネ，バルビツレート，精神安定薬服用者は，十分量の摂取で呼吸抑制の原因となる。
C　**Congenital**(先天性)　Tay-Sachs 病，脳性麻痺，糖原病，細網内皮症，てんかん，くも膜下出血を伴う脳動脈瘤が含まれる。
A　**Autoimmune**(自己免疫性)　自己免疫性疾患では，全身性エリテマトーデス，多発性硬化症(MS)を考えなければならない。
T　**Trauma**(外傷)　外傷は，しばしば無呼吸や Cheyne-Stokes 呼吸の原因となる。脳振盪や硬膜下・硬膜外・頭蓋内血腫はすべて，特に頭蓋内圧の亢進に伴って呼吸抑制をきたしうる。
E　**Endocrine**(内分泌)　糖尿病性昏睡は Kussmaul 呼吸で発症するが，重度のアシドーシスのある進行例では，徐呼吸や Cheyne-Stokes 呼吸もきたすことを覚えておく必要がある。下垂体および鞍上部腫瘍は，脳幹を圧迫するほどに増大すれば，無呼吸の原因となりうる。

◎診断へのアプローチ

　当然ながら，ほとんどのケースで随伴する徴候・症状から行うべき検査を決めることができる。最重要なのは，BUN，電解質，空腹時血糖(FBS)，動脈血ガス，薬物スクリーニングをオーダーし，眼底検査で頭蓋内圧亢進を確認することである。病歴と身体所見で頭蓋内圧亢進が疑われ，他の代謝系の検査(例えば BUN)が正常であれば，CT や脳波

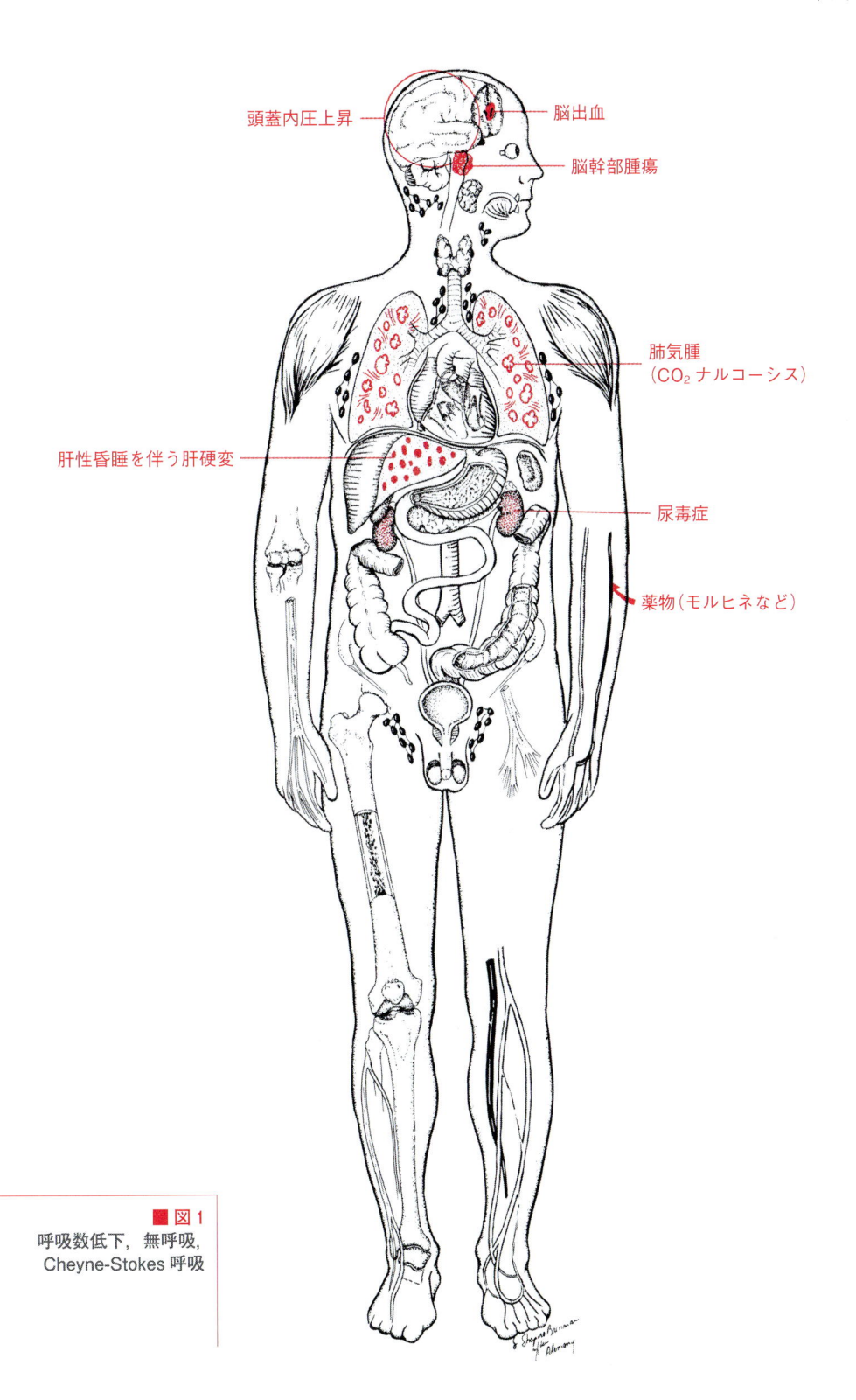

■ 図1
呼吸数低下，無呼吸，
Cheyne-Stokes 呼吸

（EEG），脳エコー検査などの他の検査の結果を待つ間に，マンニトールか尿素の点滴を開始する［訳注：頭蓋内圧亢進は病態によって治療法が大きく異なる］。すぐに脳神経外科医にコンサルトすべきである。

Delayed puberty
思春期遅発症

思春期遅発症の原因のほとんどはホルモンにあるため，それらを想起するには，特に内分泌腺の解剖を思い浮かべるとよい。

■図2
思春期遅発症

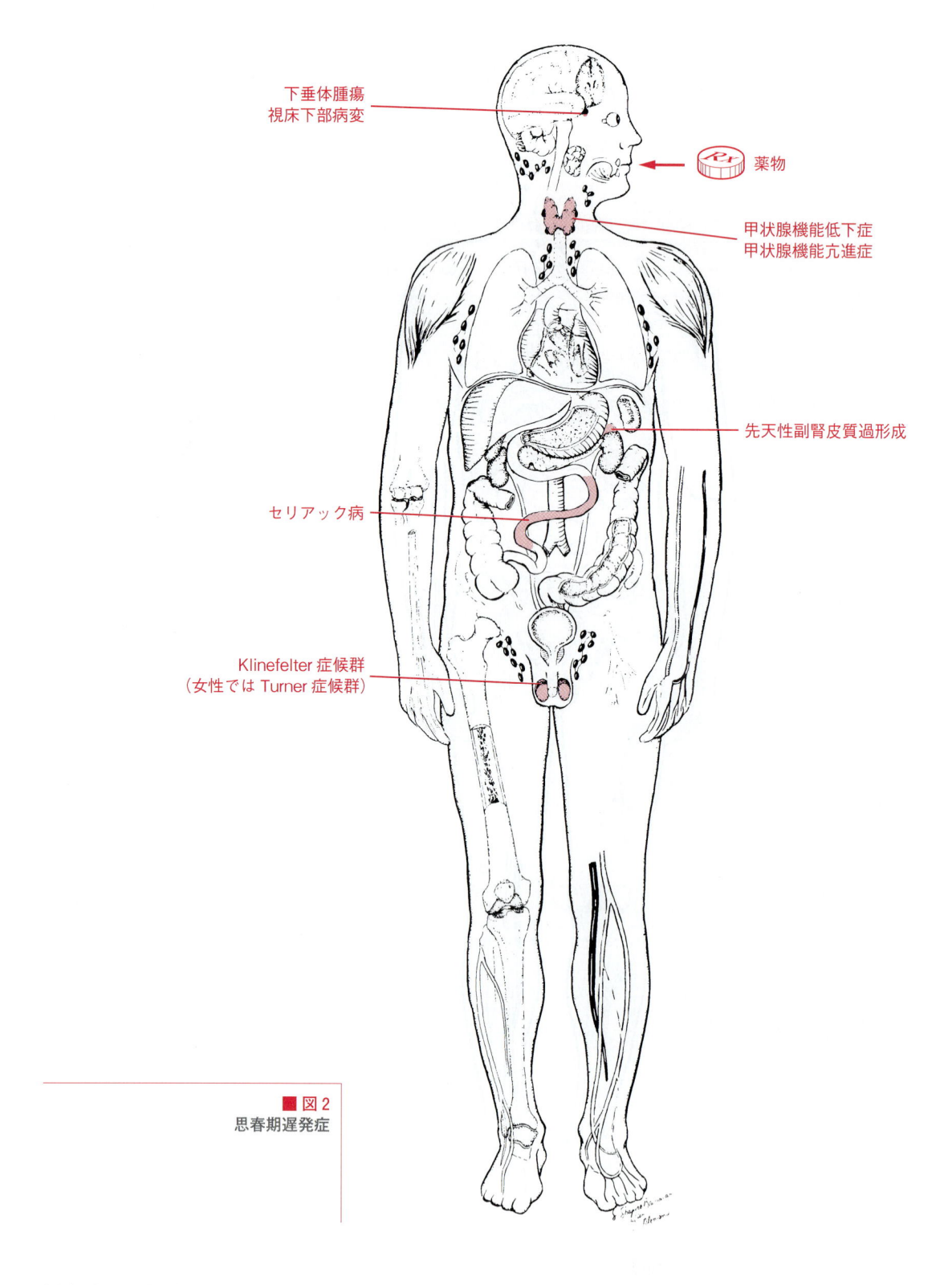

視床下部・下垂体：Lawrence-Moon-Biedl 症候群［訳注：常染色体劣性遺伝で，肥満，夜盲，知能低下，性器発育不全，多指症を特徴とする症候群］や占拠性病変，外傷，感染症などの視床下部異常によるゴナドトロピン放出ホルモンの欠乏は，少年少女の思春期遅発症の原因となりうる。嫌色素性腺腫，プロラクチノーマ，頭蓋咽頭腫，外傷，肉芽腫，血管病変などは，成長ホルモンや他の下垂体ホルモンの産生を低下させ，思春期遅発症の原因となりうる。

甲状腺：小児の甲状腺機能低下症，甲状腺機能亢進症の両者が，思春期遅発症の原因となりうる。

副腎：副腎について考えれば，先天性副腎皮質過形成と Cushing 症候群を想起しやすい。

卵巣：卵巣の形成異常(Turner 症候群など)，自己免疫性卵巣炎，Noonan 症候群は，女児の思春期遅発症と関連する。

卵巣の男性化卵巣腫瘍では，ときに思春期遅発症を認めることがある．

精巣：放射線照射，Klinefelter症候群，Noonan症候群，性腺摘除(去勢)，無精巣症は，男児の思春期遅発症の原因となりうる．ムンプスはまれにその原因となる．

　上述の方法では，神経性食欲不振症，栄養失調症，腎不全，結核，セリアック病，膠原病，チアノーゼ性心疾患などの，思春期遅発症の原因となりうる慢性疾患を見逃すことになる．また，女児に対する甲状腺ホルモン薬，蛋白同化ステロイド薬，アンドロゲンなどの使用や，男児に対する甲状腺ホルモン薬の使用についても，上述の方法では思い出すのは難しい．思春期遅発症を認める男児の半数以上と女児の16%が，体質性のものであることを認識しておくことが重要である．

◎診断へのアプローチ

　医師はこの問題について過保護な親からよく相談を受けるため，男児なら15歳，女児なら14歳になるまでは心配することはほとんどないことを覚えておくことが重要である．ただし，もし低身長や翼状頸，小精巣や無精巣のような明らかに病的な徴候がみられる場合は，早期に精査を始めるほうがよいかもしれない．精査には，甲状腺機能，血清テストステロン(男児)，エストラジオール(女児)，卵胞刺激ホルモン(FSH)，黄体形成ホルモン(LH)の測定が考慮される．尿中ゴナドトロピンは，スクリーニングの試験としてはあまり価値がない．骨盤エコー検査と腹部骨盤CTは，卵巣や副腎病変を同定する手助けとなる．脳CTあるいは脳MRIで，ほとんどの下垂体病変を同定できる．

◎その他の有用な検査【適応】

1. 精巣生検【Klinefelter症候群】
2. 頬側塗抹標本でのBarr小体の証明【Klinefelter症候群】
3. 血算と生化学【腎不全】
4. 婦人科コンサルト
5. 精神科コンサルト
6. 視野検査【下垂体腫瘍】
7. 血清成長ホルモン測定【下垂体腫瘍】
8. 尿薬物スクリーニング【薬物乱用】
9. 血清遊離コルチゾール【Cushing症候群】
10. 全核型分析【Klinefelter症候群，Turner症候群】
11. 腹腔鏡【卵巣形成不全】
12. 血清プロラクチン【下垂体腫瘍】
13. 内分泌内科コンサルト

Delirium
譫妄

　譫妄の鑑別診断は昏睡とよく似ており，これについてはVINDICATEが有用である．

V **Vascular**(血管)　出血や塞栓，血栓，動脈硬化といった脳血管発作は，譫妄の原因となりうる．

I **Inflammatory**(炎症)　ウイルス性脳炎，髄膜炎，梅毒，マラリアやその他の寄生虫，狂犬病，脳膿瘍などの中枢神経の障害も，譫妄の原因となりうる．通常，発熱と関連する全身性の感染症も原因となる．

N **Neoplasm**(腫瘍)　脳の腫瘍は，それが原因として明らかになるような末期になるまでは，通常は譫妄と関連しない．

D **Deficiency**(欠乏)　Wernicke脳症やペラグラ，悪性貧血といった欠乏症は，譫妄と関連しうる．譫妄はAlzheimer病のような変性疾患でも起こる．

I **Intoxication**(中毒)　非常に多くの外因性・内因性物質による中毒が，譫妄の原因となりうる．アルコール，コカイン，ヘロイン，フェンシクリジン(PCP：α受容体刺激薬)，マリファナ，鉛，ヒ素，マンガンは，数ある外因性物質の一例である．内因性では，尿毒症，肝不全によるアンモニア，高インスリン血症，糖尿病性ケトアシドーシス，ポルフィリン症がある．譫妄は，アルコール単独あるいはモルヒネやコカイン，タバコなどとの離脱症状と関連することがある．

C **Convulsive**(痙攣性)　痙攣性疾患は，発作中あるいは発作後に譫妄と関連することがある．

A **Autoimmune**(自己免疫性)　全身性エリテマトーデスのような自己免疫疾患は，脳血管の血管炎と関連して譫妄の原因となる．

T **Trauma**(外傷)　外傷は，脳振盪，脳出血，硬膜下あるいは硬膜外血腫の原因となり，譫妄を起こすことがある．

E **Endocrine**(内分泌)　インスリノーマや糖尿病のような内分泌疾患は，譫妄と関連する．

◎診断へのアプローチ

　患者や家族から薬物やアルコール使用の病歴を聴取しておくことは重要で，多くの場合，薬物スクリーニングが行われることになる．感染症はもう1つの頻度の高い原因である．精査では，血算，赤沈，尿検査，抗核抗体，生化学，電解質の検査も行う必要がある．CTや脳MRIは，多くの症例で必要になってくる．血液検査の結果が返ってくる前に，チアミン(ビタミンB_1)とブドウ糖の経静脈投与をしておくとよい．発熱が認められるときは，血液培養とおそらくは(CTかMRIで占拠性病変が否定された後で)脊椎穿刺が必要とされることがある．動脈血ガス分析と一酸化炭素ヘモグロビンを測定すべきである．精査の早い段階で，神経内科医か脳神経外科医にコンサルトする必要がある．

◎その他の有用な検査【適応】
1. 脳波【痙攣性疾患】
2. VDRL 試験【神経梅毒】
3. 頸動脈エコー【頸動脈血栓症】
4. 両側内頸動脈・椎骨動脈の脳血管造影【一過性脳虚血発作(TIA)】
5. ブドウ糖負荷試験【糖尿病，インスリノーマ】
6. マラリア精査のための血液塗抹標本
7. 精神科コンサルト
8. 尿中ポルフォビリノーゲン【ポルフィリン症】

症例検討 #13

13歳の少年が，理解できない言葉をつぶやきながら，頭を前後に振り錯乱した状態で救急室に運ばれてきた。彼はときおり，好戦的な様子を見せた。両親は，彼が2時間前に帰宅したときからこんな様子だったと訴えている。彼の瞳孔は散大しているが，他に神経学的局所所見はない。
問1. 上記の方法から考えると，鑑別診断は何か？
彼が夕方帰宅前に一緒にいた友人の両親にたずねると，違法薬物を2錠飲んでいたことが判明した。
問2. あなたの診断は何か？

（解答は付録B参照）

Delusion
妄想

妄想とは，訂正不能な誤った信念である。自分がつけられている，あるいは見られていると感じたり，頻回で入念な入浴後でさえ悪臭を感じたり，他人よりも上の身分だと感じたりする。これらはすべて妄想の例である。妄想を呈する患者のほとんどが機能的な障害を有するが，抜け目のない臨床医は，脳の器質的な障害が妄想と関連することを知っている。VINDICATE が，これらの障害を思い起こすための簡単な方法となる。

V **Vascular**(血管) 血管障害では，ラクナ梗塞や脳塞栓などの脳動脈硬化症が示唆される。

I **Inflammatory**(炎症) 炎症性の障害は，脳膿瘍，結核腫，ウイルス性脳炎(例えば単純ヘルペス)，進行麻痺(神経梅毒)などを示唆する。

N **Neoplasm**(腫瘍) 原発性と転移性，どちらの腫瘍も治癒の可能性があるため，常に考慮するべきである。

D **Degenerative**(変性) 変性疾患は，老年期および初老期の認知症，Huntington 舞踏病，びまん性硬化症，その他の多くの病態を含む。

I **Intoxication**(中毒) 中毒には，アルコール精神病，臭素中毒，「アッパー系」と「ダウナー系」両者の薬物の慢性使用，リセルグ酸ジエチルアミド(LSD)，大麻がある。尿毒症，CO_2 ナルコーシス，慢性酸素欠乏，電解質異常，早期肝性昏睡も考慮すべきである。

C **Congenital**(先天性) 先天性疾患には，Schilder 病，Down 症，Wilson 病，その他の精神発達遅滞と関連するような多くの病態が含まれる。

A **Autoimmune**(自己免疫性) 自己免疫性疾患では，全身性エリテマトーデス，アレルギー性血管炎，多発性硬化症に絞られる。

T **Trauma**(外傷) 外傷性では，脳振盪や慢性硬膜下血腫を想起する。

E **Endocrine**(内分泌) 内分泌系の障害では，視床下部に浸潤する鞍上部腫瘍，先端巨大症，下垂体機能低下症，甲状腺機能亢進症，Cushing 症候群，副腎不全が含まれる。副甲状腺機能不全も，妄想の原因となりうる。

◎診断へのアプローチ
妄想を呈する患者を精神科医に紹介する前に行うべき重要なことは，精神状態の評価と神経学的診察である。最近の出来事の記憶，時間と場所についての見当識，7シリーズ serial sevens, ことわざの解説は，すべて行う。境界線上の症例では精神科的分析だけでなく，脳波，CT，頭蓋骨 X 線，脊椎穿刺も検討するほうがよい。薬物スクリーニングも推奨される。

Depression, anxiety, and other abnormal psychic state
うつ病，不安，その他の異常な精神状態

精神安定薬を投与し，精神的に窮迫している患者を精神科医に紹介するのはまったく簡単なことであるが，抜け目のない診断医はまず器質的疾患を除外しようとするだろう。ほぼすべての内分泌疾患が感情的な障害と関連し，そのどれもが基本的には治癒しうる。さらに，電解質や他の代謝性障害，慢性の酸素欠乏，いずれの臓器不全も，不安やうつ，精神病的状態となりうる。VINDICATE が，この重要な疾患群を想起する助けとなる。

V **Vascular**(血管) 血管系の障害には，心筋梗塞，うっ血性心不全(CHF)，脳動脈硬化症あるいは血栓症が含まれる。

I **Inflammatory**(炎症) 炎症性疾患では，梅毒や脳炎，結核，脳膿瘍，インフルエンザ，肺炎，遷延する感染症を，特に(どんな種類だとしても)チューブを留置されている入院患者の場合に考える。

N **Neoplasm**(腫瘍) 脳腫瘍，内分泌腺の腫瘍，そして転移自体，あるいはホルモンや酵素を分泌することで全身の代謝に影響を与えるすべての腫瘍が含まれる。膵癌は，しばしば抑うつ病の原因となる。

Delusion | 妄想　125

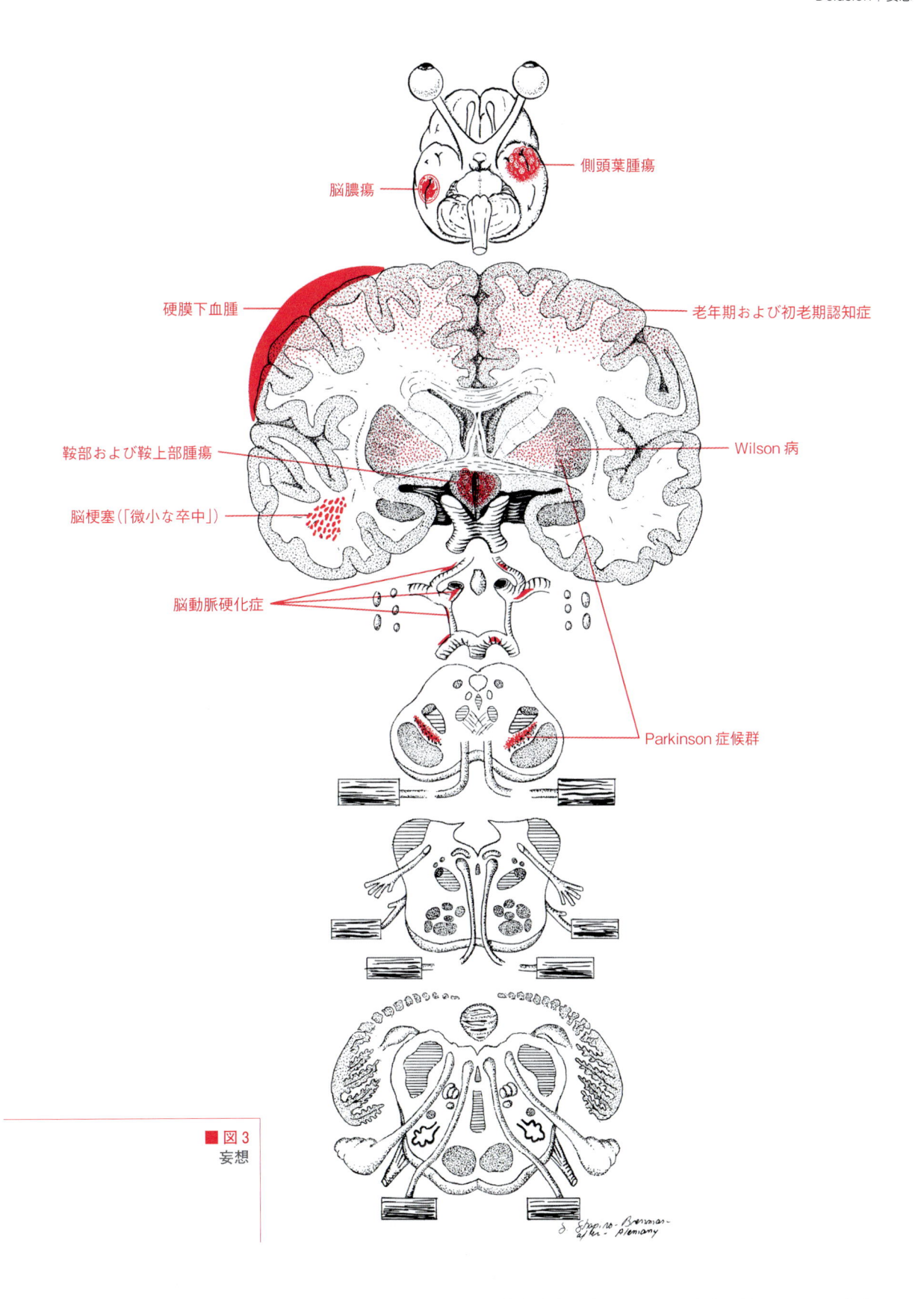

■ 図3
妄想

D　Degenerative（変性）および Deficiency（欠乏）　変性疾患と欠乏性疾患では，初老期および老年期の認知症やペラグラ，Wilson 病，さまざまな内分泌腺の萎縮が考えられる。

I　Intoxication（中毒）　鉛中毒，アルコール依存症，慢性臭素中毒，高カルシウム血症，低カルシウム血症，マンガン中毒，低カリウム血症，循環血液量減少，尿毒症，肺疾患による酸素欠乏，貧血，心疾患，副腎皮質ステロイドや多くの他の薬物治療が考えられる。ポルフィリン症も，うつ病や精

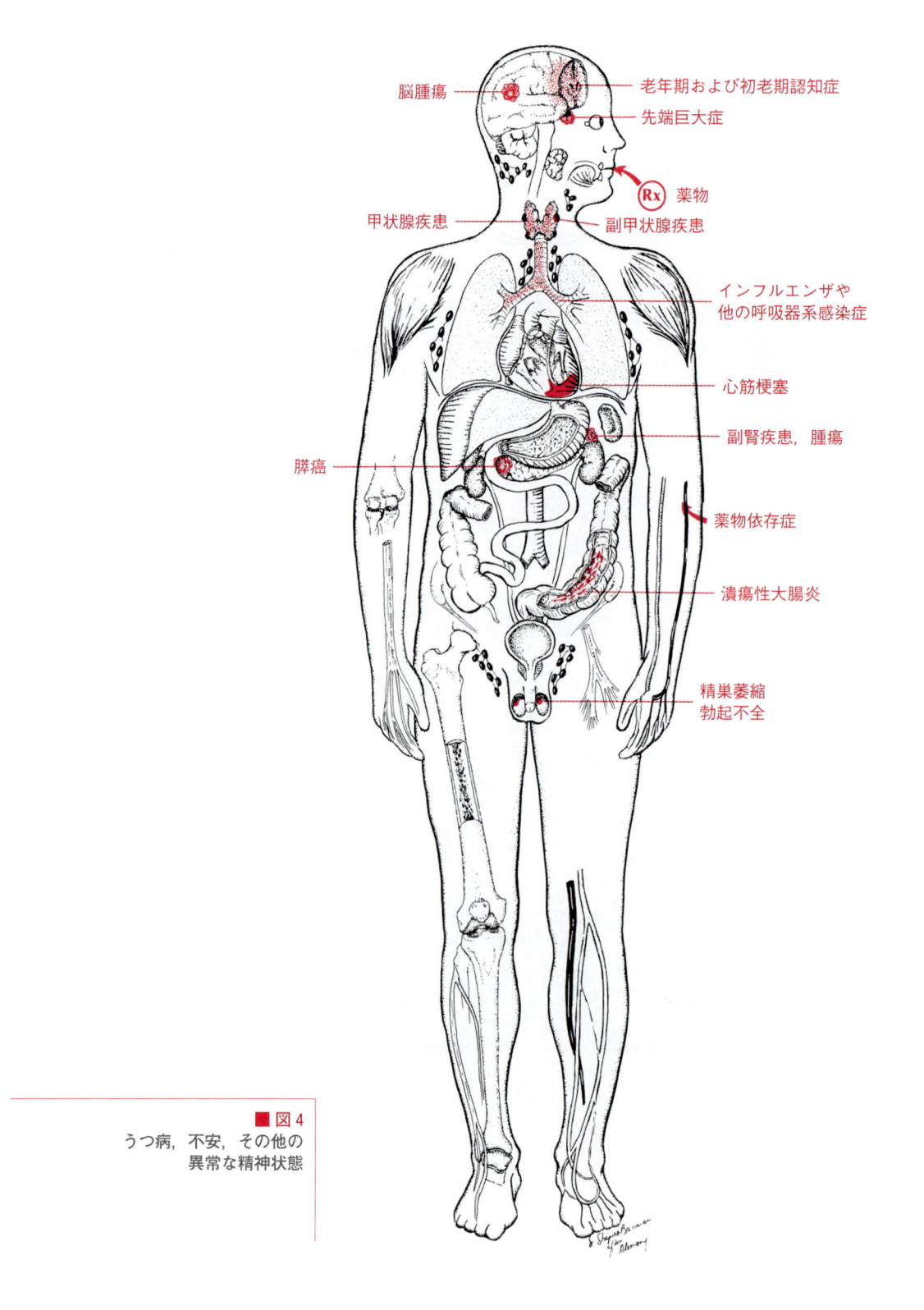

脳腫瘍 ─── 老年期および初老期認知症
　　　　　 先端巨大症
　　　　　 Rx 薬物
甲状腺疾患 ─── 副甲状腺疾患
インフルエンザや他の呼吸器系感染症
心筋梗塞
副腎疾患，腫瘍
膵癌
薬物依存症
潰瘍性大腸炎
精巣萎縮
勃起不全

■図4
うつ病，不安，その他の異常な精神状態

神病的状態の原因となりうる。
C　Congenital（先天性）　多くの先天性神経学的疾患と関連したうつが挙げられる。すなわち，てんかん，筋ジストロフィー，Friedreich 運動失調症，筋緊張性ジストロフィーなどである。先天性心疾患や，多くの臓器系統の先天性欠損に関連したうつ状態もある。
A　Autoimmune（自己免疫性）　多発性硬化症および全身性エリテマトーデス。
T　Trauma（外傷）　今ではよく認識されるようになった外傷後の神経症やうつ，神経循環性無力症（不安神経症の一型），脳振盪後症候群が含まれる。補償神経症もここに含まれる。性的虐待は，小児ではよく目にする原因である。
E　Endocrine（内分泌）　下垂体機能低下症，先端巨大症，甲状腺機能低下症，無欲性甲状腺機能亢進症，副甲状腺

機能低下症，副甲状腺機能亢進症，糖尿病，インスリノーマ，性腺機能低下症，閉経，Cushing症候群，副腎不全が挙げられる。

◎診断へのアプローチ

関連するすべての症状や所見が重要である。例えば，不安，振戦，頻脈，発汗があれば，アルコール依存症や甲状腺機能亢進症を考える。トリヨードサイロニン(T_3)値や全サイロキシン(T_4)値，遊離T_4インデックス，尿中ポルフォビリノーゲン，血清電解質，薬物中毒スクリーニング，鉛濃度，24時間蓄尿，17-ケトステロイド，17-ヒドロキシコルチコステロイド値の測定は，内因性のうつ状態を疑う患者で行うべきである(可能であればすべてのうつ患者はこのスクリーニングを受けるべきである)。他に神経学的所見が認められる場合は，頭蓋骨X線や脳波，CT，脊椎穿刺(多発性硬化症と梅毒の除外のため)まで考慮してよいだろう。

症例検討 ＃14

62歳の白人女性が，家族にうつを指摘されたため受診した。彼女は不眠症と頻回の悪夢があり，食欲はあるにもかかわらず，この6カ月で体重減少を認めている。

問1. 上記の方法から考えると，鑑別診断は何か？

診察で，頻脈といくらかの眼瞼後退，軽度のびまん性甲状腺腫大が明らかとなった。

問2. あなたの診断は何か？

(解答は付録B参照)

Diarrhea, acute
下痢(急性)

急性下痢症は，非常によく出会う感染症である。感染性下痢症を考える場合は，最小の微生物からはじめて，最大のものへと考えていけばわかりやすい。最小の微生物によるものとしては，ウイルス性胃腸炎が想起される。中程度の微生物では，ブドウ球菌属 *Staphylococcus*，サルモネラ属 *Salmonella*，コレラ，ボツリヌス，キャンピロバクター属 *Campylobacter*，大腸菌 *Escherichia coli*，クロストリジウム・ディフィシル *Clostridium difficile*，そして細菌性赤痢が挙げられる。次に大きな微生物によるものとしては，赤痢アメーバやジアルジア症が考えられる。この両者では，未治療例では慢性下痢症となる。後天性免疫不全症候群(AIDS)患者では，クリプトスポリジウム症による急性下痢症が起こりうる。本症は，下痢の世界的流行の原因となる。最後に，旋毛虫のような大きな微生物も，急性下痢症と関連しうる。

急性下痢症は，抗菌薬，コルヒチン，エタクリン酸(利尿薬)，ジギタリス，キニジンのような多くの薬物も原因となる。偽膜性腸炎は，抗菌薬投与に続いて重度の下痢を伴う。非感染性の急性下痢症のその他のものとしては，潰瘍性大腸炎とCrohn病が関連する。これらはひどい血便が特徴的である。

◎診断へのアプローチ

病歴から，急性下痢症の多くの原因を鑑別できる。発熱は，サルモネラ，赤痢菌，キャンピロバクターを区別するのに役立つ。便中の血液もサルモネラ，赤痢菌，*Campylobacter jejuni* を示唆するが，潰瘍性大腸炎やアメーバ赤痢，偽膜性腸炎でも認められる。血便がなければ，その患者はウイルス性胃腸炎かブドウ球菌毒素による下痢，旅行者下痢症の可能性が高い。家族内に同症状の人がいれば，臨床医としてはブドウ球菌毒素による下痢かボツリヌス中毒を考える。嘔吐はブドウ球菌毒素による胃腸炎やウイルス性胃腸炎と関連するが，ジアルジア症や偽膜性腸炎ではあまりみられない。

すべての患者は，便潜血と培養，寄生虫卵についての塗抹，そしてジアルジア抗原を調べるために，便検体を採取する必要がある。抗菌薬使用の病歴があれば，*C. difficile* 毒素の検査をすべきである。

◎その他の有用な検査【適応】

1. 白血球をみるための便の塗抹標本
2. キャンピロバクターかエルシニアの培養
3. S状結腸内視鏡
4. 結腸内視鏡
5. ジアルジア抗原のための便検査
6. swallowed string test [訳注：ひも付きのゼラチンカプセルを飲ませ，菌体を確認する。現在ではほとんど行われない]【ジアルジア症】

Diarrhea, chronic
下痢(慢性)

下痢の鑑別診断は，解剖学的あるいは生理学的基礎に沿ってアプローチしていく。表22に解剖学的アプローチを示した。胃と十二指腸では，悪性貧血とZollinger-Ellison症候群が重要な原因である。癌は横行結腸に瘻を形成することがあり，下痢の原因となる。ウイルス性胃腸炎とジアルジア感染症も，重要な原因である。

すべての肝および胆管系疾患は，胆汁分泌の減少により下痢(脂肪便)の原因となりうる。乳頭部癌と肝硬変は図示したが，慢性胆嚢炎による下痢も忘れてはならない。膵臓は消化酵素の重要な産生部位であり，結果として，慢性膵炎と膵癌は成人の下痢(脂肪便)と関連し，小児では嚢胞性線維症を考慮するべきである。インスリノーマはガストリンや血管作用性小腸ペプチド(VIP)を産生することがあり，下痢の原因と

■図5
下痢

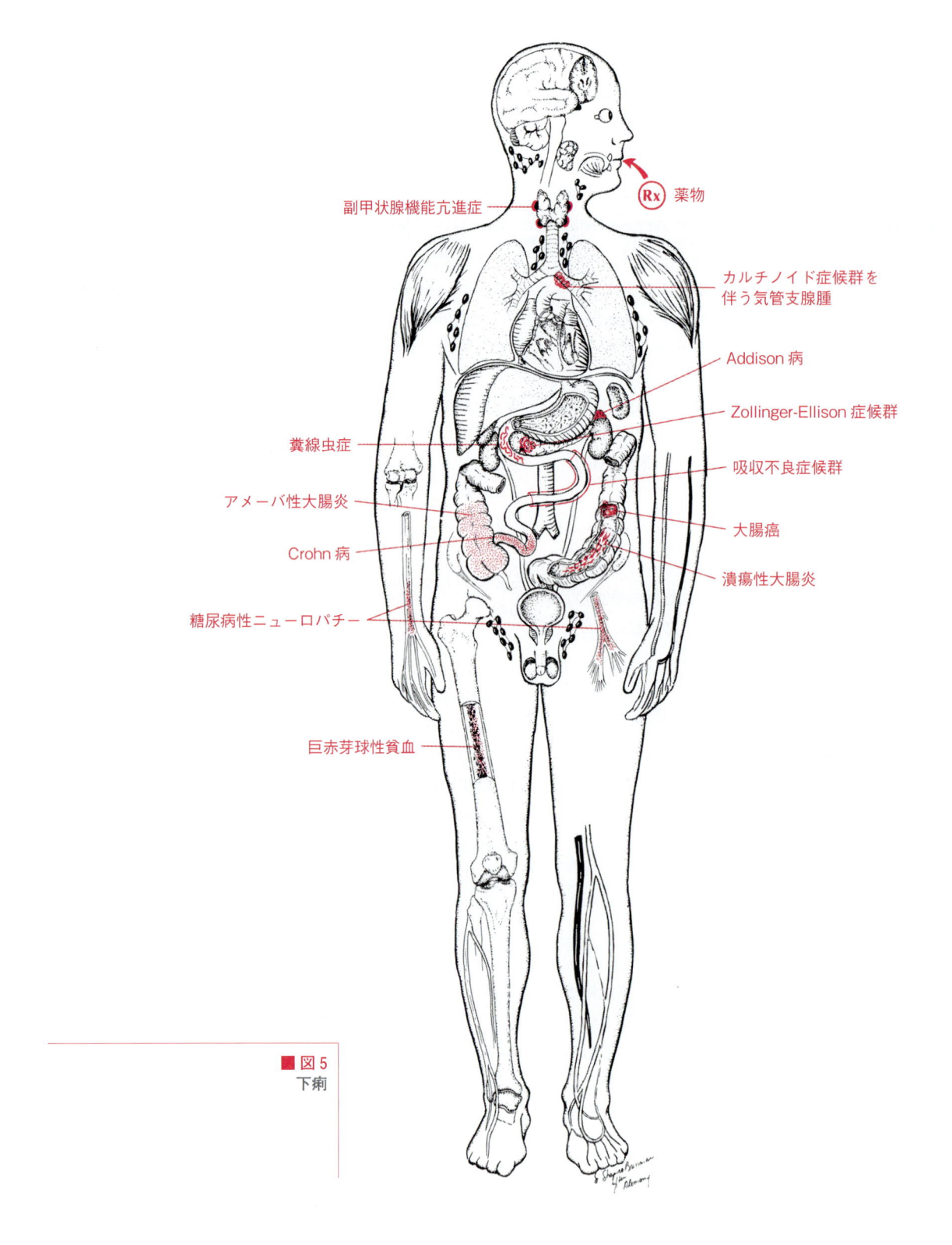

なる。
　下痢の原因となるほとんどの病変は，**小腸**で起こる。したがって，コレラやサルモネラ，ブドウ球菌，チフス，結核は，ここを攻撃する。カルチノイド症候群やさまざまなポリープ（特に Peutz-Jeghers 症候群），Crohn 病も，重要な原因である。毒素と薬物（**表22**）は同部位に作用する頻度の高い原因であり，ペラグラや他のビタミン欠乏，食物アレルギーも同様である。強皮症や Whipple 病のような，全身性自己免疫性疾患も重要である。腸間膜動脈不全あるいは閉塞は，両者ともここで考慮すべきであり，これは大腸でも同様に考えるべきである。
　結腸に作用して下痢を起こす原因は多岐にわたる。

V　**Vascular**（血管）　虚血性大腸炎。
I　**Inflammatory**（炎症）　細菌性赤痢（赤痢菌），大腸菌，

表22 下痢（解剖学的分類）

	V Vascular (血管)	I Inflammatory (炎症)	N Neoplasm (腫瘍)	D Degenerative(変性) Deficiency(欠乏)	I Intoxication(中毒) Idiopathic(特発性)	C Congenital (先天性)	A Autoimmune(自己免疫性) Allergic(アレルギー性)	T Trauma (外傷)	E Endocrine (内分泌)
胃・十二指腸		ウイルス性胃腸炎 寄生虫	腸瘻を伴う癌	悪性貧血 鉄欠乏	尿毒症 制酸薬			外科手術(例えば盲係蹄)	Zollinger-Ellison症候群
肝・胆管		慢性胆嚢炎および胆石症	胆管を閉塞する腫瘍	肝硬変	肝硬変				
膵臓		慢性膵炎	膵癌 インスリノーマ		放射線	囊胞性線維症			膵性コレラ
小腸	腸間膜動脈不全	コレラ ボツリヌス中毒 ブドウ球菌 サルモネラ 大腸菌 寄生虫 結核	カルチノイド ポリープ 肉腫 リンパ腫	ペラグラ ピリドキシン欠乏症	スプルー 下剤 水銀 レセルピン 抗菌薬 アルコール その他の薬物	Peutz-Jehgers 憩室(Meckel憩室)	Crohn病 Whipple病 強皮症	瘻孔	副甲状腺機能低下症 甲状腺機能亢進症 Addison病
大腸	腸間膜動脈不全	赤痢菌 アメーバ症 その他の寄生虫	ポリープ 癌およびその他の腫瘍		粘液性大腸炎 憩室症 抗菌薬 ビタミン過剰症 尿毒症	家族性ポリポーシス	潰瘍性大腸炎 Crohn病 食物アレルギー		

キャンピロバクター，エルシニア，アメーバが，結腸に潰瘍を形成したり炎症を起こす。

N　Neoplasm（腫瘍）　癌やポリープのような腫瘍は，慢性の刺激や大腸からの滲出液をきたし，下痢や蠕動過多の原因となる。

D　Degenerative（変性）　筋層の変性病変は憩室症の原因となり，細菌の異常増殖と慢性炎症を起こして下痢となるが，これは特発性のカテゴリーに分類される。

I　Intoxication（中毒）　中毒性の薬物，浸透圧性下剤や（細菌と真菌の異常増殖を促す）抗菌薬は，大腸を侵すことがある（例えば偽膜性腸炎）。粘液性大腸炎あるいは過敏性腸症候群は，Idiopathic（特発性）に分類される。

C　Congenital（先天性）　結腸の先天性病変には，孤立性の盲腸憩室症，回転異常（小腸閉塞でより頻度が高い），家族性ポリポーシスが含まれる。

A　Autoimmune（自己免疫性）　大腸の自己免疫性疾患が原因となることは多く，潰瘍性大腸炎とCrohn病が含まれる。

T　Trauma（外傷）　外傷は腸管由来の下痢の原因としては多いものではないが，外科処置により生じた瘻孔は大腸をはじめとしたどの部位にも起こることがあり，下痢の原因となりうる。

E　Endocrine（内分泌）　内分泌疾患は，通常は直接大腸に影響しない。

下痢の原因臓器を考えるにあたって，腎盂腎炎や卵管卵巣炎，中枢神経疾患のような他臓器疾患による反応性の下痢を忘れてはならない。

表23を用いることで，読者は**生理学的**に下痢の鑑別診断を考えることができる。下痢は，**過剰な水分摂取や食物の大量摂取**，消化に必要な酵素の**分泌低下**，消化管液や酵素の**過剰分泌**，さまざまな物質の**吸収不良**（特に蛋白質と脂質），Crohn病あるいは潰瘍性大腸炎そしてサルモネラや赤痢菌の感染による**膿の滲出**，下剤やさまざまなホルモン（例えば血管作用性小腸ペプチドやガストリン）による刺激で起こる**腸管の過剰運動**，あるいは糖尿病性ニューロパチーで起こるような自律神経障害による**腸管運動性減弱**で起こることもある。

◎診断へのアプローチ

解剖学的あるいは生理学的いずれの方法を用いても，ほとんどの下痢の原因は患者に問診を行う前に想起できる。そして医師は，それぞれの疑わしい原因を除外するために，適切な質問を行うことができる。他の家族も症状があるか？　最近の海外渡航歴はあるか？　症状と所見を合わせると，鑑別診断を大いに狭めることができる。例えば，慢性下痢と血液を伴わない多量の粘液は，過敏性腸症候群を疑わせる。慢性下痢と血液を伴う多量の粘液は，潰瘍性大腸炎を疑わせる。

身体診察は有益と思われていないことがあるが，下痢の原因が肝臓，直腸，骨盤内にあると明らかにしたり，下痢が全身性疾患（例えば強皮症や甲状腺機能亢進症）の1つの所見であることを示唆したりすることがある。直腸診は，宿便を明らかにすることがある。膿やpH（酸性便は乳糖分解酵素欠損を示唆する），脂質と食物繊維，血液，虫卵，寄生虫についての便検査は不可欠である。ラクトフェリンに対する便の免疫学的検査は，細菌感染を示唆する。便培養を行う。直腸鏡（血便を認める場合は早急に）に続いて大腸内視鏡，バリウム注腸，上部消化管造影は，すべての症例でたいてい必要となってくる。腹部CTも，ときとして必要である。

◎その他の有用な検査【適応】

1. 血算【吸収不良症候群】
2. 下剤を用いた便検査【腸寄生虫】
3. 小腸造影【吸収不良症候群】
4. 十二指腸吸引【ジアルジア症，糞線虫症】
5. 乳糖耐性試験【乳糖分解酵素欠損】
6. D-キシロース吸収試験【吸収不良症候群】
7. 血清ガストリン【ガストリノーマ】
8. 尿中5-ヒドロキシインドール酢酸(5-HIAA)【吸収不良症候群，カルチノイド腫瘍】
9. 粘膜生検【吸収不良症候群】
10. 大腸内視鏡および生検【潰瘍性大腸炎，アメーバ大腸炎，Crohn病】
11. 便中ジアルジア抗原【ジアルジア症】
12. ヒト免疫不全ウイルス(HIV)抗体価【AIDS】
13. 血管造影【虚血性大腸炎】
14. *C. difficile* 培養【偽膜性腸炎】
15. ブドウ糖負荷試験【糖尿病性腸症】
16. 便中 *C. difficile* 毒素
17. 心理テスト【過敏性腸症候群】
18. 水素呼気試験【乳糖不耐症】
19. メトロニダゾールによる治療試験【ジアルジア症，*C. difficile*】

症例検討　#15

54歳の白人男性が，昨年からの慢性下痢を主訴に受診した。頻回の消化不良と胸やけ，ときに心窩部痛も訴えている。

問1. 上記の方法から考えると，鑑別診断は何か？

さらなる病歴聴取で，ときおり黒色便を認めていることがわかった。アルコールや薬物の乱用はしていない。診察上は特記すべき所見はなかったが，便潜血は陽性であった。絶食しても下痢はおさまらなかった。

問2. あなたの診断は何か？

（解答は付録B参照）

表 23 下痢（生理学的分類）

	Hyposecretion（分泌低下）	Hypersecretion（分泌過剰）	Hypermobility（運動性亢進）	Hypomobility（運動性減弱）	Primary Malabsorption（原発性吸収不良）	Exudative（滲出性）
胃	悪性貧血 鉄欠乏 胃切除	Zollinger-Ellison 症候群		ダンピング症候群		
十二指腸	乳糖分解酵素欠損 スクラーゼ欠損		盲係蹄症候群	分泌誘発性		
胆道	肝疾患 閉塞性黄疸			コレシストキニン誘発性 Crohn 病	コレシストキニン誘発性 Crohn 病	
膵臓	嚢胞性線維症 慢性膵炎	膵性コレラ（血管作用性小腸ペプチド産生性のインスリノーマ）		ガストリン 血管作用性小腸ペプチド		
小腸		コレラ（例えば大腸菌）	糖尿病性下痢 薬物性	コーヒー セロトニン誘発性 下剤 副交感神経作動性	小児脂肪便症（非熱帯性スプルー） 熱帯性スプルー Whipple 病 腸管リンパ腫 広範囲切除	Crohn 病 サルモネラ症
大腸		蛋白漏出性胃腸症（例えば絨毛腺腫）				赤痢 潰瘍性大腸炎 アメーバ症

Difficulty swallowing (dysphagia)
嚥下困難

　嚥下は，咽頭，喉頭，食道の機能である．この機能は，2つの機序で障害される．すなわち，機械的閉塞（例えば食道癌）と，機能的閉塞（例えば仮性球麻痺）である．

　機械的閉塞は，咽頭・喉頭・食道の内因性疾患，あるいは食道周囲の外因性疾患で生じうる．

　VINDICATE が，以下のような機械的閉塞の原因を想起するのに役立つ．

V　**Vascular**（血管）　大動脈瘤と心肥大が考えられる．
I　**Inflammatory**（炎症）　咽頭炎，扁桃炎，食道炎，縦隔炎が考えられる．
N　**Neoplasm**（腫瘍）　食道癌，気管支原性の癌，縦隔の類皮嚢腫に注意する．
D　**Degenerative**（変性）あるいは **Dificiency**（欠乏）　Plummer-Vinson 症候群や鉄欠乏性貧血が疑われる．
I　**Intoxication**（中毒）　早急にアルカリ狭窄を疑う．
C　**Congenital**（先天性）　先天性および後天性奇形では，食道閉鎖と食道憩室が示唆される．
A　**Autoimmune**（自己免疫性）　強皮症を考える．
T　**Trauma**（外傷）　食道破裂，圧出性憩室，食道壁を閉塞あるいは損傷するような異物などを考える．
E　**Endocrine**（内分泌）　地方病性甲状腺腫や Graves 病（Basedow 病）によって腫大した甲状腺で起こりうる．

　機能的閉塞は，終末器，神経筋接合部，下位および上位運動ニューロンの神経筋疾患の結果生じる．

1. **終末器**：筋ジストロフィー，皮膚筋炎，アカラシア，びまん性食道攣縮．
2. **神経筋接合部**：重症筋無力症．
3. **下位運動神経**：ポリオ，ジフテリア性多発神経炎，脳幹部腫瘍あるいは梗塞．
4. **上位運動神経**：脳血栓・塞栓・出血による仮性球麻痺，多発性硬化症，初老期の認知症，びまん性脳動脈硬化症．Parkinson 病や他の錐体外路障害も考慮する．

◎診断へのアプローチ

　50歳未満での食道癌はまれであるが，アカラシアや逆流性食道炎は若年から中年成人で多くみられるため，発症年齢は重要である．新生児では，食道閉鎖を考えなければならない．癌や動脈瘤では発症は緩徐であるが，逆流性食道炎や異物では発症は急性である．アカラシアの患者は，食物と水分双方の嚥下に障害がでる．癌患者のほとんどが嚥下困難に苦しみ，しばしば食物の嚥下困難のみが認められる．

　他の関連症状や所見も重要である．神経学的所見は球麻痺と仮性球麻痺の診断が重要になる一方で，吐血や胸やけは食道癌や逆流性食道炎を示唆する．

　バリウム嚥下は，初期検査にはいまだに最も重要である．しかし，機械的閉塞のほとんどの症例では，食道内視鏡と生検が確定診断に必要となる．食道内視鏡の結果が陰性であれば，アカラシアを診断するためのメコリル試験（自律神経試験），重症筋無力症を除外するためのテンシロン試験，逆流性食道炎・強皮症・びまん性食道攣縮を診断するための食道マノメトリ（内圧検査）を行っていく．

◎その他の有用な検査【適応】

1. 血算【Plummer-Vinson 症候群】
2. 抗核抗体【膠原病】
3. エコー【喉頭閉塞】
4. ビデオ嚥下造影【口咽頭閉塞】
5. 携帯型 pH モニタリング【逆流性食道炎】
6. 縦隔 CT【縦隔腫瘍，大動脈瘤】
7. 消化器内科コンサルト
8. プロトンポンプ阻害薬による診断的治療【逆流性食道炎】
9. 固形物シンチグラフィー【アカラシア】

Difficulty urinating
排尿困難

　排尿困難は，尿流の減弱や遮断で特徴づけられる．排尿の開始・終了が難しかったり，遅い場合も含まれる．排尿困難は，排尿障害 dysuria (p.149) や，尿量の欠如や低下である無尿 anuria・乏尿 oliguria (p.59) とは区別しなければならない．排尿困難の病態生理学的な原因は，閉塞である．包皮から膀胱までの尿路を思い浮かべてみると，それぞれのレベルで閉塞の原因を見ていくことができる．これらは，排尿痛の項で図として示している．

包皮：包茎と嵌頓包茎
外尿道口：尿道口狭窄
尿道：尿道狭窄，尿道結石
前立腺：前立腺炎，前立腺肥大，前立腺癌，前立腺結石
膀胱：狭窄による膀胱頸閉塞，正中稜の肥大，結石，腫瘍
膀胱あるいは尿道の外因性病変：子宮線維症，妊娠性子宮後傾，膣癌
膀胱壁の神経支配部位の病変：ポリオや馬尾腫瘍，椎間板，脊髄癆，糖尿病性ニューロパチーのような，下位運動ニューロン障害による．多発性硬化症や横断脊髄炎，脊髄腫瘍のような上位運動ニューロン病変でも起こりうる．

◎診断へのアプローチ

　最初にすべきは，閉塞があるかどうかを確かめることである．これはエコー検査で行うことができるが，急性期では今でもカテーテルの挿入が行われている．病歴は多くの症例で

役に立つ。若年者の排尿困難は，尿道狭窄や以前の淋病からの前立腺炎，尿道損傷の可能性が高く，高齢男性の排尿困難は前立腺肥大を考える。血尿の病歴は，囊胞や尿道結石の可能性を示唆する。内服薬と糖尿病の既往について問診する必要がある。次に，直腸診と内診（女性の場合）を含むすべての診察を行う。神経学的な異常所見は，糖尿病性ニューロパチーや多発性硬化症，脊髄腫瘍を示唆する。

検査は，血算，尿検査，生化学，VDRL試験，尿培養と感受性試験を行う。これらの検査が陰性だった場合は，泌尿器科に膀胱鏡と膀胱内圧検査についてコンサルトする必要がある。

◎その他の有用な検査【適応】
1. 嫌気培養
2. 前立腺特異抗原（PSA）検査
3. IVPと排尿時膀胱造影
4. 婦人科コンサルト
5. 神経内科コンサルト
6. 筋電図と神経伝導速度
7. 胸腰椎の単純X線
8. 胸椎あるいは腰椎のMRI
9. 腹腔鏡
10. 腹部骨盤のCT
11. タムスロシン（α_{1A}遮断薬）による診断的治療【良性前立腺肥大】

Dilated pupil (mydriasis)
瞳孔散大（散瞳）

縮瞳と同様に，散瞳・瞳孔散大の鑑別診断は，**神経解剖**にあてはめると最も考えやすい（表24）。「病変がどこにあるかを知れば，病変が何かわかる」。単純に終末臓器から動眼神経を通って，脳幹までの神経経路を追っていけばよい。しかしながら瞳孔散大は，視神経とその経路の病変も意味することもある。

1. 動眼神経とその経路の病変
終末臓器：瞳孔散大の原因となる眼球の病変には，緑内障，重度の近視，抗コリン薬（例えばアトロピン），交感神経作用薬（フェニレフリン塩酸塩など）の使用といったものがある。
動眼神経の末梢部：この部位には，内頸動脈とその分枝の動脈瘤，脳腫瘍による脳ヘルニア，硬膜下血腫やその他の占拠性病変，海綿静脈洞血栓，トルコ鞍部およびトルコ鞍上部腫瘍，結核性および梅毒性髄膜炎，蝶形骨縁髄膜腫といった重要な病変が生じうる。糖尿病性ニューロパチーによる第Ⅲ脳神経（動眼神経）障害では通常，散瞳をきたさない。これらの病変のほとんどは，眼瞼下垂や動眼神経に支配されている他の外眼筋の麻痺と関連している。

脳幹：多発性硬化症，梅毒，脳炎，Wernicke脳症，脳幹膠腫，Weber症候群といった病変がここに生じる。バルビツレートやその他の薬物が，中枢神経系への作用から瞳孔散大の原因となりうる。

2. 視神経とその経路
終末臓器：ここには角膜炎，白内障，網膜炎，眼動脈閉塞が含まれる。
視神経の末梢部：このカテゴリーでは，動脈瘤，視神経炎，トルコ鞍部およびトルコ鞍上部腫瘍，視神経膠腫，梅毒などによる原発性視神経萎縮，眼窩骨折，眼球突出，海綿静脈洞血栓が考えられる。
脳幹：視索と関連した病変は，上述の動眼神経に関連したものと同様である。視覚の皮質受容野（鳥距裂 calcarine fissure）の病変は，失明の原因とはなりうるが，瞳孔散大はきたさない。

◎診断へのアプローチ
臨床像はしばしば診断の役に立つ。薬物使用（麻薬やアンフェタミンなど）の病歴は，薬物中毒を示唆する。片側の眼瞼下垂を伴う瞳孔散大は，脳動脈瘤や膿瘍，そのほかの占拠性病変による動眼神経麻痺を示唆する。硬膜下血腫やその他の腫瘍による動眼神経の早期の圧迫は，瞳孔散大で指摘されることがある。糖尿病性ニューロパチーは，瞳孔散大を伴わない眼瞼下垂と外眼筋麻痺の原因となりうる。片側あるいは両側のかすみ目を伴う瞳孔散大は，緑内障あるいは虹彩炎によることがある。瞳孔散大は，失明（p.76）と関連することもある。

その他の神経学的所見を伴う瞳孔散大は，神経内科医か脳神経外科医への明らかなコンサルト適応である。彼らは，CTかMRIのどちらを撮影すべきか決めてくれるはずである。

局所神経学的所見がない患者には，薬物スクリーニングを行うべきである。それが陰性であれば，眼科医にコンサルトする。彼らは緑内障の除外のために眼圧測定を，虹彩炎やその他の病態を評価するために細隙灯検査を行うことができる。

◎その他の有用な検査【適応】
1. 脊椎穿刺【多発性硬化症】
2. 視覚誘発電位【多発性硬化症】
3. 動脈造影【脳動脈瘤】
4. 視野検査【多発性硬化症，緑内障】
5. メコリル試験【Adie瞳孔】

表 24 瞳孔散大（散瞳）

	V Vascular (血管)	I Inflammatory (炎症)	N Neoplasm (腫瘍)	D Degenerative (変性) Deficiency (欠乏)	I Intoxication (中毒)	C Congenital (先天性)	A Autoimmune (自己免疫性) Allergic (アレルギー性)	T Trauma (外傷)	E Endocrine (内分泌)
動眼神経									
終末臓器	動脈瘤	眼窩蜂巣炎 結核 梅毒 脳膿瘍	下垂体腫瘍と脳腫瘍	Wernicke脳症	抗コリン薬	緑内障	多発性硬化症	眼外傷	褐色細胞腫
動眼神経 の末梢部	洞血栓症	梅毒	脳幹腫瘍		フェニレフリン塩酸塩	近視		血腫	下垂体腫瘍（進行性）
脳幹	Weber症候群	脳炎			バルビツレート			眼窩骨折	
視神経									
終末臓器	眼動脈閉塞 内頚動脈閉塞 脳動脈瘤	角膜炎 網膜炎 視神経炎 脳底くも膜炎	網膜芽細胞腫 下垂体腫瘍と脳腫瘍	白内障	メチルアルコール	白内障	側頭動脈炎（巨細胞性動脈炎）	眼窩骨折	白内障
末梢部	動脈瘤	結核	視神経膠腫	網膜色素変性症	タバコ		多発性硬化症	血腫	眼球突出
脳幹	洞血栓症	梅毒	下垂体腫瘍と脳腫瘍	Weber視神経萎縮					脳振盪

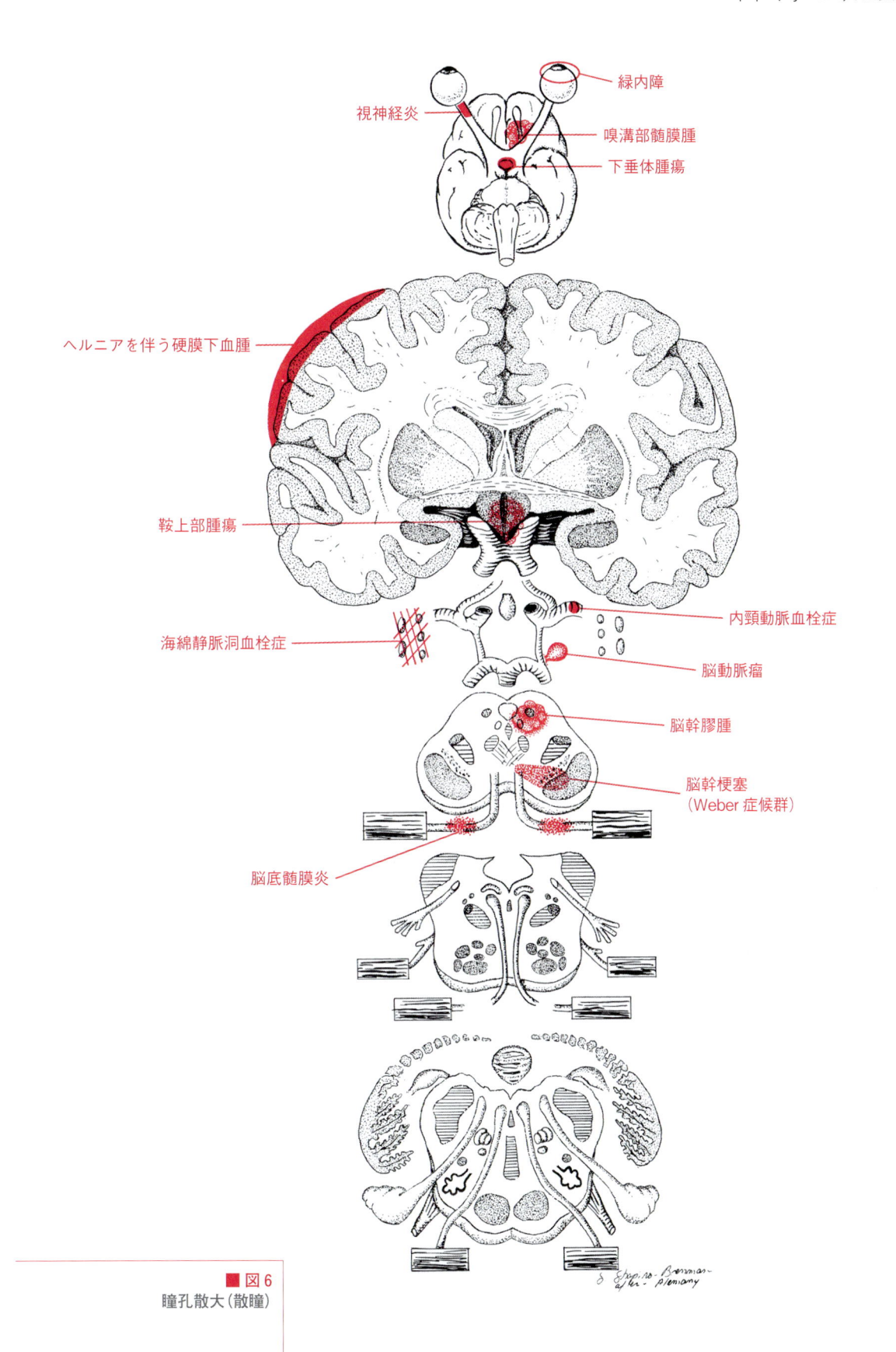

Dilated pupil (mydriasis) | 瞳孔散大（散瞳）

- 緑内障
- 視神経炎
- 嗅溝部髄膜腫
- 下垂体腫瘍
- ヘルニアを伴う硬膜下血腫
- 鞍上部腫瘍
- 内頸動脈血栓症
- 海綿静脈洞血栓症
- 脳動脈瘤
- 脳幹膠腫
- 脳幹梗塞（Weber症候群）
- 脳底髄膜炎

■ 図6
瞳孔散大（散瞳）

症例検討 #16

26歳のラテンアメリカ人の男性が，右の眼瞼下垂と複視を訴えて救急室を受診した。彼の妻は，彼の右眼の瞳孔が開いていることを指摘している。

問1. 上記の方法から考えると，鑑別診断は何か？

さらなる病歴聴取で，彼は先週頻回の頭痛を訴えていたことがわかり，神経所見では右の眼球運動麻痺に加えて項部硬直を認めた。

問2. あなたの診断は何か？

（解答は付録B参照）

Dizziness
めまい

めまい dizziness は，患者自身または患者周囲の動きについての異常な知覚である回転性めまい vertigo と，失神しそうになる感覚（ときに失神していることもある）のようなふらふら感 lightheadedness のどちらかを意味する。ふらふら感の原因は，失神の項で述べる（p.405参照）。

めまい感や回転性めまいの診断アプローチは，外耳から中耳，内耳，内耳動脈，聴神経，脳幹にある前庭神経核へと**解剖学的**に行う。**外耳**の耳垢栓あるいは他の異物は，回転性めまいの原因となることがある。中耳炎が特に乳様突起や錐体骨へと浸潤したときには，中耳における回転性めまいの重要な原因となる。アレルギーや上気道感染症で起こる重症の滲出性中耳炎も忘れてはならない。しかしながら，**鼓膜穿孔**した場合や外リンパ系への穿孔があれば，特に耳の中に水が入ったときに回転性めまいを生じる。

内耳は，急性迷路炎とMénière病という，回転性めまいの2つの重要な原因が起こる部位である。急性迷路炎は，基本的にウイルス感染よりも中毒で起こりやすい。ストレプトマイシンやゲンタマイシンのような薬物がよく目にする原因であるが，アスピリンやキニジンなど他の多くの薬物にも注意を払うべきである。これに気づくには，内服薬のリストをみるのではなく，詳細な病歴をとることが重要である。おそらくより多く遭遇し，訴訟的な観点からより重要なのは，頭部外傷による外傷性の迷路炎である。Ménière病の原因は明らかではないが，内リンパ管の腫脹がおもな病態生理学的機序であろうとされている。もし**内耳動脈**が（片頭痛で生じるような）攣縮や脳底動脈不全，血栓症により閉塞した場

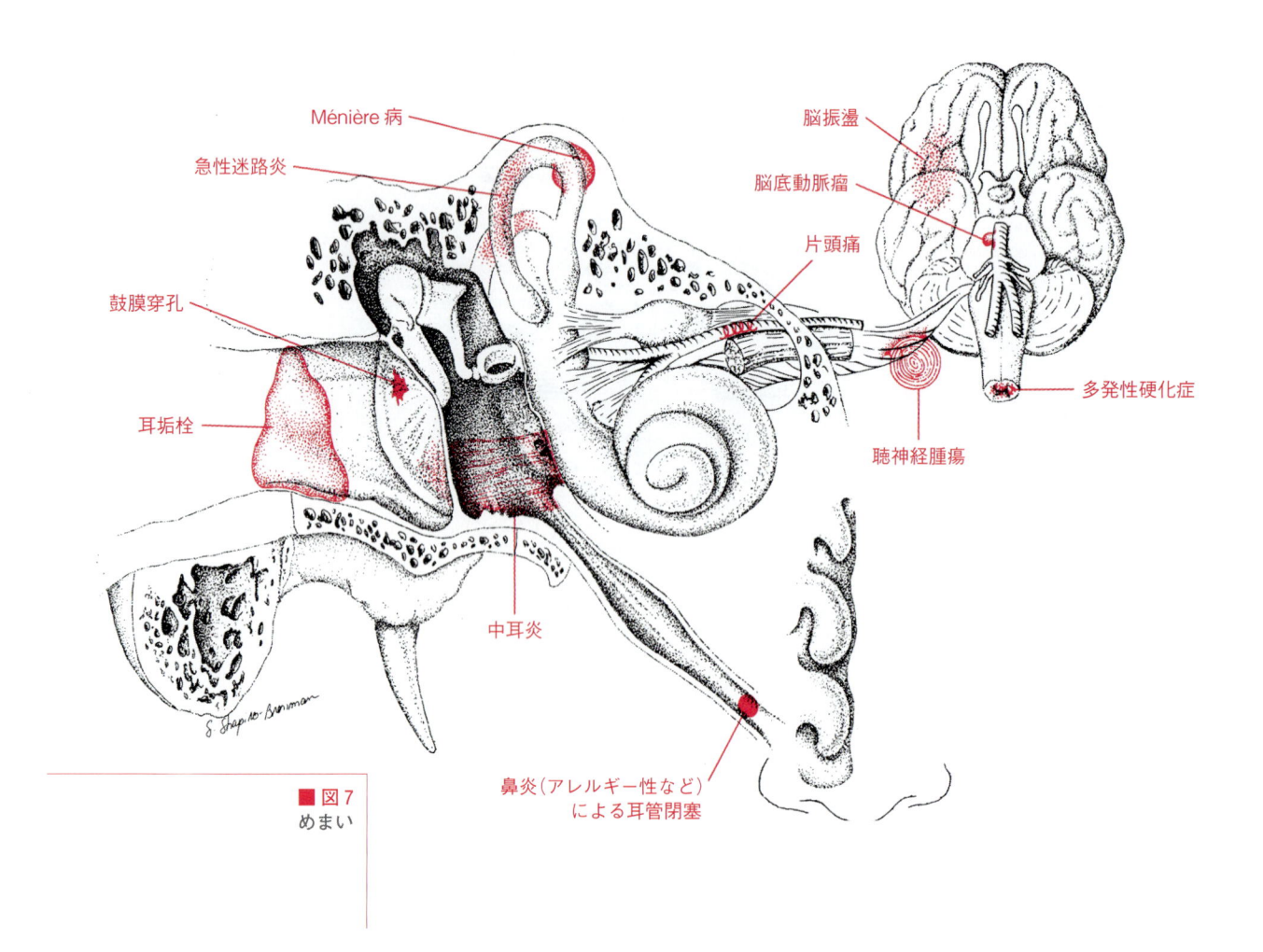

■ 図7 めまい

合，回転性めまいが生じうる。まれに，内耳動脈や脳底動脈分枝の動脈瘤が，前庭神経へと圧迫あるいは出血し，回転性めまいの原因となることがある。

回転性めまいの他の神経学的な原因は，聴神経腫瘍や他の脳幹部腫瘍，錐体炎，前庭神経や前庭神経核を巻き込む前庭神経炎などである。最後に，中枢性めまいは，多発性硬化症，脳振盪，てんかん，脳腫瘍によって起こりうる。

◎診断へのアプローチ

最初に，患者が本当の回転性めまいを生じているかを確認する。真の回転性めまいは，周囲に対して自覚的あるいは他覚的な回転を経験することである。言い換えれば，患者あるいは患者の周囲がまわっているということである。真の回転性めまいのもう1つの型は，片側への傾倒 lateral pulsion である。これは実際には体は動いていないが，横向きに動いているように感じるというものである。

真の回転性めまいを生じていない患者については，失神の精査を行うべきである（p.405 を参照）。真の回転性めまいの鑑別を絞るには，他の症状や所見が存在するかどうかが重要になってくる。もし神経学的診察で脳神経や長索路徴候 long tract sign があれば，その患者には，脳や脳幹の占拠性病変，あるいは椎骨脳底動脈系の出血，血栓症，塞栓症がある可能性がある。神経内科コンサルトを行うべきである。

もし真の回転性めまいと耳鳴，難聴があれば，Ménière 病や梅毒，錐体炎，乳様突起炎，聴神経腫瘍といった内耳の病変を考える。耳鳴や難聴，神経学的巣症状を伴わない回転性めまいであれば，急性迷路炎，前庭神経炎，良性頭位性めまい，薬物の耳毒性を疑うべきである。Dix-Hallpike 法は，良性頭位性めまいを突き止められる。めまい発作のときに頻呼吸を認めれば，過換気症候群を考える。耳鏡検査で有意な所見があれば，中耳炎や真珠腫，乳様突起炎を考えるべきである。

精査は，耳鏡検査や神経診察で患者に客観的所見があるかどうかによる。局所の病変が疑われる場合は，聴力検査（ティンパノメトリー），乳突蜂巣や錐体骨の単純X線写真，純音聴力検査（オージオメトリー），耳鼻科医への紹介が必要となる。もし神経学的所見があれば，神経内科医の紹介に加えて，脳と耳道の CT や MRI の必要がある。費用のかかる精査を行う前に，専門医を呼んでおくことが賢明である。

◎その他の有用な検査【適応】

1. 甲状腺検査【甲状腺疾患によるめまい】
2. 電気眼振図【Ménière 病】
3. 脳幹誘発電位【多発性硬化症】
4. 温度眼振試験【Ménière 病】
5. 薬物スクリーニング【薬物乱用】
6. Dix-Hallpike 法【良性頭位性めまい】
7. VDRL 試験あるいは梅毒トレポネーマ蛍光抗体吸収検査（FTA-ABS）【神経梅毒】

症例検討 #17

36歳の黒人女性が，「周囲が回転するような感覚」と表現する急性のめまいを訴えて来院した。

問1. 上記の方法から考えると，鑑別診断は何か？

病歴聴取で，彼女は最近特に内服はしておらず，発熱や上気道感染症は否定している。しかし，左顔面の知覚麻痺と四肢の脱力を伴う，同様の発作の病歴があった。

問2. あなたの診断は何か？

（解答は付録 B 参照）

Double vision
複視

ほとんどの臨床医は，複視が神経症状であり，神経内科医にすぐに紹介したほうがよいことを知っているが，片目を閉眼したときの複視についてはどうであろうか？ 驚くべきことに，こういった状態は確かに存在する。単眼複視は，水晶体脱臼（例えば外傷や Marfan 症候群による），白内障の初発段階，角膜混濁，二重瞳孔（外科手術や外傷による），ヒステリーによって生じてくる。われわれにとっては幸運であるが，患者にとっては不運なことに，複視はたいてい両眼性であり，外眼筋の麻痺によって起こる。原因を考える際には，筋，神経筋接合部，脳神経の末梢部，脳幹の脳神経核や核上部といったグループに分けて，解剖学的にアプローチするのがよい。

1. **外眼筋**：MINT を使って，以下のように鑑別を考える。

    M Malformation（奇形）　筋緊張性ジストロフィーのような形成異常や，先天性眼筋麻痺がここに含まれる。

    I Inflammatory（炎症）　皮膚筋炎や眼窩蜂巣炎のような炎症性の病態がここで考えられる。

    N Neoplasm（腫瘍）　眼窩腫瘍と眼球突出性甲状腺腫がここに分類される。

    T Trauma（外傷）　外傷では，眼窩骨折と筋挫傷あるいは断裂が示唆される。

2. **神経筋接合部**：これは重要な病態である重症筋無力症を示唆する。

3. **脳神経の末梢部**：VINCE が，これらの病態を想起する手助けとなる。

    V Venous（静脈）　静脈洞血栓症（この場合は海綿静脈洞血栓症）が考えられる。

    I Inflammatory（炎症）　梅毒，結核性髄膜炎，ジフテリア後神経炎，蝶形骨洞副鼻腔炎，錐体炎，頭蓋内圧亢進が考えられる。

    N Neoplasm（腫瘍）　下垂体腫瘍，鞍上部腫瘍，鼻咽

■ 図8
複視

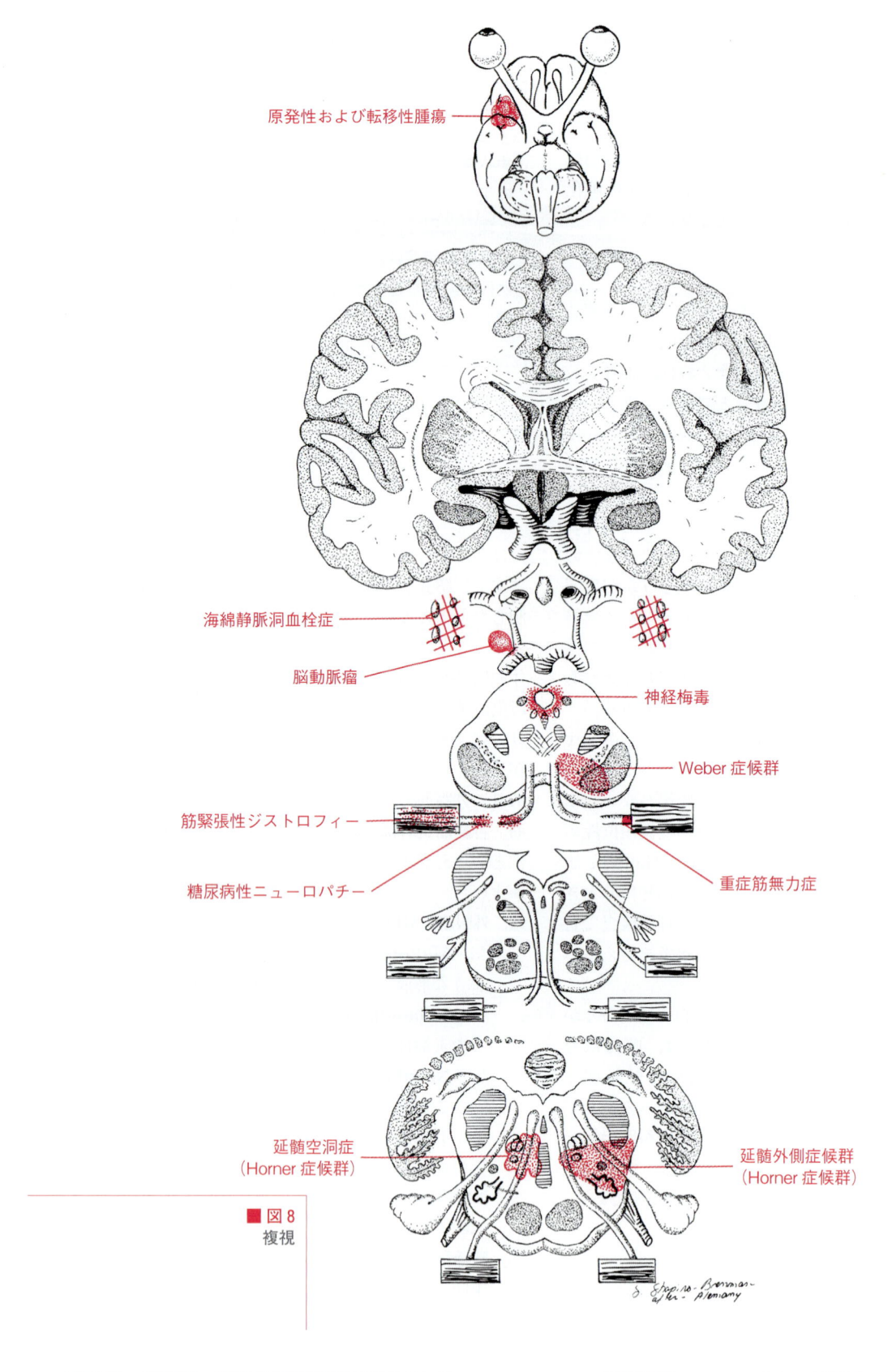

頭の癌, 脊索腫, 蝶形骨縁髄膜腫が示唆される.

C　**Congenital**(先天性)　先天性の病変としては, 動脈瘤が考えられる.

E　**Endocrine**(内分泌)　突然の外眼筋麻痺としては, 糖尿病性ニューロパチーが原因であることが多い.

4. **脳幹**：これらの病態では, **VINDICATE** が最も鑑別疾患を想起しやすい.

V　**Vascular**(血管)　脳底動脈血栓症, 出血, 塞栓,

動脈瘤が考えられる。片頭痛もここに含まれる。
   I   Inflammatory（炎症）　梅毒，結核，ウイルス性脳炎が含まれる。
   N   Neoplasm（腫瘍）　脳幹の神経膠腫，転移性癌，Hodgkinリンパ腫。
   D   Deficiency（欠乏）　Wernicke脳症。
   I   Intoxication（中毒）　ボツリヌス症，臭素中毒，ヨウ素中毒。
   C   Congenital（先天性）　水頭症，Arnold-Chiari奇形。
   A   Autoimmune（自己免疫性）　多発性硬化症，感染後脳炎，ループス。
   T   Trauma（外傷）　硬膜下血腫，頭蓋底骨折，橋血腫。
   E   Endocrine（内分泌）　糖尿病では脳底動脈血栓症が増加することを覚えておく。
5. **核上病変（皮質を含む）**：松果体部腫瘍や共同注視麻痺（脳血栓症・脳出血でみられる），共同偏視（焦点性皮質性てんかんでみられる），テント切痕ヘルニアの早期にみられる瞳孔散大が考えられる。

◎**診断へのアプローチ**

　すべての神経障害に対するアプローチと同様に，他の所見と関連付けて考える。瞳孔異常を伴わない第Ⅲ脳神経（動眼神経）あるいは第Ⅵ脳神経（外転神経）の単独の麻痺は，糖尿病性ニューロパチーを示唆するため，耐糖能の検査を行う必要がある。甲状腺機能検査は，甲状腺機能亢進症を除外するのに役立つ。瞳孔異常（瞳孔散大）を伴う第Ⅲ脳神経の単独の麻痺は動脈瘤を示唆し，血管造影が勧められる。頭蓋骨と眼底のX線，脊椎穿刺，CTは特定の条件化では有用であるが，検査の必要性を決めるのは神経内科医のほうがよい。患者に発熱があり，角膜反射の消失や結膜浮腫，斑状出血，網膜静脈の拡張などを伴う複数の脳神経麻痺が認められているならば，海綿静脈洞血栓症の可能性がある。治療は速やかに開始する。

◎**その他の有用な検査【適応】**
1. VDRL試験あるいは梅毒トレポネーマ蛍光抗体吸収検査（FTA-ABS）【神経梅毒】
2. 赤沈【脳膿瘍】
3. テンシロン試験【重症筋無力症】
4. アセチルコリン受容体抗体価【重症筋無力症】
5. 頭蓋骨と眼底のX線【眼窩膿瘍あるいは眼窩腫瘍，脳腫瘍】
6. 副鼻腔X線【外傷，副鼻腔炎】
7. 視野検査【多発性硬化症】
8. 血清成長ホルモン，コルチコトロピン，黄体形成ホルモン（LH），卵胞刺激ホルモン（FSH）【下垂体腫瘍】
9. 脳と副鼻腔のCT【脳腫瘍，膿瘍】
10. 脳MRI【占拠性病変，多発性硬化症】

症例検討 #18

　66歳の白人牧師が，6カ月続く間欠的な複視を訴えて来院した。

問1. 上記の方法から考えると，鑑別診断は何か？

　頭痛，飲酒，薬物使用や他の神経症候学的な病歴はない。神経所見で，左外直筋麻痺と両側の眼瞼下垂が認められた。

問2. 可能性があるのは何か？

（解答は付録B参照）

Drop attack
転倒発作

　転倒発作では，患者（たいていは高齢者）は突然に自分の足を失ったような感覚になり，意識消失を伴わずに転倒する。患者が意識を保っていることによって，転倒発作を失神や血管迷走神経反射，てんかんと鑑別する。にもかかわらず，これらの発作は，脳幹にある筋緊張を支配する中枢への一過性の血流減少によって起こる。したがって，われわれは，心臓から脳幹までの血管分枝に沿って，鑑別を挙げていくことができる。

心臓：冠動脈血栓症と不整脈は，転倒発作の原因となりうる。
大動脈：大動脈狭窄症や大動脈弁閉鎖不全症は，繰り返す転倒発作の原因となりうる。
動脈：一般的に動脈について考えると，薬物や貧血関連，あるいは特発性の起立性低血圧を想起しうる。
椎骨脳底動脈：これらの血管を狭めるような動脈硬化症は，一過性脳虚血や転倒発作へと繋がる。

　上記のアプローチでは漏れてしまういくつかの状況がある。大腿四頭筋の筋力低下や視力低下，後索変性からくる姿勢維持の不安定性，見えないものに躓くといったものである。

◎**診断へのアプローチ**

　基本的には，血算や生化学，尿検査，頸動脈Doppler検査，心電図といった精査を行う。臨床像や神経学的コンサルト，循環器内科コンサルトは，Holter心電図あるいは脳血管造影を行うべきかどうかを決める際の助けとなる。

◎**その他の有用な検査【適応】**
1. 心電図【不整脈】
2. 脳MRI【脳底動脈不全】
3. 磁気共鳴血管造影（MRA）【起立性低血圧】
4. 24時間血圧測定【低血圧】
5. 5時間ブドウ糖負荷試験【低血糖】

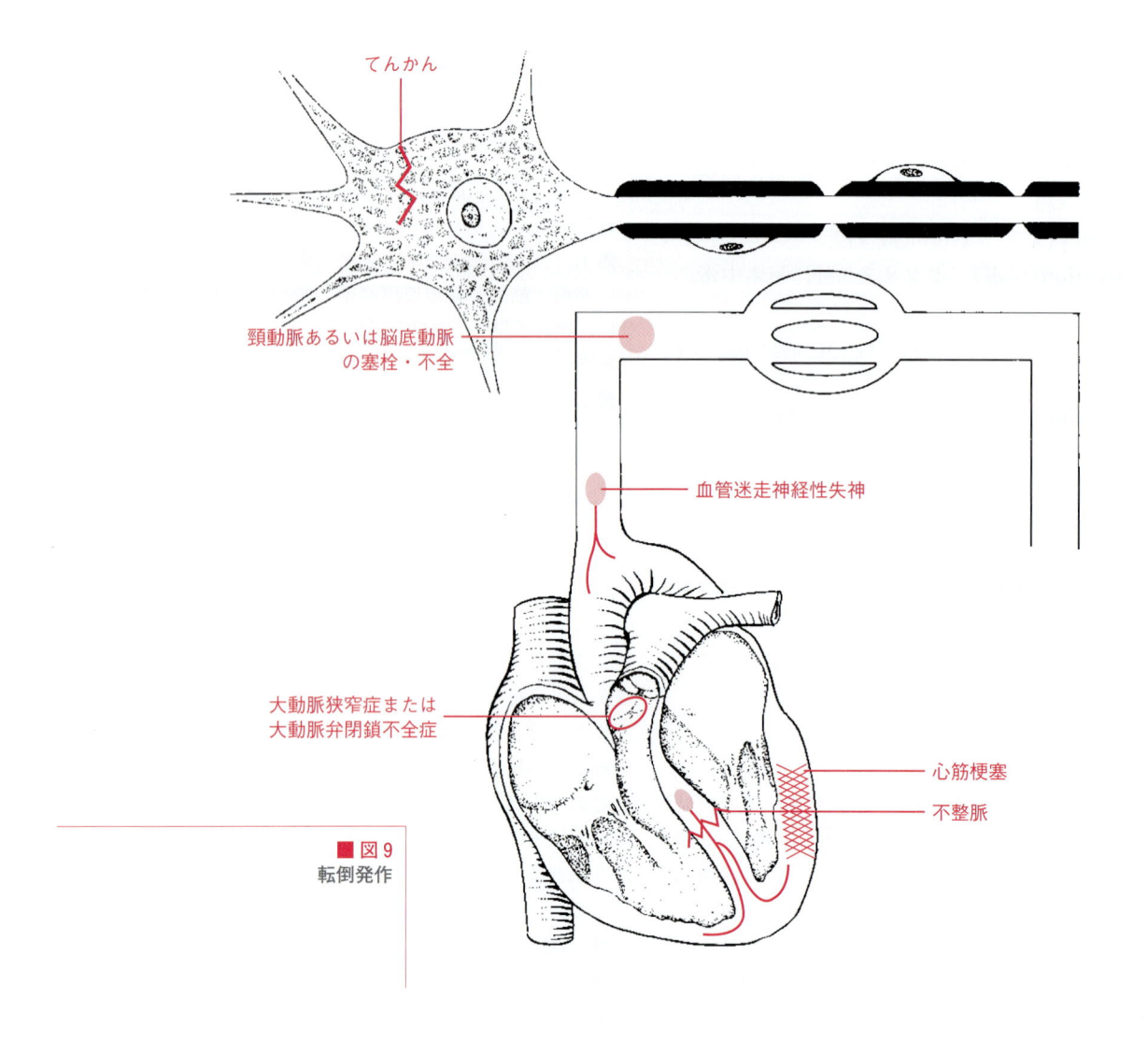

図中ラベル:
- てんかん
- 頸動脈あるいは脳底動脈の塞栓・不全
- 血管迷走神経性失神
- 大動脈狭窄症または大動脈弁閉鎖不全症
- 心筋梗塞
- 不整脈

■図9 転倒発作

Dwarfism
低身長症

　低身長症の鑑別疾患リストは，解剖学的，生理学的，生化学的に考えると作成しやすい．臓器を1つ1つ思い浮かべるのは，原因を想起する優れた方法である．**下垂体**から考えると，下垂体機能低下症とLawrence-Moon-Biedl症候群［訳注：常染色体劣性遺伝で，肥満，夜盲，知能低下，性器発育不全，多指症を特徴とする症候群］を想起できる．**甲状腺**ではクレチン病が挙げられる．**心臓**では，低身長症と関連する多くの先天性奇形(Fallot四徴症など)が考えられる．**消化管**では，吸収不良症候群と，その多くの原因が挙げられる．**膵臓**では，囊胞性線維症が示唆される．**腎臓**では，慢性腎炎や腎性くる病が考えられる．**骨**では，くる病や軟骨無形成症が挙げられる．**脳**では，小頭症と，発育不全と関連する精神発達遅滞のすべての原因(Down症候群など)が考えられる．**卵巣**ではTurner症候群が示唆される．この方法は，始原的な低身長と他のいくつかの遺伝的低身長を想起する助けにはならないが，最初に試みるにはよい方法である．

　生理学および生化学を適用してみよう．食物や酸素の摂取，その吸収や輸送，細胞による取り込み，老廃物の排泄を考慮しなければならない．この代謝経路の制御と促進のためには，適切なビタミンとホルモンが必須である．これらの経路を考えれば，それぞれを阻害する疾患が想起できる．

摂取：飢餓と栄養失調は，低身長症とさまざまなビタミン欠乏症(くる病が最も重要である)の原因となる．

吸収：吸収不良症候群は，食物とビタミンの体内への取り込みを阻害することで，低身長症の原因となりうる．

輸送：心臓の先天性奇形は，酸素と糖の細胞への分配を妨げる．

細胞内取り込み：糖尿病での糖の細胞内取り込みの障害は，低身長の原因となる．糖原病におけるグリコーゲンによる細胞の膨隆も同様である．ガラクトース血症も鑑別の1つとなる．細網内皮症とガーゴイル様顔貌は，この項目で考える．

老廃物の排泄：この項目は，腎性くる病の想起に役立つ．

制御：この項目では，ホルモン欠乏状態を想起する．すなわ

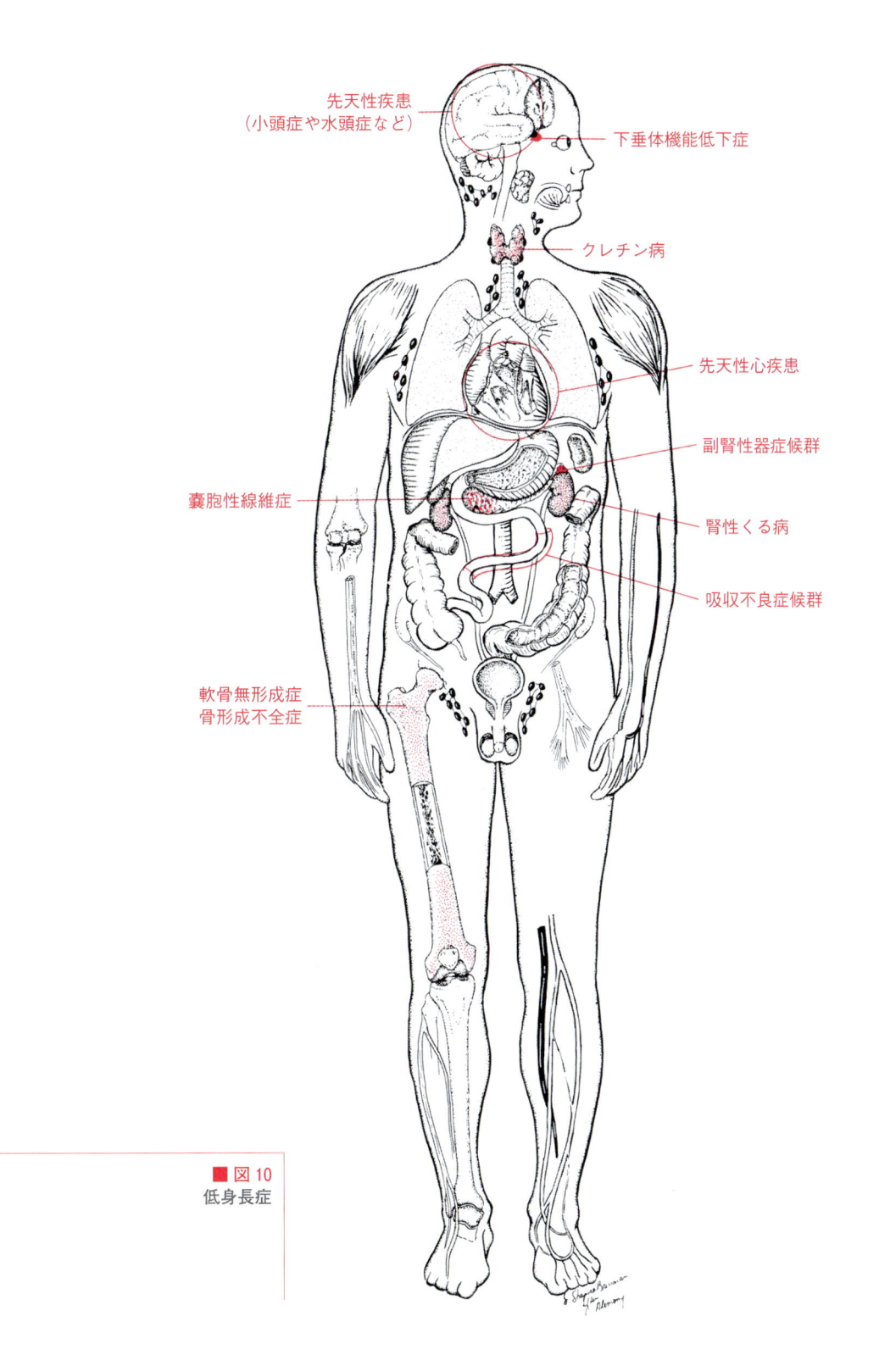

図中ラベル:
- 先天性疾患（小頭症や水頭症など）
- 下垂体機能低下症
- クレチン病
- 先天性心疾患
- 副腎性器症候群
- 嚢胞性線維症
- 腎性くる病
- 吸収不良症候群
- 軟骨無形成症
- 骨形成不全症

■図10
低身長症

ち，クレチン病(サイロキシン欠乏)，Turner症候群(エストロゲンとプロゲステロン欠乏)，下垂体機能低下症(成長ホルモン欠乏)である。上記すべての機能低下は，早老症を示唆する。副腎癌は，性的早熟や骨端線の早期閉鎖の原因となりうる。上記の方法では低身長症の遺伝的原因をほとんど拾えないが，除外診断によってこのグループは想起できる。

◎診断へのアプローチ

低身長症の精査は，おそらくは内分泌内科医が行うべきであろう。多くの原因は遺伝的で，治療できないが，クレチン病や下垂体機能低下症，Turner症候群を見逃すのは恥ずべきことである。甲状腺機能低下症は，骨年齢の遅延により鑑別できる。これらすべてには関連所見があり，鑑別の役に立つが，下垂体機能低下症は非常に難しい。嚢胞性線維症は，

汗試験で診断できる。Down症候群やTurner症候群，他の遺伝疾患は，染色体解析で診断できる。

Dysarthria and speech disorder
構音障害と会話障害

構音障害以外に，ここでは会話障害の他の3つのタイプ（失語症，小脳性発語，錐体外路性発語）を考えるべきである。それぞれの場合で，神経系の解剖学的局在がかなり特異的である。

構音障害：これは，終末臓器(口や舌の筋肉)や神経筋接合部，第V脳神経(三叉神経)や第XII脳神経(舌下神経)の末梢枝，脳幹あるいは大脳の病変で起こりうる。

1. **終末臓器：**粘液腫による舌肥大や舌癌，口や舌の疼痛性病変が，発話困難の原因となりうる。嚥下不能により唾液や食物が口腔内に残ることで，会話が妨げられる。顔面肩甲上腕型筋ジストロフィーが構音障害の原因となる。
2. **神経筋接合部：**構音障害の治療可能なものとして，重症筋無力症は常に除外すべきである。
3. **末梢神経：**外傷による舌下神経傷害や，外傷および外科手術での三叉神経の運動神経線維切断が，ここでの主要な病態である。
4. **脳幹：**ポリオ，Guillain-Barré症候群，散在性脳脊髄炎，脳幹膠腫，脳底動脈閉塞が，このカテゴリーで想起すべき最も重要な病変である。
5. **大脳：**片麻痺をきたす大脳の病変は，いずれも構音障害と仮性球麻痺の原因となりうる。脳血栓や塞栓あるいは出血が，これらの中で最も重要だろう。前頭葉腫瘍あるいは膿瘍は，この項目での原因の1つである。アルコール依存症やHuntington舞踏病，進行麻痺(神経梅毒)のようなびまん性の大脳疾患が構音障害の原因となりうるが，他の会話障害の原因となることがより多い。

小脳性発語：断綴性発語scanning speech[訳注：音節ごとにとぎれ，発音不明瞭な運動失調性発語]あるいは断続性(疾過)言語となりうる。多発性硬化症は考えるべき最初の病態であるが，遺伝性小脳性運動失調症(Marie運動失調症など)やアルコール性小脳萎縮，梅毒，小脳腫瘍も原因となりうる。

失語症：この病態では，単語が適切に発音できなかったり(運動性失語)，ものの名前をいうのが困難だったり(失名詞失語)，文章中の単語が適切に配置できなかったりする場合(文章失語)がある。原因を特定する際には，大脳の疾患のいずれもが失語症の原因となるため，大脳病変の正確な位置を知ることは重要ではない。脳出血，血栓，塞栓，腫瘍あるいは他の占拠性病変が，想起すべき最も重要な疾患である。その他の原因は，p.299(記憶障害memory loss)に列挙した。

錐体外路性発語：これは，振戦麻痺の単調で早い構音障害性の発語であるが，脳性麻痺やWilson病，Huntington舞踏

病でも認められることがある。最後の2つの病態では，とぎれとぎれに話したり(jerky speech)，構音障害が起こりうる。

◎診断へのアプローチ

他の症状や所見を伴わない構音障害では，テンシロン試験での重症筋無力症の除外と，精神測定でのヒステリーの除外が必要である。他の神経所見がある場合は，会話障害は脳波や頭蓋骨X線，CTあるいは脳MRIでの神経学的精査が必要となり，ときに脊椎穿刺や動脈造影も必要となる。臨床医は，構音障害が，多発性硬化症やWilson病，全身性エリテマトーデス，アルコール依存症のような重度の神経疾患の最初で唯一の所見となりうることを覚えておくべきである。したがって，密なフォローアップが重要である。

◎その他の有用な検査【適応】

1. 神経内科コンサルト
2. VDRL試験【神経梅毒】
3. アセチルコリン受容体抗体価【重症筋無力症】
4. 脳幹誘発電図【多発性硬化症】
5. 頸動脈撮影【頸動脈不全あるいは血栓症】
6. 血清銅とセルロプラスミン【Wilson病】
7. 脊椎穿刺【多発性硬化症，神経梅毒】
8. 脳波【間欠的構音障害，てんかん】
9. 脳動脈造影【脳血管疾患】
10. 薬物スクリーニング【薬物乱用】

Dysmenorrhea
月経困難症

女性の生殖器系の一部を図示すると(**図12**を参照)，このありふれた疾患の鑑別疾患を，系統的に挙げることができる。**子宮頸部**では，狭窄や頸部ポリープ，その他の腫瘍が血液の流出を止め月経困難症を誘発する。**子宮**では，ポリープや子宮筋腫，腺筋症，前屈・後屈や前傾・後傾といった奇形が原因となりうる。骨盤内うっ血症候群の可能性もある。患者は子宮内避妊具(IUD)を使用していないだろうか？ これも原因となる。**卵管**は，子宮内膜症や膿瘍，子宮外妊娠と関連する。**卵巣**は，卵管と同様の経過と関連するが，月経困難症の最多の原因であるホルモン性のものを示唆する。つまり，適切な順序で起こるエストロゲンとプロゲステロンの周期的な分泌を乱すどのような病態(甲状腺性や下垂体性，卵巣性)でも，月経困難症が起こりうる。心因性の障害は特に重要である。

◎診断へのアプローチ

月経困難症への臨床的アプローチは，単純に内診と直腸診によって重要な器質的疾患を除外することである。もしこれ

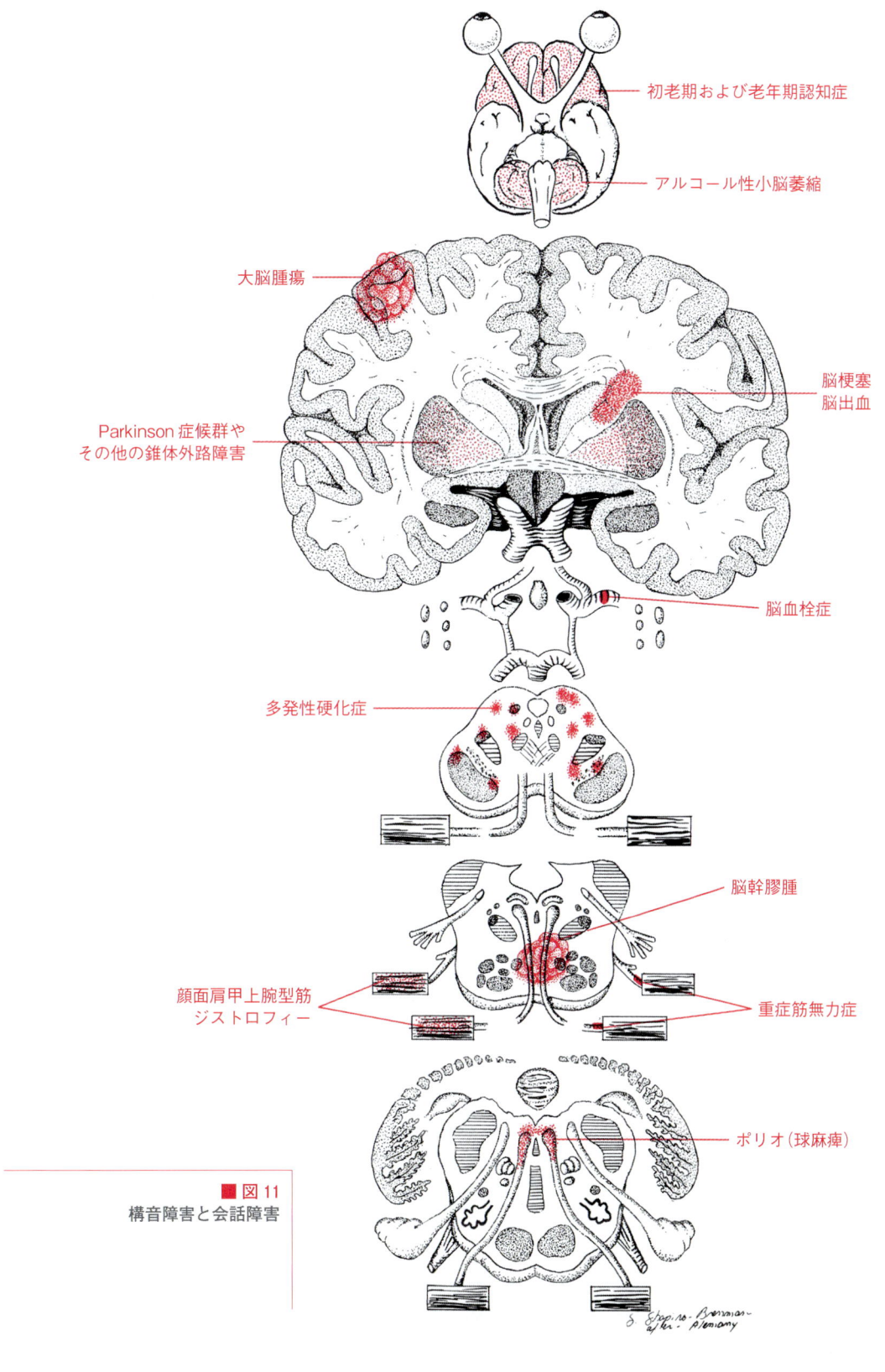

Dysarthria and speech disorder | 構音障害と会話障害　143

- 初老期および老年期認知症
- アルコール性小脳萎縮
- 大脳腫瘍
- 脳梗塞 脳出血
- Parkinson症候群やその他の錐体外路障害
- 脳血栓症
- 多発性硬化症
- 脳幹膠腫
- 顔面肩甲上腕型筋ジストロフィー
- 重症筋無力症
- ポリオ（球麻痺）

■図11
構音障害と会話障害

が(肥満などで)できなければ，エコー検査を行うべきである。淋菌とクラミジアの塗抹と培養は行うべきである。診察で有意な所見がなく，疼痛が非ステロイド性抗炎症薬(NSAID)で緩和されるのであれば，他に何もすることはない。その後に，避妊薬や適切な量のプロゲステロンを試みて

もよい。診察で骨盤内うっ血が疑われれば，利尿薬使用がすすめられる[訳注：標準的な対応としては，ホルモン療法や外科的な対応が行われる]。IUDを抜去すると，疼痛が和らぐことがある。上記の方法でうまくいかない場合は，頸管拡張子宮搔爬術(D&C)が必要となるかもしれない。婦人科医が，ク

■ 図 12
月経困難症

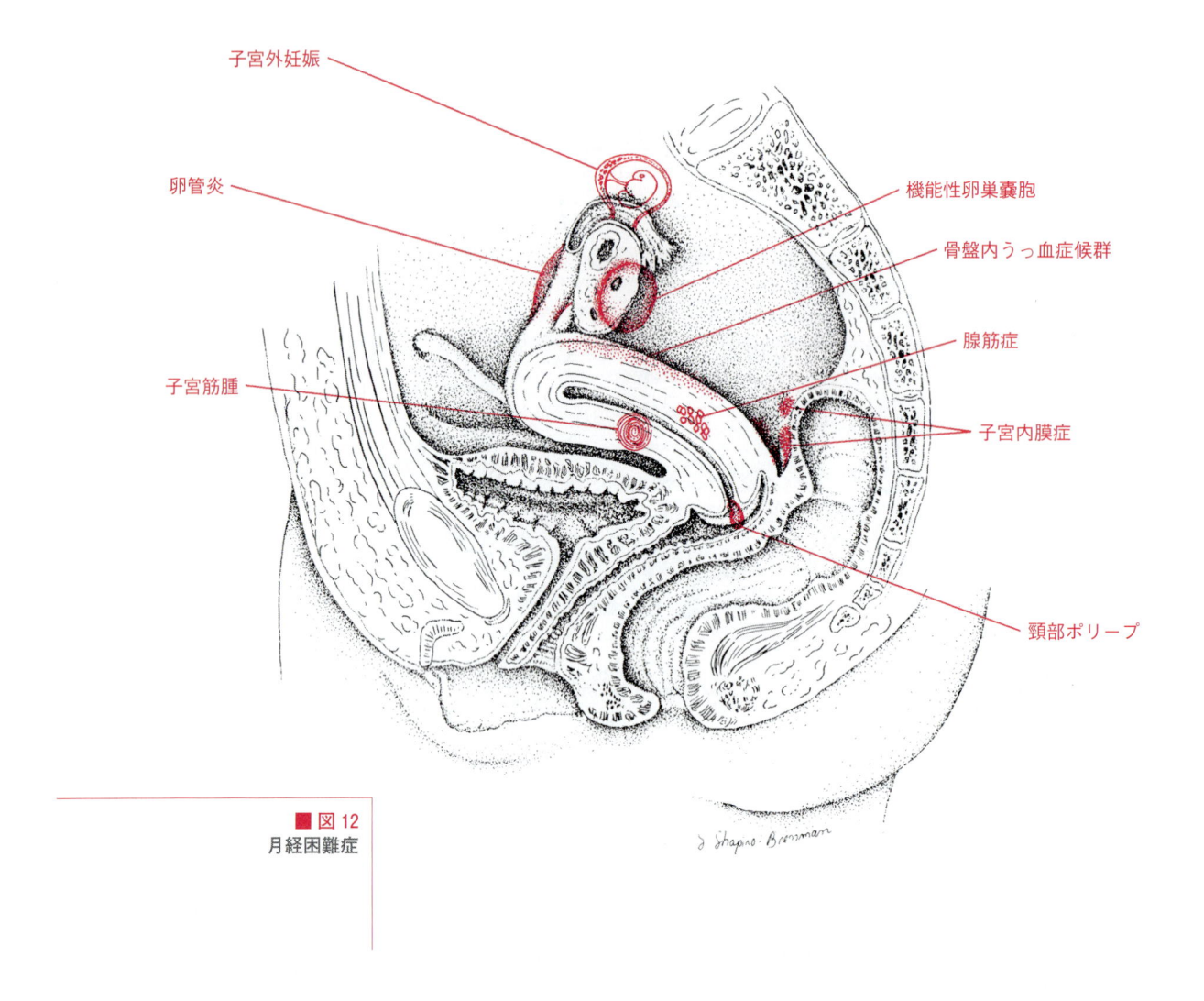

(図中ラベル: 子宮外妊娠, 卵管炎, 子宮筋腫, 機能性卵巣嚢胞, 骨盤内うっ血症候群, 腺筋症, 子宮内膜症, 頸部ポリープ)

ルドスコピーや腹腔鏡あるいは試験開腹を行うかを決める。

◎その他の有用な検査【適応】
1. エコー【骨盤内炎症性疾患，子宮外妊娠】
2. 妊娠反応検査
3. シダ状結晶試験［訳注：子宮頸管粘液を鏡検してシダ状結晶の有無を見る検査。排卵能や妊孕性，前期破水の評価として使用される］と基礎体温測定【子宮内膜症】
4. 婦人科コンサルト
5. 精神科コンサルト
6. 経腟エコー

Dyspareunia
性交時疼痛

この項では，男性器挿入時の疼痛や性交渉中の疼痛について考える。ここで使う語呂合わせは **MINT** である。これによって，生殖器をたどるように解剖学的構造に当てはめながら考えることができる。もちろん，心理的異常がおそらく性交時疼痛の最多の原因であろう。それらは解剖学的異常の後で考察する。

M **Malformation**(奇形)　奇形に含まれるのは，不釣り合いに大きな男性器あるいは変形した男性器(この状態では男性にとっては楽しくない)，断裂していない処女膜や分厚い処女膜，腟狭窄，後傾子宮，卵巣脱出である。

I **Inflammatory**(炎症)　炎症性疾患には，外陰炎，バルトリン腺炎(しばしば淋菌と関連する)，腟炎(細菌性，トリコモナス症，カンジダ症)，卵管卵巣炎が含まれる。子宮や子宮頸部の炎症は，まれにしか性交時疼痛と関連しないことを覚えておくこと。近接する構造の炎症性病変も重要である。したがって，尿道の癰，尿道炎，膀胱炎，痔核，裂肛は，性交時疼痛の原因となりうる。

N **Neoplasm**(腫瘍)　性交時疼痛の原因となる腫瘍は，白斑症性外陰炎 leukoplakia vulvitis，外陰萎縮症 kraurosis vulvae(外陰部硬化性苔癬 vulvar lichen sclerosis)，外陰癌や腟癌，卵巣嚢胞，卵巣癌である。子宮癌や子宮頸癌が生殖管へ進展した場合，性交時疼痛が顕在化してくる。膀胱や直腸のいかなる腫瘍が生殖管に進展しても，間違いなく性交時疼痛の原因となる。

■ 図13
性交時疼痛

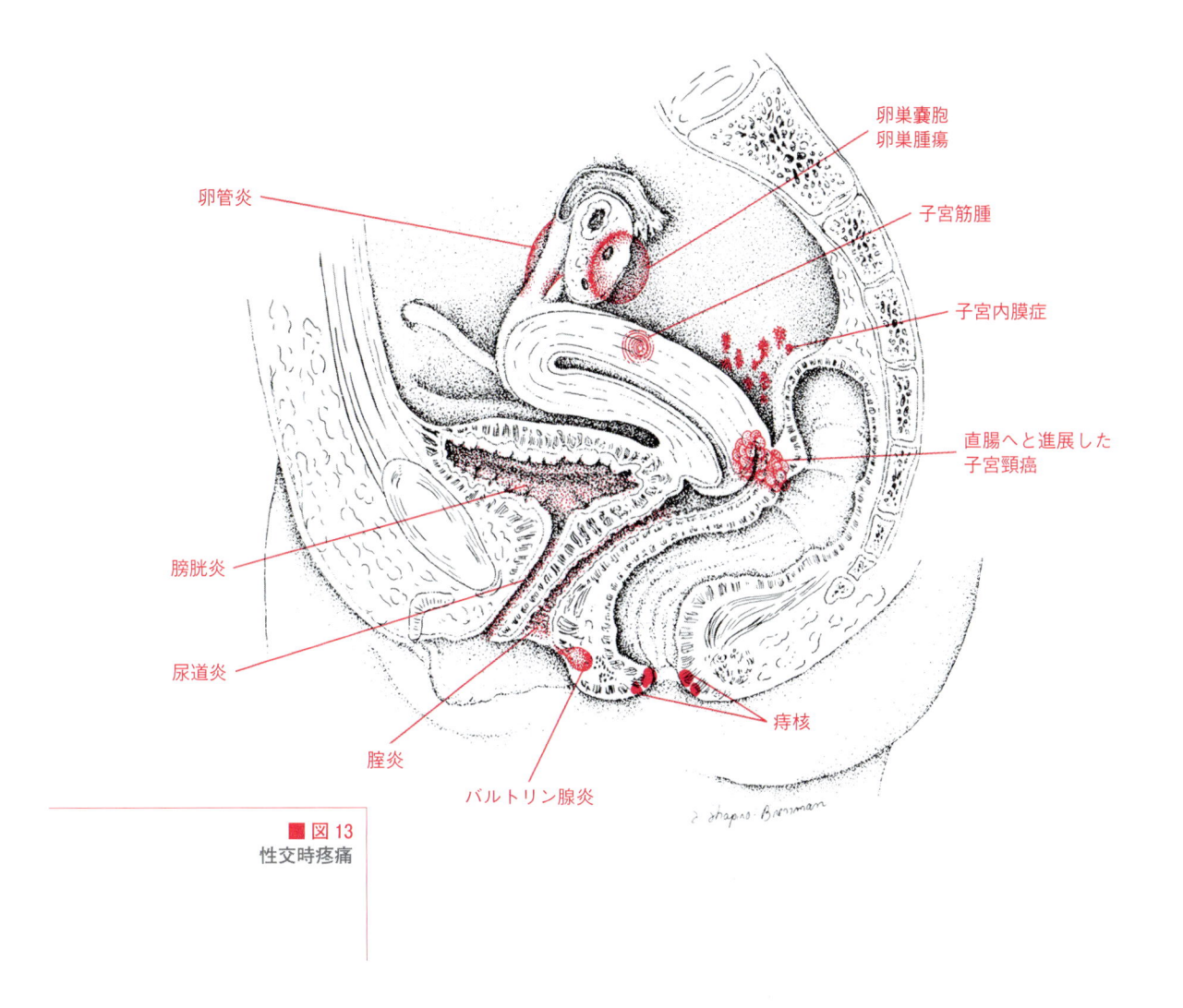

T　**Trauma**(外傷)　外傷性のものでは，頻回すぎる性交渉や自慰行為が含まれる．適度な前戯によって腟内がなめらかになる前に男性器を挿入することも，性交時疼痛の原因となる．男性患者には愛護的に生殖器を挿入するよう指導すべきである．

　閉経女性はホルモン分泌を欠き，性的興奮の後でも腟内が乾燥していることがあるため，局所外傷を防ぐにはしばしば潤滑剤が必要になる．

　精神的な原因を探るには，しばしば精神分析が必要になる．十分に注意を払って性的虐待の評価をしなければならない．近親相姦や自慰行為への罪悪感，潜在的な同性愛は，遭遇しうる問題である．

◎診断へのアプローチ

　診断へのアプローチには男性器と女性器の診察と，もしこれらの診察が陰性であれば，理解ある臨床医によるカウンセリングが必要となる．

◎その他の有用な検査【適応】
1. 妊娠反応検査
2. 腟分泌物の塗抹と培養
3. 尿検査と培養
4. エコー【子宮外妊娠，卵巣囊胞，卵管卵巣膿瘍】
5. 腹腔鏡
6. 婦人科コンサルト
7. 精神科コンサルト

Dyspnea, tachypnea, and orthopnea
呼吸困難，頻呼吸，起坐呼吸

　呼吸困難とは，早い呼吸あるいは息のしづらさを，主観的に感じることである．患者はしばしば「息ができない！」という．**頻呼吸**は呼吸回数が速いことの客観的所見であり，適切な呼吸ができないという感覚とは関連していることも，していないこともある．一方は症状であり，もう一方は徴候であるが，それらを生み出すメカニズムは同様で，身体の需要に対する不十分な酸素供給，あるいは二酸化炭素を排出できないことである．過換気と頻呼吸をつくり出すその他のメカニズムは，この項の後半で議論する．呼吸困難と頻呼吸の原因

■ 図14
呼吸困難，頻呼吸，起坐呼吸

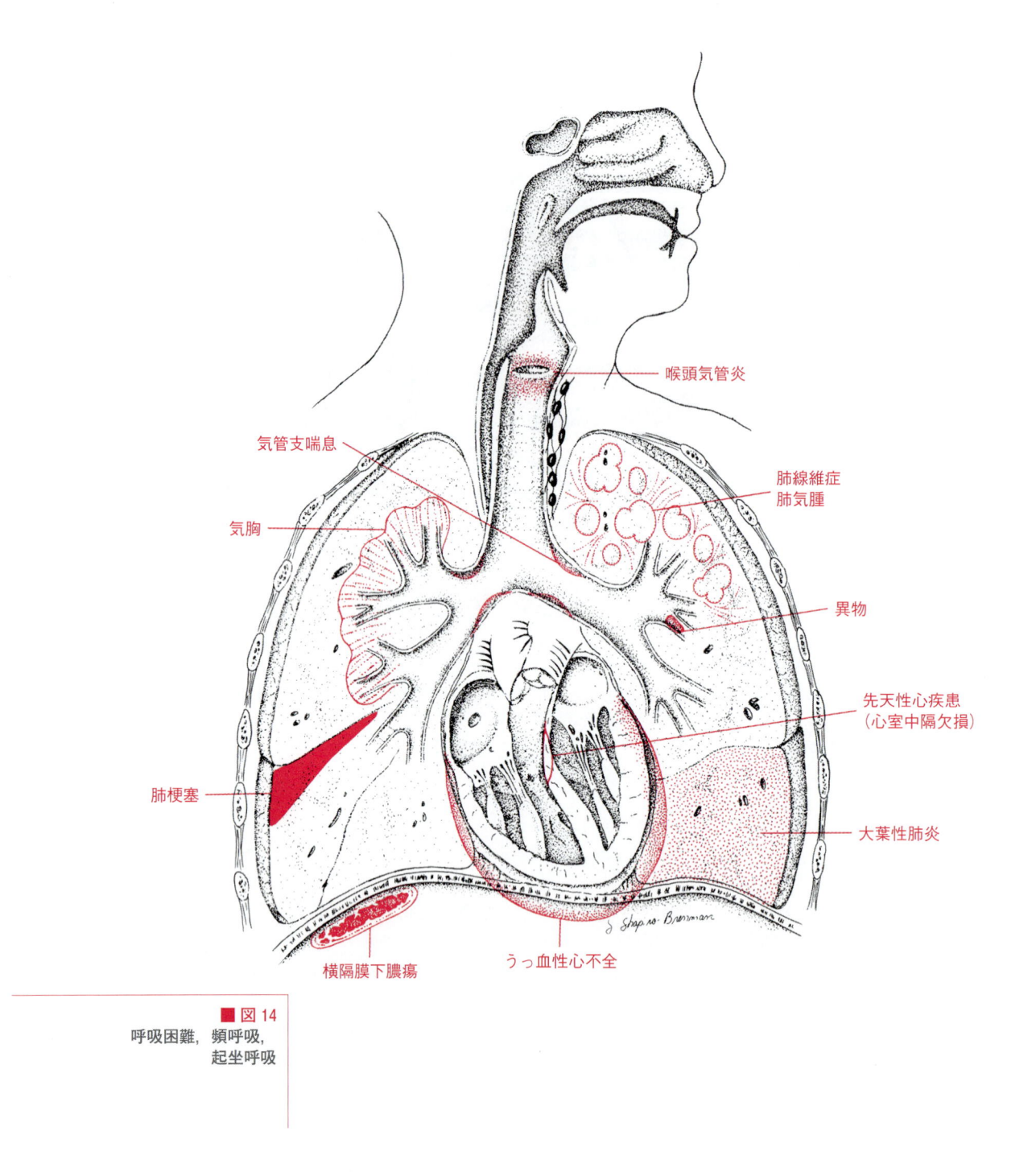

（図中ラベル：喉頭気管炎，気管支喘息，気胸，肺線維症　肺気腫，異物，先天性心疾患（心室中隔欠損），大葉性肺炎，うっ血性心不全，横隔膜下膿瘍，肺梗塞）

　のリストを挙げる最良の基礎科学は，**病態生理学**である。酸素の取り込みが減少しているときや酸素の吸収障害があるとき，不十分な肺血液の灌流，組織へ十分な酸素運搬ができないとき，組織の酸素需要の増加，二酸化炭素や代謝によるその他の老廃物の排出ができないときに，呼吸困難と呼吸促迫は認められる。これらは表25に一覧として示した。

　酸素取り込みの障害：このカテゴリーには，喉頭炎や気道異物，大動脈瘤，気管や気管支を圧迫する縦隔腫瘍，気管支喘息，急性感染性気管支炎，肺気腫のような，呼吸経路を閉塞する病態がある。また，脊柱後側彎症やPickwick症候群，重症筋無力症，筋ジストロフィー，その他の神経筋疾患，腹膜炎，脳炎，脳腫瘍のような，「呼吸ポンプrespiratory pump（胸郭，胸筋，横隔膜筋，脳の呼吸中枢）」の障害という病態についても考えなければならない。

　酸素吸収の障害：ここでは，大葉性肺炎，サルコイドーシス，珪肺，ベリリウム肺，肺線維症を起こすさまざまな原因，肺水腫を考える。肺胞毛細血管膜を通じた酸素の拡散が，これらすべての疾患で障害される。肺胞蛋白症，ショック肺，急性呼吸促迫症候群（ARDS）も考えなければならない。

　肺毛細血管の灌流障害：肺塞栓症，肺血管腫，Fallot四微症のような先天性心疾患が，このカテゴリーに入る。これらの病態のすべてで，酸素化されていない血液が肺胞を迂回す

■表25 呼吸困難，頻呼吸，起坐呼吸

	V Vascular (血管)	I Inflammatory (炎症)	N Neoplasm (腫瘍)	D Degenerative (変性)	I Intoxication (中毒)	C Congenital (先天性)	A Autoimmune(自己免疫性) Allergic (アレルギー性)	T Trauma (外傷)	E Endocrine (内分泌)
酸素取り込みの障害		喉頭炎 気管支炎	気管支原性の癌	肺気腫	塵肺 サイロ病	筋ジストロフィー 脊柱後側彎症 気管支拡張症	気管支喘息	異物による肋骨損傷	
酸素吸収の障害	肺水腫	肺炎 結核 肺膿瘍	肺胞上皮癌 転移性癌	肺気腫と肺線維症	脂肪性肺炎 中毒性肺炎 ショック肺	無気肺	結節性動脈周囲炎 Wegener肉芽腫症 サルコイドーシス 強皮症	気胸	
灌流障害	肺塞栓症		血管腫	肺線維症 肺気腫		先天性心疾患			
運搬障害	うっ血性心不全	敗血症性ショック		再生不良性貧血	メトヘモグロビン血症 薬物や毒物によるショック	鎌状赤血球貧血 先天性心疾患	ショック	出血性ショック	Waterhouse-Friderichsen症候群
酸素需要の増加	多血症	発熱	白血病 Hodgkinリンパ腫 転移性癌						甲状腺機能亢進症
二酸化炭素や他の代謝産物の排泄障害		乳酸アシドーシスを伴う敗血症	肺気腫		尿毒症 乳酸アシドーシス				糖尿病アシドーシス

る。換気血流不均等を伴う疾患も，このカテゴリーに入る。言い換えれば，換気されている肺胞があっても，それが灌流されていない状態もあれば，その一方で灌流されている肺胞があっても換気がない状態ということでもある。肺気腫，肺線維症に関連したさまざまな病態(塵肺など)は，このような病態や前述した他の生理学的理由により，呼吸困難をきたす。

酸素運搬障害：貧血や出血性ショックのように，組織へと十分な血液が運搬されなければ，組織は酸素を得ることができない。血管運動性ショックや心原性ショックのように，組織を灌流するのに十分な血圧がない場合でも，組織は酸素を得ることができない。多くの原因によって起こるうっ血性心不全のように，心臓のポンプ失調があっても，組織は酸素を得ることができない。メトヘモグロビン血症やスルフヘモグロビン血症では，十分な血液はあるが，酸素を運搬できない。

組織の酸素需要の増加：運動中や神経的ストレス，発熱，白血病やその他の悪性疾患，甲状腺機能亢進症の際には，組織の代謝は亢進しており，結果として供給を増やすために頻呼吸が認められる。

組織代謝による二酸化炭素や他の老廃物の排泄障害：二酸化炭素の排泄障害は，肺気腫やその他の慢性閉塞性肺疾患で酸素欠乏を伴わずに起こり，特に労作時に呼吸困難を生じる。組織代謝の他の老廃物はアシドーシスの原因となり，呼吸中枢を刺激する。このため，乳酸アシドーシス，糖尿病性アシドーシス，尿毒症は，呼吸困難の原因となる。

以上のように，臨床医は関連する病態生理を理解することで，呼吸困難と頻呼吸の原因についての優れたリストを挙げられるようになるはずである。ただし，この方法ではいくつかの病態は想起できない。すなわち，過換気症候群，酸(メチルアルコール依存症など)や呼吸中枢を刺激するような薬物(アンフェタミンなど)の摂取，大気圧低下に伴う酸素分圧の低下である。

◎診断へのアプローチ

病歴と身体所見は，呼吸困難の原因をほとんど例外なく明らかにするだろう。もしARDSが疑われるなら，腹腔内由来の敗血症や薬物乱用を考えよう。肺疾患を確かめるために，呼吸機能検査や胸部X線撮影，動脈血ガスをオーダーする。ルーチンの呼吸機能検査が正常であれば，窒素洗い出し試験や換気血流シンチのような，より詳しい検査が必要になる。心疾患を診断するためには，心電図と心エコーがとても役立つ。

呼吸苦があるのに身体所見が正常な患者であれば，早期のうっ血性心不全を除外するために，循環時間を調べる意味がある。血液像で貧血を診断できるが，メトヘモグロビン血症は診断できない。赤血球メトヘモグロビン，動脈血酸素飽和度，ジアホラーゼI [訳注：シトクロムb_5還元酵素のこと，先天性メトヘモグロビン血症の原因の1つ]欠乏を調べる必要がある。

◎その他の有用な検査【適応】

1. 血算【貧血，多血症】
2. 赤沈【肺炎，亜急性細菌性心内膜炎】
3. 心筋逸脱酵素の連続検査【急性心筋梗塞】
4. 喀痰塗抹培養【肺炎】
5. 肺シンチ【肺塞栓症】
6. 喀痰好酸球【喘息】
7. 毒物スクリーニング【薬物乱用】
8. 心エコー【うっ血性心不全，心臓弁膜疾患】
9. 肺血管造影【肺塞栓症】
10. 利尿薬の試み【うっ血性心不全】
11. メタコリン誘発試験も合わせた努力肺活量(FVC)【喘息】
12. 脳性ナトリウム利尿ペプチド(BNP)検査【うっ血性心不全】
13. 心臓カテーテル検査【うっ血性心不全】
14. CT【肺塞栓症】
15. 気管支拡張薬使用前後のスパイロメトリー【喘息】

症例検討 #19

電気工をしている55歳の白人男性が，10日間続く咳嗽に対して抗菌薬を処方してくれるかどうか電話でたずねてきた。あなたは電話越しに，彼に息切れがあることに気づいた。彼は胸痛と発熱については否定している。

問1. 上記の方法から考えると，咳嗽と息切れの原因として可能性のあるのは何か？

あなたは心配して往診にいくことに決めた。診察では，患者が泡立った痰を吐き，それに線状の血が混じっており，両側肺底部にパリパリとしたラ音と心拡大，そして脈拍欠損を伴う不正な心拍リズムがあることがわかった。

問2. あなたの診断は何か？

(解答は付録B参照)

Dystocia
難産(異常分娩)

難産の鑑別疾患を挙げるには，**生理学**と**解剖学**の両者が必要である。異常に長時間の分娩は，不十分な腹筋収縮や子宮筋収縮，産道の閉塞，胎児あるいは胎盤の異常，腹部あるいは骨盤での異常胎位の結果生じる。

1. **不十分な腹筋収縮**：腹直筋正中離開や腹壁ヘルニア，肥満で起こる。
2. **不十分な子宮筋収縮**：双角子宮のような子宮奇形，子宮の多発線維腫や他の腫瘍，モルヒネなどの鎮静薬のような子宮筋収縮を阻害する薬物，原発性子宮無力症に

■ 図 15
難産（異常分娩）

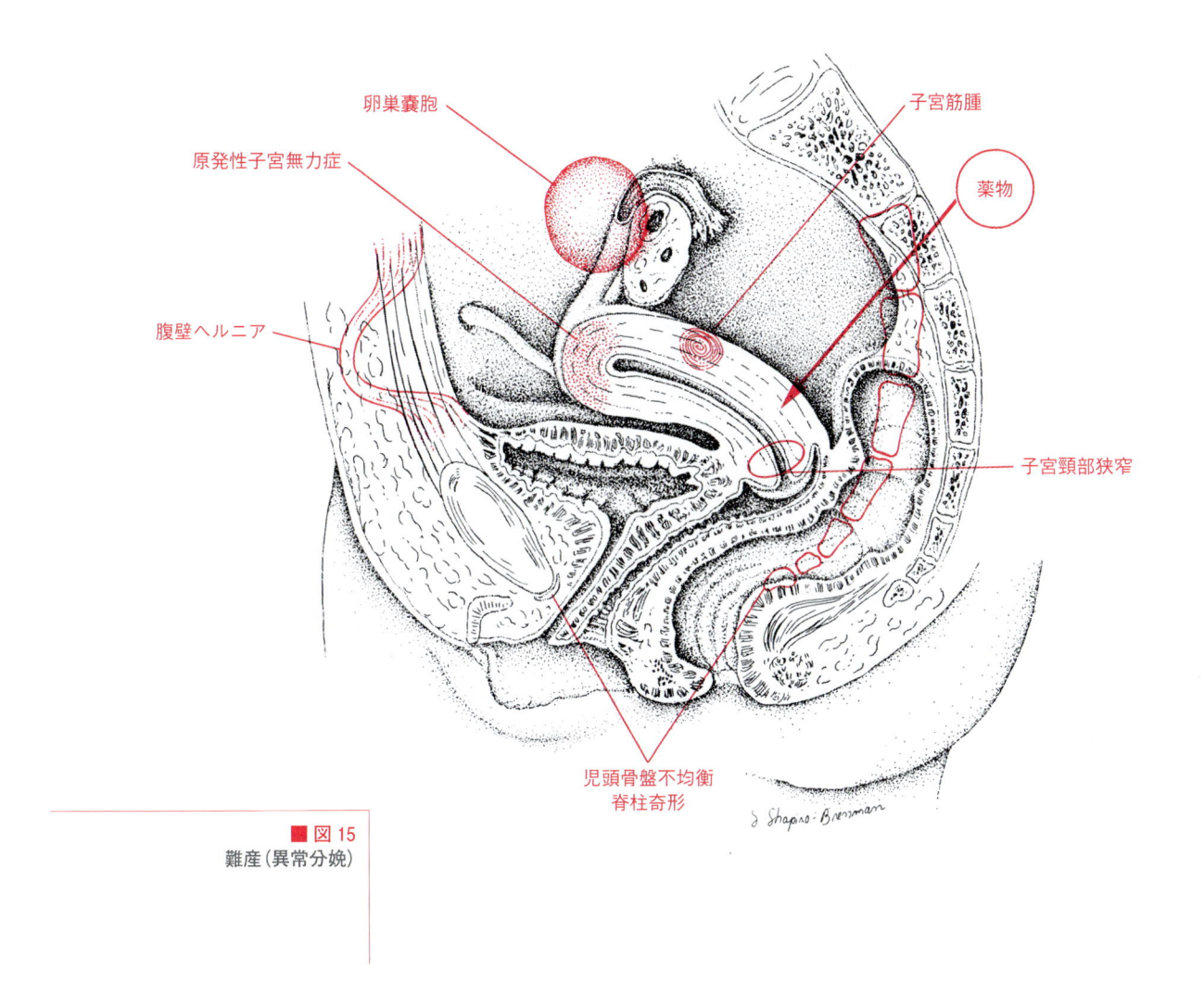

（図中ラベル：卵巣嚢胞、原発性子宮無力症、腹壁ヘルニア、子宮筋腫、薬物、子宮頸部狭窄、児頭骨盤不均衡 脊柱奇形）

よって生じる。
3. **産道閉塞**：このカテゴリーでは，卵巣嚢胞や子宮筋腫，子宮頸部狭窄，骨盤奇形，宿便，拡張した膀胱を探らねばならない。
4. **胎児の異常**：このカテゴリーでは，巨大児，糖尿病による羊水過多症，水頭症，胎児の腹腔内腫瘍や腹水，多産が含まれる。
5. **胎位異常**：骨盤位，横位，顔位，額位，後方後頭位が，このカテゴリーに含まれる。

◎診断へのアプローチ

診察，エコー検査，胎児の大きさや胎位のための腹部X線，羊水穿刺は，すべて診断の補助に有用である。

Dysuria
排尿障害

排尿障害とは，排尿困難あるいは排尿痛のことである。単純に尿路生殖器系をさかのぼるように**炎症性**病変を考えていけば，この原因のほとんどを網羅することができる。したがって，ここには，尿道炎や尿道の癌，膀胱三角炎［訳注：膀胱三角部にみられる非核化型の扁平上皮化生で，膀胱鏡で確認できる。無症候のこともあれば，排尿時にさまざまな症状をきたすこともある］，前立腺炎，膀胱炎，膀胱炎を伴う腎盂腎炎がありうる。しかしながら，この方法では，間接的に頻回の尿管炎症や排尿困難をきたすような疾患を網羅していない。これらを想起するには，**MINT**を適用する必要がある。

M　Malformation（奇形）　奇形では，尿道狭窄，前立腺肥大による膀胱頸閉塞，正中稜を考える。膀胱と尿道の結石もここで考えるべきである。

I　Inflammatory（炎症）および**Intoxication**（中毒）　炎症性の病態はすでに検討している。中毒では，膀胱炎を起こしうる非ステロイド性抗炎症薬（NSAID）やシクロフォスファミドのような薬物に注意する。

N　Neoplasm（腫瘍）　前立腺や膀胱の腫瘍は，二次性感染が生じたときに排尿困難や排尿痛の原因となりうる。"N"は，**Neurologic condition**（神経学的病態）も意味する。排尿障害の鑑別診断に，多発性硬化症やポリオ，糖尿病性ニューロパチー，脊髄腫瘍を忘れてはならない。これらは

■ 図16
排尿障害

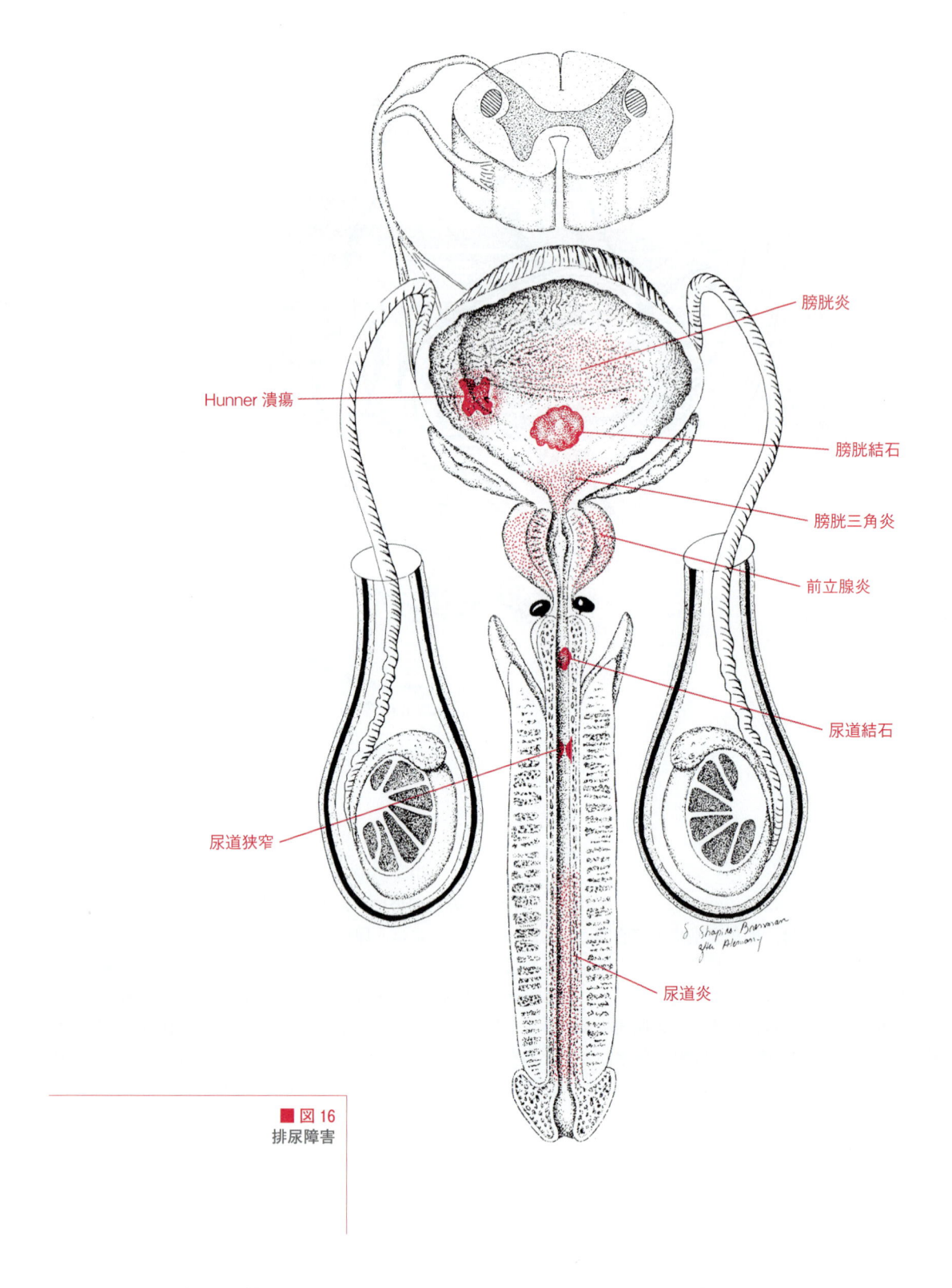

p.266 の失禁の項にも記載した。
T　Trauma(外傷)　外傷性では，外傷を与えるような性交渉あるいは頻回の性交渉，またはカテーテルのような異物を膀胱へ挿入することで生じる膀胱炎や膀胱三角炎(ハネムーン膀胱炎)が示唆される。

◎診断へのアプローチ

尿検査，尿培養，分泌物の塗抹と培養，IVP，排尿時膀胱造影，膀胱鏡，膀胱計検査が，診断へのアプローチに含まれる。女性で培養が陰性であれば，クラミジア尿道炎は必ず考えて治療しなければならない。男性で培養陰性であれば，前立腺の診察とマッサージ，分泌物の評価を行う。尿の DNA プローブ検査は淋菌あるいはクラミジアを検出するのに有用

であり，培養の必要がなくなる。前立腺マッサージは，急性前立腺炎では避けるべきである。シプロフロキサシンの4週間試用は，慢性膀胱炎の診断の手助けになる。

◎その他の有用な検査【適応】
1. 淋菌とクラミジアの培養
2. 嫌気培養
3. 抗酸菌培養
4. 泌尿器科コンサルト
5. 婦人科コンサルト
6. 4カップ試験【前立腺炎】

症例検討　#20

　21歳の男子医学生が，発熱と排尿時の焼けるような痛みを主訴に，学生医療サービスを受診した。

問1. 上記の方法から考えると，この青年の問題について可能性のある原因は何か？

　病歴聴取で，彼は2カ月前にいきずりの性交渉の後に尿道分泌物を認め，ペニシリンで治療していたことがわかった。

問2. あなたの鑑別診断は何か？

（解答は付録B参照）

Earache
耳痛

　耳痛を考えることは，排尿痛を考えることに近い。それは解剖学的にも，炎症が原因の多くを占める点でも，類似しているからである。外耳道炎は尿道炎，中耳炎は膀胱炎と考えることができる。

　膀胱炎のように，中耳炎はしばしば閉塞が原因となっている(例えば，腫大したアデノイド)。膀胱の異物のように，耳の異物は必ず探さなければならない。排尿痛とは違い，耳痛はよく関連痛として起こる。耳下腺炎(例えば，ムンプス)や，顎関節症，咽頭炎，齲歯，歯性膿瘍などによって耳痛が引き起こされる。

◎診断へのアプローチ

　耳・鼻・のどの診察，分泌物の培養，乳様突起・錐体骨・顎関節のX線撮影が必要となる。また，症例によっては副鼻腔や歯も撮影する。説明のできない耳痛を認める場合には，注意深い神経学的診察が必要である。ルーチンの検査で原因がわからない場合には，耳鼻科医や神経内科医へ紹介することが，多忙な臨床医にとってはベストだろう。

◎その他の有用な検査【適応】
1. 乳様突起のCT【乳様突起炎】
2. 顎関節のMRI【顎関節症】
3. 咽頭培養【レンサ球菌性咽頭炎】
4. 歯のX線【歯性膿瘍】
5. インピーダンス聴力検査(ティンパノメトリー)【中耳炎】
6. 純音聴力検査(オージオメトリー)【中耳炎】

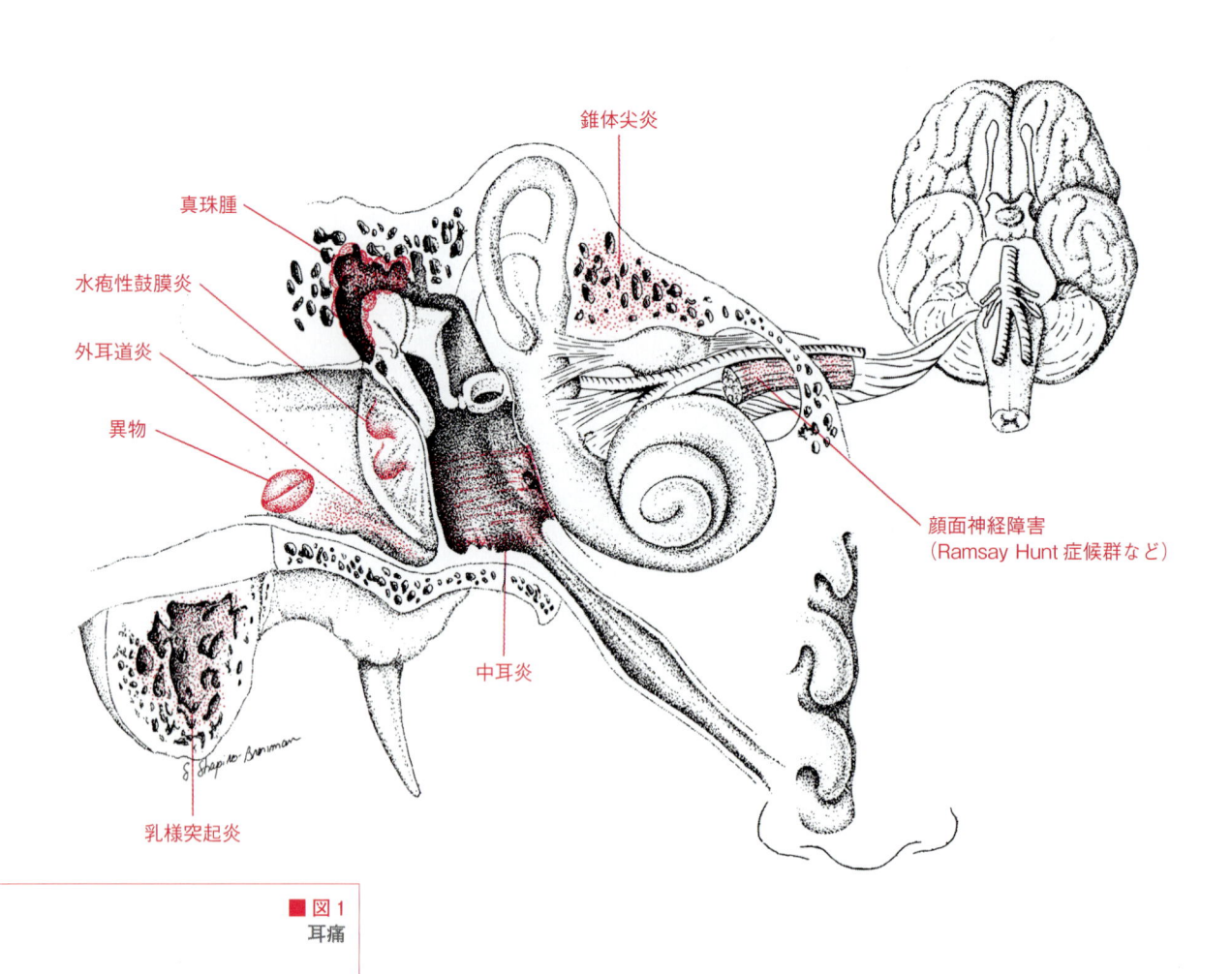

■図1
耳痛

Edema of the extremities
四肢の浮腫

　四肢の浮腫はよく遭遇する症状である。そのため，ほとんどの医師は，患者が診察室に歩いてくるときに診断を挙げはじめる。多くの場合，浮腫が両側性であればうっ血性心不全，片側性であれば深部静脈炎（深部静脈血栓症）と判断してよい。しかし，心音や呼吸音が正常であったり，Homans徴候が陰性であったらどうだろうか？　問診する前に，可能性のある鑑別リストを考えておく必要があるのは明らかだ。**生理学**がこの鑑別の鍵になる。

　体液は血管内から皮下組織に移ったり戻ったりを恒常的に繰り返している。なぜ体液は皮下組織にとどまるのだろう

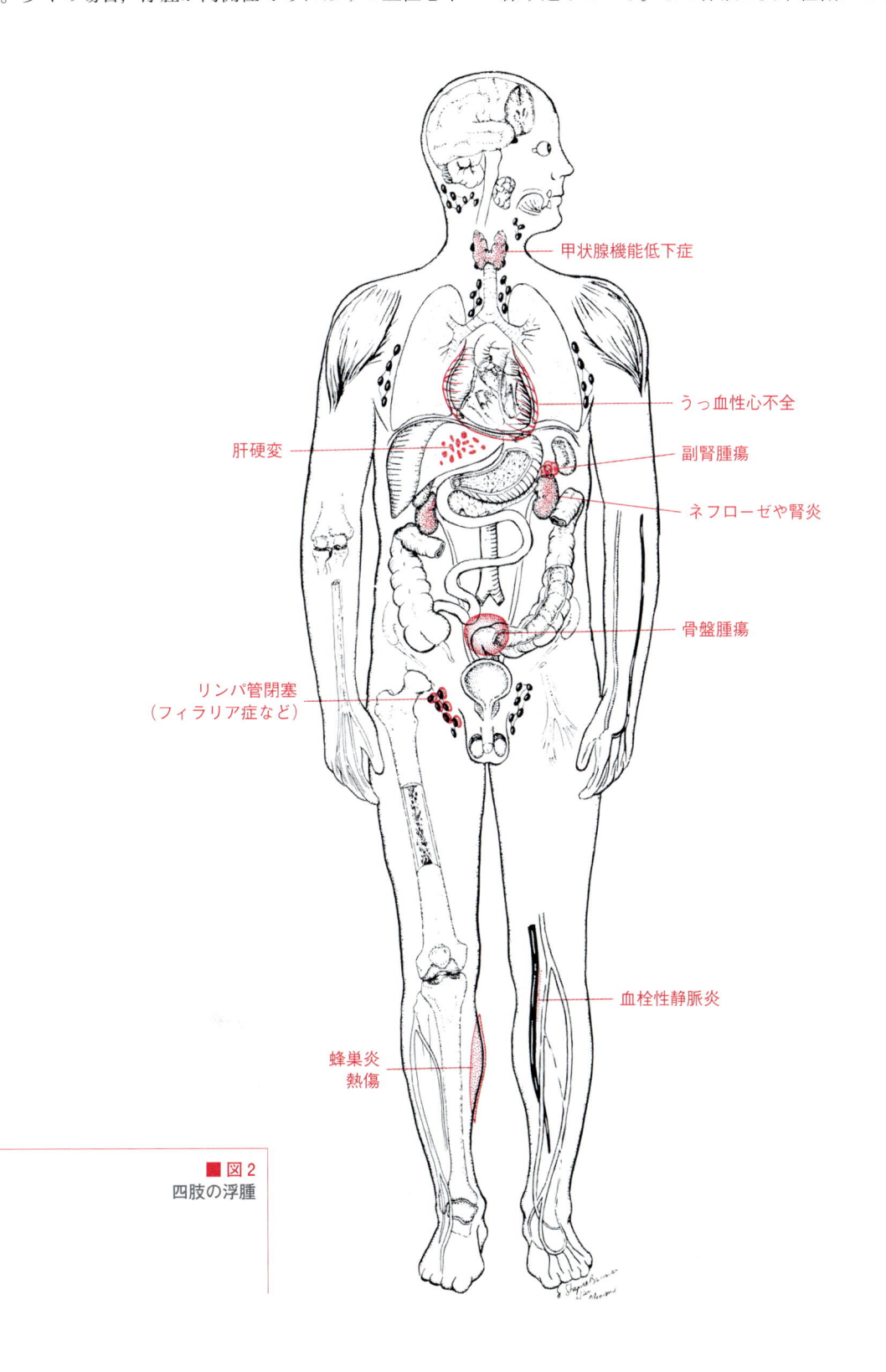

■ 図2
四肢の浮腫

甲状腺機能低下症
うっ血性心不全
肝硬変
副腎腫瘍
ネフローゼや腎炎
骨盤腫瘍
リンパ管閉塞（フィラリア症など）
血栓性静脈炎
蜂巣炎
熱傷

か？ 4つの主要な生理学的原因と3つのマイナーな原因がある。

1. **静脈圧**がとても高く，血液中のアルブミンや他の蛋白質による膠質浸透圧を超えた場合。例として静脈炎，静脈血栓症，骨盤腫瘍，中心性肥満，右心不全(部分的)が挙げられる。
2. **動脈圧**が高く，正常の膠質浸透圧で再吸収されるよりも体液が(血管外へ)押し出された場合。これは急性糸球体腎炎や悪性高血圧のケースである。
3. **血清アルブミン値**がとても低く，膠質浸透圧が下がってしまい，動脈の前方圧や静脈の後方圧によって追いやられたすべての体液を再吸収することができない。このことはアルブミン産生量が少ない肝硬変や，尿中に大量のアルブミンが漏出される場合(糖尿病・全身性エリテマトーデス・アミロイドーシス・その他の病気によるネフローゼ症候群)にみられる。おそらく，脚気やうっ血性心不全による浮腫の1つの成因にもなっている。
4. 静脈が吸収できない過剰な体液を集める**リンパ管**が閉塞した状態。この状態はフィラリア症やMilroy病(遺伝性のリンパ性下腿浮腫)，乳房切除後のリンパ浮腫で生じる。また，他の状況でもリンパ管が閉塞する可能性はある。
5. **異常な蛋白質**(ムコ蛋白質)が組織に沈着することによって起こる浮腫。甲状腺機能低下症における非圧痕浮腫(粘液水腫)が挙げられる。
6. **ツルゴールの低下**は高齢者や脚気(ビタミンB₁欠乏症)による浮腫の原因となりうる。
7. 原発性や二次性アルドステロン症による**塩分の貯留**は，あまり重要な要因ではない。ほとんどのアルドステロン分泌腺腫の症例は浮腫がめだたない。

蜂巣炎や，Baker囊胞の破裂，熱傷(特に日焼け)，挫傷，蕁麻疹のような浮腫を起こしうる局所的状態に言及しないのは重大な過失かもしれないが，たいていは明らかである。

表26に示すように，浮腫はその由来となる解剖学的な部位と機序によって分類される。

◎診断へのアプローチ

下肢の両側性の圧痕浮腫は，たいていうっ血性心不全やネフローゼ，肝硬変が原因となっている。静脈圧や循環時間，血清脳性ナトリウム利尿ペプチド(BNP)はうっ血性心不全を除外しうるが，心エコーのほうがより確実である。血清や尿の浸透圧もまた役立つ。もしネフローゼが存在すれば，血清アルブミン値の低下や蛋白尿がある。肝機能検査では肝硬変や肝疾患を診断できるが，エコーでの腹水の確認は診断に役立つ。下肢の非圧痕浮腫は，たいていリンパ管の閉塞によって生じるが，甲状腺機能低下症は遊離T₄か甲状腺刺激ホルモン(TSH)を測定して除外しておいたほうがよい。片側の下肢浮腫は深部静脈血栓症を示唆し，Dopplerエコー，プレチスモグラフィー，静脈造影検査で確認することができる。今日ではまれであるが，胸部CTは収縮性心膜炎の診断に役立つ。スパイロメトリーや動脈血ガス分析は肺性心を伴う肺気腫を診断しうる。

◎その他の有用な検査【適応】

1. 血算【貧血】
2. 生化学【ネフローゼ，肝硬変】
3. 腎機能【腎炎，ネフローゼ】
4. 抗核抗体【膠原病】
5. 腹部，骨盤部CT【卵巣囊胞または腫瘍】
6. リンパ管造影【リンパ浮腫】
7. 胸部CT【上大静脈症候群】
8. 血清蛋白電気泳動【膠原病，多発性骨髄腫】

■表26　浮腫の生理学的機序

	静脈圧上昇	動脈圧上昇	血清アルブミン値低下	リンパ管閉塞	皮下組織の異常な蛋白質	ツルゴール低下	アルドステロン症
うっ血性心不全	✓		✓				✓
ネフローゼ			✓				✓
肝硬変	✓		✓				✓
骨盤腫瘍	✓						
血栓性静脈炎	✓						
フィラリア症				✓			
甲状腺機能低下症					✓		
脚気			✓			✓	
悪性高血圧		✓					✓
急性糸球体腎炎		✓					✓
妊娠中毒症(妊娠性高血圧症候群)		✓	✓				✓

9. ヘリカル CT 静脈造影【静脈炎】

症例検討　#21

66歳の白人女性。健康診断で4+の圧痕浮腫が認められた。息切れや胸痛はなかった。患者は何年もの間ほとんど毎日，夕食前にワイン1～2杯を飲んでいることを認めた。5年前から2型糖尿病のため食事療法のみで治療されていた。

問 1. 上記の方法から考えると，鑑別診断は何か？

さらなる問診で，数ヵ月前から緑内障に対してチモロール（β遮断薬）を処方されていたことがわかった。身体所見では圧痕浮腫に加えて，軽度の心肥大，両側肺底部の捻髪音，軽度の肝腫大を認めるが，腹水はない。肝機能検査では特記すべきことはなかった。

問 2. あなたの診断は何か？

（解答は付録B参照）

直ちに症状が和らぎ，ときにはその後も症状が抑えられることがあり，診断の助けにもなる。もしこれでうまくいかなければ，整形外科医へ紹介するほうが賢明である。

◎その他の有用な検査【適応】
1. 肘のX線【骨折】
2. 肘のCTやMRI
3. 関節炎パネル
4. 頸椎のX線【椎間板ヘルニア】
5. 神経内科コンサルト

Enuresis(bedwetting)
夜尿症（おねしょ）

膀胱の終末部から脊髄，脳，「テント上」までの神経支配を考えることによって，夜尿症を引き起こす疾患の鑑別リストをつくることができる。つまり，**解剖**が鍵となり，**MINT** がドアとなる。

終末部：6歳以上のすべての症例で，膀胱や尿路全体を夜尿症の原因として疑うべきである。

M　Malformation（奇形）　包茎，小尿道，膀胱尿管逆流症。
I　Inflammation（炎症）　最も多いグループ。亀頭炎，尿道炎，膀胱炎，腎盂腎炎など。もし子どもが幼少期に慢性腎炎へ進行したとしたら，膀胱が単に小さすぎて睡眠中に多量の尿をためることができないためである。
N　Neoplasm（腫瘍）　子どもには珍しいが，成人には生じる。
T　Trauma（外傷）　膀胱結石や膀胱に入った異物による外傷も考える。成人では前立腺摘除術後の夜尿症も考慮する。

脊髄：このグループには以下のものが含まれる。
M　Malformation（奇形）　二分脊椎。
I　Inflammation（炎症）　ポリオ，横断性脊髄炎。
N　Neoplasm（腫瘍）　脊髄腫瘍。
T　Trauma（外傷）　骨折，脊髄出血，椎間板ヘルニア。

脳：このグループを考慮するのは重要である。もし患者がてんかんをもつのであれば，容易に治療できるかもしれないからである。他の神経学的異常として，精神発達遅滞，多発性硬化症，進行麻痺，脳腫瘍，慢性脳炎がある。

テント上：子どもはトイレトレーニングのプレッシャーに対して，故意におねしょをすることで激しく反応するかもしれない。このように，おねしょは厳しい親への仕返しであったり，親の気を引くための手段であったりする。最近の研究では，6歳を過ぎるまでは，おねしょをしている子どもを夜尿症と考えるべきではないといわれている。子どもに早々と「おねしょをする子」というレッテルをはる親は，夜尿症は感情的な理由のため続くものだと信じきっているのかもしれない。しかし，どんな年齢であっても，こういうレッテルをはることは問題解決にはならず，さらに悪化させることが多い。

Elbow pain
肘痛

肘の痛みにおいては，詳細な解剖学的検索は必要ないことが多く，ほとんどは滑液包あるいは骨・関節の異常である。もちろん，外傷や感染症で皮膚（手の皮膚など）にも病変が生じることはある。動脈，静脈，筋肉，神経は，肘においてはめったに痛みの原因とはならない。最も単純で便利なアプローチは，**MINT** を骨，関節，滑液包にあてはめていく方法である。

M　Malformation（奇形）　ほとんどは後天的で，梅毒によるCharcot関節や脊髄空洞症などである。血友病での関節内出血もここに分類される。

I　Inflammation（炎症）　炎症は**滑液包炎**を示唆する。特に橈骨上腕骨か外側上顆炎（一般的にテニス肘と呼ばれる）や肘頭滑膜包炎に留意する。内側上顆炎（ゴルフ肘）も起こりうる。他にも肘の関節炎として，関節リウマチ，痛風，変形性関節炎を忘れてはならない。驚くべきことに，リウマチ熱はしばしば関節を侵し，感染性関節炎のときには結核の可能性も考えなければならない。

N　Neoplasm（腫瘍）　めったにないが，骨肉腫や転移性悪性腫瘍は生じうる。

T　Trauma（外傷）　骨折，脱臼，捻挫。

◎診断へのアプローチ

（頻度としては）外傷や関節炎がおそらくめだつ。診断に迷うのは，肘が外見上も可動域も問題ない場合であるが，それらのケースの多くはテニス肘，筋炎，筋膜炎によって引き起こされている。そのためトリガーポイントへの注射によって

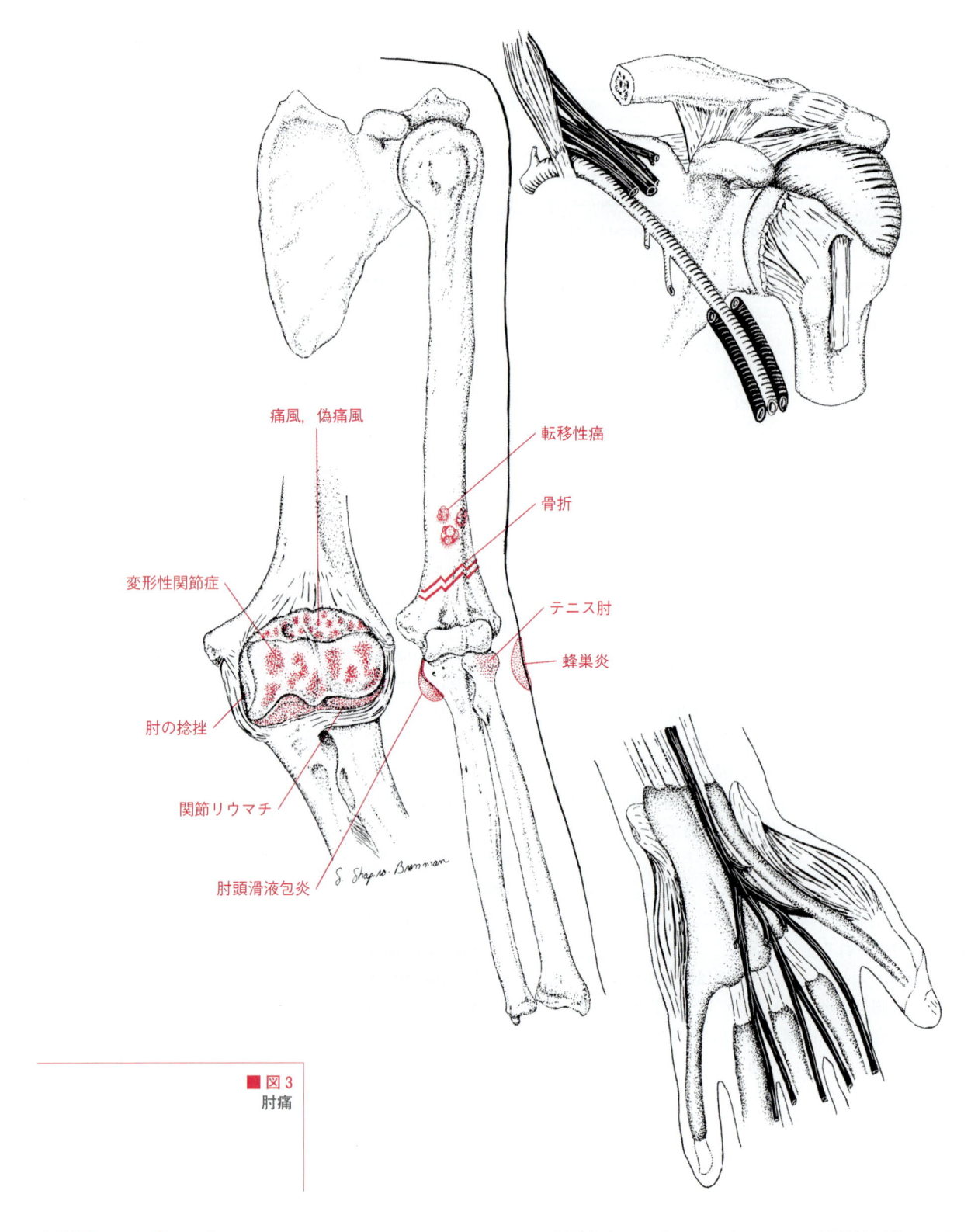

痛風，偽痛風
転移性癌
骨折
変形性関節症
テニス肘
蜂巣炎
肘の捻挫
関節リウマチ
肘頭滑液包炎

■ 図3
肘痛

◎診断へのアプローチ

　上記のことから，6歳以前の単純なおねしょは精査の必要がまったくないことは明らかである。家族歴のあるものや，寛解してから少なくとも6カ月後に再度生じた夜尿症には注意する(二次性夜尿症)。このことは性的虐待の徴候であるかもしれない。6歳以上のものは尿の精査，細菌の塗抹検査や培養が必要である。また，IVPや排泄性膀胱造影はたいてい必要となる。もしこれらによって異所性尿管のような先天的な異常があったり所見がなかった場合は，膀胱鏡検査を実施する必要がある。泌尿器学的検査が陰性であった場合には，二分脊椎をみつけるためのX線撮影や睡眠時脳波検査が役立つであろう。精査で異常がなければ，ほとんどの子どもが12歳までにこの問題を脱するということを親に説明し安心させる。

Epiphora｜流涙症　157

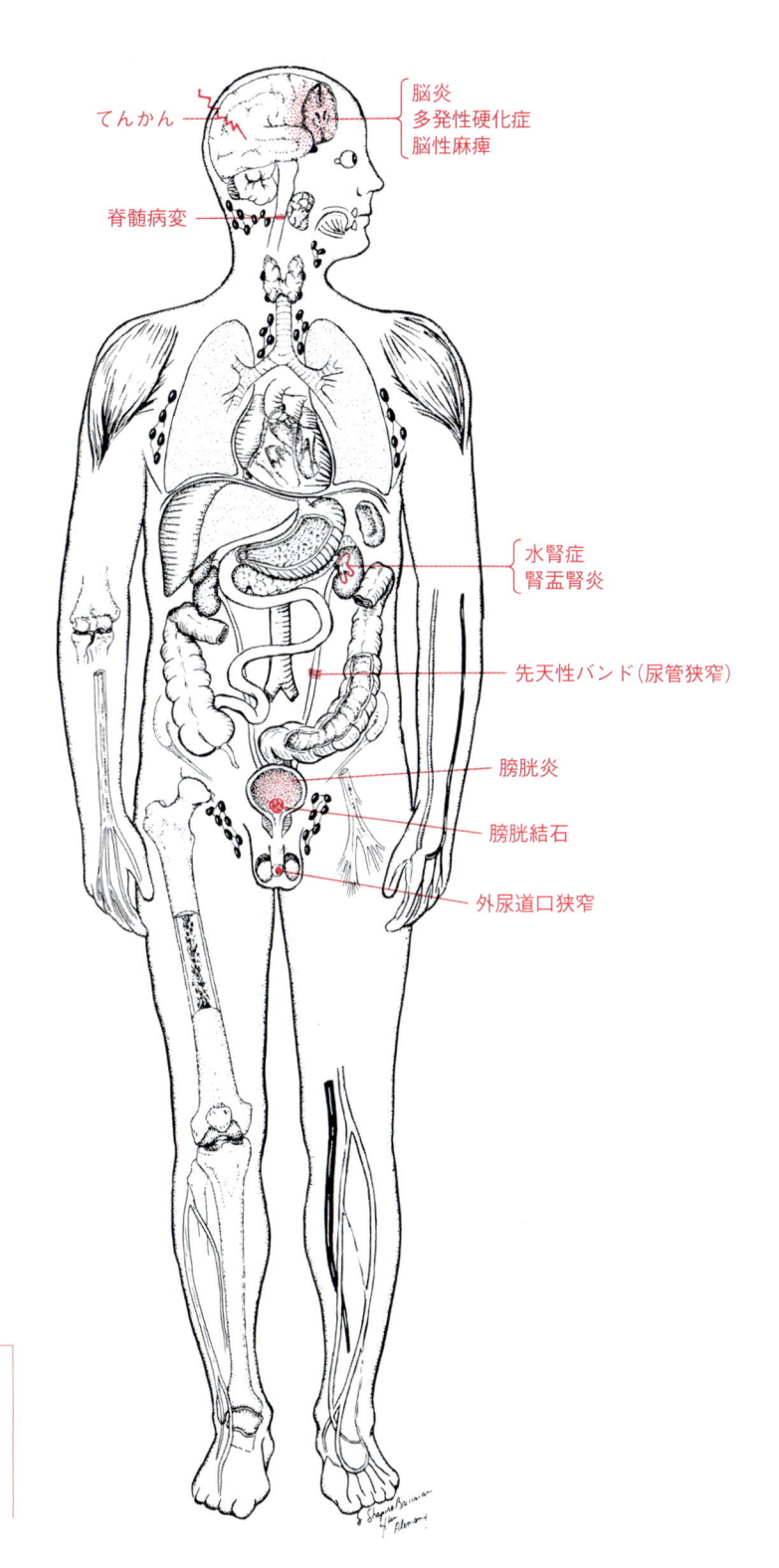

脳炎
てんかん　　　　　　多発性硬化症
　　　　　　　　　　脳性麻痺

脊髄病変

水腎症
腎盂腎炎

先天性バンド（尿管狭窄）

膀胱炎

膀胱結石

外尿道口狭窄

■ 図4
夜尿症（おねしょ）

◎その他の有用な検査【適応】
1. 泌尿器科コンサルト
2. 精神科コンサルト
3. 尿沈渣【尿路感染症】
4. エコー【残尿】
5. 膀胱内圧【神経因性膀胱】
6. 精神科的検査【精神疾患】

Epiphora
流涙症

　流涙症とは，涙が過剰な状態をいう。明らかに目に病因が存在する場合は片側性が多く，精神的なものや，薬物の影響に関連するものは両側性が多い。MINTは最もよく遭遇す

る原因を想起するのに役立つ．
- **M**　**Malformation**(奇形)　特に高齢者の眼瞼外反や内反に注意する．
- **I**　**Inflammation**(炎症)　結膜炎，角膜潰瘍，麦粒腫．
- **N**　**Nervous system**(神経)　Bell 麻痺，片頭痛，ヒスタミン性頭痛(群発頭痛)．
- **T**　**Trauma**(外傷)　角膜損傷や角膜異物．外傷は涙管の閉塞も引き起こすかもしれない．

◎診断へのアプローチ

もし両側性なら，薬物の使用がないか，感情的な問題がないか探す．もし片側性なら，フルオレセイン染色をする前後での丁寧な診察が必要である．片目の持続的な過剰な涙は涙道狭窄を示す．フルオレセイン染色により異物，角膜潰瘍，結膜炎が発見できるかもしれない．これらが明らかにならなければ，眼科医へ紹介するのが適切である．

Epistaxis
鼻出血

鼻出血の鑑別診断には**解剖学的**および**組織学的**なアプローチを要する．表 27 では鼻腔について解剖学的・組織学的な要素に分けて，それぞれ病因ごとに疾患を例示している．

鼻出血の原因で最も多いのは，鼻をほじったことによる**外傷**である．Kiesselbach 部位の静脈叢と鼻中隔粘膜の表面にある毛細血管が近いため，多くの人で，ここは特に傷つきやすい部位である．これは，鼻中隔の前方部位を鼻鏡検査で確かめることによってすぐに除外できる．この部位は，梅毒，結核，Hansen 病，ムーコル症などさまざまな感染症によって炎症を起こしたり，潰瘍を形成したりする．この部位の癌は一般的ではないが，鼻咽頭の Schmincke 腫瘍(リンパ上皮性腫瘍)は忘れてはならない．もっと重要なのはアレルギー性ポリープであるが，これはたいていひっかかない限り出血はしない．Wegener 肉芽腫症は自己免疫性疾患であり，血性または非血性鼻汁を伴う．たいてい副鼻腔が関係するが，ムーコル症と鑑別しなければならない．

他の全身性疾患が鼻出血の重要な原因となる．肺気腫，喘息，右心不全によりうっ滞した静脈からの圧力がかかり，鼻出血が生じる．高血圧は，どんな機序であれ，中年における一般的な原因である．リウマチ熱や血液疾患まで含めると鑑別はより完全なものとなる．

他の鼻出血の原因は頭蓋骨骨折や閉経である．ほとんどの場合，鼻中隔の十分な診察によって診断がつき，治療は止血や鼻のパッキングで十分である．血圧は毎回測るべきであり，再発する場合には，鼻咽頭鏡検査，凝固能検査，そして全身性疾患の検索もしなければならない．

◎その他の有用な検査【適応】

1. 血算【貧血，血小板減少症】
2. 生化学【肝疾患，腎疾患】
3. Rumpel-Leede 試験【血小板減少症】
4. 肝機能【肝硬変】
5. プロトロンビン時間【肝疾患，ビタミンK欠乏，薬物の影響】
6. 部分トロンボプラスチン時間【播種性血管内凝固，血友病】
7. 副鼻腔のX線【腫瘍】
8. 鼻咽頭鏡【ポリープ，腫瘍】
9. 循環時間【うっ血性心不全】
10. 動脈血ガス分析【肺疾患】
11. 血小板数【血小板減少症】
12. 出血時間【血小板減少症，血管性紫斑病】

症例検討　#22

42 歳の黒人男性．持続する鼻出血のため救急室を受診してきた．30 年間の喫煙歴がある．過去 6 カ月たびたび鼻出血があったが，重篤なものではなかった．

問 1. 上記の方法から考えると，この男性の症状について可能性のある原因は何か？

さらなる問診で，慢性的な咳，中等度の息切れが数年間続いていることがわかった．身体所見では両肺に明瞭な連続性ラ音が聴かれ，肺胞呼吸音が全肺野で減少していた．

問 2. あなたの診断は何か？

(解答は付録 B 参照)

Euphoria
多幸感

多幸感は，幸福で，愉快で，楽観的な感情によって特徴づけられる．持続的なものと間欠的なものとがある．多幸感のたくさんの原因を想起するのに VINDICATE が役立つだろう．

- **V**　**Vascular**(血管)　脳動脈硬化や脳卒中が多幸感の原因になることはまれである．
- **I**　**Inflammation**(炎症)　進行麻痺(神経梅毒)や前頭葉の膿瘍は別にして，感染症に多幸感を伴うことはまれである．
- **N**　**Neoplasm**(腫瘍)　前頭葉腫瘍が多い．前頭葉腫瘍の患者は多幸感があるだけでなく，過剰にひょうきんになり，病識がなく，最近の出来事に関する記憶障害も起こす．
- **D**　**Degenerative**(変性)　認知症では初期に多幸感がみられることがある．
- **I**　**Intoxication**(中毒)　アンフェタミン，リゼルグ酸ジエチルアミド(LSD)，副腎皮質ステロイドなどの薬物は多幸感

表27 鼻出血

	V Vascular (血管)	I Inflammation (炎症)	N Neoplasm (腫瘍)	D Deficiency (欠乏)	I Intoxication (中毒)	C Collagen(膠原病) Congenital(先天性)	A Allergic(アレルギー性) Autoimmune(自己免疫性)	T Trauma (外傷)	E Endocrinopathy (内分泌)
鼻中隔前方部粘膜		鼻炎 梅毒 Hansen病 ムーコル症 結核	癌(まれ)				Wegener肉芽腫症 ポリープ 鼻炎	鼻いじり 異物	閉経 月経
副鼻腔		結核 ムーコル症 ウイルス性副鼻腔炎	ポリープ 癌				Wegener肉芽腫症 ポリープ 副鼻腔炎		
鼻咽頭			Schmincke腫瘍(リンパ上皮性腫瘍) アデノイド				リウマチ熱	頭蓋骨骨折 異物	
静脈・毛細血管	肺気腫・喘息・うっ血性心不全による血管閉塞		血管腫			Kiesselbach部位 毛細血管拡張			
動脈	高血圧								
血液			白血病 赤血球増加症	再生不良性貧血	ヘパリンとワルファリン療法	血友病 その他の凝固障害	血小板減少症		

■ 図5
鼻出血

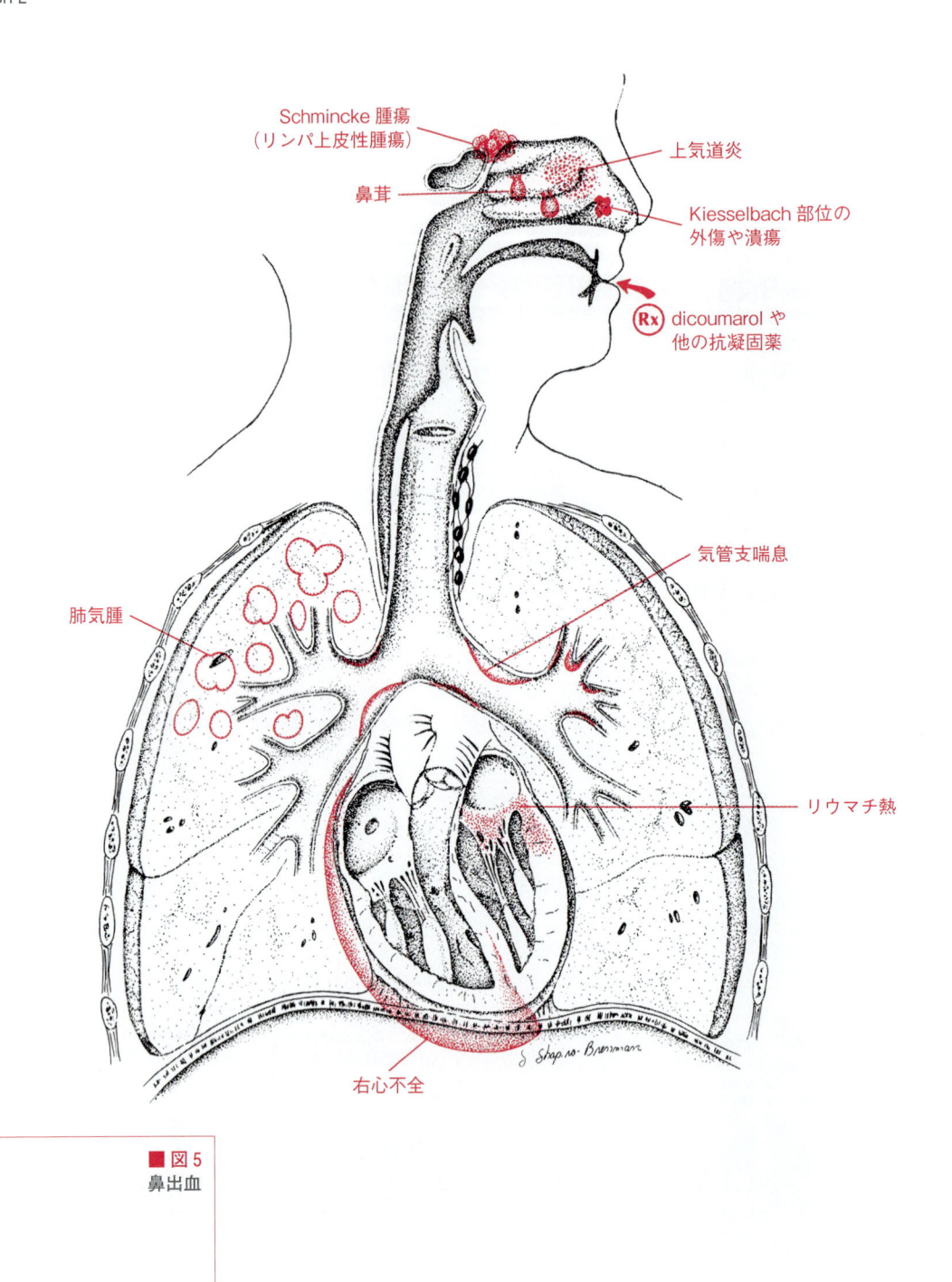

を生じる。コカインや他の麻薬も同様である。
C　Congenital（先天性）　脳性麻痺や脳の先天的な病気をもつ患者は多幸感を現すことがある。
A　Autoimmune（自己免疫性）　多発性硬化症は多幸感を伴うことが多い。
T　Trauma（外傷）　脳挫傷や外傷後神経症における多幸感が考えられる。
E　Endocrinopathy（内分泌）　甲状腺機能亢進症やCushing症候群は多幸感を生じることがあるが，抑うつ的になることのほうが多い。
　残念ながらVINDICATEは統合失調症や双極性障害，精神病性行動障害のような精神科的な原因を想起させることはできない。側頭葉てんかんでは間欠的な多幸感を伴うことがある。

◎診断へのアプローチ
　薬物の使用や中毒の病歴を探す。注意深い精神状態の診察により，早期のAlzheimer病や他の認知症を明らかにする。神経学的診察によって，多発性硬化症による両側性の錐体路障害や，脳腫瘍による乳頭浮腫がわかるかもしれない。
　性病の検査（例えば，VDRL試験）や尿の薬物スクリーニング検査から診断できることもある。神経内科医へのコンサル

トは，CTやMRIのような高価な検査を行う前にするべきである。精神科医へのコンサルトも精査の早期に必要となるかもしれない。

Excessive sweating
過剰な汗

　過剰な汗(多汗)を主訴に受診する患者は少なく，たとえそういう訴えがあったとしても，たいていはカフェインや緊張による手や足の多汗である。肥満患者は特にわきの下の多汗を訴える。発汗の病態にはどのようなものがあり，それをどのようにして想起すべきであろうか？

　生理学は鑑別診断を挙げるのに最も役立つ基礎医学である。汗腺は交感神経系の制御下にあり，結果として，体内でアドレナリンが増加した場合に反応する。どのような原因であれショックでは，交感神経系と副腎が反応性に刺激されアドレナリンが放出される。したがって多汗は，心筋梗塞，うっ血性心不全(心原性ショック)，肺塞栓症，腎塞栓症，末梢血管塞栓症(血管運動性ショック)，出血性消化性潰瘍，嘔吐のみられる肥厚性幽門狭窄，コレラ，腸閉塞，その他の循環血液量減少性ショックにおいてみられる。急性内耳炎や船酔いでは神経原性ショックによって汗が生じる。

　アドレナリン値は低血糖状態でも上昇する。糖尿病患者がインスリンを打ってショック状態になった場合に汗をかくが，アシドーシスになっている糖尿病患者は汗をかかない。インスリノーマは低血糖発作の最中，多汗を引き起こす。肝疾患を原因とする低血糖，糖原病，下垂体機能低下症は，同じような機序で多汗を引き起こす。褐色細胞腫では過剰なアドレナリンの放出が多汗の原因となる。甲状腺機能亢進症の多汗も同様の機序が働いているが，その他，下記のようなメカニズムもかかわっているようである。

　代謝が亢進した場合，視床下部から発汗中枢への刺激によって，体を冷やすために過剰な汗が産生される。だから，原因が何であれ発熱時は汗をかく(汗が体温を下げる)。原因の多くは，リウマチ熱，肺結核，敗血症である。発熱を引き起こすほど大きな膿瘍では汗をかく。甲状腺機能亢進症における持続的な多汗は，過剰なアドレナリンも発汗の原因ではあるが，おもに代謝の亢進によって起こっている。腫瘍，特に白血病や転移性癌は，同じような機序で多汗となる。

　生理学的なメカニズムにより多汗を起こすものとしては他に，神経循環性無力症，慢性不安神経症，閉経，さまざまな薬物(ショウノウ，モルヒネ，トコン)がある。有機リン中毒は，シナプス間隙にアセチルコリンが過剰に蓄積することによって過剰な汗を生じる。

◎診断へのアプローチ

　ピンポイントな診断は，上記の鑑別疾患の他の症状や徴候を探すことである。夜間の汗が多い患者には，肺結核を除外するための胸部X線撮影が重要である。発熱が関連するものでは，体温の正確な測定が重要である。尿中バニリルマンデル酸(VMA)の値や甲状腺のデータは，褐色細胞腫や甲状腺機能亢進症を発見するのに役立つ。36～48時間の絶食と頻回の血糖値測定は，インスリノーマや他の低血糖を引き起こす病態を見分けるのに役立つ。多汗は主要な症状ではないことが多く，精査はたいてい他の症状について行われる。高価な検査をしなくても，カフェイン摂取に関する問診のみで診断がつくこともある。

◎その他の有用な検査【適応】

1. 血算【貧血，感染症】
2. 赤沈【感染症】
3. 関節リウマチ検査(リウマチ因子)
4. 血清インスリン【インスリノーマ】
5. Cペプチド【インスリノーマ】
6. 尿培養【腎盂腎炎】
7. 血液培養【亜急性感染性心内膜炎】
8. 生化学【肝疾患，腎疾患】
9. 薬物スクリーニング【薬物中毒】
10. 精神科的検査【慢性不安神経症】

症例検討　#23

　39歳の白人男性。数カ月にわたり繰り返す全身の発汗と動悸を訴えている。

問1. 生理学から考えると，鑑別診断は何か？

　さらなる問診で，そのエピソードは拍動性の頭痛に関連していることがわかった。身体所見では血圧が180/110であることを除いてめだつものはなかった。

問2. あなたの診断は何か？

（解答は付録B参照）

Exophthalmos
眼球突出症

　眼球突出症を引き起こす疾患を即座に想起するのにVINDICATEが役立つ(眼球陥没症に関しては，眼瞼下垂p.360参照)。

V　Vascular(血管)　内頸動脈海綿静脈洞瘻，海綿静脈洞血栓症。

I　Inflammation(炎症)　眼窩蜂巣炎，骨髄炎，副鼻腔炎。

N　Neoplasm(腫瘍)　血管腫，リンパ管腫，肉腫，転移性癌，神経系の腫瘍(蝶形骨縁髄膜腫など)。

D　Deficiency(欠乏)　壊血病(ビタミンC欠乏症)は後眼窩出血を引き起こす。

■ 図6
過剰な汗

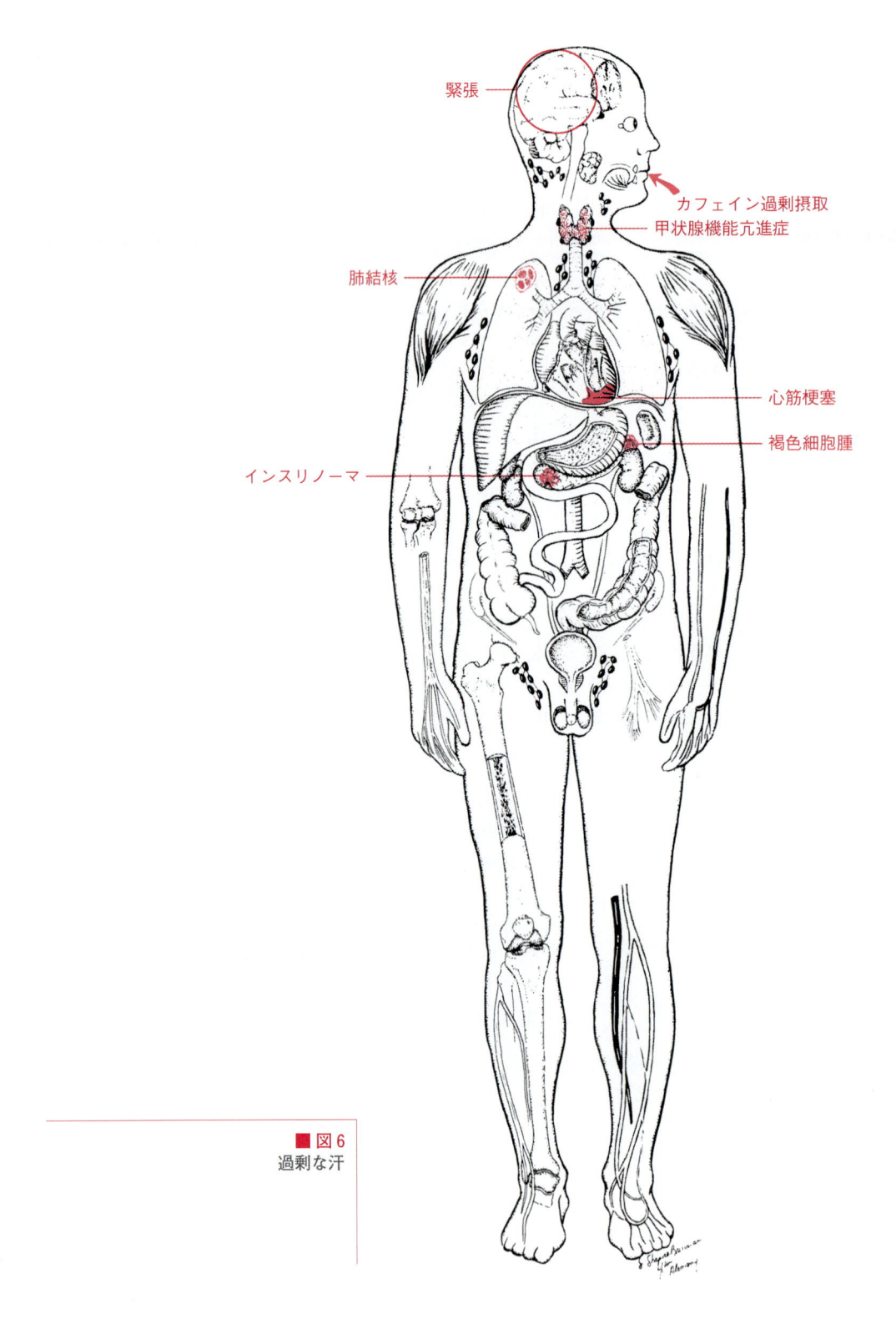

人体図中のラベル：
- 緊張
- カフェイン過剰摂取
- 甲状腺機能亢進症
- 肺結核
- 心筋梗塞
- 褐色細胞腫
- インスリノーマ

Degenerative（変性）　進行性筋萎縮症やさまざまなジストロフィーに関連した完全顔面神経麻痺による明瞭な眼球突出症を示す。

I　Intoxication（中毒）　甲状腺機能亢進症の治療中に出現または増悪した眼球突出症の可能性を考える。

Idiopathic（特発性）　Paget病，頭蓋骨の線維性形成異常。

C　Congenital（先天性）　水頭症，Hand-Schüller-Christian病，髄膜瘤，鎖骨頭蓋骨異骨症。これらはすべて眼球突出症の原因となる。このカテゴリーの中に，黒人の遺伝性眼球突出症も含めておく。

A　Autoimmune（自己免疫性）　Wegener肉芽腫症。

T　Trauma（外傷）　眼窩骨折や血腫は多くの症例で眼球突出症を引き起こす。

■ 図7
眼球突出症

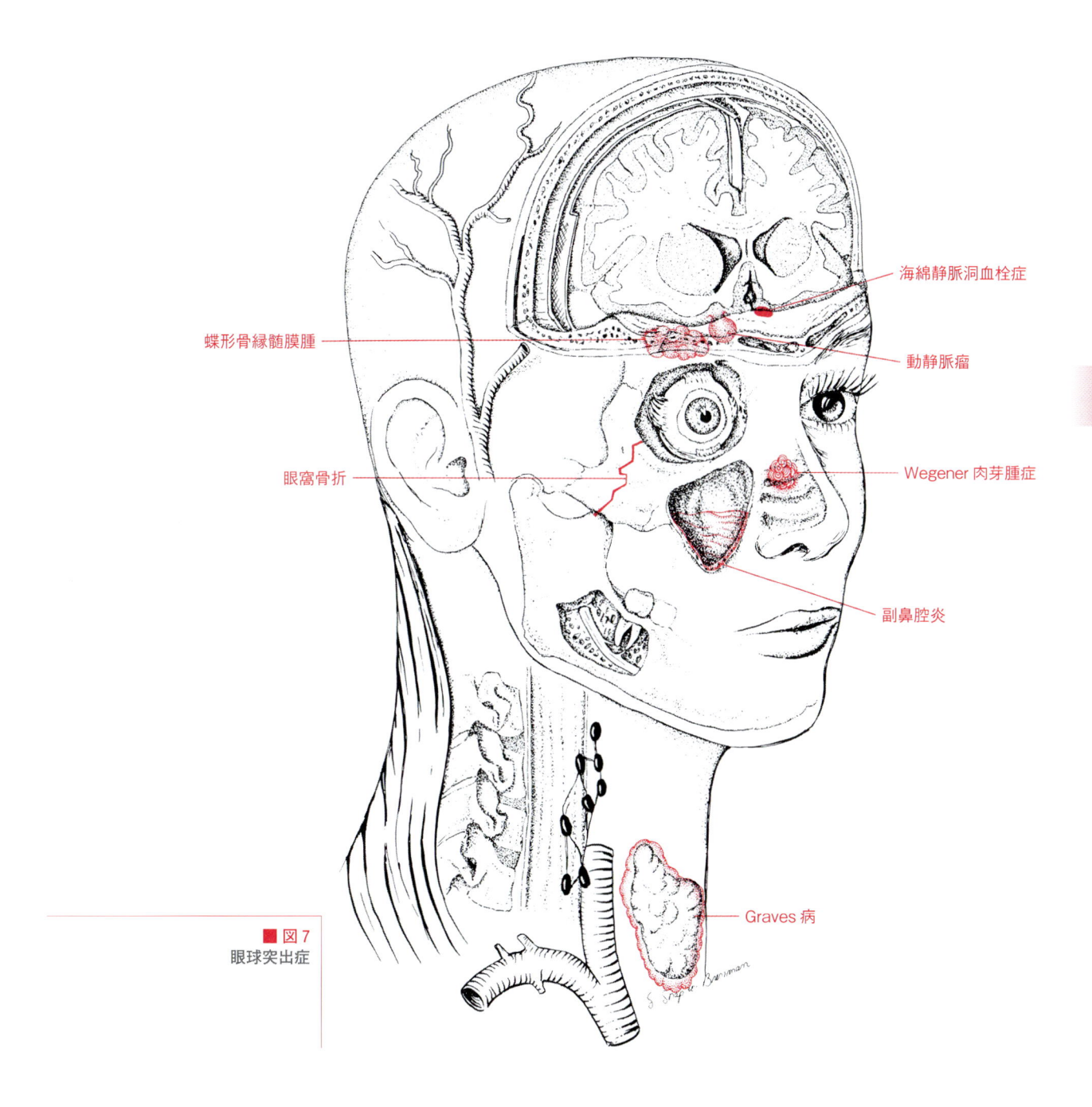

図中ラベル: 蝶形骨縁髄膜腫、眼窩骨折、海綿静脈洞血栓症、動静脈瘤、Wegener肉芽腫症、副鼻腔炎、Graves病

E **Endocrinopathy**(内分泌) 眼球突出症の原因として最も重要なのは Graves 病(Basedow 病)である。

　もし眼球突出症の原因が腫瘤だとしたら，その腫瘤の鑑別診断に沿って考える。その腫瘤は空気であったり(眼窩気腫)，液体であったり(眼窩膿瘍)，血液であったり(外傷・壊血病・血友病による血腫)，異物であったり(エキノコックス囊胞)，眼窩周囲の組織の肥大であったりする。後者は組織学的検査によって明らかになる。**脂肪**は Hand-Schüller-Christian 病や眼球突出性甲状腺腫において肥大したり増えたりする。**血管**は，海綿静脈洞血栓症，内頸動脈海綿静脈洞瘻，動脈瘤では肥大化し，血管腫では増殖していく。**リンパ組織**や**結合組織**は肉腫や肉芽腫となりうる。**骨**は骨膜炎で腫大したり，Paget 病，骨腫瘍，転移性腫瘍，髄膜腫で過形成を生じることがある。**神経組織**は神経線維腫症で過形成を示す。

◎診断へのアプローチ
　両側の眼球突出症は甲状腺機能亢進症が原因であることが多いため，甲状腺機能検査は必須である。最も役立つのは，イムノアッセイによる総 T_4 値，遊離 T_4 インデックス，放射性ヨウ素(RAI)取り込みシンチである。イムノアッセイによる総 T_3 値は，T_3 甲状腺中毒症を除外するために必要である。両側の眼球突出症は甲状腺機能亢進症でなくても生じることがあるため，もし甲状腺機能検査が陰性であった場合は甲状腺刺激ホルモン受容体抗体や抗ペルオキシダーゼ抗体検査が必要になる。眼球突出症，結膜浮腫，斑状出血を伴う患

者は入院させ，海綿静脈洞血栓症の精査を行い，神経内科医にコンサルトする必要がある．片側の眼球突出症のときは，エコーや血管造影を行い，内頸動脈海綿静脈洞瘻や囊胞を除外する．頭部 CT や MRI で腫瘍や膿瘍を否定する．これらに加えて，神経内科医，眼科医，内分泌科医にコンサルトするのが賢明である．

Extremity, hand, and foot deformities
四肢・手足の変形

　四肢のほとんどの変形は神経や関節の病気のためであるが，例外がいくつか存在するので，医師はその主訴に直面したとき，すべての原因を容易に思い出すための方法が必要である．**VINDICATE** がその鍵である．

V　Vascular（血管）　動脈硬化，Buerger 病，Raynaud 症候群は，足や指の壊死や欠損に至ることがある．

I　Inflammation（炎症）　特別に注意を払うべき炎症性疾患は，ポリオ，骨髄炎，化膿性関節炎による変形である．骨の梅毒はサーベル状脛骨を引き起こすが，今日では珍しい．

N　Neurologic（神経）　神経疾患は変形の原因のなかで最も大きな割合を占める．脊髄空洞症の真っ赤な手や，末梢性ニューロパチーによる手首や足の下垂（特に鉛中毒による），筋萎縮性側索硬化症や進行性筋萎縮症の鷲手・鷲足，筋緊張性ジストロフィーの preacher hand［訳注：「産科医の手」に近い手の状態を指すものと思われる］，片麻痺による屈曲・回内・硬く拳を握りしめた手は重要である．Friedreich 運動失調症は槌状趾指（ハンマー状足趾）を，Charcot-Marie-Tooth 病はコウノトリ脚 stork leg［訳注：脚の近位側は肥大し遠位側が先細りする．逆シャンペンボトル脚 champagne bottle leg ともいう］を引き起こす．

D　Degenerative（変性）　前述した神経変性疾患や変形性関節症に注意すべきである．くる病による内反膝（O 脚）もここに含まれる．Paget 病は脛骨の弓状化や肥大を引き起こす．

I　Intoxication（中毒）　鉛やヒ素などによる中毒性ニューロパチーに加えて，アルコール性肝硬変の Dupuytren 拘縮も考える．

C　Congenital（先天性）　先天性疾患も大きな割合を占める．前述した神経疾患のグループで列挙したものが多い．しかし，先天性股関節脱臼，彎足，内反尖足，外反足，内反踵足，外反踵足は重要である．これらは先天的な病変がどこにでも存在しうることを示している．外反母趾はつま先のよくある変形である．扁平足や凹足もこのカテゴリーに入るが，それほど重要ではない．Marfan 症候群（合指症を伴った長い指），Down 症候群（短い指，猿線），Laurence-Moon-Biedl 症候群，軟骨無形成症も挙げられる．

A　Autoimmune（自己免疫性）　全身性エリテマトーデスや関節リウマチによる紡錘形の（手指の）変形，強皮症による平滑で腫脹した手，その壊死や自然切断，そして結節性動脈周囲炎による壊死が挙げられる．

T　Trauma（外傷）　外傷の領域の鑑別は容易であるが，足の外転による Pott 骨折や，大腿骨頸部骨折による下肢全体の外転に留意すべきである．関節脱臼の発見は容易であるが，腱が断裂した槌指や野球指は見逃しやすい．

E　Endocrinopathy（内分泌）　先端巨大症の大きな手，クレチン病や偽性副甲状腺機能低下症での短い指，粘液水腫の腫脹した手が含まれる．テタニーでみられる助産師手位（「産科医の手」）はここに含まれる．

◎診断へのアプローチ

　変形の原因が神経疾患か骨・関節疾患かの判断はたいてい単純である．手や足の X 線写真は先端巨大症やその他の先天性疾患において役立つ．整形外科や神経内科への紹介は，骨や神経系に問題があると疑われた場合に必要である．関節炎の精査は，変形の原因が関節症であった場合に必要である（p.279 参照）．

Extremity mass
四肢の腫瘤

　四肢の腫瘤の鑑別を考えるときは**解剖**を思い浮かべるべきである．皮膚からはじめ，皮下組織，静脈，筋肉，靱帯，滑液包，動脈，リンパ節，神経，骨，関節へと解剖を思い浮かべていく．そうすれば，各部位に腫瘤を形成する病因を容易に想起することができる．

1. **皮膚**：一般的なものは皮脂囊胞，脂肪腫，蜂巣炎である．その他については p.385 を参照のこと．
2. **皮下組織**：リウマチ結節，痛風結節，脂肪腫，挫傷が一般的である．
3. **静脈**：拡張した静脈（静脈瘤）や血栓性静脈炎は腫瘤を形成することがある．
4. **筋肉，靱帯**：挫傷，筋膜炎での結節，ガングリオン（良性の囊腫），筋肉の部分または完全断裂（大腿直筋の断裂など）は，筋肉や靱帯に生じる腫瘤として典型的なものである．骨化性筋炎は結節性腫瘤を呈することがある．
5. **滑液包**：滑液包は，痛風，外傷，リウマチによって液体が貯留し腫脹することがある．
6. **動脈**：頻度が多いものは動脈瘤である．重症な動脈硬化症は腫瘤と間違えやすい．
7. **リンパ節**：結核性リンパ節炎，四肢遠位側の感染症による二次性リンパ節炎，転移性腫瘍はリンパ節の腫脹をきたす．
8. **神経**：外傷性神経腫，神経線維腫，Dejerine-Sottas 病

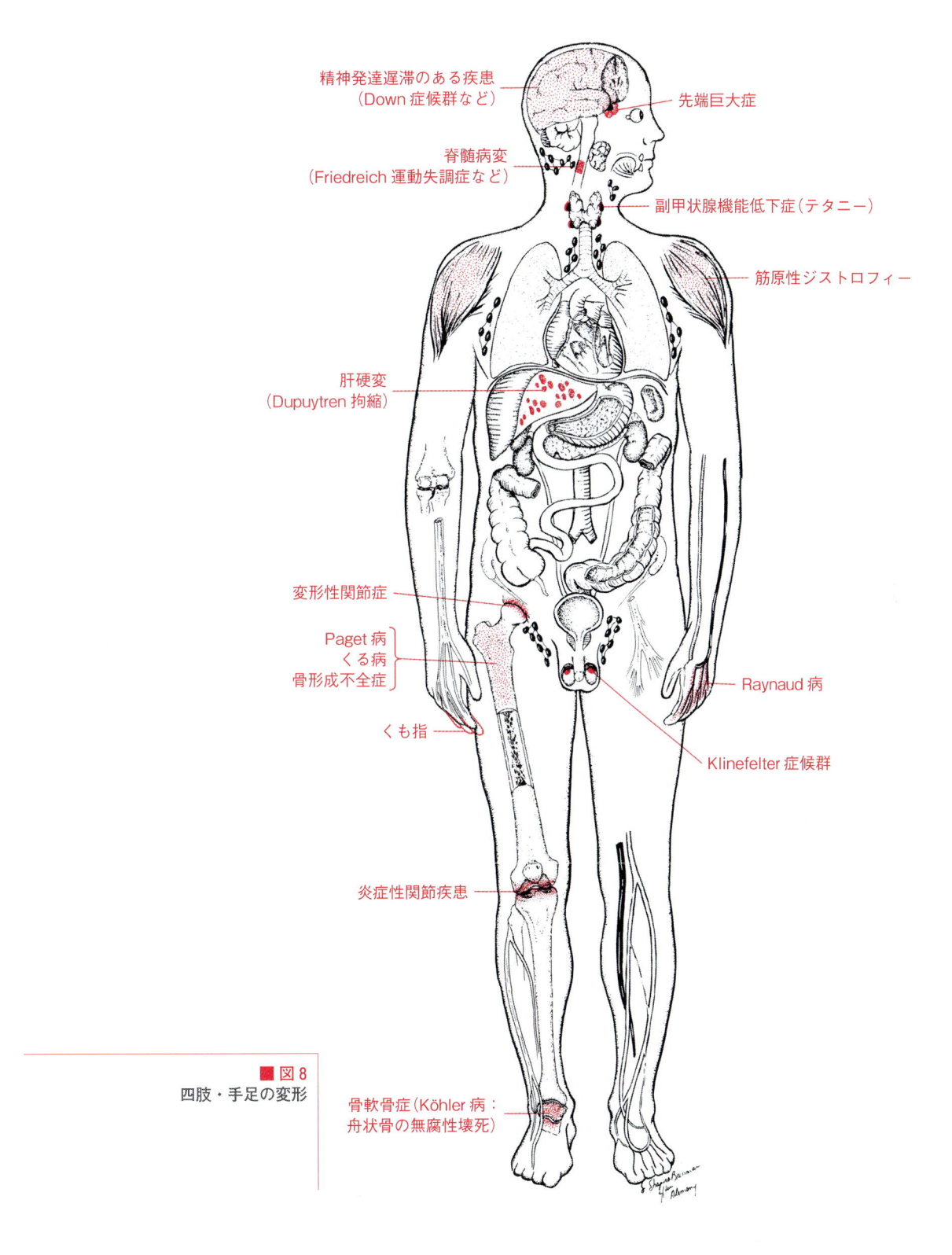

Extremity, hand, and foot deformities｜四肢・手足の変形　165

■図8
四肢・手足の変形

における神経肥厚は，典型的な末梢神経由来の腫瘤である。

9. **骨**：外傷により骨折，骨膜下血腫，骨折後の仮骨，二次性の骨髄炎に至ることがあり，いずれも腫瘤の原因となる。原発性骨髄炎，骨結核，骨梅毒，くる病，先端巨大症は骨腫瘤を引き起こしうる。典型的な骨腫瘍は軟骨腫，骨軟骨腫（骨腫），骨肉腫，線維肉腫，転移性癌であるが，他にもいくつか存在する。Paget 病で骨腫大が認められることがある。

◎診断へのアプローチ

四肢は生命維持に関与しないため，腫瘤の原因検索で最初の方法は試験的手術および生検である。これは皮膚や皮下組織などでは可能であるが，腫瘤が深い部分にある場合は，切

■ 図9
四肢の腫瘤

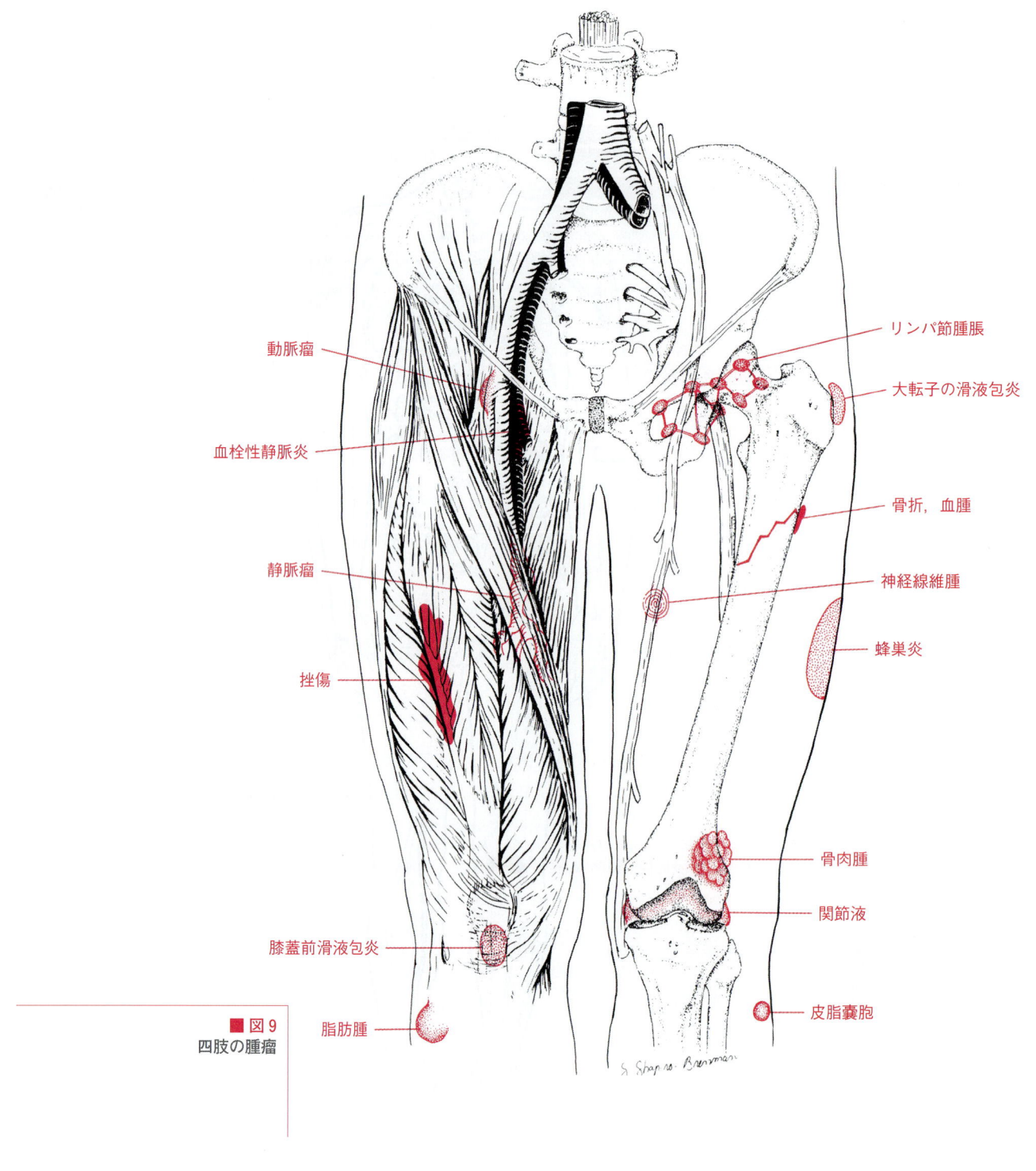

開前に診断学的検査を用いることが賢明である。もし腫瘤が静脈瘤や動脈瘤と考えられるなら，エコーは極めて有用である。腫瘤が骨と密着しているか，骨を起源としていると考えられる場合は，X線撮影や骨シンチが役立つ。腫瘤の由来がわからない場合はCTが役立つ。これらの検査をオーダーする前に，利用可能な最も適切な検査について一般外科医や整形外科医にコンサルトすることがベストである。

◎その他の有用な検査【適応】

1. 血算【膿瘍】
2. 赤沈【蜂巣炎】
3. ツベルクリン反応【冷膿瘍】
4. 血清蛋白電気泳動【多発性骨髄腫】
5. 骨生検【転移性腫瘍】
6. 動脈造影【動脈瘤】
7. 静脈造影【静脈瘤】
8. リンパ管造影【Hodgkinリンパ腫，リンパ節転移】

9. 試験的手術

Eye pain
眼痛

　目のさまざまな解剖学的なパーツに **MINT** を用いることは，眼痛の鑑別診断のリストを系統立てて考えるのに役立つ。

M　**Malformation**（奇形）　緑内障や，すべての屈折異常をきたす疾患（乱視，近視，遠視）。

I　**Inflammation**（炎症）　炎症は，ほとんどの症例でみられる。解剖学的な視点からいえば，結膜炎，Sjögren症候群，角膜炎，強膜炎，角膜潰瘍，虹彩毛様体炎，視神経炎が挙げられる。眼窩の炎症も忘れてはならない。側頭動脈炎では網膜静脈や動脈の閉塞症も考えなければならない。

N　**Neoplasm**（腫瘍）　頻度が低いが，考慮に入れる必要がある。

T　**Trauma**（外傷）　擦過傷や異物による外傷（特に角膜）を考える。

　耳痛のように眼痛は放散痛として起こることがある。脳腫瘍，片頭痛，副鼻腔炎では眼窩や眼窩後方の痛みを訴えることがある。耳痛ではまれだが，全身性疾患が原因となることがある。いかなるものであれ発熱性疾患は両眼の眼痛を引き起こすことがある（特にインフルエンザウイルス感染症）。

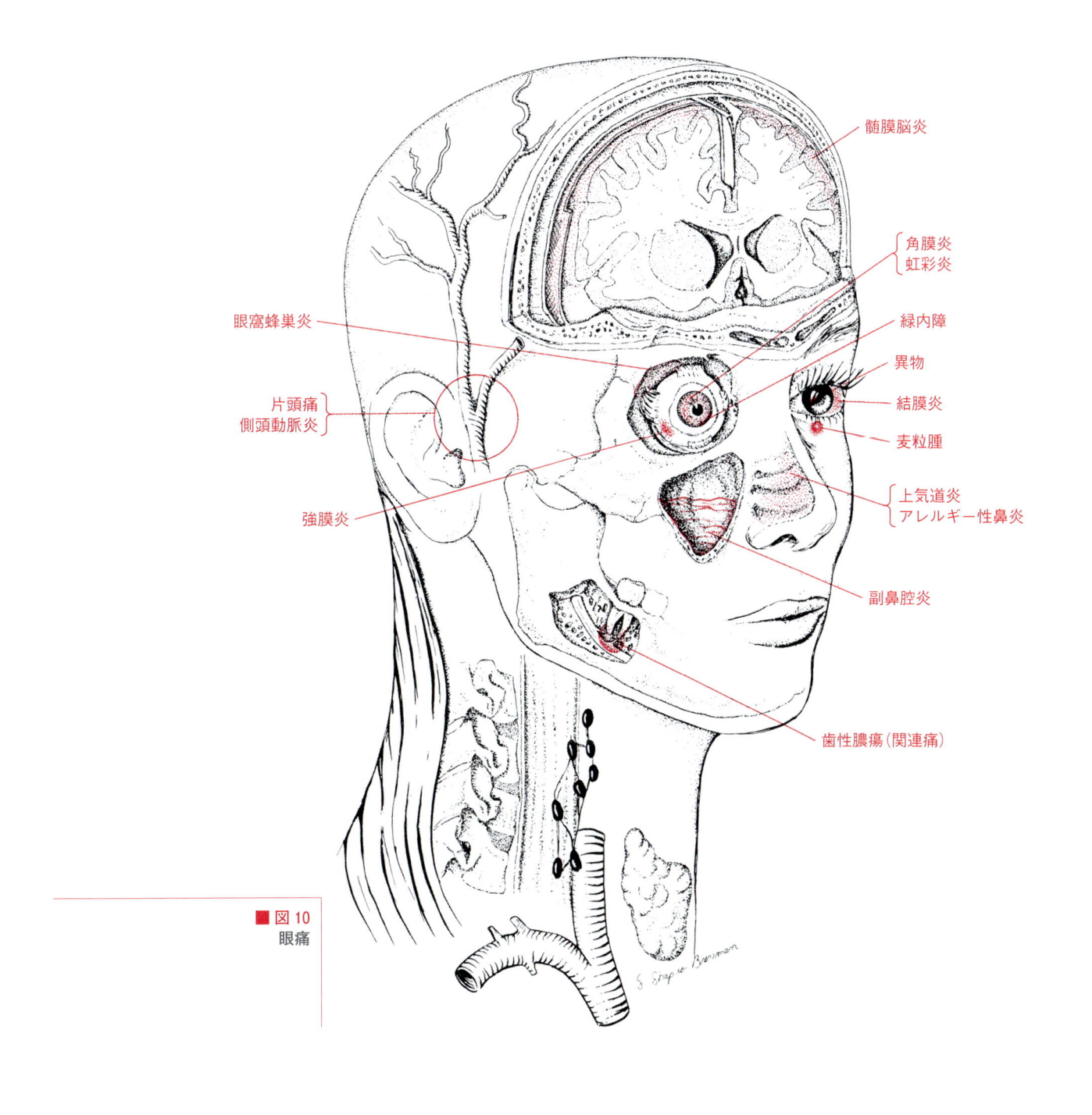

■ 図10　眼痛

◎診断へのアプローチ

　眼痛の診断へのアプローチは，さまざまな解剖学的構造に起こりうる炎症を注意深く検索することある．目に1〜2滴フルオレセインを滴下し，角膜の裂傷，ヘルペス潰瘍，異物がないかどうか調べる．仕上げには，眼圧測定が必要となるかもしれない．多くは眼科医への紹介が必要であるが，賢明な医師はその前に副鼻腔のX線撮影，片頭痛の病歴聴取，視野の確認，全身性疾患の除外を行うであろう．

◎その他の有用な検査【適応】

1. 滲出物の塗抹培養【結膜炎】
2. 塗抹検査での好酸球【アレルギー性結膜炎】
3. ヒスタミン誘発試験【群発頭痛】
4. 赤沈【側頭動脈炎】
5. 副鼻腔のX線【副鼻腔炎】
6. 視野検査【緑内障】
7. 細隙灯検査【虹彩炎】
8. 脳CT【腫瘍，膿瘍】
9. 側頭動脈の生検【側頭動脈炎】
10. β遮断薬による診断的治療【片頭痛】

症例検討　# 24

　56歳の白人女性．悪心・嘔吐を伴った3日間の頭痛と右眼痛を訴えている．

問1. 上記の方法から考えると，鑑別診断は何か？

　さらなる問診で，ものの周りにハローを伴った右目のかすみ目があることもわかった．これまでに同じような経験はなく，神経学的な検査は正常であった．

問2. あなたの診断は何か？

（解答は付録B参照）

Facial mass
顔面腫瘤

　顔面腫瘤の鑑別診断リストをつくるには，解剖学へ目を向けなくてはならない．顔は皮膚，皮下組織，筋肉，骨，歯，副鼻腔，唾液腺，動脈，静脈，神経によって構成されている．**VINDICATE** をこれら1つ1つの解剖組織に当てはめることにより，かなり見込みのある鑑別診断リストが得られる．

皮膚と皮下組織：癰，蜂巣炎，脂腺囊胞，脂肪腫，腺癌，血管神経性浮腫（血管浮腫），その他
筋肉：筋炎，筋腫，筋肥大
骨：骨腫，転移性腫瘍，多発性骨髄腫，骨髄炎
歯：歯性膿瘍，腫瘍
副鼻腔：Wegener 肉芽腫症，ムーコル症，腫瘍
唾液腺：ムンプス，腫瘍，結石，Mikulicz 症候群，Sjögren 症候群
動脈と静脈：血管腫，動静脈瘻
神経：神経腫，神経線維腫症

◎診断へのアプローチ
　もし感染が疑われるなら滲出液の塗抹検査，培養を行うべきである．頭蓋，副鼻腔，顎の X 線撮影が役立つこともある．CT を行えば，診断はより決定的となる．腫瘍や肉芽腫が疑われるなら，生検や切除生検が必要である．それでも診断に至らないときには口腔外科医や耳鼻咽喉科医にコンサルトすべきである．

◎その他の有用な検査【適応】
1. 血算【感染】
2. 赤沈【膿瘍，骨髄炎】
3. 胸部 X 線【結核，Wegener 肉芽腫症】
4. 生化学【多発性骨髄腫】
5. 血液培養【骨髄炎】
6. 歯の X 線【歯性膿瘍】
7. アドレナリン，抗ヒスタミン薬の試験的投与【血管浮腫】
8. 唾液腺造影【唾液腺結石】
9. 抗好中球細胞質抗体（c-ANCA）【Wegener 肉芽腫症】
10. 関節リウマチ検査（リウマチ因子），抗 SS-A/Ro 抗体【Sjögren 病】

Facial pain
顔面痛

　顔面痛の鑑別診断を考えるときには，顔の解剖組織を体系立てて思い浮かべてみよう．まず，**皮膚**では帯状疱疹や癰が想起される．つぎに**内上顎動脈**ではヒスタミン性頭痛（群発頭痛）や血管炎が起こりうる．**神経**は三叉神経痛や帯状疱疹を想起させるし，多発性硬化症，Wallenberg 症候群やその他の中枢神経系の疾患では非典型的顔面神経痛がみられることがある．これらの疾患では他の神経学的所見をほぼ例外なくみいだすことができるであろう．**骨**に関する疾患として顎関節症，副鼻腔炎，齲歯，歯性膿瘍を思い出そう．また，過長茎状突起症も顔面痛の原因となる（Eagle 症候群）．顔面痛を引き起こす眼疾患は眼痛の項（p.167 参照）に記載する．

　もちろん，**VINDICATE** を適用して顔面痛の鑑別診断リストをつくることもできる．例えば，**V—Vascular**（血管）は群発頭痛，**I—Inflammation**（炎症）は帯状疱疹，副鼻腔炎，歯性膿瘍，**N—Neoplasm**（腫瘍）は Schmincke 腫瘍（リンパ上皮性腫瘍），舌癌，などである．ただし，この方法はいささか複雑である．

◎診断へのアプローチ
　顔面痛の診断へのアプローチは注意深い問診，神経学的診察を含む身体診察にはじまる．副鼻腔の透光性を確認し，X 線撮影を行ってもよい．歯や咬合も丁寧に観察し，X 線撮影も考慮しよう．ヒスタミン誘発試験にてヒスタミン性頭痛（群発頭痛）を除外することもできる．忙しさゆえに患者を神経内科医のもとへすぐに紹介してしまうことは簡単であるが，それではチャレンジの場を失ってしまう．

◎その他の有用な検査【適応】
1. スマトリプタンによる診断的治療【片頭痛】
2. カルバマゼピン（テグレトール）による診断的治療【三叉神経痛】
3. 側頭動脈の圧迫【片頭痛】
4. 赤沈【側頭動脈炎】
5. 顎関節の X 線【顎関節症】
6. 脳 CT【腫瘍】
7. 副鼻腔 CT【副鼻腔炎】
8. 鼻咽頭鏡
9. 顎関節 MRI【顎関節症】

■図1
顔面痛

図中ラベル:
- 神経疾患：Wallenberg 症候群／脊髄空洞症／多発性硬化症
- 眼部帯状疱疹
- 片頭痛／群発頭痛／側頭動脈炎
- 鼻咽頭腫瘍
- 顎関節症
- 副鼻腔炎
- 三叉神経痛
- 歯性膿瘍

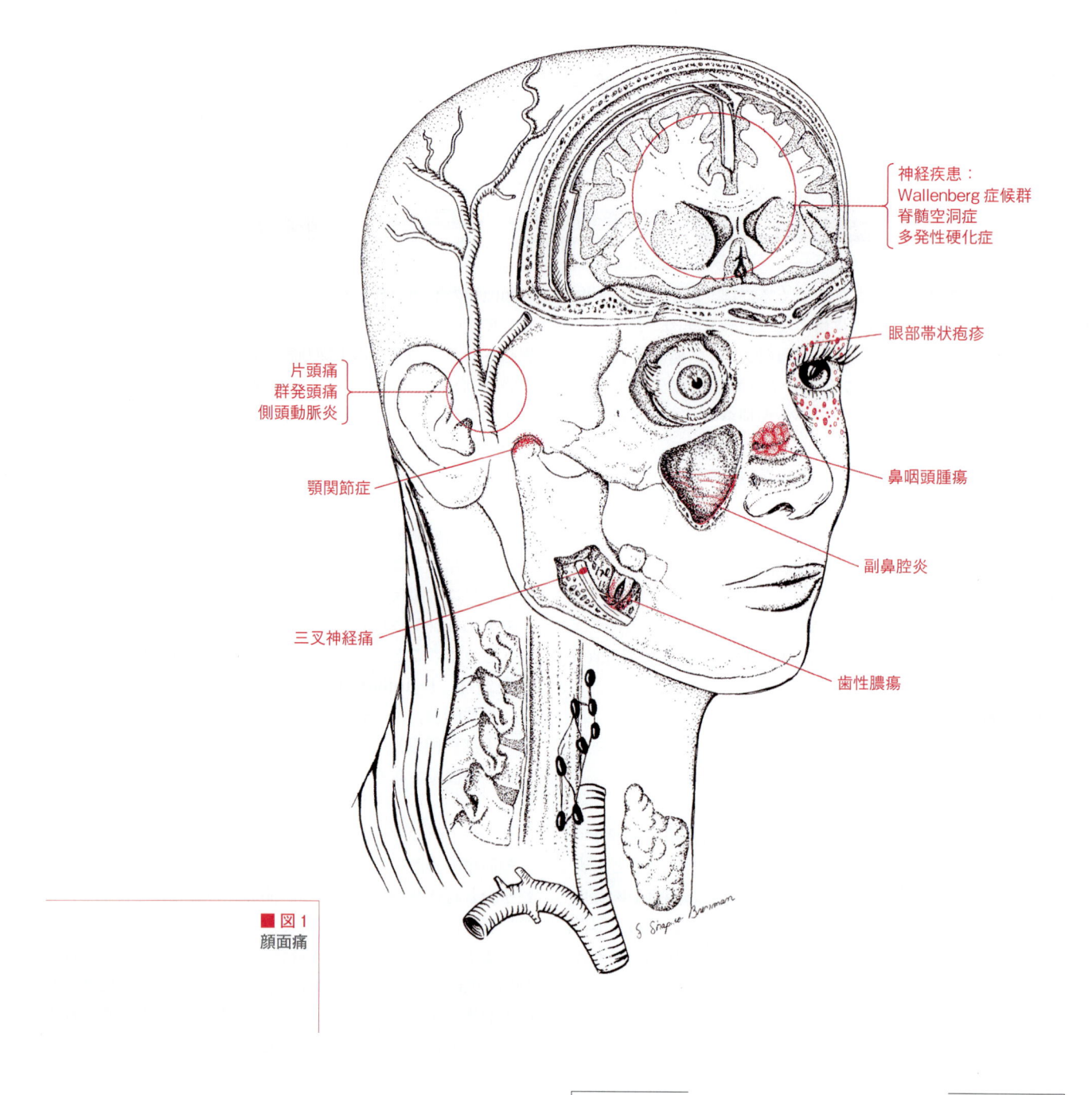

症例検討　#25

28歳の白人男性が，教会からでてきたあなたに声をかけた。24時間前からの急性の左頬痛を心配している。左側の鼻汁と鼻閉の訴えもある。

問1. 解剖学から考えると，鑑別診断は何か？

診察すると，体温は38.9℃，上顎洞の透光性は失われていた。

問2. あなたの診断は何か？

（解答は付録B参照）

Facial palsy
顔面麻痺

顔面麻痺でまず想起すべきはBell麻痺であり，実際これが多い。しかし，その他の可能性を除外せずに治療を急いでしまうと，大きな痛手をこうむることになる。診察を終える前に，起こりうる疾患を思い起こすには**解剖**が鍵となる。顔面神経の経路を起始部から終末部までたどっていくことにより，さまざまな原因がみえてくる。

起始部：脳や脳幹の疾患を考える。Bell麻痺との違いは，その他の神経学的所見の有無である。考えるべき疾患を整理するうえで**ANITA**が有用である。

■ 図2
顔面麻痺

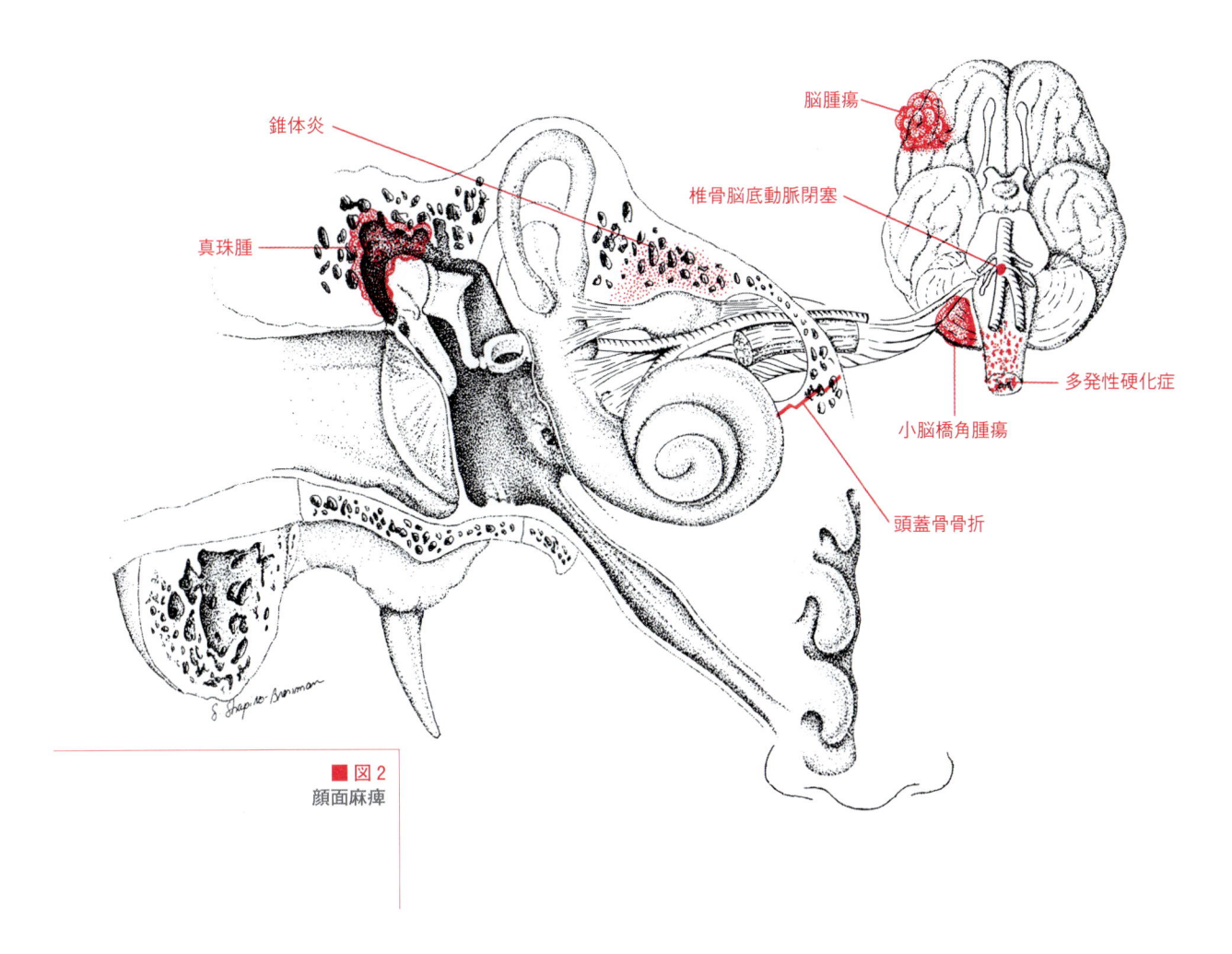

A　**Artery**（動脈）　動脈瘤，塞栓症，血栓症，出血。後下小脳動脈の閉塞は末梢性顔面神経麻痺を引き起こすが，Horner症候群，嗄声，運動失調，交差性片側痛覚脱失の有無により，簡単にBell麻痺と鑑別することができる。
N　**Neoplasm**（腫瘍）　神経膠腫，小脳橋角腫瘍，聴神経腫瘍。
I　**Inflammation**（炎症）　神経梅毒，結核，脳膿瘍，脳炎。
T　**Trauma**（外傷）　頭蓋骨骨折，硬膜外血腫，硬膜下血腫。
A　**Autoimmune**（自己免疫性）　多発性硬化症，膠原病，初期のGuillain-Barré症候群。

経路：顔面神経は長い経路をもち，以下の病態により損傷を受ける。
A　**Artery**（動脈）　動脈瘤。
N　**Neoplasm**（腫瘍）　聴神経腫瘍，耳下腺腫瘍など。
I　**Inflammation**（炎症）　帯状疱疹（Ramsay Hunt症候群），錐体炎，乳様突起炎，真珠腫など。
T　**Trauma**（外傷）　頭蓋底骨折，耳科手術など。
A　**Autoimmune**（自己免疫性）　Bell麻痺，ぶどう膜耳下腺熱［訳注：サルコイドーシスの亜系。Heerfordt症候群とも呼ばれる］といった自己免疫性疾患。

終末部：顔面神経の終末部では重症筋無力症，筋ジストロフィー，顔面片側萎縮症が起こりうるが，これらが孤発性の顔面麻痺をきたすことはまれである。

◎診断へのアプローチ

臨床像が顔面麻痺の診断の助けになる。Bell麻痺で起こるような末梢性顔面神経麻痺では前額部の筋肉も障害され，閉眼困難となる。中枢性顔面神経麻痺では顔と口唇の麻痺をきたし，片麻痺や単麻痺を合併することが多い。難聴やその他の神経学的所見を伴わない末梢性顔面神経麻痺ではBell麻痺が強く疑われるが，糖尿病や重症筋無力症の除外も必要となる。両側性の末梢性完全顔面神経麻痺ではGuillain-Barré症候群，Lyme病を考慮するべきである。同時に，四肢麻痺の有無にも注意する。両側性顔面神経麻痺は筋ジストロフィーや重症筋無力症でもみられる。難聴や耳漏を伴う「Bell麻痺」では錐体炎や乳様突起炎を考える必要がある。また，難聴のみで耳漏がみられないときは，聴神経腫瘍や真珠腫の可能性を検討すべきである。中枢性顔面神経麻痺に片麻痺が合併するとき，硬膜下出血，脳膿瘍，脳腫瘍，脳血管発作などのさまざまな可能性を挙げることができる。これらの疾患の精査はp.221で述べる。

もし診断が臨床的にBell麻痺であるとき，精査を行わずに治療を開始してもよいが，頭蓋骨，乳様突起のX線撮影により錐体炎や乳様突起炎を除外し，血糖値を測り糖尿病を

除外することが賢明であろう。アセチルコリン受容体抗体価やテンシロン試験は，顔面麻痺が間欠的であったり，他の脳神経所見を伴うときにのみ施行する。中耳炎や聴神経腫瘍を疑うときは，乳様突起と錐体骨のX線撮影，脳と耳道のCTやMRIが必要である。

◎その他の有用な検査【適応】

1. 血算【耳の感染症】
2. 赤沈【耳の感染症】
3. VDRL試験【神経梅毒】
4. 耳漏の培養【耳の感染症】
5. 純音聴力検査(オージオメトリー)，温度眼振検査【錐体炎，聴神経腫瘍】
6. 後頭蓋窩造影【聴神経腫瘍】［訳注：今日では一般的な検査ではない］
7. 筋電図【Bell麻痺】
8. Lyme病抗体価【Lyme病】
9. 血中鉛濃度【鉛ニューロパチー】
10. 脊椎穿刺【Guillain-Barré症候群】
11. 血清検査(ELISA)【Lyme病】

症例検討　#26

26歳のヒスパニック系男性。突然の右顔面腫脹を訴えている。診察で右顔面の筋力低下，右眼の閉眼障害が明らかになった。

問1. 上記の方法から考えると，鑑別診断は何か？

コンサルトを受けた神経内科医の診察で左顔面にも筋力低下がみつかった。さらに四肢にも軽度の筋力低下，感覚障害，深部健反射の低下がみられた。

問2. 可能性があるのは何か？

(解答は付録B参照)

Face, abnormal
顔面の異常

顔面の異常の鑑別診断にたどりつくうえでベストの方法は，内分泌系，循環器系，神経系，筋骨格系を考えることである。

内分泌系：粘液水腫やクレチン病にみられる粗い容貌，甲状腺機能亢進症にみられる眼球突出，Cushing病でみられる満月様顔貌，先端巨大症にみられる四角く突出した顎などが想起される。また，下垂体機能低下症におけるピーターパン様顔貌もある。

循環器系：僧帽弁狭窄に起こる頬部潮紅，先天性心疾患におけるチアノーゼを思い出そう。また，顔面浮腫は上大静脈症候群や腎炎にみられる徴候である。

神経系：Parkinson病における仮面様顔貌，筋緊張性ジストロフィーの斧状顔貌，重症筋無力症でみられる笑おうとする際のうなり声をあげるような表情(myasthenia snarl)，Bell麻痺に起こる鼻唇溝の平坦化を伴う，片側へ引っ張られるような顔貌などが考えられる。また，球麻痺，仮性球麻痺では，しばしば流涎を伴う無表情な顔貌や，テタニーで起こる皮肉な笑顔(ひきつり笑い isus sardonicus)なども想起される。

筋骨格系：Paget病における前頭突出，両眼隔離症でみられる左右の離れた目などである。

その他，顔面潮紅はアルコール依存症，Cushing症候群，カルチノイド症候群，閉経などを，蝋のように青白くて皺のない顔貌は強皮症を，東洋人様顔貌はDown症候群を示唆する［訳注：Down症候群患者の顔貌における所見の1つに内眼角贅皮がある。これは蒙古ひだとも呼ばれ，東洋人に特徴的とされているため，このように表現されている］。

◎診断へのアプローチ

もちろん，顔面の異常に対する精査は，どのような疾患が顔の所見から示唆され，その他にどのような身体的，神経学的所見があるかに左右される。また，詳しい問診は多くの症例で有用である。

Failure to thrive
成長障害

成長障害とは，身長の十分な増加を認めないか，体重が増えず，やせている小児患者に対して用いられる診断名である。鑑別診断を考えるとき，摂食，吸収，輸送，利用，という生理学的なモデルが有用である。

摂食：摂食は社会的貧困，栄養不足，児童虐待などにより障害される。また，慢性不安障害，うつ病，その他の精神疾患によっても障害されうる。さらに，小脳症，水頭症，脳性麻痺や，精神発達遅滞と関連するその他の神経疾患でも，摂食が不十分となることがある(p.299参照)。

吸収：吸収を障害するものとしては吸収不良症候群，囊胞性線維症などがある。

輸送：輸送の障害は慢性貧血，または先天性心疾患(特に低酸素血症のあるとき)が想起される。

利用：栄養の利用障害をきたすものとして糖尿病，甲状腺機能低下症，下垂体機能低下症，ガラクトース血症，尿毒症がある。

その他，慢性感染症も成長障害の原因となる。また，母体のアルコール依存症，薬物乱用，慢性疾患などによる妊娠中の異常に起因することもある。

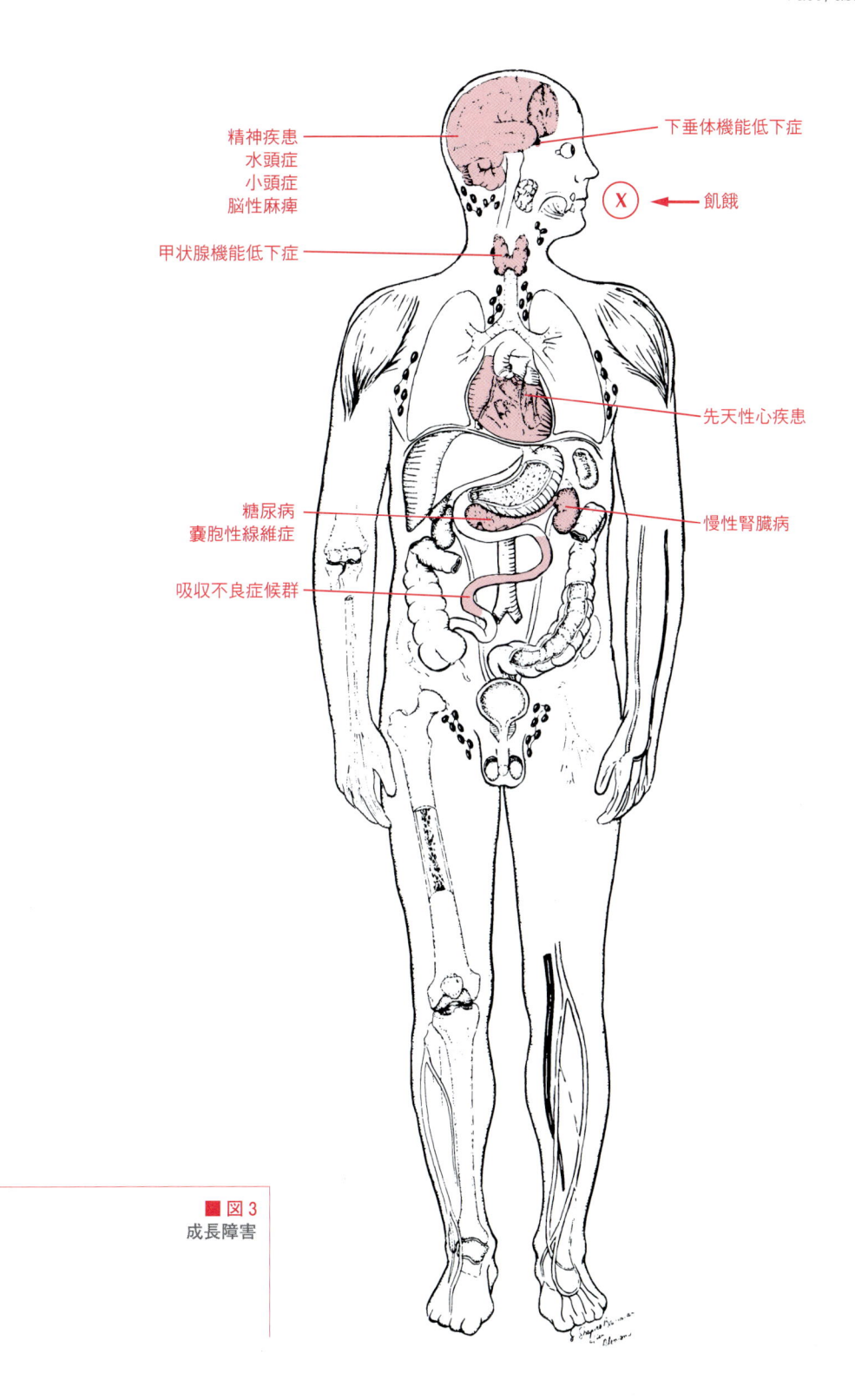

Face, abnormal | 顔面の異常　173

■図3
成長障害

（図中ラベル）
- 精神疾患／水頭症／小頭症／脳性麻痺
- 下垂体機能低下症
- ✗ ← 飢餓
- 甲状腺機能低下症
- 先天性心疾患
- 糖尿病／嚢胞性線維症
- 慢性腎臓病
- 吸収不良症候群

◎診断へのアプローチ

　ルーチンの検査として血算，赤沈，尿検査，尿培養，生化学，汗試験，便の脂肪含有量測定，胸部 X 線撮影，心電図検査を行う。X 線撮影による骨年齢は発育遅延を評価するうえで有用である。高価な検査をオーダーする前に小児科医にコンサルトすべきである。検査結果がすべて陰性のとき，体質性の発育遅延が考えられる。

◎その他の有用な検査【適応】

1. D-キシロース吸収検査【吸収不良症候群】
2. 便虫卵【消化管内寄生虫】
3. 血清成長ホルモン【下垂体機能低下症】
4. ソマトメジン C【下垂体機能低下症】
5. 夜間デキサメタゾン抑制試験【副腎性器症候群】
6. 甲状腺機能【粘液水腫】

7. 脳CT【水頭症など】
8. 脳MRI【水頭症】
9. 神経内科コンサルト
10. 整形外科コンサルト
11. 内分泌科コンサルト
12. 頬粘膜の塗抹標本におけるBarr小体【Turner症候群】
    ［訳注：現在ではその不正確さから推奨されていない］
13. 核型分類【Turner症候群】

Fasciculation
筋線維束攣縮

　一般的にこの徴候は前角細胞や前根の疾患に特異的なものである。しかし，末梢性ニューロパチー，電解質異常，重症筋無力症(特に治療中)でもみられることがある。また，これは健常な状態でもみられ，代表的なものとして眼輪筋の攣縮は緊張や眼疲労などにより起こる。筋線維束攣縮と筋線維性攣縮は区別されなくてはならない。筋線維性攣縮は肉眼で観察することはできず，筋電図でのみ確認されるもので，筋肉の病変に起因する。筋線維束攣縮の原因は，前角細胞や(神経)根を思い描いてVINDICATEを応用すれば想起することができる。

V　**Vascular**(血管)　前脊髄動脈閉塞，末梢血管疾患による間欠性跛行。

I　**Inflammation**(炎症)　ポリオ，ウイルス性脳脊髄炎，破傷風，梅毒，ジフテリア。

N　**Neoplasm**(腫瘍)　上衣腫などの髄内腫瘍や，髄膜腫，Hodgkinリンパ腫，転移性癌，多発性骨髄腫などの髄外腫瘍。

D　**Degenerative**(変性)　変性疾患は筋線維束攣縮の最も重要な原因であり，進行性脊髄性筋萎縮症，筋萎縮性側索硬化症，Werdnig-Hoffmann病，脊髄空洞症がある。

I　**Intoxication**(中毒)　鉛中毒，アルコール依存症。

C　**Congenital**(先天性)　Werdnig-Hoffmann病，脊椎すべり症，前角細胞や前根を圧迫するその他の脊髄病変。

A　**Autoimmune**(自己免疫性)　横断性脊髄炎，重症筋無力症(治療中)，結節性動脈周囲炎，Guillain-Barré症候群。

T　**Trauma**(外傷)　椎間板ヘルニア，前角や前根を圧迫する骨折。

E　**Endocrinopathy**(内分泌)　内分泌・代謝性疾患として，副甲状腺機能低下症やその他のテタニーを引き起こす疾患，低マグネシウム血症やその他の電解質異常，糖尿病性脊髄症，甲状腺機能低下性ミオパチー(一般的には，筋電図のみで確認できる筋線維性攣縮の原因となることが多い)がある。

◎診断へのアプローチ

　筋線維束攣縮の原因を考えるとき，その他の神経学的症状・徴候が基盤となる。感覚障害を伴わない筋萎縮は進行性筋萎縮症が示唆されるが，筋萎縮，筋線維束攣縮に感覚障害を合併するときは脊髄空洞症，末梢性ニューロパチー，神経根の圧迫(例えば，椎間板ヘルニア)が疑われる。まず優先して考慮すべきは治療可能な疾患であり，脊椎のX線撮影，脊椎穿刺，MRIによる占拠性病変の除外などを行う。筋電図は，影響を受けている脊椎レベルを決定するときや病態の進行を評価するうえで有用である。血清電解質，カルシウム，リン，マグネシウム濃度は，いくつかの疾患で有用である。

◎その他の有用な検査【適応】

1. 血中鉛濃度【鉛中毒】
2. ブドウ糖負荷試験【糖尿病】
3. 血清蛋白電気泳動【多クローン性高γグロブリン血症】
4. 抗核抗体【膠原病】
5. 神経伝導速度【末梢性ニューロパチー】
6. 遊離T_4，甲状腺刺激ホルモン【甲状腺機能低下性ミオパチー】
7. アセチルコリン受容体抗体価【重症筋無力症】
8. 胸椎，腰椎のCT【占拠性病変】
9. 頸椎，胸椎，腰椎のMRI【占拠性病変】
10. 神経内科コンサルト
11. 筋生検

Fever
発熱

　発熱の鑑別診断をする際には，まずはじめに**生理学**の観点から考察し，つぎに**解剖学**に目を向けるのがベストである。

生理学：体温の上昇は熱の産生増加，熱の放出低下，もしくは体温調節中枢の機能不全による。熱の産生増加は代謝速度を増加させる病態，すなわち甲状腺機能亢進症，褐色細胞腫，悪性腫瘍で起こる。熱の放出低下はうっ血性心不全(皮膚への血流の減少)，汗腺の欠如(先天性)や機能不全(熱中症)で起こる。ほとんどの発熱は，毒素が体温調節中枢に与える影響により引き起こされる。これらの毒素には，薬物，細菌(エンドトキシン)，寄生虫，真菌，リケッチア，ウイルスなどによる外因性のものと，組織の損傷(外傷)や破壊(癌，白血病，梗塞，自己免疫性疾患)による内因性のものがある。

解剖学：解剖組織や臓器系にVINDICATEを用いることにより有用な表をつくることができる(**表28**)。感染症は，チフス，ブルセラ症，結核，梅毒，AIDS，レプトスピラ症，Lyme病，細菌性心内膜炎などの1つ以上の臓器に影響する

表28 発熱

	V Vascular(血管)	I Inflammation(炎症)	N Neoplasm(腫瘍)	D Degenerative(変性)	I Intoxication(中毒)	C Congenital(先天性)	A Autoimmune(自己免疫性)Allergic(アレルギー性)	T Trauma(外傷)	E Endocrinopathy(内分泌)Metabolic(代謝性)
脳	閉塞 梗塞 出血	髄膜炎 脳炎 膿瘍 硬膜外膿瘍	神経膠腫 転移性腫瘍		発熱物質 エンドトキシン 熱射病	動脈瘤破裂	膠原病	硬膜外・硬膜下血腫 挫傷	下垂体腫瘍
耳鼻咽喉		中耳炎 乳様突起炎 錐体炎 歯性膿瘍							
肺	肺梗塞	肺炎 肺膿瘍 膿胸 結核	癌			気管支拡張症	Wegener肉芽腫症 結節性動脈周囲炎 全身性エリテマトーデス	挫傷 出血	
心臓	心筋梗塞	心筋炎 亜急性細菌性心内膜炎					膠原病	心膜血腫 挫傷	
肝臓, 胆道	Budd-Chiari症候群 門脈炎	肝炎 アメーバ膿瘍 胆管炎 胆嚢炎 横隔膜下膿瘍	血腫 転移性腫瘍 Hodgkinリンパ腫		アルコール性肝硬変 中毒性肝炎 結石(炎症を伴う場合)		膠原病	挫傷 裂傷	
膵臓		膵炎 膵嚢胞	癌						糖尿病(劇症1型の前駆症状)

■ 図4
発熱
(非感染性の原因)

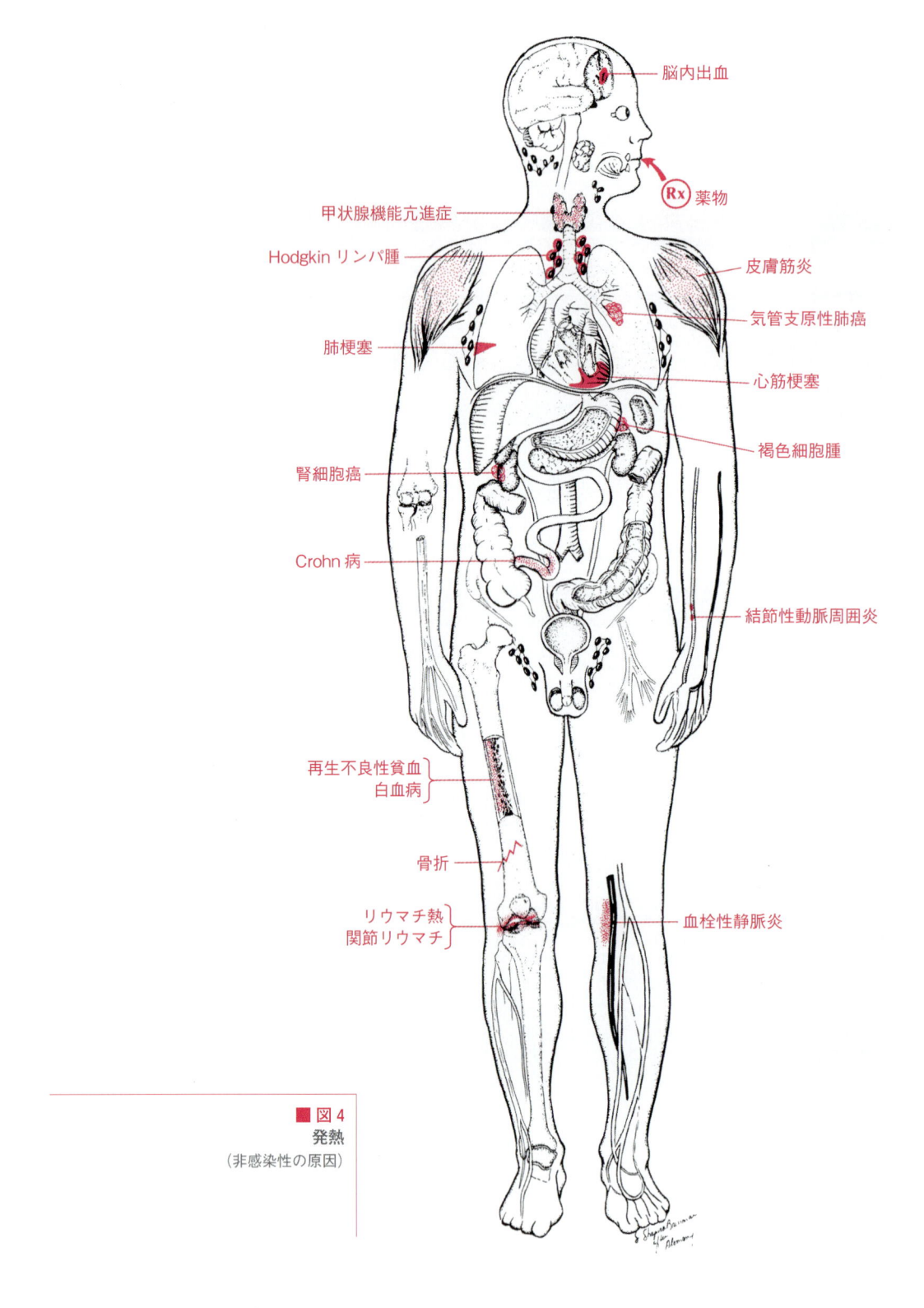

疾患と，感染性肝炎，亜急性甲状腺炎，肺炎球菌性肺炎，コレラなどの限局性の疾患に分けられる。そして限局した感染性疾患は，各種の「〜炎」(例えば，肺炎，肝炎，前立腺炎)と**膿瘍**(菌性膿瘍，膿胸，腎周囲膿瘍，肝膿瘍，横隔膜下膿瘍)に分けることができる。

また，感染症を思い出すときは微生物を大きさにより6つのカテゴリーに分類するとよい。すなわち，小さいほうから順に，ウイルス，リケッチア，細菌，スピロヘータ，真菌，寄生虫，である。さらに，さまざまな臓器の梗塞により流出する内因性毒素をもう1つのカテゴリーとして考えることができる。発熱を起こす最も頻度の高い腫瘍(組織の破壊による)は**表28**に記載されている。

■ 図 5
発熱
(感染性の原因)

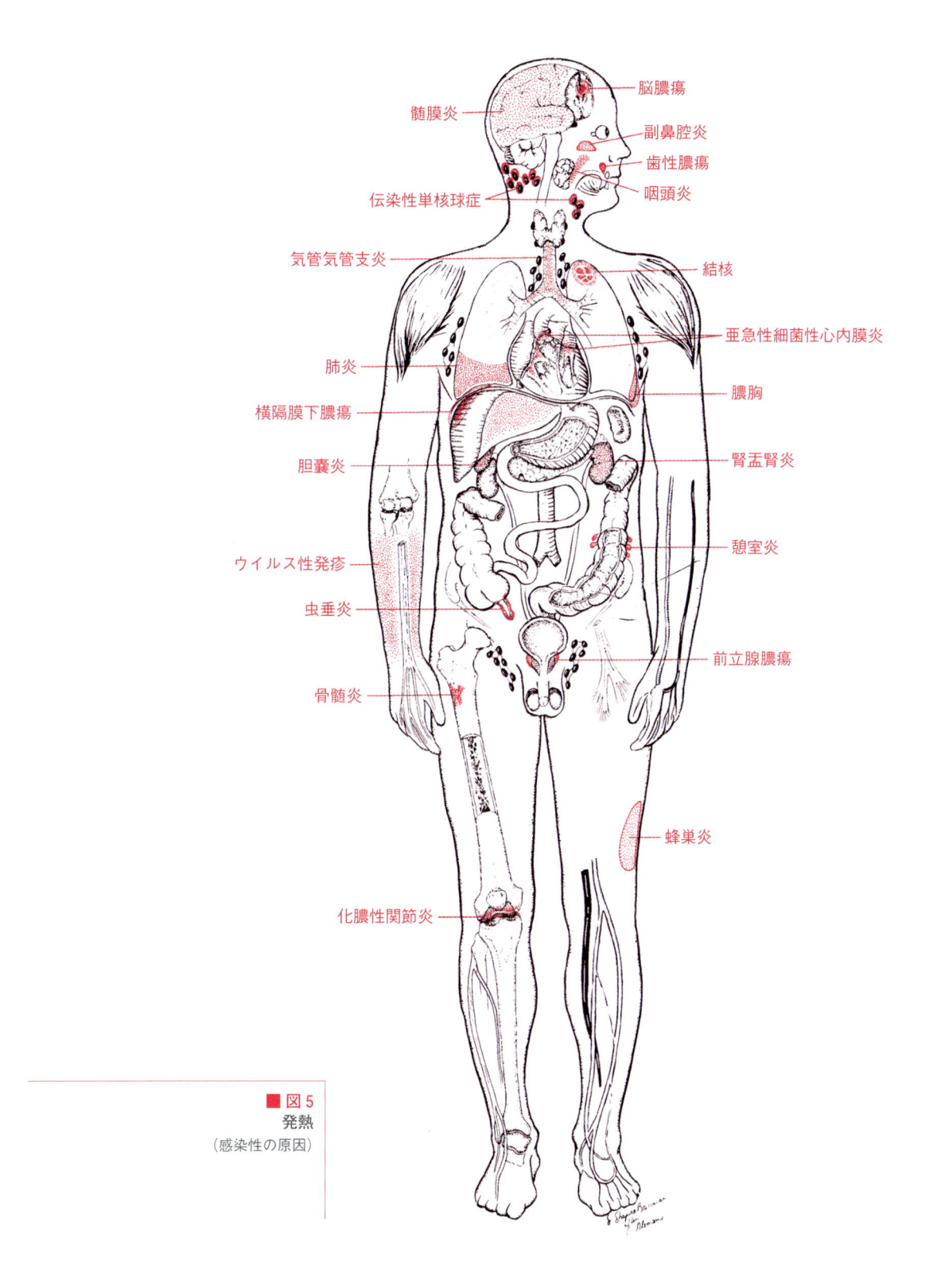

◎診断へのアプローチ

　発熱へのアプローチでは以下のことを覚えておこう。第1に，直腸温で38℃までの軽度の発熱は特定の患者では正常範囲であるかもしれない。第2に，詐病や不正確な体温計測を除外しなくてはならない。虚偽の発熱の場合，赤沈は正常である。さらには，心因性の原因も考慮しなければならない。

　発熱の期間と程度は重要である。可能ならばすべての薬物 (特にアスピリンとステロイド)を中止した状態で患者の詳細な体温表を作成するべきである。ブルセラ症，マラリア，地中海熱はこのような方法を用いて診断できることがある(**表 28 参照**)。

　その他の関連症状も重要である。発熱，右季肋部痛，黄疸は胆嚢炎や胆管炎を，発熱と右側腹部痛は腎盂腎炎を示唆する。問診や身体診察を行う前にいくつかの鑑別診断をメモし

ておけば，より的を射た問診，診察を行うことができる．鑑別疾患を考えることは，より適切な検査を行うことにもつながる．血清プロカルシトニンから細菌性とウイルス性感染を区別することができる．

◎その他の有用な検査【適応】
 1. 血算【感染症，白血病】
 2. 尿検査【尿路感染症】
 3. 赤沈【感染症，膠原病】
 4. 生化学【肝疾患，腎疾患】
 5. 開口部，皮膚からの流出物の塗抹培養【膿瘍など】
 6. 血液培養【敗血症，細菌性心内膜炎】
 7. 尿培養【腎盂腎炎】
 8. 骨髄塗抹培養【亜急性細菌性心内膜炎】
 9. 便虫卵【アメーバ症など】
10. 血液塗抹標本中の寄生虫，スピロヘータ【マラリアなど】
11. 熱性凝集素【サルモネラ症，ブルセラ症】
12. モノスポット試験【伝染性単核球症】
13. 寒冷凝集素【マイコプラズマ肺炎】
14. 抗核抗体【膠原病】
15. 血清蛋白電気泳動【多発性骨髄腫，膠原病】
16. 鎌状赤血球【鎌状赤血球貧血】
17. 尿中ポルフォビリノーゲン【ポルフィリン症】
18. フィブリン指数【地中海熱】
19. 旋毛虫皮膚検査，血清学【旋毛虫症】
20. 急性期，回復期の血清中のウイルス
21. 髄液【髄膜炎】
22. 尿中エチオコラノロン［訳注：周期性発熱を呈するエチオコラノロン熱の検査だが，現在は疾患概念として否定的である］
23. ツベルクリン反応
24. 真菌皮膚検査［訳注：交差反応や偽陰性の問題から現在は行われない］
25. Frei 試験【鼠径リンパ肉芽腫】［訳注：*Chlamydia trachomatis* 抗原の皮内反応検査で，現在では行われない］
26. Kveim 反応【サルコイドーシス】
27. アンジオテンシン変換酵素(ACE)【サルコイドーシス】
28. 胸部 X 線【結核，肺炎】
29. 腹部 X 線【肝脾腫，腹膜炎，結石症】
30. 手の X 線【サルコイドーシス】
31. 胆嚢エコー【胆石】
32. IVP【腎細胞癌，腎結石】
33. 注腸造影【腫瘍，憩室炎】
34. 腹部，骨盤 CT【膿瘍】
35. 胸部，縦隔 CT【膿瘍，腫瘍】
36. 骨シンチ【骨髄炎，転移性腫瘍】
37. 歯の X 線【歯性膿瘍】
38. インジウムシンチ【膿瘍】
39. 肝生検【肝腫瘍，肝炎，膿瘍】
40. リンパ節生検【炎症，癌転移】
41. 筋生検【膠原病，旋毛虫症】
42. HIV 抗体価【AIDS】
43. 抗ストレプトリジン O (ASO) 抗体価【リウマチ熱】
44. Epstein–Barr ウイルス (EBV) 免疫グロブリン【伝染性単核球症】［訳注：現在は抗体価を測定する］
45. 経食道心エコー【心内膜炎】
46. 血清検査 (ELISA)【Lyme 病】

症例検討　#27

16 歳の白人男子．10 日間の咽頭痛と間欠的発熱を主訴に紹介された．家庭医により 1 週前にペニシリンで治療が開始されたが，症状は持続している．体幹と四肢に発疹が認められる．

問 1. 上記の方法から考えると，鑑別診断は何か？

その後の診察で全身性のリンパ節腫脹，軽度の脾腫も認められた．

問 2. あなたの診断は何か？

（解答は付録 B 参照）

Flank mass
側腹部腫瘤

側腹部腫瘤は通常腎臓に起因することが多い．しかし，すぐに腎臓にのみ焦点を絞ってしまっては側腹部に位置するその他の重要な臓器が忘れられてしまうことになる．解剖学を考えることにより，このような過ちを防ぐことができる．まず腹壁には腫瘍，血腫，ヘルニアが起こりうる．さらに深部には腎臓，副腎が位置する．腎臓に起こる疾患は MINT で思い出すことができる．

M　**Malformation**（奇形）　水腎症，孤立性腎嚢胞，多嚢胞腎．
I　**Inflammation**（炎症）　腎周囲膿瘍，結核．
N　**Neoplasm**（腫瘍）　Wilms 腫瘍，腎細胞癌．
T　**Trauma**（外傷）　腎臓の血腫や裂傷．

副腎疾患としては神経芽腫，副腎皮質癌，褐色細胞腫などの腫瘍のみを考えればよい．意外にも腎臓，副腎以外の臓器を腫瘤として側腹部に触知することがある．右側腹部には肝腫大 (p.224 参照) を触知する．また腺腫や便塊を触知することもある．膵嚢胞や膵癌は左側腹部の腫瘤として触れることがある．まれに，卵巣嚢胞や卵巣腫瘍が側腹部の腫瘤として気づかれることもある．後腹膜に起因するものには血腫，骨腫瘍，後腹膜肉腫などがある．

◎診断へのアプローチ
先行する外傷の有無は診断を絞りこむうえで重要である．

■ 図6
側腹部腫瘤

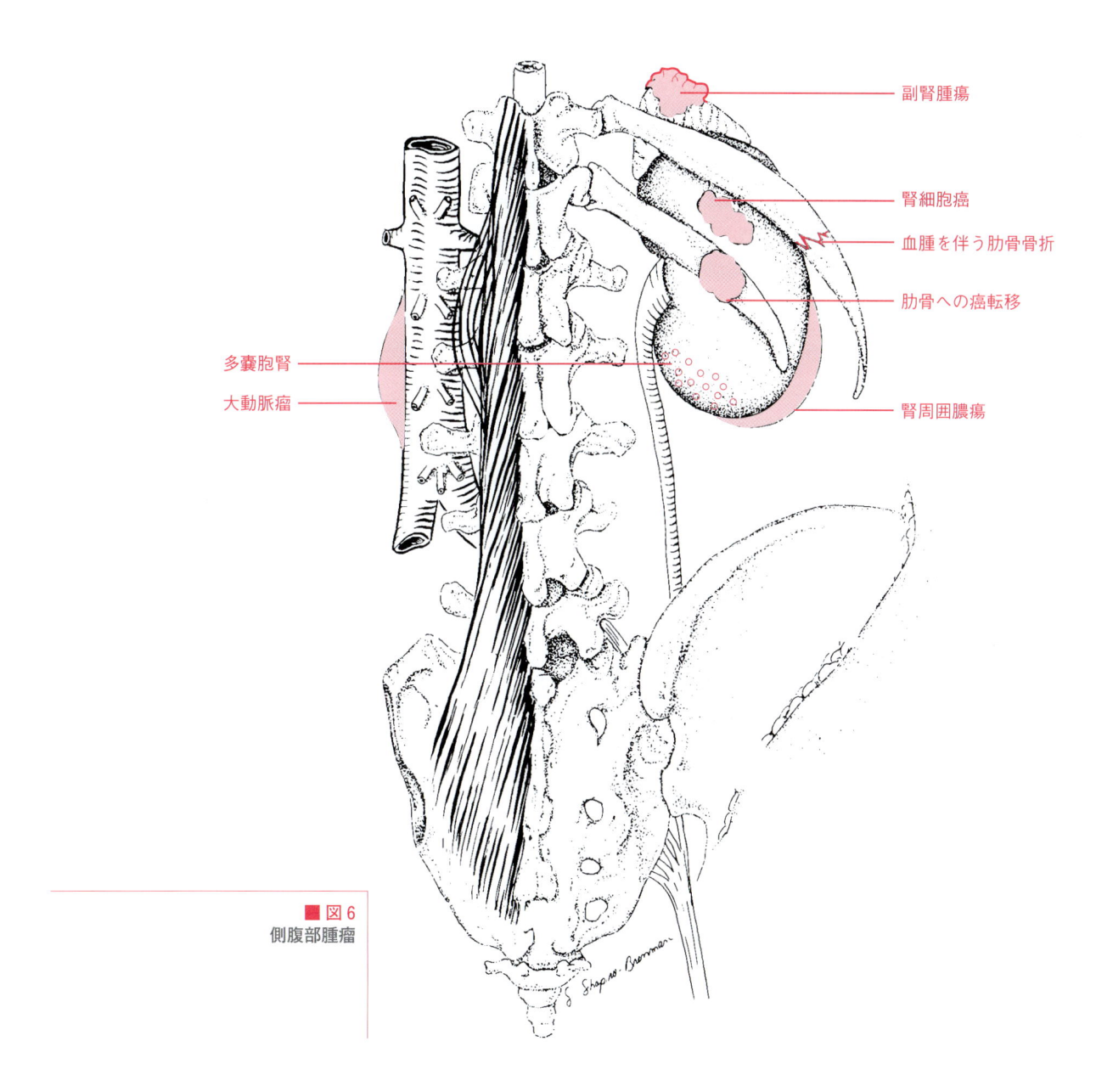

図中ラベル:
- 副腎腫瘍
- 腎細胞癌
- 血腫を伴う肋骨骨折
- 肋骨への癌転移
- 腎周囲膿瘍
- 多嚢胞腎
- 大動脈瘤

痛みを伴う腫瘤であれば，外傷や炎症に起因する可能性が高くなる．痛みを伴わないのであれば，腫瘍や先天奇形などがより考えやすい．発熱を認めれば，もちろん腎周囲膿瘍，腎盂腎炎，結核などの可能性が高い．行うべき検査としては血算，尿検査，尿培養とコロニー数，生化学，赤沈がある．IVPなどのX線検査が診断につながることもあるが，より確実な診断には腹部CTが有用である．費用効果を高めるには画像検査の前に泌尿器科医にコンサルトすることがすすめられる．

◎その他の有用な検査【適応】
1. エコー【腫瘍，嚢胞】
2. VDRL試験【動脈瘤】
3. 腎血管造影【動脈瘤，出血】
4. 膀胱鏡，逆行性IVP【水腎症，腫瘍】
5. 診断的手術

症例検討 #28
46歳の管理職の男性．定期健診で大きな右側腹部腫瘤がみつかった．血圧は190/110 mmHgである．
問1. 右側腹部の解剖を考慮し，それぞれの構造と起こりうる病態を結びつけると，鑑別診断は何か？
さらなる問診で，無痛性の血尿がこれまでに2回あったことがわかったが，その他の症状はない．診察でも右側腹部の大きな無痛性の腫瘤の他は有意な所見はない．検査で赤血球増加と顕微鏡的血尿が認められた．
問2. 可能性があるのは何か？

（解答は付録B参照）

Flank pain
側腹部痛

　側腹部痛の多くは腎臓の炎症によるものである。しかし，表29からもわかるように，すぐにその結論へと急ぐことはどんなときも危険である。

　腎臓（腎盂腎炎，腎周囲膿瘍）の他には**皮膚**（帯状疱疹），**大腸**（憩室炎，大腸炎），**胆嚢**（胆嚢炎），**脊椎**（硬膜外膿瘍，Pott 病）の炎症が側腹部痛を引き起こすことがある。**VINDICATE** を用いれば，大動脈瘤，塞栓性腎炎，腸間膜動脈血栓症などいくつかの血管疾患も鑑別として挙がる。腎臓や大腸の腫瘍が感染の合併がないときに痛みを引き起こすことはまれである。腎臓や脊椎の外傷，腎結石（副甲状腺機

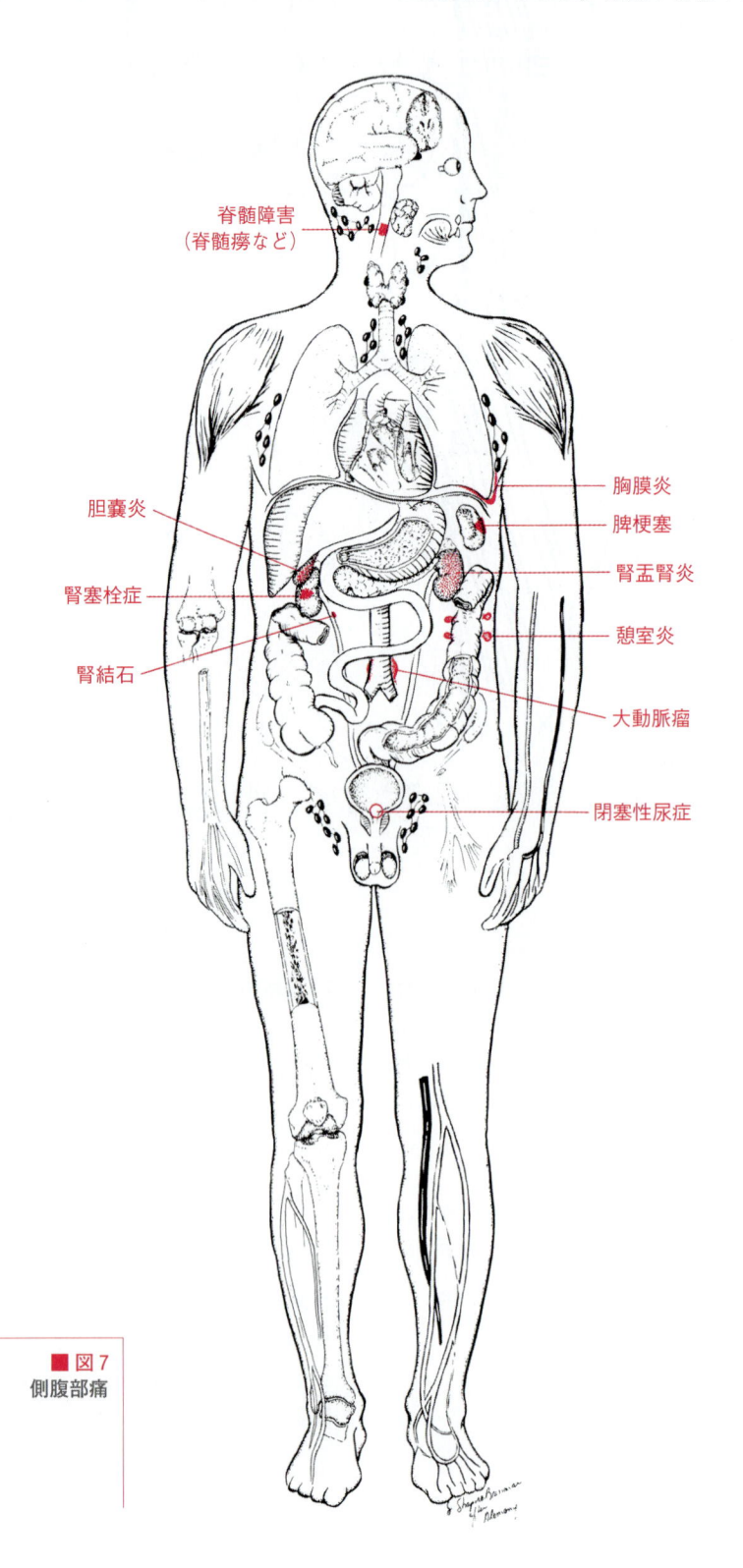

■図7
側腹部痛

表 29 側腹部痛

	V Vascular (血管)	I Inflammation (炎症)	N Neoplasm (腫瘍)	D Degenerative (変性)	I Intoxication (中毒) Idiopathic (特発性)	C Congenital (先天性) Acquired (後天性) Malformation (奇形)	A Autoimmune (自己免疫性)	T Trauma (外傷)	E Endocrinopathy (内分泌)
皮膚		蜂巣炎 帯状疱疹						挫傷 裂傷	
筋肉, 筋膜		旋毛虫症					皮膚筋炎	挫傷	
腸	腸間膜動脈血栓症	大腸炎	癌			ヘルニア 憩室炎 虫垂炎	潰瘍性大腸炎 Crohn 病	挫傷 裂傷	
胆嚢		胆嚢炎 胆管炎	癌						
副腎									出血 梗塞 腫瘍
腎臓	塞栓症 血栓症	腎盂腎炎 腎周囲膿瘍	Wilms 腫瘍 腎細胞癌		痛風 中毒性腎炎 挫滅症候群	閉塞 奇形に起因する感染症	結節性動脈周囲炎 その他の血管炎	挫傷 裂傷	副甲状腺機能亢進症に起因する結石
大動脈	大動脈瘤							破裂	
大静脈	血栓症								
脊椎		骨髄炎 結核	転移性癌	変形性関節炎			Marie-Strümpell 病 (強直性脊椎関節炎)	骨折 椎間板ヘルニア	
脊髄, 神経	前脊髄動脈閉塞	脊髄癆 脊髄炎 硬膜外膿瘍	脊髄腫瘍		ヒ素中毒 ポルフィリン症	脊髄空洞症	Guillain-Barré 症候群	血腫	

能亢進症，特発性，高尿酸血症などによる）は側腹部痛の重要な原因である．脊髄の腫瘍や脊髄癆も考慮しなくてはならない．

◎診断へのアプローチ

側腹部痛の診断には尿検査，尿培養，IVP，腹部や脊椎のX線撮影などが行われる．これらの検査で異常がなかったときには，骨シンチ，動脈造影，下記のその他の検査を考慮する．多くの症例では，CTを行うことで試験開腹の必要がなくなるであろう．単純ヘリカルCTは腎結石に対して最も特異度が高い検査である（95～100%）．

◎その他の有用な検査【適応】

1. 泌尿器科コンサルト
2. 神経内科コンサルト
3. 血算
4. 生化学【尿毒症，腎結石】
5. 腹部，骨盤CT【腫瘍，結石，出血，膿瘍】
6. 胸椎，腰椎X線【骨転移，椎間板ヘルニア】
7. 胸椎MRI【腫瘍，椎間板ヘルニア】
8. エコー【腎嚢胞】
9. 尿の抗酸菌染色，培養【結核】
10. 膀胱鏡，逆行性IVP【奇形，腫瘍】
11. 血清蛋白電気泳動【多発性骨髄腫】

症例検討 #29

36歳の黒人女性．3日間続く重度の左側腹部痛を訴えている．発熱，排尿痛，血尿は認めない．

問1. 上記の方法から考えると，鑑別診断は何か？

左側T12デルマトームに感覚過敏，痛覚過敏が認められたが，その他に有意な身体所見はない．尿検査に異常を認めない．

問2. 最も可能性の高い診断は何か？

（解答は付録B参照）

Flash of light
閃光

閃光は通常網膜，視神経，視覚皮質，これらへの動脈血行の障害に起因する．

1. **網膜**：閃光を引き起こす網膜の疾患として滲出性脈絡膜炎，網膜剥離，静脈血栓症，塞栓症がある．
2. **視神経**：初期の視神経炎は閃光をきたすことがある．多発性硬化症の初発症状が閃光であることはまれではない．
3. **視覚皮質**：後大脳動脈領域の一過性虚血発作やてんかんの前兆は閃光をきたすことがある．
4. **眼，脳への動脈血行**：片頭痛，血栓症，塞栓症は閃光として現れることがある．

◎診断へのアプローチ

かすみ目へのアプローチと同様である（p.76参照）．

Flatulence and borborygmus
鼓腸，腹鳴

鼓腸とは，口や直腸からの排ガスの増加を意味する［訳注：腸管内にガスが貯留して腹部が膨隆した状態が「鼓腸」であり，その結果ガスの排出が増加する］．腹鳴とは，蠕動の亢進によりガスが動いて音が聞こえることをいう．これら2つの生理学的機序は類似している．腸内のガスの増加は以下の3つの生理学的機序による．

1. **空気の取り込みの増加**：鼓腸，腹鳴の原因としては一番多いものかもしれない．神経症でみられる空気嚥下症は心因性の原因として有名である．しかし，強迫性の多食・多飲，過度の喫煙，多弁なども原因となりうる．食べ物や水分を飲み込むときには少量の空気も一緒に嚥下されるが，多食・多飲をすると，吸収できる量よりも多い空気が嚥下されることがある．セールスマンや人前で話す機会の多い人には別の問題もある．しゃべると唾液，嚥下が増加し，話の途中で頻繁に空気を飲み込んでしまうのである．

    コーラ，コーヒー，アルコールなど特定の飲み物が好きな人は，これらの飲料を過度に摂取することにより多量の空気を飲み込んでしまう．また，特に炭酸水などはガスを腸管内で放出し，鼓腸を引き起こす．また胃食道逆流症もたびたび原因となる．

2. **腸管内でのガス産生の増加**：急性細菌性胃腸炎（例えば，サルモネラ症，赤痢）では，ガスを産生する細菌の増殖により腸管内に過度のガスが貯留する．下痢，嘔吐などの症状は細菌性胃腸炎の診断の手がかりになる．より気づかれにくい原因として，軽度の慢性的小腸閉塞による腸管内細菌の過増殖がある．癒着，腸管ポリープ，Crohn病，さまざまな麻痺性イレウスをきたす病態（例えば，抗コリン薬，鎮静薬，尿毒症，慢性酸素欠乏症）も，同じ機序により腸管内のガス産生を増加させる．慢性腸疾患でも細菌の過増殖が起こり，腸管内のガスは増加しうる．盲係蹄症候群，憩室炎，Meckel憩室などはこのカテゴリーに分類される．腸管に対する何らかの刺激も軽度の麻痺性イレウスを引き起こし，細菌の増殖，腸管内での発酵をまねく．食道炎，食道裂孔ヘルニア，慢性胃炎，潰瘍，Crohn病，潰瘍性大腸炎，過敏性腸症候群も，この機序により麻痺性イレウスを引き起こす．

    消化液の量が不十分なときには，より多くの未消化の

■図8
鼓腸，腹鳴

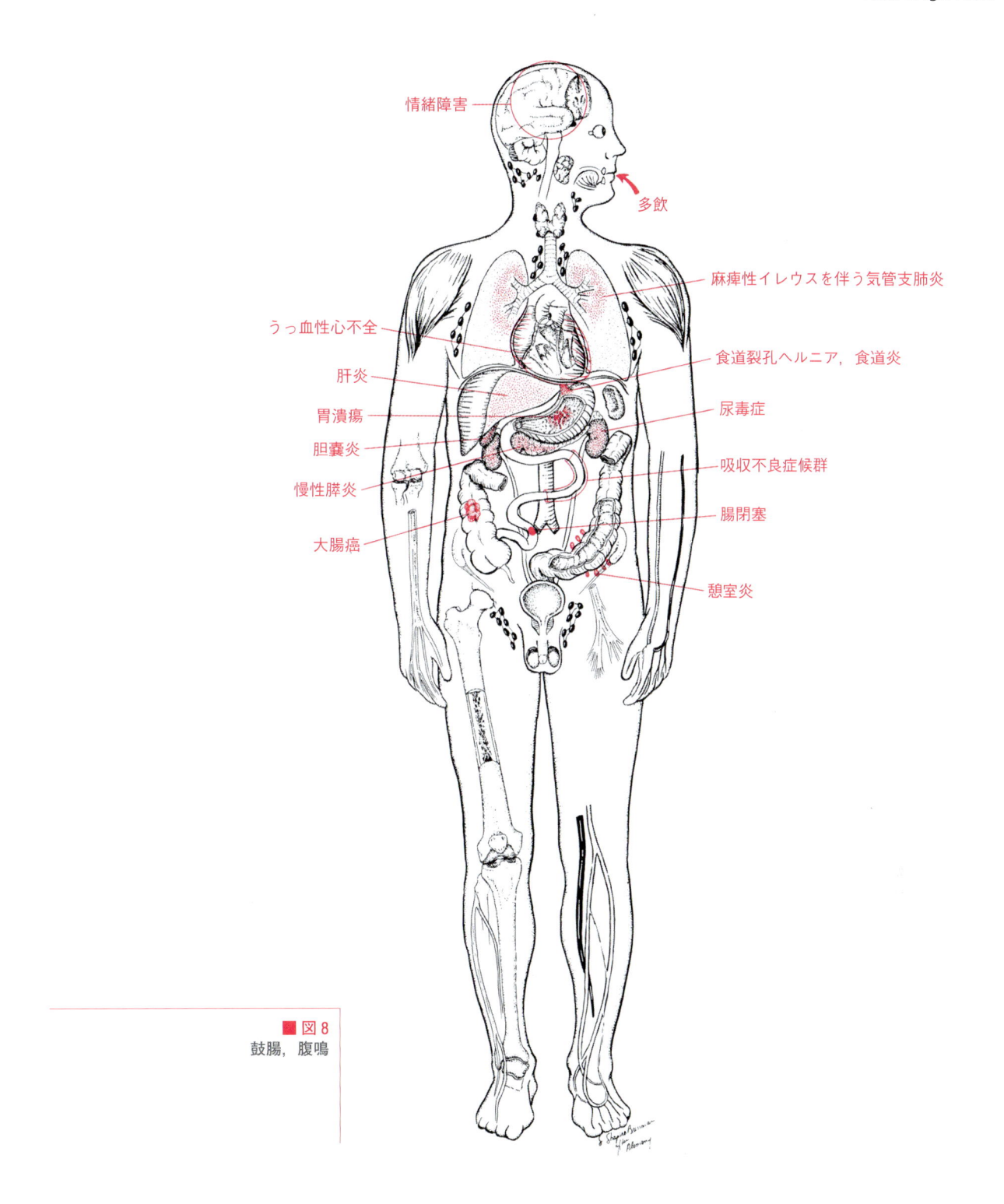

食物が細菌による発酵に使われてしまう。このため慢性萎縮性胃炎では消化に十分な量の塩酸が産生されず，多くの未消化食物を細菌の活動に提供してしまうことになる。胆嚢炎，胆管狭窄，肝疾患では胆汁の不足により，細菌による未消化物の発酵を亢進させてしまう。慢性膵炎では膵酵素の不足により同じ病態が起こる。乳酸酵素の欠乏もまた未消化物を増やす。

3. **ガス吸収の低下**：吸収不良症候群はこの病態をきたす。急性胃腸炎では腸管の浮腫，炎症によりガス吸収は低下する。また，腸管の蠕動運動が過度に亢進していると吸収に必要な時間が十分に得られなくなる。セリアック病では絨毛の萎縮に伴う食物とガスの吸収障害が起こる。消化管内の寄生虫も正常な吸収を妨げ，寄生虫自らの消化機構により過度のガス産生を引き起こす。

◎診断へのアプローチ

多食・多飲，緊張や話すことによる空気の嚥下を除外できれば，まずは逆流性食道炎と憩室炎を考慮しなければならな

い。上部消化管造影，食道造影，小腸造影，S状結腸鏡，バリウム注腸造影を行うべきである。胆嚢造影も有用である。これらの検査でも疑問が残るときは，内視鏡でより確実に診断できるかもしれない。虫卵，寄生虫，潜血，培養などの便検査は行うべきである。それでも診断に至らないときは消化液の評価が重要で，ヒスタログ試験[訳注：ヒスタミン類似物のヒスタログを使用して胃酸の分泌量をみる検査]による胃液の分析や，重炭酸塩，胆汁，膵酵素の評価を行う。乳糖耐性試験も行うべきである。もし消化液が十分であれば，小腸の生検で吸収不良症候群を除外することが必要かもしれない。キシロース試験は吸収不良症候群の良いスクリーニング法である。

◎その他の有用な検査【適応】

1. アミラーゼ，リパーゼ【慢性膵炎】
2. 便中トリプシン【慢性膵炎】
3. 便中脂肪量【吸収不良症候群】
4. 肝機能【慢性肝疾患】
5. 尿中5-ヒドロキシインドール酢酸(5-HIAA)【カルチノイド症候群】
6. 食道内視鏡【逆流性食道炎】
7. 胃内視鏡【胃潰瘍，腫瘍】
8. 大腸内視鏡【憩室炎，大腸炎】
9. 排ガス分析【空気嚥下症，炭水化物不耐症】
10. 水素呼気試験【炭水化物不耐症，細菌過増殖】
11. Schilling試験【悪性貧血】
12. プロトンポンプ阻害薬による診断的治療【逆流性食道炎】

症例検討 #30

67歳の白人男性。1年前からのゲップ，消化不良，シャックリの増加を訴えている。食欲が低下し，この1年で体重が約7kg減ったという。ときに便秘もあるという。診察上，眼瞼結膜が蒼白で，舌が平滑であること以外，めだった症状はない。

問1. 可能性があるのは何か？

上部消化管造影，バリウム注腸造影に有意な所見を認めない。便潜血は陰性。ヘモグロビンは7.2g/dL。

問2. 最も可能性の高い診断は何か？

(解答は付録B参照)

Flushed face (plethora)
顔面潮紅（多血症）

すべての顔面潮紅をアルコール依存によるものと決めつけてはならない。顔面潮紅の鑑別診断を考えるとき，**生理学**が助けになる。顔面潮紅は循環血液量の増加（多血症）や血管拡張を引き起こすさまざまな要因により起こる。

多血症は，真性多血症など原発性のものと，Cushing症候群，片側性腎疾患，腎細胞癌，慢性酸素欠乏症を引き起こす肺疾患や心疾患などによる二次性のものに分けられる。毛細血管の拡張を引き起こすものとして，カルチノイド症候群によるセロトニンの放出，閉経による血管運動の不安定，アルコール依存症(直接毛細血管を拡張させる)，日焼けやその他の熱傷により毛細血管や小動脈が損傷されて起こる血管の収縮不全，僧帽弁狭窄症で心臓から受ける後ろ向きの圧によって起こる毛細血管のうっ滞，がある。まれなものにはベランドンナの使用，アルカロイド，ヒスタミン性頭痛(群発頭痛)(通常片側性)，肝硬変などがあるが，酒皶など顔面の慢性皮膚疾患は顔面潮紅の原因として多い。

◎診断へのアプローチ

臨床像は多くの場合診断への一番の手がかりになる。例えば，肥満を伴う顔面潮紅はCushing症候群を示唆する。心雑音を伴う顔面潮紅は僧帽弁狭窄症や右-左シャントによる赤血球増加症によるものかもしれない。呼気性喘鳴を伴う顔面潮紅は肺気腫を示唆する。慢性下痢を伴う顔面潮紅はカルチノイド症候群を疑わせる。

まず行うべき検査は血算，生化学，動脈血ガス分析，尿検査，胸部X線撮影，心電図などである。カルチノイド症候群を疑うなら尿中5-HIAAを検査する。アルコール依存症を疑うなら血中アルコール濃度を測定する。閉経を疑うなら血清卵胞刺激ホルモン(FSH)と黄体形成ホルモン(LH)を調べる。Cushing症候群を疑うなら血清コルチゾール測定とデキサメタゾン抑制試験を行う。全身性肥満細胞症を疑うなら皮膚や筋肉の生検を行う。

◎その他の有用な検査【適応】

1. 血液量【真性多血症】[訳注：アイソトープを用いた測定法]
2. 血清エリスロポエチン【原発性・二次性多血症】
3. 血清ガストリン【ガストリノーマ】
4. 肺機能【肺気腫】
5. 24時間バニリルマンデル酸(VMA)検査【褐色細胞腫】
6. 骨髄検査【真性多血症】

症例検討 #31

46歳の白人女性。1年前からの顔面と頸部の潮紅のエピソードを訴えている。潮紅は特に運動時やストレスがあるときにみられるという。

問1. 生理学から考えると，鑑別診断は何か？

さらなる問診で，2年以上続く慢性の下痢があることもわかった。診察では，顔面と頸部の毛細血管拡張と軽度の肝腫大を認めた。

問2. あなたの診断は何か？

(解答は付録B参照)

Flushed face(plethora)｜顔面潮紅(多血症) 185

■図9
顔面潮紅(多血症)

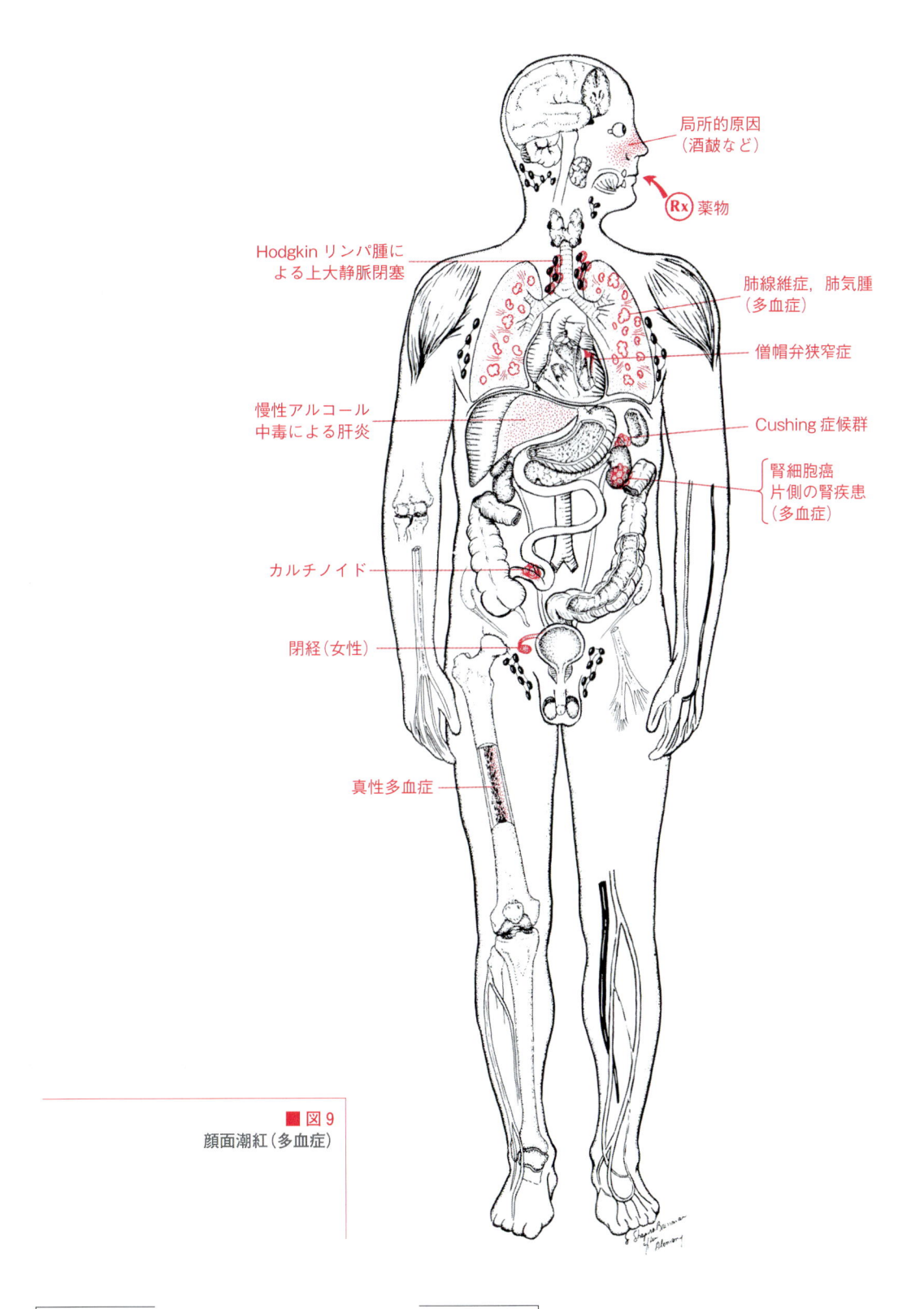

Foot, heel and toe pain
足・踵・足趾の痛み

　足・足趾の痛みの多くは関節疾患による(これらの鑑別診断は p.279, 281 を参照)。関節以外の解剖学的構造物も足・足趾の痛みの原因となり、鑑別診断を考えるときそれらの構造物を考える必要がある。

　鑑別診断のリストをつくるにあたり、皮膚から体内へと解剖を考えてみよう。これら鑑別診断の多くは表30に挙げた。痛みを起こす皮膚の病態には疣贅、胼胝、バニオン(腱膜瘤)［訳注：外反母趾に伴う第1中足趾の腫脹］、鶏眼(うおの目)がある。これらは悪い姿勢や足に合わない靴によることが多い。肉に食い込んだ爪をみることもある。帯状疱疹が足

■ 図10
足・踵・足趾の痛み

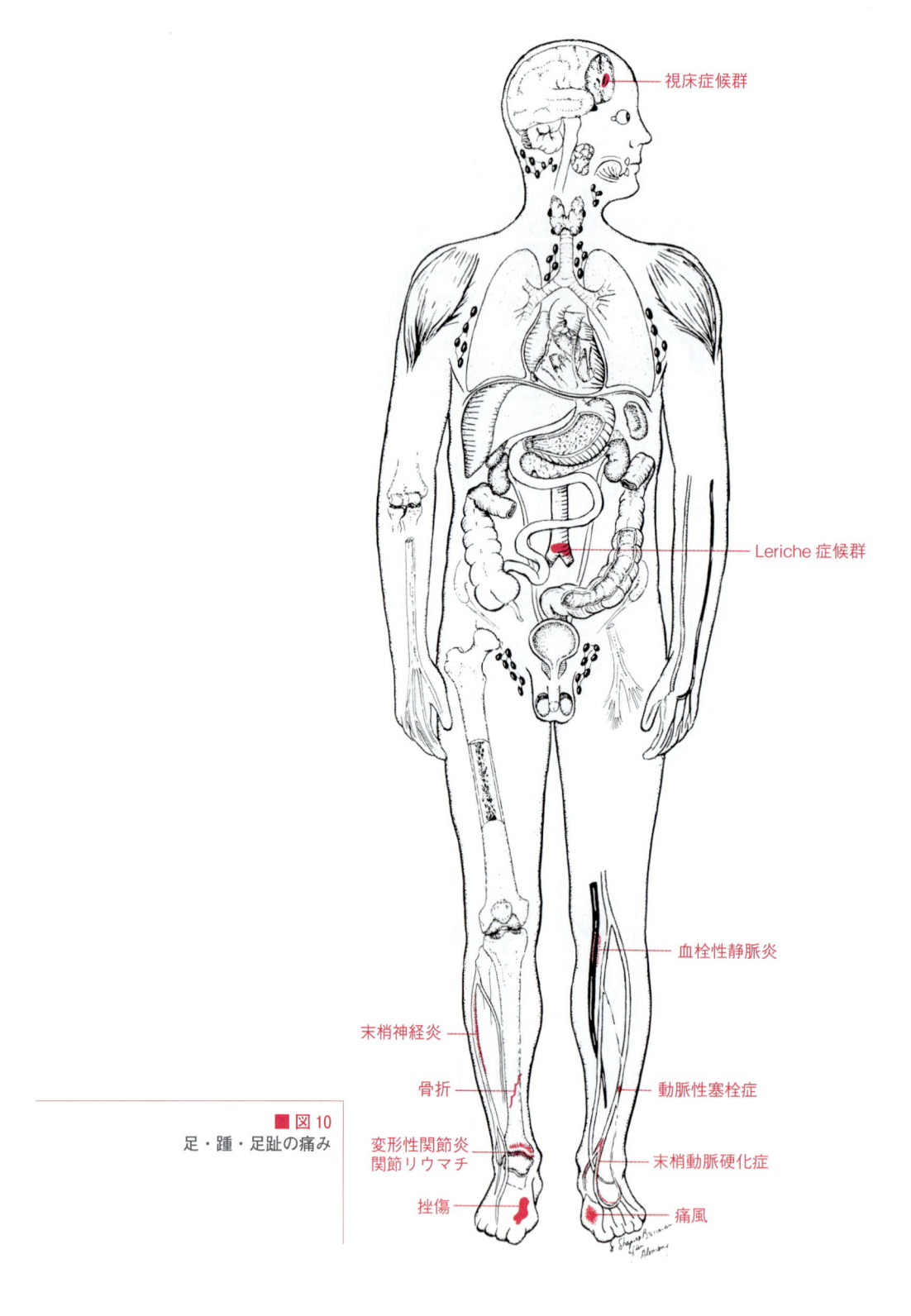

に起こることはまれである。**皮下組織，筋膜**では蜂巣炎，足底筋膜炎などが起こる。足底筋膜炎ではX線撮影で踵骨に骨棘をみつける。アキレス腱滑液包炎や腱炎もこの解剖学上の層に起こる。また，これらはReiter症候群や強直性関節炎に合併する。**静脈**には静脈炎や出血が起こる。

動脈にはBuerger病や結節性動脈周囲炎による炎症が起こりうる。また，糖尿病による細動脈硬化症や動脈硬化症により痛みを伴う閉塞をきたす。塞栓症も足の痛みの原因となる。Raynaud病が足に起こることもある。足の**神経**は，末梢性ニューロパチーを起こすさまざまな疾患や，腰仙部椎間板ヘルニア，馬尾腫瘍などにより障害され，痛みの放散は腰仙部椎間板ヘルニア，馬尾腫瘍を示唆する。手根管症候群による手の痛みと同じ機序で，後脛骨神経の絞扼により足に痛みが出現しうる。中足骨痛は底側趾神経腫によって起こるこ

■ 表30　足・踵・足趾の痛み

	M Malformation（奇形）	I Inflammation（炎症）	N Neoplasm（腫瘍）	T Trauma（外傷）	S Systemic disease （全身性疾患）
皮膚	足爪の肉への食い込み	帯状疱疹 蜂巣炎		胼胝 バニオン	
皮下組織，筋膜		蜂巣炎 足底筋膜炎			
動脈		血管炎 肢端紅痛症		出血 挫傷 動脈瘤	糖尿病 結節性動脈周囲炎 Buerger病
静脈	静脈瘤	血栓性静脈炎		出血	Buerger病
神経	肥大性多発神経炎* 腓骨筋萎縮症 足底絞扼症候群 Fabry病	脊椎カリエス	神経腫 馬尾腫瘍	挫傷 圧迫 裂傷	糖尿病性ニューロパチー
骨	扁平足 凹足 内反足	骨髄炎 Kohler病	原発性・転移性腫瘍	骨折	副甲状腺機能亢進症 鎌状赤血球貧血
関節		関節リウマチ 痛風 変形性関節炎 偽痛風		外傷性滑膜炎	痛風 リウマチ熱 Reiter症候群

*訳注：Charcot-Marie-Tooth病の亜型を指していると思われる。

とがある。Morton神経腫は第2，第3の趾間に最も多く起こる。より中枢の動脈ではLeriche症候群が，より中枢の神経系では視床症候群が足の痛みの原因となる。

　骨では骨折のほか，扁平足，凹足，内反足，外反母趾や，姿勢に伴う変形が起こる。Kohler病は踵骨の無菌性骨壊死である（p.279の関節痛の項を参照）。疲労骨折，アキレス腱炎，足根管症候群はランナーに多い。

◎診断へのアプローチ

　足の痛みを鑑別するうえで特に重要なのは，靴の裂け目や摩耗している部位に異常はないかの確認，足底弓の測定，最強圧痛点の触診，関節疾患に対する検査である（p.280, 281）。神経ブロックや，足底筋膜やその他の最強圧痛点に対するリドカイン注射も診断に有用である。定量シンチグラムにより体重分配の不均衡が診断できる［訳注：仙腸関節に対して骨シンチを行い，その取り込みを定量化して，体重のかかり方の不均衡≒関節の炎症をみる。仙腸関節炎のスクリーニング検査。現在では行われない］。正しくフィットした靴や足底弓の矯正を試験的に行ってもよいだろう。肥満患者では体重のコントロールが重要である。また足療医［訳注：podiatrist。米国発祥の足の専門医。英国やオーストラリアなどにもいるようだ］や整形外科医への紹介が必要なことも多い。

◎その他の有用な検査【適応】

1. 足のX線【骨折，脱臼】
2. Dopplerエコー【動脈・静脈の血流低下】
3. 骨シンチ【骨髄炎，骨折】
4. 筋電図，神経伝導速度【末梢性ニューロパチー】
5. 動脈造影【動脈硬化症】
6. 静脈造影【深部静脈血栓症】
7. CT【骨折，腫瘍】
8. MRI【疲労骨折】
9. 腰椎CTまたはMRI【椎間板ヘルニア】
10. 関節炎パネル

症例検討　#32

　58歳の男性。急激に発症した左足痛を訴えている。先行する外傷はない。

問1. 解剖学から考えると，鑑別診断は何か？

　さらなる問診でヒドロクロロチアジドを内服していることがわかったが，糖尿病，心疾患，腰痛の既往はない。診察で第1中足趾節関節に発赤，腫脹，著明な圧痛を認めた。末梢の脈は正常に触知できる。

問2. あなたの診断は何か？

（解答は付録B参照）

Forehead enlargement
前額部腫大

解剖学は前額部腫大の原因を考えるうえで有用である。問診と身体診察を行った後では見方が偏ってしまうので，その前に腰を落ちつけて鑑別診断のリストをつくってみよう。
1. **皮膚，皮下組織**：粘液水腫，クレチン病，蜂巣炎，血腫
2. **骨**：Paget 病，線維性骨形成異常，骨性獅子面症[訳注：顔面骨や頭蓋骨の異常な成長による顔貌。単一の疾患ではなく，前述の疾患や，副甲状腺機能亢進症，腎性骨異栄養症などでも起こる]，くる病，先天性梅毒，象牙様外骨症[訳注：表面が結節で覆われた外骨腫。頭蓋骨に好発し，ときに多発する]，先端巨大症，転移性癌
3. **中枢神経系**：水頭症，髄膜腫

◎診断へのアプローチ

多くの場合，病歴と身体所見から診断できるだろう。例えば，甲状腺機能低下症での非圧痕浮腫，先端巨大症での突出した顎，水頭症にみられる顔面骨に比し不均衡に腫大した頭部，などである。頭蓋骨の X 線撮影はくる病，Paget 病，先端巨大症，髄膜腫の診断に有用である。血算，赤沈，甲状腺刺激ホルモン，遊離 T_4，生化学もオーダーしよう。CT や MRI などの高価な検査を行う前に神経内科医にコンサルすべきである。

Frequency and urgency of urination
頻尿，尿意切迫

頻尿は，多尿(尿量の増加)，排尿を妨げる閉塞(真の意味での膀胱の容積が減少するため，頻回の排尿が必要になる)，尿路やその周囲への刺激による。
多尿：尿量増加については p.350 で詳しく述べるが，要約すると中枢性尿崩症，腎炎，甲状腺機能亢進症，副甲状腺機能亢進症，腎性尿崩症などが原因となる。
閉塞による排尿障害：器質的原因としては前立腺肥大，前立腺炎，正中稜肥大，尿道狭窄，膀胱結石がある。もう 1 つの原因として神経因性膀胱があり，ポリオ，副交感神経遮断薬，脊髄癆，多発性硬化症，その他の脊髄病変，糖尿病性ニューロパチーなどにより引き起こされる。
尿路への刺激：膀胱，腎臓，尿管，尿道の各々の感染，結石，腫瘍などによる。慢性・急性前立腺炎も原因となる。骨盤内の炎症(腟炎，痔核，憩室炎，虫垂炎，卵管炎)も尿路への刺激となりうる。

◎診断へのアプローチ

アプローチは容易である。まず尿を顕微鏡下で観察しよう。強拡大 1 視野あたり 1〜2 の動いている細菌を確認すれば尿路感染症の診断ができる。もし細菌がいなければ，直腸診，内診を怠ってはならない。そして尿培養，導尿による残尿量の計測，IVP，排尿時膀胱造影を行う。膀胱鏡も必要かもしれない。もしこれらの検査が陰性であれば 24 時間蓄尿を行い，5 L を超す排尿を認めればピトレシンに対する反応を検査する。それでも診断に至らないときにはクラミジア培養を考慮する。必要ならば，多尿に対する精査をさらに行う(p.352 参照)。

◎その他の有用な検査【適応】
1. 前立腺マッサージと滲出液の評価【前立腺炎】
2. Fishberg 濃縮試験【慢性腎炎】
3. 脳 CT【下垂体腫瘍】
4. 血清抗利尿ホルモン(ADH)【尿崩症】
5. Hickey-Hare 試験(高張生理食塩液負荷試験)【尿崩症】
6. 膀胱内圧測定【神経因性膀胱】
7. 循環時間【うっ血性心不全】

症例検討　#33

26 歳の白人女性。2 週間前からの頻尿を訴えている。排尿痛，発熱，悪寒，側腹部痛を認めない。2 年前にも同様のエピソードがあった。
問 1. 解剖学と生理学から考えると，鑑別診断は何か？
　さらなる問診で，19 歳時に 3 週間で自然消失した複視があったことがわかった。システムレビューで，数カ月続く間欠的な下肢の硬直がみつかった。神経学的診察で下肢の反射亢進，痙性失調性歩行を認める。
問 2. あなたの診断は何か？

(解答は付録 B 参照)

Frigidity
不感症

不感症は器質的原因(鑑別診断は性交時疼痛のそれに類似する。p.144 参照)または機能的原因による。**器質的原因は MINT** を用いて想起することができる。

M　Malformation(奇形)　陰核包皮，処女膜閉鎖，腟狭窄症，半陰陽，後屈子宮，Turner 症候群。

I　Inflammation(炎症)　腟炎，Bartholin 腺炎，子宮内膜炎，卵管炎。

N　Neoplasm(腫瘍)　腟，子宮頸部，子宮，卵巣の腫瘍，子宮内膜症，多発性硬化症や糖尿病性ニューロパチーなどの神経疾患。

T　Trauma(外傷)　巨大な男性器の挿入，マスターベーション，レイプされた経験や下記に述べる心的外傷などが含

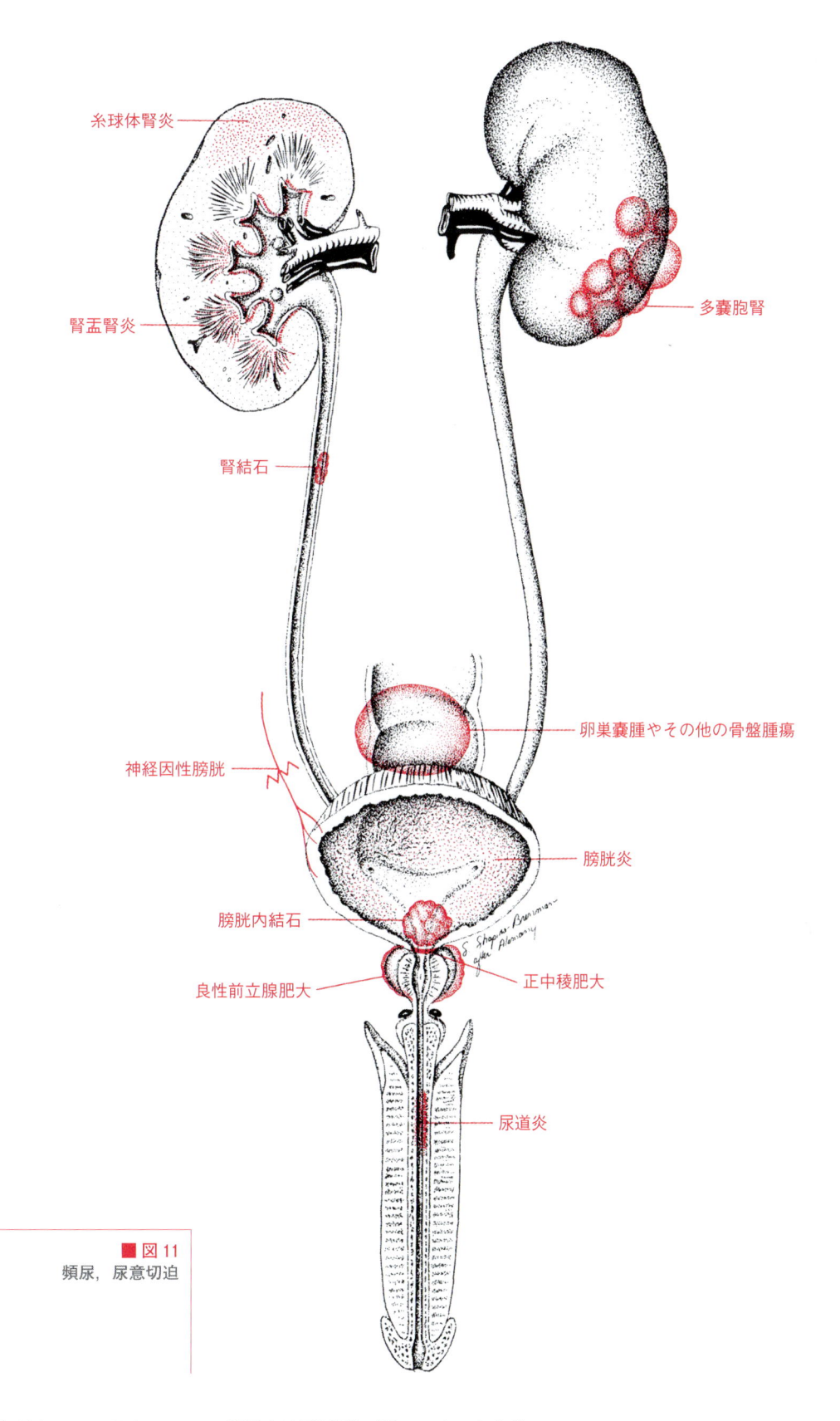

糸球体腎炎
腎盂腎炎
多嚢胞腎
腎結石
卵巣嚢腫やその他の骨盤腫瘍
神経因性膀胱
膀胱炎
膀胱内結石
良性前立腺肥大
正中稜肥大
尿道炎

■ 図11
頻尿，尿意切迫

まれる。残念ながらここではホルモンに起因する不感症の原因は含まれない(例えば，閉経，下垂体機能低下症，Stein-Leventhal症候群，副腎腫瘍)。肥満も器質的不感症の原因と考えられるかもしれないが，肥満が機能性疾患の徴候であることも多い。

不感症の**機能的原因**(心因性)には，すべての神経症や精神病が含まれる。特に重要なのは統合失調症，内因性うつ病，そして性交に対する恐怖や敵意である。この感情は意識下の

ものと無意識下のものに分類することができる。

　意識下の恐怖には，妊娠への恐怖や，妊娠中であれば胎児への影響に対する不安が含まれる．また，結婚や子どもをもつことに対する不安も含まれるだろう．もう1つの重要で多くの女性が経験する恐怖として，夫を満足させられず，みずからもクライマックスに到達できないのではないかというものがある．意識下の敵意は，男性優位への反感，妻の両親や親戚への夫の対応，夫に尊重されていないという思いなどに起因する．女性が性交を嫌う原因として，不十分なテクニックや早漏により快感を得られないというものもある．

　無意識下の恐怖には，幼少期にレイプされたことによる抑圧された恐怖，以前の近親相姦による抑圧された恐怖，性交は汚いものという思いに起因する罪悪感などが含まれる．無意識下の敵意には，(手術などで)性腺を摘出されたことによるコンプレックスや，女性らしさを意識することへの抵抗感が含まれる．

◎診断へのアプローチ

　まず行うべきことは，患者と夫を診察して器質的原因を探すことである．卵胞刺激ホルモン(FSH)，エストラジオール，その他のホルモンの血中濃度を測定してもよいだろう．閉経による不感症ではエストロゲン補充療法が考慮される．もし器質的原因がみつからなければ，精神科医やセックスセラピストへの紹介が必要となる．しかし，親身になって，患者に安心を与えられる内科医であれば，心因性の原因(特に意識下の)を診断することは可能かもしれない．

◎その他の有用な検査【適応】

1. 直腸診，内診【骨盤内腫瘤】
2. エコー【卵管卵巣膿瘍】
3. 腹腔鏡【骨盤内腫瘤】
4. 染色体検査【Turner症候群など】
5. 腟分泌物の塗抹培養【骨盤内炎症性疾患】
6. 精神科的検査【不安障害，うつ病など】
7. 婦人科コンサルト

Gait disturbance
歩行障害

　歩行障害をきたす病変の解剖学的部位は，障害の種類による．

1. **痙性歩行**：この病変では，両足を短い歩幅で引きずり，両足は近接しつつ，はさみをまわすような動きとなる．痙性歩行は錐体路の障害であり，下位脊髄から脳幹，脳までのいずれの病変でも起こる．原則的には次のようなものである．
   A. **脊髄**：多発性硬化症，筋萎縮性側索硬化症，脊髄腫瘍，脊髄空洞症，頸髄損傷，脊椎症
   B. **脳幹**：腫瘍，脳底動脈血栓症，多発性硬化症，扁平頭蓋底，進行性肝レンズ核変性症［訳注：Wilson 病のこと］
   C. **脳**：脳動脈硬化症，脳性麻痺，進行麻痺（神経梅毒），老年期および初老期の認知症
2. **片麻痺歩行**：半円を描くように片足を振りながら，床上を引きずる．通常，脳での片側錐体路の障害による．脳出血，血栓，脳塞栓，占拠性病変が，障害の原因である．多発性硬化症，早期の頸髄や椎間板腫瘍も，同様の症状をきたすことがある．
3. **鶏歩**：両足の背屈が弱いので，つまづきを防ぐために患者は足を高く上げて歩行する．病変はびまん性の末梢性ニューロパチーであり，鉛中毒，アルコール依存症，糖尿病，ポルフィリン症，腓骨筋の萎縮［訳注：Charcot-Marie-Tooth 病］，馬尾の腫瘍などが原因となる．他のさまざまな末梢性ニューロパチーの原因については，p.440 で議論する．
4. **跛行**：片側の下肢への痛みを引き起こす疾患，すなわち骨疾患，坐骨神経痛，骨盤病変，膝関節症，足首や足の障害が原因となる．患側をかばって次のステップに早く移り，健側での歩行に戻ろうとする．変形性股関節症や変形性膝関節症，椎間板ヘルニア，踵の骨棘，足首の捻挫，下肢のあらゆる部位の骨折が，典型的な原因である．小児では虐待を考慮する．
5. **運動失調性歩行**：歩幅は広く，ぎくしゃくし，ふらつく．感覚性もしくは小脳性に分けられる．感覚性失調は，脊髄癆，悪性貧血，脊髄腫瘍などによる脊髄後索病変によって引き起こされる．感覚性失調の患者は，地面から目を離すことなく慎重に歩く．小脳性失調は，脊髄小脳路および小脳への障害により起こり，原因として遺伝性小脳性運動失調，Friedreich 運動失調症，小脳腫瘍，多発性硬化症，アルコール性小脳萎縮などがある．小脳失調があると患者は歩行時によろめくが，閉眼しても増悪することはない．多発性硬化症や脊髄空洞症では，脊髄後索，錐体路，脊髄小脳路や小脳が侵され，痙性歩行と運動失調性歩行とが混合しうる．
6. **筋ジストロフィー性歩行**：骨盤の傾斜を伴う幅の広い歩行で，あたかも患者は「目立とうとしている」かのようにみえる．足を地面から持ち上げることは困難を伴い，左右に動揺する．
7. **錐体外路系疾患による歩行**：小刻みで痙性を伴い，足を引きずる．患者の体幹と頭部は地面に向かうように前傾姿勢をとり，加速（推進現象）と，時に後退（後方突進）を伴う．Huntington 舞踏病では，歩行はあたかも患者が酔ってゲームに興じているかのように，滑稽で不気味なものとなる．

◎**診断へのアプローチ**

　精査は，他の神経学的所見の有無で変わってくる．末梢神経の病変が疑われれば，糖尿病の精査とアルコール依存症，ポルフィリン症に対しての念入りな問診が必要となる．脊髄病変が疑われれば，脊柱の X 線写真，脊椎穿刺，Schilling 試験，場合によっては脊髄造影像や MRI が必要となる．病変が脳実質や脳幹部にあると考えれば，脊椎穿刺や造影検査を行うよりも先に，MRI や CT が通常行われる．神経内科医や脳神経外科医は，精密検査をどのように進めていくべきかをよく心得ている．

◎**その他の有用な検査【適応】**
1. 血算【悪性貧血】
2. 赤沈【硬膜外膿瘍，膠原病】
3. 梅毒トレポネーマ蛍光抗体吸収検査(FTA-ABS)【神経梅毒】
4. ツベルクリン反応【脊髄結核】
5. 生化学【筋疾患，肝硬変】
6. 血清蛋白電気泳動【多発性骨髄腫】
7. 血清鉛濃度【鉛ニューロパチー】
8. 抗核抗体【膠原病】
9. 関節リウマチ検査(リウマチ因子)
10. 血清ビタミン B_{12}，葉酸【悪性貧血】
11. 尿中ポルフォビリノーゲン【ポルフィリン症】
12. 24 時間蓄尿クレアチニン，クレアチン【筋ジストロフィー】［訳注：現在では筋ジストロフィーの診断目的で測定されることはまれである］
13. 筋生検【筋ジストロフィー，膠原病】

■ 図1
歩行障害

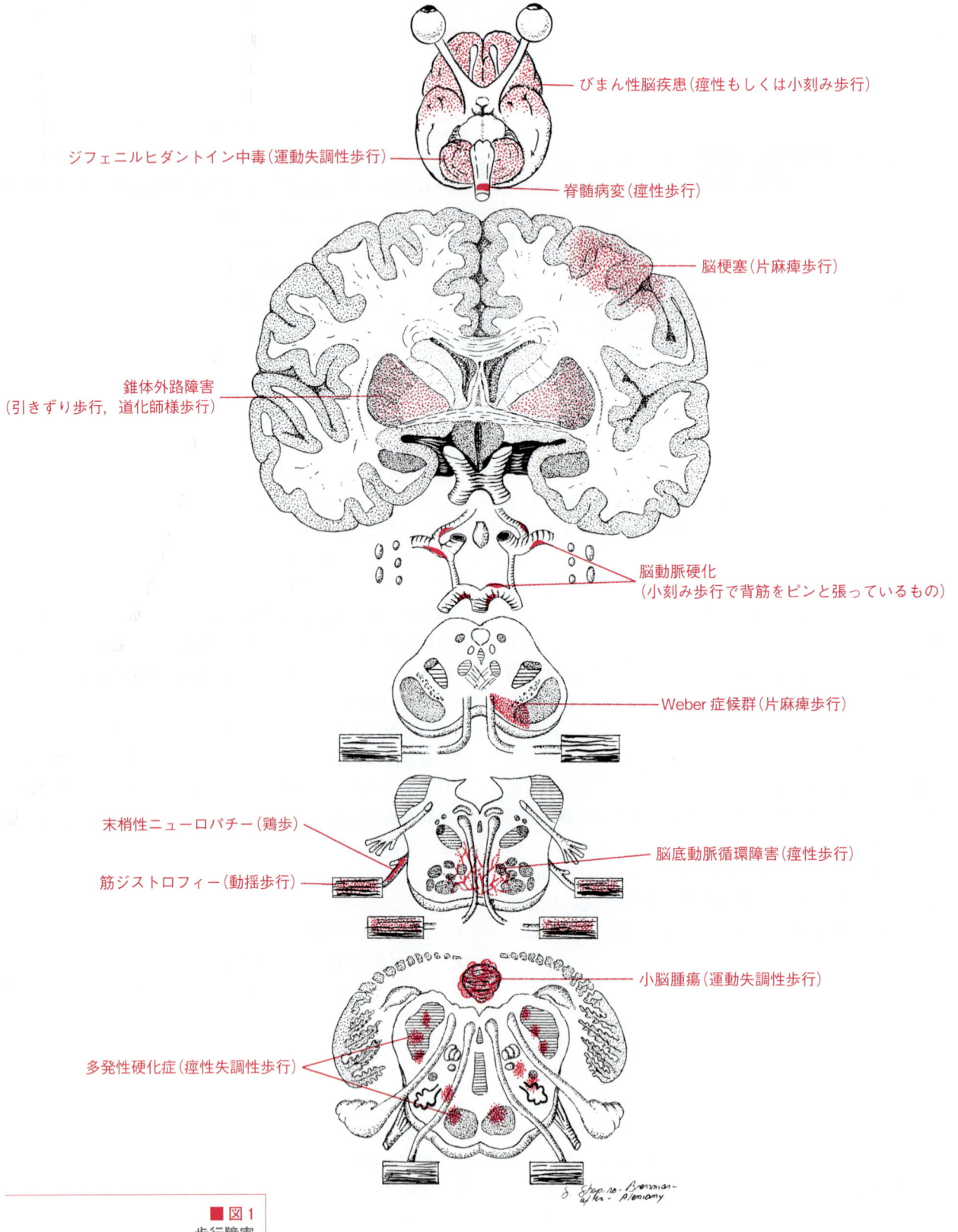

> **症例検討 #34**
> 42歳の黒人男性が，過去3年間進行する歩行困難と四肢の筋力低下を主訴に受診した．痛みやしびれ，刺痛は伴わないが，視力が同じ時期に低下していた．
> **問1.** 上記の方法から考えると，鑑別診断は何か？
> 神経学的診察により，四肢すべての筋力低下，筋萎縮，腱反射の減弱が明らかになった．また，両側の白内障と精巣萎縮も認められた．
> **問2.** あなたの診断は何か？
> （解答は付録B参照）

Gangrene
壊疽

壊疽の原因を挙げていくうえでは **VINDICATE** が役に立つ．

V **Vascular**（血管） 壊疽は，末梢の動脈硬化，Buerger病，大腿動脈のような大血管の血栓，大動脈終末の血栓，動脈塞栓症に伴って起こりうる．

I **Infection**（感染症） ガス壊疽は，典型的にはウェルシュ菌 *Clostridium perfringens* および他のクロストリジウム属により引き起こされる．レンサ球菌，ペプトストレプトコッカス属，ブドウ球菌属なども，進行性の細菌性壊疽を起こしうる．

N **Neoplasm**（腫瘍）および **Neurological**（神経性） クリオグロブリン血症や多発性骨髄腫に伴う Raynaud 現象は，手指に壊疽を起こす．末梢性ニューロパチー，脊髄空洞症，横断性脊髄炎，脊髄癆が，壊疽と関連しうる．

D **Degenerative**（変性） 変性疾患は，一般に壊疽とは関連しない．

I **Intoxication**（中毒） 麦角アルカロイドの使用と関連した壊疽は，記憶にとどめておくべきである．

C **Congenital**（先天性） 先天性疾患は，一般に壊疽とは関連しない．

A **Autoimmune**（自己免疫性） 全身性エリテマトーデス，強皮症，結節性動脈周囲炎，関節リウマチが，Raynaud 現象と壊疽に関連する．

T **Trauma**（外傷） 末端部への主要血管の断裂やギプスによる圧力が，壊疽の原因となりうる．極端な寒冷曝露は，凍傷による壊疽を起こすことがある．

E **Endocrine**（内分泌） よく知られた糖尿病性壊疽を記憶にとどめておく．

◎診断へのアプローチ

すべての患者に，血算，赤沈，VDRL試験，生化学，血清蛋白電気泳動を行うべきである．Raynaud 現象を認める症例では，抗核抗体，リウマチ因子を測定すべきである．Allen 試験も有用である．創部からの滲出物の好気性・嫌気性培養も提出する．患部の単純X線写真を撮影することも勧められる．大血管の塞栓症や閉塞が疑われる場合には，血管造影が必要である．Raynaud 現象を伴う例では，氷水試験，Sia 水試験，血清免疫電気泳動が有用となる．膠原病専門医へのコンサルトが賢明である．

Gigantism
巨人症

この症候の鑑別は，内分泌腺の生理的過活動もしくは低活動によりなされる．すなわち，下垂体機能の過活動（下垂体の好酸性腺腫で起こるように）は，成長ホルモンを過剰に産生することで巨人症を起こし，一方で精巣の低活動（Klinefelter症候群で起こるように）では，不十分なテストステロン分泌に伴う骨端線の閉鎖遅延が起こり，高身長となる．副腎皮質，精巣，松果体の腫瘍は，アンドロゲンおよびエストロゲンによる過成長を刺激することで生殖器肥大もしくは思春期前の巨人症を起こし，結果としては骨端線の早期閉鎖による小人症を招く．原発性巨人症は，異常成長した植物や花に似ている．遺伝的なくも状指もまた，巨人症の遺伝的な一形態であり，水晶体脱臼と関連した疾患である．

◎診断へのアプローチ

これらの病態に対するアプローチは単純である．ホルモンに対する放射線免疫測定は今日ただちに施行でき，頭蓋骨のCT，X線と断層撮影により，診断が可能となる．特に長身の女児が患者の場合，骨端線の早期閉鎖のために内分泌学的治療を希望する可能性があり，治療開始時点から内分泌専門医にコンサルトしておく．

◎その他の有用な検査【適応】

1. 血清成長ホルモン【下垂体腺腫】
2. 血清コルチコトロピン，黄体形成ホルモン(LH)，卵胞刺激ホルモン(FSH)【下垂体腺腫】
3. 血清テストステロン【Klinefelter症候群，副腎腫瘍，副腎皮質過形成】
4. 血清ジヒドロテストステロン，デヒドロエピアンドロステロン硫酸エステル【副腎腫瘍，副腎皮質過形成】
5. 尿中ヒドロキシプロリン【Marfan症候群】［訳注：現在の診断基準には含まれていない］
6. 尿中ホモシステイン【ホモシステイン尿症】
7. 染色体検査【Klinefelter症候群】
8. 下垂体 MRI【微小腺腫】
9. 精巣生検【Klinefelter症候群】

■ 図2
巨人症

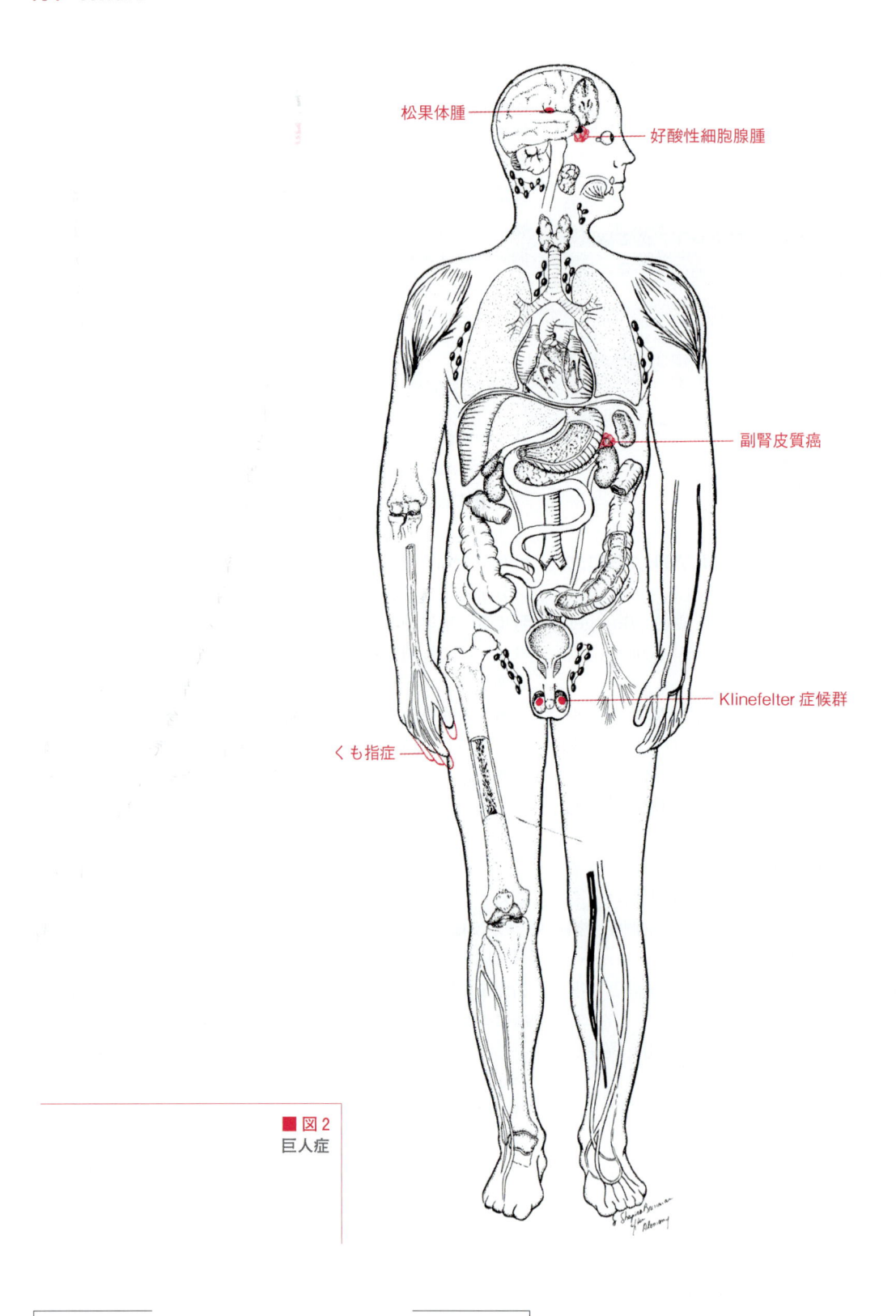

Girdle pain
帯状痛

　帯状痛は体幹部に広がる帯状の痛みで，ほぼ全例で肋間神経や神経根が関与するものと定義される．原因の記憶法として語呂合わせ **MINT** が最も一般的である．

M　**Malformation**（奇形）　脊髄空洞症がある．
I　**Inflammation**（炎症）　炎症としては，帯状疱疹，骨髄癆，硬膜外膿瘍がある．
N　**Neoplasm**（腫瘍）　神経根を侵す脊髄腫瘍を考慮する．
T　**Trauma**（外傷）　外傷は，脊椎や肋骨の骨折のみではなく，非常にまれではあるが胸椎椎間板ヘルニアも鑑別診断として考慮する．

この語呂合わせからは想起できない2つの鑑別疾患が，多発性硬化症と，悪性貧血に伴う亜急性連合性脊髄変性である。

◎診断へのアプローチ

ルーチン検査として，血算，赤沈，VDRL試験，生化学検査は行うべきだが，診断的ではないかもしれない。特に外傷の既往がある際には，脊椎および肋骨の単純X線撮影も行う。錐体路徴候や他の脊椎病変の関与がある場合には，MRIを行う必要があるかもしれないが，神経内科医へのコンサルトを先に行う。

Glycosuria
尿糖

尿糖はまず，血糖と糖代謝の**調整障害**をはじめに考慮すべきである。鑑別のトップに出てくるのは，糖尿病である。しかしながら，他の多様な内分泌学的疾患も鑑別に入れるべきである。内分泌腺にフォーカスすることで，これらの多くを思い起こすことができる。下垂体においては先端巨大症，副腎ではCushing症候群と褐色細胞腫，甲状腺では甲状腺機能亢進症，そして膵臓では糖尿病およびグルカゴノーマを想起する。また，腎性の尿糖(特発性もしくはFanconi症候群)そして飢餓を，鑑別として忘れるべきではない。

◎診断へのアプローチ

尿糖に対する検査では，ブドウ糖負荷試験，生化学，電解質検査を行うべきである。多尿，過食，脱力，そして体重減少は，診断の助けになる。ここに挙げた内分泌学的疾患の特徴が1つでもあれば，各種の試験および内分泌専門医へのコンサルトを行う。

◎その他の有用な検査【適応】

1. 遊離サイロキシン(T₄)【甲状腺機能亢進症】
2. T₃分画【甲状腺機能亢進症】
3. 放射性ヨウ素(RAI)取り込みシンチ【甲状腺腺腫】
4. 血漿コルチゾール【Cushing症候群】
5. 終夜デキサメタゾン抑制試験【Cushing症候群】
6. 血清成長ホルモン【先端巨大症】
7. 24時間蓄尿検査：カテコールアミン，バニリルマンデル酸(VMA)，メタネフリン【褐色細胞腫】
8. 頭蓋骨X線【下垂体腺腫】
9. 頭部CT【先端巨大症】
10. 腹部CT【膵腫瘍，グルカゴノーマ】

Groin mass
鼠径部腫瘤

ルーチンの診察で見つかる鼠径部の腫瘤は，リンパ節腫脹であることがほとんどである。対照的に，患者自身が鼠径部腫瘤を主訴に来院した場合，診断はおそらくヘルニアである。しかし，「それらしい」というだけで診断してよいのだろうか。体系的なアプローチを行うことで誤診を避け，医学をもっと楽しくすべきである。

鼠径部の解剖を思い浮かべてみよう。皮膚があり，皮下組織があり，そして鼠径管，大腿管がある。さらに深部には，伏在静脈，大腿静脈，大腿動脈と神経，そしてリンパ節がある。次の層は，腰筋，腸骨筋，骨，股関節の靭帯である。**MINT**という語呂合わせをこれらの解剖にあてはめて，以下の鑑別疾患を思い出すきっかけとしよう。

M **Malformation**(奇形)　筋膜に留まる鼠径および大腿ヘルニア，陰嚢水腫，ないしは鼠径管内での停留精巣を示唆する。伏在静脈瘤や腸骨動脈瘤も考慮すべきである。

I **Inflammatory**(炎症)　蜂巣炎，急性リンパ節炎(通常は性病もしくは皮膚疾患に続発する)，結核もしくは全身性疾患に続発する慢性リンパ節炎(p.296)を含む。さらに，結核は腰筋膿瘍を起こしうるし，また伏在静脈や大腿静脈(特に産後に)の血栓性静脈炎や，関節炎(リウマチ，痛風，骨髄炎など)もある。最後に，股関節の骨髄炎も考慮しなければならない。

N **Neoplasm**(腫瘍)　皮膚腫瘍(p.385)，脂肪腫，Hodgkinリンパ腫，転移性腫瘍，骨肉腫が含まれる。

T **Trauma**(外傷)　大腿静脈および動脈の穿孔，挫傷や骨折，股関節の脱臼が含まれる。

◎診断へのアプローチ

当然であるが，リンパ節腫脹と他の病態とを区別する必要がある。ヘルニアは通常還納可能であるが，そうでない場合は極度の疼痛があり，患者はしばしば消化器症状を伴っている。ヘルニアでは光をあてても透けて見えることはなく，しばしば腸蠕動音が聴取される。鼠径ヘルニアが鼠径靭帯の上方に位置することは，リンパ節および靭帯の下方に位置する大腿ヘルニアとの鑑別に役立つ。リンパ節炎は，通常は例えば軟性下疳のような外陰部の病巣や，下肢の病変に関連している。試験手術やリンパ節生検が，確定診断のためには必要となることがある。静脈血栓を除外するために静脈造影が，動脈瘤否定のために動脈造影が必要となることもある。

◎その他の有用な検査【適応】

1. 血算【膿瘍】
2. ツベルクリン反応【腰筋膿瘍】
3. 蛋白電気泳動【多発性骨髄腫】

■ 図 3
尿糖

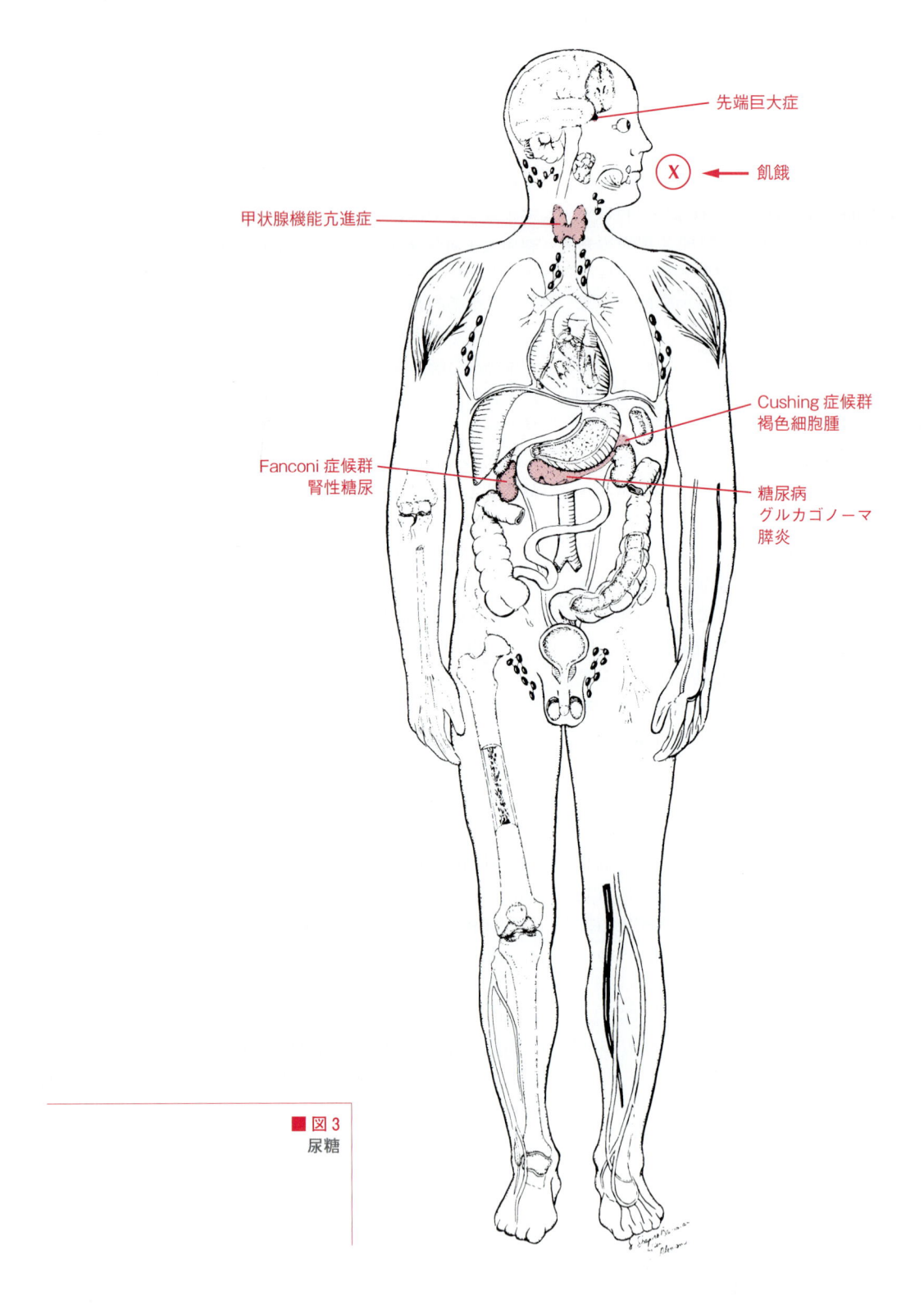

(図中ラベル)
- 先端巨大症
- 飢餓 (X)
- 甲状腺機能亢進症
- Cushing 症候群／褐色細胞腫
- Fanconi 症候群／腎性糖尿
- 糖尿病／グルカゴノーマ／膵炎

4. 股関節 X 線【転移性腫瘍，多発性骨髄腫】
5. VDRL 試験【局所のリンパ節炎を伴う下疳】
6. 小腸造影【ヘルニア】
7. リンパ節造影【リンパ腺の腫瘍】
8. エコー【伏在静脈瘤，動脈瘤】

症例検討 #35
34歳のパイロットが定期身体検査で，右鼠径部腫瘤が見つかった。
問 1. 解剖学から考えると，鑑別診断は何か？
　追加の試験では，腫瘤は還納可能で，鼠径靭帯の上方に位置していた。

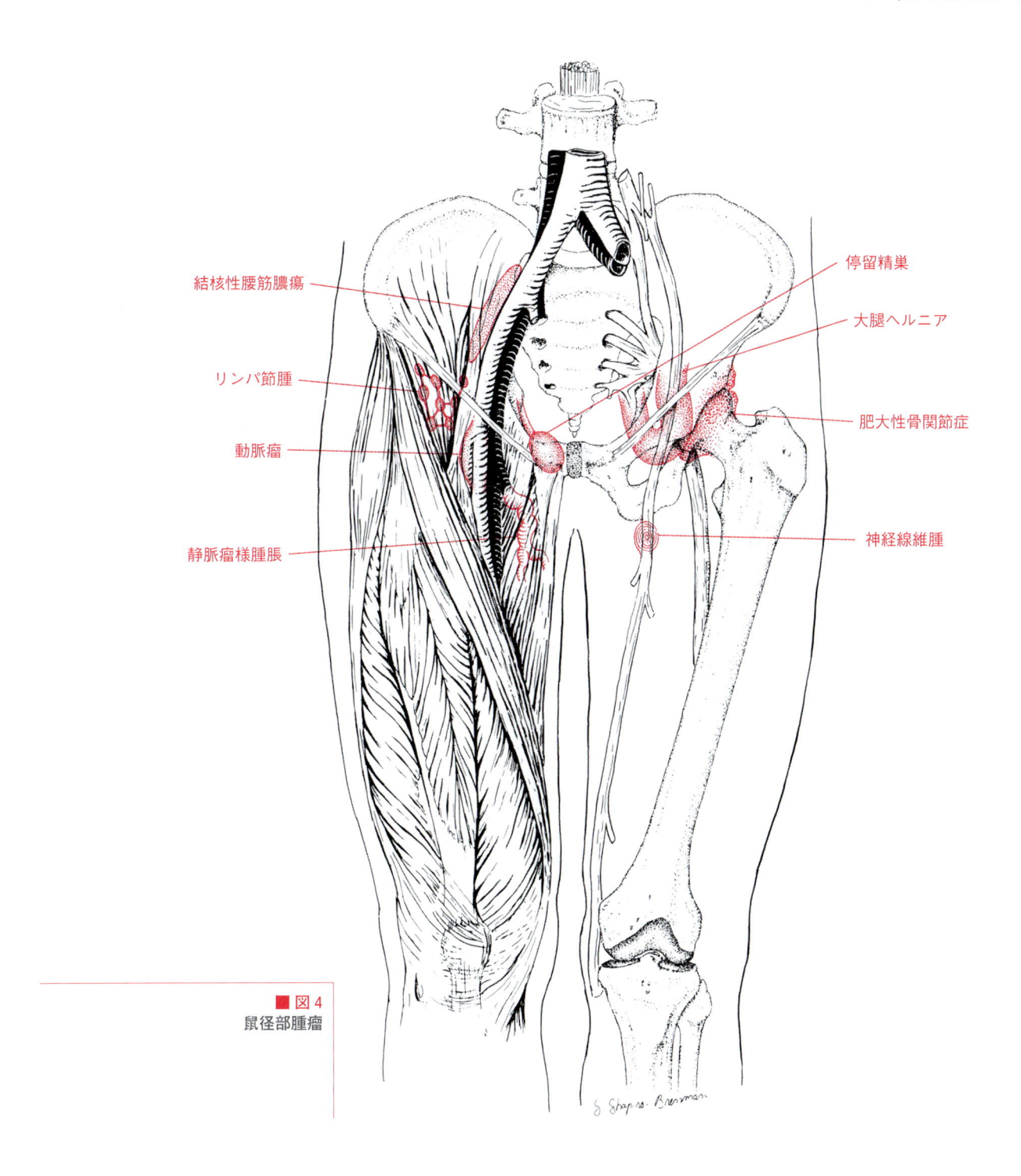

Groin pain｜鼠径部痛　197

結核性腰筋膿瘍
リンパ節腫
動脈瘤
静脈瘤様腫脹

停留精巣
大腿ヘルニア
肥大性骨関節症
神経線維腫

■ 図4
鼠径部腫瘤

問2. あなたの診断は何か？
（解答は付録B参照）

Groin pain
鼠径部痛

　鼠径部の解剖学的構成物は，皮膚，皮下組織，筋膜，リンパ節，大腿神経，大腿動脈と大腿静脈，そしてさらに深部に寛骨［訳注：腸骨，坐骨，恥骨からなる］である。鼠径部痛はほとんどの病変が炎症性もしくは外傷性のため，これらの構造物を記憶にとどめておけば，鑑別疾患を挙げるのは容易である。

　皮膚に異常をきたすものは色々あるが，とりわけ，間擦疹，疥癬，癤，帯状疱疹などが多い。**皮下組織**は，蜂巣炎，結核性膿瘍などに侵されうる。**筋膜**が脆弱か，もしくは傷つけば，大腿および内鼠径ヘルニアが発生しうる。**リンパ節**の炎症はより頻度の高い鼠径部痛の原因であり，淋病，下疳などの性感染症，外陰部の他の感染症によって起こりうる。**大腿神経**は，ウイルス性神経炎，糖尿病性ニューロパチー，そ

■ 図5
鼠径部痛

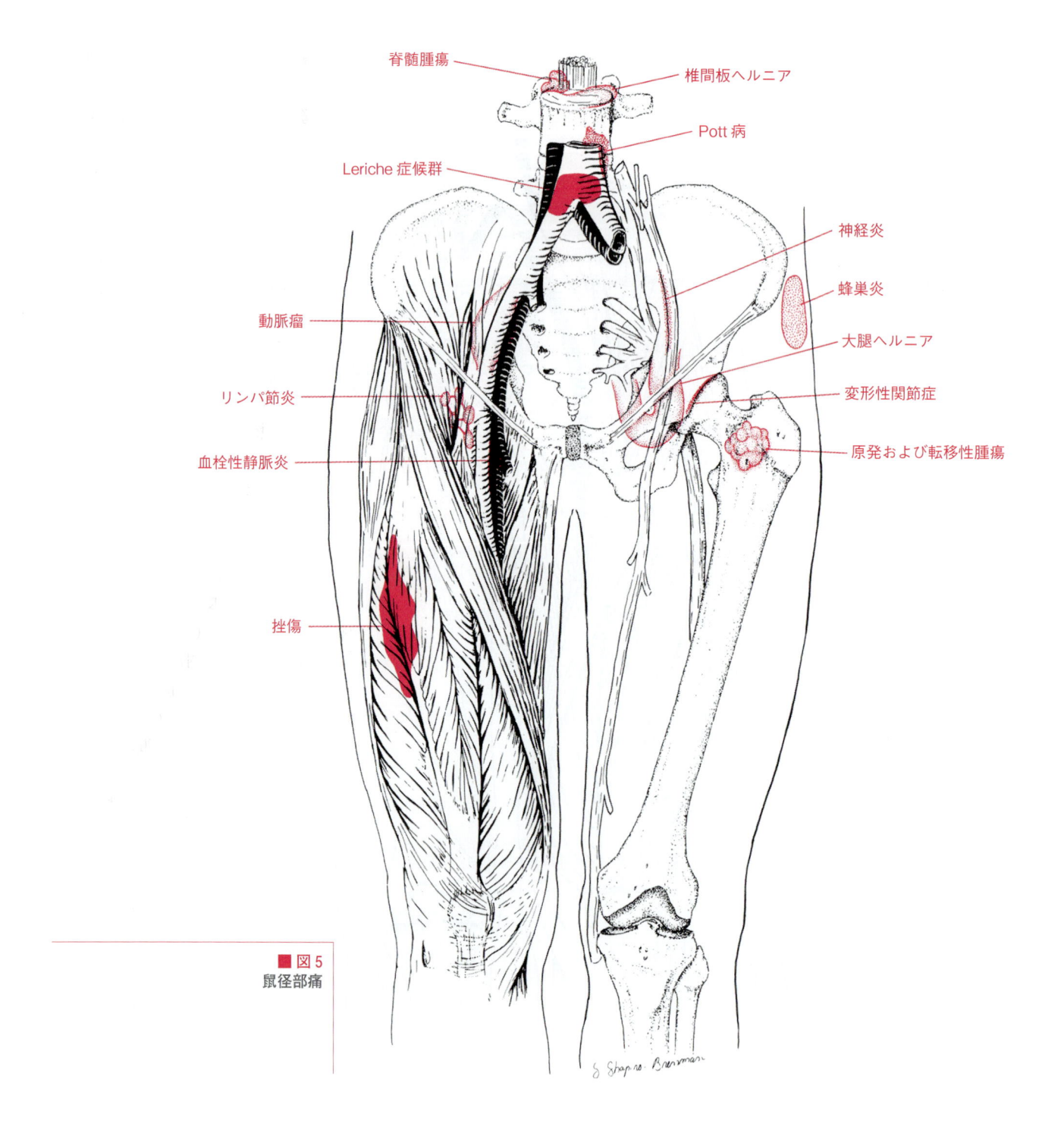

脊髄腫瘍　椎間板ヘルニア　Pott病　Leriche症候群　動脈瘤　神経炎　蜂巣炎　大腿ヘルニア　変形性関節症　リンパ節炎　原発および転移性腫瘍　血栓性静脈炎　挫傷

して脊髄病変（骨折，椎間板，腫瘍）によって侵されることがある．**大腿動脈**では，血栓，塞栓症，動脈瘤解離などが起こることがあるが，**大腿静脈**では血栓がほとんどである．最後に最も下層にある**股関節**の骨群では，さまざまな理由による関節炎に加えて，感染や腫瘍の転移が起こりうる．骨折や他の外傷も，股関節部の骨に影響する．

鼠径部への関連痛を考慮しないと，重大な見落としをすることになる．腎盂腎炎，腎疝痛，Crohn病，虫垂炎，卵管炎，他の多くの腹部疾患が，鼠径部への関連痛を起こしうる．

◎診断へのアプローチ

鼠径部痛の診断へのアプローチで重要なことは，多くの場合，腫瘤もしくは痛みをもつ構造物が，鼠径部に存在することである．もし腫瘤がリンパ節であれば，外陰部および下肢の慎重な診察でしばしば原因は明らかとなるが，淋菌を見出すためには尿道もしくは腟の塗抹および培養が必要となるであろう．関連痛の原因を調べるために，尿生殖器や消化管の検索を行う．腫瘤が還納可能であればヘルニアの可能性が高く，外科医へのコンサルトを行う．嵌頓ヘルニアではもちろん即座にコンサルトを行う．

◎その他の有用な検査【適応】
1. ツベルクリン反応
2. エコー【囊胞性腫瘤】
3. 腹部臥位X線【小腸閉鎖に伴うヘルニア】
4. 股関節X線【骨折，骨髄炎】
5. 血算【膿瘍】
6. 骨シンチ【腫瘍，骨髄炎】
7. 血管造影【動脈瘤】
8. 静脈造影【伏在静脈瘤】
9. 試験手術【ヘルニア，腫瘍】
10. 生検【腫瘍】
11. CT【腫瘍，膿瘍】

症例検討　#36

38歳の大工が，数カ月間にわたる右鼠径部の間欠痛を訴えた。痛みは非常に強く，過去2週間仕事を休まなくてはならないほどだった。身体診察では右鼠径部に腫瘤はなく，触診でわずかな疼痛が生じた。

問1. 解剖学から考えると，鑑別診断は何か？

神経学的診察では，右L1デルマトーム（皮膚分節）で触覚の減弱と疼痛がみられ，咳やくしゃみでも痛みを感じていた。

問2. あなたの診断は何か？

（解答は付録B参照）

Gynecomastia
女性化乳房

女性化乳房はホルモン異常により起こるため，多くの原因は，摂取，産生，輸送，調節，破壊，分泌といった生理学的なモデルを用いることで思い出すことができる。

摂取：エストロゲンや他の女性化ホルモンを摂取すれば，女性化乳房が起こりうることは明らかである。肥満の治療としてヒト絨毛性ゴナドトロピン(hCG)の注射が用いられるが[訳注：現在では使用されていない]，女性化乳房が起こりうる。メチル化テストステロンおよびデスオキシコルチコステロンの注射の結果として女性化乳房が起こるかどうかは不明である。アンフェタミン，三環系抗うつ薬，メサドン，イソニアジドの使用もまた，女性化乳房をきたしうる。

産生：エストロゲンおよびエストロゲン様の物質は，セミノーマのような精巣腫瘍，Sertoli細胞腫，副腎腫瘍で増加する。プロラクチンやhCGの産生は，下垂体腫瘍や肺癌で増加する。フェノチアジン，マリファナ，レセルピン，メチルドパなどの薬物も，プロラクチン産生を増加させる。テストステロンや他のアンドロゲンの産生，またはアンドロゲンを産生させる物質は，以下の疾患で減少することが知られている。Klinefelter症候群，加齢，ムンプス精巣炎，視床下部病変，肝疾患，そして筋緊張性ジストロフィー，脊髄空洞症，Friedrich運動失調症などの神経疾患である。テストステロンの産生は，仮性半陰陽，先天性副腎皮質過形成でも減少する。

輸送：ホルモンを輸送する血漿蛋白は飢餓で減少し，多くの衰弱状態ではテストステロンの活性や利用が低下し，女性化乳房をきたす。

調節：循環するエストロゲンおよびアンドロゲンの比率の調節は，甲状腺機能亢進症，甲状腺機能低下症，腎不全，透析によって影響される。スピロノラクトン，ジギタリス，グリセオフルビン，シメチジン，大麻（カンナビノイド）はアンドロゲンに拮抗し，女性化乳房を引き起こす。良性の女性化乳房は，思春期の少年によくみられる状態である。

破壊：ヘモクロマトーシス，肝硬変，癌，肝炎などの肝疾患では，テストステロンからエストロゲンへの変換が増加する。甲状腺機能亢進症でも同じことが起こる。

◎診断へのアプローチ

患者がアルコールや薬物を摂取しているか確認することが重要である。身体診察では，青銅色の皮膚（ヘモクロマトーシスの徴候），精巣腫瘍，神経学的徴候（例えばFriedrich運動失調症，筋緊張性ジストロフィー，対麻痺），正常でない二次性徴（Klinefelter症候群や仮性半陰陽）が重要である。精査では，甲状腺機能，肝機能，血清プロラクチン，尿薬物スクリーニング，血清鉄，鉄結合能，血清卵胞刺激ホルモン(FSH)，黄体形成ホルモン(LH)，テストステロン，エストラジオールを測定する。これらの高価な試験をオーダーする前に，内分泌科専門医へ紹介する。

◎その他の有用な検査【適応】
1. 頬側塗抹標本でのBarr小体染色【Klinefelter症候群】
2. 血清コルチゾール【Cushing症候群】
3. コルチゾール抑制試験【Cushing症候群】
4. 迅速コルチコトロピン試験【先天性副腎皮質過形成】
5. βヒト絨毛性ゴナドトロピン(β-hCG)【下垂体腫瘍，肺腫瘍】
6. 神経内科コンサルト
7. 胸部X線【肺癌】

症例検討　#37

46歳の糖尿病の男性が，過去4カ月間に乳房が腫大してきたことを訴えた。彼は，糖尿病治療に用いているインスリン以外の薬物使用は否定した。

問1. 生理学から考えると，鑑別診断は何か？

身体診察で肝腫大と精巣萎縮が示された。

問2. あなたの診断は何か？

（解答は付録B参照）

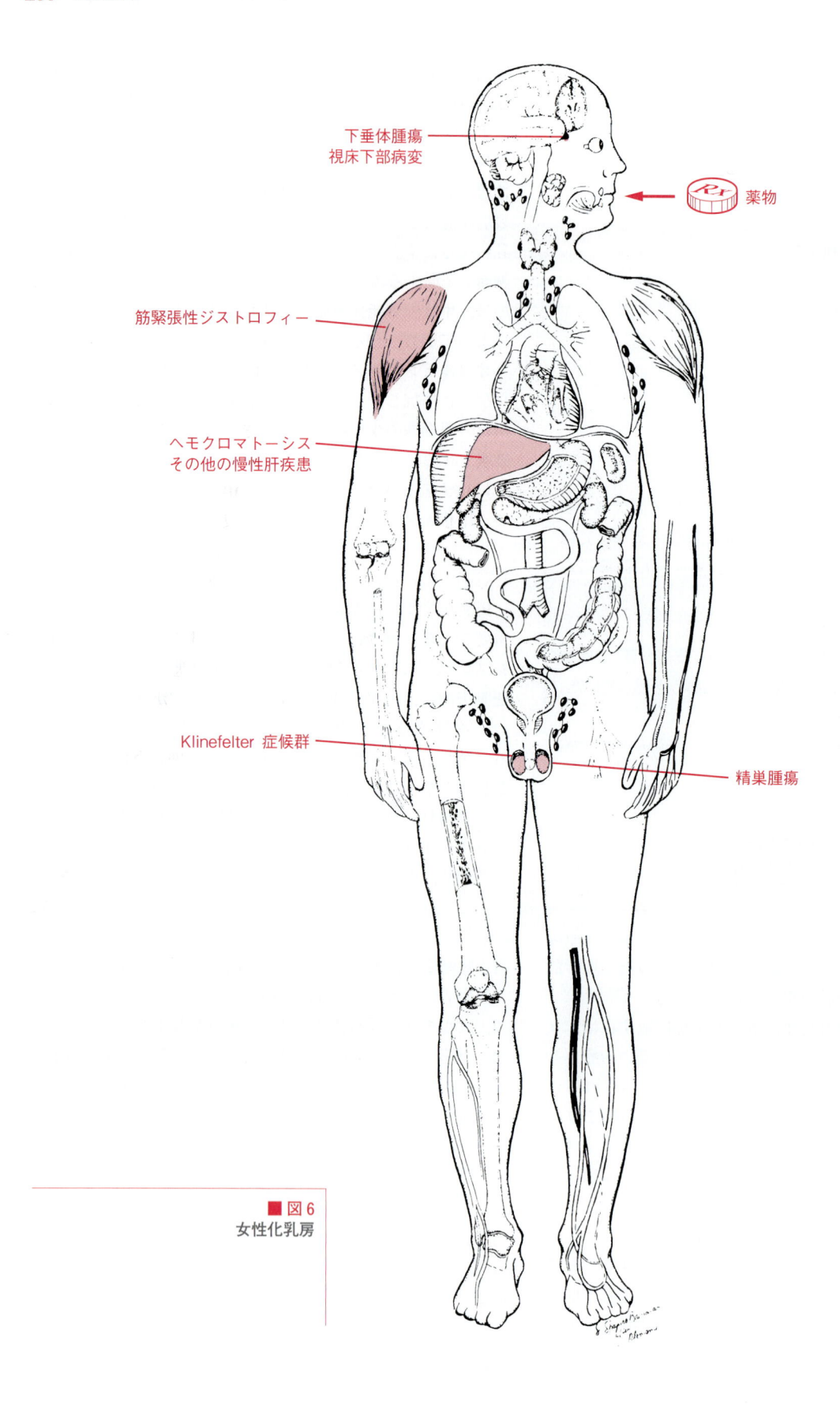

下垂体腫瘍
視床下部病変

薬物

筋緊張性ジストロフィー

ヘモクロマトーシス
その他の慢性肝疾患

Klinefelter 症候群

精巣腫瘍

■ 図6
女性化乳房

Halitosis and other breath odors
口臭や他の息のにおい

　きつい口臭の原因にはどのようものがあり，それを簡単に思い出すにはどうしたらよいのであろうか？　最良の方法は，呼吸器そして上部消化管の解剖をまずは想起することである。なぜならば，粘液，痰，吐物や逆流してきたものなどが，きついにおいを発生させるからである。

　口腔では，歯科ケアを疎かにすることで，歯槽膿漏や感染症による口臭が発生する。口内炎(例えばアフタ性口内炎)も，口臭の原因となりうる。**鼻腔内**での原因としては，副鼻腔炎や萎縮性鼻炎がある。大きな扁桃腺の友人を持つ人なら誰しも，扁桃腫大が口臭のよくある原因であり，特に感染症を起こした場合に増悪することをご存じだろう。どのような原因による咽頭炎でも，口臭を起こすことがある。喉頭・下部呼吸系の癌や結核も，口臭を起こす。より口臭をきたしやすいのは，気管支拡張症や肺膿瘍である。

　食道から胃へ降りていこう。憩室に溜まった食物，食道の噴門痙攣，食道裂孔ヘルニアに伴う慢性の膜性または肉芽腫性食道炎による繰り返す口臭も考えるべきである。食道の癌は，閉塞を起こしたり，そこに蓄積した食物の腐敗を起こす原因になる。慢性胃炎や胃癌も，口臭の原因となる。

　甘い口臭は，糖尿病やアルコール依存症の患者にみられることがある。尿毒症ではアンモニアや尿のにおいがするのに対し，肝性昏睡では魚のような生臭いにおい(肝性口臭)がする。便臭の口臭は，胃結腸瘻や腸閉塞の末期を想起すべきである。にんにく臭は，多くの中毒でみられる(ヒ素，有機リンなど)。

◎診断へのアプローチ

　口臭の精査の際には，口と鼻腔の診察を慎重に行う。診察の結果問題がない場合は，胸部・副鼻腔Ｘ線や，バリウムによる上部消化管検査を行うべきである。これらの検査も問題ない場合は，呼吸器系や上部消化管の内視鏡検査がすすめられる。肝臓および腎機能検査は，尿毒症や肝性昏睡が疑われた場合に行う。歯槽膿漏が疑われた場合は，患者に歯科受診をすすめる。

Hallucination
幻覚

　幻覚とは，そこにはないものを見たり，聞いたり，触れたり，臭ったり，味がしたりすることである。精神的な不調のない状態での幻聴は，一般的に統合失調症を示唆する。しかし，てんかん，薬物中毒，脳腫瘍は除外する必要がある。幻視はしばしば薬物中毒，アルコール依存症の徴候であるが，これらは統合失調症でみられることもある。意識変容を伴う幻覚は，記憶障害(p.299参照)の鑑別診断をすぐに想起すべきである。幻覚をもつ患者に直面した場合は，MINTで考えると簡単にその原因を想起できる。

M　**Mental**(精神疾患)　統合失調症や躁うつ病，妄想状態などが挙げられる。

I　**Intoxication**(中毒)および**Inflammation**(炎症)　アルコール依存症，大麻，LSD，慢性臭素中毒，さまざまなその他の薬物，そして脳炎，脳膿瘍(特に側頭葉)，梅毒が挙げられる。また，**Idiopathic**(特発性)の疾患として，てんかん，初老期認知症，動脈硬化も考慮する。

N　**Neoplasm**(腫瘍)　脳腫瘍を想起する。後頭葉の腫瘍は幻視の，側頭葉の腫瘍は幻聴や鉤発作(悪臭などを引き起こす)の原因となる。頭頂葉の腫瘍は，身体がピリピリするなどの知覚異常が起こることがある。

T　**Trauma**(外傷)　脳挫傷，硬膜外・硬膜下血腫，そして頭蓋骨陥没骨折が挙げられる。

◎診断へのアプローチ

　幻覚の精査を行う際には，まず薬物に関しての情報を，患者もしくは患者から聞けない場合には親戚や友人から得ることが必須である。てんかんの家族歴や，頭部外傷歴も聴取する。薬物検査は行うべきである。仮に意識変容がない場合，精神科医にコンサルトするべきだが，脳波検査も行ったほうがよい。Wernicke脳症やKorsakoff症候群が疑われる場合には，診断的治療としてチアミン100 mgの静注を行うべきである。

　意識変容があれば，神経内科医にもコンサルトすべきである。意識変容が確定できない疑い症例では，心理テストを行うのがよい。CTやMRI，脳波，頭蓋骨Ｘ線，動脈造影も，症例に応じて必要となる。

Hand and finger pain
手と指の痛み

　患者が手や指に疼痛を訴えてきた場合には，解剖を考えてみよう(表31)。**皮膚**に原因があれば，接触皮膚炎，真菌感染症，癤，蜂巣炎，外傷を考える。取るに足らない傷でも感染を起こすことがある。腕を昇っていく線状の炎症所見を見つ

扁桃炎
歯槽膿漏
気管支拡張症
肺膿瘍
肝硬変
肝性昏睡
食道裂孔ヘルニア
食道炎
尿毒症
糖尿病性
アシドーシス

■図1
口臭や他の息のにおい

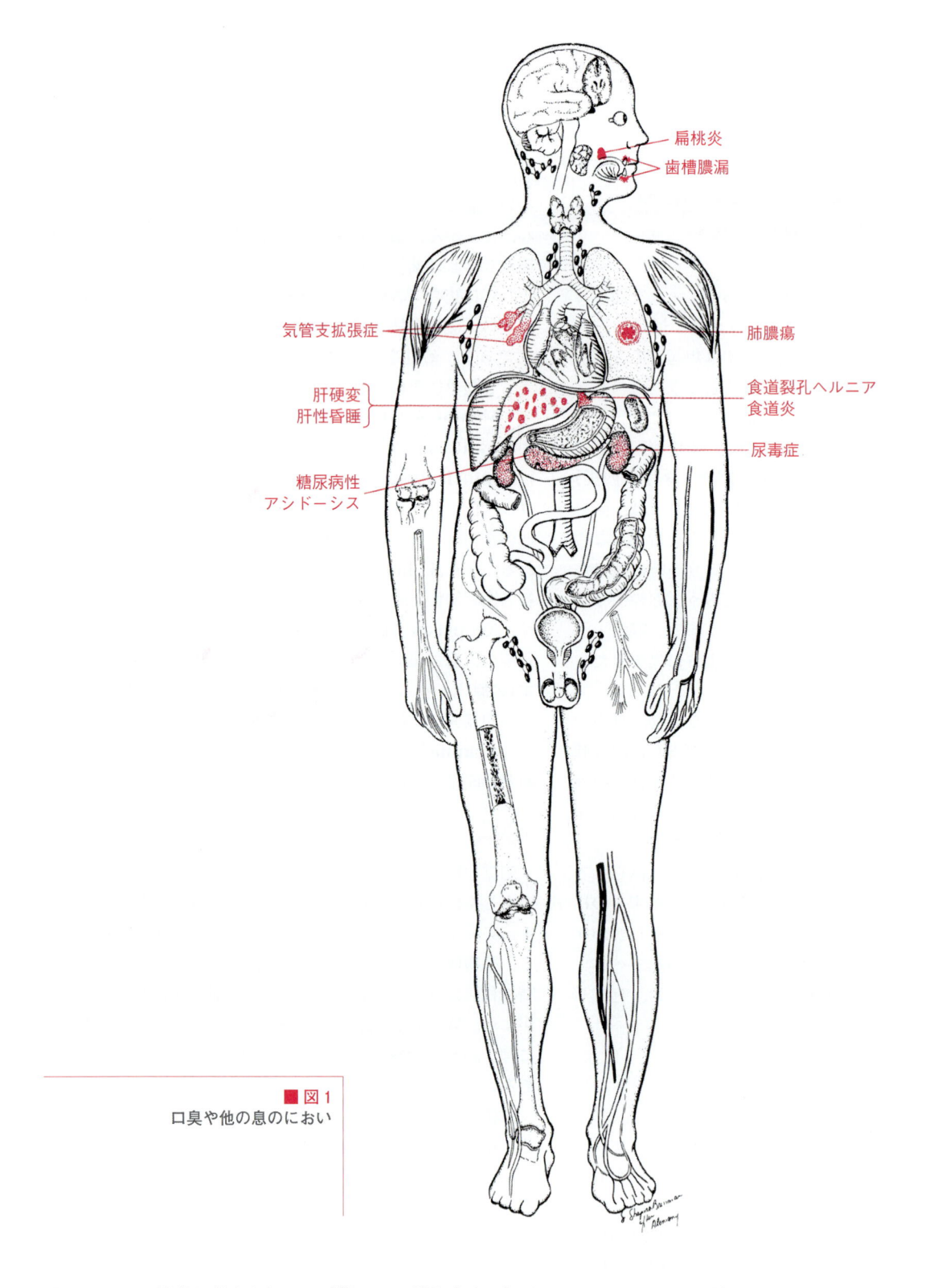

けたらリンパ管炎が考えられる。手指では，帯状疱疹が起こることは滅多にない。皮下では，**腱鞘**や**筋膜の隙間**が感染症の温床となり，小さな傷からの感染で顕著に腫れる。指の先端（通常は示指）の柔らかいところは，瘭疽になりやすい場所として特によく知られている。爪周囲炎は強い痛みを伴う。爪下血腫はそれ以上の痛みを伴う。

マクログロブリン血症，閉経期，関節リウマチなどでみられる Raynaud 現象では，手の**動脈**が間欠的に疼痛を伴う攣縮を起こす。これは原発性に起こることもあり，Raynaud 病と呼ばれる。Raynaud 現象は冷たいものに触れることで起こり，痛みが強く，間欠的に手が青くなり，究極的には壊疽となる。膠原病や Buerger 病でも，動脈の血管炎や Raynaud 現象を起こす。最終的には手指の末梢動脈塞栓を起こすこともあるが，通常は下肢の指に起こることが多い。

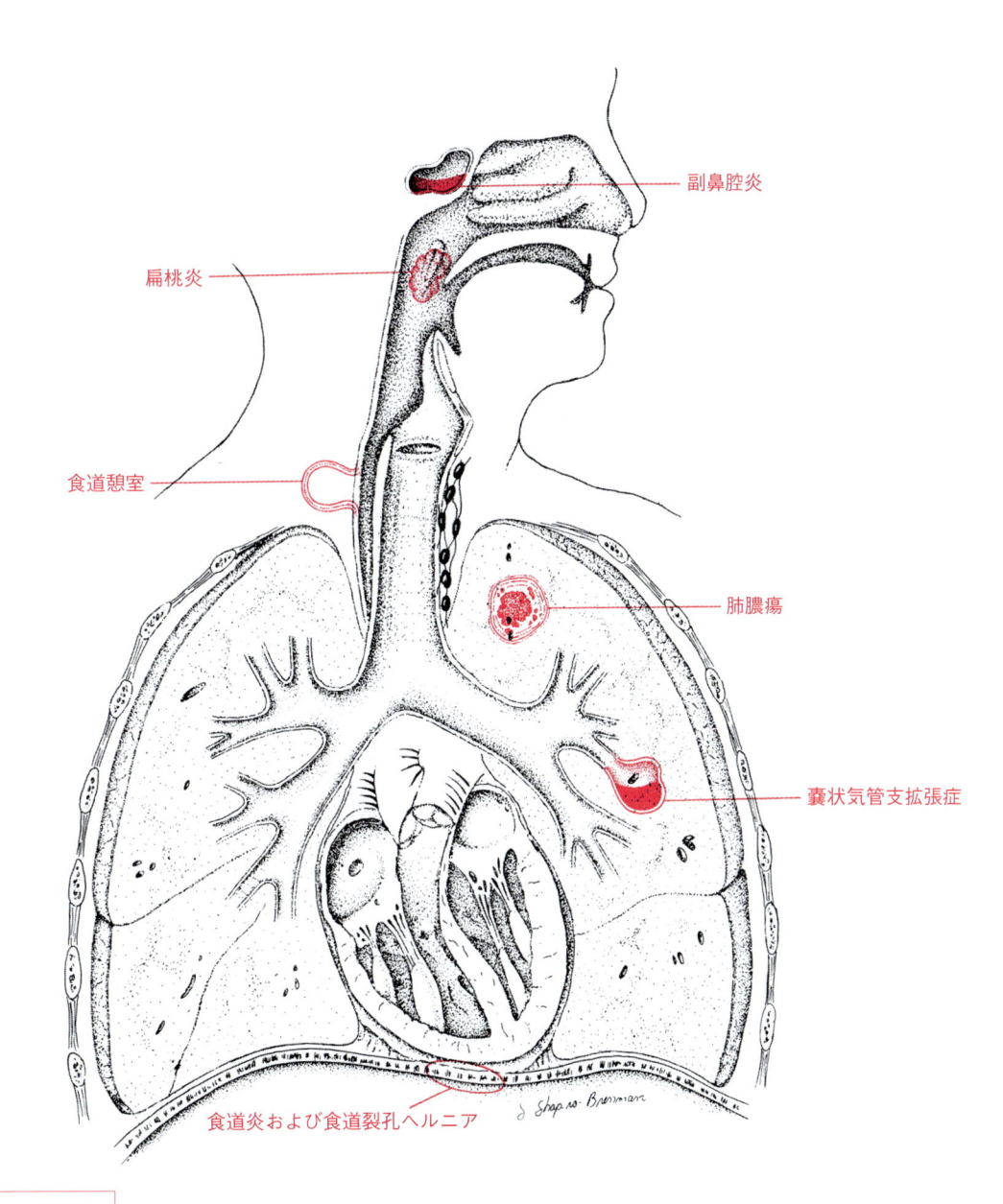

■ 図2
口臭や他の息のにおい

（図中ラベル：副鼻腔炎、扁桃炎、食道憩室、肺膿瘍、嚢状気管支拡張症、食道炎および食道裂孔ヘルニア）

　驚くべきことに，手の**静脈**は，頻繁に静脈治療を受けている入院中の患者を除けば，静脈炎を起こすことはほとんどない。これは，上肢では静脈瘤が起こりにくいことを考えれば，納得がいくだろう。Buerger病は，手の静脈にも起こる。**腱**はときおりその腱鞘に引っかかり，痛みの原因となる。母指伸筋腱の de Quervain 狭窄性腱鞘炎は，その一般的な例である。指の腱が破裂するのは槌指でよくみられる。手の**筋肉**は滅多に筋炎を起こすことはなく，たいていは接触の多い競技で打撲などの外傷を負うことが多い。

　正中神経が手根管にひっかかることで，手指の中でも特に母指・示指・中指の痛みが起こることはよく知られている。感覚の変化がこれらの指と環指の内側半分に起こり，手のひらの母指球の萎縮や Tinel 徴候がみられる。Phalen テストも通常は陽性になる。**尺骨神経**は Guyon 管に挟まれることがあり，小指の痛みや感覚異常を起こす。手根管症候群は，多発性骨髄腫，アミロイドーシス，先端巨大症，関節リウマチ，閉経後など他の病態でも起こる。

　手根管症候群に似た症状は，末梢神経の絞扼でも起こる。頸肋や前斜角筋，鎖骨（いわゆる肋鎖圧迫症候群）が原因となり，**腕神経叢**が圧迫されることがある。慢性の滑液包炎や関節炎が灼熱痛を起こしたり，末梢神経損傷や手指の痛みを引き起こすこともある。肺炎や心筋梗塞，他の肺病変に伴う

表31 手と指の痛み

	V Vascular (血管)	I Inflammatory (炎症)	N Neoplasm (腫瘍)	D Degenerative(変性) Deficiency(欠乏)	I Intoxication (中毒)	C Congenital (先天性)	A Autoimmune(自己免疫性) Allergic(アレルギー性)	T Trauma (外傷)	E Endocrine (内分泌)
皮膚	結節性動脈周囲炎 壊疽	癰 潰瘍 毛包炎 帯状疱疹	癌				接触性皮膚炎 多形紅斑	挫傷	
筋膜，靱帯，腱 鞘，反下組織		疔 膿瘍 蜂窩炎 化膿性腱鞘炎	肉腫		De Quervain 狭窄性腱鞘炎	ガングリオン	強皮症	血腫 挫傷 腱破裂	偽痛風
動脈	動脈硬化 高安病	亜急性細菌性心内膜炎	マクログロブリン 血症			Buerger病	血管炎 関節リウマチ	裂傷 挫傷	閉経
静脈		血栓性静脈炎				Buerger病			
筋肉		筋炎							
末梢神経 (手根管)		多発性骨髄腫				アミロイドーシス 関節リウマチ		裂傷 挫傷	粘液水腫 先端巨大症 糖尿病
腕神経叢		滑液包炎 関節炎 肺炎	Pancoast腫瘍		前斜角筋症候群	頸肋		胸郭出口症候群	
脊柱管と神経根	虚血性神経絞扼 心筋梗塞	結核	原発性・転移性脊 髄腫瘍	脊椎症 脊髄空洞症			脊椎関節炎	椎間板ヘルニア 骨折	
骨		淋菌性関節炎		変形性関節症	痛風		関節リウマチ 全身性エリテマトーデス	骨折 捻挫 挫傷	

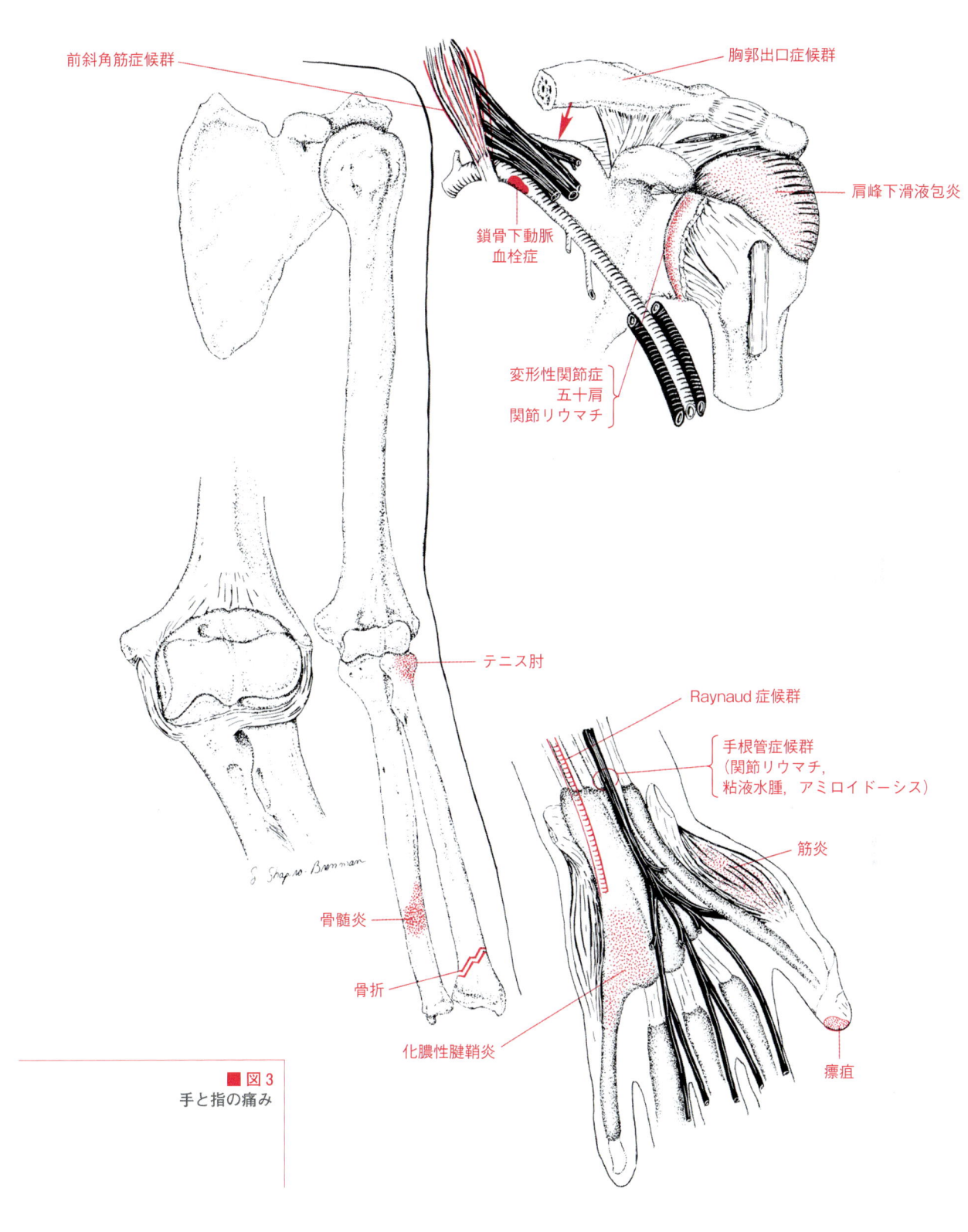

Hand and finger pain | 手と指の痛み   205

前斜角筋症候群　　　　胸郭出口症候群

鎖骨下動脈血栓症

肩峰下滑液包炎

変形性関節症
五十肩
関節リウマチ

テニス肘

Raynaud 症候群

手根管症候群
（関節リウマチ,
粘液水腫, アミロイドーシス）

筋炎

骨髄炎

骨折

化膿性腱鞘炎

癧疽

■ 図3
手と指の痛み

　五十肩も同様である。腕神経叢は，Pancoast 腫瘍により障害されることがある。
　頚椎椎間板ヘルニアや頚椎症，結核，原発性・転移性腫瘍による**頚椎神経根**の圧迫は，手や指の疼痛の原因になる。脊髄空洞症や，視床を含む脳幹の塞栓症や血栓症で，しばしば手に痛みが起こる。視床の塞栓症や血栓症では，下肢に痛みを伴うこともある。

　手の最も深部にあり，手の痛みの原因として最多の構造物が，**骨**と**関節**である。骨では骨折，脱臼，打撲が起こり，関節では捻挫が起こる。関節に痛みがある場合には，関節炎が最も多い原因である。関節炎の原因としては，関節リウマチ，変形性関節症，痛風，淋菌性関節炎などが考えられる。まれではあるが，乾癬性関節炎，全身性エリテマトーデスや他の全身性疾患に随伴することがある。

◎診断へのアプローチ

診断にあたって、これらの状態は視診の段階で明確なことが多い。見た目で正常な場合、診断が困難となる。このような場合には、以下に注目してみよう。

1. 手根管症候群では、手関節の掌側部を叩く(Tinel 徴候)。
2. 腕神経叢による神経痛や前斜角筋症候群は、Adson テストを行う。
3. 灼熱痛は星状神経叢ブロックで痛みが和らぐ。
4. X線像で頸椎症があれば、脊髄造影や MRI、神経根ブロックを考慮する。神経内科医へのコンサルトが必要となることもある。早期の関節リウマチでは、視診では関節は正常であることもあるが、午前中の手や指の痛み・こわばりが、診断の大切な手がかりになる。
5. 母指を屈曲させ、尺側に曲げることで手関節と橈側の痛みがいっそう悪化するのは、de Quervain 腱鞘炎でよくみられる。これを Finkelstein 検査という。
6. 解剖学的嗅ぎタバコ入れ［訳注：手の親指を背屈させた際に、長母指伸筋と短母指伸筋の間にできるくぼみのこと］の痛みは、舟状骨骨折を意味する。単純X線では正常であり、骨シンチでのみ骨折が判明することがある。

◎その他の有用な検査【適応】

1. 関節炎パネル
2. 抗核抗体【全身性エリテマトーデス】
3. 筋電図と神経伝導速度【手根管症候群】
4. 手のX線【関節炎】
5. 寒冷刺激検査【Raynaud 現象】
6. 筋生検【膠原病】
7. 血清蛋白電気泳動【マクログロブリン血症、多発性骨髄腫】
8. 試験手術
9. 爪の毛細血管係蹄の遅延や消失【Raynaud 病】
10. ステロイドやキシロカインの診断的治療目的の注入【手根管症候群】

症例検討 #38

33歳のフィリピン人女性秘書が、数カ月に及ぶ両手の痛み、しびれ、ピリピリした痛みを訴えている。

問1. 解剖学的から考えると、鑑別診断は何か？

神経学的診察では、母指と示指の両側の触覚が消失し、痛みがある。また手首の Tinel 徴候は陽性である。

問2. あなたの診断は何か？

(解答は付録B参照)

Headache
頭痛

頭痛の症状は、表32、表33にあるように解剖学的に考えると最も理解しやすいが、鑑別を病態生理から考えるのもよい方法である。筋緊張性頭痛や片頭痛は特に、このプロセスで考えると理解しやすい良い例である。

頭部の局所解剖を想起し、**皮膚**から脳へと中心に向かって層ごとに考えてみよう。日射病は日焼けした皮膚から起こる頭痛の原因であり、帯状疱疹もまた皮膚に起因する頭痛である。頭皮の膿瘍はまれだが、頭痛の原因としては重要である。**筋肉**では、頭痛の原因で最も多い筋緊張性頭痛がある。これは二次性に起こる場合と(例えば片頭痛や眼精疲労)、神経が緊張していたり、ある一定の位置で頭を保持していたりすることなどによる一次性のものがある。線維筋痛症(通常リウマチが病因)も、頭痛の原因となる。

次によくみられる頭痛である片頭痛は、**表層の動脈**に起因する痛みである。表層の動脈には側頭動脈があり、他にも群発頭痛の原因となる内頸動脈、後頭動脈、頭蓋内動脈(例えば片麻痺性片頭痛の原因となる)がある。側頭動脈炎と高血圧は、**頭蓋外動脈**から派生する頭痛の重要な2つの原因である。隣接した**表層の神経**は、頻度は少ないが重要な頭痛の原因となる。後頭神経痛は小後頭神経、大後頭神経いずれの炎症や圧迫でも起こり、二次性筋緊張性頭痛の原因にもなる。これら2つの神経をブロックすれば(内側および外側)、原因を確定することができる。三叉神経痛も同じく重要である。

さらに深部へと進むと**頭蓋骨**があり、骨髄炎(例えば結核や梅毒)、原発性および転移性癌、頭蓋狭窄症、Paget 病、頭蓋骨骨折が、頭痛の原因として重要である。**顎関節**は、顎関節症候群 (通常は不正咬合により起こる)や関節リウマチでの頭痛の原因となる。頭痛の原因として**頸椎**も重要である。脊髄空洞症は高齢者における主要な原因だが、関節リウマチや脊椎炎、脊髄腫瘍、転移性脊髄腫瘍も原因として考えうる。

頭部にある組織を考えていけば、よくある頭痛の原因を想起できる。**眼**の屈折異常、乱視、緑内障は、すべて頭痛の原因となる。**耳**では中耳炎、乳様突起炎、聴神経腫瘍、真珠腫がある。感染性鼻炎、アレルギー性鼻炎、Wegener 肉芽腫症、ニコチン中毒、骨折、鼻中隔彎曲は、**鼻**での頭痛の原因となる。副鼻腔炎(化膿性、真空性のどちらも)、副鼻腔ポリープ、腫瘍など、副鼻腔を診察することは頭痛の原因を理解するのに重要である。慢性副鼻腔炎は、ほとんど頭痛の原因にはならない。最後に、**歯**は神経根にとても近いため、う歯や膿瘍、歯間の充填物は必ず調べたほうがよい。

頭蓋内病変は非常に重要であるが、頭痛の原因としてはまれである。**髄膜**からの頭痛の原因としては、くも膜下出血、硬膜下血腫、硬膜外血腫、髄膜炎、水頭症がある。頭痛の患

表 32 頭痛（頭蓋外, 頭蓋）

	V Vascular(血管)	I Inflammatory(炎症)	N Neoplasm(腫瘍)	D Degenerative(変性)/Deficiency(欠乏)	I Intoxication(中毒)/Idiopathic(特発性)	C Congenital(先天性)	A Autoimmune(自己免疫性)/Allergic(アレルギー性)	T Trauma(外傷)	E Endocrine(内分泌)
皮膚		帯状疱疹 膿瘍（頭皮）			熱射病				
筋肉と筋膜					筋緊張性頭痛 線維筋痛症				
表在血管	片頭痛				片頭痛 群発頭痛		側頭動脈炎		
表在神経		後頭神経痛			三叉神経痛 翼口蓋神経節神経痛				
頭蓋骨		結核 骨髄炎	骨腫 転移性癌 多発性骨髄腫		Paget病 頭蓋骨縫合早期癒合症 前頭骨過骨症			頭蓋骨骨折	副甲状腺機能亢進症
顎関節					顎関節症候群	不正咬合	関節リウマチ 関節リウマチ		
頸髄		結核	脊髄腫瘍 転移	変形性関節症	頸椎症				
副鼻腔		副鼻腔炎	副鼻腔腫瘍またはポリープ		副鼻腔炎による頭痛 カフェイン離脱症状		アレルギー性副鼻腔炎	骨折	
眼	網膜動脈 静脈閉塞	ぶどう膜炎 網膜炎 強膜炎	眼窩腫瘍		緑内障 屈折異常	緑内障 乱視	ぶどう膜炎 強膜炎	眼窩外傷 角膜潰瘍	
耳		中耳炎 乳様突起炎 錐体炎	聴神経腫瘍 真珠腫					頭蓋底骨折	
歯		膿瘍		う歯				歯の充填物による神経の刺激	
鼻	Wegener肉芽腫症	鼻炎 ムーコル症	Schmincke腫瘍		中毒性鼻炎（例えばコデイン）	鼻中隔彎曲症	アレルギー性鼻炎	鼻骨骨折	

■表33 頭痛(頭蓋内)

	V Vascular (血管)	I Inflammatory (炎症)	N Neoplasm (腫瘍)	D Degenerative Deficiency (変性)(欠乏)	I Intoxication(中毒) Idiopathic(特発性)	C Congenital (先天性)	A Autoimmune(自己免疫性) Allergic(アレルギー性)	T Trauma (外傷)	E Endocrine (内分泌)
髄膜	くも膜下出血	髄膜炎 嚢胞性ヒグローマ 硬膜外膿瘍 ロッキー山紅斑熱	髄膜腫 Hodgkinリンパ腫		水頭症 髄膜瘤	水頭症 他の先天性疾患		硬膜下・硬膜外血腫 脊椎穿刺後頭痛	
脳動脈	出血 血栓 塞栓					動脈瘤 動静脈奇形	動脈炎		
脳静脈	静脈洞血栓症								
脳神経					三叉神経痛 舌咽神経痛		視神経炎		
脳	上記参照 高血圧性脳症	梅毒 脳炎 寄生虫 結核腫 脳膿瘍	原発性および転移性脳腫瘍		良性頭蓋内圧亢進症 臭素中毒 アルコール中毒 他の薬物 痛風			震盪 挫傷 脳振盪後症候群	下垂体腫瘍 先端巨大症
全身性疾患	高血圧 うっ血性心不全	さまざまな原因による発熱	白血病 Hodgkinリンパ腫 転移性腫瘍		鉛中毒 薬物 尿毒症 黄疸 ヨウ素中毒		膠原病		糖尿病性アシドーシス 甲状腺腫 月経緊張性偏頭 甲状腺機能低下症

■図4
頭痛

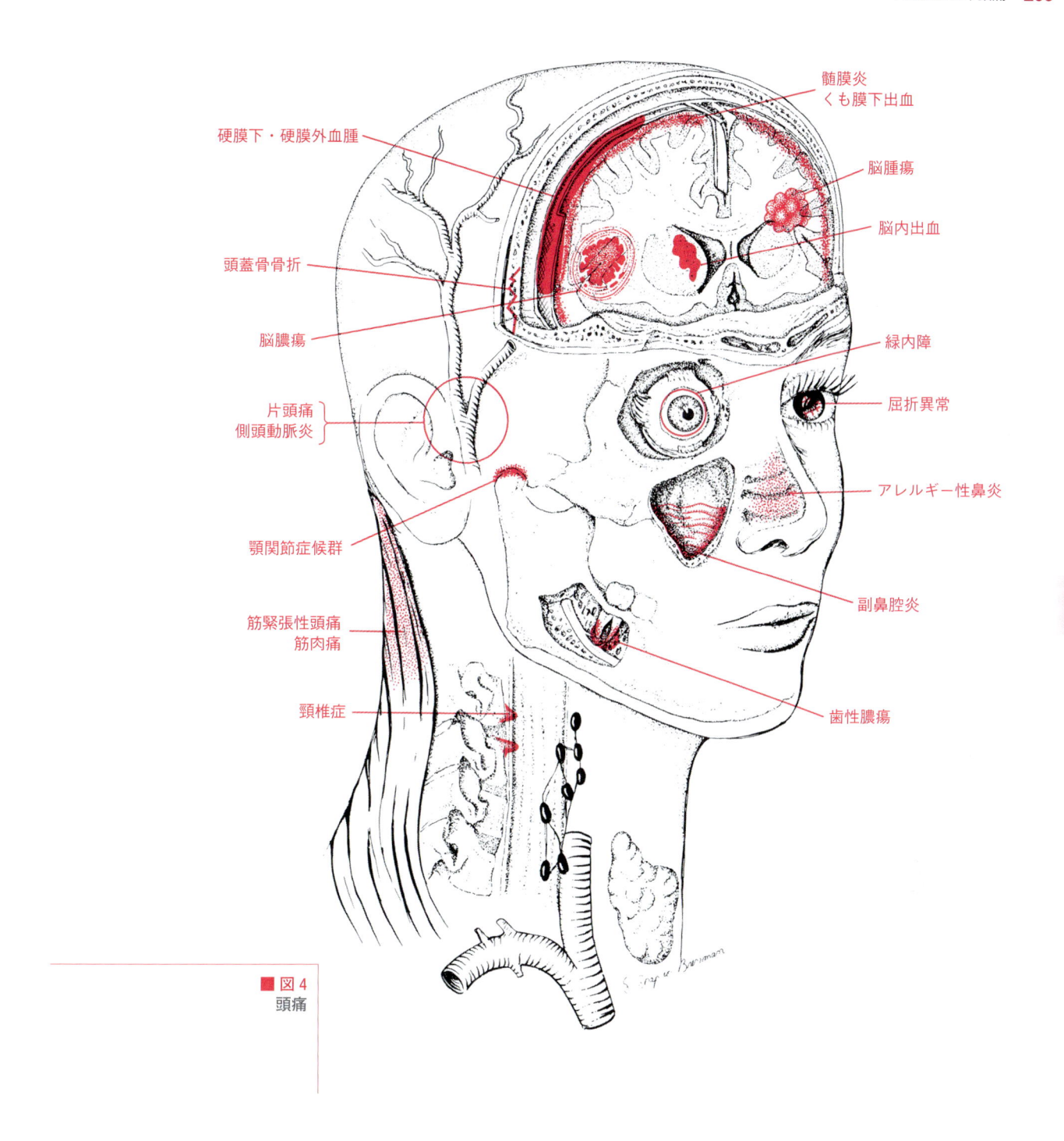

者でこれらの疾患を見落とすことは，あってはならないことである。**脳動脈**では，動脈瘤や動静脈奇形はもちろん，脳出血，血栓症，塞栓症が原因となる。**脳静脈**，特に静脈洞は，炎症や血栓症を起こし，頭痛の原因となる。**脳神経**では，三叉神経痛，舌咽神経痛が関連する。

　脳自体では痛みはないが，脳内病変による頭蓋内圧亢進や脳内の痛みを伴う組織である血管，静脈洞，神経などが牽引されることにより，痛みが起こる。脳腫瘍の3分の1は頭痛を起こす。脳炎は，発熱や髄膜刺激徴候による頭痛を起こす。脳振盪，下垂体腫瘍，そしてアルコールや臭化物その他による中毒性脳症などは，もうすでに指摘した脳出血，脳血栓症や塞栓症に加えて重要な原因となる。表33に示したさまざまな全身性疾患は，ここに記載するにはあまりに多いが，よくある症状である発熱（通常は明らかな症状であるが）も忘れてはならない重要な原因である。

◎診断へのアプローチ

　頭痛を訴えている患者の診断は，やりがいのある挑戦である。ありふれたもので考えれば，片頭痛や筋緊張性頭痛がほとんどである。しかしちょっと待った！　われわれは，重大な誤診や医療過誤訴訟を避けるため，脳腫瘍，髄膜炎，硬膜下出血といった危険な疾患も考えるべきではないか？　まず

最初に，髄膜炎やくも膜下出血を除外するために，項部硬直を確認する。次に，脳腫瘍や他の占拠性病変を除外するために，慎重な神経学的診察を行う。これらの手順は，人生最大の頭痛を訴える患者では非常に重要である。仮に，項部硬直や神経学的巣症状があれば，迅速に神経内科医や脳神経外科医にコンサルトし，さらなる精査や入院を検討してもらう。専門医はおそらく頭部CTを予約し，さらに，くも膜下出血や髄膜炎が疑われれば，脊椎穿刺を行うだろう。神経学的巣症状や乳頭浮腫があれば，CTは脊椎穿刺より前に行うのは自明である。突然の頭痛(特に高齢者)では，側頭動脈炎も考慮すべきである。赤沈は通常は陽性で，また即座にステロイド治療を開始する可能性があるため，神経内科医へのコンサルトが当然ながら必要である。

　神経学的所見がなく，慢性的もしくは頻回に頭痛を繰り返す患者では，症状のあるときに診察するのが賢明である。片頭痛やヒスタミン性頭痛は，内服もしくは静注でのスマトリプタンの反応性で診断することができる。仮に，頭痛が慢性のアレルギーや感染性鼻炎によるものであれば，鼻甲介へのフェニレフリンの噴霧で症状軽減が得られる。筋緊張性頭痛は，後頭神経ブロックでしばしば症状を軽減することができ，診断にも有用である。表在の側頭動脈を圧迫すると一時的に片頭痛の症状が軽減されるため，診断にも有用である。頸静脈の圧迫は，脊椎穿刺後の頭痛を軽減することがある。

　頭痛の症状がない状態で受診してくる患者では，予防的な処置が診断の手助けになる。片頭痛では，β遮断薬が処方される。仮に頭痛がなくなれば，診断的治療となる。群発頭痛(ヒスタミン性頭痛)では，診断に副腎皮質ステロイドが有用である[訳注：現在では診断的治療として酸素投与が試されることが多いであろう]。筋緊張性頭痛では，筋弛緩薬や三環系薬の投与が診断の助けとなる。

　慢性頭痛を診断する際の精査には，頭部CT，副鼻腔CTやX線，頸椎X線，一般血液検査を行う。慎重に経過観察を行っても頭痛が遷延する場合は，これらが必要になる。

◎その他の有用な検査【適応】
1. 神経内科コンサルト
2. 赤沈【側頭動脈炎】
3. 歯のX線【歯性膿瘍】
4. 頭部MRI【脳腫瘍】
5. 髄液検査【髄膜炎，くも膜下出血】
6. 24時間血圧モニター【褐色細胞腫】
7. 24時間尿中カテコールアミン【褐色細胞腫】
8. 眼圧測定【緑内障】
9. 顎関節MRI【顎関節症候群】
10. アレルギー皮膚検査【アレルギー性鼻炎】
11. 側動脈生検【側頭動脈炎】

症例検討　#39

　28歳の白人女性が，持続する全体的な頭痛と，3日間続く悪心を主訴にあなたの職場にきた。患者はときおり嘔吐を訴えたことがあった。彼女は昨夜救急室を受診しており，そのときは片頭痛と診断され，注射を打たれ自宅へ帰っていた。

問1. 解剖から考えると，鑑別診断は何か？

　診察では，患者は項部硬直があるが神経学的巣症状はない。体温は38.9℃，血圧は110/70 mmHgである。

問2. あなたの診断は何か？

(解答は付録B参照)

Head deformity
頭部奇形

　頭部奇形の鑑別はVINDICATEで記憶するとよい。

V　Vascular(血管)　Cooley貧血(βサラセミア)や，鼻梁が低く頭部・頬骨が肥厚した状態を示唆する。

I　Infection(感染症)　梅毒では，頭部がホットクロスバン[訳注：上部に十字形の模様をあしらった英国のパン]のような奇形になる。

N　Neurologic(神経)　小頭症(未発達の小さな脳)と水頭症(さまざまな原因による)が示唆される。治癒可能な重要な病気としては，硬膜下血腫，脳膿瘍，腫瘍がある。脳性麻痺もある。

D　Deficiency(欠乏)　くる病では頭が細長く，正方形で頭頂部が平らな形になる。

I　Idiopathic(特発性)　Paget病がある。顔面骨は拡大しないため，対照的に拡大(ときおり三角形の形)した頭になる。顔面骨の片側が肥大した場合には，片方の頭部が片方よりも小さくなる。

C　Congenital(先天的)　舟状頭蓋(前後に拡張する)，尖頭症や塔状の頭蓋骨，両眼隔離症(頭蓋骨と眼の幅が広くなる)，21トリソミー，短頭症がある。

A　Achondrodysplasia(軟骨無形成症)　幅広い鼻や顎前突症を伴う大きな頭が特徴である。

T　Trauma(外傷)　頭部外傷による浮腫(産瘤)，血腫，骨折を思い起こす。

E　Endocrine(内分泌)　先端巨大症や粘液水腫，クレチン病では頭部が拡大する。先端巨大症は突出した顎で容易に判別できる。

◎診断へのアプローチ

　精査するにあたり最も重要なことは，十分な神経学的診察と，頭蓋骨のX線写真であることは明白である。上記に示した他の所見があれば，他の検査が勧められる。Cooley貧

■ 図5
頭部奇形

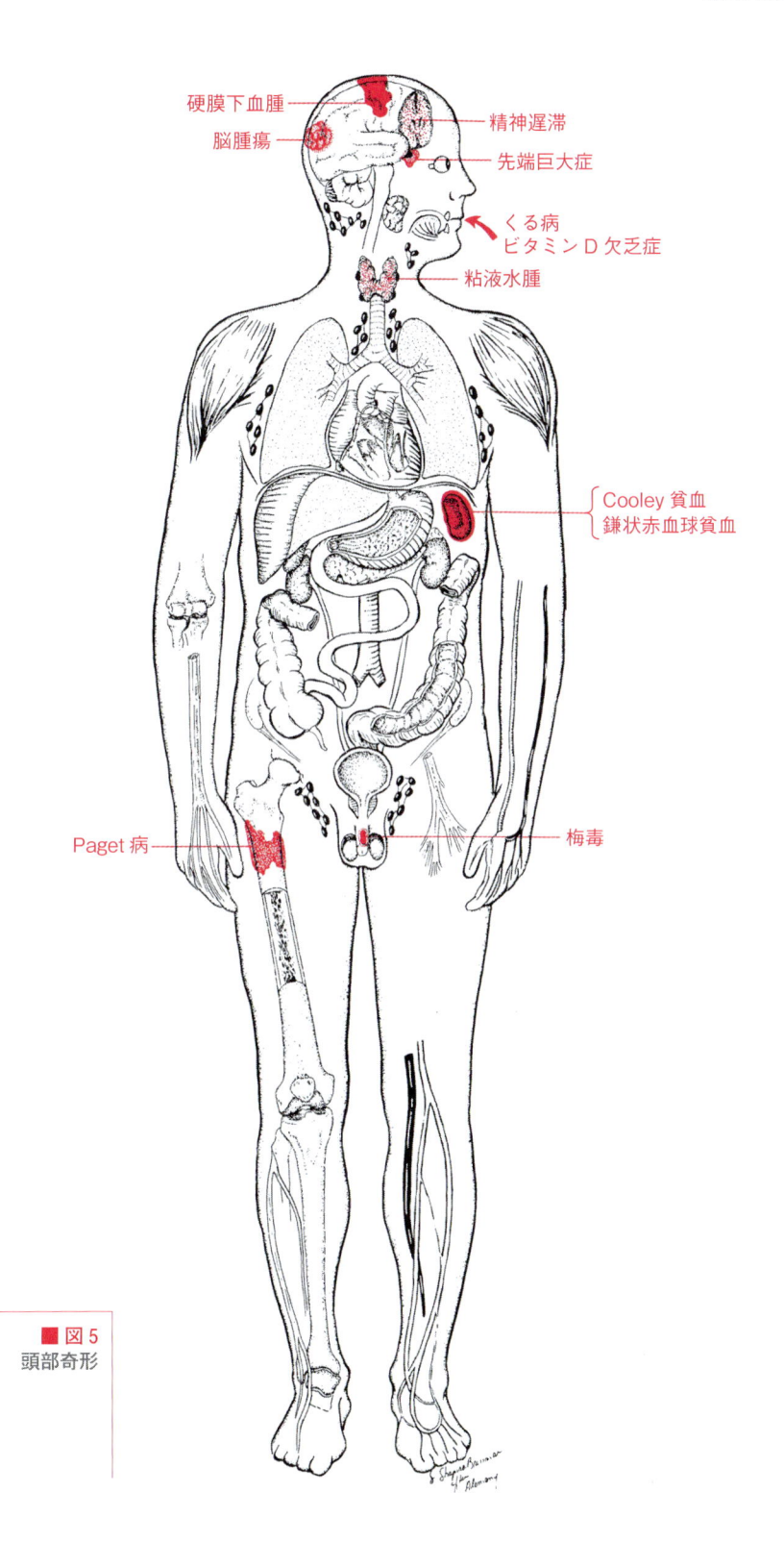

（図中ラベル）
- 硬膜下血腫
- 脳腫瘍
- 精神遅滞
- 先端巨大症
- くる病　ビタミンD欠乏症
- 粘液水腫
- Cooley貧血　鎌状赤血球貧血
- Paget病
- 梅毒

血が疑われれば，血球数や血球の形態検査が有用であり，先天性梅毒が疑われれば，Wassermann反応や梅毒トレポネーマ蛍光抗体吸収検査(FTA-ABS)が有用である。局所的な頭部奇形は，子どもを仰臥位で頻繁に寝かせているとよく起こるものである。

◎その他の有用な検査【適応】

1. 生化学【くる病，Paget病】
2. 血清25(OH)Dと1,25(OH)$_2$D$_3$【ビタミンD欠乏症】
3. sickle cell prep【鎌状赤血球貧血】
4. 骨シンチ【Paget病】
5. 血清成長ホルモン【先端巨大症】
6. 頭部CT【先端巨大症，髄膜腫】

Head mass
頭部腫瘤

　限局した頭部腫瘤はたいてい，皮膚，骨，頭蓋内組織の突出である。皮膚腫瘤の詳細な説明は p.385 にあるが，皮膚からの頭部腫瘤のほとんどは，脂腺嚢胞，癰，脂肪腫である。頭蓋骨に限局した腫瘤は，転移性腫瘍，多発性骨髄腫，嚢胞性線維性骨炎（副甲状腺機能亢進症），骨腫がある。脳腫瘍，硬膜下血腫，硬膜外膿瘍は，骨を押し上げ腫瘤を形成することがある。先天性髄膜瘤や髄膜脳瘤は，頭蓋骨の欠損部から膨隆し，正中部に大きな腫瘤を形成する。

◎診断へのアプローチ

　診断の手段として，皮膚病変の切除や生検，頭部 X 線，CT，骨シンチ，そして必要であれば骨生検を行う。高価な診断テストを行う場合は，脳神経外科医にコンサルトすべきである。

Heart burn
胸やけ

　胸やけ（p.57 の食欲不振と p.267 の消化不良も参照）は，胸骨下や心窩部中央の焼けるような痛みと定義される。通常，嚥下の際に増悪し，ほとんどが逆流性食道炎による。しかしながら他にも原因があり，臨床医はこの症状の原因をどう思い出したらよいのか頭を悩ませる。病因的な観点から，**炎症**が原因であることが多いが，炎症以外では心筋梗塞，狭心症がよくある原因である。

　解剖学的に最もよい手法は，食道と胃を内部から外部へと標的を移動させながら考える方法である。つまり，まずは食道炎，胃炎，そして胃潰瘍を考える。次に，食道裂孔ヘルニア（もちろんこれも食道炎を起こす），心膜炎，縦隔炎，胃十二指腸切除の合併症がある。その次に，胆嚢炎（これも胆汁食道炎を起こすことがある），膵炎，心筋梗塞や冠動脈不全，胸膜炎，腸閉塞がある。最後に，尿毒症，重症肺気腫，肝硬変，うっ血性心不全（これも胃炎や胃潰瘍の原因となる）といった全身性疾患が考えられる。

◎診断へのアプローチ

　胸やけの診断の道筋は消化器症状のものと似ているが，ちょっとしたコツで，それが内在性のものか，外在性のものかを区別することができるが，これは特に上部消化管造影検査で所見が得られないときにあてはまる。食道造影は常に行う。もし患者が痛みを訴えたら，スプーン 1 杯か 2 杯のリドカイン（粘り気のあるキシロカイン）を与える。5〜10 分ほどで患者が落ち着いたら，胸やけはおそらく食道炎によるものだろう。Bernstein 試験でさらなる確証を得ることができる。この試験では，生理食塩液と 0.10 塩化水素を，下部食道に点滴チューブで交互に注入する。0.10 塩化水素で患者が痛みを感じたら，食道炎と確定できる。食道内視鏡検査や胃鏡検査は最も確実に内因性の所見を確認できるが，食道炎ではしばしば正常なこともある。食道の圧測定は，食道逆流症を診断する最良の方法である。症状が頻回だが短い場合は，ニトログリセリンを試すことで狭心症を診断できる。冠動脈不全は，運動負荷試験で確認できる。胆嚢造影，肝臓および膵臓の機能試験が望ましいこともある。［訳注：胸やけに対しては，現在では内視鏡や PPI 試験が最初の選択肢となる］

◎その他の有用な検査【適応】

1. 携帯型 pH モニタリング【食道逆流】
2. 胆嚢エコー【胆嚢炎】
3. タリウムシンチ【冠動脈不全】
4. 酸バリウム検査【食道炎】
5. ニトログリセリン診断的検査【冠動脈不全】
6. Holter モニタリング【冠動脈不全】
7. 冠動脈造影【冠動脈不全】
8. プロトンポンプ拮抗薬（PPI）の診断的治療【逆流性食道炎】

症例検討　#40

　48 歳の黒人男性が，数カ月続く顎に放散する胸骨下の焼けるような痛みを訴えている。彼は 30 年間 1 日 2 箱のタバコを吸っており，飲酒はほどほどである。

問 1. 解剖学と現病歴から考えると，鑑別診断は何か？

　痛みはしばしば制酸薬で軽減していたが，運動により出現する。身体所見では，血圧が 155/110 mmHg で，グレード 2 の動脈硬化性網膜症を認める以外特記すべきものはない。

問 2. あなたの診断は何か？

（解答は付録 B 参照）

Hematemesis and melena
吐血と下血

　吐血は，鮮血や潜血反応陽性のコーヒー残渣様の，嘔吐や逆流物のことを意味する。吐血は通常ニトラジン紙で酸性反応を起こすので，喀血と区別できる。口腔内や咽頭鼻部からの血液を飲み込んでいる可能性もあるので，これらの部位の診察も注意深く行うべきである。下血は，黒色のタールのような便 tarry stool のことである。

　吐血の鑑別診断においては，他の身体の孔から起こる出血と同様に，**解剖**で考えるとよい。食道からはじまり，Treitz 靱帯まで降りていくと，それぞれの部位でさまざまな病因が

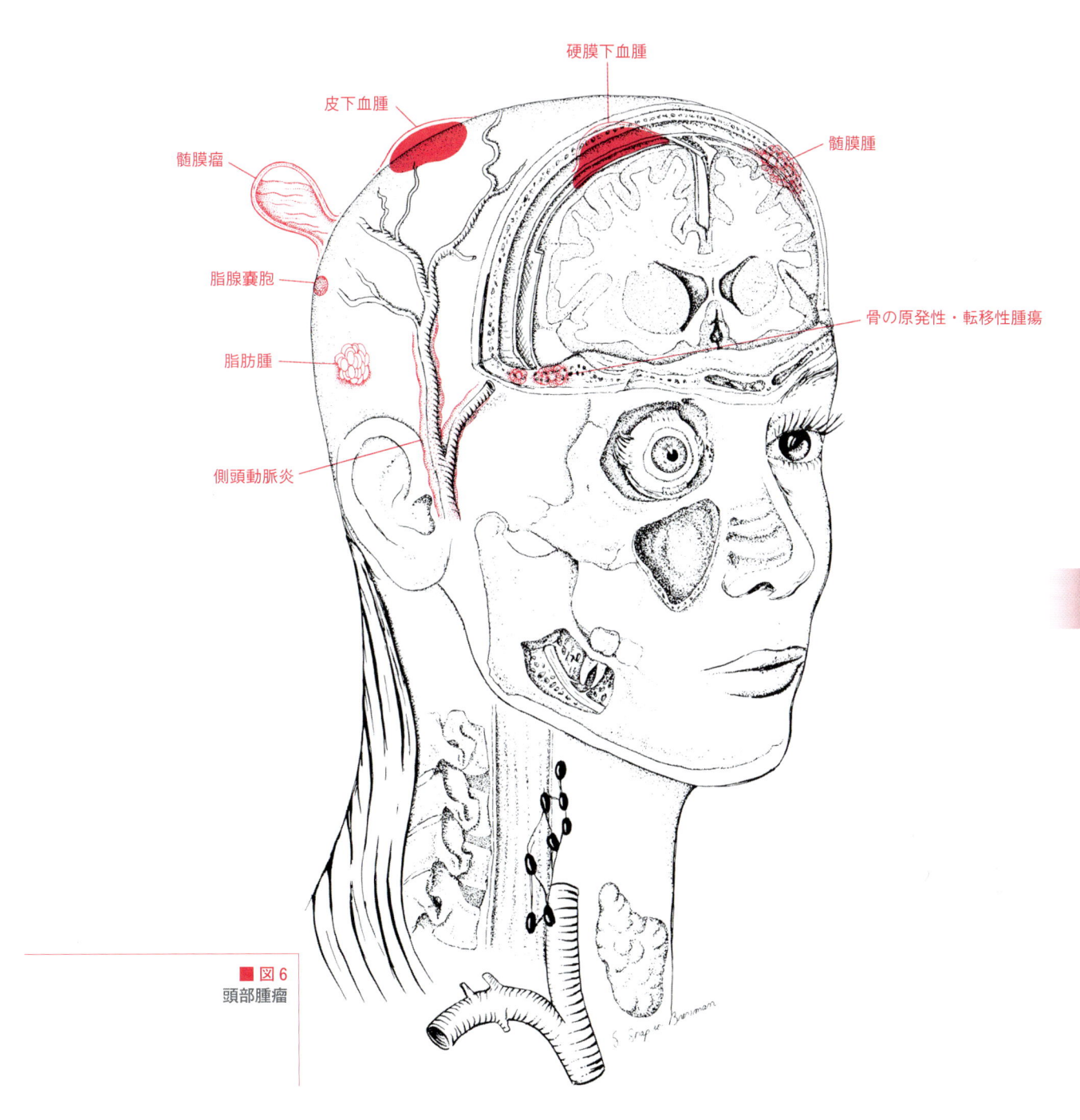

Head mass | 頭部腫瘤　213

　　　　　　　　　　　　硬膜下血腫
　　　　　　皮下血腫
　　髄膜瘤　　　　　　　　　　　　　　　髄膜腫
　　脂腺嚢胞
　　　　　　　　　　　　　　　　骨の原発性・転移性腫瘍
　　脂肪腫

　　側頭動脈炎

■図6
頭部腫瘤

あり，表34に示す表をつくることができる。

　主な原因は，p.216, p.217に図で示している。食道での主な原因には，食道静脈瘤，逆流性食道炎，癌，Mallory-Weiss症候群がある。特に子どもでは，異物や灰汁などのアルカリ液のような刺激物も忘れてはならない。Barrett食道炎や異所性胃粘膜が原因の潰瘍は，吐血のまれな先天性の原因となる。大動脈瘤，縦隔腫瘍，肺癌は食道に潰瘍をつくり，出血の原因となる。

　胃では，特に胃炎や胃潰瘍といった炎症が多い原因である。アスピリンやアルコールも，しばしば原因となる。胃の噴門部静脈瘤も，出血を起こすことがある。癌や**遺伝性毛細血管拡張症**は，まれな原因である。十二指腸潰瘍は，十二指腸からの出血の原因でよくあるものであるが，ときおり腫瘍やCrohn病も含まれる。胆石は時に胆嚢や十二指腸壁に潰瘍をきたし，この部位からの出血のまれな原因となる。ときおり急性出血性膵炎により，膵管から出た血液を嘔吐することで大量の吐血を起こすことがあり，膵臓も吐血の原因になる。

　外傷は，前述のいずれの個所からの出血でも重要であり，特に挿管後や手術ではいうまでもない。凝固障害を伴う血液疾患は，吐血の原因個所が不明であってもすぐに考慮すべき病態であり，出血が大量であればなおさらである。

■ 図7
胸やけ

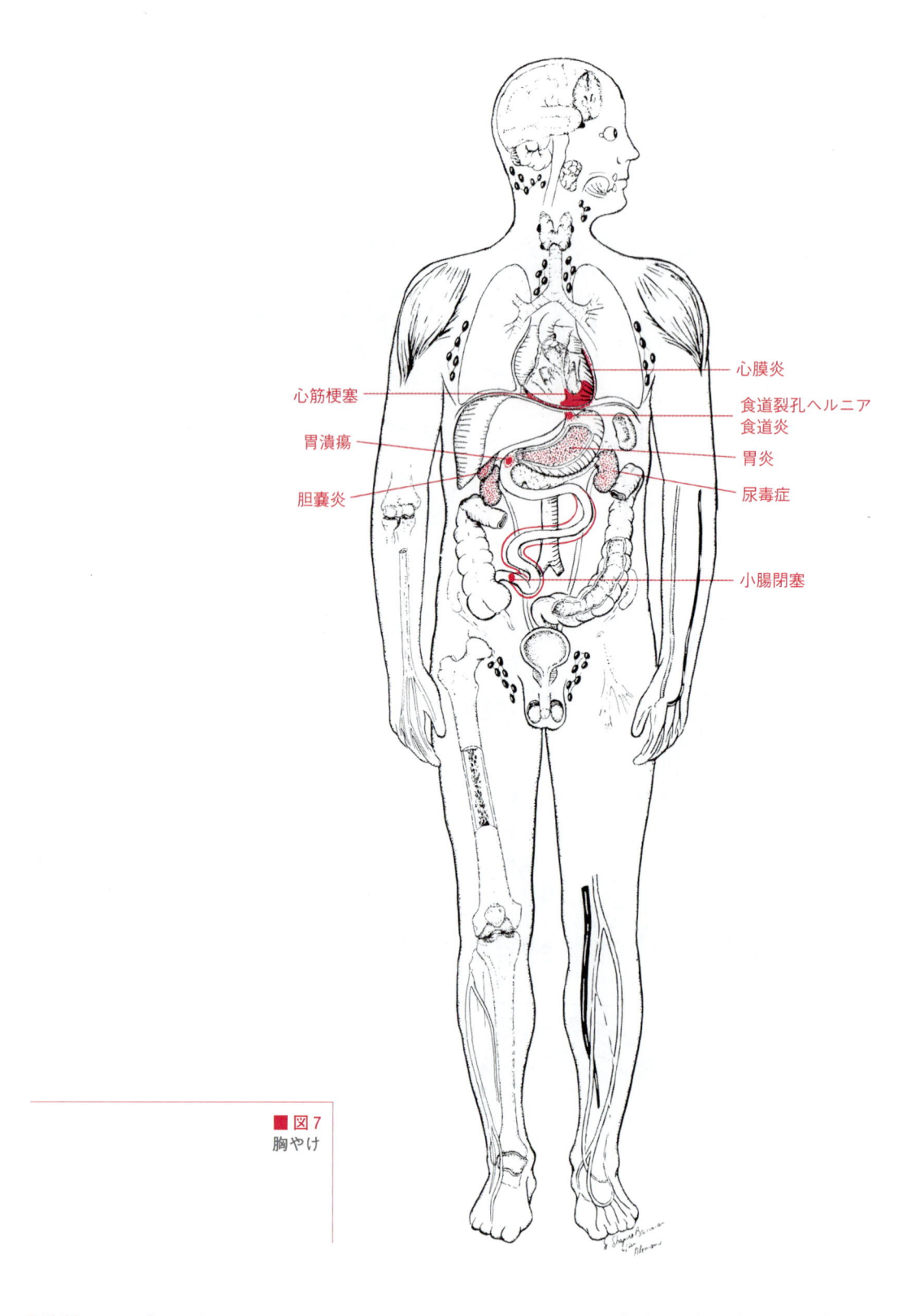

◎診断へのアプローチ

　吐血が強く疑われる場合は，診断と治療に内視鏡検査が必要であり，病歴や身体診察に貴重な時間を費やすべきではない。血液型検査および複数の単位血液の交差検査，凝固機能検査，そして以下に示す検査を，ほとんどの症例で即座に行うべきである。アルコール依存症の病歴，アスピリンの使用歴，他の薬物，過去に潰瘍や食道の病気を指摘されているといった病歴は，内視鏡や他の緊急手技の準備をするうえで重要である。大量の吐下血あるいは最近の吐下血の既往のない患者は，従来の方法でアプローチする。吐血がはじまる前に非出血性の胃液を嘔吐している病歴は，Mallory-Weiss症候群の診断に有用である。黒色便の原因として，Pepto-Bismal［訳注：米国で市販されている制酸薬］，鉄剤，ほうれん草，リコリスの摂取も覚えておきたい。

表34 吐血と下血

	V Vascular(血管)	I Inflammatory(炎症)	N Neoplasm(腫瘍)	D Degenerative(変性) Deficiency(欠乏)	I Intoxication(中毒)	C Congenital(先天性)	A Autoimmune(自己免疫性) Allergic(アレルギー性)	T Trauma(外傷)	E Endocrine(内分泌)
食道	食道静脈瘤 大動脈瘤	逆流性食道炎 潰瘍 トリパノソーマ症	食道癌 肺癌		アルカリなどの刺激物 異物	裂孔ヘルニア 食道炎	強皮症	異物 経鼻胃管 Mallory-Weiss症候群	
胃	噴門部静脈瘤 動脈瘤破裂	胃炎 胃潰瘍	癌	萎縮性胃炎	アルコール性胃炎 アスピリンや他の薬物（例えばヒ素）	遺伝性毛細血管拡張症		穿孔 裂傷	Zollinger-Ellison症候群
十二指腸		潰瘍					Crohn病	穿孔 裂傷	Zollinger-Ellison症候群
膵臓		急性膵炎(出血性)							
血液			白血病 多血症	再生不良性貧血 ビタミンK欠乏症	ワルファリン ヘパリン 他の薬物	血友病 他の遺伝性凝固障害	特発性血小板減少性紫斑病 膠原病とその他の血小板減少症		

■図8
吐血と下血

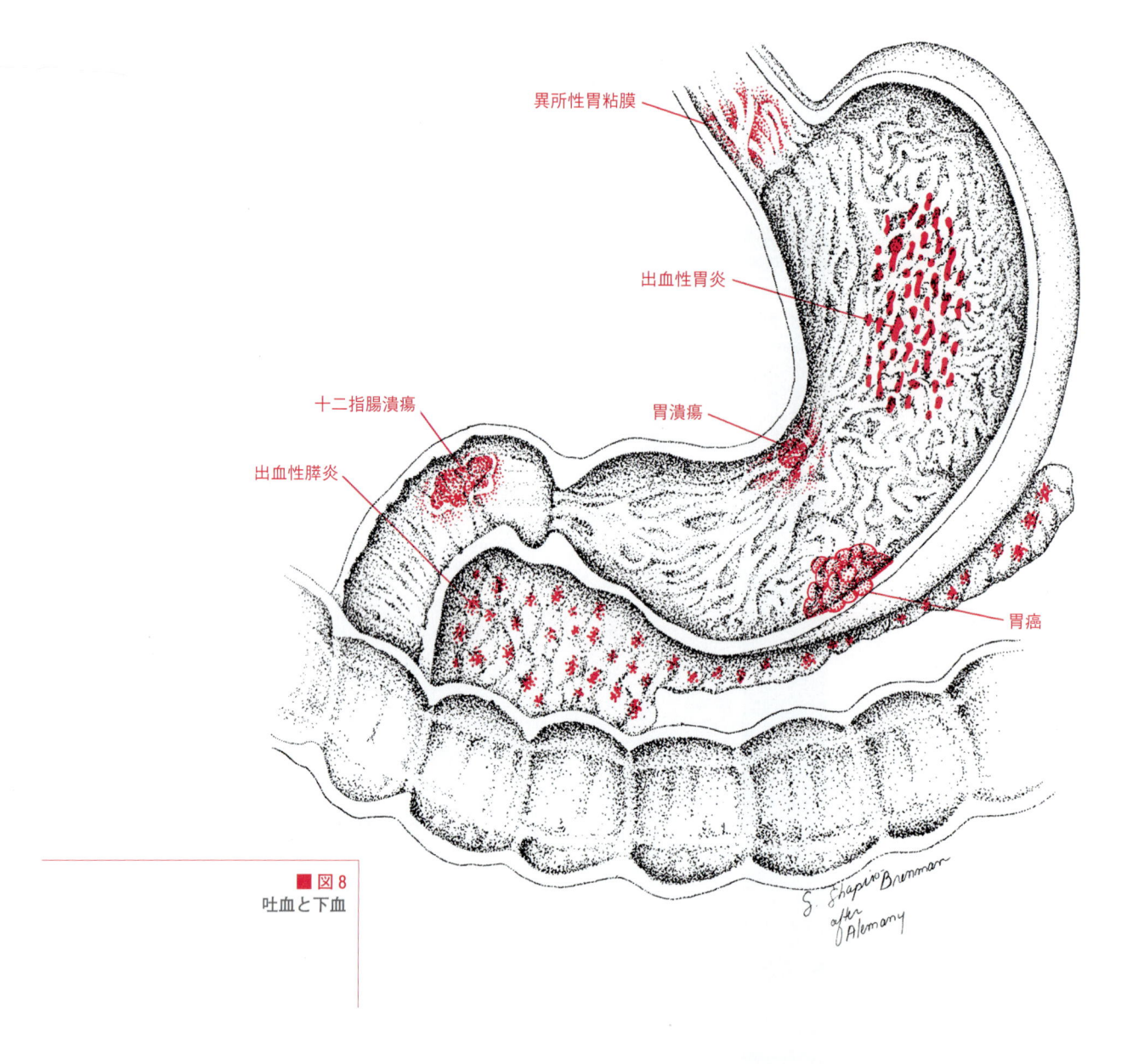

◎その他の有用な検査【適応】
1. 血算【血液量減少による貧血】
2. 生化学【肝疾患，腎疾患】
3. 便潜血【潰瘍，腫瘍，憩室】
4. 胃液検査【潰瘍，腫瘍】
5. 肝機能【食道静脈瘤】
6. 上部消化管造影と食道造影【逆流性食道炎，潰瘍，食道癌，胃癌】
7. 凝固能【血液疾患，血友病】
8. バリウム注腸造影【大腸腫瘍，憩室炎】
9. 小腸造影【腫瘍，憩室炎】
10. 腹部CT【腫瘍】
11. 大腸内視鏡【大腸腫瘍，憩室出血】
12. 動脈造影【腸間膜動脈塞栓症】
13. フルオレセイン色素タンデム試験【潜血反応の確認】
14. 核医学検査【出血の同定】
15. *Helicobacter pylori* の呼気検査や便中抗原検査【消化性潰瘍】
16. エコー【食道静脈瘤】

症例検討 #41

36歳の黒人女性が，吐血を主訴に救急室を受診した。彼女に吐血の既往はなく，飲酒も機会飲酒といっている。

問1. 上部消化管の解剖と生理学から考えると，この女性の吐血の原因として可能性があるのは何か？

追加病歴にて，彼女は吐血の前に食物残渣と胆汁色の嘔吐が3回あったことがわかった。身体所見では，青白い結膜以外に特記すべきものはない。

問2. あなたの診断は何か？

（解答は付録B参照）

■図9
吐血と下血

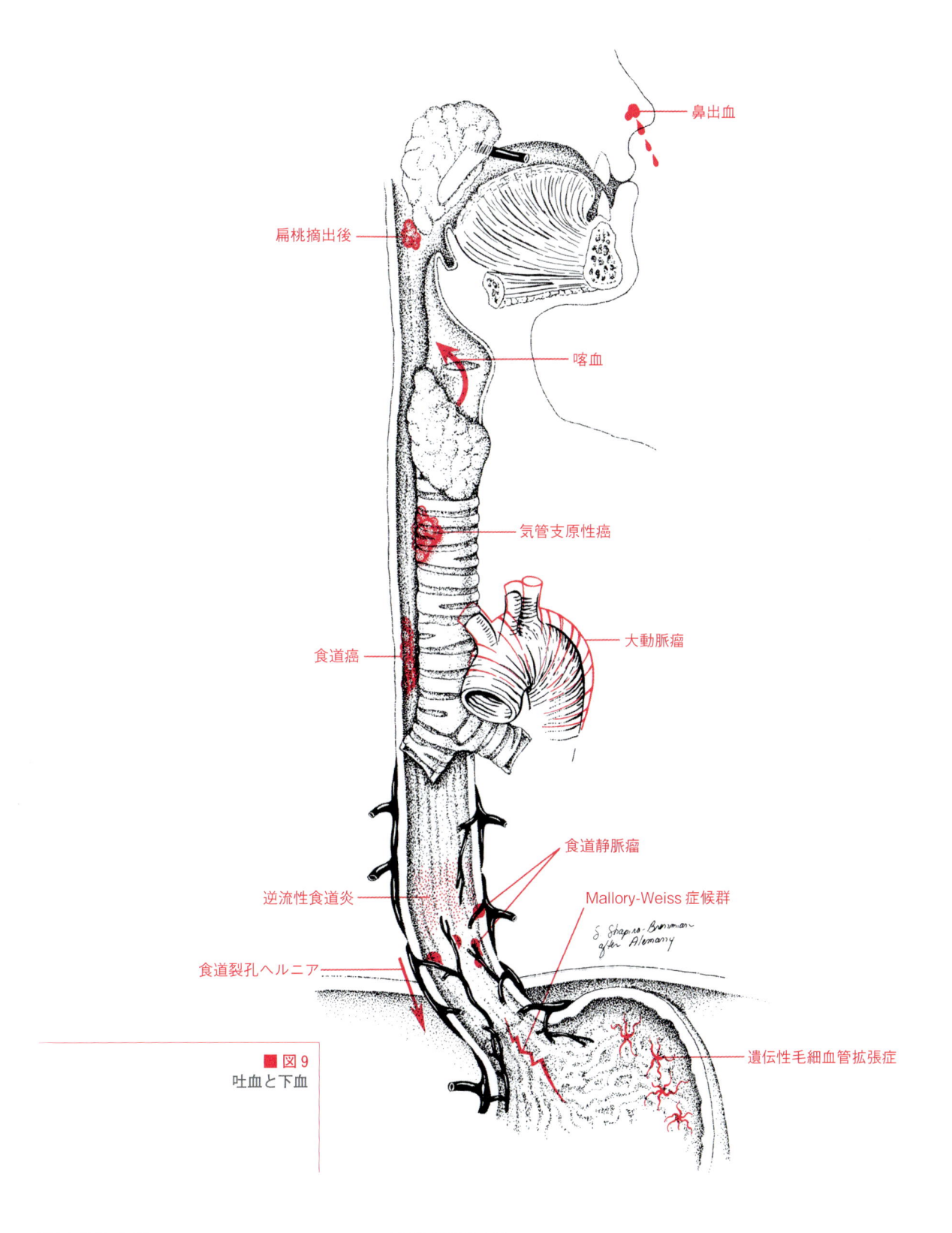

Hematuria
血尿

解剖学的に考えていくと，血尿の原因のほとんどをいいあてることができる（表35）。血尿の鑑別を考えるには，ただ尿路系を腎臓から尿道まで上から下に思い浮かべ，それぞれの原因となるものを考えていけばよい。再度，VINDICATEの語呂合わせを腎臓に当てはめて整理してみよう。

V **Vascular**（血管） 塞栓性糸球体腎炎，腎静脈血栓症，亜急性細菌性心内膜炎。

I **Infectious**（感染） 腎盂腎炎（まれ），腎結核。

■ 図10
血尿

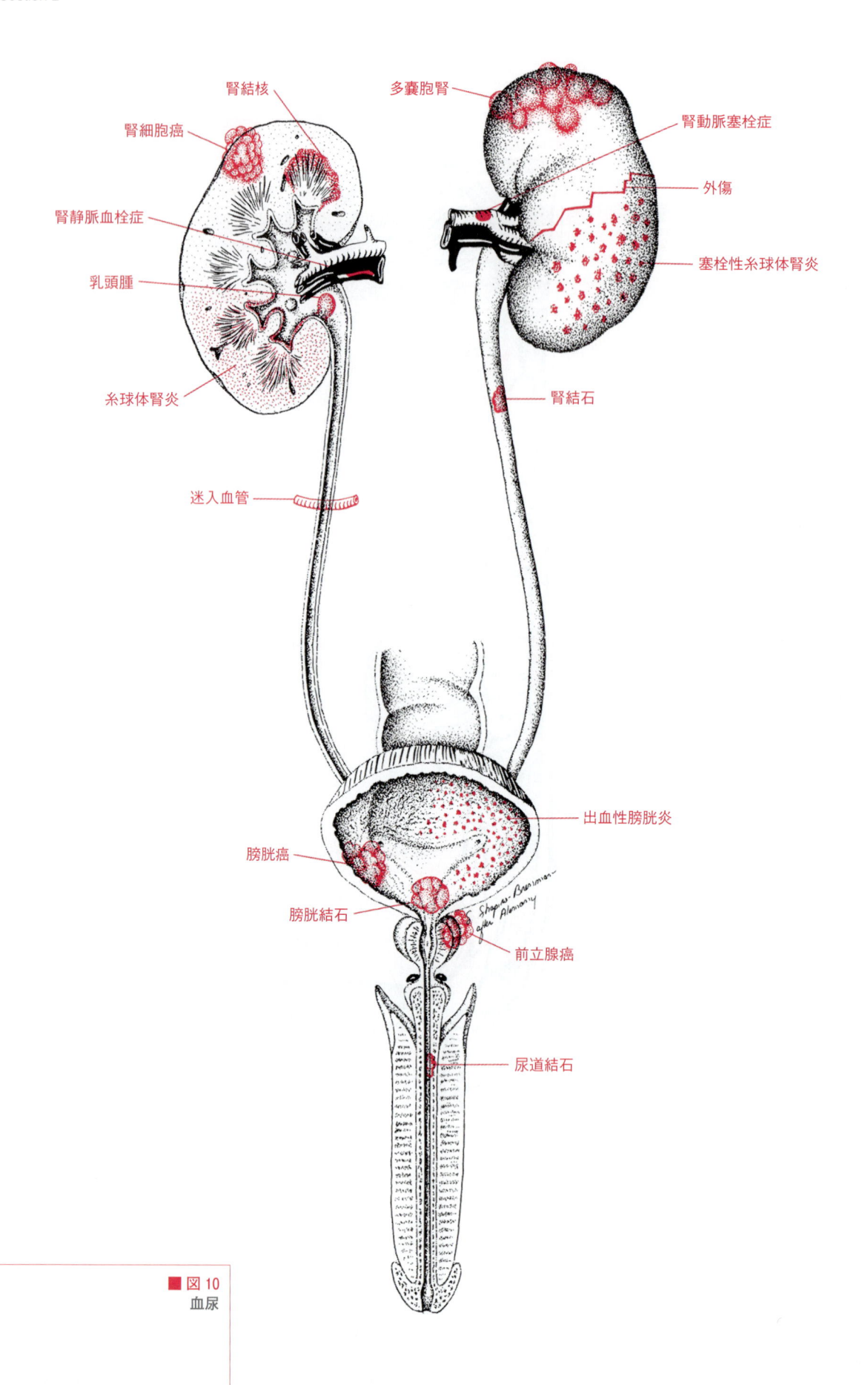

表35 血尿

	V Vascular(血管)	I Inflammatory(炎症)	N Neoplasm(腫瘍)	D Degenerative(変性) Deficiency(欠乏)	I Intoxication(中毒)	C Congenital(先天性)	A Autoimmune(自己免疫性) Allergic(アレルギー性)	T Trauma(外傷)	E Endocrine(内分泌) Metabolic(代謝性)
腎臓	塞栓性糸球体腎炎 腎静脈血栓症 亜急性細菌性心内膜炎	腎盂腎炎 腎結核	腎細胞癌 乳頭腫 癌 Wilms 腫瘍		サルファ薬 水銀中毒 輸血反応	多囊胞腎 海綿腎 先天性異常	急性・慢性糸球体腎炎 Goodpasture病 Wegener肉芽腫症 全身性エリテマトーデス	圧挫損傷 熱傷 裂傷	結石(尿酸, リン酸カルシウム, シスチン)
尿管			乳頭腫			先天性紋扼輪(例えば迷入血管)			結石(上記参照)
膀胱		膀胱炎 Hunner潰瘍 異物	乳頭腫 移行上皮癌					膀胱破裂(例えば器具による)	結石(上記参照)
前立腺		前立腺炎	癌						
尿道		尿道感染症(例えば淋菌)	腫瘍						結石(上記参照)

N　Neoplasm（腫瘍）　腎細胞癌，乳頭腫，腎盂癌．Wilms腫瘍で血尿を伴うものは少ない．

D　Degenerative（変性）　他の臓器に比べ，変性疾患で血尿をきたすものはまれである．

I　Intoxication（中毒）　腎石灰化症をきたすサルファ薬の使用，水銀中毒，輸血の副作用は，肉眼的あるいは顕微鏡的両方の血尿の原因になる．

C　Congenital（先天性）　多嚢胞腎，髄質海綿腎はそのもので血尿を起こしうるが，結石や尿路感染症を起こしやすくするという点においても，血尿の原因となりうる．

A　Autoimmune（自己免疫性）　急性もしくは慢性糸球体腎炎，Goodpasture病やWegener肉芽腫症，全身性エリテマトーデスなどを起こす病態では，血尿をきたす．

T　Trauma（外傷）　どの臓器への外傷でも出血をきたし，腎臓も例外ではない．交通外傷や他の事故後に血尿を認めた場合には，入院やIVPを考慮し，バイタルサインの注意深い観察が必要となる．筋肉への圧挫損傷や熱傷は，受傷部位が全身のどこであるかにかかわらず血尿をきたしうる．横紋筋融解では，筋肉からミオグロビンが放出されるため，尿試験紙による検査で潜血が陽性になる．

E　Endocrine-metabolic（内分泌-代謝性）　内分泌-代謝疾患による血尿は，結石によって引き起こされる．原因としてそう多くはないが，カルシウム結石の場合には，副甲状腺機能亢進症は可能性として必ず考慮すべきである．尿酸結石の場合には毎回痛風を鑑別に挙げ，シスチン結石の場合には先天性シスチン尿症を考慮する．

尿管：結石，乳頭腫，先天性欠損症（結石を起こしうる）が，ここでは最も考えられる．

膀胱：膀胱においては，血管疾患が原因となることはほとんどない．しかし，膀胱炎〔特に急性または「ハネムーン」型［訳注：性交後の膀胱炎］〕の際には，血尿がみられるのが一般的である．次に多い原因として，結石，腫瘍（乳頭腫，移行上皮癌），異物が挙げられる．外傷も忘れてはならない．特に，今まで膀胱に何らかの器具が挿入されたことによる外傷の報告は数多くあり，要注意である．

前立腺：たまに前立腺癌が血尿の原因となることがあるが，その他の前立腺疾患が原因となることは，肉眼的血尿でも顕微鏡的血尿でもほとんどない．

尿道：尿道結石，腫瘍，感染症それぞれが血尿を起こす可能性はあるが，非常にまれである．

凝固異常が血尿をきたす可能性があるため，**生化学検査**において忘れてはならないのが，凝固検査である．特発性血小板減少性紫斑病（ITP）や，血小板が4万/mm^{2}以下に減少する疾患なら何であっても，血尿をきたすことがある．血友病で血尿をきたすこともある．ワルファリン過剰の患者でも血尿が起きる．フィブリノリジンの投与や無フィブリノーゲン血症でも，血尿が起きることがある．

これまでみてきたように，血尿は，尿路系の解剖を思い起こしながら各部位での病態別の疾患を考えていくことで，容易に鑑別を挙げられることがわかる．

◎診断へのアプローチ

多くの症例で，臨床像から診断が明らかになる．問診で腹部外傷があれば，腎臓や膀胱の挫傷や裂傷を疑わなければならない．損傷部がどこであれ，重症外傷の場合には，圧挫症候群が常に示唆される．圧挫症候群では，血尿と同様にミオグロビン尿が起こりうる．他の場所に紫斑や出血点がある場合には，凝固異常が示唆される．腹部の強い疝痛がある場合には，腎結石が疑われる．高血圧の発症からの期間が長い場合には，多嚢胞腎，腎動脈狭窄症，糸球体腎炎が疑われる．発熱していてリウマチ性の弁膜疾患の既往がある場合には，腎塞栓を伴う亜急性細菌性心内膜炎が示唆される．痛みがなく，血尿以外はいたって健康にみえる成人の血尿の場合には，腫瘍を考慮する．他方，頻回の痛みを伴う血尿と排尿障害がある場合には，膀胱炎が疑われる．側腹部の腫瘤で血尿を伴う場合には，腫瘍か多嚢胞腎が疑わしい．

精査としてまずは，血算（血球検査），尿検査，尿培養，生化学，腹部X線写真（尿路結石や腎臓のサイズを計測するため），そして尿沈渣の目視が必要となる．検査から腎結石が疑われるならば，直ちに腹部単純CTの撮影と，泌尿器専門家へコンサルトする．三杯分尿法は，出血している部位を特定するのに役立つ．最初のスピッツからのみ血液が検出されれば，尿道から出血していることが示唆される．主に最後のスピッツから血液が検出された場合には，膀胱からの出血が疑われる．3回すべてのスピッツから血液が検出された場合には，腎臓からの出血が疑われる．

腎結核が疑われる場合には，抗酸菌塗抹検査と培養を行う．膠原病が疑われるならば，抗核抗体，抗dsDNA抗体価を計測する．

腎腫瘍が疑われる場合には，腹部CTが最適の検査と思われるが，泌尿器専門家の意見を求めるべきである．エコー検査は，嚢胞と腫瘍を区別するのに適している．膀胱腫瘍が疑われる場合，膀胱鏡検査を行う．腎動脈の塞栓もしくは血栓が疑われる場合には，腎血管造影を行うと，診断を確定することができる．

◎その他の有用な検査【適応】

1. 胸部X線【結核，Goodpasture症候群】
2. ツベルクリン反応
3. 結石を見つけるために尿を濾す
4. 血清補体【急性糸球体腎炎，全身性エリテマトーデス】
5. 抗ストレプトリジンO(ASO)抗体価【急性糸球体腎炎】
6. Addis尿沈渣定量的検査法【糸球体腎炎】
7. 血液培養【亜急性細菌性心内膜炎】
8. 凝固機能検査【血友病，膠原病，アレルギー性紫斑病】
9. 血漿ハプトグロビン【溶血性貧血】

10. Coombs 検査【溶血性貧血】
11. 血小板数【ITP】
12. 腎生検【慢性腎炎，腫瘍】
13. 試験開腹

症例検討 #42

31歳の白人男性が，急激な右側腹部痛と血尿を主訴に救急室を受診した。彼はとにかく鎮痛薬の注射をしてほしいと懇願していた。

問1．尿路系の解剖から考えると，鑑別診断は何か？

患者は Demerol（塩酸メペリジン，オピオイドの一種）にて鎮痛され，入院した。右側腹部の強烈な圧痛以外，身体所見では特記事項は認めなかった。IVPを含む精査でも，明らかな所見は認めなかった。尿検査は何度繰り返しても明らかな血尿であった。しかし，カテーテル検査で採取された尿も正常であった。

問2．あなたの診断は何か？

（解答は付録B参照）

Hemianopsia
半盲

半盲の鑑別を考える際には，視交叉，視索，視放線，視覚野といった具合に視神経線維を追いかけていくとよい。そして，それぞれの個所で起こりうる障害について，VINDICATE を用いて思い起こしていく。

視交叉：Vascular（血管）—動脈瘤。Inflammatory（炎症）—梅毒，くも膜炎。Neoplasm（腫瘍）—下垂体腺腫，鞍上嚢胞，髄膜腫。Congenital（先天性）—水頭症。Autoimmune（自己免疫性）—多発性硬化症。Trauma（外傷）—銃創。Endocrine（内分泌）—下垂体腫瘍，偽性脳腫瘍。

視索：動脈瘤，くも膜炎，脳幹腫瘍，銃創，多発性硬化症。

視放線：内包出血・梗塞（視床症候群で起こる），頭頂葉腫瘍，側頭葉腫瘍，全身性エリテマトーデス，多発性硬化症。

視覚野：後大脳動脈塞栓・血栓，後頭葉腫瘍・膿瘍・血腫。

◎診断へのアプローチ

平面視野計と視野測定による視野欠損の詳細な輪郭を描くことが不可欠であり，このために眼科医へのコンサルトが必要である。両耳側半盲は下垂体腫瘍を示唆し，頭部CTやMRIの撮影が必要となる。脱毛や体重減少もしくは二次性徴の欠損がみられた場合，下垂体腫瘍が疑われる。24時間蓄尿によるゴナドトロピンの測定や，下垂体機能をみる検査をオーダーするのも賢い選択といえる。

長経路徴候 long tract sign がみられる場合には，脳幹部や大脳皮質の血管性，腫瘍性または脱髄性病変があることが考えられる。この場合，高価な検査をオーダーする前に神経内科医にコンサルトするべきである。

◎その他の有用な検査【適当】

1. VDRL 試験【梅毒】
2. 視覚誘発電位（VEP）【多発性硬化症】
3. 脊椎穿刺【梅毒，多発性硬化症，偽性脳腫瘍】
4. 抗核抗体【膠原病】
5. 脳血管造影【後大脳動脈血栓症】

Hemiplegia
片麻痺

片麻痺とは身体の片側が麻痺することで，上位脊髄から大脳皮質にかけての錐体路の障害が原因で起こる。鑑別は **VITAMIN** の語呂合わせで覚えよう。

V **Vascular**（血管）　脳出血，脳血栓症，脳塞栓症が挙げられる。仮にこのようなことが椎骨脳底動脈に起きた場合，四肢麻痺や対麻痺が起こることが多い。動脈瘤や動静脈奇形は，対麻痺を起こす。前脊髄動脈閉塞症は，さらに対麻痺を起こしやすい。

I **Inflammatory**（炎症）　脳膿瘍，皮質静脈の血栓性静脈炎，脳脊髄炎，ウイルス性脳炎，髄膜炎が挙げられる。

T **Trauma**（外傷）　外傷の結果起こる硬膜外血腫，硬膜下血腫，脳内血腫が挙げられる。まれではあるが，頸椎骨折による上位頸髄の圧迫は，片麻痺を起こすことがある。

A **Autoimmune**（自己免疫性）　多発性硬化症，Schilder病，膠原病は，片麻痺を起こしうる。

M **Malformation**（奇形）　孔脳症性嚢胞，大脳の発育異常，Sturge-Weber 症候群が挙げられる。

I **Intoxication**（中毒）　中毒で片麻痺を起こすことは少ない。虚血（Ischemia）では，内頸動脈狭窄症や片頭痛による一過性虚血が挙げられる。

N **Neoplasm of brain**（脳腫瘍）　片麻痺を起こすものには，髄膜腫，神経膠腫，転移性腫瘍がある。高位脊髄の早期髄膜腫が，ごくまれに片麻痺を起こす。Nは他に **Neurosis**（神経症）を意味し，転換ヒステリーによる片麻痺を覚えておく。

◎診断へのアプローチ

片麻痺の診断をつけるには，病歴が非常に重要である。外傷の既往がない突然発症の片麻痺は，脳塞栓症，脳出血，脳血栓症を考え，緩徐に発生する場合は，腫瘍や他の占拠性病変が考えられる。間欠的な片麻痺の出現は，片頭痛，多発性硬化症，内頸動脈血流不全を考える。発熱の病歴があれば，脳膿瘍や亜急性細菌性心内膜炎を意味する。身体所見も役に立つ。内頸動脈の雑音があれば，内頸動脈狭窄症を示唆す

る。心臓の不整脈は脳塞栓症を，そして高血圧は脳出血を示唆する。中枢性顔面神経麻痺や他の脳神経徴候がある場合には，脊髄の損傷ではなく，脳や脳幹の病変を考える。最初の精査では，血算，赤沈，VDRL試験，抗核抗体，生化学検査を行う。

CT検査やMRIといった詳細な検査も必要ではあるが，最初に神経内科医にコンサルトすべきである。仮に血管病変が疑われた場合には，MRI，頸動脈エコー，脳血管造影も考慮される。細菌性心内膜炎の除外には，血液培養検査が有用である。脊椎穿刺は，多発性硬化症や神経梅毒が疑われた場合に行うべきである。

◎その他の有用な検査【適応】
1. 血液培養【脳塞栓をきたした心内膜炎】
2. 心電図【壁内血栓を伴う心筋梗塞，心房細動】
3. 体性感覚誘発電位(SSEP)，脳幹聴覚誘発電位(BSEP)，視覚誘発電位(VEP)【多発性硬化症】
4. 心エコー【拡張型心筋症】

Hemoptysis
喀血

喀血は，鼻出血(p.158参照)，吐血(p.212参照)と区別されなければならない。血液が鮮血でアルカリ性(ニトラジン試験紙を使う)，そして鼻腔・後咽頭がきれいであれば，それはおそらく喀血である。

喀血の鑑別診断を考えるには，基本的な学問である**解剖学**を利用する。**喉頭**からはじまり，気管，気管支，肺胞へと，さまざまな病因を示した**表36**を利用することで，喀血の多くの原因を想起できる。喉頭炎は喀血の原因としては多くはないが，喉頭癌では喀血を起こしうる。喉頭結核はよくある原因であったが，現在では珍しくなった。鳥の骨などの異物が喉頭や**気管**に刺さるのは，特に子どもでは考える必要がある。気管からの喀血の病因として，大動脈瘤の潰瘍や破裂，気管食道瘻を伴った食道癌にでくわすこともあるだろう。遺伝性毛細血管拡張症は，気管気管支樹のいかなる場所においても喀血を起こすことがある。**気管支**では，癌，結核，気管支拡張症が原因として多い。これらがおそらく成人における慢性喀血の原因の多くを占めている。

肺胞では，喀血の急性の原因としては，肺炎(特に肺炎球菌性肺炎，Friedlander肺炎[訳注：*Klebsiella*による肺炎のこと])，肺塞栓症，肺梗塞が挙げられる。うっ血性心不全では，泡沫状の喀血が起こる。癌，結核，真菌，寄生虫，外傷も重要である。膠原病，Goodpasture症候群，原発性ヘモジデリン沈着症は，原因がよくわからない症例では考慮すべきである。

◎診断へのアプローチ

喀血の鑑別診断は，臨床像から狭めていくことができる。胸痛を伴う急性の喀血は，肺塞栓症を考える。慢性咳嗽にときおり喀血が伴う場合は，腫瘍，結核，気管支拡張症が挙げられる。悪寒，発熱を伴う喀血は肺炎が考えられるが，肺塞栓症も常に考慮しておくべきである。呼吸困難，浮腫，心拡大を伴う喀血は，僧帽弁狭窄症やうっ血性心不全が挙げられる。うっ血性心不全では一般的に，喀痰は泡沫状である。紫斑や他の部位からの出血を伴う喀血では，全身性疾患や凝固障害を考えるべきである。

喀血の精査で最初に行う検査は，血算，尿検査，赤沈，生化学，喀痰染色，喀痰培養，心電図，胸部X線を行う。肺塞栓症が疑われれば，動脈血ガス分析と肺シンチ[訳注：造影CTでもよい]を行うべきである。肺血管造影検査が必要なこともある。仮に，一般検査や臨床像で肺炎が考えられれば，慎重な経過観察以外に特にそれ以上の検査は必要ない。うっ血性心不全が疑われれば，循環時間の測定を行ってもよいが，最終的には循環器内科医へのコンサルトと心エコーが行われるべきである。仮にこれが自分の心臓だとしたら，あなたはどうするであろうか？

気管支原性腫瘍や気管支拡張症が疑われれば，呼吸器内科医にコンサルトし，気管支鏡検査を行う。気管支拡張症は，胸部CTでも確認できる。結核が疑われれば，ツベルクリン反応を行い，喀痰は抗酸菌培養を提出する。モルモットへの接種検査を行うこともある[訳注：現在は行われない]。

◎その他の有用な検査【適応】
1. 喀痰のスメア【腫瘍】
2. 凝固能
3. 肺尖撮影【結核】
4. スパイロメトリー【慢性気管支炎，肺気腫，うっ血性心不全】
5. 心電図【うっ血性心不全，僧帽弁狭窄症】
6. 前斜角筋リンパ節生検【肺癌】
7. 肺生検【腫瘍，塵肺，膠原病】
8. コクシジオイジン皮膚検査
9. ヒストプラスミン皮膚検査
10. ブラストマイシン皮膚検査
11. 抗糸球体抗体

症例検討 #43

41歳の看護師が，最近2カ月続く，血の混じる間欠的な喀痰を訴えている。彼女は20年間の喫煙歴があり，最近2年間で増悪する慢性咳がある。彼女は昨年，気管支肺炎で入院している。

問1. 解剖学から考えると，鑑別診断は何か？
彼女は熱，悪寒，体重減少はないといっている。身体所

Hemoptysis｜喀血

■ 表36 喀血

	V Vascular (血管)	I Inflammatory (炎症)	N Neoplasm (腫瘍)	D Degenerative(変性) Deficiency(欠乏)	I Intoxication(中毒) Idiopathic(特発性)	C Congenital (先天性)	A Autoimmune(自己免疫性) Allergic(アレルギー性)	T Trauma (外傷)	E Endocrine(内分泌) Metabolic(代謝性)
喉頭		喉頭炎，特に結核	癌 ポリープ		喉頭炎 煙			異物	
気管	大動脈瘤	気管炎	癌と腺腫 食道癌		煙による気管炎			異物	
気管支	気管支静脈瘤破裂	慢性気管支炎と結核 インフルエンザ	癌 気管支腺腫			遺伝性毛細血管拡張症 気管支拡張症		異物	カルチノイド
肺胞	肺塞栓症 うっ血性心不全	結核 肺炎 真菌症 寄生虫症	癌(原発性，転移性)	肺線維症 壊血病	サルコイドーシス	鎌状赤血球貧血 Kartagener症候群 原発性ヘモジデリン沈着症	膠原病 Wegener肉芽腫症 Goodpasture病	生検 骨折 穿孔と挫傷	
血液		敗血症に伴う播種性血管内凝固障害	白血病 多血症 リンパ腫	再生不良性貧血 ビタミンK欠乏症	薬物 フルファリンナトリウム ヘパリン	凝固障害(血友病)	血小板減少症		

■ 図11
喀血

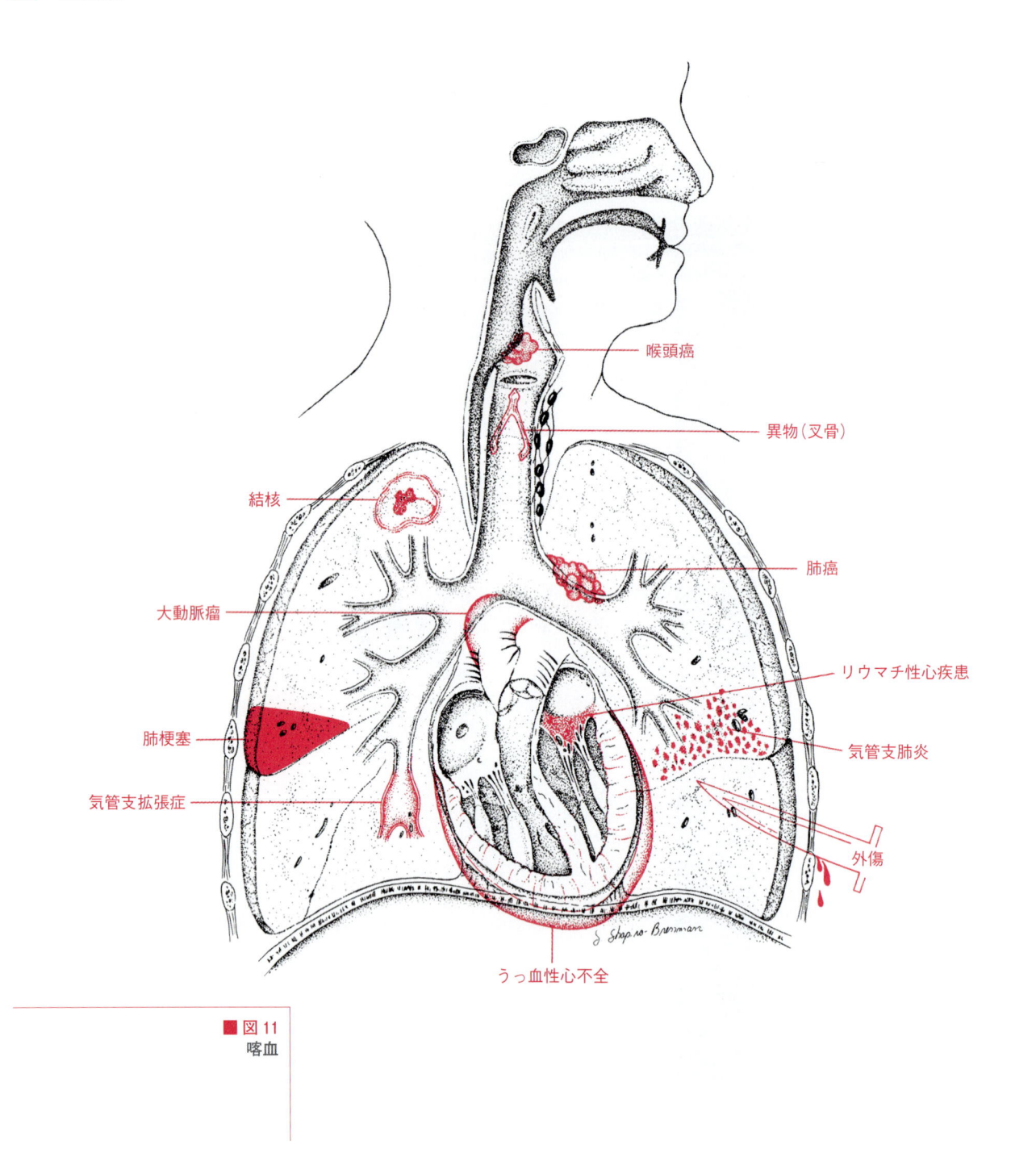

見では，両肺野にかすかな連続性雑音と，明らかなラ音が聴取された．他には特記すべきことはなかった．24時間の喀痰排出量は，5オンス（約140g）であった．

問2. あなたの診断は何か？

(解答は付録B参照)

Hepatomegaly
肝腫大

　この項目で大切になるのは，**組織学**と**閉塞**という2つの言葉である．肝腫大の鑑別診断を考える際には，まずは肝組織を解剖学的に分けて考えるのがよい（**表37**）．**肝実質細胞**では，中毒性，炎症性肝炎が起こることがある．さまざまな薬物（例えばイソニアジド）や毒物（例えば四塩化炭素）が，中毒性肝炎を起こす．伝染性肝炎には，最もよくある原因であるウイルス性（A型，B型：これらは一般的に輸血で伝播する

■ 図12
肝腫大

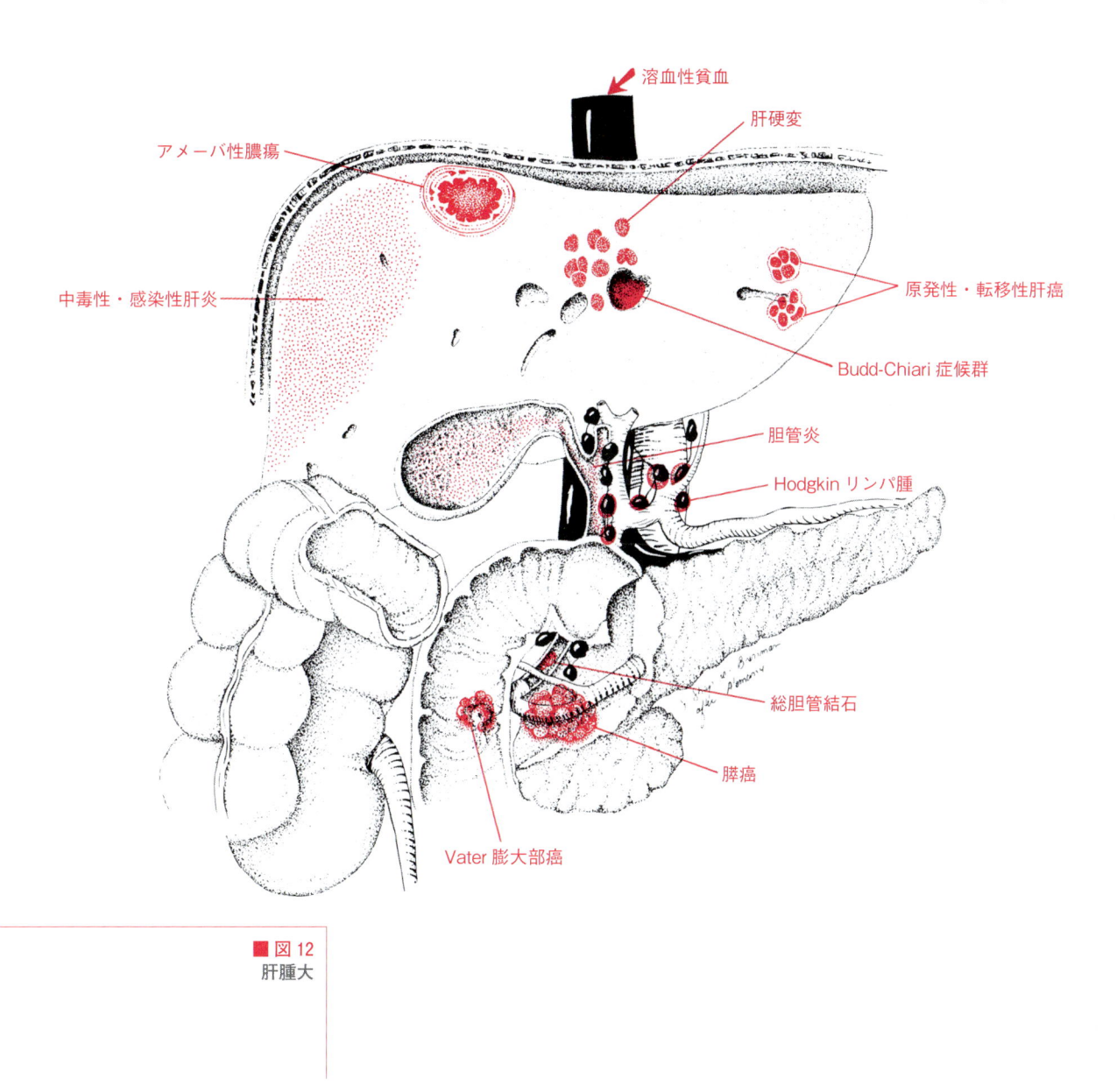

が、糞口経路で伝播することもある）や、伝染性単核球症がある。

最も小さい微生物（ウイルス）から、大きなものへと考えると、ブルセラ症、結核（細菌）、梅毒、レプトスピラ症（スピロヘータ）、アメーバ症、アメーバ膿瘍、住血吸虫症、包虫嚢胞（寄生虫）、ヒストプラスマ症、放線菌症、他の全身性真菌症（真菌）がある。**支持組織**を考えるうえでは、ルポイド肝炎、結節性動脈周囲炎、サルコイドーシス、肝硬変を忘れてはならない。加えて、肝臓はKupffer細胞も含んでおり、細網内皮構造がさまざまな病気により増殖し、肝腫大を起こす。骨髄様異形成やGaucher病は、このよい例である。

肝静脈では、血栓により肝腫大が起こる（Budd-Chiari症候群）。**門脈**は時に血栓性静脈炎（門脈炎）により閉塞することがあるが、これは腸管感染症から二次的に波及することが多い。**門脈リンパ管**においては、Hodgkinリンパ腫が肝腫大を起こす。**毛細胆管**から肝管、総胆管にかけて、結石や腫瘍（膵臓、膨大部）、感染症（胆管炎）、寄生虫（例えば肝吸虫）により、閉塞を起こす。クロルプロマジンやそれに関連した薬物は、毛細胆管の閉塞を起こし、閉塞性疾患の臨床像を呈する。膵炎は膵臓の腫大を起こし、それにより胆管の閉塞や肝腫大を起こす。

実質細胞はさまざまな病原因子に反応し、肝腫大をきたす。糖尿病やアルコール依存症では、脂肪変性や脂肪浸潤が起こっている。肝硬変や原発性肝細胞癌では、過形成が起きている。転移性癌は、肝腫大のよくある原因である。支持組織は増殖し、肉腫を形成することがある。肝腫大を伴った肝臓の浮腫は、慢性のうっ血性心不全が原因である。アミロイドやグリコーゲンの浸潤は、肝腫大を起こす。うっ血性心不全や炎症性肝炎は、肝の叩打痛があり、それにより他の肝腫大と区別できる。肝臓以外の要因、横隔膜膿瘍や肺気腫など

■ 表 37　肝腫大

	V Vascular (血管)	I Infection (感染症)	N Neoplasm (腫瘍)	D Degenerative (変性)	I Intoxication (中毒)	C Congenital (先天性)	A Autoimmune (自己免疫性)	T Trauma (外傷)	E Endocrine (内分泌)
実質組織		ウイルス性肝炎 伝染性単核球症 アメーバ症	原発性肝細胞癌 転移性癌	脂肪肝	アルコール中毒 四塩化炭素 薬物	囊胞性疾患 肝過誤腫	ルポイド肝炎	挫傷 裂傷	甲状腺機能亢進症
支持組織			肉腫			Gaucher病 溶血性貧血	結節性動脈周囲炎 骨髄様化成		
静脈	肝静脈血栓症	門脈炎							
動脈	肝動脈結紮							冠動脈結紮	
リンパ管			Hodgkinリンパ腫						
胆管		胆管炎 肝吸虫症	乳頭腫 膨大部癌 膵癌		ミルクによる濃縮胆汁症候群	胆道閉鎖症		結石	結石(糖尿病)
細胆管		細菌性胆管炎	胆管細胞癌		Thorazine 経口避妊薬	Dubin-Johnson症候群			妊娠

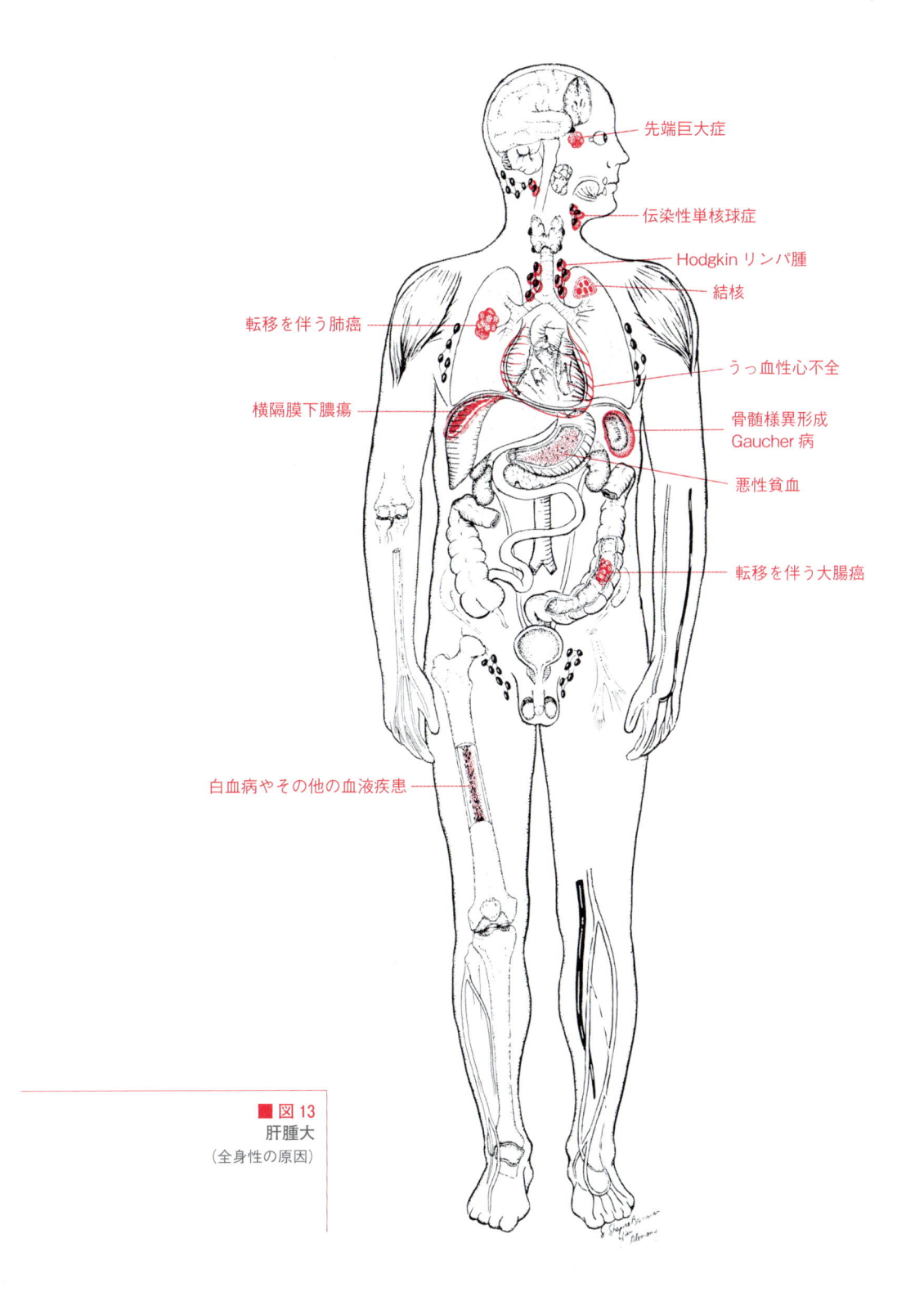

Hepatomegaly | 肝腫大

■ 図13
肝腫大
（全身性の原因）

図中ラベル：
- 先端巨大症
- 伝染性単核球症
- Hodgkin リンパ腫
- 結核
- 転移を伴う肺癌
- うっ血性心不全
- 横隔膜下膿瘍
- 骨髄様異形成 / Gaucher 病
- 悪性貧血
- 転移を伴う大腸癌
- 白血病やその他の血液疾患

でも，見かけ上の肝腫大を起こすことがあるが，これは実際には肝臓の位置がずれただけである．溶血性貧血では，壊れた赤血球を処理する網様内皮組織（肝臓と脾臓両方に存在する）への負担が増えるために，肝腫大が起こる．

◎診断へのアプローチ

臨床症状が，さまざまな肝腫大の原因を考える際の助けになる．息切れ，圧痕浮腫，肝腫大は，うっ血性心不全を示唆する．慢性咳嗽，喘鳴，頸静脈怒張，肝腫大，圧痕浮腫は，肺気腫や肺性心を示唆する．発熱，圧痛を伴う肝腫大，黄疸は，ウイルス性肝炎や胆管炎を意味する．大量飲酒の病歴のある肝腫大と腹水は，アルコール性肝硬変を意味する．肉眼的血便もしくは便潜血反応陽性の便を伴う肝腫大は，消化管癌の転移を意味する．無症候性の肝腫大は，先天性の囊胞性疾患や転移性腫瘍，アルコール依存症と関連することが多い．

肝腫大の最初の精査では，血算，尿検査，赤沈，生化学，

アミラーゼ値，リパーゼ値，腹部 X 線写真を行う。ウイルス性肝炎が疑われれば，肝炎検査も行うべきである。うっ血性心不全が疑われるならば，循環時間やスパイロメトリーは，診断をつけるうえでお金のかからない方法である。胸部 X 線や心電図は，もちろん必要である。もし閉塞性黄疸が疑われれば，内視鏡的逆行性胆道膵管造影を行うが，まずは腹部の CT を先に行う。腹部 CT では，肝臓の原発性および転移性癌を見つけることができる。肝腫大を伴う感染症では，抗体価，血液塗抹標本，皮膚検査が，診断のために必要である。溶血性貧血は，血液塗抹標本，鎌状赤血球の検査，血清ハプトグロビン，ヘモグロビン電気泳動が，確定診断に必要である。アメーバ膿瘍は CT で発見できるが，抗体価は確定診断へのさらなる助けになる。静脈造影では，肝静脈血栓症を見出すことができる。

◎その他の有用な検査【適応】

1. 熱性凝集素【腸チフス，ブルセラ症】
2. モノスポット試験【伝染性単核球症】
3. 血清鉄，鉄結合能検査【ヘモクロマトーシス】
4. 血清銅，セルロプラスミン値【Wilson 病】
5. 抗核抗体【ルポイド肝炎，膠原病】
6. 便潜血反応【転移性悪性腫瘍】
7. 便虫卵，寄生虫検査【アメーバ膿瘍，嚢虫症，他の寄生虫症】
8. 骨髄検査【溶血性貧血，白血病，骨髄様異形成】
9. 消化器造影，バリウム注腸検査【転移性腫瘍】
10. エコー【肝嚢胞，胆石症，膿瘍】
11. 腹腔鏡【肝硬変，転移性腫瘍】
12. 肝生検【肝硬変，肝炎，転移性癌】
13. 血清 α フェトプロテイン(AFP)【原発性肝細胞癌】
14. ミトコンドリア抗体価【胆汁性肝硬変】

症例検討 #44

28 歳のプエルトリコ人男性が，体重減少，食欲低下を訴えている。身体所見では，肝脾腫大がある。

問 1. 組織学から考えると，鑑別診断は何か？

彼には，飲酒歴，薬物使用歴，黄疸はない。3 カ月前に 1 度吐血があった。その他，軽度の脾腫大があるのみである。精査では，好酸球増加症と貧血を伴う軽度の白血球減少症があるが，便潜血は陰性である。血清鉄と鉄結合能は正常である。

問 2. あなたの鑑別診断は何か？

(解答は付録 B 参照)

Hiccough
吃逆(しゃっくり)

このありふれた症状の原因は，横隔神経の起点から伝達経路を経て，終点までにかかわる構造の**解剖**を考えることで理解できる。これらの構造に **MINT** を当てはめると，ほぼすべての可能性を網羅することができる。

起点：横隔神経の伝導は脳幹や脊髄が起原であるため，これらの疾患を想起するところからはじめる。

M　**Malformation**(奇形)　水頭症や核黄疸が考えられる。

I　**Inflammatory**(炎)および **Intoxication**(中毒)　脳炎，中毒性脳症(例えばアルコール，臭化物，薬物，尿毒症)，特に脊髄では，脊髄癆がある。髄膜炎は，しつこい吃逆を起こす。流行性の吃逆は脳炎の可能性がある。

N　**Neoplasm**(腫瘍)　脳の腫瘍は吃逆の原因となりうる。特に頭蓋内圧が亢進していれば，なおさらである。

T　**Trauma**(外傷)　震盪や血腫がある。心因性の問題(神経症のような)でも吃逆は起こるが，この場合目が覚めている間にしか起こらず，また患者は驚くほどよく食べる。

伝達経路：横隔神経の伝達経路においては，縦隔と胸部の病変が重要である。

M　**Malformation**(奇形)　大動脈瘤，皮様嚢胞［訳注：縦隔腫瘍としてのもの］，さまざまな原因で肥大した心臓などを考えるべきである。

I　**Inflammatory**(炎症)　心膜炎，縦隔炎，肺炎，胸膜炎など，どれも同様に重要である。

N　**Neoplasm**(腫瘍)　ここでは特に，Hodgkin リンパ腫や気管支原性癌が吃逆の原因となるだろう。

T　**Trauma**(外傷)　特に胸部貫通外傷は気胸や血気胸を起こし，吃逆の原因となる。

終点：最も多い吃逆の原因は，横隔膜にある。

M　**Malformation**(奇形)　食道裂孔ヘルニア，幽門閉塞，Barrett 食道炎がある。

I　**Inflammatory**(炎症)　逆流性食道炎，胆汁性食道炎，胃炎，肝炎，胆嚢炎，腹膜炎，横隔膜下膿瘍がある。

N　**Neoplasm**(腫瘍)　食道癌，胃癌，後腹膜 Hodgkin リンパ腫，肉腫がある。

T　**Trauma**(外傷)　脾臓破裂，肝臓破裂，内臓破裂，子宮外妊娠破裂による腹腔内出血が挙げられる。他の原因として，横隔膜よりもっと下の臓器による横隔神経の反射的な刺激が挙げられる。例えば，転移のない子宮癌や大腸癌で，ときおり吃逆が起こることがある。

◎診断へのアプローチ

吃逆の患者は一般的に，「しゃっくりは何もしなくても自然に治るのに，何か心配する必要があるのか？」という。しかし患者の立場に立ってみれば，尿毒症や横隔膜下膿瘍と

■ 図14
吃逆（しゃっくり）

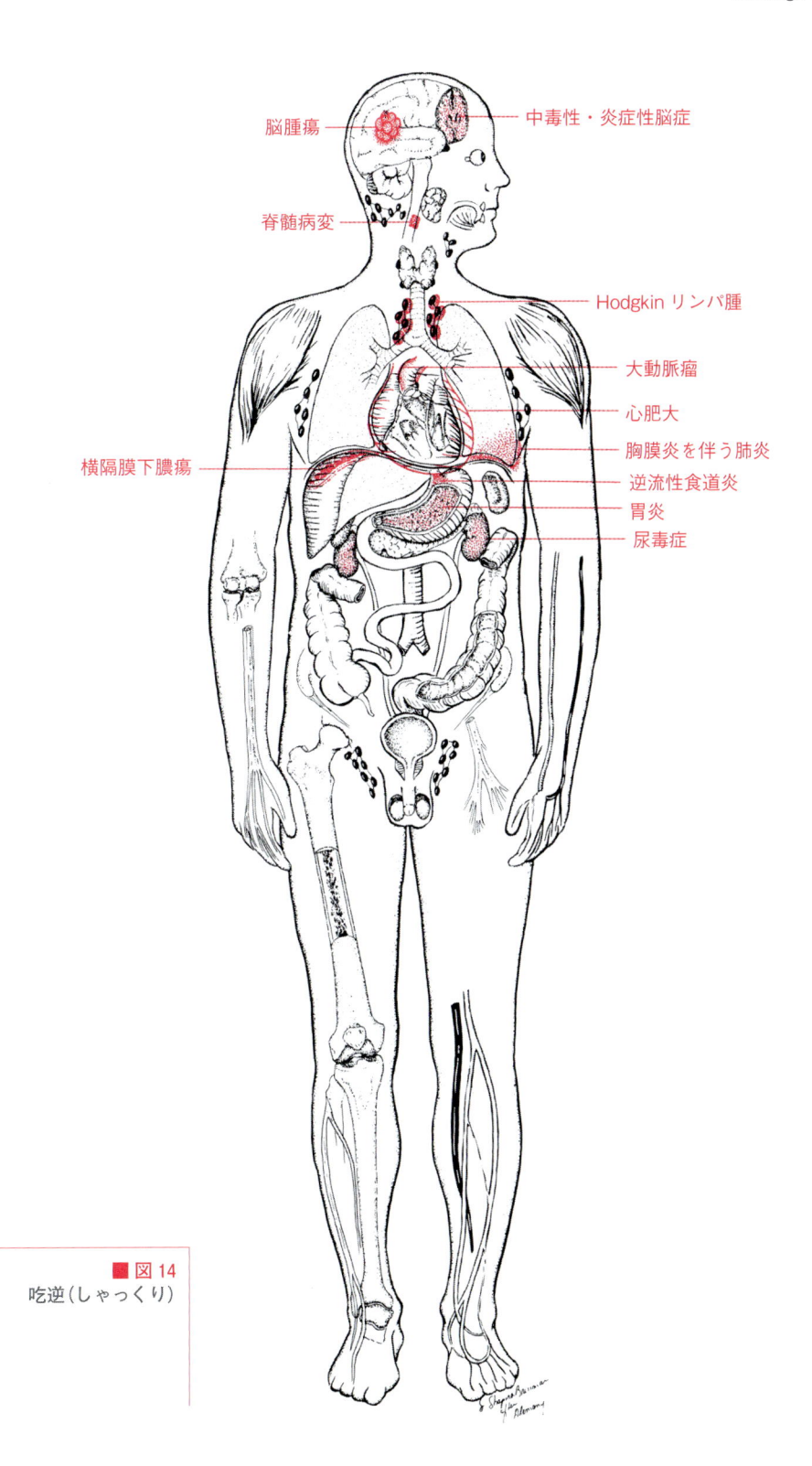

いった危険な状態が存在しないことを確かめる必要がある。制酸薬(Pepto-Bismal[訳注：米国で市販されている制酸薬])やキシロカインビスカスで症状が軽減する場合は，逆流性食道炎が示唆される。健常者でも，食道内視鏡や胃鏡検査をすると，しばしば逆流性食道炎や胃炎がみつかることがある。患者に合わせて，胆嚢造影，肝機能検査，膵機能検査，脊椎穿刺，脳や全身のシンチグラフィーが行われる。

◎その他の有用な検査【適応】
1. 血算【貧血，慢性感染症】
2. 生化学【尿毒症，肝硬変】
3. 食道造影【逆流性食道炎】
4. 上部消化管造影【胃炎，胃潰瘍】
5. 胆嚢エコー【胆石症】
6. 腹部CT【例えば横隔膜下膿瘍】

7. 心電図【心膜炎】
8. Bernstein 試験【逆流性食道炎】
9. 携帯型 pH モニタリング【逆流性食道炎】

症例検討　# 45

44 歳の清掃の仕事をしている白人男性が，繰り返す吃逆と体重減少を訴えている．身体診察では，肝腫大，振戦，固縮が認められる．

問 1. 上記の方法から考えると，鑑別診断は何か？

入院後，彼は間欠的な発熱と悪寒を認め，白血球値は 18,900，胸部 X 線では右横隔膜の挙上を認めた．血清銅とセルロプラスミン値は正常であった．

問 2. あなたの診断は何か？

（解答は付録 B 参照）

Hip pain
殿部痛

成人の殿部痛に遭遇した場合，医師はまず骨折や，変形性関節症などの関節の炎症を考えるが，他の可能性もたくさんあることを知ってほしい（**表 38**）．では，どうすれば鑑別をすぐに考えられるだろうか？　やはり**解剖**がカギとなる．殿部は，皮膚，筋肉，滑液包，靱帯，関節そして骨でできている．そこには，神経，動脈，静脈が走行している．これらの構造において，それぞれ病因を意識してみるとよい．皮膚は帯状疱疹，筋肉は挫傷や捻挫を即座に想起すべきである．滑膜は大転子部の滑液包炎を想起すべきであり，殿部痛の中でよく遭遇し，簡単に治療できるものである．靱帯は捻挫を考えよう．腸脛靱帯症候群は，ランニングをする人々における殿部痛のよくある原因である．関節では，変形節関節症，痛風，関節リウマチ，先天性股関節脱臼，大腿骨頭すべり症，Perthes 病，リウマチ熱を考える．骨は，骨折や原発性・転移性腫瘍を考える．神経は，坐骨神経，腰椎椎間板ヘルニア，馬尾腫瘍，そしてまれではあるが坐骨神経炎を考える．動脈や静脈は，無腐性壊死を考える．

◎診断へのアプローチ

病歴と身体所見は，上記に列挙した多くの状態の鑑別に有用である．例えば外傷の病歴があれば，捻挫や骨折，挫傷が示唆される．高齢者においては，殿部の骨折は外傷がなくとも起こりうることを覚えておくべきである．下肢伸展挙上 (SLR) テスト陽性は，椎間板ヘルニアや馬尾の病態があることを意味する．殿部と腰仙椎の X 線写真は骨折や変形性関節症の除外に役立つが，CT，骨シンチ，MRI が必要になるだろう．仮に X 線写真や血液検査に異常がなくとも，大転子滑液包や他のトリガーポイントへのリドカイン注射を試すことは，診断に有用なことがある．

◎その他の有用な検査【適応】

1. 血算【感染症】
2. 生化学【転移性腫瘍】
3. 尿検査【多発性骨髄腫，痛風】
4. 赤沈【骨髄炎，動脈炎】
5. 関節リウマチ検査（リウマチ因子）
6. 抗核抗体【膠原病】
7. 関節液分析【各種関節炎】
8. ツベルクリン反応【関節結核】
9. 骨生検【腫瘍】
10. 試験手術

症例検討　# 46

56 歳の白人女性が，3 カ月前からの次第に増悪する左の殿部痛を訴えている．外傷の病歴，発熱，悪寒はなく，また四肢にしびれ，刺すような痛みもない．彼女は 5 年前，乳癌に対し乳房切除術を行っている．

問 1. 解剖学から考えると，鑑別診断は何か？

身体所見では，大転子滑液包に圧痛があり，Patrick 徴候が陽性なこと以外に特記すべきものはない．下肢伸展挙上テストは陰性で，神経学的巣症状もない．脊椎，殿部の単純 X 線写真も異常はなかった．

問 2. あなたの診断は何か？

（解答は付録 B 参照）

Hirsutism
多毛症

医師のもとに顔や身体の過度な体毛を相談する女性の大半は正常であり，健康的である．しかしながら，この症状の病的意義にも留意すべきである．

解剖学は，さまざまな原因を考えるうえで最も基本となる学問である．単純に内分泌腺を頭に浮かべて，頭から尾側にかけて続けてイメージしていくと，最も重要な多毛症の病的原因を思い起こすことができる．それらが除外されれば，患者は特発性の多毛症であり，特に何もする必要はない．

下垂体： 先端巨大症や下垂体好塩基性腺腫は，多毛症の原因になる．

甲状腺： 先天性や若年性の甲状腺機能低下症は，多毛症を引き起こすが男性化は起こらない．

副腎： 副腎癌，副腎腺腫，副腎皮質過形成は，すべて多毛症を起こす．Cushing 症候群を除いて，これらは男性化も起こす．先天性副腎皮質過形成は思春期に顕在化し，多毛症と男性化の両方が起こる．

■ 表38　殿部痛

	M Malformation（奇形）	I Inflammation（炎症）	N Neoplasm（腫瘍）	T Trauma（外傷）
皮膚		帯状疱疹		挫傷
筋肉		筋炎		挫傷
滑膜		大転子滑液包炎		挫傷
靱帯				捻挫
関節	先天性脱臼	関節リウマチ 変形性関節症 痛風		挫傷 出血
骨		骨髄炎	原発性・転移性腫瘍	骨折 無腐性壊死
神経		神経炎	馬尾腫瘍	椎間板ヘルニア

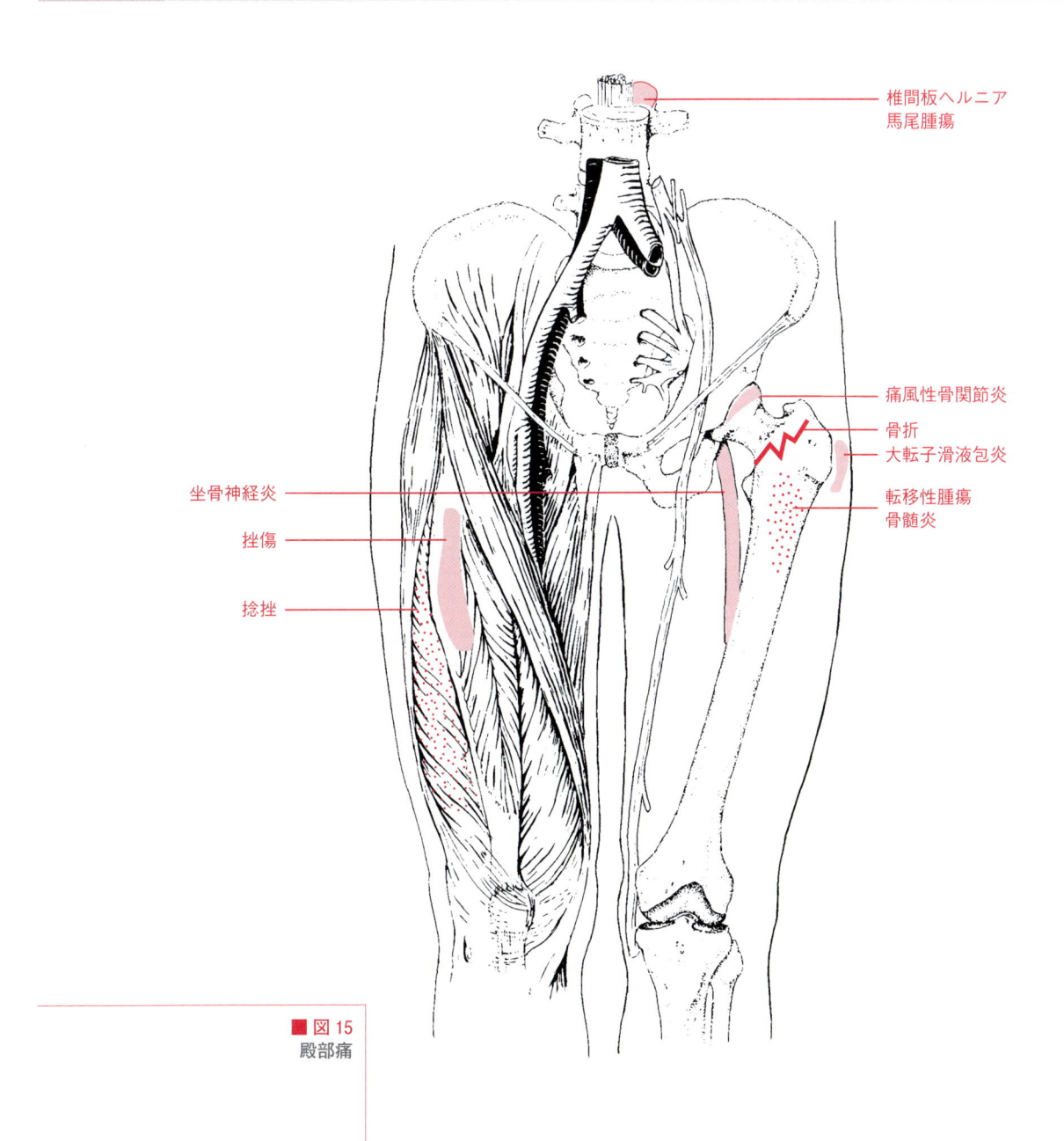

■ 図15　殿部痛

■ 図 16
多毛症

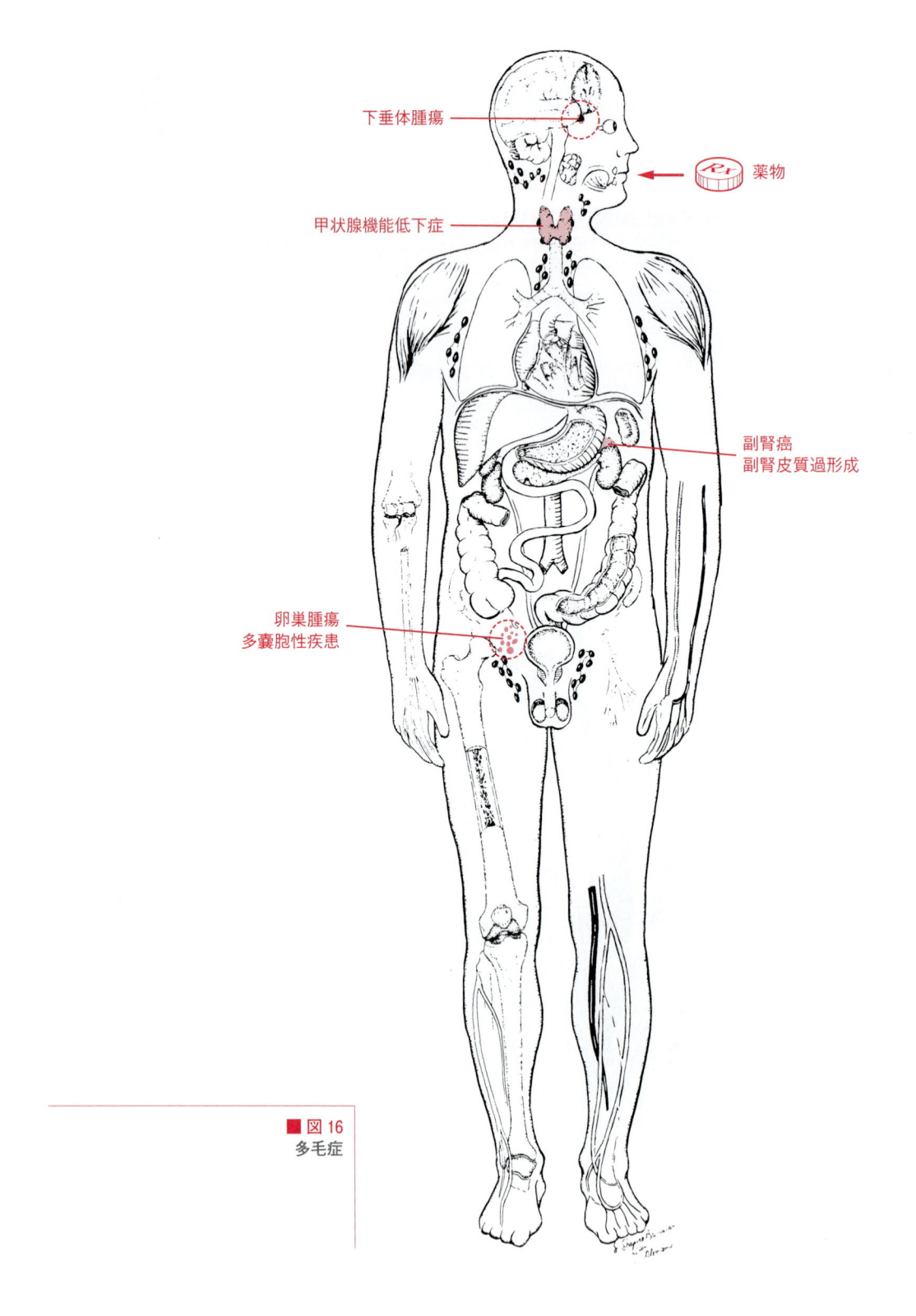

卵巣：この内分泌腺を原因とするものとして，Stein-Leventhal 症候群(多囊胞性卵巣症候群)が考えられる．これは，特発性の多毛症についてよくみられる．ほとんどの場合，男性化は起こらないが，ときおり起こすこともある．肥満と過少月経はよくみられる．卵巣では男性化腫瘍(Sertoli-Leydig 細胞腫)，門細胞腫，黄体腫が起こり，いずれも多毛症を起こす．また，これらはたいてい男性化も引き起こす．卵巣機能不全(閉経)は多毛症を起こすが，男性化は起こさない．

多毛症を起こす薬物を列挙するのには，解剖学は有用ではない．このような薬物には，フェニトイン，ジアゾキシド，ミノキシジル，蛋白同化ステロイド，アンドロゲン，グルココルチコイドなどがある．ポルフィリン症，神経性食欲不振症，Cornelia de Lange 症候群(アムステルダム小人症)も多

毛症がみられる。

◎診断へのアプローチ

臨床的には，肥満と男性化を見つけることが最も重要である。過少月経，無月経の病歴も重要である。はじめの精査には，血清コルチゾール値，24時間尿中17-ヒドロキシコルチコイド，17-ケトステロイド，甲状腺機能の検査が行われるべきである。頭蓋骨および腹部のX線写真も有用である。コルチゾン抑制試験も必要である。卵巣のエコー検査は，腫瘍や多囊胞性卵巣を明らかにするかもしれない。脳，腹部，骨盤のCTを撮影する前に，内分泌医にコンサルトすべきである。下垂体微小腺腫は，下垂体MRIでしか見つけることはできないであろう。

◎その他の有用な検査【適応】

1. 血清卵胞刺激ホルモン(FSH)，黄体形成ホルモン(LH)【先端巨大症，多嚢胞性卵巣症候群】
2. 血清成長ホルモン【先端巨大症】
3. 腹腔鏡【多嚢胞性卵巣】
4. 甲状腺刺激ホルモン【甲状腺機能低下症】
5. 副腎静脈の選択サンプルアンドロゲン値【副腎癌】
6. 副腎同位体検査【Cushing症候群】
7. 試験手術
8. 血清プロラクチン値【下垂体腫瘍】
9. 血清テストステロン値

症例検討　#47

19歳で妊娠6カ月のヒスパニック系女性が，自分の顔の体毛の成長が早いことを訴えている。彼女は太り続けていること以外は元気である。

問1. 解剖学と生理学から考えると，鑑別診断は何か？

身体所見では，男性化した陰毛分布，拡大した陰核，腹部の紫色の線があった。MRIでは，右の副腎皮質に腫瘍が見つかった。

問2. あなたの診断は何か？

（解答は付録B参照）

Hoarseness
嗄声

神経解剖学は，嗄声の原因を考えるうえで最も有用な方法である。嗄声は，喉頭，声門をつかさどる筋肉の神経筋接合部，迷走神経，脳幹の問題で起こる。これらの構造とさまざまな病因を相互に参照し，**VINDICATE**で覚えられるように**表39**を用意した。

喉頭は，ジフテリアやインフルエンザといった急性感染症，また，結核や梅毒といった慢性感染症が関係する。また，アレルギー，腫瘍，声帯の使い過ぎによる慢性の外傷も関係する。喫煙やアルコールは，嗄声のよくある原因である。甲状腺機能低下症や先端巨大症は，嗄声で発症することがある。

神経筋接合部では，重症筋無力症をすぐに思い浮かべる。末梢における迷走神経では，甲状腺腫瘍，甲状腺手術，縦隔腫瘍，大動脈瘤などが原因として挙げられるが，これはごく一部である。鉛やジフテリアは迷走神経炎を起こす。**頭蓋内部の迷走神経**では，脳底動脈瘤，脳底髄膜炎，扁平頭蓋底，大後頭孔腫瘍が挙げられる。

脳幹では，疑核のポリオ，脳室上衣腫，Wallenberg症候群，脊髄空洞症，筋萎縮性側索硬化症の可能性が考えられる。多発性硬化症や神経膠腫は，脳幹の白質を通る疑核の枝を傷害することがある。

◎診断へのアプローチ

喉頭鏡や気管支鏡による，喉頭の慎重な診察は重要である。間接喉頭鏡は使用が困難であり，また，使い方に精通しないものは使用すべきではない。局所に病変がなければ，声帯麻痺の原因として迷走神経麻痺を考えなければならない。胸部X線写真，甲状腺機能検査，血中鉛濃度，テンシロン試験は，繰り返す喉頭の異変を診断するのに必要である。頭蓋内病変は，他の神経学的徴候を示す。頭蓋骨X線写真，CT，脊椎穿刺は，それら原因の手がかりを得るには有用な検査である。その他，頸椎X線写真，関節リウマチ検査(リウマチ因子)，動脈造影も必要な場合がある。

◎その他の有用な検査【適応】

1. 血算【貧血，感染症】
2. 赤沈【炎症性疾患】
3. ツベルクリン反応【結核】
4. VDRL試験【声帯梅毒】
5. 鼻，咽頭培養【咽頭炎】
6. 喀痰培養【肺炎】
7. 抗酸菌培養【結核】
8. アセチルコリン受容体抗体価【重症筋無力症】
9. C1エステラーゼ阻害因子【血管神経性浮腫】
10. アレルギー皮膚検査
11. 耳鼻咽喉科コンサルト
12. 縦隔CT【縦隔腫瘍】
13. 動脈造影【動脈瘤】
14. 放射性ヨウ素(RAI)取り込みシンチ【甲状腺腫瘍】
15. 頸部MRI
16. 食道内視鏡【逆流性食道炎】

■表39 嗄声

	V Vascular(血管)	I Inflammatory(炎症)	N Neoplasm(腫瘍)	D Degenerative(変性)/Deficiency(欠乏)	I Intoxication(中毒)/Idiopathic(特発性)	C Congenital(先天性)	A Autoimmune(自己免疫性)/Allergic(アレルギー性)	T Trauma(外傷)	E Endocrine(内分泌)
喉頭		ウイルス性上気道感染症 ジフテリア 梅毒 結核 副鼻腔炎 喉頭蓋炎	歌手結節 ポリープ 癌		喫煙 アルコール 痛風	喉頭横隔膜	血管神経性浮腫 輪状甲状関節炎	声の酷使 異物 骨折	甲状腺機能低下症 先端巨大症
神経筋接合部					スキサメトニウム コリン作動薬		重症筋無力症		
迷走神経(頭蓋外部)	大動脈瘤 僧帽弁狭窄症	縦隔炎 結核 サルコイドーシス ジフテリア	Hodgkinリンパ腫 気管支原性癌 食道癌		特発性麻痺 鉛ニューロパチー	扁平頭蓋底		甲状腺手術	甲状腺癌 Reidel甲状腺腫
迷走神経(頭蓋内部)	動脈瘤 内頸静脈血栓症	梅毒 結核 髄膜炎	神経節腫瘍 大後頭孔腫瘍				多発性硬化症		
脳幹	Wallenberg症候群 脳底動脈不全	脳炎 ポリオ 延髄空洞症 梅毒	脳幹膠腫 転移性腫瘍	筋萎縮性側索硬化症					

■ 図17
嗄声

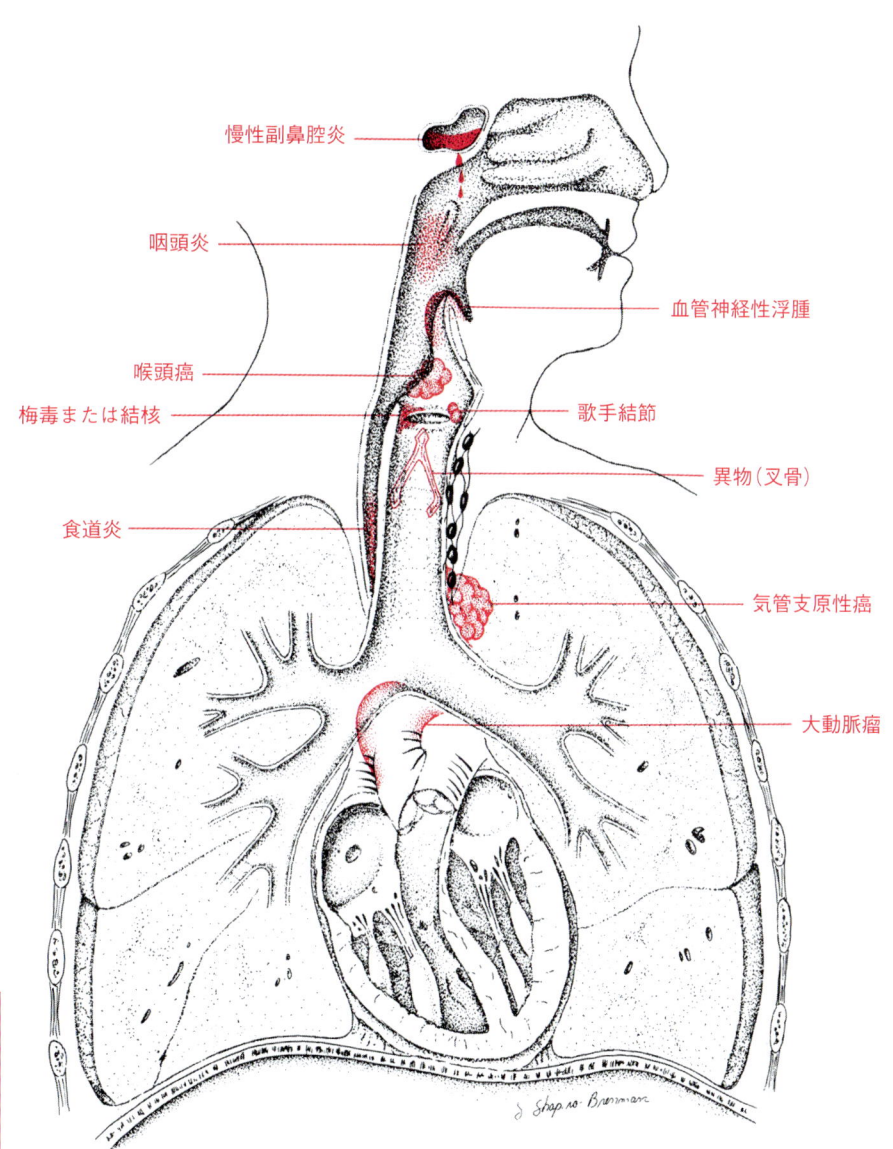

ラベル（図中）：
- 慢性副鼻腔炎
- 咽頭炎
- 喉頭癌
- 梅毒または結核
- 食道炎
- 血管神経性浮腫
- 歌手結節
- 異物（叉骨）
- 気管支原性癌
- 大動脈瘤

症例検討　#48

48歳の白人女性が，嗄声を主訴に来院。はじめは間欠的であったが，最近4カ月は持続的となっていた。彼女はヘビースモーカーで，ある程度飲酒する。

問1. 解剖学と神経解剖学から考えると，鑑別診断は何か？

身体診察では，毛髪，皮膚，爪の菲薄化が挙げられるが，さほど目立つものではない。喉頭鏡では，声帯に腫瘍や潰瘍は認めなかった。

問2. あなたの診断は何か？

（解答は付録B参照）

Horner syndrome
Horner 症候群

Horner 症候群は，脳幹から脊髄への交感神経路のどの場所の病変でも起こる。頸髄から胸部交感神経幹を通り，星状神経節や上頸神経節を含む頸部交感神経系は，内頸動脈周囲に神経線維をだしている。この神経解剖をイメージできれば，Horner 症候群の原因のほとんどを思い出すことができる。

脳幹：Wallenberg 症候群（後下小脳動脈塞栓症）
脊髄：脊髄空洞症，脊髄腫瘍，神経梅毒
胸郭：肺癌，食道癌，Hodgkin リンパ腫，大動脈瘤，縦隔炎
頸部交感神経：喉頭癌，甲状腺癌，頸肋，腕神経叢神経痛・外傷

扁平頭蓋底

脳底動脈血栓症

筋萎縮性側索硬化症（ALS）

Wallenberg 症候群

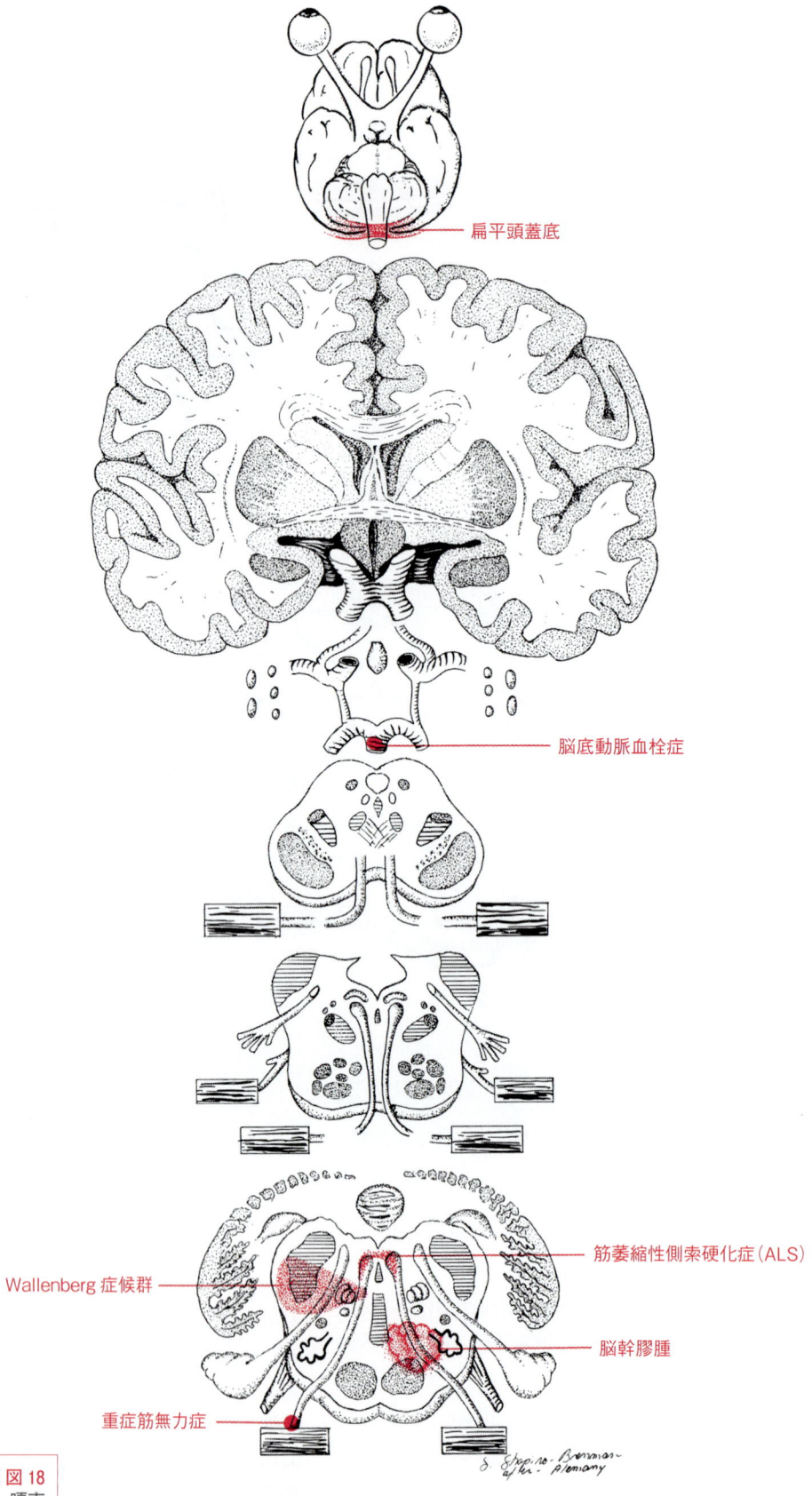

脳幹膠腫

重症筋無力症

■ 図 18
嗄声

頸動脈：片頭痛，群発頭痛，内頸動脈血栓症

◎診断へのアプローチ

　頭痛の病歴は，片頭痛や群発頭痛を原因として考える．長経路徴候(例えば錐体路徴候など)があれば，脳幹か脊髄に病変があると考えられる．片麻痺は，内頸動脈血栓症を示唆する．頸部腫瘤は，Pancoast腫瘍や甲状腺癌を示唆する．腫瘤を伴わない頸部あるいは上肢の痛みは，腕神経叢による神経痛や前斜角筋症候群，Pancoast腫瘍を考慮する．胸部および頸椎のX線写真は，他の神経学的徴候がなくてもすべての症例で適応がある．他の神経学的徴候があれば，脳，脊髄のMRIを行うべきである．神経内科医にもコンサルトすべきである．

◎その他の有用な検査【適応】

1. VDRL試験【神経梅毒】
2. 頸動脈エコー【内頸動脈血栓症】
3. 縦隔CT【縦隔腫瘍】
4. 体性感覚誘発電位【腕神経叢神経痛】
5. ヒスタミン誘発試験【群発頭痛】
6. 大動脈造影【大動脈瘤】
7. 縦隔鏡【縦隔腫瘍】

Hypercalcemia
高カルシウム血症

　高カルシウム血症は，カルシウムの貯蔵，摂取，調節，輸送のどこかの異常によって起こる．

貯蔵：カルシウムは骨に貯蔵されるため，骨が侵されるとカルシウムの過剰な放出が起こる．そのため，転移性骨腫瘍や，骨中の破骨細胞が活性化されるPaget病では，血中のカルシウム濃度が上昇する可能性がある．

摂取：通常，カルシウム摂取が増加するだけでは，高カルシウム血症にはならない．しかし，ミルクアルカリ症候群やビタミンD過剰症が合併している場合には，それが起こりうる．

調節：副甲状腺からの副甲状腺ホルモンの過剰分泌や，腫瘍による副甲状腺ホルモンの異所性分泌により，高カルシウム血症が引き起こされる．副甲状腺腺腫の患者をみつけた場合には，多発内分泌腫瘍(MEN)症候群の，1型もしくは2型を検索する必要がある．

輸送：血中のカルシウムの半分は，蛋白質によって輸送されている．したがって，血漿蛋白質が増加する多発性骨髄腫やサルコイドーシスにおいては，高カルシウム血症が引き起こされる可能性がある［訳注：両疾患における高カルシウム血症の主な病態は，前者が破骨細胞の活性化による骨吸収の亢進，後者が肺やリンパ節における単核球から産生される活性化ビタミンDの増加によるものである］．

◎診断へのアプローチ

　問診や身体所見から，腫瘍の既往や骨関連疾患が示唆された場合，転移性腫瘍を考慮すべきである．多尿，多飲，脱力，病的骨折，体重減少などが認められた場合には，副甲状腺機能亢進症を疑うべきである［訳注：悪性疾患も同様に疑う］．また，高カルシウム血症は膵炎に併発することがあることも覚えておこう．カルシウム，リン，アルカリホスファターゼ，血清の副甲状腺ホルモン濃度を測定し，骨の状態を調べることで，副甲状腺疾患なのか転移性腫瘍なのかを突き止めることができる．骨シンチも，腫瘍を特定するうえで有用である．その他，副甲状腺疾患と転移性骨腫瘍を鑑別するには，コルチゾン抑制試験が有用である．副甲状腺疾患の場合，コルチゾンを投与しても血中のカルシウム濃度が下がらない．

◎その他の有用な検査【適応】

1. 血算【骨髄癆性貧血】
2. 赤沈【腫瘍】
3. 生化学【副甲状腺機能亢進症】
4. 遊離サイロキシン(T_4)の測定【甲状腺機能亢進症】
5. 血清25-ヒドロキシビタミンDの測定【ビタミンD過剰症】
6. 蛋白電気泳動【サルコイドーシス，多発性骨髄腫】
7. 頸部MRI【副甲状腺腺腫】
8. 内分泌科コンサルト

Hypercholesterolemia
高コレステロール血症

　高コレステロール血症の原因を考える際には，**解剖**を理解することが大切である．原因となりやすい臓器として，肝臓，腎臓，内分泌組織を考え，それぞれ以下の疾患を思い浮かべる．**肝臓**：原発性胆汁性肝硬変(PBC)，幹細胞癌，糖原病，閉塞性黄疸．**腎臓**：尿毒症，ネフローゼ症候群．**内分泌**：糖尿病，先端巨大症，甲状腺機能低下症，Cushing病，インスリノーマ，成長ホルモン単独欠損症．その他の高コレステロール血症の原因として，薬物と原発性高リポ蛋白血症の2つを考えなければならない．コレステロール値が上昇する薬物として，エストロゲン製剤，ステロイド製剤，サイアザイド，β遮断薬がある．原発性高リポ蛋白血症には，II-a，II-b，III，V型がある．これらは，カイロミクロンの有無とトリグリセリド増加の有無で区別される．II-aとII-bはカイロミクロンが増加しない点は共通しているが，II-bはトリグリセリドが増加しており，II-aでは増加していない．III型では，カイロミクロンもトリグリセリドも双方

238 Section 2

■ 図 19
高カルシウム血症

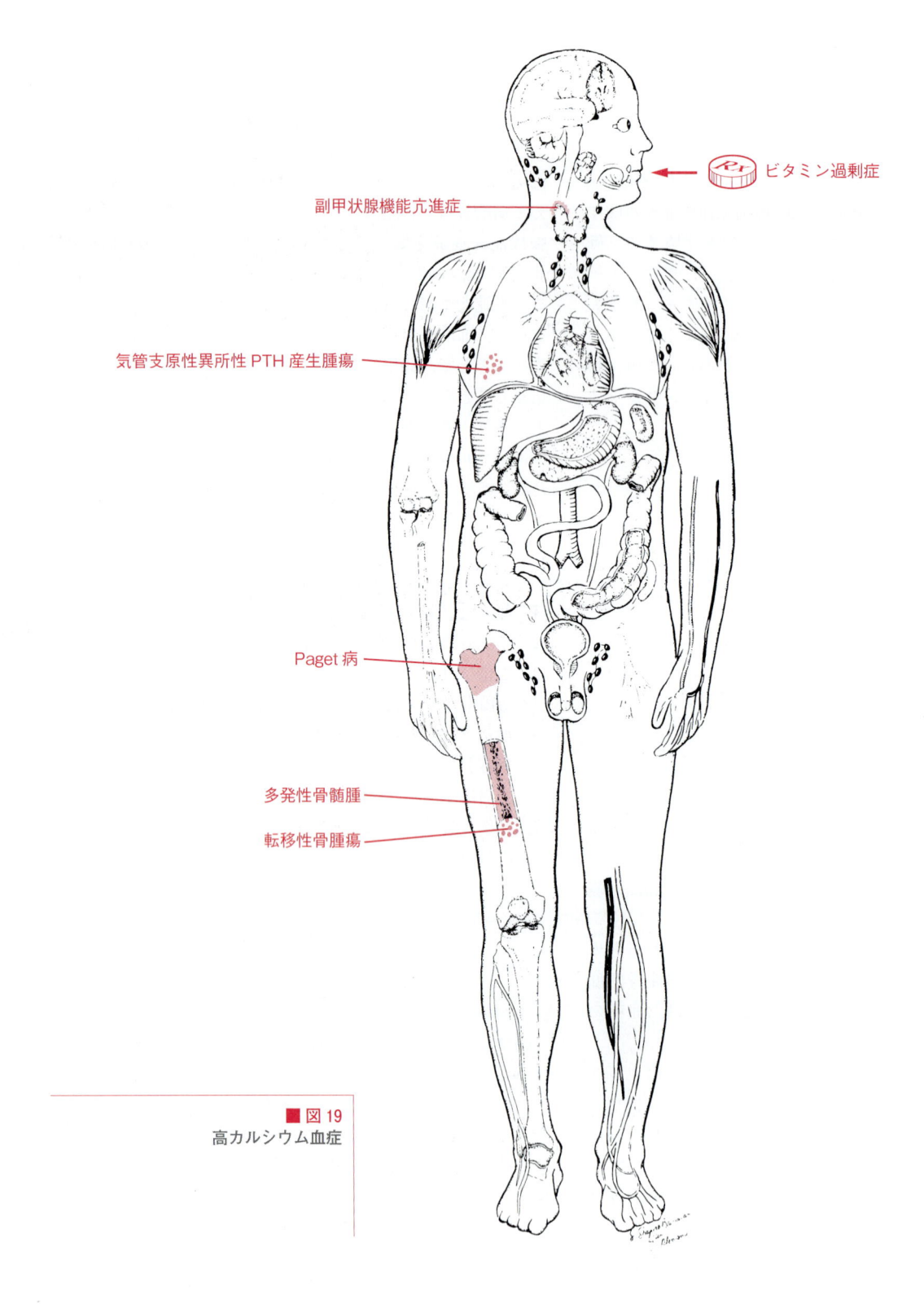

- ビタミン過剰症
- 副甲状腺機能亢進症
- 気管支原性異所性PTH産生腫瘍
- Paget病
- 多発性骨髄腫
- 転移性骨腫瘍

とも増加している．I型では総コレステロール値は増加しない．V型はカイロミクロンとも関連しており，総コレステロールもトリグリセリドも増加する．

◎診断へのアプローチ

まず問診では，高コレステロール血症の家族歴，患者の内服歴を確認する．身体所見では，腱黄色腫を検索する．そして，血液検査からリポ蛋白電気泳動と脂質の種類の同定を行い，さらにカイロミクロンのサインである乳汁質［訳注：血清が三層に分離してあらわれる，上層部のクリーム状の層のこと］を血漿からみつけだすために，一晩冷蔵保存をする．内分泌専門医にコンサルトすることも考慮すべきである．

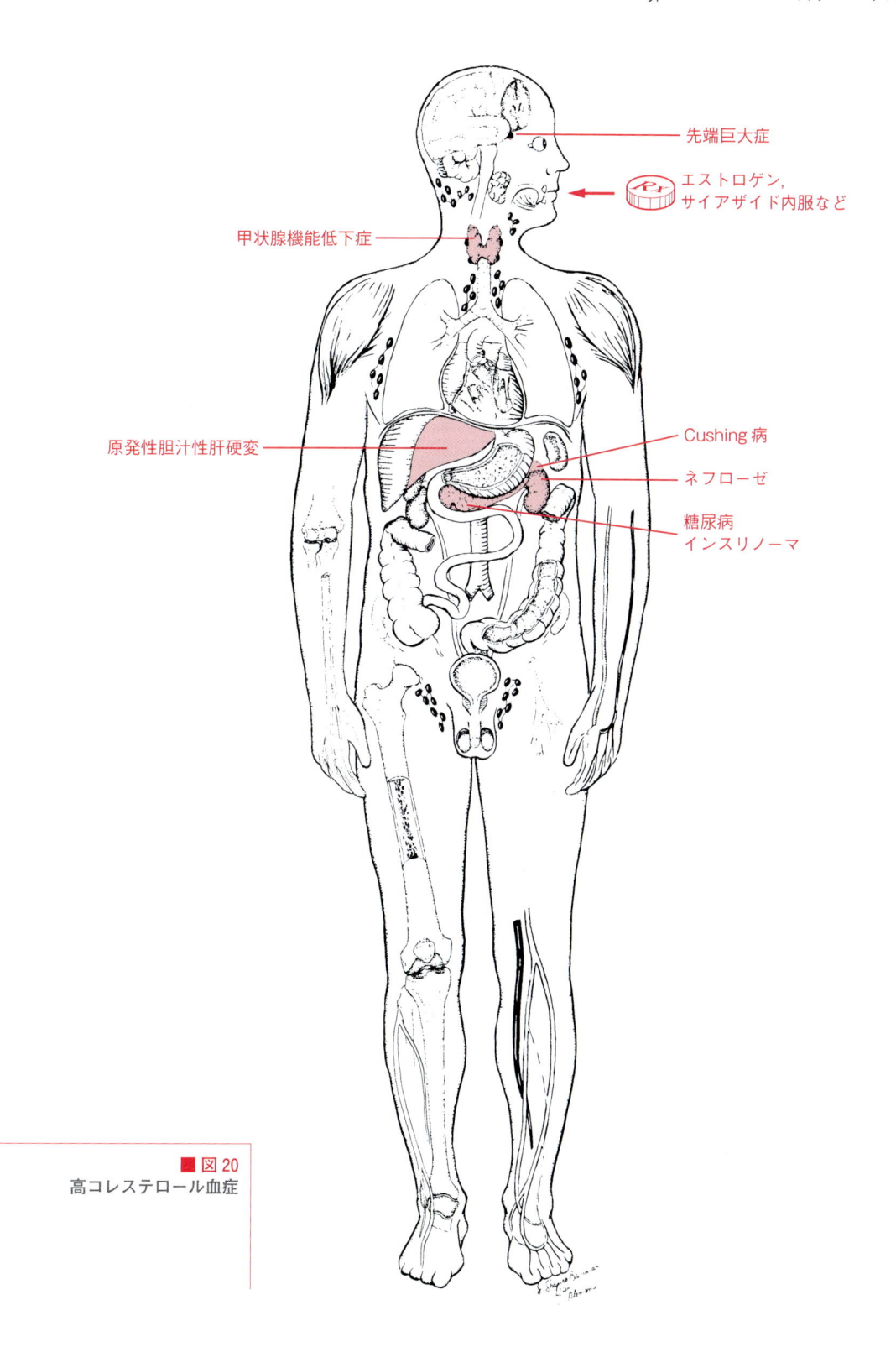

Hypercholesterolemia｜高コレステロール血症 239

先端巨大症

エストロゲン,
サイアザイド内服など

甲状腺機能低下症

原発性胆汁性肝硬変

Cushing 病

ネフローゼ

糖尿病
インスリノーマ

■ 図 20
高コレステロール血症

◎その他の有用な検査【適応】
1. 血算
2. 赤沈
3. 生化学【肝疾患, 腎疾患】
4. 尿検査【ネフローゼ】
5. 肝機能【胆汁性肝硬変, 閉塞性黄疸】
6. 甲状腺機能【甲状腺機能低下症】
7. 抗ミトコンドリア抗体価【胆汁性肝硬変】
8. 24 時間蓄尿による尿蛋白測定【ネフローゼ】
9. 肝生検【肝硬変】
10. 腎生検【ネフローゼ】
11. 代謝疾患専門医へのコンサルト
12. 腹部 CT【Cushing 症候群, 腎疾患, 肝疾患】

Hyperglycemia
高血糖

　高血糖の鑑別を挙げる際には，内分泌腺を順に想起すればよい．以下に鑑別を列記する．膵臓：糖尿病，グルカゴノーマ．副腎：Cushing 病，褐色細胞腫．下垂体：先端巨大症，好塩基性下垂体腺腫．甲状腺：甲状腺機能亢進症．その他：飢餓状態，薬物．

◎診断へのアプローチ

　まずすべきことは，空腹時血糖を繰り返し測定することである．その結果，境界型糖尿病の結果がでた場合には，次にブドウ糖負荷試験を行う．並行して，上記の疾患を鑑別するために，以下の問診・臨床所見が重要である．すなわち，糖尿病の既往，高血圧の既往(Cushing 病，褐色細胞腫)，顎の突出や帽子のサイズが上がっていないか(先端巨大症)，多尿，多飲，体重減少がないか(糖尿病，甲状腺機能亢進症)などである．さらなる精査に関しては，どの腺組織の異常を疑っているかによる．

◎その他の有用な検査【適応】

1. 血算【Cushing 症候群】
2. 赤沈【膵炎】
3. 生化学【糖尿病性アシドーシス】
4. 血漿インスリン濃度【糖尿病】
5. 尿検査・尿培養【腎盂腎炎】
6. 糖化ヘモグロビン(Hb$_{A1c}$)【糖尿病】
7. 成長ホルモン濃度【先端巨大症】
8. 血漿コルチゾール値【Cushing 症候群】
9. デキサメタゾン抑制試験【Cushing 症候群】
10. 24 時間蓄尿による尿中カテコールアミン，バニリルマンデル酸(VMA)測定【褐色細胞腫】
11. 甲状腺機能(甲状腺刺激ホルモン，T$_4$)【甲状腺機能亢進症】
12. 腹部 CT【Cushing 症候群】
13. 内分泌科コンサルト

Hyperkalemia
高カリウム血症

　血液検査で予期せずカリウムの値が上がっている場合，まずは再検査を行うべきである．なぜなら，カリウム値の上昇は，溶血や，採血時にターニケットをきつく巻きすぎてしまったことによることが多いからである．これらが除外できてはじめて，生理学的な排泄と調節に分けて原因を考えることができるのである．

排泄：急性腎不全は，カリウムの貯留をきたす．原因としては，薬物，重金属，輸血，ショック，脱水，糸球体腎炎，閉塞性尿路疾患が挙げられる．
調節：遠位尿細管におけるカリウム・水素イオンとナトリウムの交換は，アルドステロンというホルモンによって調節されている．Addison 病では，このシステムが部分的に遮断されてしまうため，カリウムの貯留が起こる．トリアムテレン，スピロノラクトンといったさまざまな利尿薬も，同じ状態を引き起こす．代謝性アシドーシス，特に糖尿病性アシドーシスの際には，アシドーシスを緩衝しようと細胞内に水素イオンを取り込み，カリウムが流出するため，高カリウム血症となる．

◎診断へのアプローチ

　診断するうえで最も役立つのは，腎不全と Addison 病を除外するための血液検査である．血算，尿検査，生化学検査，腎機能検査，血漿コルチゾール値，24 時間蓄尿によるアルドステロン値，各種電解質の測定が，これにあたる．万全を期すため，診断が確定するまで必須の薬以外すべての薬物を中止しておくのも賢い選択である．

◎その他の有用な検査【適応】

1. コルチコトロピン(副腎皮質刺激ホルモン)刺激試験【Addison 病】
2. 膀胱鏡，逆行性 IVP【閉塞性尿路疾患】
3. 腹部 CT【腎疾患，腫瘍】
4. 腎生検【腎疾患】
5. 腎臓内科コンサルト
6. 内分泌科コンサルト
7. 血漿レニン値【Addison 病】［訳注：現在では副腎不全を診断する際には一般的に測定されない］

Hypermenorrhea
過多月経

　過多月経の原因を想起する際には，MINTS の語呂合わせで覚えるとよい．

M Malformation(奇形)　奇形あるいは解剖学的異常では，双角子宮，先天性卵巣囊胞，子宮内膜症，子宮外妊娠，胎盤遺残がある．

I Inflammation(炎症)　炎症性疾患では，子宮頸管炎，子宮内膜炎，骨盤内炎症性疾患(PID)が挙げられる．

N Neoplasm(腫瘍)　子宮筋腫，癌，子宮頸管ポリープ，子宮内膜ポリープ，絨毛癌，胞状奇胎，ホルモン産生性卵巣腫瘍がある．

T Trauma(外傷)　子宮穿孔，月経中の過度な性交渉，子

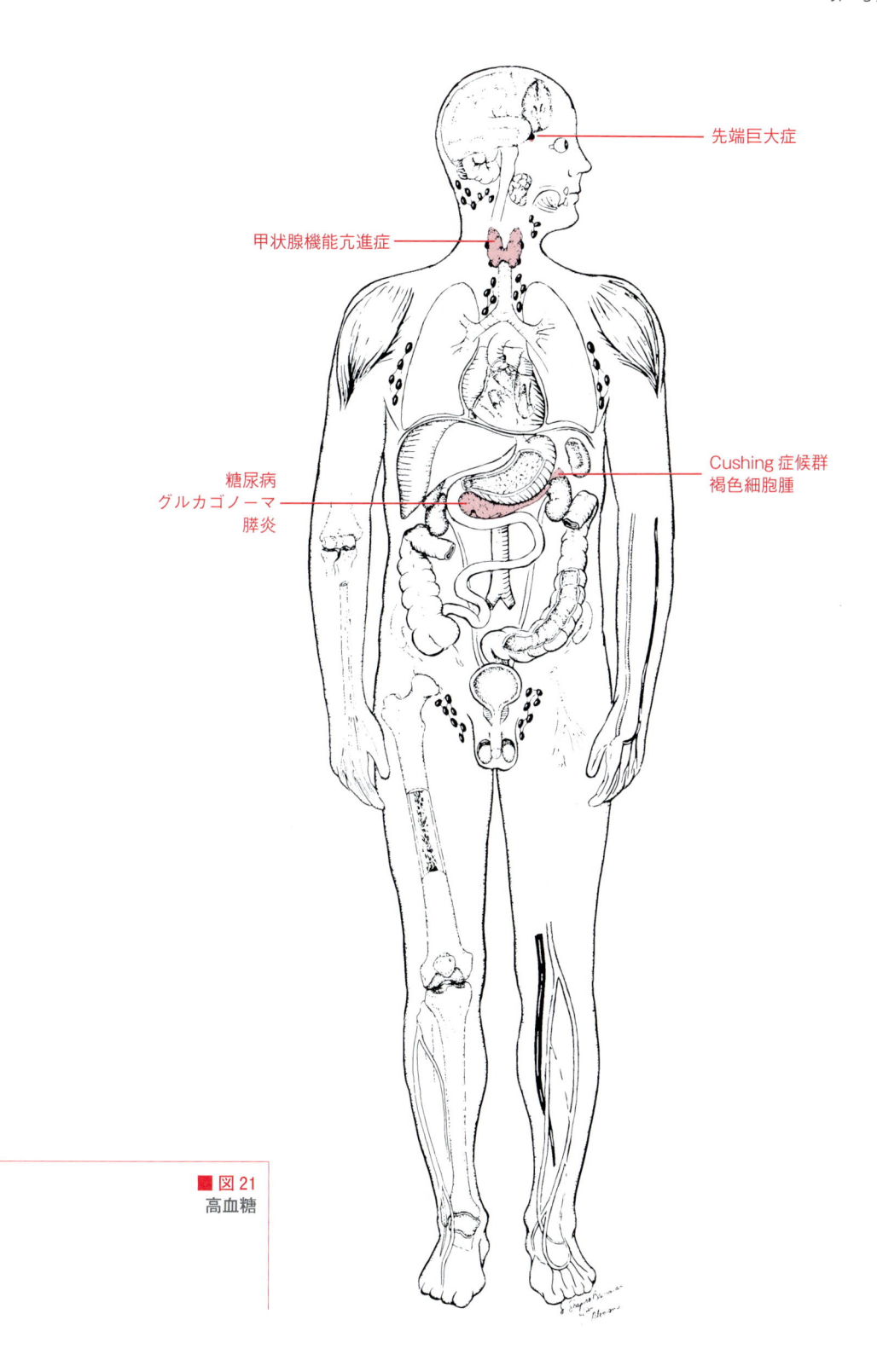

Hyperglycemia | 高血糖　241

　　　　　　　　　　　　　　　　　　　　　　　先端巨大症

甲状腺機能亢進症

糖尿病
グルカゴノーマ　　　　　　　　　　　　　　Cushing症候群
膵炎　　　　　　　　　　　　　　　　　　　　褐色細胞腫

■図21
高血糖

宮への異物挿入。

S　Systemic（全身性）　全身性の疾患では，貧血，凝固異常（血友病，特発性血小板減少性紫斑病，壊血病など），全身性エリテマトーデス，内分泌異常（特に，甲状腺機能低下症，卵巣からのエストロゲンとプロゲステロンの分泌不均衡による子宮出血）がある。

◎診断へのアプローチ

　診断のためには，内診や血算，凝固検査，甲状腺機能，そして時には他の内分泌的な検査が必要となる。エコーが次の検査となる。ここまでのすべての検査が正常であれば，エストロゲンやプロゲステロンの補充，あるいは頸管拡張子宮掻爬術（D＆C）などが適応となるかもしれない。試験開腹や子宮摘出術を行う前に，クルドスコピー，腹腔鏡，子宮卵管造

242　Section 2

利尿薬内服

Addison 病
急性腎不全

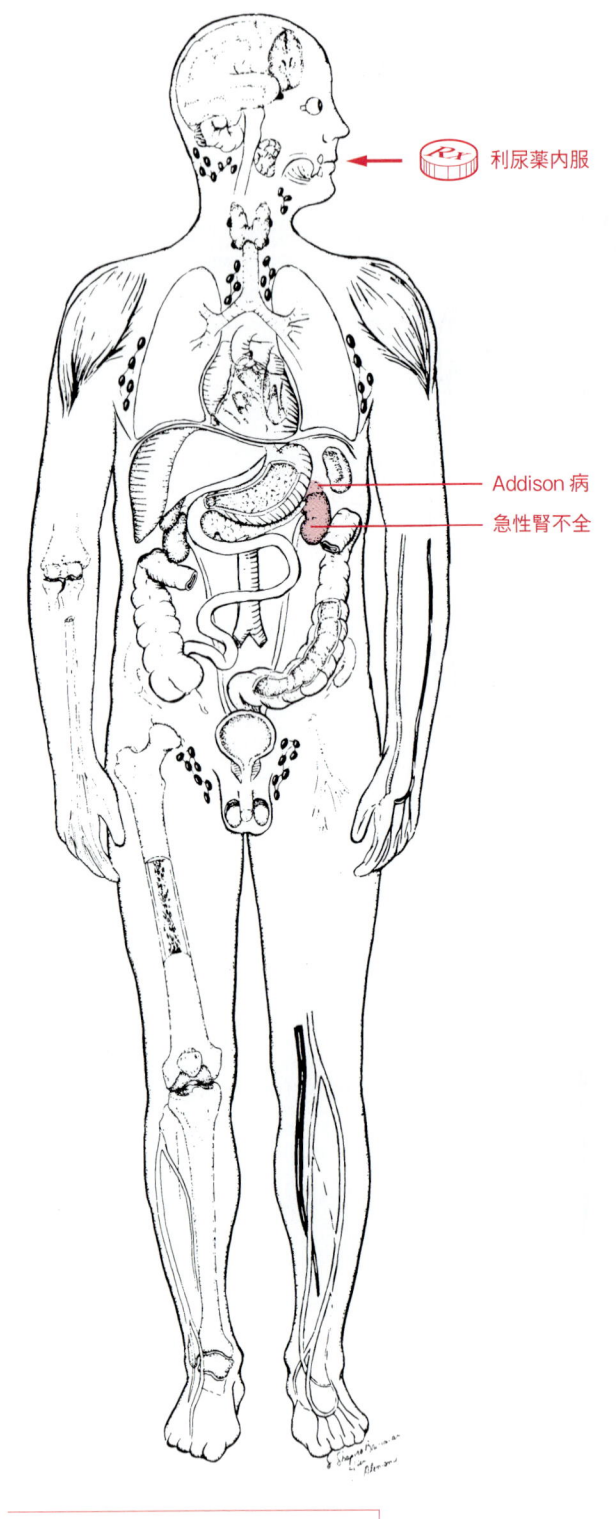

■ 図 22
高カリウム血症

影などの検査が必要となる。婦人科医や内分泌専門医は，多くの場合で診断のジレンマを解く助けになるだろう。

> **症例検討　# 49**
> 18 歳のプエルトリコ人女性。最近 14 カ月間，月経量の増加と月経期間の延長を訴えていた。関節痛や体重減少，全身倦怠感も認められている。妊娠反応は陰性。
> **問 1.** 生理学から考えると，鑑別疾患は何か？
> 　身体所見上，眼瞼結膜の蒼白，両頬の皮疹を認め，脾臓を触知する。内診では特筆すべきことなし。Rumple-Leeds 試験 [訳注：上腕にマンシェットを巻いて，それより末梢の静脈圧を上昇させ毛細血管の出血を誘発する検査。血管の脆弱性，出血傾向をみる] は陽性。
> **問 2.** あなたの診断は何か？
> 　　　　　　　　　　　　　　　（解答は付録 B 参照）

Hypernatremia
高ナトリウム血症

　電解質検査でナトリウムが上昇している場合には，その原因を考えるために，ナトリウムの摂取，調節，排泄の一連の**生理学的**な流れから考えていくべきである。しかし，鑑別を挙げるために特に重視すべきなのは，以下の水の摂取，輸送，調整，排泄の流れである。

Intake（摂取）：脱水 dehydration の状態で水分摂取量が減少した場合には，ナトリウム値は上昇する。

Regulation（調節）：抗利尿ホルモン（ADH）は，遠位尿細管における水の再吸収を促す。下垂体性尿崩症のように，このホルモンが不足または欠損した場合には，結果として高ナトリウム血症になる。加えて，腎性尿崩症のように，腎臓が ADH に反応しない状態になっていたとしても，同様に高ナトリウム血症となる。アルドステロンは遠位尿細管でのナトリウムの再吸収を促進するため，原発性アルドステロン症では高ナトリウム血症を引き起こす。他方，このようなときには ADH の分泌が増加し，水分の再吸収を促進することで平衡を保っている。

Excretion（排泄）：急性腎不全の状態では，ナトリウム排泄も低下するが，水も体内に貯留するため，通常は血漿ナトリウムは上昇しない。他の原因としては，等張液や高張液の投与，繰り返す嘔吐，熱疲労が挙げられる。

◎診断へのアプローチ

　脱水症 dehydration は，皮膚緊張度の低下や落ちくぼんだ瞳，濃縮尿などの臨床所見から診断できる。検査では，一連の生化学検査，血清浸透圧，尿浸透圧，血清 ADH 濃度，血漿レニン値，24 時間蓄尿によるアルドステロン値がある。内分泌内科や腎臓内科にコンサルトしてもよい。並行して，診断がつくまでの間，必須ではない内服薬を一時中断しておくのも有益である。

■ 図23
過多月経

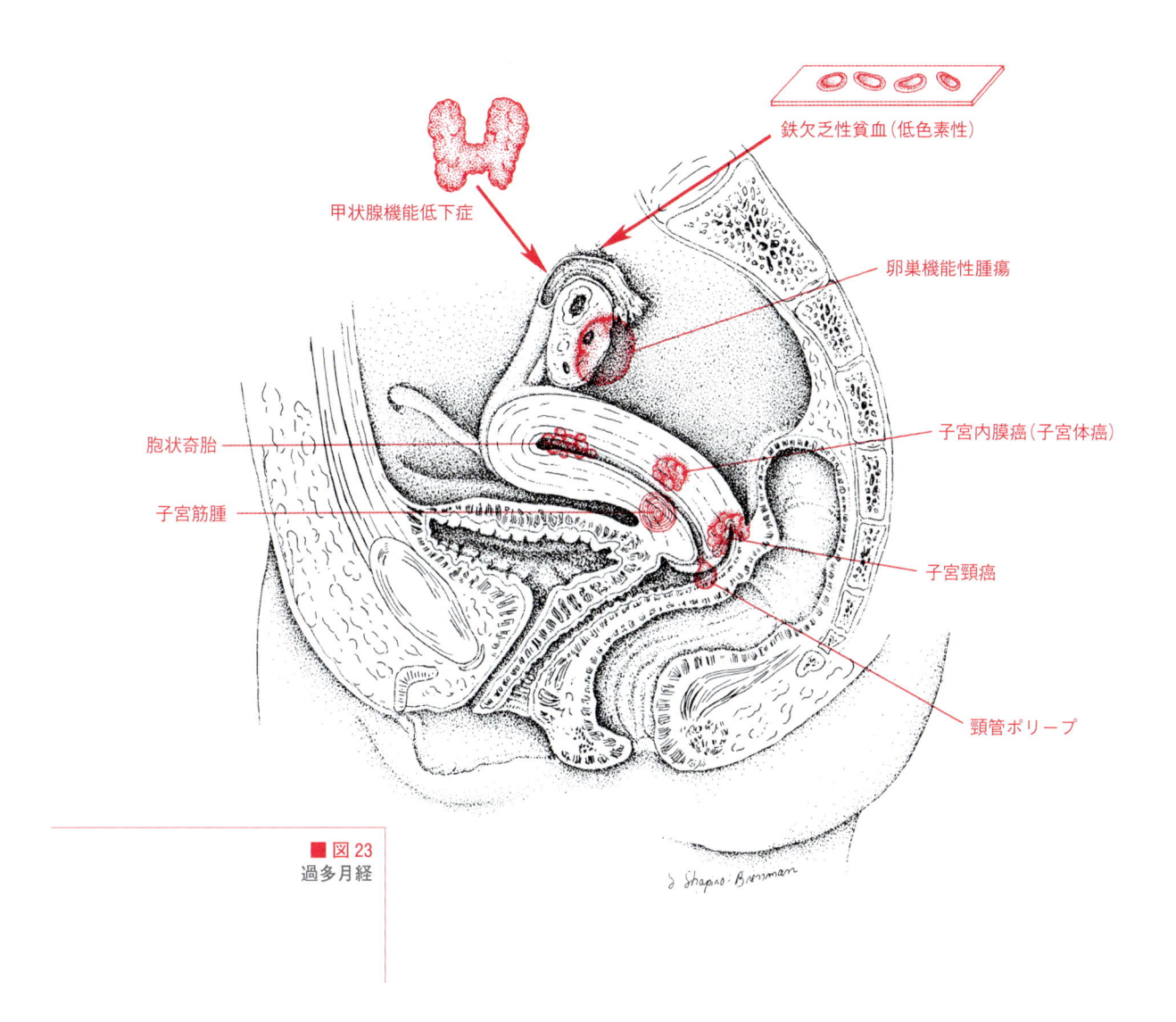

Hypertension
高血圧症

過去20年間にわたり、高血圧の診断と治療についてはさまざまなところで強調されてきたため、すべての医師が高血圧の原因についてはよく知っている。しかし、そのリストはまだ完全ではない。治療可能な疾患のみに絞って考えるならば、まず、心血管系、副腎、腎臓を頭に浮かべ、それぞれの臓器で考えられる原因について、**VINDICATE**に沿って考えていくのがよい（p.246の表40参照）。しかし、以下のように、**生理学的**な仕組みに沿って鑑別を考えていくのもよい方法となる。

血圧は、適切な循環血液量、適切な心拍出量、そして適切な血管壁の緊張 vasomotor tone によって維持されているため、高血圧はこのうちの1つもしくは複数の増加によって引き起こされる。

1. **血液量の増加**：多くの場合、原発性アルドステロン症（副腎腫瘍など）や二次性アルドステロン症（糸球体腎炎やその他の原発性腎疾患による腎血管性高血圧、動脈硬化性プラークや線維筋過形成による腎動脈閉塞症など）により、血中のナトリウムが増加することによって起こる。副腎皮質ステロイドを投与すると、同様の機序で高血圧が誘発される。真性多血症では赤血球量が増えることで、中等度の高血圧になることが多い。

2. **心拍出量の増加**：心拍出量の増加は、収縮期高血圧につながる。この病態に関係する疾患としては、甲状腺機能亢進症、動脈の機能不全、動脈管開存症、動静脈シャント、Paget病が挙げられる。カフェイン含有飲料（コーヒー、コーラ、紅茶、チョコレートなど）の過量摂取も、収縮期高血圧のよく知られた原因の1つである。

3. **血管壁の緊張の増強**：褐色細胞腫でアドレナリンやノルアドレナリンの分泌が増加することが、このタイプの高血圧の1つの例である。交感神経作動薬もこの機序で高血圧を起こす。本態性高血圧症もこの機序で起こる高血圧の1つであるが、体内のナトリウム濃度上昇による血液量の増加も病態に寄与している。残念ながらこのアプローチでは、解離性大動脈瘤と大動脈狭窄という、2

■図24
高ナトリウム血症

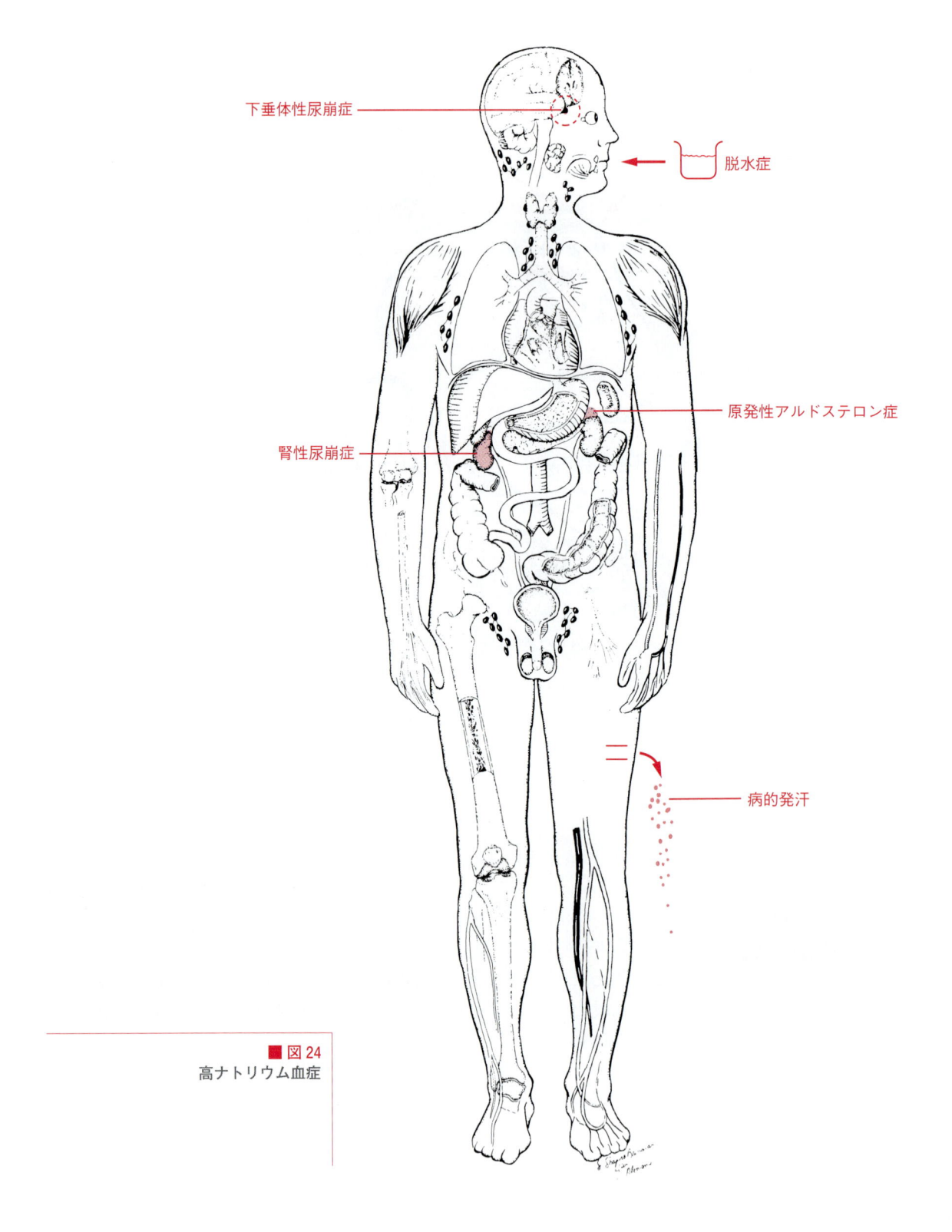

(図中ラベル：下垂体性尿崩症、脱水症、原発性アルドステロン症、腎性尿崩症、病的発汗)

つの重要な高血圧の原因を取りこぼしてしまうため，注意が必要である．拡張期圧が反応して上昇しない収縮期のみの高血圧は，特に高齢者では重症疾患を疑ってかかるべきである．

◎診断へのアプローチ

血圧の自己測定が最も現実的である．現在では，24時間血圧測定も利用可能である．高血圧の原因精査では，家族歴聴取，血液検査による電解質・脂質・代謝・甲状腺機能検査，尿検査，尿培養，代謝機能検査，心電図，そして胸部X線写真を行う．しかし今日では，通常以下の場合を除いて，すべての高血圧の原因精査を行うことはしない．(1)高血圧の家族歴がまったくない場合，(2)治療抵抗性の高血圧，(3)外科的に切除しなければならない病変を示唆する場合(例え

■ 図25
高血圧症

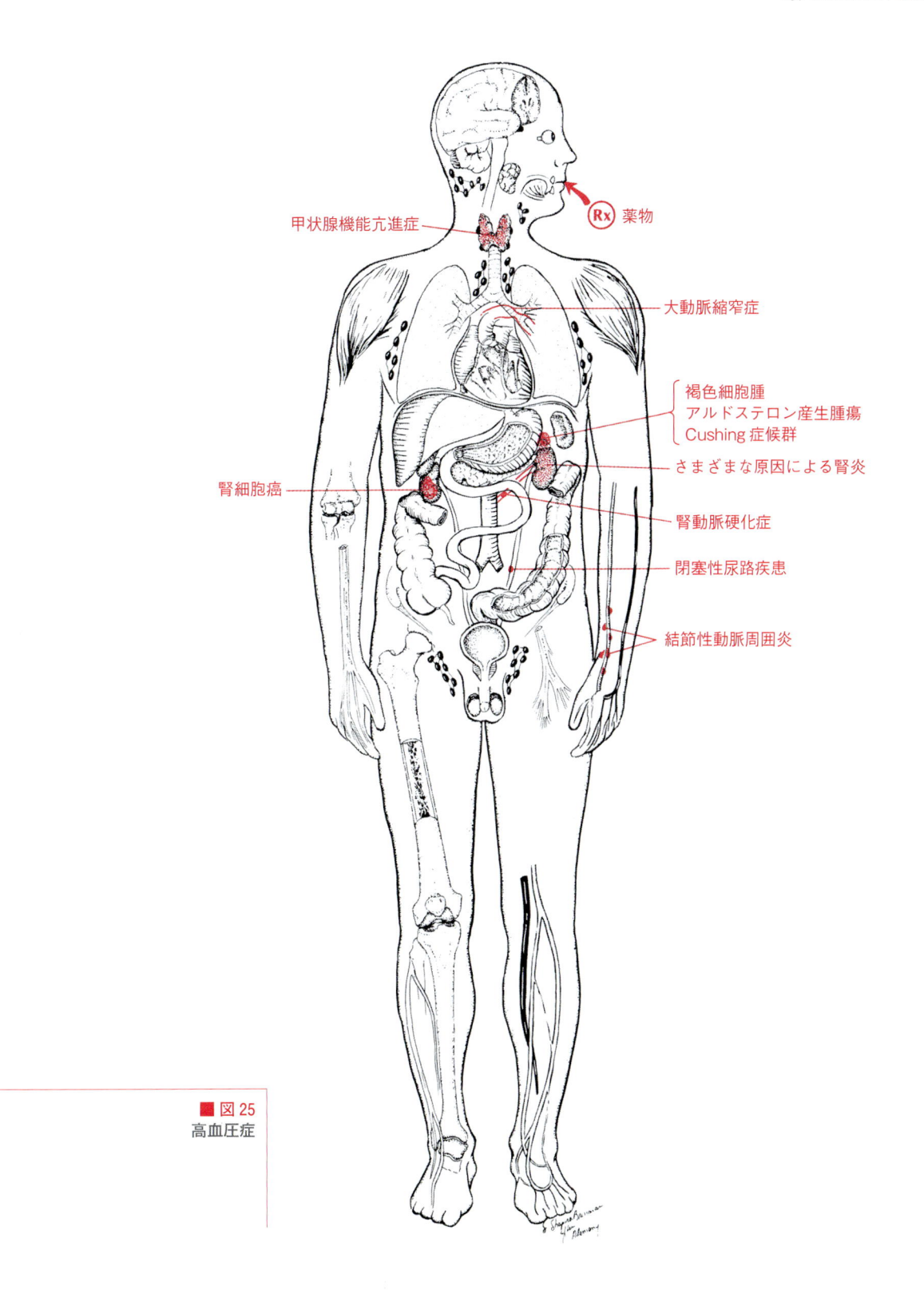

(図中ラベル)
- 甲状腺機能亢進症
- 大動脈縮窄症
- 褐色細胞腫
- アルドステロン産生腫瘍
- Cushing症候群
- さまざまな原因による腎炎
- 腎動脈硬化症
- 閉塞性尿路疾患
- 結節性動脈周囲炎
- 腎細胞癌
- Rx 薬物

ば発作性の頭痛），(4)基本的に正常血圧の人が突然高血圧になった場合。

◎その他の有用な検査【適応】
1. 血清コルチゾール値【副腎腫瘍または副腎皮質過形成】
2. デキサメタゾン抑制試験【副腎腫瘍または副腎皮質過形成】
3. 血漿レニン値【腎血管性高血圧】
4. 24時間蓄尿によるアルドステロン値測定【アルドステロン産生腫瘍】
5. 膀胱鏡と逆行性IVP【尿路の腫瘍または奇形】
6. 腎動脈造影【腎動脈狭窄症】
7. 腹部CT【腎細胞癌】
8. グルカゴン刺激試験【褐色細胞腫】［訳注：現在では褐色

表40 高血圧症

	V Vascular (血管)	I Inflammatory (炎症)	N Neoplasm (腫瘍)	D Degenerative (変性)	I Intoxication (中毒)	C Congenital (先天性)	A Allergic(アレルギー性) Autoimmune(自己免疫性)	T Trauma (外傷)	E Endocrine(内分泌)
心血管系		大動脈弁閉鎖不全症	真性多血症 頭蓋内腫瘍	アテローム性動脈硬化症 中膜壊死	交感神経作動薬 外因性ステロイド ポルフィリン症	大動脈縮窄症 動脈管開存症 本態性高血圧症	結節性動脈周囲炎	動静脈瘻 頭蓋内出血	甲状腺機能亢進症 先端巨大症
副腎			褐色細胞腫 Cushing症候群 原発性アルドステロン症						副腎皮質過形成
腎臓	腎動脈のアテローム性動脈硬化(狭窄)	腎盂腎炎 腎結核	腎細胞癌 多発性骨髄腫		中毒性腎炎 妊娠中毒症	多嚢胞腎 水腎症 その他奇形	糸球体性腎炎 血管炎		Kimmelstiel-Wilson症候群(糖尿病性腎症)

細胞腫の診断で何らかの負荷試験を行うことはまれであり，24時間蓄尿または血中のカテコールアミン分画，またはメタネフリンがスクリーニングとして一般的である]
9. MRA【腎動脈狭窄症】
10. エコー【水腎症】

症例検討　＃50

42歳の白人男性，会社役員。全身倦怠感，頻回の筋痙攣，頻尿を，年に一度の健康診断で訴えた。血圧は188/115 mmHg。身体所見は特筆すべきことなし。高血圧の家族歴もなし。

問1. 鑑別疾患は何か？

尿検査と24時間蓄尿によるカテコールアミン検査は正常。しかし，何度血中の電解質検査を行っても，低カリウム血症であった。

問2. あなたの診断は何か？

（解答は付録B参照）

Hypertriglyceridemia
高トリグリセリド血症

高トリグリセリド血症の原因を考える際には，まず**解剖**を考えてみる。特に，腎臓，肝臓，内分泌腺である。腎臓では，トリグリセリドとコレステロールが上昇するネフローゼ症候群を想起しなければならない。肝臓では閉塞性黄疸を，そして内分泌腺ではまず膵臓を考え，糖尿病とインスリノーマを想起すべきである。甲状腺では，甲状腺機能低下症を考える。最後に副腎のCushing症候群と，下垂体の先端巨大症を忘れてはならない。二次性の高トリグリセリド血症では，他の原因として，サイアザイド利尿薬やβ遮断薬，外因性のエストロゲン，副腎皮質ステロイドなどの薬物性のものがある。上記の原因が除外されたら，ようやく原発性の高リポ蛋白血症を考えることができる。トリグリセリドは，原発性高リポ蛋白血症のI型，II-b型，III型，IV型，V型で上昇する。これらをより詳しく分類するには，カイロミクロンとコレステロールの値をみる必要がある。I型では，カイロミクロンは著明に上昇しているが，コレステロールは正常である。II-b型では，カイロミクロンは正常だが，コレステロール値が上昇している。III型，V型では，カイロミクロンとコレステロールは両方とも上昇しており，IV型ではトリグリセリドのみ上昇しており，血漿はクリアである。

◎診断へのアプローチ

原発性高リポ蛋白血症では，所見として発疹性黄色腫，腱黄色腫，角膜老人環が認められる。家族歴も明らかであることが多い。必要な検査として，肝機能，甲状腺機能，血漿蛋白電気泳動，リポ蛋白電気泳動が挙げられる。血漿遊離コルチゾールはCushing症候群を，血漿の成長ホルモン値は先端巨大症を除外する助けとなる。血漿を冷蔵庫に一晩おいておけば，原発性高リポ蛋白血症を鑑別することもできる。

◎その他の有用な検査【適応】
1. 血算，尿検査【ネフローゼ】
2. 赤沈【肝炎】
3. 生化学【肝疾患，腎疾患】
4. 運動負荷試験【冠動脈硬化症】
5. 肝生検【胆汁性肝硬変】
6. 頭蓋骨X線【先端巨大症】
7. 内分泌科コンサルト
8. ブドウ糖負荷試験【先端巨大症，糖尿病，Cushing症候群】
9. 血漿インスリン濃度【インスリノーマ】
10. Cペプチド値【インスリノーマ】
11. 代謝疾患専門医へのコンサルト

Hypoactive reflex
腱反射低下

健常者では，びまん性の腱反射低下は必ずしも病的ではない。腱反射低下の病態を考えるには，**解剖**が鍵となる。反射弓をみてみると（図27），脊髄神経根，末梢神経，神経筋接合部，筋肉がある。この解剖学的な構造のどこが侵されているかを考えることで，さまざまな疾患を想起することができ，包括的な鑑別疾患のリストを挙げることができる。

脊髄：ポリオ（脊髄性小児まひ），脊髄空洞症，Werdnig-Hoffmann症候群，脊髄性筋萎縮症，亜急性連合変性症に伴う悪性貧血では，腱反射の減弱がみられる。脊髄震盪，脊髄離断，脊髄出血では，初期に腱反射低下がみられる。

神経根：Guillain-Barré症候群や脊髄癆では神経根が障害されるため，びまん性の腱反射低下が認められることがある。椎間板ヘルニアや馬尾腫瘍，脊柱管狭窄症，膿瘍，結核，多発性骨髄腫，骨折では，局所の反射機能欠損を認めることがある。

末梢神経：末梢性ニューロパチーは，びまん性の腱反射低下を起こす。アルコール依存症，糖尿病，薬物，低栄養，Charcot-Marie-Tooth病，ポルフィリン症，遺伝性肥厚性神経炎 hereditary hypertrophic neuritis，鉛中毒，膠原病などがその原因となる。腕神経叢炎，坐骨神経炎，多発性単神経炎などでは，局所の末梢性ニューロパチーが認められる。

神経筋接合部：神経筋接合部の異常では，とにかく重症筋無力症を考える。

筋肉：皮膚筋炎，進行した筋ジストロフィー，筋緊張性ジストロフィー，McArdle症候群（V型糖原病）などでは，全身

■図26 高トリグリセリド血症

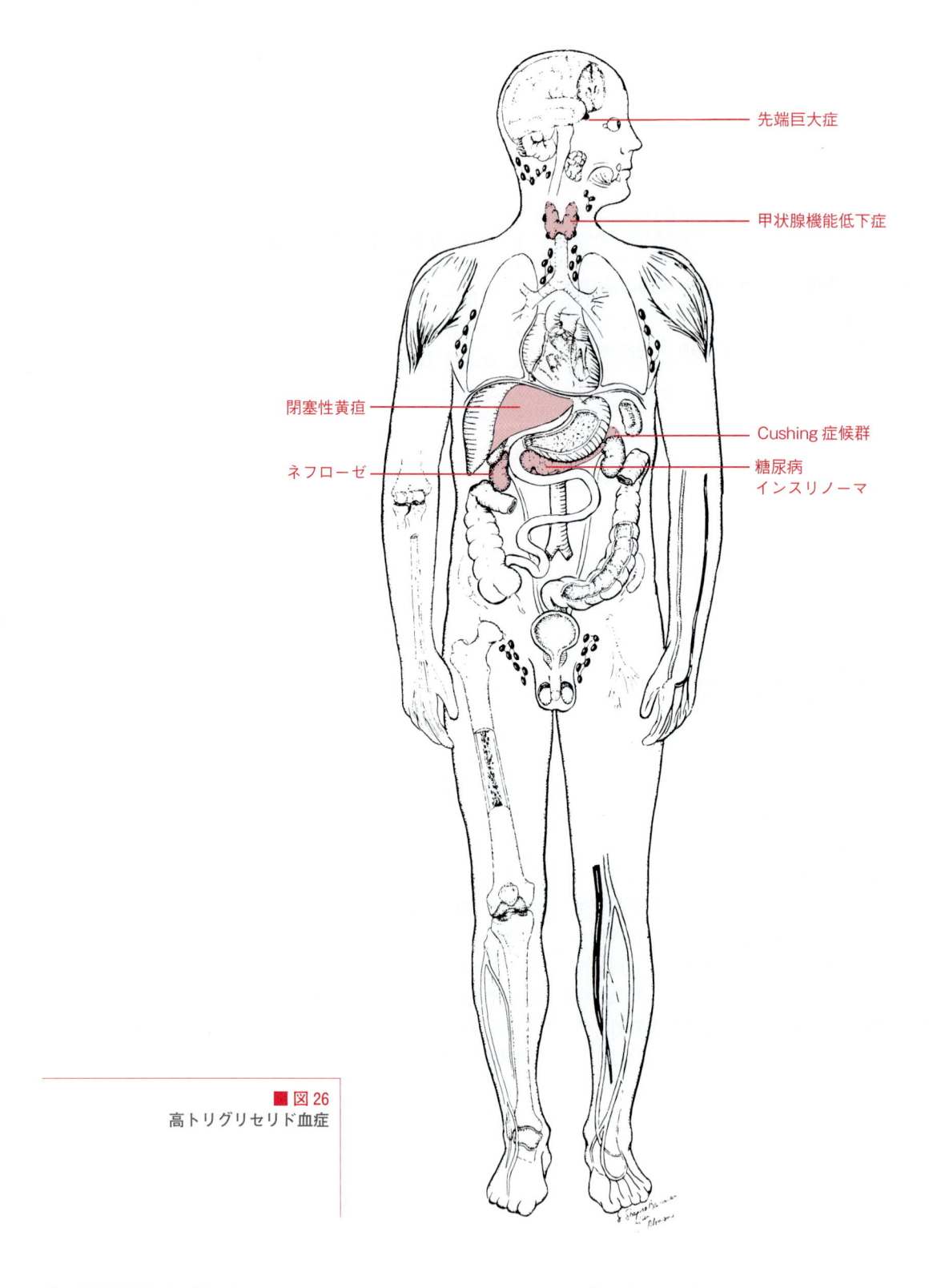

性の腱反射低下が認められる．

◎診断へのアプローチ
　鑑別診断を挙げるには，腱反射低下以外の症状の有無を検索する必要がある．びまん性の腱反射低下と筋力低下が急性に発症した場合，ポリオ，Guillain-Barré症候群，中毒性末梢性ニューロパチー，多発性筋炎が鑑別に挙がる．びまん性の筋力低下と腱反射低下が徐々に発生した場合，脊髄性筋萎縮症，脊髄癆，悪性貧血，筋ジストロフィーがより疑わしくなる．感覚異常がある場合には，悪性貧血，脊髄癆，末梢性ニューロパチーが考えられるのに対して，感覚異常がない場合には，脊髄性筋萎縮症や筋ジストロフィー，重症筋無力症などの筋疾患が考えられる．局所的な腱反射低下の場合には，椎間板ヘルニアが考えられ，特に根性痛を伴う．下肢の

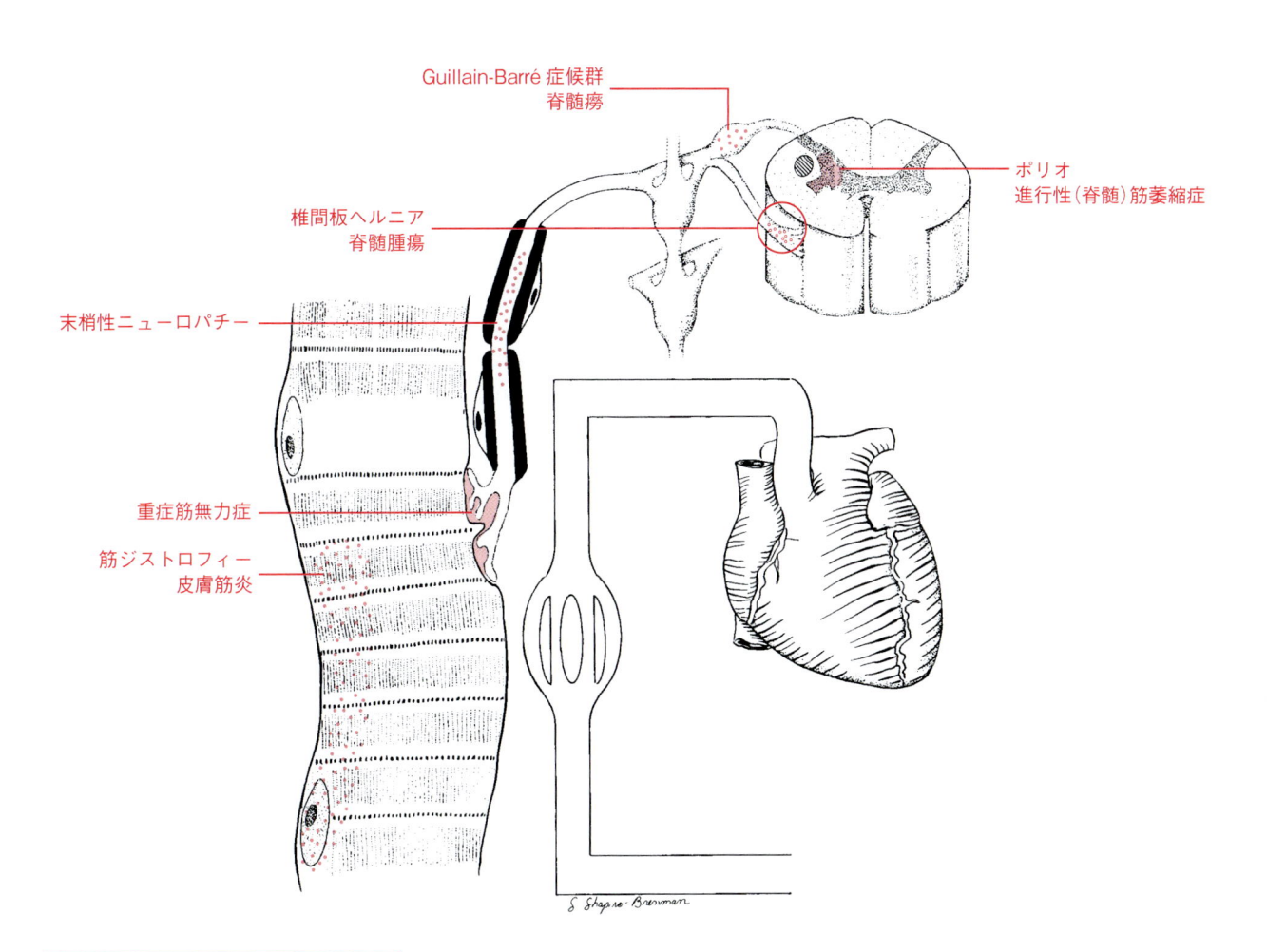

■ 図27
腱反射低下

図中ラベル：
- Guillain-Barré症候群、脊髄癆
- 椎間板ヘルニア、脊髄腫瘍
- 末梢性ニューロパチー
- 重症筋無力症
- 筋ジストロフィー、皮膚筋炎
- ポリオ、進行性（脊髄）筋萎縮症

局所の腱反射低下の場合には，腰仙椎の単純X線写真，筋電図，神経伝導速度，そして腰椎のMRIまたはCTなどの検査が必要となる。上肢のみの腱反射低下の場合には，頸椎のX線写真およびMRIとともに，上肢の筋電図や神経伝導速度の測定が必要となる。びまん性の腱反射低下の場合には，血算，尿検査，生化学検査，血清ビタミンB_{12}，葉酸，抗核抗体，ブドウ糖負荷試験，血中鉛濃度，尿中ポルフォビリノーゲン，HIV抗体価，血清蛋白電気泳動などの広範な検査が必要となる。Guillain-Barré症候群が疑われる場合には，脊椎穿刺を行わなければならない。末梢性ニューロパチーか筋ジストロフィーが疑われた場合には，筋電図と神経伝導速度は確認しなければならない。筋ジストロフィーや皮膚筋炎では，筋生検も必要となる。

◎その他の有用な検査【適応】
1. 抗dsDNA抗体【全身性エリテマトーデス】
2. 甲状腺機能【甲状腺機能低下症】
3. 免疫電気泳動【マクログロブリン血症】
4. Kveim反応【サルコイドーシス】
5. 内服歴確認【薬物性ニューロパチー】
6. 定量的尿ナイアシンとチアミン測定【ペラグラ，脚気】

症例検討 #51

49歳の白人男性。主訴は，増悪する四肢の筋力低下と全身倦怠感。神経学的所見では，上肢の腱反射低下と，両足のBabinski徴候陽性が明らかとなった。

問1. 神経解剖学から考えると，鑑別診断は何か？

さらに問診を行った結果，ここ数カ月の間に頸部の痛みと硬直，歩行困難症状も出現していることがわかった。さらに，神経内科医の診察で，右C6領域の触覚と痛覚が減弱していることもわかった。

問2. あなたの診断は何か？

（解答は付録B参照）

Hypoalbuminemia
低アルブミン血症

　摂取，吸収，輸送，産生，調整，排泄の生理学的な流れを考えることが，低アルブミン血症の原因を挙げる助けになる。
摂取：飢餓と神経性食欲不振症が原因として考えられる。
吸収：食事中の蛋白質の吸収不良が起こる，吸収不良症候群が原因となる。
輸送：うっ血性心不全では，身体から水分を除去することができない。これが血液希釈を起こし，結果として低アルブミン血症となる。
産生：アルブミンは肝臓で生産される。肝硬変のような慢性肝疾患がここでは想起される。
調整：甲状腺機能亢進症では，血漿蛋白が破壊されるため，低アルブミン血症となる。
排泄：ここでは，尿から蛋白が漏れてしまうネフローゼ症候群や慢性腎不全を想起する。他にも，絨毛腺腫により便に蛋白が漏出する，蛋白漏出性胃腸症もある。
その他の状態：転移性腫瘍，結核などの感染症では，代謝過剰な状態になることがあり，蛋白質も喪失しやすくなる。

◎診断へのアプローチ

　臨床的には，体重減少，黄疸，貧血の有無を検索する。検査では，血算，尿検査，24時間蓄尿による尿蛋白測定，生化学検査，蛋白電気泳動，胸部X線写真，心電図が必要となる。

◎その他の有用な検査【適応】

1. 肝機能【肝硬変】
2. 腎機能【ネフローゼ症候群】
3. 心電図【うっ血性心不全】
4. 腕舌循環時間【うっ血性心不全】［訳注：試薬を肘静脈から投与し，舌でその味を感じるまでの時間を測定する］
5. 腹部CT【肝疾患，腎疾患，腫瘍】
6. 肝生検【肝硬変】
7. 腎生検【腎炎】
8. 腎臓内科コンサルト
9. 肝臓内科コンサルト

Hypocalcemia
低カルシウム血症

　カルシウムの摂取，吸収，輸送，調節，排泄の一連の**生理学的**な流れを考えていけば，おのずと低カルシウム血症の原因を考えることができる。
摂取：先進国では，食事の中でカルシウムが不足するということは滅多にない。しかし，ビタミンDが不足することはあり，これが原因で低カルシウム血症になることがある。ビタミンDはカルシウムの吸収を促進する。
吸収：吸収不良症候群では，よく低カルシウム血症になる。
輸送：血漿蛋白質が減少すると，低カルシウム血症になることがある。したがって，ネフローゼ症候群や肝硬変，低栄養，吸収不良症候群などでは，低カルシウム血症を引き起こすことがある。
調節：偽性副甲状腺機能低下症では，腎臓の副甲状腺ホルモンに対する反応性が低下し，カルシウムの再吸収が阻害されるため，低カルシウム血症になることがある。副甲状腺機能低下症においても，副甲状腺ホルモンが減少するかもしくは欠乏するため，同様の状態となる。
排泄：慢性腎炎では，腎臓でリンを排泄することができないため，低カルシウム血症になる。腎臓から排泄されないリンが便から排泄されるため，これがカルシウムの吸収を阻害し，血中のカルシウムが低下してしまう。続発性副甲状腺機能亢進症では，同様の結果を招き，この状態をさらに悪化させる。これに対し尿細管性アシドーシスでは，糸球体から濾過されたカルシウムとリンを再吸収することができないため，低カルシウム血症となる。続発性副甲状腺機能亢進症は，ここでも起こりうる。また，長期間の利尿薬投与も同様の臨床像になることがある。

◎診断へのアプローチ

　血漿リン濃度，アルカリホスファターゼ値を明らかにすることで，ある程度原因の鑑別をすることができる。慢性腎不全では両者とも増加する。尿細管性アシドーシス，吸収不良症候群では，アルカリホスファターゼのみが増加する。副甲状腺機能低下症，偽性副甲状腺機能低下症では，リンのみが増加する。副甲状腺機能低下症は，血清副甲状腺ホルモン値が低下していることで鑑別することができる。

◎その他の有用な検査【適応】

1. 血算【吸収不良症候群】
2. 赤沈【腎炎，急性膵炎】
3. 生化学【尿毒症】
4. 尿検査【慢性腎炎，尿細管性アシドーシス】
5. 24時間蓄尿による尿カルシウム値測定【副甲状腺機能低下症】
6. 骨格検査【くる病】
7. D-キシロース吸収試験【吸収不良症候群】
8. 血清蛋白電気泳動【ネフローゼ症候群】
9. Ellsworth-Howard試験【偽性副甲状腺機能低下症】
10. 骨生検【くる病，骨軟化症】
11. 内分泌科コンサルト

■ 図28
低アルブミン血症

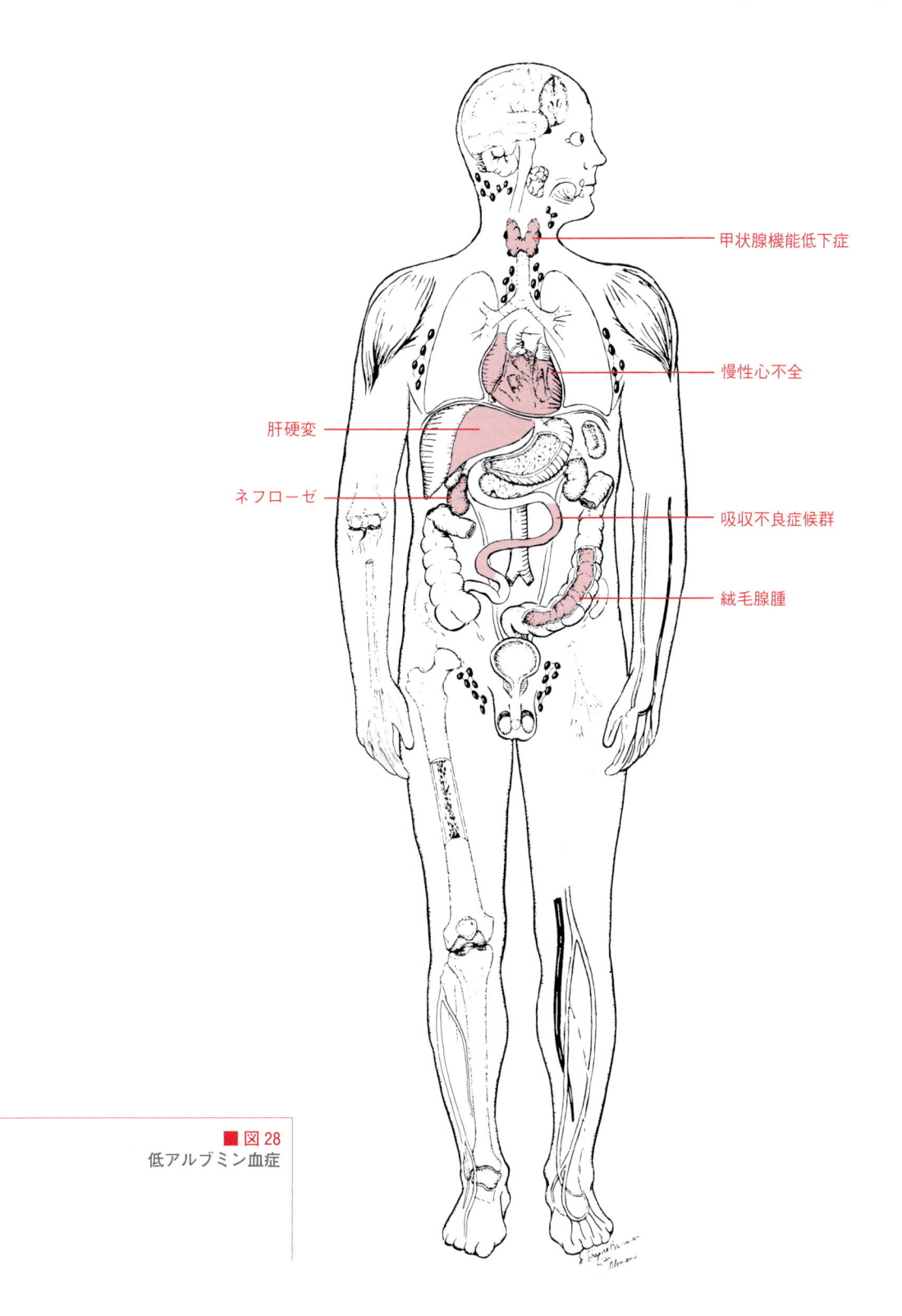

- 甲状腺機能低下症
- 慢性心不全
- 肝硬変
- ネフローゼ
- 吸収不良症候群
- 絨毛腺腫

Hypoglycemia
低血糖症

　低血糖症の鑑別を挙げるには，まず単純に**内分泌腺**を考えていこう．臓器別の鑑別としては，膵臓ではインスリノーマ，副腎ではAddison病，下垂体では下垂体機能低下症，甲状腺では甲状腺機能低下症が考えられる．しかし残念ながら，これだけを考えていては，すべての鑑別を網羅することはできない．上記の鑑別だけでは合わないと感じるときには，糖原病，肝硬変，もしくは反応性低血糖症 functional hypoglycemia［訳注：食後に低血糖を起こす病態を指す．疾患概念として確立したものではない］を起こしている可能性がある．低血糖を起こした糖尿病患者は，インスリンを過剰摂取

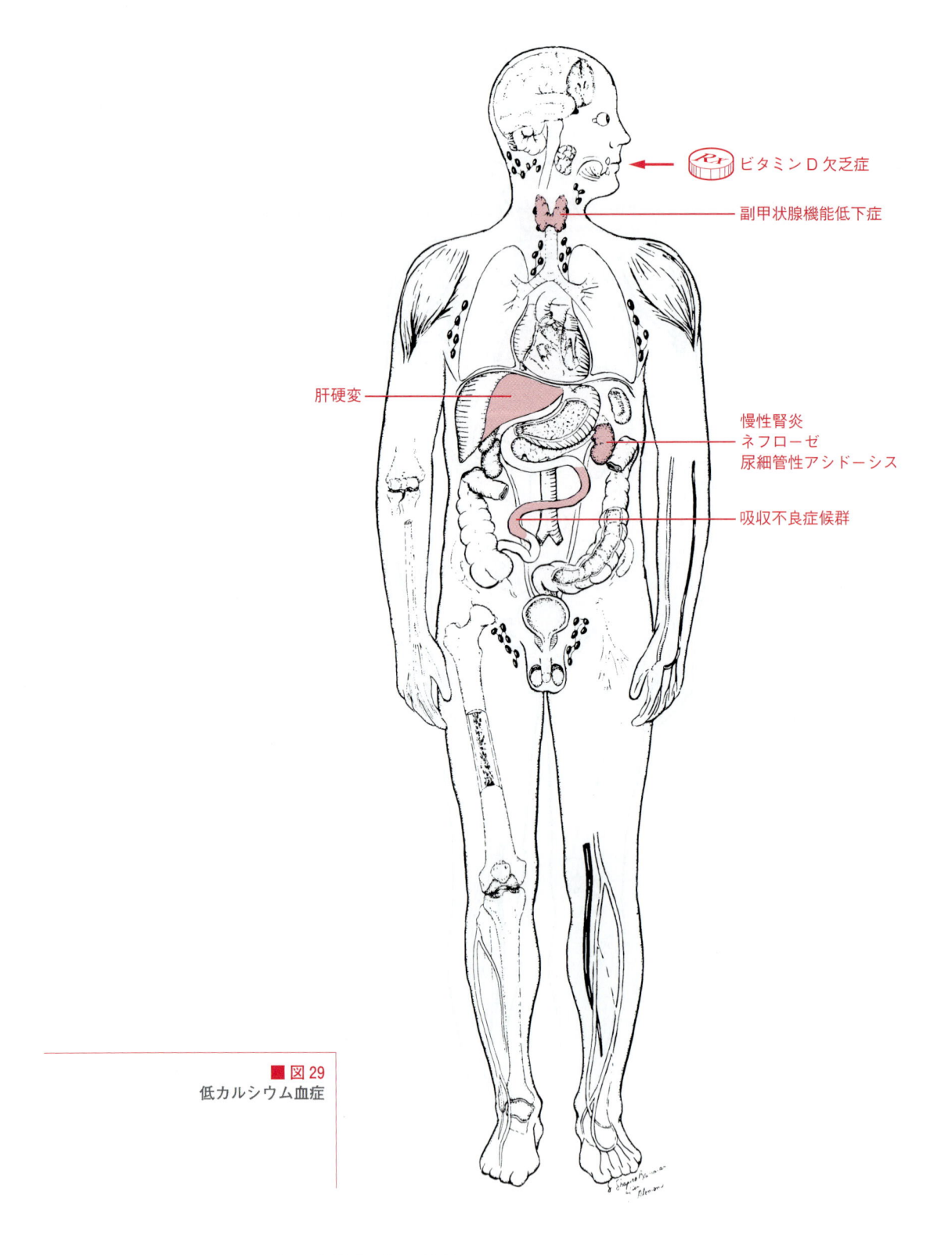

■図29
低カルシウム血症

ビタミンD欠乏症
副甲状腺機能低下症
肝硬変
慢性腎炎
ネフローゼ
尿細管性アシドーシス
吸収不良症候群

しているのかもしれないし，経口血糖降下薬が過剰なのかもしれない．

◎診断へのアプローチ

臨床像から，上述した内分泌疾患が当てはまることもある．そうでない場合には，検査結果がとても大きな助けになる．ブドウ糖負荷試験を行うことで反応性低血糖症を鑑別することができる．インスリノーマを診断する際には，入院して72時間絶食しながら血糖検査を行うことが必要となる．

◎その他の有用な検査【適応】

1. 血算
2. 尿検査
3. 生化学【進行性肝疾患】

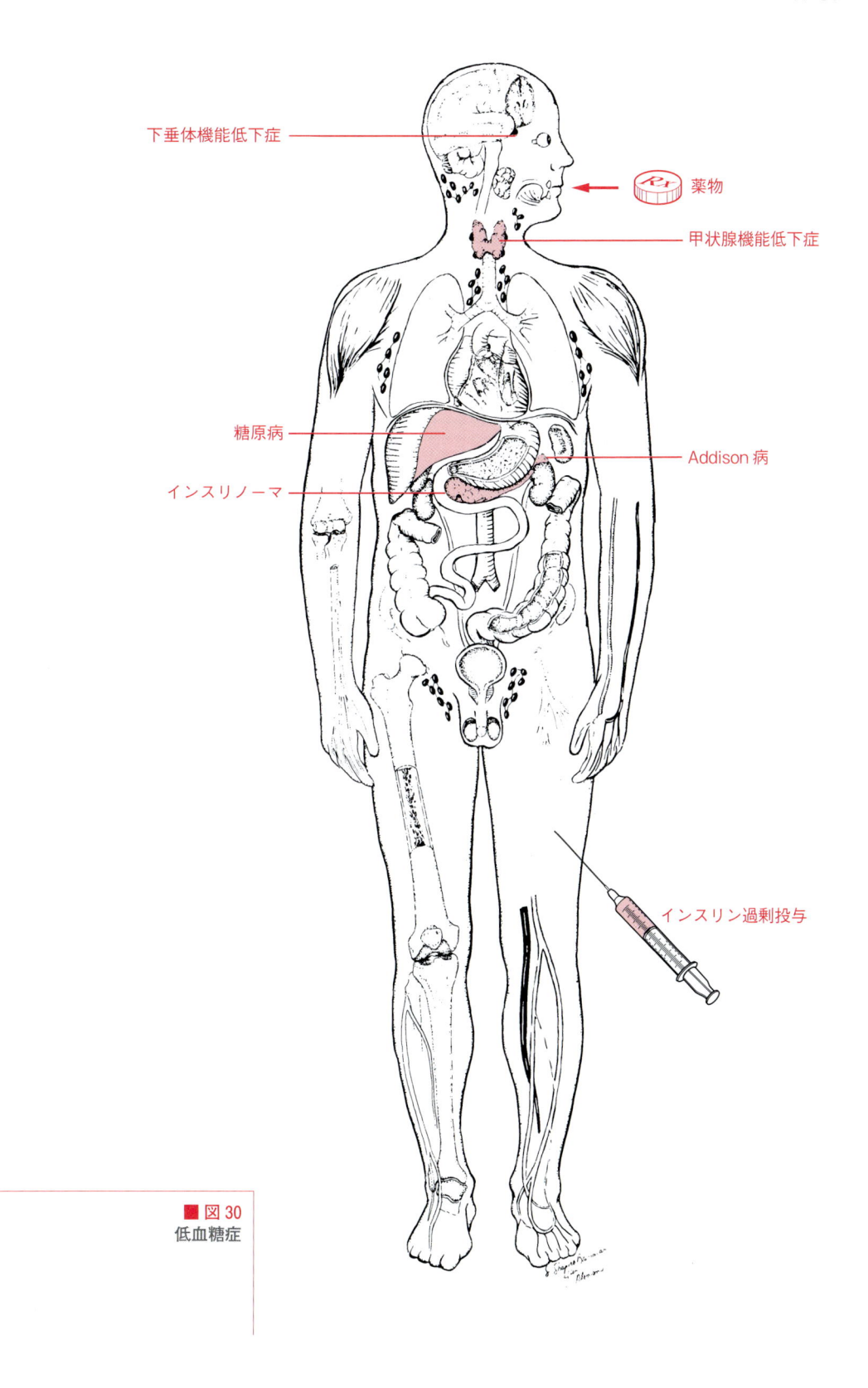

Hypoglycemia｜低血糖症

■ 図30
低血糖症

図中ラベル：
- 下垂体機能低下症
- 薬物
- 甲状腺機能低下症
- 糖原病
- インスリノーマ
- Addison 病
- インスリン過剰投与

4. 肝機能【肝硬変】
5. 甲状腺機能【甲状腺機能低下症，下垂体機能低下症】
6. 血漿コルチゾール値【Addison 病】
7. 血清成長ホルモン値【下垂体機能低下症】
8. Cペプチド値【インスリノーマ】
9. 血清インスリン値【インスリノーマ】
10. トルブタミド耐性試験【インスリノーマ】
11. 内分泌科コンサルト
12. 腹部 CT【インスリノーマ，糖原病】

Hypokalemia
低カリウム血症

カリウムの**摂取**，**吸収**，**調節**，**排泄**の**生理学的**な流れを考えることで，低カリウム血症の鑑別を挙げることができる。
摂取：カリウムは消化管を通して体内に入る。したがって，飢餓やカリウムの摂取を妨げるいかなる要因も，体内のカリウム値を下げる原因になる(例えば嘔吐，下痢など)。加えて，カリウムは，消化管内の消化液の中に分泌される。このことが，胃の幽門部閉塞，小腸閉塞，さまざまな原因による下痢で低カリウム血症が引き起こされる原因となっている。
吸収：吸収不良症候群における水分と塩分の吸収不良が，低カリウム血症を引き起こす。
調節：アルドステロンは，カリウムと水素イオンと引き換えに，腎臓でのナトリウムの再吸収を促進する。そのため，原発性アルドステロン症など，副腎皮質でアルドステロンの過剰分泌が起こる疾患では，結果的に低カリウム血症となる。同様に，悪性高血圧症，腎動脈狭窄症，Bartter症候群などの際に起こる続発性アルドステロン症でも，低カリウム血症となる。
排泄：さまざまな原因による慢性腎不全では，遠位尿細管が傷害されているため，カリウムの再吸収が阻害され，結果として低カリウム血症となる。ヒドロクロロチアジドのような利尿薬は，遠位尿細管でのカリウムの再吸収を阻害するため，低カリウム血症となる。低カリウム血症は，尿細管性アシドーシスでもみられる。なぜなら，尿細管障害は，カリウムと引き換えにナトリウムの吸収を促進し，カリウムの不足をもたらすからである。代謝性アルカローシスでは水素イオンを保持するために，ナトリウムと引き換えに(水素イオンではなく)カリウムの分泌を増強させる。これもまた，低カリウム血症をまねく。

◎診断へのアプローチ
嘔吐，下痢，利尿薬内服などのエピソードがあれば，低カリウム血症の鑑別に役立つ。しかし，一連の電解質検査，生化学検査，24時間蓄尿による尿カリウム値測定は，より診断の助けとなる。

◎その他の有用な検査【適応】
1. 血算【感染症，敗血症】
2. 尿検査【慢性腎炎】
3. 血漿レニン値【アルドステロン症】
4. 24時間蓄尿による尿アルドステロン値【原発性アルドステロン症】
5. 血漿コルチゾール値【Cushing症候群】
6. D-キシロース吸収試験【吸収不良症候群】
7. 内分泌科コンサルト
8. 腎臓内科コンサルト

Hypomenorrhea and amenorrhea
月経過少と無月経

女性生殖器の**解剖**と**内分泌系**を合わせて考えることが，月経過少と無月経の原因を探る鍵となる。そしておそらく，下半身から頭に向かって，下から上へと考えていくのが最も有効と考えられる。

1. **女性生殖器**：処女膜閉鎖，膣閉鎖，子宮頸管狭窄症，重複子宮，あるいはこれら女性生殖器のすべてもしくは一部の欠損のような先天的奇形は，明らかに無月経の原因となる。放射線治療は子宮内膜を破壊するため，女性ホルモンに反応できなくなってしまう。妊娠は，最もよくある無月経の原因である。健康な女性が突然無月経となった場合には，他の原因が明らかになるまでは妊娠を原因の1番に考える。内因性もしくは外因性のエストロゲンやプロゲステロンの血中濃度が過多の場合も，無月経となる。卵管ではすぐに子宮外妊娠を考える。子宮外妊娠では，不正子宮出血を呈することが多い。
2. **卵巣**：ここではMINTSを使って原因を考えるとよい。

M **Malformation**(奇形)　卵巣が線維化し，豆の大きさ程度に萎縮してしまうTurner症候群，Stein-Leventhal症候群(多嚢胞性卵巣症候群)，その他にも先天性嚢胞などの卵巣奇形を考える。後天的な奇形としては，20代後半から起こる早すぎる閉経による卵巣の萎縮がある。

I **Intoxication**(中毒)，**Inflammation**(炎症)，**Idiopathic**(特発性)　外因性のホルモンや放射線照射，アルコール依存症，薬物乱用による卵巣の機能不全がある。炎症性のものでは自己免疫性卵巣炎が挙げられ，その他特発性の卵巣機能不全も認められる。

N **Neoplasm**(腫瘍)　卵巣腫瘍がある場合，無月経となることが多い。ホルモン分泌性腫瘍や両側の卵巣腫瘍であると，特に無月経になりやすい。男性化腫瘍(Sertori-Leydig細胞腫)，顆粒膜細胞腫，莢膜細胞腫瘍，嚢胞腺癌は，このカテゴリーでは忘れてはならない。

T **Trauma**(外傷)　外傷が無月経の原因になることはよく知られている。一般的には，自動車事故や重症熱傷，侵襲性の高い外科手術といった多発性の全身外傷による。卵巣への直接外傷の場合，それだけで無月経になるのではなく，外傷が原因で卵巣摘出術を行った場合にのみ無月経が発生すると覚えておけばよい。心的外傷は上記の鑑別のどれよりも，無月経の原因となる頻度が高い。

S **Systemic**(全身性)　全身性の疾患では，白血病，Hodgkinリンパ腫，慢性腎炎，発熱，重度の栄養不良が考えられる。

3. **甲状腺**：甲状腺機能亢進症は月経過少や無月経を起こし，甲状腺機能低下症は月経過多を起こすことが知られている。しかし，まったく逆の現象が起こることもある。

■ 図31
低カリウム血症

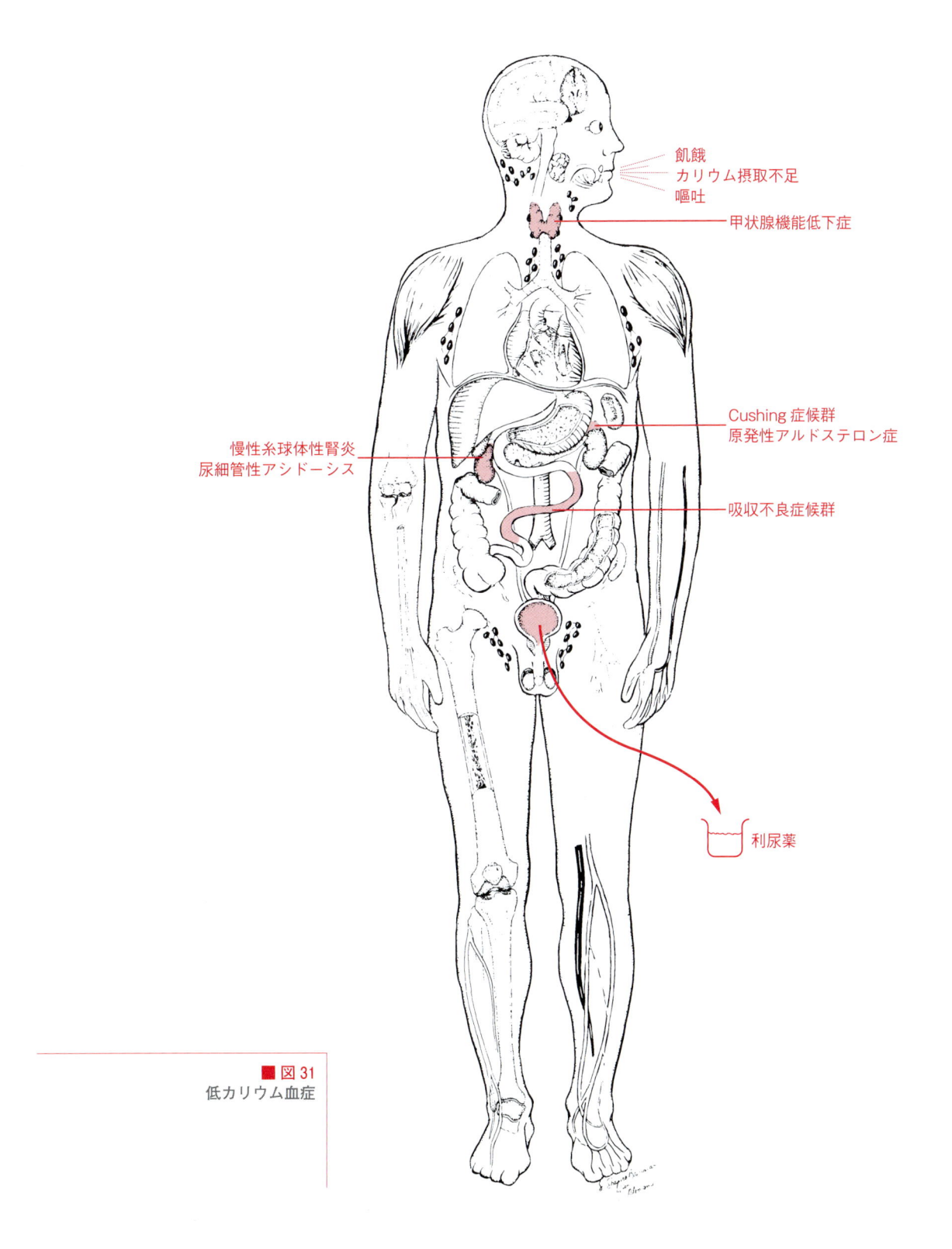

飢餓
カリウム摂取不足
嘔吐
甲状腺機能低下症
Cushing症候群
原発性アルドステロン症
慢性糸球体性腎炎
尿細管性アシドーシス
吸収不良症候群
利尿薬

4. **副腎**：副腎による無月経の原因には，副腎皮質過形成や副腎癌による副腎性器症候群，あるいはAddison病がある。
5. **下垂体**：下垂体が原因となる鑑別疾患も，MINTを用いて考えるとよい。

M　Malformation（奇形）　原因として，Fröhlich症候群，Chiari-Frommel症候群などの先天性奇形がある。しかしより重要なことは，先天性の精神発達遅滞や脳へのダメージがある場合には，下垂体ホルモンの分泌が低下しているということを覚えておくことである。

I　Inflammation（炎症）　サルコイドーシス［訳注：サルコイドーシスは現在では炎症性疾患ではなく肉芽腫性疾患として考えられている］や結核による下垂体機能低下症が挙げられる。

N　Neoplasm（腫瘍）　嫌色素性腺腫や好塩基性腺腫を含む

群などが，外傷を原因とする下垂体機能低下症の鑑別になる．

◎診断へのアプローチ

　当然のことではあるが，まずやるべきことは，身体診察か検査による妊娠の除外である．検査をする場合には，血清βヒト絨毛性ゴナドトロピン(β-hCG)測定が好まれる．もし検査結果が正常であったとしても，子宮外妊娠は常に念頭においていなければならない．これがないことを保証するために，必ず次回の診察予約をとり，エコー検査の約束をする必要がある．第二次性徴による変化もみておくべきである．診察で，妊娠や先天性奇形，もしくは卵巣腫瘍の確証を得られなければ，医師は甲状腺機能検査，Wassermann試験，血算，赤沈を調べなければならない．もしこれらの検査が正常ならば，婦人科医師にコンサルトしなければならない．次に，血清または尿中の卵胞刺激ホルモン(FSH)，黄体形成ホルモン(LH)，プロラクチンホルモンの値を調べる．もしFSHが高値であれば，卵巣に何か問題が起こっていると考えられる．ゴナドトロピン放出因子(GRF)を投与したにもかかわらず，これらのホルモンの値が低値であれば，下垂体が原因と考えられる．子宮内膜の機能が良好か否かをみるため，検査量のプロゲステロンを筋注する．頭蓋骨のX線撮影，CT，クロドスコピー，試験開腹などが，その他の精査項目となる．

> **症例検討 #52**
> 　34歳の白人女性．3名の子どもの母親である．主訴は無月経と体重減少．妊娠反応は陰性．彼女はここ数ヵ月多くの精神的ストレスを抱えており，食欲も低下している．
> **問1.** 解剖学と生理学から考えると，鑑別診断は何か？
> 　さらに問診を行った結果，彼女は最後の出産で産後出血の既往があり，そのときから無月経が出現しているということがわかった．ROS(レビューオブシステム)を行ったところ，腋毛と恥毛が消失しており，最後の出産以降，乳汁分泌が不十分になっていた．
> **問2.** あなたの診断は何か？
> （解答は付録B参照）

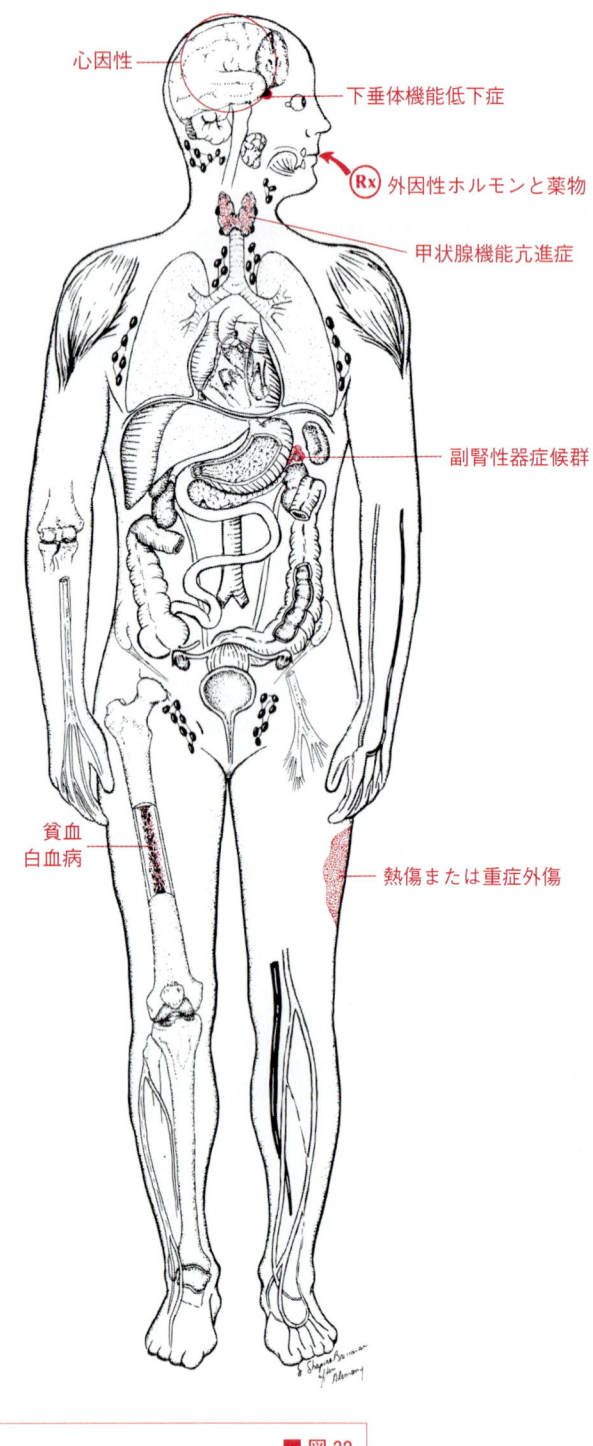

■ 図32
月経過少と無月経
（全身性の原因）

腫瘍性疾患が，下垂体機能低下症の最多の原因である[訳注：現在は組織染色性でなく，産生するホルモンで分類することが一般的]．

T　Trauma(外傷)　産後出血や羊水塞栓，Sheehan症候

Hyponatremia
低ナトリウム血症

　ナトリウムの**摂取**，**吸収**，**輸送**，**調節**，**排泄**の生理学的な流れを順に考えていくと，低ナトリウム血症の鑑別を挙げることができる．
摂取：通常，ナトリウム摂取の低下のみで低ナトリウム血症となることはない．しかし，嘔吐や下痢を引き起こす何らかの消化管の異常がある場合には，低ナトリウム血症になるこ

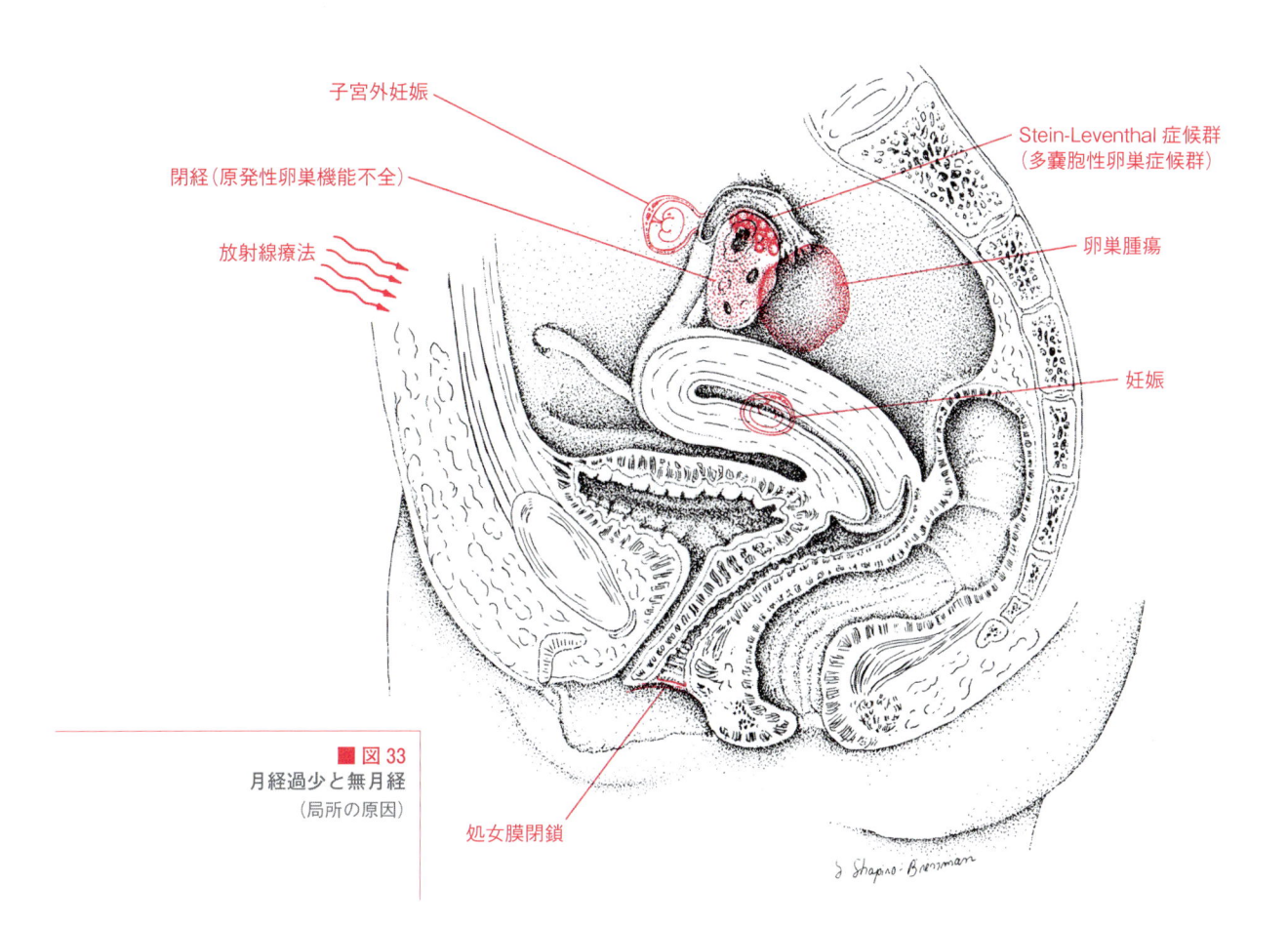

■図33
月経過少と無月経
（局所の原因）

とがある。したがって，幽門閉塞，コレラ，ウイルス性胃腸炎，小腸閉塞，急性潰瘍性大腸炎，細菌性赤痢などが低ナトリウム血症を起こす原因となる。
吸収：吸収不良症候群では，小腸からのナトリウム吸収が阻害されるため，低ナトリウム血症になる。
輸送：うっ血性心不全では，糸球体の灌流が低下するため，ナトリウムと水分の両方が体内に貯留してしまう。また，抗利尿ホルモン（ADH）も不適切に分泌されているために，ナトリウムより多くの水分が貯留し，結果的に希釈性の低ナトリウム血症となる。
調節：アルドステロンは，腎臓からのナトリウムの再吸収を調節している。Addison病やその他の副腎不全でこのホルモンが不足すると，低ナトリウム血症になる。利尿薬も過剰に摂取すると，腎臓からのナトリウムの再吸収を阻害して低ナトリウム血症を引き起こす。そのため過剰にならない程度の摂取が好ましい。ADHが異常に分泌される状態では，ナトリウムよりも水分が体内に貯留し，低ナトリウム血症となる。この症候群は，肺癌，ポルフィリン症，Guillain-Barré症候群，術後，その他の肺疾患や神経疾患で起きる。
排泄：過剰なナトリウムは，腎臓を経由して排泄される。したがって，腎不全では持続的に塩分が貯留し，高ナトリウム血症になると考えるかもしれない。しかし，実際は通常その逆が起こるのである。**急性腎不全**では，低ナトリウム血症が起こる。なぜなら，ナトリウムよりも多くの水分が貯留するからである。また，合わせて嘔吐が起こることが多いため，これも低ナトリウム血症に寄与する。患者は塩分の補給が不十分なままに，水分を補給するからである。**慢性腎不全**では，遠位尿細管でのナトリウムの再吸収が障害されているため，しばしば低ナトリウム血症が起こる。**尿細管性アシドーシス**では，水素イオンとナトリウムの交換が阻害されるため，低ナトリウム血症が起こる。また，ナトリウムは汗腺から分泌されるため，病的な発汗や熱疲労では，低ナトリウム血症が起こる。

◎診断へのアプローチ
　まずは問診で低ナトリウム血症の原因がわかる可能性がある。問診項目としては，利尿薬使用の有無，うっ血性心不全，吸収不良症候群，慢性腎不全の既往の有無などである。嘔吐や下痢の症状があれば，消化管の異常を原因として考えるヒントになる。生化学検査，電解質検査，血漿コルチゾール値，血清と尿の浸透圧，随時尿（スポット尿）のナトリウム値，血液量測定などの検査も，診断に非常に役立つ。

◎その他の有用な検査【適応】
1. 血算【感染症，Addison病】
2. 尿検査【急性または慢性腎不全】

■ 図34
低ナトリウム血症

図中ラベル:
- 抗利尿ホルモンの不適切分泌
- 嘔吐
- うっ血性心不全
- Addison病
- 尿細管性アシドーシス
- 急性または慢性腎不全
- 吸収不良症候群
- Na⁺ 利尿薬

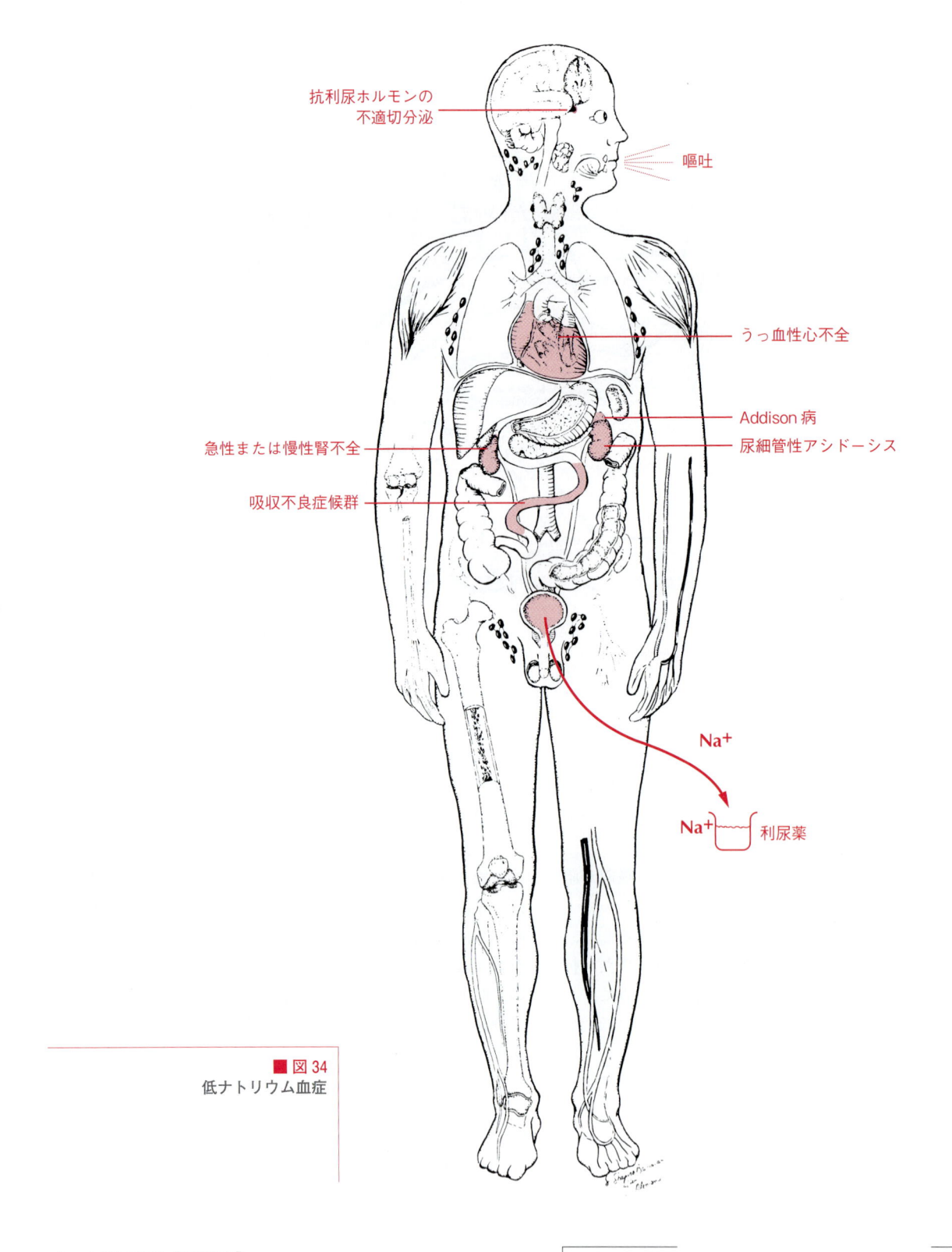

3. 血清 ADH【尿崩症】
4. 血漿レニン値【アルドステロン症】
5. 動脈血ガス【ショック，うっ血性心不全】
6. 内分泌科コンサルト
7. 腎臓内科コンサルト
8. 24時間蓄尿によるアルドステロン値測定【Addison病】
9. コルチコトロピン刺激試験【Addison病】

Hypotension and shock
低血圧とショック

　それが本人にとってはまったくの正常値であったとしても，多くの患者が血圧が低いと指摘され，何らかの治療をされているケースさえある．無症候性の低血圧に病的意義はな

■ 図35
低血圧とショック

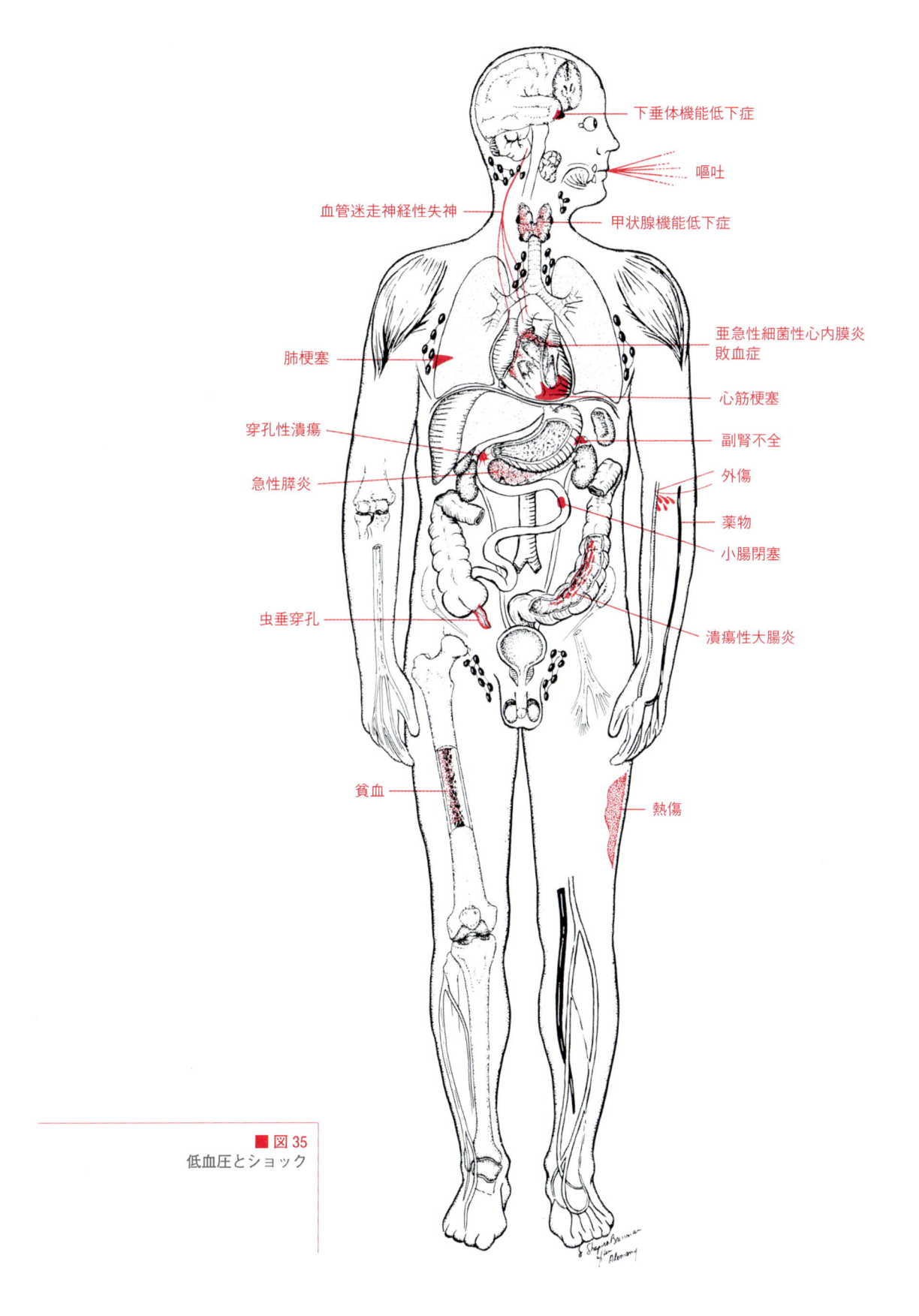

い。少なくとも，収縮期血圧が 80 mmHg 以上あって，特に患者に何の症状もない場合には，「低血圧」の原因を探る高価な検査は不必要であると思われる。

低血圧とショックの鑑別を挙げるには，**生理学的**に考えるのが最も有効である。血圧を正常に維持するためには，つぎの3つが必要である。すなわち，十分な血液量，十分な心拍

出量，そして細動脈を含めた動脈壁の緊張toneが十分であること，である。これらの3つの機能のどれが変化しても，低血圧になる。

血液量の低下は，以下のようなことが原因で起こる。
1. 急性の上部消化管出血などの出血性ショック
2. 慢性的な血液の喪失(胃潰瘍など)，血球の産生低下による貧血(再生不良性貧血など)，血球の破壊亢進(溶血性貧血)
3. 脱水症
4. 下垂体や副腎の機能低下，利尿薬，嘔吐や下痢，慢性腎炎，重度の発汗などによる，血中塩化ナトリウムの不足
5. ネフローゼによるアルブミンの喪失，肝硬変，低栄養や吸収不良症候群

これらの原因のすべてが低血圧と関連している。

心拍出量の低下は通常，心筋梗塞やその他の原因によるうっ血性心不全により起こる。明らかな心不全がなくても，さまざまな弁疾患の場合(例えば僧帽弁狭窄症など)には，低血圧をきたすことがある。肺性心の際にも，心拍出量の低下による低血圧が起こることがある。

血管緊張性 arterial tone の低下は，以下の状態で起こることがある。
1. 降圧薬(例えば，α-メチルドパ，グアネチジン，酒石酸ペントリニウム)または糖尿病性ニューロパチーによる交感神経遮断，あるいは交感神経切除後
2. 神経原性ショック(よくある失神)や頭蓋内圧亢進の晩期で，迷走神経刺激が増強したとき
3. 壊死組織や細菌からの毒素が血流に乗って全身に回った場合，もしくは血管に直接影響する薬物を服用した場合。月経期の若い女性に起こる毒素性ショックは，腟内のタンポンに感染したブドウ球菌かレンサ球菌の毒素によることが多い。

この3つの原因以外にも，壊死組織による肺梗塞，毒素，敗血症(細菌性毒素)，ヒドララジン治療による低血圧がある。

◎診断へのアプローチ

ショックの原因精査は，迅速に行わなければならない。ショックに対する対応を進めながら，同時に緊急血算，血液培養，血液ガス，心電図，電解質，BUN，血液型と交差適合試験を提出する。直腸診と経鼻チューブを挿入することで消化管出血の有無を確認すると，診断的治療にもなる。慢性低血圧の原因精査には，以下を忘れてはならない。すなわち，心拍出量の低下とうっ血性心不全の有無を確認するための静脈圧と血液循環時間の測定。副腎不全を除外するための電解質検査とコルチゾール値の測定。そして，結核などの慢性感染症を除外するための赤沈と各種体液培養の提出である。

◎その他の有用な検査【適応】
1. 循環血液量の確認【脱水，血液量減少性ショック】
2. 電解質【Addison病】
3. 24時間血圧モニタリング
4. 心電図【うっ血性心不全，心臓弁膜症】
5. 視野検査【下垂体腫瘍】
6. 甲状腺機能【甲状腺機能低下症】
7. 脳CT【下垂体腫瘍】
8. 薬物スクリーニング【薬物，アルコール乱用】
9. 心エコー

症例検討 #53

52歳の白人男性。主訴は，最近1年間続いている全身倦怠感，体重減少，ときおりみられる下痢。血圧は75/50 mmHg。既往歴として，数年前に肺結核の治療歴がある。

問1. 低血圧の生理学から考えると，鑑別診断は何か？

身体所見から，びまん性に広がる皮膚の色素沈着と精巣の硬結を認めた。

問2. あなたの診断は何か？

（解答は付録B参照）

Hypotension, orthostatic
起立性低血圧

起立性低血圧では，起立時に20 mmHgからそれ以上の血圧低下が認められる。原因は，前出の「低血圧」の項での鑑別に加えて，糖尿病性ニューロパチーやShy-Dragger症候群による自律神経系の異常が考えられる。

◎診断へのアプローチ

起立性低血圧を診断するには，ティルト試験が最も適した方法である。その他には，神経内科医へのコンサルトと同時に，循環血液量検査，心エコー，ブドウ糖負荷試験，血清ACTH値，コルチゾール値を測定する必要がある。

Hypothermia
低体温症

正常より低い体温であるからといって，必ずしも注目する必要はない。しかし，昏睡状態では，甲状腺機能低下症(粘液水腫性昏睡)を除外する必要がある。低体温の原因は，**生理学的**な視点にたつと最も考えやすい。体温が下がる基本的な原因は3つある。代謝率の絶対的な減少，体温が記録された部位への血流低下，脳内の体温中枢の異常である。

1. **代謝率の低下**：甲状腺機能低下症と下垂体機能低下症は，代謝が低下する代表的なものである。老化，飢餓，慢性的な栄養失調でも，代謝が落ちることで低体温が引

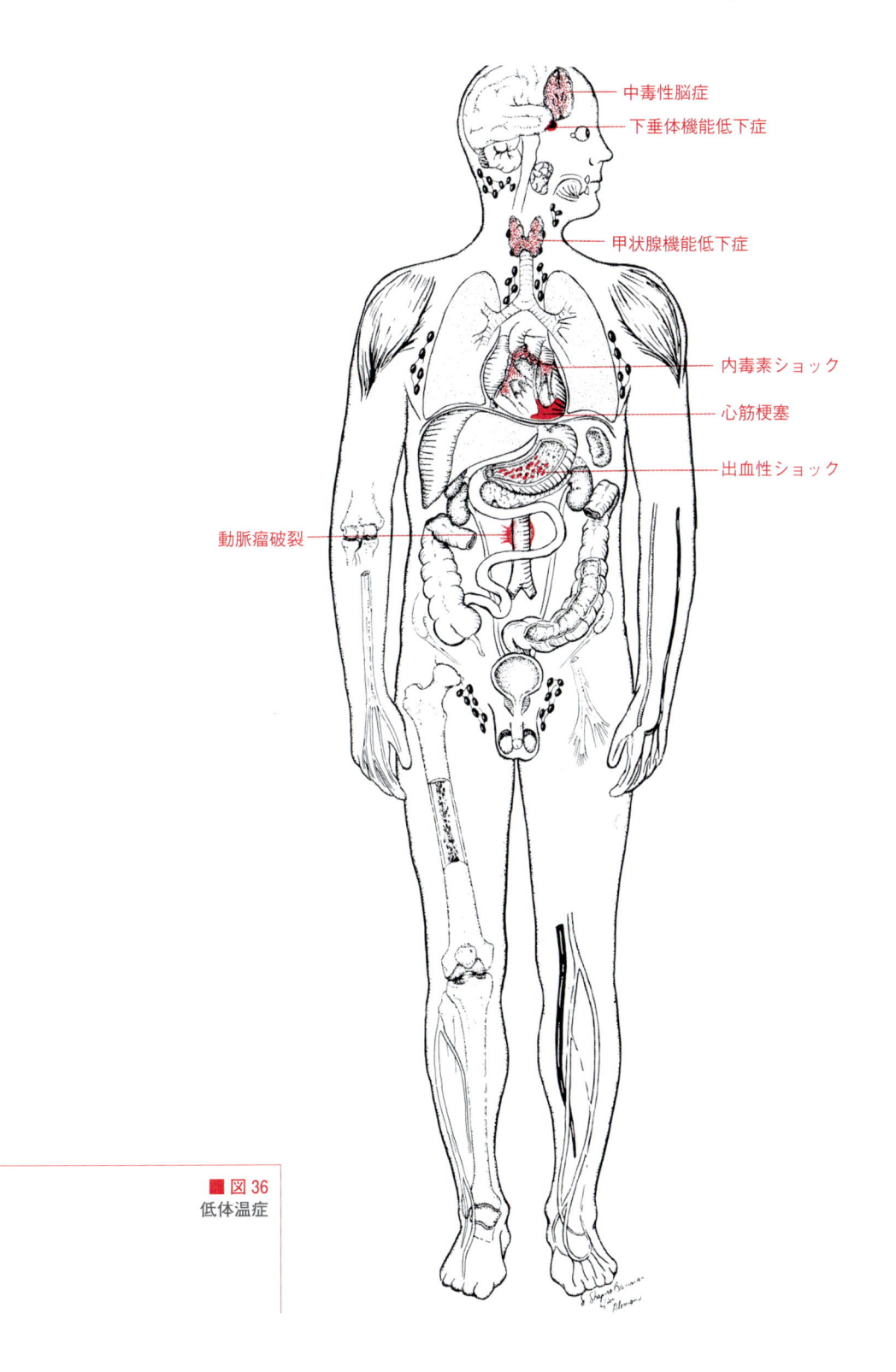

Hypotension, orthostatic | 起立性低血圧

図中ラベル:
- 中毒性脳症
- 下垂体機能低下症
- 甲状腺機能低下症
- 内毒素ショック
- 心筋梗塞
- 出血性ショック
- 動脈瘤破裂

■ 図 36
低体温症

き起こされる。糖尿病でも，細胞の糖吸収が低下することで低体温になることがある。

2. **循環不全**：原因は何であれ（血液量減少性，心原性，神経原性など），ショックはここに分類される。出血性ショック，脱水，うっ血性心不全，副腎不全も，すべてこの循環不全によって低体温を起こす原因として考えられる。循環不全になると，組織の低酸素状態が起こり，体温が奪われる場所である皮膚と粘膜での代謝が低下する。

3. **体温中枢の異常**：大脳の血栓と出血，下垂体腫瘍，バルビツール系の中毒による体温中枢の抑制，アルコール，薬物，全身麻酔などがここに分類される。昏睡が遷延する場合には，この機序によって低体温となる。

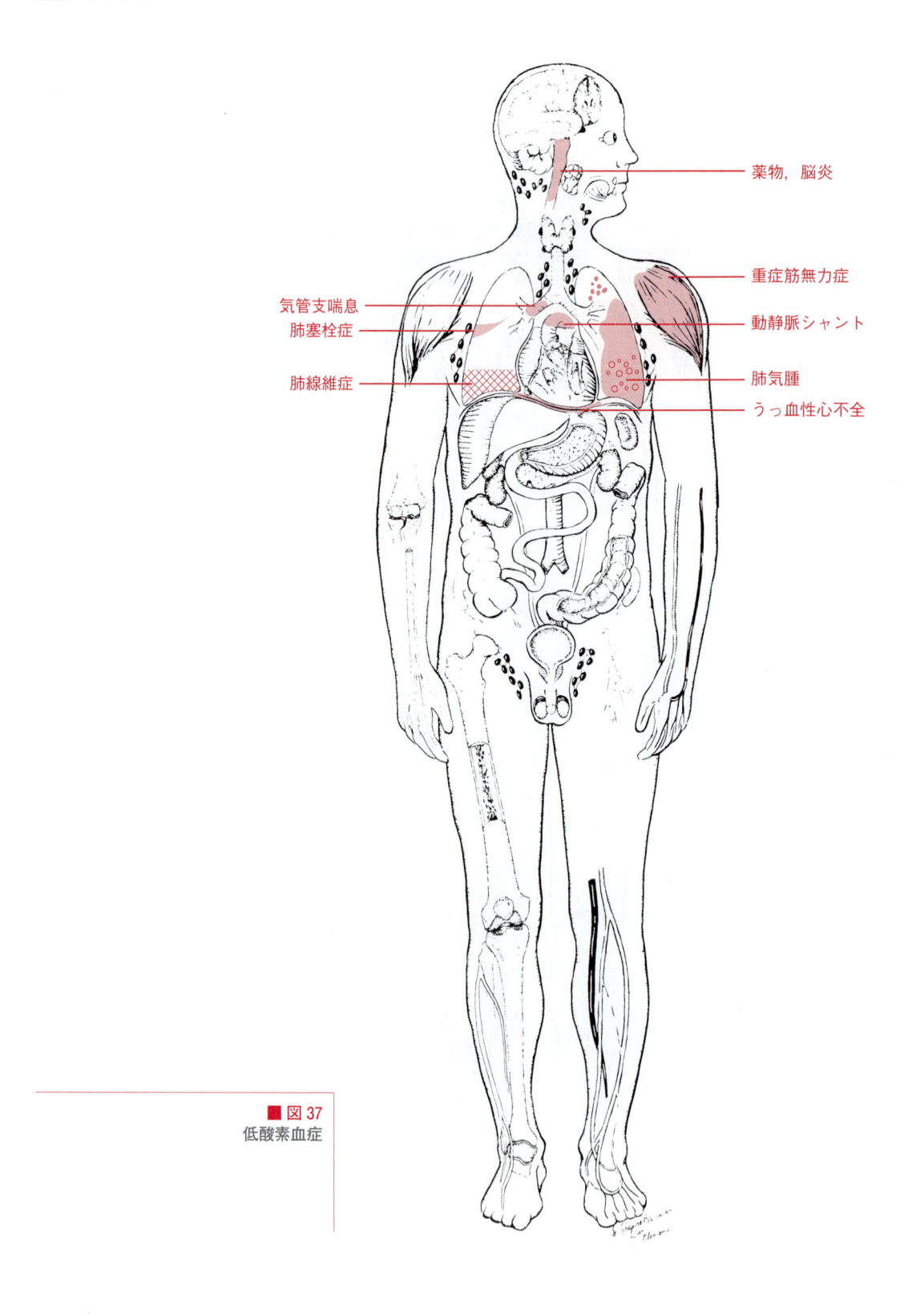

薬物，脳炎
重症筋無力症
気管支喘息
動静脈シャント
肺塞栓症
肺線維症
肺気腫
うっ血性心不全

■図 37
低酸素血症

◎診断へのアプローチ

　低体温の診断を確定させるためには，他の症状や徴候を十分に理解する必要がある．しっかりした問診の情報は，検査結果と同様に非常に貴重な情報となる．検査としては，空腹時血糖，甲状腺機能，電解質，BUN，薬物スクリーニングが必要であり，なかには脊椎穿刺が有用となる症例もある．

◎その他の有用な検査【適応】

1. 血算【貧血】
2. 生化学【尿毒症，肝疾患】
3. 心電図【心筋梗塞，電解質異常】
4. 血清コルチゾール値【Addison 病】
5. 脳 CT【腫瘍，脳梗塞】

6. 血清卵胞刺激ホルモン(FSH)，黄体形成ホルモン(LH)，成長ホルモン値【下垂体機能不全】

Hypoxemia
低酸素血症

　低酸素血症の原因を考えるには，摂取，吸収，輸送，調節，排泄の生理学的な流れに沿って考えるのがよい。

摂取：上気道閉塞（喉頭気管炎，異物など）でも，下気道閉塞（気管支喘息，肺気腫など）でも，酸素の取り込みが阻害され，低酸素血症を引き起こす可能性がある。さらに，脊柱後側彎症や強直性脊椎炎，重症筋無力症などの胸郭に影響を与える疾患では，肺活量が低下することで酸素摂取が低下し，低酸素血症となる。

吸収：肺での酸素吸収は，肺胞が閉塞または虚脱してしまう無気肺や気胸，肺炎といった疾患で阻害される可能性がある。また，Hamman-Rich症候群（急性進行性間質性肺炎）や珪肺，サルコイドーシス，強皮症の肺病変などの拡散障害を伴う疾患でも，酸素吸収は阻害されうる。肺塞栓症や肺血管腫といった肺区域の血流を妨げる疾患においても，酸素吸収は障害される。Fallot四徴症のような大きな動静脈シャントも，同じような病態になる。

輸送：酸素の組織への輸送は，心血管系を介して行われる。うっ血性心不全やショックで血流が遅くなると，肺での酸素の交換が十分でないままに血液が輸送されてしまい，組織の酸素需要に応えることができないために低酸素血症が起こる。うっ血性心不全では，肺に血液がうっ滞し，肺胞を介した酸素の拡散が阻害されるため，酸素の吸収が低下する。

調節：呼吸は中枢神経系で制御されている。したがって，フェノバルビタールのような呼吸数を低下させる薬物は，低酸素血症を引き起こす。ポリオやGuillain-Barré症候群のように，呼吸中枢が侵される疾患では，呼吸が抑制され低酸素血症になる。

排泄：酸素の排泄が阻害されても，低酸素血症にはならない。しかし，二酸化炭素の排泄が阻害されると低酸素血症を引き起こす。例として，肺気腫や気管支喘息など，肺胞血管での二酸化炭素と酸素の交換が障害される疾患が挙げられる［訳注：拡散障害以外にも，換気血流ミスマッチやシャントなどの要因も介在する］。

◎診断へのアプローチ

　閉塞性肺疾患の臨床像は，通常非常にわかりやすい。低酸素血症を引き起こすその他の病態では，診断に至るまでにより広範な精査を必要とする。最も重要なのは，血液ガスの評価である。二酸化炭素が貯留していれば，肺気腫や気管支喘息が原因として想定される。肺機能検査も，肺気腫や気管支喘息の診断に有用である。二酸化炭素が貯留していないかもしくは正常の場合，肺の灌流障害または拡散障害を検索しなければならない。肺換気血流シンチは肺塞栓症の除外に役立ち，胸部X線写真は肺気腫，無気肺，サルコイドーシス，肺線維症の診断に役立つ。うっ血性心不全の除外には，腕舌循環時間が役立つ［訳注：試薬を肘静脈から投与し，舌でその味を感じるまでの時間を測定する］。その他，低酸素血症のときには，呼吸器専門医，循環器専門医へのコンサルトを検討するとよい。

◎その他の有用な検査【適応】

1. 血算【ショック，感染症】
2. 尿検査【膠原病】
3. 赤沈【感染症】
4. 生化学【ショック，心筋梗塞】
5. 循環血液量測定【ショック，うっ血性心不全】
6. スルフヘモグロビン，メトヘモグロビン測定【スルフヘモグロビン血症，メトヘモグロビン血症】
7. 一酸化炭素ヘモグロビン測定【一酸化炭素中毒】
8. 心電図，心筋酵素の連続測定【心筋梗塞】
9. 胸部CT【肺動脈瘤，気管支拡張症】
10. 肺生検【腫瘍，肺線維症】
11. 気管支鏡【腫瘍，気管支拡張症】

Impotence
インポテンス（性交不能症）

現在，インポテンスは，俗に言う勃起不全として知られている。インポテンスは，局所の終末器官障害，末梢神経経路の障害，脊髄や脳の疾患，下垂体やその他の内分泌障害，心因性の障害によって引き起こされる。そのため，**解剖学**と**生理学**の双方を基礎として，数多くある原因を思い起こすとよい。

1. **終末器官の障害**：包茎，嵌頓包茎，前立腺炎，前立腺癌，Peyronie病が含まれる。陰茎への血液供給は，陰茎背動脈や大動脈末端の動脈硬化によって影響を受けることがある (Leriche 症候群)。
2. **末梢神経障害**：このカテゴリーでは，糖尿病性ニューロパチーが頻度の高い原因である。しかし，時にアルコール性ニューロパチーやその他のニューロパチーが，インポテンスの原因となることがある。
3. **脊髄の障害**：ここで考慮すべきは，横断性脊髄炎，ポリオ，圧迫骨折，脊髄腫瘍，多発性硬化症，脊髄癆である。
4. **脳障害**：進行麻痺（神経梅毒）に加えて，脳腫瘍，血管閉塞，動脈硬化などがある。さらに，Alzheimer 病，老年認知症，Schilder 症候群のような変性疾患が，インポテンスの原因となることがある。
5. **下垂体やその他の内分泌障害**：下垂体腫瘍，先端巨大症，ヘモクロマトーシスによる精巣萎縮，ムンプス，Klinefelter 症候群，Cushing 病，甲状腺機能亢進症などでインポテンスがみられることがある。高プロラクチン血症もインポテンスと関連する。
6. **心因性の障害**：最近の研究からは，インポテンスの10％未満が，精神的なものが原因となっていることが示されている。数年を経た結婚生活や，同じパートナーとの性交渉では，性欲は大きく減退することがある。男性患者が初めて勃起困難となったとき，彼は「自分は盛りを過ぎた」と考え始める。しかし，彼が若い愛人を得るようなことがあったとしたら，彼は自分のインポテンスが精神的なものであったという説得力ある証拠を見つけることになるだろう。

性生活の多様性を求める中で，既婚男性が新しい性的パートナーを見つけようと考えることがしばしばある。しかし「その機会」がやってきた時，彼は罪悪感によって勃起できないことがある。

早期射精もよくある原因である。最初の失敗の後，同じことを繰り返してしまうことへの恐れが，婚外交渉だけでなく婚内交渉でも，彼をインポテンスにしてしまう。

既婚であれ未婚であれ，アルコール中毒により若い男性がまったく突然にインポテンスに陥ることがある。かのシェイクスピアの箴言にあるように，「アルコールは欲望を刺激するが，その遂行能力を奪ってしまう」のである。アルコールの影響下では，その気になった恋人は哀れにも目的を達成できないことがある。しらふで再び機会が訪れた際，次もまた同じことが起こり，みっともなく取り乱してしまうのではないかという恐怖から，勃起ができなくなるというパターンに陥り始める可能性がある。

その他の心因性の原因のいくつかは，内因的なものである。すなわち，うつ病，統合失調症，潜在的な同性愛，パートナーへの抑圧された敵意，妊娠の恐怖などである。上述した精神的な問題のすべては，男性と同じく女性にも起こりうることに注意を払うことは重要である。ほかにも原因は数多くあり，本書ですべては取り上げきれない。

◎診断へのアプローチ

薬物常用に関しての問診は重要である。多くの薬物，特に抗高血圧薬は，インポテンスを引き起こす。外性器，前立腺，二次性徴に関する注意深い診察が必要である。精査には，ブドウ糖負荷試験，血中テストステロン，遊離テストステロンおよびコルチゾール，甲状腺機能検査，脊椎穿刺，頭部X線写真，染色体分析を行う。夜間勃起現象検査は，器質性の原因を除外するために行う。身体上の問題がない場合，内分泌系や神経学的な広範な精査を行う前に，心理テストや精神科医への紹介を行うことが賢明である。熱心な医師であれば，心因性の原因を見つけ出し，患者との面談を何回か行うことで，それを解消できることがあるかもしれない。この点においては，女性の医師のほうが男性の医師よりも成功率が高いようである。

◎その他の有用な検査【適応】

1. 血清卵胞刺激ホルモン(FSH)，黄体形成ホルモン(LH)【下垂体あるいは生腺の機能不全】
2. 精子数【精巣萎縮】
3. 夜間勃起現象血圧測定【Leriche 症候群，動脈硬化症】
4. 脊椎穿刺【多発性硬化症，神経梅毒】
5. 脳 CT【下垂体腫瘍】
6. 精巣生検【精巣萎縮】
7. 膀胱内圧測定【神経因性膀胱】
8. 陰茎背動脈の Doppler エコー【動脈硬化症】
9. 薬物スクリーニング【薬物中毒】
10. 配偶者との面談

■ 図1
インポテンス（性交不能症）

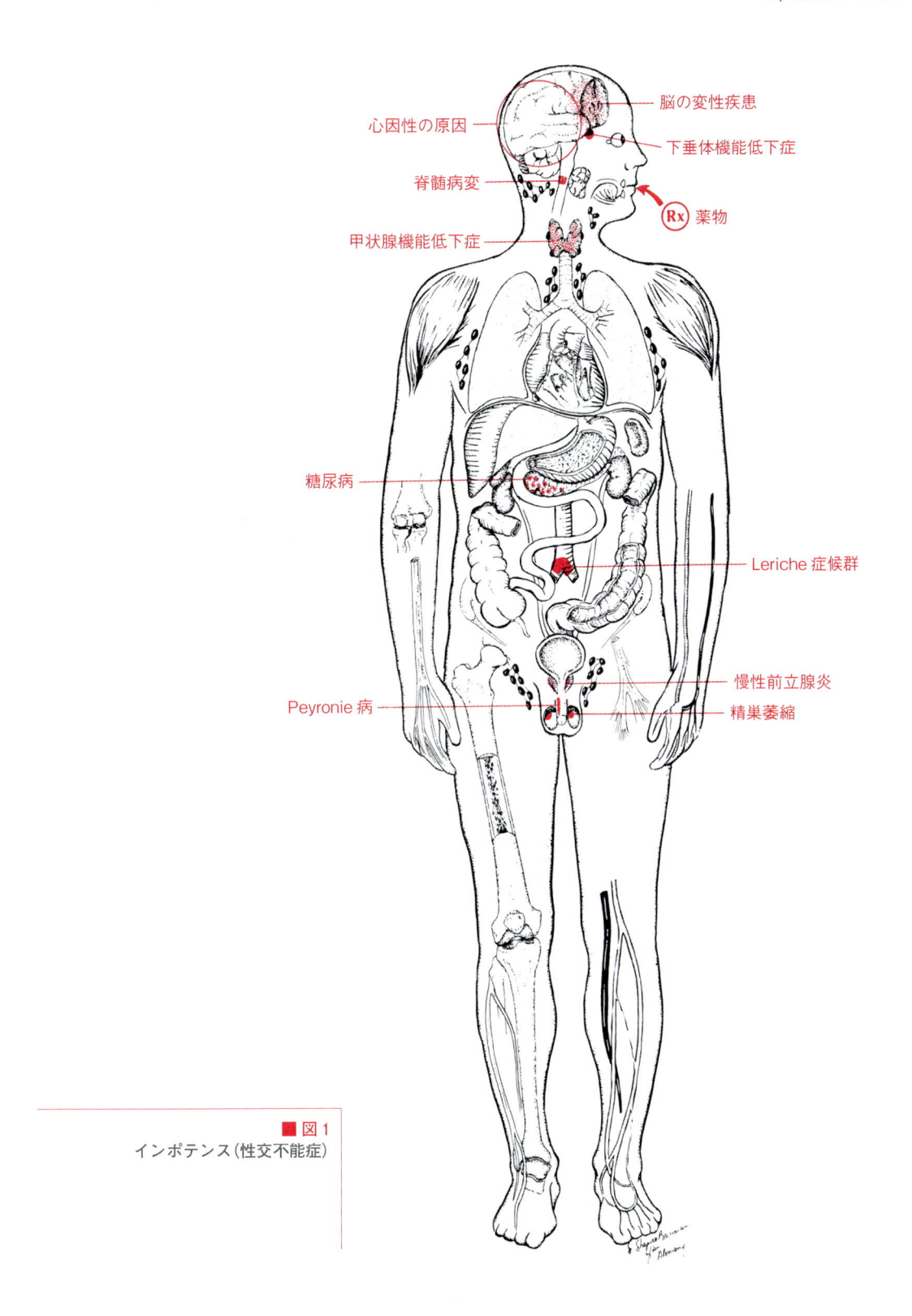

11. 神経伝導速度および筋電図【末梢性ニューロパチー】
12. 血清プロラクチン
13. 抗菌薬による4週間の診断的治療【慢性前立腺炎】
14. シルデナフィルの経口投与あるいはプロスタジルの注射による診断的治療

> **症例検討 #54**
> 56歳の男性糖尿病患者が、増悪する勃起不全を訴えている。身体的診察では、両下肢の足背動脈と後脛骨動脈の拍動が減弱していることがわかった。神経学的診察では、手袋靴下型の知覚減退と痛覚鈍麻がある。

> **問 1.** 解剖学と生理学から考えると，鑑別診断は何か？
> 　神経内科医にコンサルトしたところ，大腿動脈の拍動の減弱と，大腿動脈から腹部大動脈にわたり血管雑音があることがわかった。
> **問 2.** あなたの診断は何か？
>
> （解答は付録B参照）

Incontinence, fecal
便失禁

　便失禁の数ある原因を思い出すためには，解剖学が役に立つ。身体機能の随意調節は大脳に始まって，脳幹，脊髄，神経根を通り，「終末器官」である肛門括約筋に至る。
大脳：Alzheimer病，正常圧水頭症，その他の原因による脳器質症候群による失禁を思い起こす。機能的精神病やてんかんもここで思い出せるようにする．
脳幹および脊髄：外傷，多発性硬化症，横断性脊髄炎，脊髄空洞症，脳幹や脊髄の腫瘍のような，錐体路の障害により自己調節ができなくなる原因を考慮する。
神経根：馬尾腫瘍，脊髄癆，脊柱管狭窄症を思い起こす。
肛門括約筋：原発性の肛門括約筋機能不全は，裂肛，痔核，あるいは瘻孔切除術や会陰切開術での術後失禁に関連した，少量の便の失禁を引き起こす。

◎診断へのアプローチ

　費用のかかる診断的精査を行う前に，病歴と身体診察に注意を払う。便は少量ではないだろうか？　その場合，裂肛，痔核，その他の括約筋失禁の原因を検索する。失禁が散発性であれば，脳器質症候群，てんかん，機能性精神病を検索する。神経学的診察で下肢の病的反射や反射亢進が見つかった場合は，脊髄や脳幹の病変を考える。下肢の反射減退があった場合には，馬尾腫瘍や脊髄癆の可能性を考える。丁寧な指診がしばしば局所的な原因を明らかにする。括約筋が緊張している場合は，脊髄病変を考える。弛緩している場合は，馬尾や神経根の病変が考えられる。
　痴呆の徴候がみられる患者では，脳のCTあるいはMRIが必要である。正常圧水頭症は，ラジオアイソトープ脳槽造影により除外できる。下肢の反射亢進がある患者では，関与が疑われるレベルでの脊髄CTあるいはMRIが必要になる。反対に，反射が減退している患者では，腰椎MRIもしくは脊髄造影が必要である。肛門直腸内圧測定や排便造影は，肛門括約筋の機能不全を診断する際の助けになるだろう。神経内科医や胃腸病専門医へのコンサルトが必要になることもある。

Incontinence, urinary
尿失禁

　尿失禁は，排尿の自己調節ができなくなることにより起こるが，この場合，通常は神経学的な障害が原因である。また，膨張した膀胱から尿が溢れることによって起こることもあり（溢流性尿失禁），この場合では，膀胱頸部の閉塞や，弛緩性神経因性膀胱が原因となりうる。緊張性失禁は咳やいきみによって起こり，妊娠や出産による尿道や骨盤底のダメージが原因となる。

1. **自己調節能の障害**：神経学的な原因には，多発性硬化症，神経梅毒，脊髄空洞症，脳炎，脳動脈硬化症，前頭葉腫瘍，前頭葉膿瘍，老年認知症，外傷や感染症による横断性脊髄炎などがある。局所の原因としては，膀胱癌（しばしば子宮摘出術の後に起こる）や，前立腺摘除術による尿道括約筋の傷害がある。
2. **膀胱頸部の閉塞**：前立腺肥大，慢性前立腺炎，前立腺癌，正中稜肥大，膀胱結石，尿道狭窄は，閉塞の重要な器質的な原因である。
3. **弛緩性神経因性膀胱**：アトロピンや精神安定薬，麻酔薬などの薬物，あるいは糖尿病性ニューロパチー，ポリオ，脊髄癆，馬尾腫瘍などの馬尾や勃起神経の疾患が，溢流性尿失禁を伴う弛緩性神経因性膀胱の原因となる。

◎診断へのアプローチ

　最初に，パッドテストで緊張性失禁を除外する。会陰部パッドは30分ほどの歩行と運動負荷の前後で重さを量る。増加した重さが尿漏れの量である。尿道カテーテルや尿検査，尿の塗抹や培養も，まず行うべき検査として必要である。膀胱鏡や膀胱内圧測定も必要になることがある。膀胱癌の外科的修復，あるいは弛緩性神経因性膀胱での副交感神経作動薬や，痙性神経因性膀胱に対するオキシブチニン（Ditropan）で対処できることもある。これらの不幸な患者の診断と治療には，しばしば神経内科医や泌尿器科医の協力が必要となる。

◎その他の有用な検査【適応】

1. Q-tipテスト【緊張性失禁】
2. エコー【残尿の評価】
3. 残尿のための尿道カテーテル【膀胱頸部閉塞】
4. 腰椎のCT【馬尾腫瘍】
5. 神経伝導速度および筋電図【ニューロパチー】
6. 脳と脊髄のMRI【多発性硬化症など】
7. 心理テスト【認知症】
8. 血清卵胞刺激ホルモン（FSH），黄体形成ホルモン（LH）【閉経】
9. エストロゲンによる診断的治療
10. 経直腸エコー【前立腺肥大】

■ 図2
尿失禁

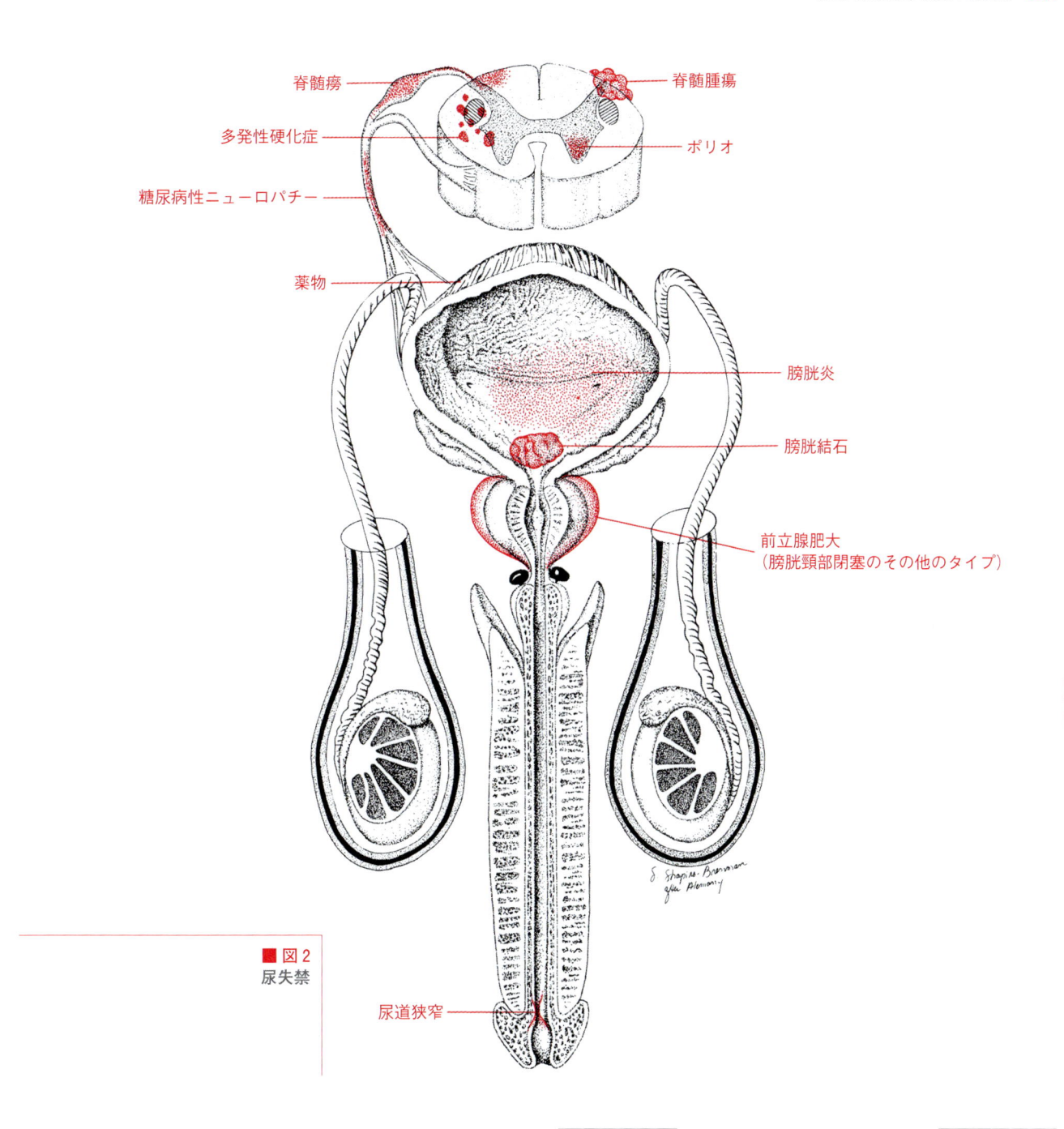

脊髄癆　脊髄腫瘍
多発性硬化症　ポリオ
糖尿病性ニューロパチー
薬物
膀胱炎
膀胱結石
前立腺肥大（膀胱頸部閉塞のその他のタイプ）
尿道狭窄

症例検討　#55

48歳の白人女性が，彼女の娘に連れられて来院した。娘によると，母親は物忘れが多くなり，度々の失禁があるという。娘は，彼女を養護施設に入れることを検討している。娘は，母親の薬物中毒については否定しているが，適量のアルコールを摂取していたことと，時々転倒することがあったと認めている。

問1. 神経解剖学から考えると，鑑別診断は何か？

患者には，運動失調性の開脚歩行があることがわかった。

問2. あなたの診断は何か？

（解答は付録B参照）

Indigestion
消化不良

これは曖昧な用語であり，患者に詳しく症状をたずねると，胸やけ，溜飲の逆流 water brash，腹部の膨満感，食後の頻繁なゲップなどを訴えることが多い。通常は患者の食欲は変わらず，体重減少もない。

この原因を特定するためには，単に「なぜ食物がその症状を引き起こすのか？」という問いを発するだけでよい。摂取した食物や飲料が症状を刺激していることは明らかである。すなわち，辛い食べ物，コーヒーやその他のカフェインが入った飲料，アルコール，過度に揚げたもの（実際には胃液

■ 図3
消化不良

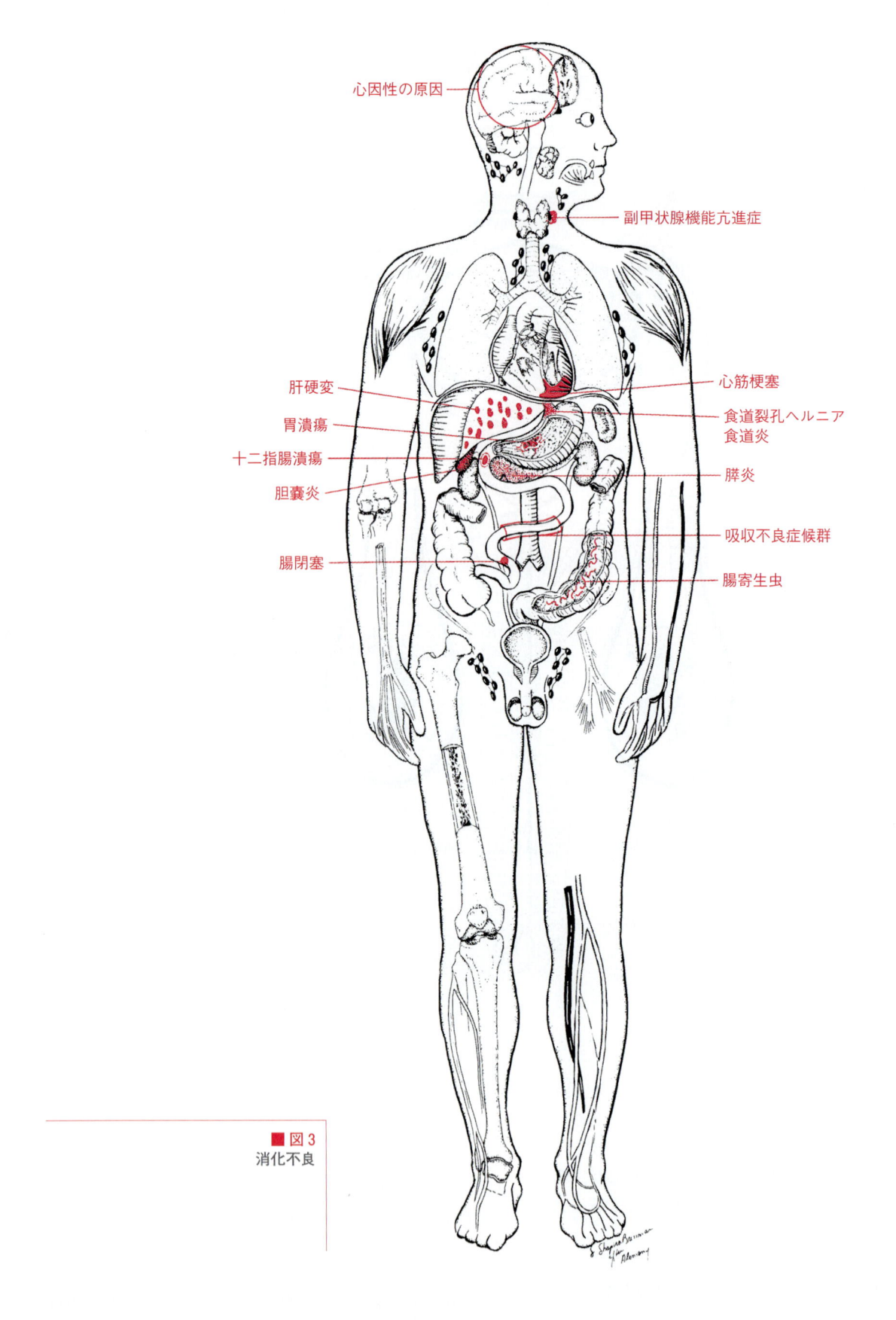

の分泌を抑え，胃内容物排出を遅らせる），よく咀嚼しなかった食べ物などが原因となる。また，特定の食物に対するアレルギーをもっていることもある。精神的な問題による空気の嚥下は，特に口数の多い人ではゲップの原因となりやすい。

上部消化管は，食道裂孔ヘルニアによる逆流性食道炎，胃炎，胃十二指腸潰瘍などによりすでに炎症を起こしている可

能性があり，また，食道癌や胃癌，幽門部潰瘍により部分的に閉塞している可能性もある。慢性虫垂炎やCrohn病は，部分的な閉塞や麻痺性イレウスを引き起こすことがある。悪性貧血，胆嚢炎，胆石症，肝炎，慢性膵炎，膵癌，あるいは胃切除術を受けた患者では，胃腸液の分泌低下が起こりうる。

消化管の炎症や麻痺性イレウスに関連する全身性疾患がある可能性もある。このカテゴリーには，うっ血性心不全，低カリウム血症(利尿薬)や高カリウム血症(Addison病)などの電解質異常，腹部アンギーナ，片頭痛，てんかんなどがある。貧血や糖尿病性アシドーシスが同様の症状を起こすこともある。

これらの状態を，よりシンプルに思いだす方法はないものだろうか？ 答えはイエスであり，「標的法」を内臓の解剖に適用していくのが，よい方法となる。「ブルズアイ(標的の中心)」を食道と胃におくと，食道炎，食道癌，胃炎，胃潰瘍，胃癌が挙がる。次の標的では胆嚢，膵臓，肝臓，心臓を考え，最後の標的として，腎臓，中枢神経系，そしてその他の全身性疾患やホルモン異常を考える。

3番目のアプローチは，上部消化管の各臓器に**MINT**を当てはめることである。読者には，この方法を自分で練習してみることをお勧めする。表41は，同じ臓器に**VINDICATE**を適用したものである。

◎診断へのアプローチ

関連するその他の症状や徴候が重要となる。制酸薬で症状が軽快する場合，食道炎，胃炎，潰瘍が考えられる。血便がある場合は，潰瘍や癌を疑うべきである。上部消化管造影，食道造影，胆嚢造影，バリウム腸注などの放射線学的検査が通常は適応になる。胃液検査，食道内視鏡，胃鏡検査もしばしば必要となる。電解質異常や尿毒症のような全身性疾患が原因になっている可能性に気づいたら，特に全身性の症状，発熱，息切れなどがあれば，その他の検査を行う。

◎その他の有用な検査【適応】

1. 食道運動性検査【噴門痙攣，逆流性食道炎】
2. 携帯型pHモニタリング【逆流性食道炎】
3. Bernstein試験【逆流性食道炎】
4. 胆嚢エコー【胆嚢炎】
5. 腹部CT【腫瘍，膿瘍，膵炎】
6. 連続心電図および心筋逸脱酵素【心筋梗塞】
7. 循環時間【うっ血性心不全】
8. 呼吸検査および*Helicobacter pylori*抗体試験【消化性潰瘍】
9. 血清ガストリン【ガストリノーマ】
10. 便中脂肪の定量検査【吸収不良症候群】
11. 乳糖耐性試験

症例検討 #56

55歳の黒人女性(肥満で5人の子どもがある)が，腹部の膨満感と食後のゲップを主訴とする消化不良を訴えている。彼女はアルコールや薬物の乱用は否定しているが，関節痛のためにアスピリンをときおり服用している。

問1. 上記の標的法を用いると，鑑別診断は何か？

診察では，軽度の右上腹部痛があったが，その他に特記すべきことはない。便潜血は陰性で，エコー検査で胆石は陽性であった。

問2. あなたの診断は何か？

(解答は付録B参照)

Infertility
不妊

妊娠率は，健康な精子が新鮮な卵へ到達して受精できるか，受精卵が子宮内膜に着床し，一定の期間健康な状態を維持できるかによっている。精子が卵へ到達するまでの経路を考えれば，多くの重要な不妊の原因を特定することができる。ただし，男性側では健康な下垂体と精巣によっており，女性側の受精能は健康な卵巣と下垂体によっている。

そのため，男性では，下垂体機能低下症，精巣萎縮(ムンプスなど)，輸精管閉塞(淋病，結核)，前立腺炎やその他の前立腺疾患，尿道下裂，その他の尿道異常などが，不妊を引き起こす。性交能力に関連する不妊もあるが，これについては不感症やインポテンス(性交不能症)のところで述べた(p.188およびp.264を参照)。

女性の生殖器系で精子は，抗体，腟炎，腟奇形，子宮頸管炎，子宮頸癌，子宮内膜炎，子宮内膜癌，後傾子宮やその他の奇形，卵管卵巣膿瘍や子宮内膜症による卵管の閉塞に直面する可能性がある。また卵巣では，下垂体機能低下症，あるいはStein-Leventhal症候群(多囊胞性卵巣症候群)，卵巣囊胞，腫瘍(特に，卵の成熟に必要なサイクルの間に必須なエストロゲン-プロゲステロン濃度の変化を阻害する，ホルモン分泌性の卵巣腫瘍)のような卵巣疾患によって，卵の形成ができなくなることがある。先天的な卵巣の形態異常(Turner症候群)や，後天的な卵巣の機能不全(摘除術や早期閉経)の可能性も考える。甲状腺の機能障害(甲状腺機能亢進症および低下症)が不妊を引き起こすことが知られている。副腎皮質の腫瘍や過形成もまた，不妊の原因となりうる。

◎診断へのアプローチ

不妊の精査として，まずは男性の精子数を検査する。これが正常であり，女性の診察でも肉眼的異常が認められなかった場合には，患者に体温表を付けてもらったり，牽糸性試験で排卵が起こっているかどうかを確認する。排卵が起こって

■表41 消化不良

	V Vascular (血管)	I Inflammatory (炎症)	N Neoplasm (腫瘍)	D Degenerative (変性)	I Intoxication(中毒) Idiopathic(特発性)	C Congenital (先天性)	A Autoimmune(自己免疫性) Allergic(アレルギー性)	T Trauma (外傷)	E Endocrine (内分泌)
食道	静脈瘤	食道炎	食道癌	Plummer-Vinson症候群	アルカリ性狭窄	食道裂孔ヘルニア 憩室炎 Barrett食道炎	強皮症		
胃		胃潰瘍	胃癌	萎縮性胃炎 悪性貧血	アスピリン ステロイド レセルピン アルコール コーヒー過剰摂取	瀑状胃		胃切除術	Zollinger-Ellison症候群
十二指腸および小腸	腹部アンギーナ	十二指腸炎 潰瘍	ポリープ			憩室		胃切除術後の輸入脚閉塞	Zollinger-Ellison症候群
胆嚢		胆嚢炎	胆管癌		尿毒症性潰瘍(uremic ulcer)		強皮症		
肝臓	うっ血性心不全	感染性肝炎	肝細胞癌			鎌状赤血球貧血による結石		結石	
転移性癌	肝硬変				アルコール性肝硬変				
膵臓		膵炎	膵癌			嚢胞線維症			副甲状腺機能亢進症
腎臓		腎盂腎炎			尿毒症			結石	

■ 図4
不妊

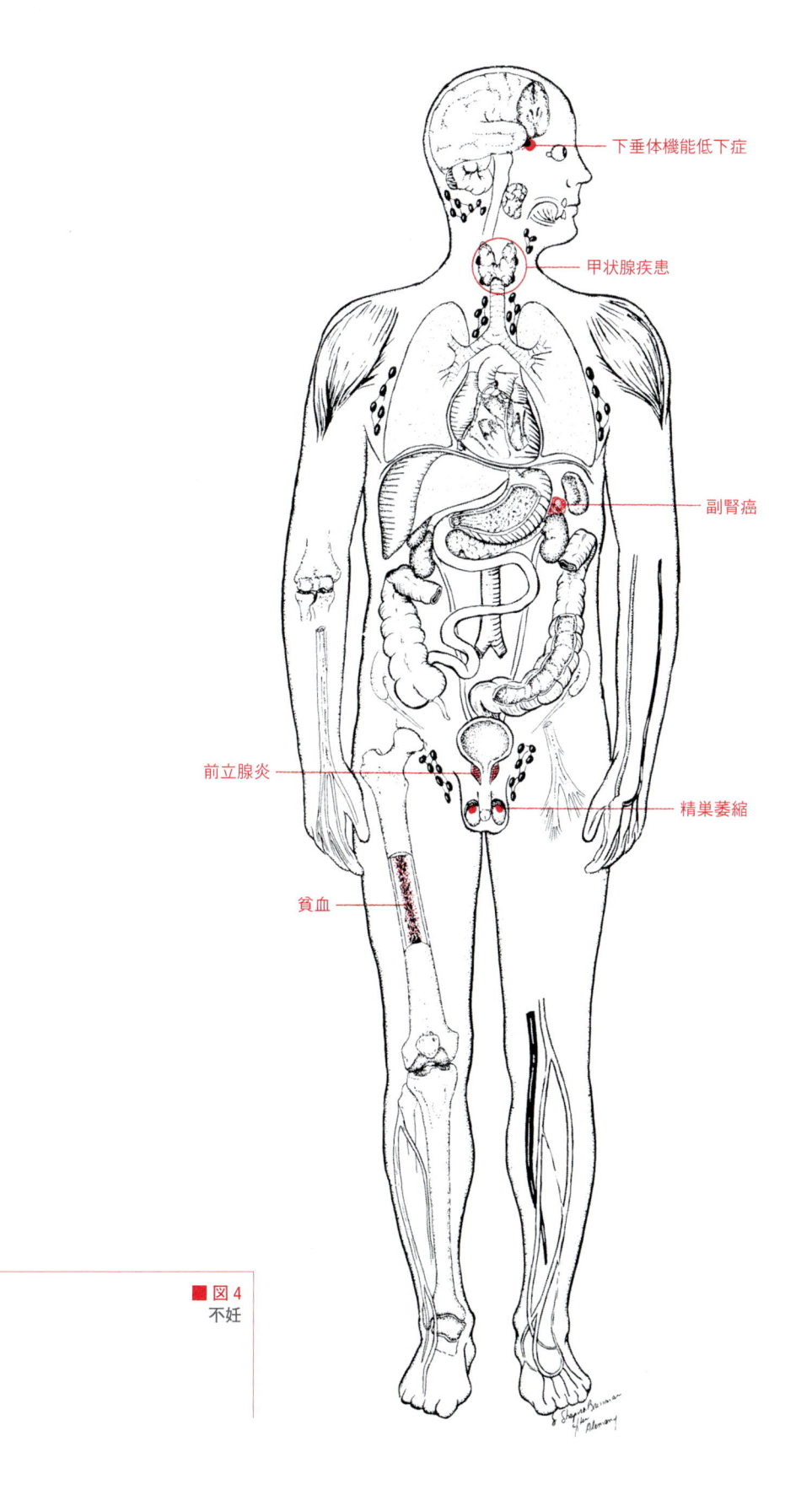

- 下垂体機能低下症
- 甲状腺疾患
- 副腎癌
- 前立腺炎
- 精巣萎縮
- 貧血

いないことが確実となったら，甲状腺機能検査を行い，血清プロラクチン，卵胞刺激ホルモン(FSH)，黄体形成ホルモン(LH)，エストラジオール，プロゲステロン値をすべて計測する。卵管通気法，子宮卵管造影，クロミフェンの診断的投与など，その他の検査が有用な症例もある。排卵日の確認と，それに合わせた性交により，問題が解決することがあ

■ 図5
不妊

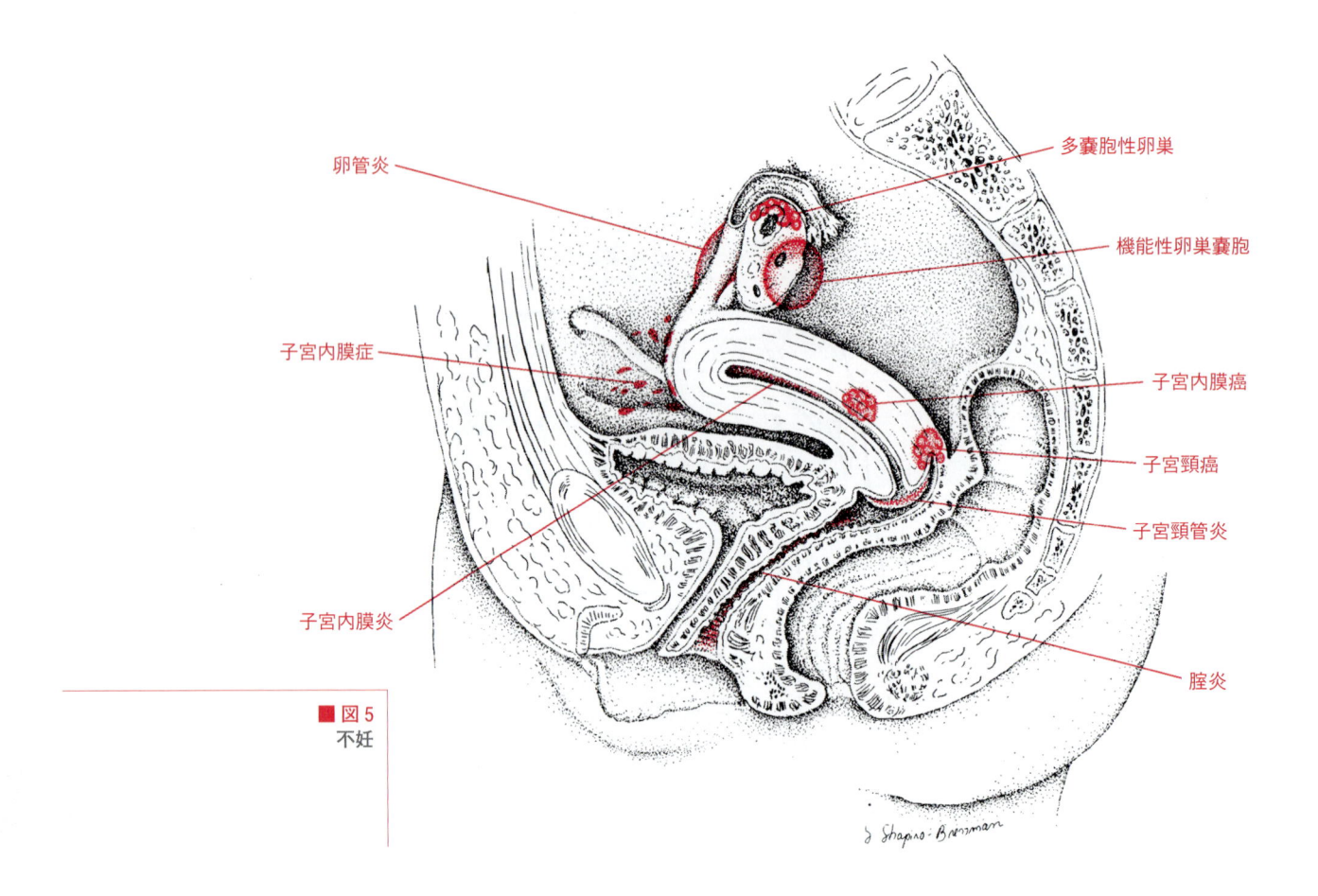

(図中ラベル: 卵管炎、子宮内膜症、子宮内膜炎、多嚢胞性卵巣、機能性卵巣嚢胞、子宮内膜癌、子宮頸癌、子宮頸管炎、腟炎)

る。慢性子宮頸管炎の焼灼感は，不妊を引き起こしうる。情緒的な問題に関するカウンセリングが必要となることもあるだろう。

◎その他の有用な検査【適応】
1. 婦人科コンサルト
2. エコー【卵管卵巣膿瘍】
3. 子宮内膜生検【ポリープ，腫瘍】
4. 腹腔鏡【骨盤腫瘍，膿瘍】
5. 脳CT【下垂体腫瘍】
6. 染色体分析【Turner症候群など】

症例検討　#57
23歳の白人女性と彼女の夫は，2年間にわたり妊娠を望んできた。彼女の月経は規則的であるが，度々腟分泌物がある。夫の精子数は正常であった。
問1. 解剖学と生理学から考えると，この女性の問題の原因としてどのようなものが考えられるか？
全身診察と腟内診では，紅斑と子宮頸部の硬結を除けば正常であった。
問2. あなたの診断は何か？

（解答は付録B参照）

Insomnia
不眠症

　一般的に，不眠症は精神的なものが原因で起こり，患者には単に睡眠薬を処方して，自然によくなるのを期待することが多いのだろうと思う。多くの場合でこれは確かに正しいのだが，注意深い臨床医としては，生涯にわたる習慣になるかもしれない薬物治療を始める前に，器質的な疾患を除外し，患者の衛生学的および精神的な問題を検索すべきである。

　多くある器質的な原因を鑑別するには，**解剖学**が鍵となる。全身の多くの器官を想い浮かべていくと，ほとんどの重要な原因を発見できるだろう。**胃**および**食道**からはじめると，アルコール性胃炎，過食，逆流性食道炎，食道裂孔ヘルニアなどによる消化不良がある。**肝臓**では，夜間譫妄により肝硬変が不眠症の原因となりうる。**腎疾患**も，夜間頻尿や尿毒症の中毒作用により，不眠症を引き起こす可能性がある。**心疾患**，その中でも肺水腫や不整脈と関連するものでは，発作性夜間呼吸困難や動悸により，患者が目覚めてしまうことがある。特に大動脈弁閉鎖不全症では，患者は自らの心臓音により目覚めてしまう。肺気腫のような**肺疾患**は呼吸を阻害するので，脳無酸素症および呼吸ができなくなるという恐怖の双方が，不眠症の原因となる。鼻炎，いびき，喉頭蓋炎に

■ 図6
不眠症

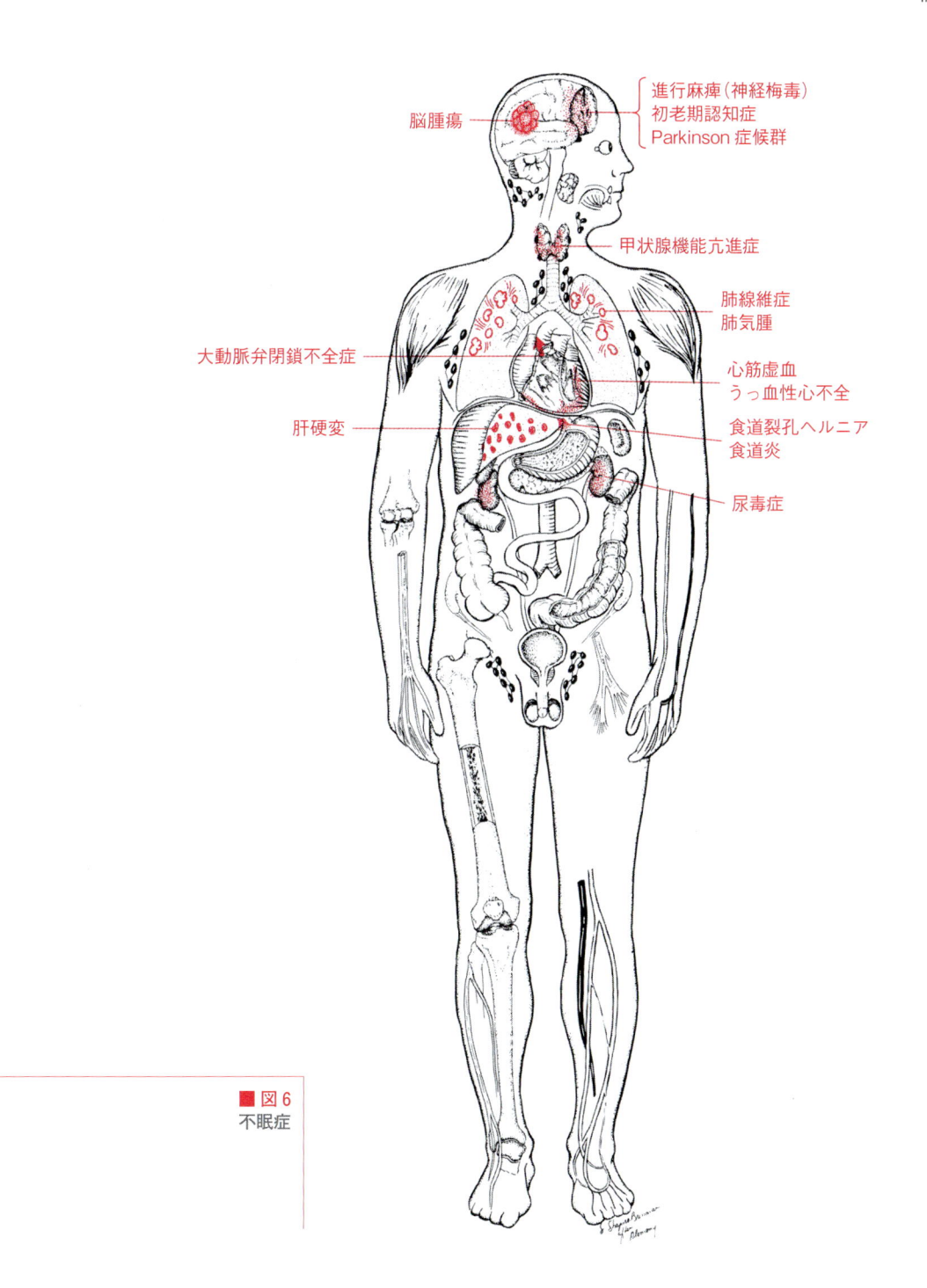

よる上気道閉塞も不眠症を引き起こす。これらの状態については，閉塞性睡眠時無呼吸のところでまとめて取り上げた（p.388 参照）。

　Graves 病における甲状腺クリーゼのような場合では，**甲状腺**も不眠症の原因部位となりうる。いかなる原因であれ，脳無酸素症を引き起こすほど重症であれば，貧血も不眠症を引き起こす。脊椎関節炎のような骨格変形は，患者が椅子で寝るしかないような状態になることで，不眠症と関連する。**神経系**では，多くの神経障害が不眠症を引き起こすが，これらは INSOMNIA の語呂合わせで記憶できる。

I　Intoxication（中毒）　アンフェタミンやカフェインなどの中枢神経興奮物質によって起こる。薬物やアルコールは，最初は鎮静効果があるが，その後には興奮をもたらす。

N　Neuropsychiatric（神経精神病）　神経精神病学的な障害には，神経症，躁うつ病，統合失調症が含まれる。老人では，むずむず脚症候群や周期性四肢運動障害を検索する。

S　Syphilis（梅毒）　梅毒の他にも，発作性疾患 **S**eizure disorder, 老年認知症 **S**enile dementia を考える。

O　Opiate（オピオイド）　オピオイド中毒が不眠症の原因となることがある。

M　Mental retardation（精神発達遅滞）および **M**alformation（奇形）　水頭症などが不眠症の原因となる。幼児多動症候群

は，潜在的不眠症を伴う脳障害の一例である。幼児では夜尿も原因となる。

N **Neoplasm**(腫瘍)　脳腫瘍は不眠症や傾眠の原因となる。腫瘍が頭蓋内圧を亢進させた場合，最後には昏睡が引き起こされる。

I **Inflammatory**(炎症)　ウイルス性脳炎，結核，クリプトコックス症，さまざまな寄生虫が含まれる。

A **Arteriosclerosis**(動脈硬化)　びまん性および局所性の脳血管不全や睡眠時無呼吸が含まれる。

不眠症は，いくつかの生理的あるいは環境的な問題が関連していることが多い。体が沈みすぎる布団，暑すぎたり寒すぎたりする部屋，合わない枕(あるいは枕の重ねすぎ)，騒がしかったり明るすぎたりする環境など，これらすべての要因が不眠症の原因となる。生理的な原因としては，運動不足，精神的消耗，重労働や運動による筋肉痛，空腹，昼寝のし過ぎなどが挙げられる。

◎診断へのアプローチ

診断にあたってすべての医師は，不眠症の原因として考えられる恐怖や敵愾心などについて，十分な時間をとって患者と面談する必要がある。口うるさい妻や義母，金銭的な心配，厳しい上司，失業への恐怖などがその一例であるが，これらの問題はサポートしてくれる専門家の助けにより対処が可能である。チョコレート，コーヒー，お茶，コーラ，マウンテンデューなど，カフェインの入った飲料は避けるべきである。入念な身体および神経学的検査は，器質的な原因を明らかにしてくれる。精査では，上述の疾患の中から疑われる複数の可能性を念頭におきながら，続いて議論する検査のリストを利用する。神経障害が強く疑われる場合には，頭部X線写真，脳波，CT，そして可能なら脊椎穿刺を行う。

◎その他の有用な検査【適応】

1. 血算【貧血】
2. 生化学【慢性肝疾患，腎疾患】
3. 循環時間【うっ血性心不全】
4. 動脈血ガス【慢性肺疾患】
5. 薬物スクリーニング【薬物中毒】
6. VDRL試験【神経梅毒】
7. 甲状腺機能【甲状腺機能亢進症】
8. 脳MRI【脳腫瘍，老年認知症】
9. ポリソムノグラフィー【睡眠時無呼吸など】
10. 精神科コンサルト

症例検討　#58

46歳の黒人男性が，不眠症，抑うつ，体重減少を訴えている。彼はアルコールと薬物の乱用は否定しているが，市販の睡眠薬を使用している。20年間にわたる1日に2箱の喫煙歴がある。

問1. 鑑別診断は何か？

身体診察で，腫大した結節肝と，圧痕浮腫(2++)が見つかった。家族によると，彼は多年におよぶ相当量のアルコール摂取があったという。

問2. あなたの診断は何か？

(解答は付録B参照)

Intracranial bruit
頭蓋内雑音

頭蓋内雑音は，眼窩や乳様突起の上からよく聴取できる。考えられる原因は，語呂合わせ**MINTS**を使うことによりリストアップできる。

M **Malformation**(奇形)　脳の動静脈奇形，遺残三叉神経動脈を思い起こす。

I **Inflammatory**(炎症)　通常は頭蓋内雑音の原因とはならない。

N **Neoplasm**(腫瘍)　脳血管腫を思い起こす。

T **Trauma**(外傷)　外傷性の頸動脈海綿静脈洞瘻が挙げられる。

S **Systemic**(全身性)　全身性疾患では，貧血，甲状腺中毒症，Paget病が頭蓋内雑音を引き起こす。

頸部血管雑音(p.91参照)が眼窩へ伝わることもある。

◎診断へのアプローチ

ルーチンの検査と甲状腺検査で全身性疾患が除外されたら，MRIあるいは脳血管造影による本格的な検査を考慮する。的確な指示を得るために，神経内科医にコンサルトすることも賢明である。

Jaundice
黄疸

　黄疸をキサントクロミー(黄色化)と混同してはならない。キサントクロミーでは，カロテンの沈着により皮膚はオレンジ色になるが，眼球強膜は白いままである。カロテン血症は甲状腺機能低下症や糖尿病患者にしばしば合併するが，黄疸は通常これら2つの疾患に合併するものではない。

　黄疸の原因は，**生理学的**にうまく説明できる(表42)。黄疸は高ビリルビン血症によって生じるが，ビリルビン値が3〜4mg/dLを超えてこないと気づかれないことが多い。高ビリルビン血症は，ビリルビン産生の増加，肝臓への輸送障害，ビリルビン排泄の低下により起こる。

1. ビリルビン産生増加：赤血球自体および赤血球がさらに壊されてヘモグロビンが放出され，ビリルビンが産生される。溶血性貧血は，このカテゴリーにおける黄疸のおもな原因である。遺伝性球状赤血球症，Cooley貧血(βサラセミア)，敗血症，自己免疫性溶血性貧血，マラリアは，溶血により黄疸をきたす疾患である。新生児黄疸も，たいていは溶血によって生じる。
2. ビリルビンの輸送障害：うっ血性心不全による黄疸が，おもな原因である。ただし，うっ血性肝硬変をきたすくらいに進行していなければ起こらない。
3. ビリルビン排泄低下：このグループにおける黄疸の原因は，3つに分けられる。1つ目は，Gilbert病や感染性肝炎，肝硬変のように，肝臓が非抱合型ビリルビンを抱合型ビリルビンに変換できない状態。2つ目は，Dubin-Johnson症候群など，抱合型ビリルビンを胆管へ輸送できない状態。そして3つ目は，総胆管結石，胆管炎，クロルプロマジン中毒，膵臓・十二指腸膨大部の腫瘍などによる，胆管の閉塞である。母乳性黄疸の機序は不明だが，人工乳に変更することで黄疸はたいてい軽減する。

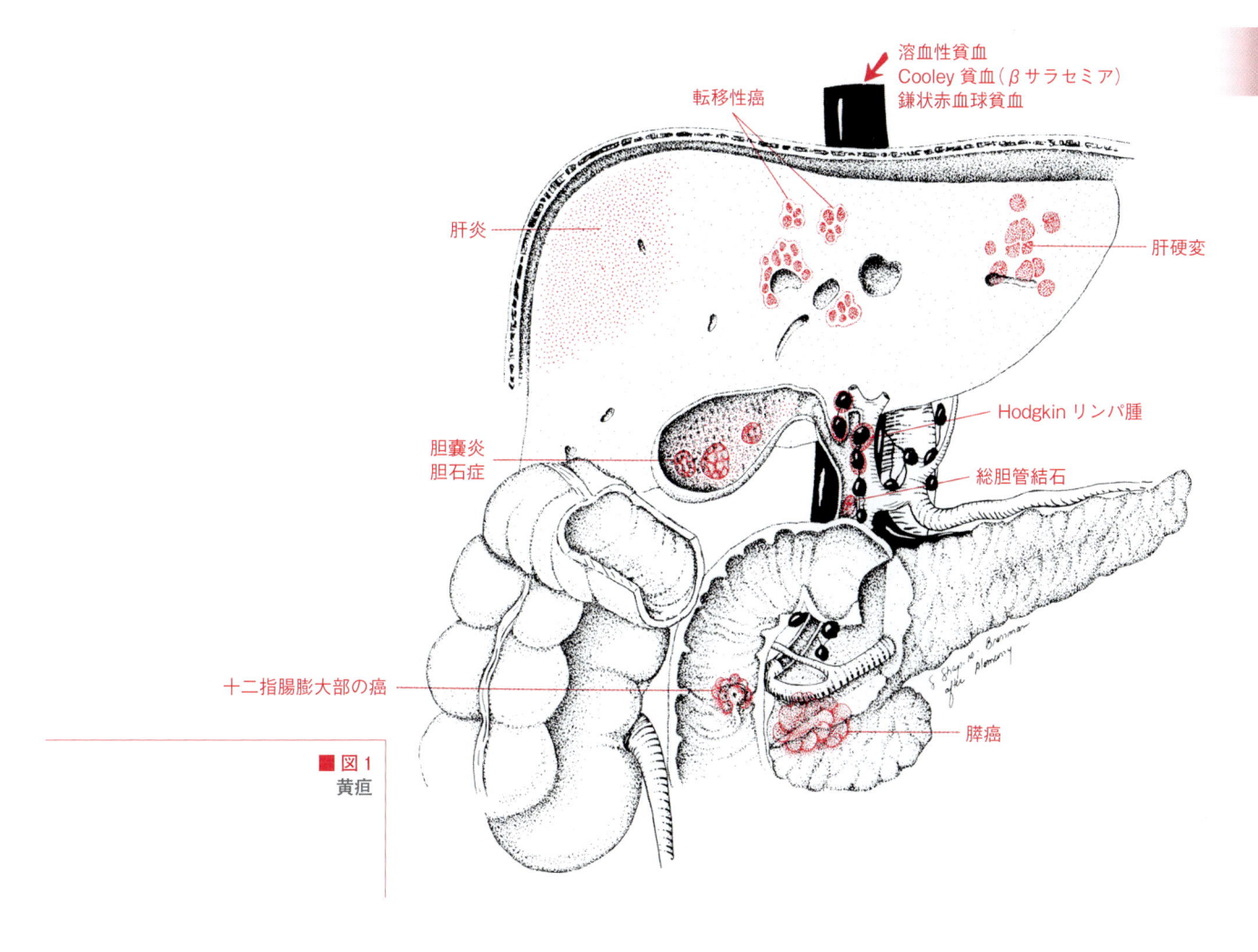

■図1
黄疸

■表42 黄疸

	V Vascular（血管）	I Inflammatory（炎症）	N Neoplasm（腫瘍）	D Degenerative（変性）	I Intoxication（中毒）	C Congenital（先天性）	A Allergic（アレルギー性） Autoimmune（自己免疫）	T Trauma（外傷）	E Endocrine（内分泌）
ビリルビン産生の増加	肺梗塞	敗血症 マラリア オロヤ熱 マイコプラズマ感染症	白血病 骨髄異形成		αメチルドパ キニーネ プリマキン その他の薬物	遺伝性球状赤血球症 Cooley貧血（βサラセミア）	全身性エリテマトーデス 輸血反応	人工弁 腹腔内出血	
ビリルビンの輸送障害	うっ血性心不全								
抱合低下によるビリルビン排泄の低下	Budd-Chiari症候群 化膿性門脈炎	ウイルス性肝炎 レプトスピラ症 アメーバ肝膿瘍 黄熱 伝染性単核球症	転移性癌	特発性肝硬変	薬物中毒性肝炎 Wilson病 アルコール性肝硬変	Gilbert病	結節性動脈周囲炎 サルコイド		甲状腺機能亢進症
抱合型ビリルビンの輸送低下によるビリルビン排泄低下		梅毒	転移性癌			Dubin-Johnson症候群			
胆管閉塞によるビリルビン排泄の低下		胆嚢炎 胆管炎 慢性膵炎	膵癌 十二指腸膨大部癌 胆管Hodgkinリンパ腫	胆汁性肝硬変	薬物中毒性肝炎 クロルプロマジン	胆汁性肝硬変 先天性胆管閉鎖症		外科結紮	

◎診断へのアプローチ

　黄疸の正確な診断は，他の症状との関連や肝機能検査，特別な診断法によってなされる。例えば発熱を伴う黄疸で，食欲不振，倦怠感の前駆症状，肝臓などの圧痛があれば，肝炎を疑う。痒みを伴う黄疸は，黄色腫あるいは原発性胆汁性肝硬変を示唆する。黄疸を伴う貧血は溶血性貧血だろうし，背部痛，腹部腫瘤のある黄疸は膵癌を示唆するだろう。

　肝機能検査で間接ビリルビンのみが上昇している場合は，Gilbert病あるいは溶血性貧血が疑われる。尿のウロビリノーゲンが正常であることは，よりGilbert病らしい所見である。ビリルビンとアルカリホスファターゼ(ALP)のみが上昇している場合は，結石や腫瘍による胆管閉塞が疑われる。ビリルビン，血清アスパラギン酸アミノトランスフェラーゼ(AST)，血清アラニンアミノトランスフェラーゼ(ALT)の著明な増加は，肝炎を示唆する。

　診断方法の進歩により，ルーチン検査を行っても閉塞性か肝実質性かがはっきりしない症例でも，検査目的の開腹を回避できるようになってきた。内視鏡的逆行性胆管膵管造影(ERCP)，経皮経肝胆管造影，腹腔鏡検査は，これらのケースで非常に有用な検査法である。CTやエコー検査も，価値ある検査法である。昔ながらの検査的ステロイド投与も，いまだに有用である。プレドニゾン20 mgを5日間投与し，ビリルビンの値をモニターする。ビリルビンがもとの値の半分以下に低下した場合が陽性で，肝実質性の疾患を示唆する所見である。検査目的の開腹は大掛かりではあるが，現在でも必要となることがあるかもしれない［訳注：現在ではこのような診断法はほとんど用いられない］。

◎その他の有用な検査【適応】

1. 血算【溶血性貧血，感染症】
2. 生化学【肝炎など】
3. 肝炎検査【ウイルス性肝炎】
4. 熱性凝集素【サルモネラ症，ブルセラ症】
5. モノスポット試験【伝染性単核球症】
6. サイトメガロウイルス抗体価【巨細胞性封入体病】
7. レプトスピラ抗体価【レプトスピラ症】
8. 抗核抗体【ルポイド肝炎】
9. 血清鉄，鉄結合能【ヘモクロマトーシス】
10. 血清ハプトグロビン【溶血性貧血】
11. ヘモグロビン電気泳動【溶血性貧血】
12. sickle cell prep【鎌状赤血球貧血】
13. マラリア原虫に対する血液塗抹検査【マラリア】
14. 胆嚢エコー【胆石症】
15. 腹腔鏡，生検【腫瘍，肝硬変】
16. 抗ミトコンドリア抗体【原発性胆汁性肝硬変】
17. 消化器内科コンサルト
18. MR胆管膵管撮影(MRCP)【総胆管結石】
19. 内視鏡的逆行性胆管膵管造影(ERCP)【総胆管結石】

症例検討　#59

　26歳のインターンが，1週間前からの食欲低下，発熱，倦怠感を主訴に入院した。入院時，眼球強膜に黄疸を認めた。

問1. 生理学から考えると，鑑別診断は何か？

　彼は，飲酒や違法静脈薬物投与(IVDU)の使用を否定した。過去3カ月間，肝炎患者との接触はなかった。しかし，胸やけのためラニチジン塩酸塩を症状出現の数日前から内服開始していた。身体所見上，黄疸と，軽度の肝腫大と圧痛を認めた。

問2. あなたの診断は何か？

（解答は付録B参照）

Jaw pain
顎の痛み

　顎痛の原因を整理する鍵は**解剖学**である。疼痛の範囲を視覚化しながら，皮膚，動脈，静脈，神経，唾液腺，歯，骨，関節に注意を払う。これらの解剖学的構造は，以下のさまざまな顎痛の原因を想起させてくれるだろう。

1. 皮膚：蜂巣炎，帯状疱疹など。
2. 動脈：ヒスタミン性頭痛（群発頭痛），片頭痛など。
3. 静脈：たいていは顎痛の原因にはならない。
4. 神経：三叉神経痛，舌咽神経痛。
5. 歯：う歯，歯槽膿瘍，埋伏智歯，歯肉炎など。
6. 骨：骨髄炎，骨折，骨腫瘍。
7. 唾液腺：ムンプス，唾石症，腫瘍。
8. 関節：顎関節症候群，関節リウマチ。

◎診断へのアプローチ

　病歴と身体診察が，多くの原因で起こる顎痛の診断に役立つのは明らかである。トリガーポイントがみつかれば三叉神経痛を疑うし，明らかな腫脹があれば蜂巣炎やムンプス，歯槽膿瘍を疑うであろう。歯肉が腫脹していれば，歯肉炎，歯周炎，歯槽膿瘍ではないかという疑いをもつべきである。不正咬合は顎関節症候群を示唆する。

　血算，関節炎パネル，そして歯，顎，顎関節のX線検査によって，異常がわかるかもしれない。これらの検査を行っても診断がはっきりしない場合は，歯科医あるいは口腔外科へのコンサルト適応である。顎関節症候群を除外するためには，顎関節のMRIが必要かもしれない。すべての検査が陰性の場合には，精神科へのコンサルトを考慮する。

Jaw swelling
顎の腫脹

　解剖学を応用すれば，顎のしこりが，皮膚，皮下組織，腺，骨のどれに由来するものであるかをすぐに確認することができるだろう．

1. 皮膚および皮下組織：脂肪腫，線維腫，脂腺嚢胞などが連想されるが，蜂巣炎や癤も起こりうる．その他の皮膚腫瘤については p.385 で議論する．
2. 耳下腺：耳下腺の腫脹は重要である．ムンプス，Hodgkin リンパ腫，Mikulicz 症候群，Behçet 病によるぶどう膜耳下腺熱，唾液腺混合腫瘍などである．Stensen 管結石は，耳下腺の間欠的な腫脹の原因となりうる．耳下腺の腫脹は，Sjögren 症候群の一症状でもある．
3. 顎骨：**MINT** を使って病因を分類して記憶するとよい．

M　Malformation（奇形）　先天性の顎の突出，先端巨大症による後天的な突出や Paget 病での顎の肥厚．

I　Inflammation（炎症）　歯槽膿瘍，骨髄炎，放線菌症，結核，梅毒．

N　Neoplasm（腫瘍）　骨腫，エナメル上皮腫，肉腫，骨髄腫，転移性癌，歯牙腫．

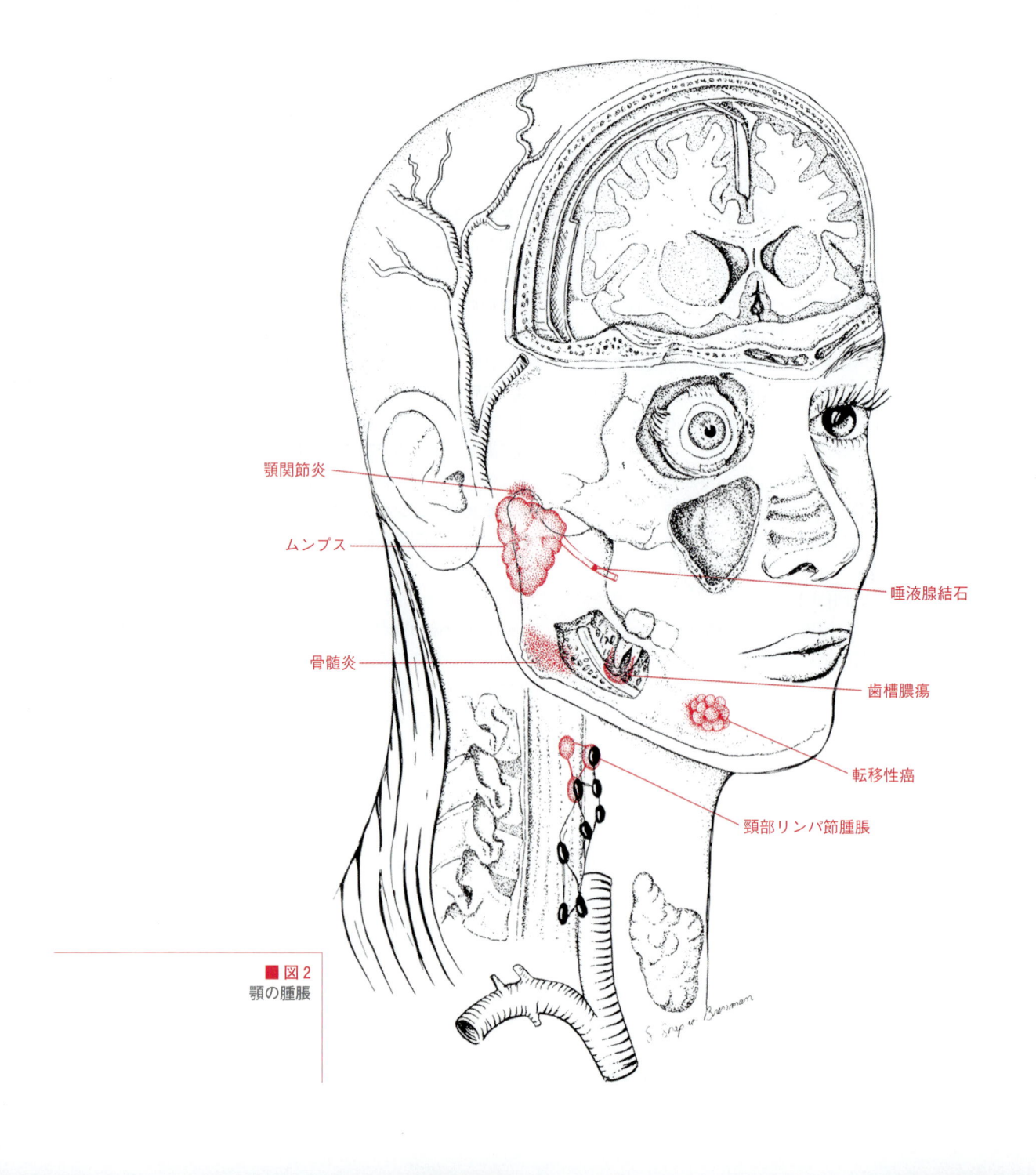

■ 図2
顎の腫脹

T　Trauma（外傷）　重度の骨折，脱臼骨折，骨膜下血腫，顎脱臼。副甲状腺機能亢進症が顎の囊胞性病変の原因となりうることを覚えておくことは重要である（広範性囊胞性線維性骨炎）。

◎診断へのアプローチ

診断へのアプローチとして，顎および歯のX線検査を行い，カルシウム，リン，アルカリホスファターゼ値を確認する。適応があれば，生検，切除を行う。唾液腺造影や骨シンチは，特定の症例では有用である。歯科医へ最初からコンサルトをしておくのが賢明である。

Joint pain
関節痛

ほとんどの関節は同一の病因による影響を受ける。したがって，一般的な関節痛の鑑別診断を行ったうえで，いくつかの関節に特有の問題について述べる。

関節を解剖学的，組織学的に分析することは，鑑別診断ではあまり価値がない。関節外の部位として，蜂巣炎，滑液包炎，腱炎などを鑑別に考慮すれば十分である。関節外リウマチ，線維筋痛症も，関節外として考慮する。関節内の鑑別診断としては，**VINDICATE**を用いた記憶法が有用である。

V　Vascular（血管）　血友病，壊血病，無菌性骨壊死（Osgood-Schlatter病など）。

I　Inflammatory（炎症）　いくつかの感染症が疑われる。淋菌，Lyme病，ブドウ球菌，レンサ球菌，結核，梅毒が，関節炎の原因である可能性が高い。風疹や単純ヘルペス，ヒト免疫不全ウイルス（HIV），サイトメガロウイルスなどのウイルス感染症も，それほど頻度は高くはないが関節炎を起こす。

N　Neoplastic（腫瘍）　骨肉腫，巨細胞腫は除外すべき疾患である。

D　Degenerative（変性）　変性関節疾患あるいは変形性関節症を思い浮かべること。これらは関節痛に関して最初に想起すべき，非常に頻度の高い疾患である。

I　Intoxication（中毒）　中毒では，痛風（尿酸）と偽痛風（ピロリン酸カルシウム）を考える。薬物が関節疾患を起こすことはまれである。しかし，ヒドララジン（アプレゾリン）やプロカインアミドによるループス症候群，利尿薬による「痛風症候群」は頭に入れておくべきである。

C　Congenital（先天性）　先天性および後天性の奇形としては，脊髄瘻，脊髄空洞症，先天性股関節脱臼による関節変形を想起すること。アルカプトン尿症も，この病因カテゴリーとして考える。

A　Autoimmune（自己免疫性）　自己免疫性疾患も，頻度の高い疾患群である。関節リウマチが，これらの中で最も有病率が高い疾患である。しかし，血清病，全身性エリテマトーデス，リウマチ熱，Reiter症候群，潰瘍性大腸炎，Crohn病，乾癬性関節炎も考慮しなければならない。高齢者では，リウマチ性多発筋痛症を忘れてはならない。

T　Trauma（外傷）　外傷では多数の疾患を考えなければならない。外傷性滑膜炎に加えて，症例によっては，外側側副靱帯や十字靱帯の分裂・断裂，半月板（関節半月）の亜脱臼や裂傷，関節あるいは膝蓋骨の脱臼，捻挫，そして骨折を考慮しなければならない。

E　Endocrine（内分泌）　先端巨大症，閉経，糖尿病（偽痛風）などが関節に影響を与える。

特有の病因を個々の関節にあてはめて考えるのも，鑑別には有用である。例えば**顎関節**では，不正咬合がしばしば起こる。**頸椎**は，椎間板の変性に反応して生じる椎体辺縁の肥大，すなわち脊椎症が起こりやすい。Marie-Strümpell病，乾癬性関節炎，Reiter病，Crohn病では，高頻度に**仙腸関節**に炎症を起こす。

◎診断へのアプローチ

関節痛診断のアプローチは，丁寧な病歴聴取と，関節腫脹，発赤，熱感などの診察からなる。突然発症の関節痛は，そうでないとわかるまでは化膿性関節炎を考えなければならないし，朝方に悪くなる関節痛は，関節リウマチを考えなくてはならない。多関節の痛みは，関節リウマチ，全身性エリテマトーデス，変形性関節症を予期する所見である。口腔内および会陰部潰瘍を伴う多関節痛は，Behçet病が示唆される。単関節であれば，淋菌，化膿性関節炎，結核，あるいは痛風などを考える。関節リウマチ，Reiter症候群，全身性エリテマトーデスでは，小関節の痛みを伴うことが多い。一方，変形性関節症，淋菌，結核などの感染性の関節炎では，大関節に痛みがでることが多い。しかし（例外として）変形性関節症と淋菌性関節炎では，手足の小関節にも痛みがでることも記憶しておこう。リウマチ熱では，移動性の関節炎が診断のポイントである。膝関節痛がある場合，賢明な臨床医は常に半月板の損傷や亜脱臼，十字靱帯や側副靱帯の緩みについて診察を行うだろう。MRIや関節鏡検査は，診断を特定できるツールである。以下に記載したのは，診断のために有用な検査である。関節液の尿酸およびピロリン酸カルシウム，ムチン凝塊分析，白血球数，培養は，診察室で行うことができ，診断に直ちに至ることが可能な検査である。患者は（この検査を行うことで）入院しなくてもよくなるかもしれない。CTやMRIも診断的検査である。

アスピリンあるいはコルヒチンによる治療的診断は，リウマチ熱や痛風では有用である。関節液に特異的所見がなく，感染を疑う全身の徴候がなければ，ステロイドの関節注射は精密検査の結果がでるまでの合理的選択である。

■ 図3
関節痛

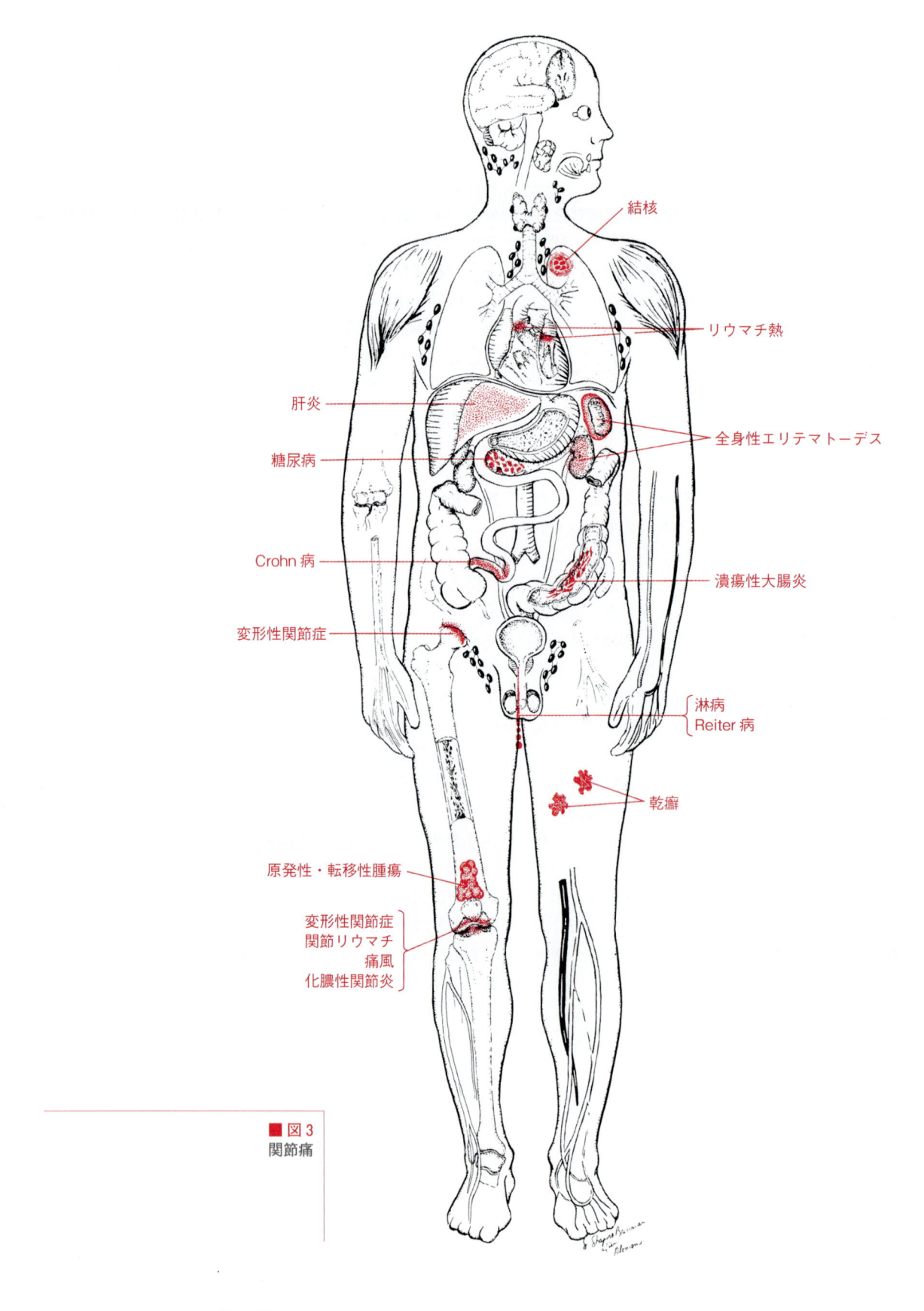

◎その他の有用な検査【適応】
1. 血算【鎌状赤血球貧血, 感染性関節炎】
2. 赤沈【炎症性関節疾患】
3. 関節リウマチ検査(リウマチ因子)
4. 抗核抗体【膠原病】
5. 生化学【痛風, 糖尿病など】

6. 凝固能【血友病】
7. 抗ストレプトリジンO(ASO)抗体価【リウマチ熱】
8. ブルセリン抗体価【ブルセラ症】
9. Lyme病血清試験
10. sickle cell prep
11. 関節X線
12. 骨シンチ【脊椎関節炎】
13. 尿ホモゲンチジン酸【アルカプトン尿症(組織褐変症)】
14. リウマチ科コンサルト
15. 非定型抗酸菌,真菌目的の関節液培養
16. ヒト白血球抗原(HLA)B27【脊椎関節炎】
17. 抗環状シトルリン化ペプチド(CCP)抗体【関節リウマチ】
18. 1,25-ヒドロキシビタミンD_3
19. パルボウイルスB19 IgM

症例検討　#60

　糖尿病の既往のある52歳の男性が,急性発症の左膝の痛みと腫脹を主訴に来院した。

問1. 解剖学と組織学から考えると,この男性の問題について最も可能性が高い原因は何か？

　外傷歴,パートナー以外との性交渉はなく,発熱,悪寒,その他全身的症状もなし。関節液の分析が行われた。

問2. あなたの鑑別診断は何か？

(解答は付録B参照)

Joint swelling
関節腫脹

　この症状に対する最もよいアプローチは,**解剖学**と**組織学**的なアプローチである(表43)。生化学的な原因から関節疾患を想起すると,痛風,偽痛風,組織褐変症が思い浮かぶ。

　関節を解剖学,組織学的に細かく分けて考えてみよう。**皮膚病変**では,膿瘍や血腫の可能性がある。皮下の脂肪腫,前脛骨粘液水腫は関節を巻き込み,静脈炎では特に浮腫を引き起こすかもしれない。関節周囲には**滑液包**が存在するが,靭帯損傷や持続的な摩擦により滑液包に炎症が起こり,関節が腫脹する。

　靭帯,特に膝の靭帯について検討する。側副靭帯が衰えると,膝に水がたまり,関節腫脹が繰り返し起こる。前十字,後十字靭帯断裂もまた,間欠的な膝の痛み,腫脹を起こす原因である。これを診断するためには膝を屈曲させ,タンスの引きだしを開けたり閉じたりするように脛骨・下腿を前方,後方に引きだしてみる。半月板の損傷があれば,膝関節を屈曲後に圧力をかけながら伸展させると,特に下腿の内旋・外旋時に関節内軋音あるいはロッキングがはっきりとわかるだろう。

　滑膜は,膝において病的な状態が最も起こりやすい部位である。リウマチ熱,関節リウマチ,全身性エリテマトーデス,Reiter病は,滑膜を侵す典型的な膠原病である。感染症で最も頻度が高いのは,淋菌やレンサ球菌であるが,結核やブルセラ症を忘れてはならない。滑膜の外傷は関節血症を引き起こしうるが,血友病やしばしば起こる他の凝固異常症ほどは関節症を起こさない。

　骨では,骨髄炎や梅毒を考慮しなければならない。ブドウ球菌や結核菌は頻度の高い原因菌である。明らかな関節腫脹をきたすもう1つの骨疾患として,無菌性骨壊死(例えば膝のOsgood-Schlatter病)がある。

　特発性の軟骨変性は,変形性関節症のような関節疾患の頻度の高い原因である。アルカプトン尿症(組織褐変症)は変性を引き起こすが,X線撮影で多くの場合で軟骨の石灰化を認める。

◎診断へのアプローチ

　関節腫脹の原因を特定するためには,その臨床像がしばしば役立つ。発熱があり,移動性の関節炎であればリウマチ熱やLyme病を疑う。多関節痛で発熱を伴えば,関節リウマチや全身性エリテマトーデス,淋菌性関節炎を疑う。

　発熱を伴う単関節の腫脹は,化膿性関節炎や結核でみられるが,淋菌性関節炎でもみられることがある。発熱がなく,大関節の腫脹のみであれば,変形性関節症,痛風,偽痛風が考えられる。変形性関節症は通常,遠位指節間(DIP)関節を侵すのに対し,関節リウマチは中手指節(MCP)関節を侵す。乾癬性関節炎もまた,一次的には遠位指節間(DIP)関節を侵す。Charcot関節は,通常は大関節に起こる。

　関節腫脹に対する最初の精査は,血算,赤沈,尿検査,生化学検査,関節のX線撮影である。大関節が侵されているのであれば,関節液を採取し分析する。培養も行うべきである。

　淋菌性関節炎が疑われるのであれば,尿道あるいは子宮頸部の塗抹検査,培養が診断の助けになる。ただし,関節液を特殊培地で培養することが最も重要である。痛風や偽痛風を疑うのであれば,偏光下での関節液内結晶の検査が重要である。関節リウマチであれば,リウマチ因子はたいてい陽性であろう。全身性エリテマトーデスは抗核抗体と抗dsDNA抗体の陽性によって,リウマチ熱は抗ストレプトリジンO(ASO)抗体価あるいは溶血レンサ球菌関連酵素検査の陽性によって診断される。関節液の白血球数が高値の場合は,入院と経静脈的抗菌薬投与を待たずに行わなければならない。

◎その他の有用な検査【適応】

1. VDRL試験【Charcot関節】
2. 心電図【リウマチ熱】
3. ツベルクリン反応【結核性関節炎】
4. 血液培養【化膿性関節炎】

■ 表 43 関節腫脹

	V Vascular (血管)	I Infection (感染症)	N Neoplasm (腫瘍)	D Degenerative (変性)	I Intoxication (中毒)	C Congenital Collagen (先天性) (膠原病)	A Allergic (アレルギー性) Autoimmune (自己免疫)	T Trauma (外傷)	E Endocrine (内分泌)
皮膚		癤						血腫	
皮下組織		蜂巣炎	脂肪腫						
滑液包		滑液包炎							
滑膜		淋菌性関節炎 結核性関節炎 レンサ球菌による関節炎	滑膜腫			全身性エリテマトーデス 関節リウマチ	Reiter病 血清病	関節血症	
靭帯								靭帯断裂	
関節腔				[関節ネズミ]				関節血症	
軟骨				変形性関節症	痛風 偽痛風	リウマチ熱		半月板断裂	間欠性関節水症
骨	無菌性骨壊死	ブドウ球菌による骨髄炎 結核性骨髄炎				組織褐変症			
血管	鎌状赤血球貧血	静脈炎				血友病			

■ 図4
関節腫脹

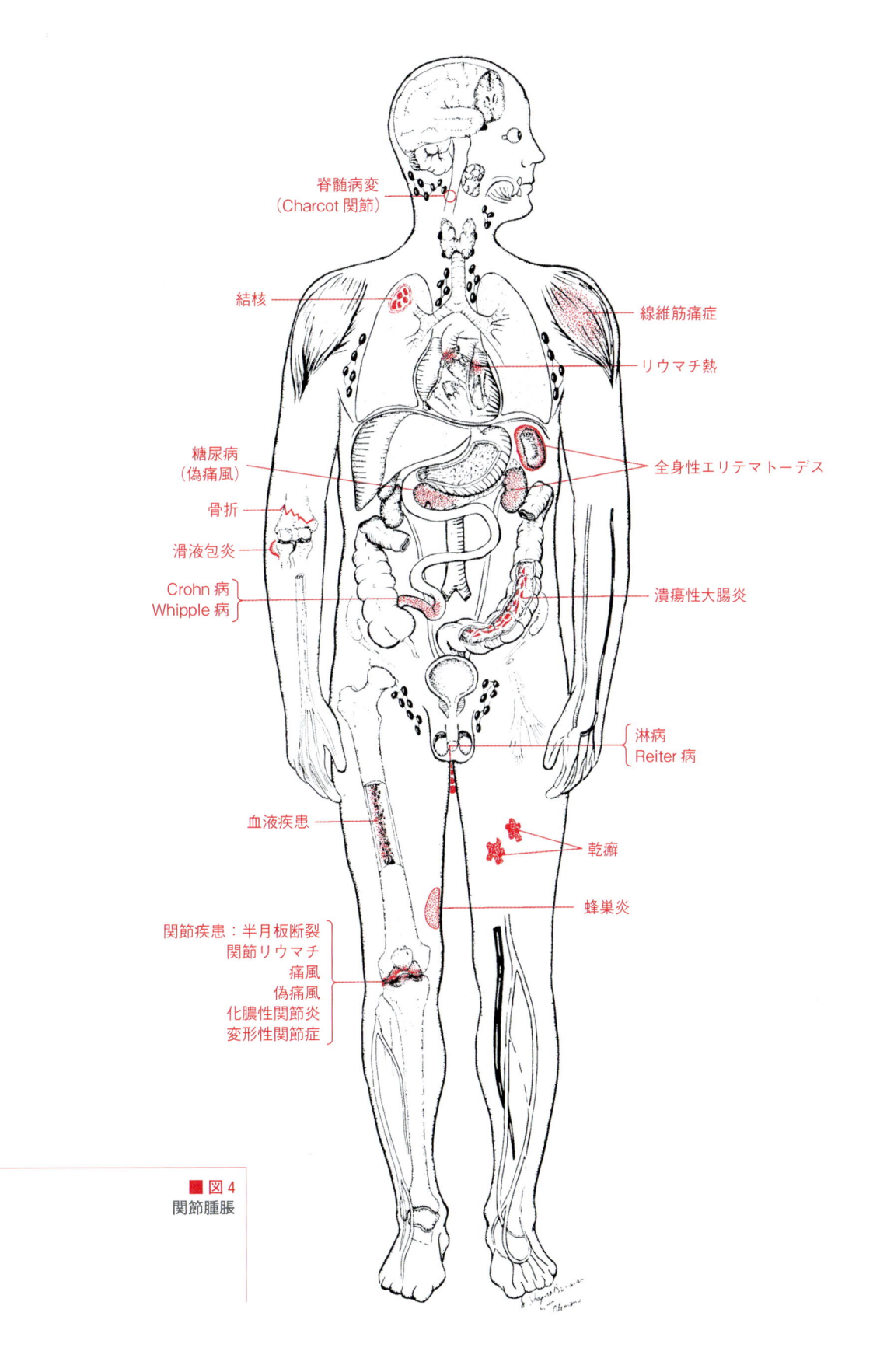

5. モノスポット試験【関節炎を伴う伝染性単核球症】
6. Lyme 病抗体価
7. sickle cell prep
8. 凝固能【血友病】
9. 淋菌に対する子宮頸部，尿道の塗抹培養
10. 熱性凝集素【感染性関節炎】

11. 関節 MRI【半月板損傷】
12. 滑膜生検【関節リウマチ】
13. コルヒチンによる診断的治療【痛風】
14. 骨シンチ【骨髄炎】

症例検討 ＃61

26歳の黒人女性が，発熱，悪寒，10日間前から続く手や足の関節のこわばりと痛みを主訴に外来にやってきた。

問1. 解剖学と組織学から考えると，鑑別診断は何か？

よく聞いてみると2，3カ月前からの帯下増加と乱れた性的活動があることを認めた。診察で手足に斑状丘疹を認めた。

問2. あなたの診断は何か？

（解答は付録B参照）

K

Knee pain
膝痛

膝痛のおもな原因は，病因別記憶法である **VINDICATE** を利用すれば思い出しやすい。

V Vascular（血管）　無菌性骨壊死（Osgood-Schlatter 病），血栓性静脈炎，血友病，壊血病，鎌状赤血球貧血がある。

I Inflammatory（炎症）　淋菌/レンサ球菌，Lyme 病，鼠咬症，結核，梅毒などによる化膿性関節炎。蜂巣炎は，関節周囲の皮下組織感染症として含まれる。

N Neoplasm（新生物）　骨肉腫，巨細胞腫が挙げられる。

D Degenerative（変性）　変形性膝関節症を思い起こす。

I Intoxication（中毒）　痛風，偽痛風，薬物性ループスを引き起こすヒドララジン，痛風を引き起こす利尿薬。

C Congenital（先天性）　アルカプトン尿症が関節痛の原因となることがある。

A Autoimmune（自己免疫性）　全身性エリテマトーデス，リウマチ熱，関節リウマチ，血清病，Reiter 症候群（反応性関節炎），Crohn 病のような消化器疾患に関連する関節炎。

T Trauma（外傷）　捻挫，骨折，脱臼，側副靱帯/十字靱帯の断裂，半月板損傷，関節内血腫を思い起こす。また，腸脛靱帯症候群，コンパートメント症候群，膝蓋大腿症候群は，アスリート，特に体操選手やバレエダンサーにおける膝痛の鑑別に重要である。

E Endocrine（内分泌）　糖尿病（偽痛風），副甲状腺機能亢進症，先端巨大症が含まれる。

◎診断へのアプローチ

丁寧な問診と身体診察によって，関節痛の多くの原因は鑑別することができる。受傷機転があれば，捻挫，半月板損傷，骨折が示唆される。発熱がみられれば，化膿性関節炎を検索する必要がある。両側の膝関節に及ぶのであれば，変形性膝関節症や関節リウマチが典型的である。片側性であれば，痛風，偽痛風，化膿性関節炎，血友病が示唆される。若年の患者であれば，捻挫，半月板損傷，疲労骨折のような外傷性疾患や，Osgood-Schlatter 病である傾向がある。高齢患者であれば，変形性関節症や痛風の可能性が高まる。

外傷歴があるとき，最初に関節前面，後面，側面，斜位で，X 線写真を撮影する。疲労骨折は通常は単純 X 線写真でみえないため，MRI か関節鏡が必要となることもあるが，その場合，まず整形外科医にコンサルトすべきである。

外傷歴がない場合，血算，赤沈，抗ストレプトリジン O 抗体力価，生化学，関節炎パネル，血液培養（発熱がある場合）を追加する。滑液検査や培養は，関節液が十分量認められる場合に必要である。痛風の診断を兼ねて，治療目的にコルヒチンを試してみてもよい。

◎その他の有用な検査【適応】

1. 抗核抗体【全身性エリテマトーデス】
2. 凝固能【血友病】
3. 血清検査（ELISA）【Lyme 病】
4. 骨シンチ【骨髄炎】
5. リウマチ科コンサルト
6. 整形外科コンサルト

Knee swelling
膝の腫脹

鑑別診断を挙げていく際には，膝を解剖学的に表面から深部に向けて，皮膚，皮下組織，滑液包，靱帯，滑膜，軟骨，骨の順に考えていく。動静脈も忘れてはならない。解剖学的にどのような疾患が当てはまるか考えてみよう。

皮膚：癰，血腫，血管神経性浮腫

皮下組織：蜂巣炎，結節性紅斑，脂肪腫

滑液包：膝滑液包の炎症

靱帯：側副靱帯と前・後十字靱帯の損傷や断裂は，関節の不安定性と腫脹を引き起こす。

滑膜：この部位は，レンサ球菌，淋菌，結核，ブルセラ症などの感染症や，関節リウマチ，全身性エリテマトーデス，リウマチ熱など自己免疫性疾患の病巣となりうる。痛風や偽痛風は，膝の滑膜を侵す。滑膜内出血は，血友病，その他の凝固因子障害疾患でよくみられる。

軟骨：半月板損傷は，破裂と腫脹を引き起こす。変形性膝関節症における軟骨の変性に伴う腫脹は著明である。反復する軟骨部の外傷は，Charcot 関節を形成する。

骨：骨髄炎，骨腫瘍，無菌性骨壊死（Osgood-Schlatter 病），組織褐変症が鑑別に挙げられる。

動脈：ここでは膝窩動脈瘤を覚えておく。

静脈：静脈瘤，血栓性静脈炎は，膝周囲の腫脹を引き起こす。

◎診断へのアプローチ

問診と身体診察が，数多くある疾患を除外するために大変重要である。もし腫脹が無痛性なら，Charcot 関節を疑うべきである。発熱がみられれば化膿性関節炎が考えられるが，リウマチ熱や関節リウマチもよくみられる。片側性の腫脹であれば，外傷，痛風，偽痛風，半月板損傷，化膿性関節炎が

最も考えられ，両側性であれば，関節リウマチ，変形性膝関節症，全身性エリテマトーデス，Reiter症候群の可能性がより高くなる。患者の年齢も，疾患の判断に有用である。若い患者の膝の腫脹は，関節リウマチ，リウマチ熱，淋菌感染症，全身性エリテマトーデスが鑑別に挙がり，高齢者の膝の腫脹であれば，変形性膝関節症，痛風，偽痛風の可能性が高まる。

精査は，血算，尿検査，赤沈，関節炎パネル，生化学，膝X線写真からはじめる。もし腫脹が滑液によるものであれば，関節穿刺を施行し，結晶，ムチン凝集，白血球数，塗抹と培養による微生物の精査を行う。MRIと関節鏡が必要となることもあるが，これらの高額な検査は，先に整形外科医と膠原病専門医にコンサルトしてから施行するほうが望ましい。

◎その他の有用な検査【適応】
1．VDRL試験【Charcot関節】
2．血液培養【化膿性関節炎】
3．ツベルクリン反応【結核】
4．心電図【リウマチ熱】
5．モノスポット試験【伝染性単核球症】
6．凝固能【血友病】
7．子宮頸部，尿道の分泌物の塗抹培養【淋菌】
8．Lyme病抗体価
9．滑膜生検
10．診断的治療【痛風】
11．骨シンチ【骨髄炎，腫瘍】
12．熱性凝集素【ブルセラ症】

Kyphosis
脊柱後彎症

MINTという記憶法を用いて，脊柱後彎症の鑑別診断を挙げることができる。

M **Malformation**（奇形）および**Menopause**（閉経）　ムコ多糖症，Scheuermann病が含まれる。また，閉経後骨粗鬆症も思い出すことができる。

I **Inflammation**（炎症）　結核，強直性脊椎炎がある。また，**Idiopathic**（特発性）のものとして，Paget病（変形性骨炎）と変形性関節症がある。

N **Neoplasm**（腫瘍）　腫瘍の脊椎転移が，脊椎後彎症を引き起こす。

T **Trauma**（外傷）　椎体の粉砕骨折，特に骨粗鬆症や骨軟化症における粉砕骨折がある。

ただし，この記憶法では肺気腫が抜け落ちてしまうが，これも脊椎後彎症の重要な原因である。

◎診断へのアプローチ

多くの症例において，臨床像を把握することが診断の手助けになる。大きな頭蓋骨と弓状の足はPaget病に，骨格系の全体的な奇形はムコ多糖症に，ビア樽状の胸郭と息切れは肺気腫にみられ，原因疾患特定の傍証となる。胸腰椎のX線写真は，Paget病，閉経後骨粗鬆症，くる病による骨折，Scheuermann病の診断に用いられる。

閉経が考えられるならば，血清卵胞刺激ホルモン（FSH），黄体形成ホルモン（LH），エストラジオール測定が診断確定に用いられる。ヒト白血球抗原（HLA）B27検査は，強直性脊椎炎が疑われる場合に実施する。骨シンチは，強直性脊椎炎，骨髄炎，転移性骨腫瘍の診断に有用である。診断に迷う場合には，骨生検が必要となることもある。

Leg pain
下肢痛

下肢を解剖学的に細分化して考えることが，適切な鑑別診断を行う基本となる(表44)。しかしながら，その前に，疼痛が実際には殿部より起こっているのか，あるいは膝関節の疾患を原因とするものなのか，しっかりとみきわめなければならない。これらの診断を必ず考慮すべきである(p.230とp.279を参照)。

皮膚から考えれば，帯状疱疹とさまざまな皮膚疾患を考慮するべきである。**皮下組織**においては，蜂巣炎や，ときには類似した疾患像を呈するフィラリア症も考える。さらに下層には**筋肉**と**筋膜**があり，下肢痛のさまざまな原因となる。その中には，筋肉内血腫，旋毛虫症や嚢虫症，非関節性リウマチ疾患，線維筋痛症などがある。低ナトリウム血症や他の電解質異常による筋痙攣も考慮する。

表在性または深部の**静脈**が血栓性静脈炎の起こる部位であり，下肢痛の重要な原因である。**動脈**疾患では，塞栓(心房細動由来，急性心筋梗塞，または亜急性細菌性心内膜炎を原因とする)，血栓(特にBuerger病や血液疾患を原因とする)，または血管炎(動脈硬化症や膠原病を原因とする)を考慮する。動脈や静脈への急性発症の外傷は，痛みの原因となりうる。例によって動脈を中枢側へと考えていくと，さらに原因が想起できる。Lerich症候群や解離性動脈瘤は忘れてはならない。下肢の表在性感染症または深部感染症がリンパ管まで達したのであれば，リンパ管炎が鑑別で重要である。

神経による下肢痛は，局所性，中枢性，全身性に分けて考える。Burger病，蜂巣炎，骨髄炎は，局所で神経を障害する。神経腫は，その神経支配に応じた局所の疼痛をたびたび起こすことがある。さらに重要なのは，四肢の疼痛を起こす中枢性の原因である。腰椎椎間板ヘルニアがほとんどの場合の原因であろうが，Pott病，腰椎脊椎症(変形性関節症?)，転移性または原発性腫瘍，多発性骨髄腫，骨折，脊椎すべり症，脊椎の骨髄炎は，どれもが馬尾を圧迫し，下肢痛の原因となる。

骨盤内腫瘍，子宮内膜症，坐骨神経炎は，ある意味では中枢性の原因であり，診断が明らかでない場合，すべての患者に直腸診や内診を行ってよい。骨盤内炎症性疾患(PID)と閉鎖孔ヘルニアは，閉鎖神経を障害することはほとんどない。糖尿病や他の疾患を原因とする知覚異常性大腿神経痛は，大腿痛や灼熱痛で考慮するべきである。最後に，視床症候群と頸椎疾患を鑑別に入れておくこと。下肢を層ごとに分割して考えていくと，いよいよ**骨**のレベルに到達し，骨髄炎，骨腫瘍，Osgood-Schlatter病，結核性骨髄炎，Paget病などを考える。ジョギングを行う患者は，過労性脛部痛，疲労骨折，コンパートメント症候群を経験することもある。体操選手，バレエダンサー，スキー選手は，膝蓋骨や大腿骨に問題を抱えることもある。関節を原因とする下肢痛に関しては，p.279を参照してほしい。

下肢の疼痛を起こすような神経障害を伴う全身性疾患には，脊髄癆，結節性動脈周囲炎，糖尿病，代謝性または栄養障害性ニューロパチー，血液疾患がある。

◎診断へのアプローチ

下肢痛診断のアプローチには，普段では行わないような検査が数多く含まれる。突然発症の下肢痛では，否定されるまでは動脈血栓症をまず考慮する。したがって，動脈の拍動を，末梢から中枢側へ確認していかねばならない。Moses徴候やHomans徴候の有無を調べる。下肢伸展挙上(SLR)テストと，感覚変化を細かく調べることは有用である。SLR徴候が陰性であっても，椎間板ヘルニアがより高位に存在することもある。したがって，大腿神経伸展試験を行って[*]，陽性の場合には，L2/3やL3/4のレベルでの椎間板ヘルニアが示唆される。殿部に疼痛のある患者の診察では，大転子滑液包炎というよく目にする疾患を常に念頭におくべきである(p.231参照)。静脈炎に関連した浮腫や，椎間板ヘルニアに関連した萎縮を指摘できるのは，注意深く大腿や下腿を診察した場合のみである。深部血栓性静脈炎は，エコー検査やインピーダンスプレチスモグラフィにより診断が可能である。動脈循環は，超音波血流量測定が最も評価に適している。単純X線写真ではっきりとしない場合には，静脈造影と動脈造影が必要になることもあるだろう。脊椎，殿部，膝関節のX線検査をほぼ全例でとるべきであるし，診断の難しい症例では下肢全体もとるべきである。歩行で引き起こされる疼痛は末梢動脈硬化を示唆するが，脊柱管狭窄症も可能性として考える。

◎その他の有用な検査【適応】

1. 血算【感染症】
2. 赤沈【感染症，関節炎】
3. 生化学【痛風，糖尿病など】
4. 関節炎パネル
5. 血清蛋白電気泳動【多発性骨髄腫】
6. 筋電図と神経伝導速度【神経根症，ニューロパチー】

---

[*] Wiles P, Sweetnam R. *Essentials of orthopedics.* Boston: Little, Brown, 1965.

■表44 下肢痛

	V Vascular (血管)	I Inflammatory (炎症)	N Neoplasm (腫瘍)	D Degenerative (変性)	I Intoxication (中毒)	C Congenital (先天性)	A Autoimmune(自己免疫性) Allergic(アレルギー性)	T Trauma (外傷)	E Endocrine (内分泌)
皮膚	塞栓症	帯状疱疹 癰	Kaposi肉腫				壊疽性膿皮症 結節性動脈周囲炎	挫傷 裂傷	
皮下組織		蜂巣炎 フィラリア症					Weber-Christian病	血腫	
筋肉, 筋膜, 滑液包		破傷風 旋毛虫症 嚢虫症 流行性筋肉痛			利尿薬に伴う低カリウム ウム クロロケノモ咬傷	McArdle症候群 骨化性筋炎	皮膚筋炎 線維筋痛症	血腫 裂傷 破裂	テタニー
静脈, 毛細血管		血栓性静脈炎 亜急性細菌性心内膜炎	血管腫	壊血病		静脈瘤 Buerger病		出血	
動脈	Leriche症候群 解離性動脈瘤 塞栓症	亜急性細菌性心内膜炎		動脈硬化症			結節性動脈周囲炎	出血	
リンパ系		リンパ管炎 フィラリア症	Hodgkinリンパ腫 リンパ管腫			Milroy病			
神経	虚血性ニューロパチー Buerger病	ウイルス性神経炎 脊髄癆	骨盤内腫瘍 神経腫 脊髄腫 転移性腫瘍		放射線骨炎	閉鎖孔ヘルニア ポルフィリン症 血液疾患		骨折 血腫 椎間板破裂	糖尿病性ニューロパチー
骨	無菌性壊死	骨髄炎 再発性多発軟骨炎	骨肉腫 転移性癌 多発性骨髄腫	壊血病 Paget病		鎌状赤血球貧血 骨形成不全症		骨折 血腫	骨軟化症 嚢胞性線維性多発骨炎 骨粗鬆症

Leg pain｜下肢痛

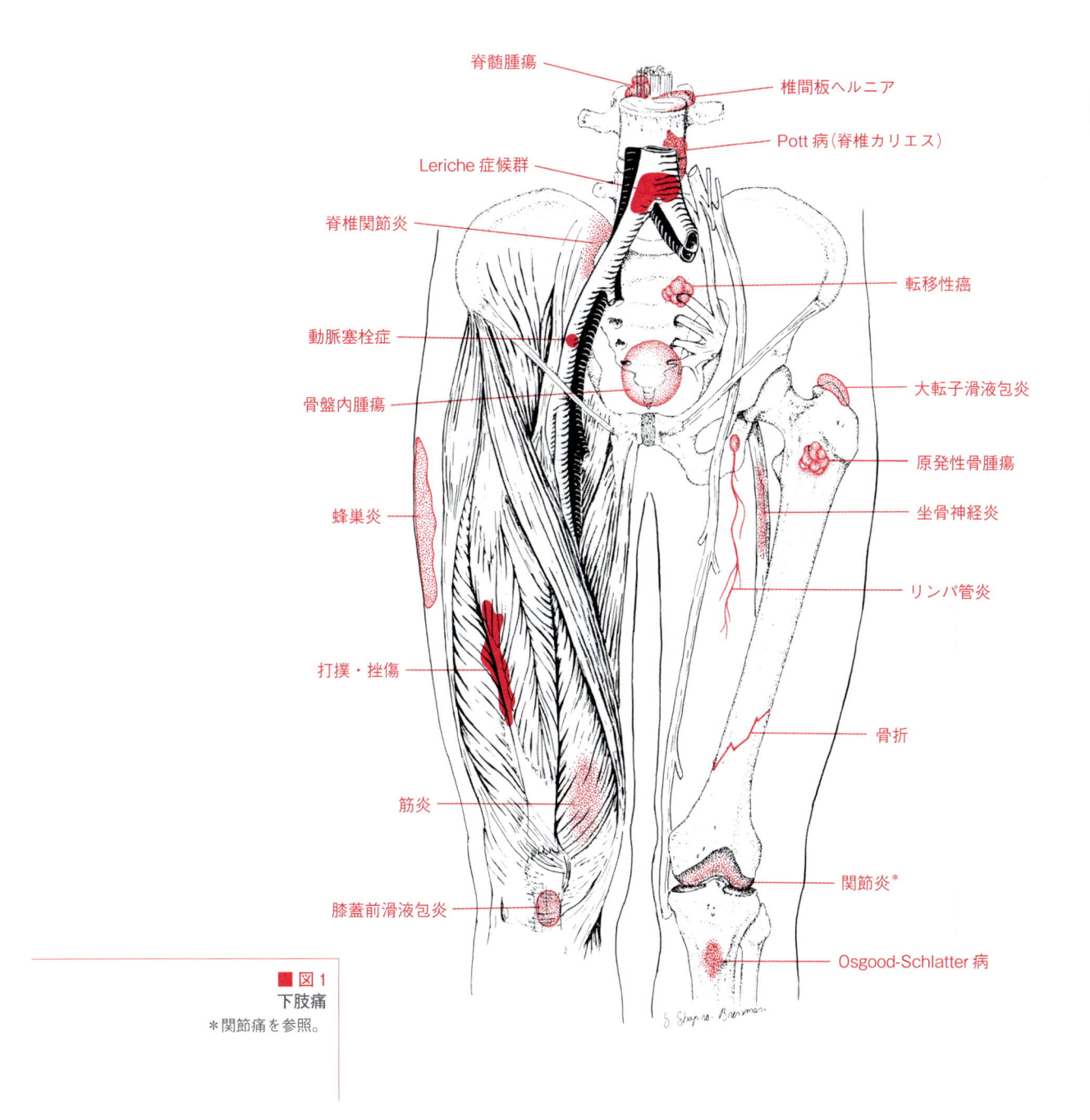

■ 図1
下肢痛
＊関節痛を参照。

図中ラベル（上から）:
- 脊髄腫瘍
- 椎間板ヘルニア
- Pott病（脊椎カリエス）
- Leriche症候群
- 脊椎関節炎
- 転移性癌
- 動脈塞栓症
- 大転子滑液包炎
- 骨盤内腫瘍
- 原発性骨腫瘍
- 蜂巣炎
- 坐骨神経炎
- リンパ管炎
- 打撲・挫傷
- 骨折
- 筋炎
- 関節炎＊
- 膝蓋前滑液包炎
- Osgood-Schlatter病

7. 腰椎CTやMRI【椎間板ヘルニアなど】
8. 整形外科コンサルト
9. 試験的手術
10. Lyme病抗体価【Lyme病】
11. 骨シンチ【骨髄炎】
12. 足関節-上腕血圧比 ankle-brachial Index【Leriche症候群，動脈硬化】
13. ^{125}I フィブリノーゲン下肢シンチ【血栓性静脈炎】
14. 関節穿刺【痛風，偽痛風など】
15. MRI【疲労骨折】

症例検討　#62

レジ係の36歳の白人女性が，入院2時間前に右腓腹筋に急性発症の疼痛を自覚した。病歴を聴取すると，経口避妊薬を数年間内服していることがわかった。

問1. 疼痛部位の解剖から考えると，鑑別診断は何か？

診察では末梢動脈の拍動は良好だったが，右下肢に圧痕を伴う浮腫（2+）があり，Homans徴候陽性であった。

問2. あなたの診断は何か？

（解答は付録B参照）

Leukocytosis
白血球増加症

　数多くの異常が白血球増加症の原因となる．すべての可能性をどのようにして鑑別診断の際に思い起こせばよいだろうか？　VINDICATE という記憶法がその答えとなると思われる．

V　Vascular（血管）　心筋梗塞，肺梗塞，脳血管発作，血栓性静脈炎がある．

I　Inflammation（炎症）　身体のどの部分でも起こりうる細菌感染症だが，特筆すべきは敗血症である．寄生虫感染症は好酸球増加をきたすだろう．重篤な全身性真菌感染症も，白血球増加症の原因になる．ウイルス感染症は通常は白血球

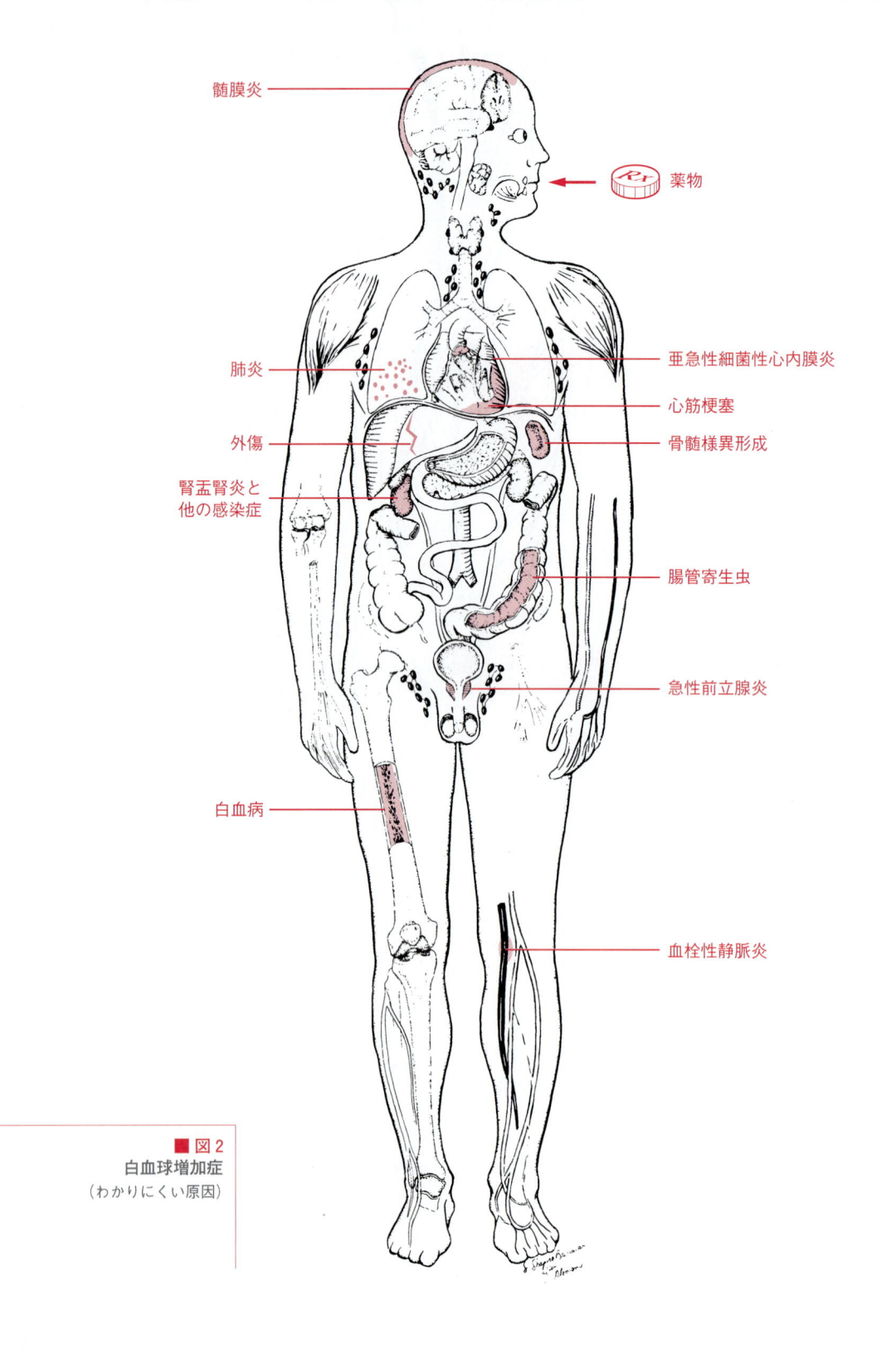

髄膜炎

薬物

肺炎

亜急性細菌性心内膜炎

心筋梗塞

外傷

骨髄様異形成

腎盂腎炎と他の感染症

腸管寄生虫

急性前立腺炎

白血病

血栓性静脈炎

■図2
白血球増加症
（わかりにくい原因）

増加症とは関連しないが，伝染性単核球症といった重要な例外がある。

- **N** **Neoplasm**（腫瘍）　急性白血病，慢性白血病，特発性骨髄化生 agnogenic myeloid metaplasia がある。
- **D** **Degenerative**（変性）　特に重要な疾患は思いつかない。
- **I** **Intoxication**（中毒）　リチウム，副腎皮質ステロイド薬，鉛といった薬物が，白血球増加症と関連がある。
- **C** **Congenital**（先天性）　軽症 Down 症候群がある。
- **A** **Allergic**（アレルギー性）および **Autoimmune**（自己免疫性）　アナフィラキシーショック，喘息，その他の全身性の過敏症反応に加え，結節性動脈周囲炎や皮膚筋炎などの疾患がある。
- **T** **Trauma**（外傷）　熱傷，骨折，大量出血，または身体のさまざまな部位の挫傷が，白血球増加症の原因となる。
- **E** **Endocrine**（内分泌）　Cushing 症候群，外因性の副腎皮質ステロイドにより，白血球増加症が起こる。妊娠甲状腺中毒症と糖尿病性ケトアシドーシスも，白血球増加症と関連している。

◎診断へのアプローチ

　感染症が最も頻度が高く命にかかわる原因であるため，病歴や身体診察は感染源を特定するうえで最も重要である。感染の疑いのある体液はすべて，検査と培養に提出するべきである。尿検査，尿培養，血液培養，そして髄液培養はその例である。血液塗抹および分画へ注意を向けることも重要である。白血球数が非常に高値であれば，速やかに病理医や血液内科医を呼ぶ。感染症専門医が必要になることもある。

◎その他の有用な検査【適応】

1. 血算【白血病】
2. 赤沈【感染症】
3. 生化学【肝疾患，腎疾患，梗塞】
4. 抗核抗体【膠原病】
5. 血液塗抹でのマラリア原虫【マラリア】
6. モノスポット試験【伝染性単核球症】
7. 抗ストレプトリジン O（ASO）抗体価【リウマチ熱】
8. 骨髄検査【白血病】
9. 肝臓‐脾臓シンチ【腫瘍，骨髄様異形成】
10. 骨シンチ【転移】

Leukopenia
白血球減少症

　VINDICATE の記憶法が，可能性のある原因のリストを作成する際に最も有用である。

- **V** **Vascular**（血管）　通常は白血球減少症と関連はない。
- **I** **Inflammation**（炎症）　ウイルス感染症，腸チフス，野兎病，ブルセラ症，そして粟粒結核があり，これらは白血球減少に関連している。マラリアやリケッチア感染症もまた，白血球減少を起こすことがある。
- **N** **Neoplasm and nutritional**（腫瘍，栄養関連）　骨髄浸潤を伴う腫瘍は白血球減少をきたすことがある。非白血病性（白血球上昇を伴わない）白血病が，白血球減少の原因となる。栄養障害ではビタミン B_{12} 欠乏と葉酸欠乏症が含まれる。
- **D** **Degenerative**（変性）　変性疾患は通常は白血球減少に関連していない。
- **I** **Intoxication**（中毒）および **Idiopathic**（特発性）　ベンゼン摂取による白血球減少症（無顆粒球症）のほか，化学療法，サルファ薬，抗痙攣薬，抗菌薬やその他の多くの薬物による白血球減少症がある。もちろん，再生不良性貧血，骨髄線維症，良性家族性好中球減少症も忘れてはならない。
- **C** **Congenital**（先天性）　Gaucher 病など細網内系異常がある。
- **A** **Autoimmune**（自己免疫性）　この分類では，全身性エリテマトーデスや自己免疫性好中球減少症などの膠原病を覚えておかなければならない。
- **T** **Trauma**（外傷）　外傷の機序は，白血球減少症と通常は関連していない（例外は放射線である）。
- **E** **Endocrine**（内分泌）　内分泌疾患は，通常は白血球減少症と関連はないが，Addison 病は特筆すべき例外である。不幸なことに，この方法で可能性のある鑑別を覚えると，さまざまな原因による脾腫を原因とした白血球減少症が抜けてしまう。

◎診断へのアプローチ

　病歴聴取により，さまざまな薬物使用歴，放射線や他の毒物への曝露歴が明らかになる。貧血や血小板減少を伴っていれば，再生不良性貧血の可能性を考えねばならない。脾腫があれば，脾機能亢進症が原因となっていることを示唆する。初期の検査項目には，血算，尿検査，赤沈，血液分画，生化学検査，熱性凝集素，抗核抗体，血小板数，血清ビタミン B_{12} と葉酸値，血清蛋白電気泳動である。骨髄検査，血液内科コンサルトが次にくる。

◎その他の有用な検査【適応】

1. Donath-Landsteiner 試験【発作性寒冷ヘモグロビン尿症】
2. 肝臓‐脾臓シンチ【脾腫】
3. 腹部 CT【脾腫，肝疾患，腫瘍】
4. 骨シンチ【転移性腫瘍】
5. 骨サーベイ【転移性腫瘍】
6. リンパ節生検【Hodgkin リンパ腫，癌転移】

■ 図3
白血球減少症

(figure labels: 全身性エリテマトーデス, 薬物, ウイルス感染症, 脾腫, 悪性貧血, 白血病／再生不良性貧血／転移性悪性腫瘍, 細網内皮症)

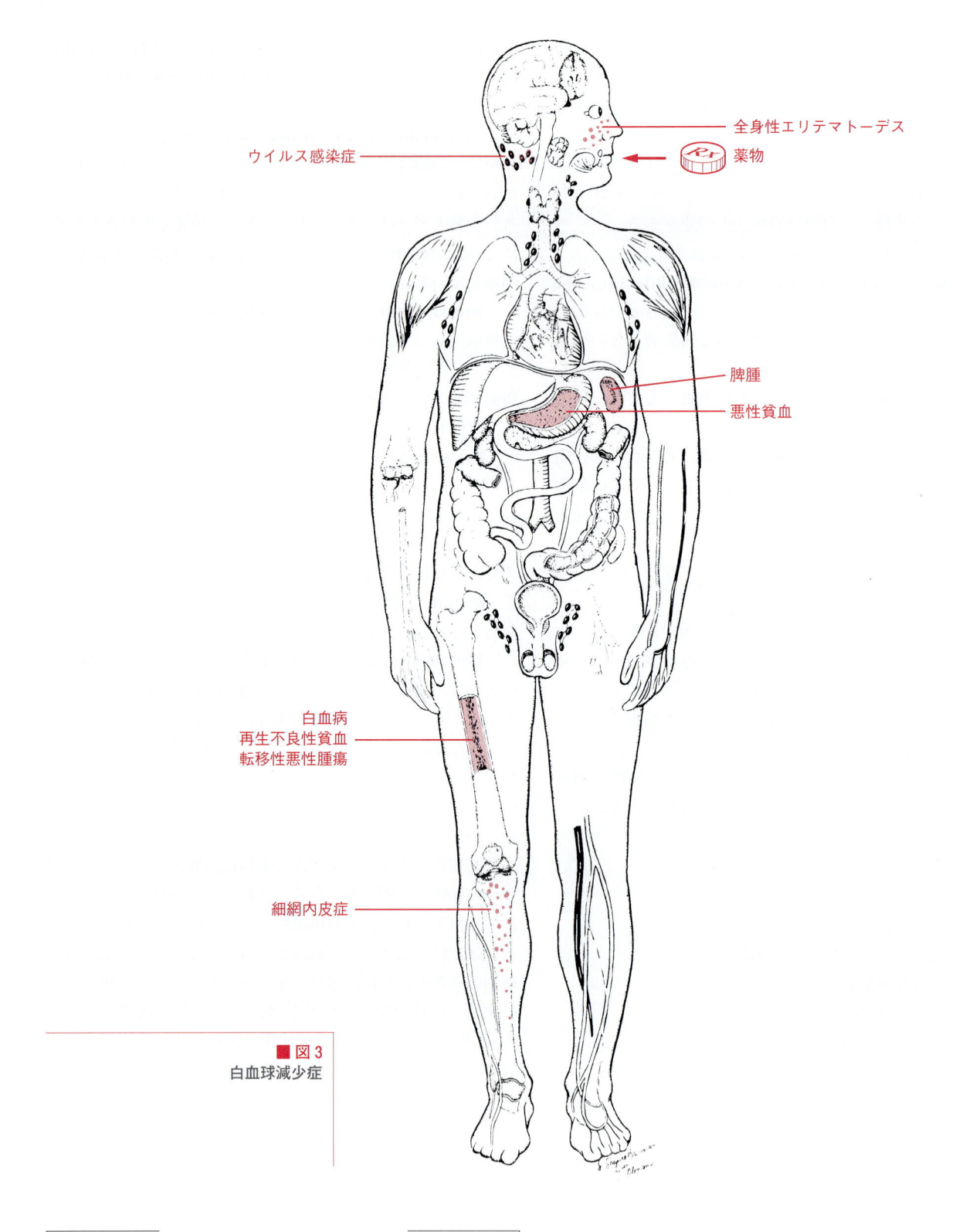

Lip swelling
口唇浮腫

　MAINTAIN という語呂合わせを用いることで，口唇浮腫のおもな原因を思い出すことができる。

M **Myxedema**（粘液浮腫）　粘液浮腫やクレチン病で口唇全体が腫れることを，この M で想起できる。

A **Allergy**（アレルギー）　血管神経性浮腫，蕁麻疹，接触皮膚炎がある。

I **Inflammation**（炎症）　単純ヘルペス，梅毒，歯槽膿瘍，蜂巣炎がある。

N **Neoplasm**（腫瘍）　上皮癌を想起する。

T **Trauma**（外傷）　外傷，特に虐待の被害者で起こる腫脹

や挫傷．

A　Autoimmune（自己免疫性）　2番目のAの文字は，肉芽腫性口唇炎を起こすCrohn病などの自己免疫性疾患を指す．

I　2つめのIは，Insect bite or sting（昆虫咬傷や刺傷）を指す．

N　2つめのNからは，facial Nerve palsy（顔面神経麻痺）における口唇の変形を想起する．

◎診断へのアプローチ

多くの症例では，臨床像から原因は明らかであろう．原因が明らかでない場合は，歯槽膿瘍の除外目的の歯や顎骨のX線写真，梅毒除外目的の性感染症検査（VDRL），膿瘍否定目的の培養検査などを必要とする．粘液水腫の否定のために甲状腺検査が必要になるかもしれない．抗菌薬や抗ウイルス薬の診断的治療が適応となる可能性がある．口腔外科医や皮膚科医への紹介が，しばしば診断的ジレンマの解決の助けとなることがある．

Lordosis
脊柱前彎症

先天性あるいは特発性であることが多いが，未治療の先天性両側股関節脱臼や筋ジストロフィーにみられることもある．脊椎すべり症において，第5腰椎の前方すべりが原因で起こることもある．

腰椎X線写真，股関節X線写真をとれば，ほとんどの症例で診断に至る．筋ジストロフィーの診断には筋生検が必要となることもある．

Low back pain
腰痛

腰痛の診断ほど難しいものはない．したがって，患者に実際に接する前に腰痛をきたす原因に関して幅広い鑑別リストをもっておくことが重要になる．**解剖学**が，そのようなリストづくりの基礎となる（**表45**）．

身体の後面から皮膚を起点として内側に進んでいくと，次に筋肉や筋膜の層，腰仙椎と付随靱帯，脊髄と馬尾，腹部大動脈とその分枝，直腸があり，男性では前立腺，女性では子宮と骨盤内臓器，そして最後に膀胱がある．

皮膚に起こる疾患としては，毛巣嚢胞，挫傷や裂傷，または帯状疱疹がある．**筋肉**と**筋膜**では，線維筋痛症，旋毛虫症，挫傷，裂傷，損傷，捻挫，筋膜下層への脂肪陥入などがある（最後の脂肪陥入は腰痛のよくある原因とされてきた）．筋攣縮や炎症の原因としてもっと重要なのは，不適切な姿勢である．タイプライターやコンピュータに向かって前屈姿勢をとったり，合わない靴（非常に高いヒールの靴など）を履いたり，片方の足が別の足よりも脚長が長い場合には，このようなことが起こる可能性がある．

次の層は**腰仙椎**である．血管性病変はここでは頻度が低いが，骨髄炎や結核（Pott病／脊椎カリエス）による炎症がいまだにみられる国もある．腰痛を引き起こす頻度の高い脊柱病変は，転移性癌，椎間板ヘルニア，脊椎関節炎，または腰部脊椎症である（しばしば間違って変形性関節症として扱われている）．変形性関節症や他の関節炎は，関節突起間関節の関節面で起こり，腰痛を起こす（「椎間関節症候群」）．進行した変形性関節症は，特に高齢者では脊柱管狭窄症へと発展する．多発性骨髄腫は決して頻度の低い原因ではなく，個々の症例で検索を行うべきである．この疾患と関連して，骨折が特に高頻度で起こる．他にも骨折がよくみられる疾患には，骨粗鬆症，嚢胞性線維性骨炎，骨軟化症がある．Paget病，痛風，靱帯断裂（棘間靱帯が断裂して起こる）などは，脊柱から起こる腰痛の原因としては頻度の低いものである．脊椎すべり症や脊柱側彎症といった先天性異常は，重要な原因である．**脊髄動静脈**異常，脊髄炎，硬膜外膿瘍，原発性腫瘍が，原因として重要である．

さらに深部へ進めば大動脈があり，動脈硬化性と解離性大動脈瘤が思い浮かぶ．**直腸**の疾患が腰部に放散痛を伴うことがあり，特に痔核，痔裂，直腸周囲膿瘍，癌といったものがある．**前立腺**に関しては，前立腺炎と前立腺癌が頻度の高い原因である．しかし前立腺癌が腰痛の原因となるのは，転移による場合が最も多い．**膀胱**や**尿道**は腰痛の原因としては頻度が低いが，尿検査や尿培養検査が感染症の除外に必要になることもある．

女性の腰痛の診断では，**子宮**と他の**骨盤臓器**を診察しなければならない．月経困難症（機能性）がしばしば原因であるが，卵管卵巣膿瘍，卵巣嚢胞，子宮内膜症，子宮筋腫，子宮後傾後屈，子宮癌を検索しなければならない．

◎診断へのアプローチ

まずはじめに，詐病 malingering を除外しなければならない．腰痛患者で次に優先すべきは，椎間板ヘルニアや馬尾腫瘍といった重大な疾患を除外することである．内診や直腸診を行い，骨盤内腫瘍や前立腺癌を除外しなければならない．注意深く神経学的診察を行っていく．忙しくて実施できないのであれば，整形外科医や神経内科医への紹介が必要になる．神経学的診察では，下肢伸展挙上（SLR）テスト，大腿神経伸展テスト，注意深い知覚検査，そして腱反射に左右差があるかの評価も行っておくべきである．大腿とふくらはぎに筋萎縮が存在しないか，注意深く診察することも重要であろう．ついでに，上前腸骨棘から内果までに至る下肢長を測定しよう．筆者は，多くの腰痛症例が，短脚症候群［訳注：左右の脚長差］が原因であることを指摘してきた．神経根症の診断を支持する所見があれば，腰椎CTやMRIの適切な適

表 45 腰痛

	V Vascular (血管)	I Inflammatory (炎症)	N Neoplasm (腫瘍)	D Degenerative (変性) Deficiency (欠乏)	I Intoxication (中毒) Idiopathic (特発性)	C Congenital (先天性) Acquired Anomaly (後天性奇形)	A Autoimmune (自己免疫性) Allergic (アレルギー性)	T Trauma (外傷)	E Endocrine (内分泌)
皮膚		帯状疱疹				毛巣洞		挫傷 裂傷	
筋肉, 筋膜, 靱帯		線維筋痛症 旋毛虫症				皮下脂肪の陥入 不適切な姿勢		挫傷 裂創 腰仙椎捻挫	
腰仙椎		結核 骨髄炎	Hodgkin リンパ腫 転移性癌 多発性骨髄腫	骨軟化症 骨粗鬆症 変形性骨関節症 腰部脊椎症 脊柱管狭窄症	Paget病 アルカプトン尿症 痛風	椎間板ヘルニア 二分脊椎 脊椎すべり症 尾骨痛 特発性側彎症 短脚症候群による側彎症	脊椎関節炎	椎間板ヘルニア 骨折 靱帯断裂 尾骨痛	囊胞性線維性骨炎
脊髄と馬尾	房室異常	硬膜外膿瘍 脊髄炎	原発性または転移性腫瘍			房室異常			
大動脈	大動脈瘤			解離性大動脈瘤					
直腸	痔核	痔裂 肛門周囲膿瘍	癌			瘻孔			
子宮, 卵管, 卵巣		子宮内膜炎 卵管卵巣膿瘍	子宮筋腫 子宮体癌 子宮内膜症 卵巣囊胞			子宮後屈や後傾			月経困難症
膀胱と前立腺		膀胱炎 尿道炎 前立腺炎	前立腺癌					尿道または膀胱破裂	

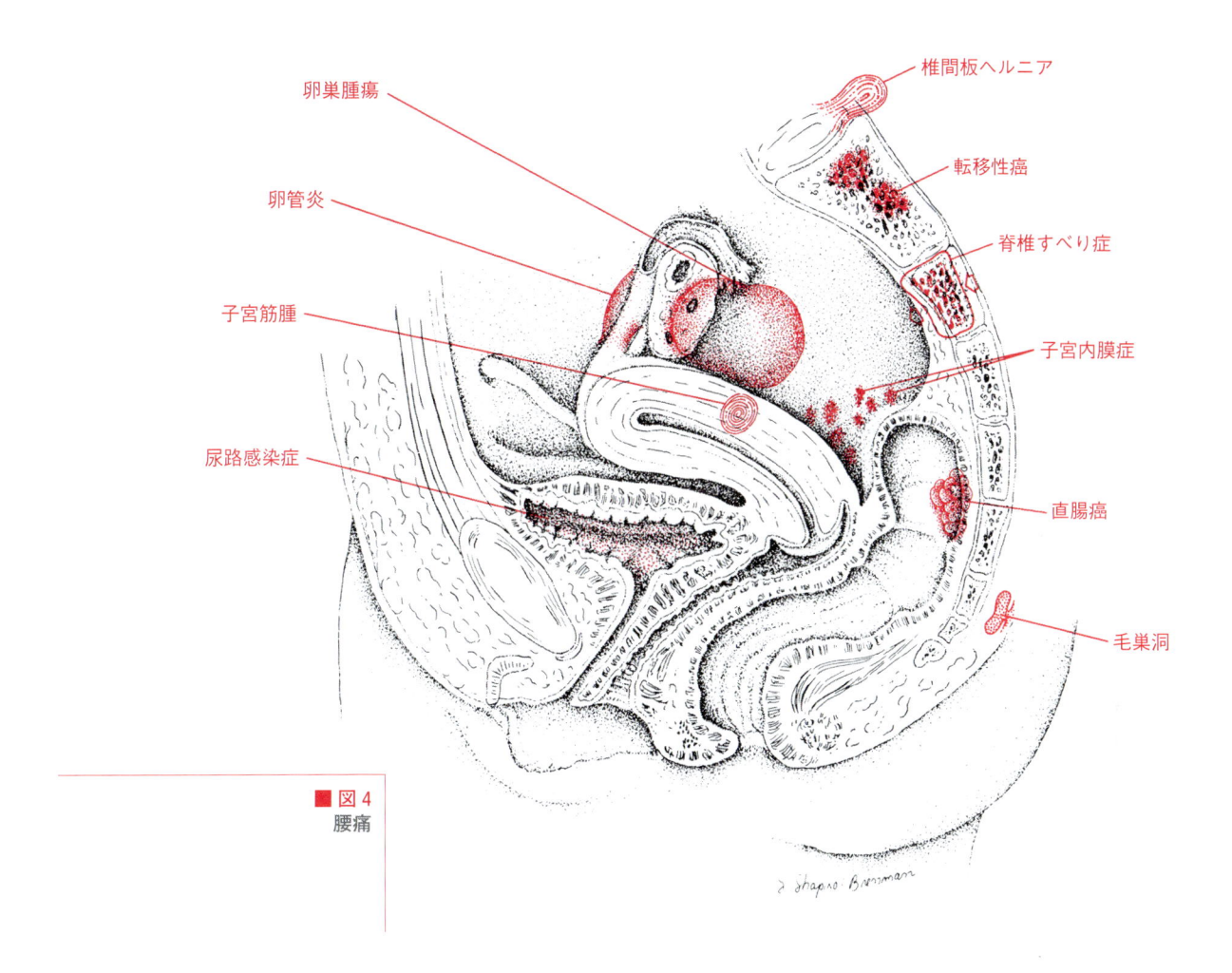

卵巣腫瘍　　椎間板ヘルニア
卵管炎　　　転移性癌
子宮筋腫　　脊椎すべり症
　　　　　　子宮内膜症
尿路感染症　直腸癌
　　　　　　毛巣洞

■図4
腰痛

応である。しかし，CTやMRIなどの高価な検査をオーダーする前に，神経内科医や脳外科医にコンサルトすることが賢明であろう。

　神経学的診察，内診，直腸診の所見が正常であれば，患者を診察のみで保存的にみていくことが，まったく正しい方法である。このような症例では，きめ細かくフォローしていくことが重要となる。しかし安静や保存的治療にかかわらず疼痛が持続する場合には，他覚的所見が乏しくても，より徹底した精査の適応となる。その場合は単純X線，MRIまたはCT，関節炎パネルを行う。

◎その他の有用な検査【適応】
1. 血算
2. 尿検査【腎盂腎炎】
3. 尿 Bence-Jones 蛋白【多発性骨髄腫】
4. 蛋白電気泳動【多発性骨髄腫】
5. 生化学【転移性癌】
6. 前立腺特異抗原（PSA）検査【前立腺癌】
7. 尿培養およびコロニー数【腎盂腎炎】
8. IVP【腎結石，癌】
9. 大動脈造影【腹部大動脈瘤】
10. 神経ブロック【神経根症】
11. ひきがね点（トリガーポイント）へのリドカイン注入
12. 骨シンチ【骨転移】
13. ヒト白血球抗原（HLA）B27【脊椎関節炎】
14. 筋電図と神経伝導速度【神経根症】
15. 脊髄造影【椎間板ヘルニア，腫瘍】
16. 腰椎単純X線
17. 赤沈【リウマチ性多発筋痛症】
18. 骨密度検査【骨粗鬆症】
19. 下肢長測定目的の単純X線【短脚症候群】

症例検討　#63

　精油精製工場に勤務する34歳の男性が，両下肢に放散痛を伴う腰痛の増悪を訴えている。感覚障害，咳嗽やくしゃみによる疼痛の増悪はないが，臥位で改善する。ものを持ったり，曲げたり，かがんだりすると増悪する。彼の祖父も30代から同様な腰痛を抱えていた。

問1. 解剖学から考えると，鑑別診断は何か？

　神経学的診察では感覚，筋力は良好，両下肢ともに腱反射に左右差はなかった。下肢伸展挙上テストと大腿神経伸展テストは，両側とも陰性であった。直腸診察は正常であった。腰椎X線では，椎間板の石灰化と変性の所見がみ

■ 図5
腰痛

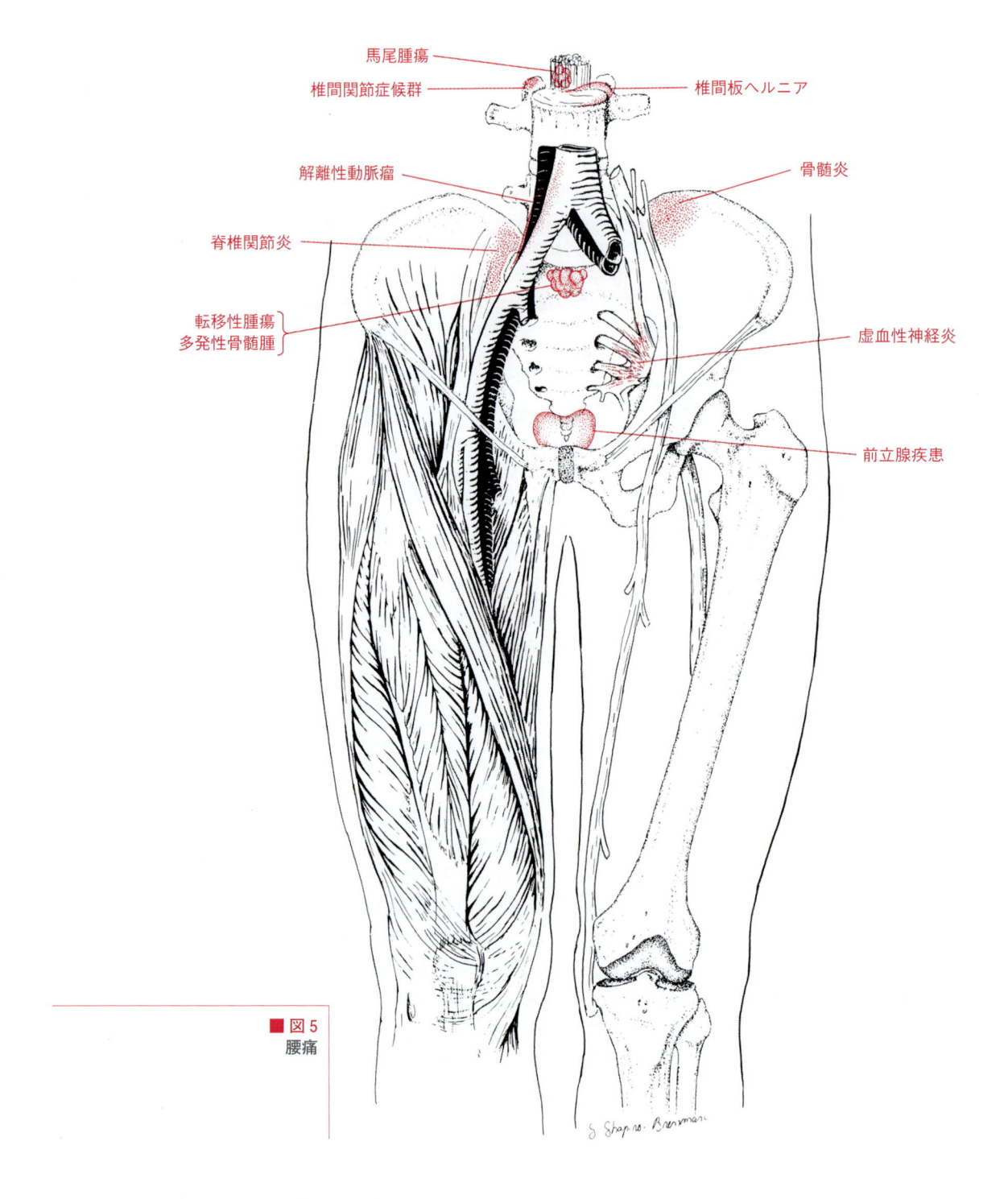

(図中ラベル)
- 馬尾腫瘍
- 椎間関節症候群
- 椎間板ヘルニア
- 解離性動脈瘤
- 骨髄炎
- 脊椎関節炎
- 転移性腫瘍
- 多発性骨髄腫
- 虚血性神経炎
- 前立腺疾患

られた。

問2. あなたの診断は何か？

(解答は付録B参照)

Lymphadenopathy, generalized
リンパ節腫脹（全身性）

脾腫をきたす多くの疾患では，全身性のリンパ節腫脹をきたす。MINTの記憶法で鑑別を挙げることができる。

M　Malfomation（奇形）　鎌状赤血球貧血やその他の先天性溶血性貧血，細網内皮症(Niemann-Pick病，Hand-Schüller-Christian病，Gaucher病)，リンパ管腫が含まれる。

I　Inflammation（炎症）　このグループには，リンパ節腫脹をきたす原因疾患の最も多くが含まれる。微生物のサイズによって，さらに小さいグループに細分化することが記憶を助ける。

1. **ウイルス性疾患**には，伝染性単核球症，後天性免疫不全症候群(AIDS)，性病性リンパ肉芽腫，風疹，水痘，

■ 図6
リンパ節腫脹(全身性)

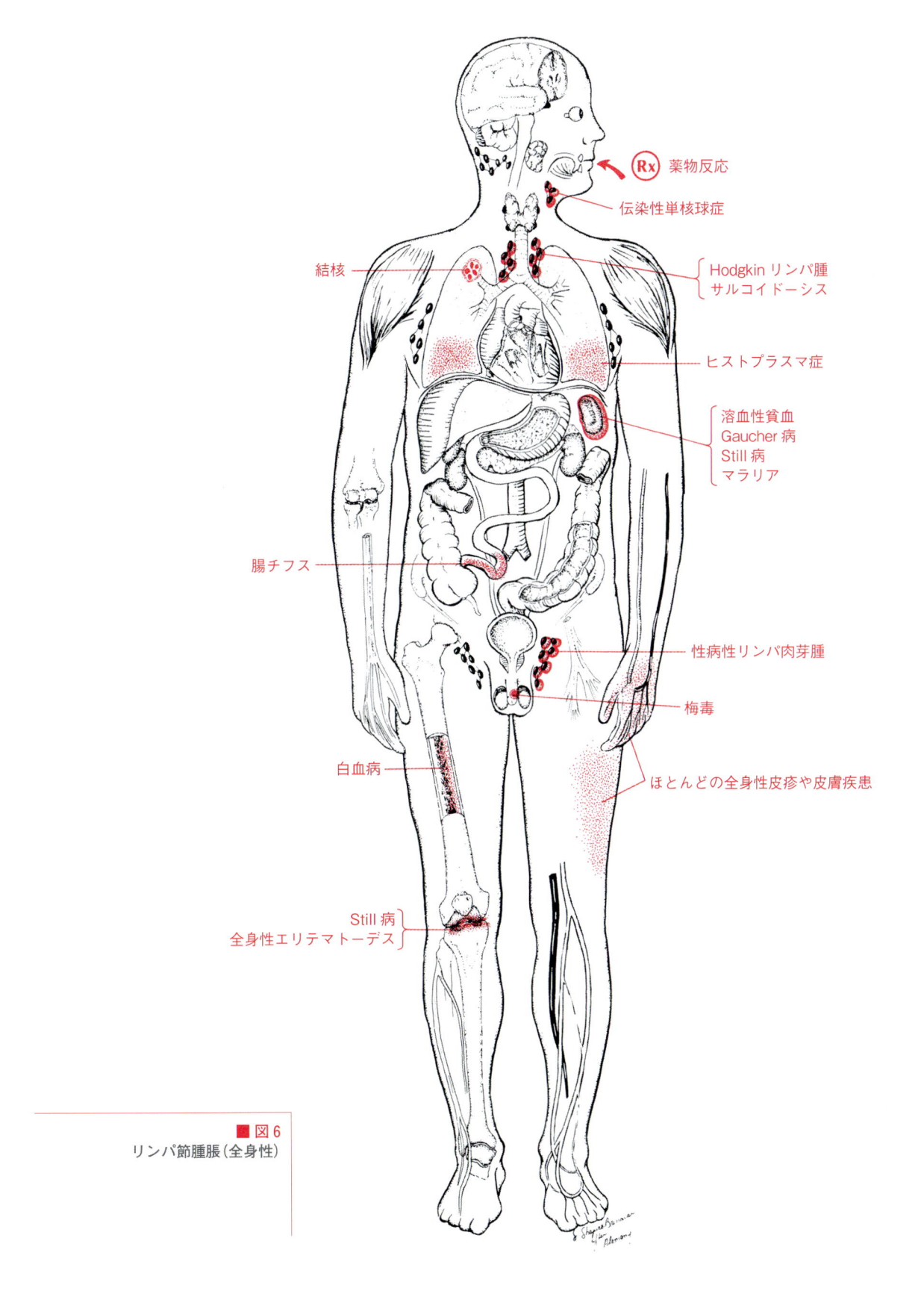

ウイルス性上気道炎が含まれる。この分類にはまだ多くの疾患が入ってくる。
2. **リケッチア**によるものには，発疹チフスやロッキー山脈紅斑熱がある。
3. **細菌感染症**には，腸チフス，ペスト，結核，皮膚感染症，野兎病，髄膜炎菌血症，ブルセラ症が含まれる。

4. **スピロヘータ**によるものでは，梅毒やボレリア症（*Borrelia vincentii* による）がある。
5. **寄生虫**によるものには，マラリア，フィラリア症，トリパノソーマ症が含まれる。
6. **真菌**によるものには，ヒストプラスマ症，播種性コクシジオイデス症，ブラストミセス症が含まれる。

N　Neoplasm（腫瘍）　ほとんどすべての悪性腫瘍の播種で全身性リンパ節腫脹が起こる。しかし最も頻度が高いものは，リンパ性白血病，単球性白血病，Hodgkin リンパ腫，リンパ肉腫である。骨髄癆性貧血も考慮しなければならない。

T　Toxic（中毒）　多くの中毒性疾患も全身性リンパ節腫脹をきたす。ダイランチン中毒は Hodgkin リンパ腫に類似している。その他のものとしては，サルファ薬，ヒドララジン，ヨウ素系薬物に対するアレルギーなどが一例である。

上述した疾患に加えて，リンパ節腫脹をきたす**全身性疾患**に，全身性エリテマトーデス（50％の症例でリンパ節腫脹を伴う），皮膚筋炎，サルコイドーシス，Still 病がある。

◎診断へのアプローチ

リンパ節生検を単純に実施したくなるのは当然であるが，まずはじめに行うべき検査がある。患者に発熱があれば，熱性凝集素，モノスポット試験，血液培養，そして感染が疑われる体液の培養検査を先に行うべきである。梅毒トレポネーマ蛍光抗体吸収検査（FTA-ABS）を行い，胸部 X 線写真，ツベルクリン反応で結核を除外すべきである。白血病は一般的に血算でわかるが，白血病や Hodgkin リンパ腫，細網内皮症の診断には骨髄検査が必要なこともある。その他の X 線検査，皮膚検査，特別な診断精査が必要になることもあるだろう。

◎その他の有用な検査【適応】

1. 血算【感染症，白血病】
2. 赤沈【炎症】
3. 生化学【肝疾患，腎疾患】
4. ブルセリン抗体価【ブルセラ症】
5. 長管骨の X 線【転移性腫瘍】
6. Kveim 反応【サルコイドーシス】
7. ブルセラ抗原皮膚反応試験【ブルセラ症】
8. Lyme 病抗体価
9. リンパ管造影【リンパ肉腫】
10. 腹部-骨盤 CT【Hodgkin リンパ腫，リンパ腫】
11. 縦隔 CT【リンパ腫，転移性腫瘍】
12. 抗核抗体【膠原病】
13. 真菌検索の皮膚検査【ヒストプラスマ症など】
14. ヒト免疫不全ウイルス（HIV）抗体価

症例検討　#64

38 歳の黒人女性が，6 週間持続する腹部全体の弱い疼痛と微熱があり，入院となった。身体所見では全身性リンパ節腫脹があり，腹部膨満と全体的な圧痛，反跳痛を認めた。打診で腹水貯留の所見を認める。

問1. 解剖学と細菌学から考えると，この女性の問題の原因として最も可能性の高いものは何か？

腹水穿刺を行ったところ，多数のリンパ球を認めた。

問2. あなたの診断は何か？

（解答は付録 B 参照）

Memory loss and dementia
記憶障害と認知症

　記憶障害はまぎれもない真の症状であり，徴候である．器質性脳症候群はゴミ箱用語であり，使用すべきではない．記憶障害が機能的なものでなかったとしても，記憶障害を起こす疾患で重要な解剖学的部位は，大脳である．大脳に記憶法 VINDICATE をあてはめることで，原因疾患を思い出しやすくなる．

V　Vascular(血管)　大脳の動脈硬化，血栓，塞栓，出血．

I　Inflammatory(炎症)　梅毒，慢性脳炎(封入体脳炎，Creutzfeldt-Jakob 病)，脳膿瘍．

N　Neoplasm(腫瘍)　原発性または転移性の脳腫瘍や髄膜腫．

D　Degenerative(変性)　老年性・初老期認知症，Pick 病，Wernicke 脳症，ペラグラ．悪性貧血は，認知症と関連しているかもしれない．

I　Intoxication(中毒)　アルコール依存症，臭素中毒，鉛中毒など多くの薬物が，薬物・中毒関連性脳症を起こす．I は **Idiopathic**(特発性)として，正常圧水頭症を示唆することもある．

C　Congenital(先天性)　脳症，Tay-Sachs 病，脳性麻痺，Down 症候群，Wilson 病，Huntington 舞踏病が含まれる．先天性水頭症や，その他多くの原因を検討しなければならない．このカテゴリーの鑑別では，ポルフィリン症が見落とされがちである．

A　Autoimmune(自己免疫性)　全身性エリテマトーデス，多発性硬化症を考えるが，後者では重度の認知症はまれである．

T　Trauma(外傷)　脳振盪，硬膜外出血，硬膜下出血，脳内出血を想起すべきである．熱射病では一過性の記憶障害が起こりうる．精神神経症での解離反応が，外傷により起こりうる．

E　Endocrine(内分泌)　粘液水腫，慢性の低血糖を伴うインスリノーマ，副甲状腺機能低下症では，記憶障害が起こりうる．下垂体腫瘍が視床下部を侵した場合，記憶障害が起こるかもしれない．Addison 病やアルドステロン症では，カリウムバランスの異常による記憶障害が起こりうる．

◎診断へのアプローチ

　記憶障害以外の神経学的症状や所見の有無を，再度確認することは重要である．ミニメンタルステート検査 mini-mental state examination(MMSE)を行う．完全な神経学的所見をとる技術や時間がないのであれば，緊急紹介の適応である．次に，服薬歴の注意深い聴取を行う．すべての薬物を中止すれば，認知症症状が消失するかもしれない．脳波，頭蓋骨の X 線写真，CT，MRI，脊椎穿刺(乳頭浮腫がない場合)，計量的心理テストは，精査時の基本検査である．CT あるいは MRI で脳室の拡大所見を認めた場合は，正常圧水頭症を除外するため脊髄液核医学検査の適応である．記憶障害以外の神経学的所見がなく，脊髄液の分析結果が梅毒やその他の慢性脳炎を示唆するものでなければ，内分泌疾患の精査や，ポルフィリン症のような全身性疾患の評価を行う．鉛中毒や臭素中毒に対する薬物スクリーニングも併せて行うべきであろう．

◎その他の有用な検査【適応】

1. 血算【悪性貧血】
2. 生化学【尿毒症，肝疾患，電解質異常】
3. 血清ビタミン B_{12}【悪性貧血】
4. 負荷後尿中チアミン【Wernicke 脳症】
5. 薬物スクリーニング【薬物，アルコール乱用】
6. 神経内科コンサルト
7. HIV 抗体価【AIDS】
8. Schilling 試験【悪性貧血】
9. 遊離サイロキシン(T_4)，甲状腺刺激ホルモン(TSH)【甲状腺機能低下症】
10. 梅毒トレポネーマ蛍光抗体吸収検査(FTA-ABS)【神経梅毒】

症例検討　#65

　62 歳の眼の青い白人男性が，物忘れの悪化を主訴に来院した．ときおり蛇口を開けたままにしてしまったり，運転して町に出かけてると帰宅する方向を人に尋ねなければならないという．彼はまた，消化不良や半ブロック歩行後の息切れも訴えた．

問 1. VINDICATE を用いると，鑑別診断は何か？

　神経学的診察では，日時と場所の見当識はあったが，現在の大統領の名前を答えることができなかった．下肢の振動覚はやや低下していたが，その他の局所の神経学的な異常所見はなかった．ヘモグロビンは 13.2 g/100 mL であった．

問 2. あなたの診断は何か？

(解答は付録 B 参照)

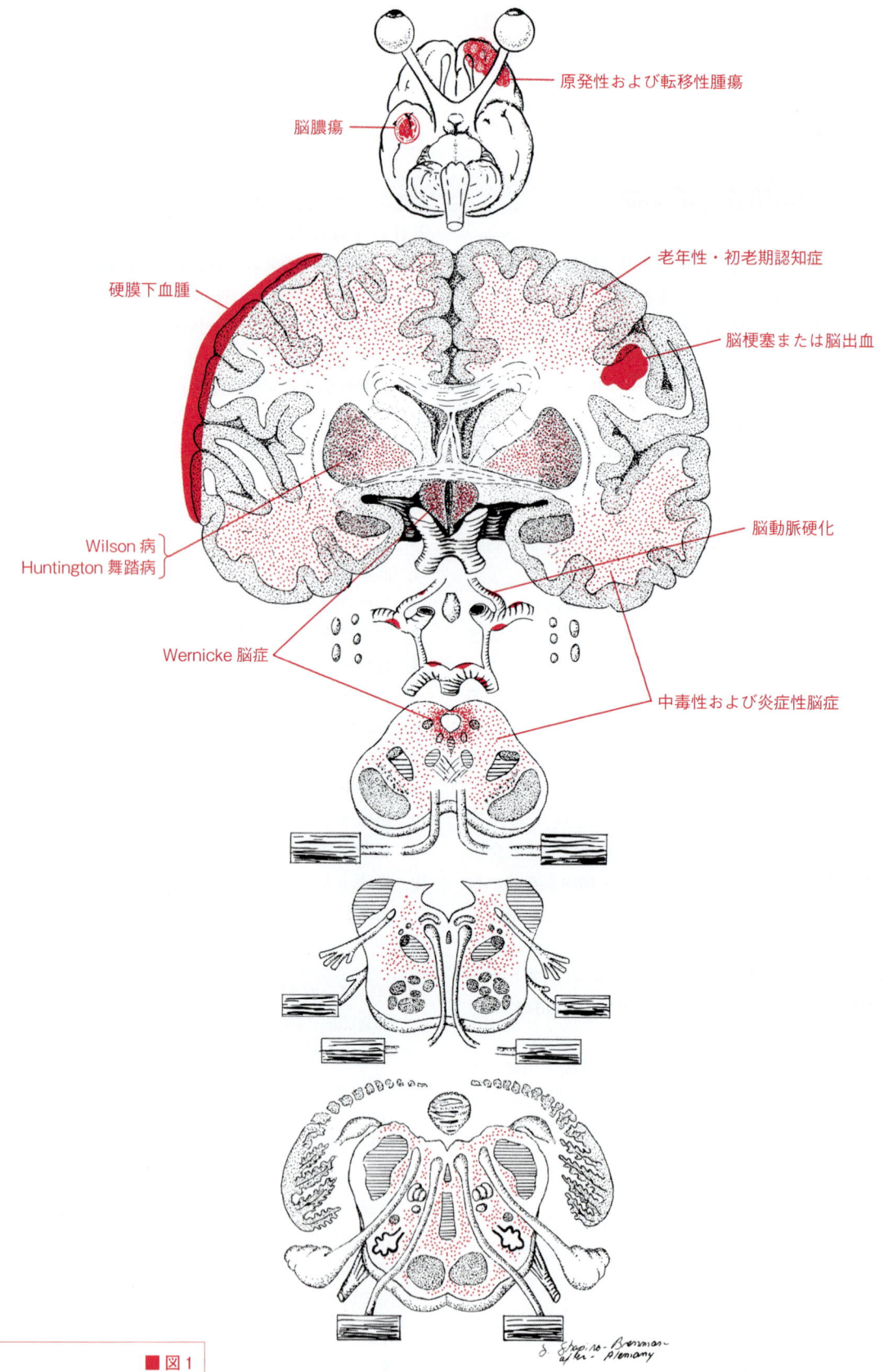

■ 図 1
記憶障害と認知症

Menstrual cramp
月経痛

適切な鑑別診断を行うには，女性生殖器の**解剖**を思い浮かべるとよい。
子宮頸部：子宮頸管狭窄（先天性あるいは後天性），子宮ポリープ，子宮頸管炎。
子宮：子宮筋腫，後傾子宮，子宮腺筋症。
卵管：骨盤内炎症性疾患（PID），子宮外妊娠，子宮内膜症。
卵巣：卵巣腫瘍（特に機能性腫瘍），子宮外妊娠，子宮内膜症，PID。
生理学的検討：甲状腺疾患や下垂体疾患などの内分泌的な原因を思いつくことができる。最後に，心因性の原因も鑑別疾患として忘れてはならない。

◎診断へのアプローチ

卵巣嚢胞，子宮筋腫，子宮外妊娠などの二次的な原因を除外するため，丁寧な内診および直腸診を行わなければならない。付属器に腫瘤がないか，エコー検査，妊娠反応を行い，淋菌やクラミジア感染症の評価のために塗抹検査と培養を行う。産婦人科医へのコンサルトを行うべきである。検査結果が陰性なら，経口避妊薬の使用を検討するかもしれないからである。骨盤内うっ血に対して，利尿薬を使用することもある。難治性のケースでは，腹腔鏡や，最終的には子宮内膜掻爬術が必要になるかもしれない。精神科医へのコンサルトも必要であろう。

Meteorism
鼓腸

鼓腸とは，腸内にガスが充満し，腹部膨満を生じている状態である。可能性のあるほとんどの原因を想起するのに，VINDICATE が有用である。
V　Vascular（血管）　腸間膜動脈血栓・塞栓症をすぐ想起できる。大動脈瘤は腸間膜動静脈の機能不全を起こし，鼓腸発作を引き起こす可能性がある。
I　Inflammatory（炎症）　このカテゴリーで特に顕著に鼓腸をきたすのは，腹膜炎と膵炎である。しかし大葉性肺炎，腸チフス，赤痢も忘れてはならない。
N　Neurologic（神経）　横断性脊椎炎，脊髄損傷，前脊髄動脈の閉塞などの神経疾患は，鼓腸の原因となる。転換ヒステリー患者は，想像妊娠や実在しない腫瘤（ファントム腫瘤）を訴えるかもしれない。
D　Degenerative（変性）　腸管や神経系の変性疾患では，通常は末期になるまで鼓腸をきたさない。
I　Intoxication（中毒）　麻痺性イレウスの原因となる多くの副交感神経遮断薬を思い出すこと（例えばプロパンテリン臭化物）。
C　Congenital（先天性）　Hirschsprung 病や腸回転異常が鼓腸を起こす。
A　Allergy（アレルギー）および **Autoimmune**（自己免疫性）　チョコレートやピーナッツなどの過敏性など，食物アレルギーを考える。Crohn 病や潰瘍性大腸炎のような自己免疫疾患も，鼓腸を起こす。
T　Trauma（外傷）　脊髄への外傷についてはすでに述べたが，穿通創，挫傷，腹腔内出血も，鼓腸の原因となる。
E　Endocrine（内分泌）　粘液水腫のような内分泌疾患では，腸管ガス貯留による腹部膨満が起こる。

◎診断へのアプローチ

腹部 X 線写真，胸部 X 線写真，そして血算や赤沈，生化学，血清アミラーゼおよびリパーゼを含むルーチン採血検査を行う。便潜血，便虫卵・寄生虫検査も臨床像によっては適応となる。急がなければならない症例では，一般外科あるいは消化器専門医へのコンサルトが必要である。診断確定には，CT，エコー検査，造影検査が必要となるが，ときに試験開腹が診断のための唯一の方法であることもある。

◎その他の有用な検査【適応】

1. 便中脂肪の定量検査【吸収不良症候群】
2. 甲状腺機能【粘液水腫】
3. 胸腰部の MRI【脊髄損傷，横断性脊椎炎】
4. 腹腔穿刺【腹腔内出血，腹膜炎】

Miscellaneous sites of bleeding
さまざまな部位からの出血

耳出血：重篤な病態でないことがほとんどである。ここでも診断には**解剖学**を用いる。外耳あるいは中耳からの出血の場合は，ほとんどが皮膚あるいは鼓膜の疾患が原因である。外傷は最も重要な原因であり，ヘアピンあるいは鉛筆などで耳かきをすることによる自己裂傷が多く，ときに鼓膜の穿孔も起こる。小児は，異物を耳に詰めこんでしまいがちである。後頭蓋窩の骨折は，耳出血を伴うことがある。外耳炎や中耳炎が血性耳漏を伴うことはあるが，頻度は高くはない。鼓膜が感染症で穿孔した場合は，たいてい耳出血を伴う。外耳の癌腫は，血性耳漏の原因となりうる。真珠腫は鼓膜穿孔すると出血を起こす。鼻出血や歯肉出血とは対照的に，凝固異常はほとんど耳出血の原因とはならない。

歯肉出血：歯肉出血の場合，解剖学的な原因検索を行う必要はない。原因は局所性か全身性かに分けられるが，VINDICATE を使えば病因のすべてを十分に網羅することができる。

V　Vascular（血管）　ここでは，血友病，血小板減少症，ヘパリンやワルファリン（Coumadin）による治療，播種性血管内凝固（DIC）でみられるようなフィブリノーゲン減少など，出血性障害を考える。小児では，上気道感染に続く歯肉出血や点状出血を呈する特発性血小板減少性紫斑病がある。

I　Inflammatory（炎症）　歯肉炎，歯の膿瘍，歯槽膿漏，放線菌症，梅毒が考えられる。

N　Neoplasm（腫瘍）　局所の腫瘍（歯牙腫，乳頭腫，エプーリスなど）と全身性の腫瘍（Hodgkinリンパ腫，白血病）に分けられる。

D　Degenerative（変性）　再生不良性貧血と，壊血病やビタミンK欠乏などの欠乏症。

I　Intoxication（中毒）　水銀，リン，ジフェニルヒダントインによる中毒では，歯肉出血と同時に著明な歯肉肥大が起こる。

C　Congenital（先天性）　鎌状赤血球貧血のような先天性の血液疾患以外にも，多形水疱性紅斑といった疾患を考える。

A　Autoimmune（自己免疫性）　血小板減少性紫斑病，Henoch-Schönlein紫斑病，全身性エリテマトーデスを考える。

T　Trauma（外傷）　激しいブラッシングによる出血，あるいは爪楊枝でつついてしまったことによる出血を考える。

E　Endocrine（内分泌）　糖尿病に関連した歯槽膿漏や歯槽骨萎縮，副甲状腺機能亢進症による骨異形成症などの二次的なものを除き，内分泌疾患では歯肉出血は起こりにくい。

歯肉炎はびまん性の口内炎の1つと考えられ，天疱瘡，Stevens-Johnson症候群，Vincent口内炎（らせん菌，紡錘菌による感染）やその他さまざまな感染症によって生じる。臨床医の役割は，全身性の原因を除外し，局所の原因の評価と治療のために歯周治療専門医へ紹介を行うことである。

乳房からの出血，血性分泌物：その他の疾患が明らかになるまでは，管癌（Paget病），線維腺腫，管内乳頭腫などの腫瘍をまずは疑うこと。拡大鏡を使用すれば，20くらいの腺管のどこから出血しているかを観察することができるだろう。腺管を小セグメントごとに1つずつ螺旋状に絞り出してみることも有用である。

Monoplegia
単麻痺

単麻痺とは，一肢のみの麻痺のことである。大脳皮質からの神経インパルスについて，脊髄，神経根，腕神経叢，腰神経叢，末梢神経，神経筋接合部，筋と順を追って検討していくことで，単麻痺のほとんどの原因を想起することができる。

大脳皮質：傍矢状部の腫瘍や膿瘍，前大脳動脈の血栓症や塞栓症によって単麻痺が起こる。ときに，中大脳動脈，あるいはその分枝の閉塞により，上肢の単麻痺が起こる。ただしこれらのケースでは，下肢の神経学的異常所見を認めることがほとんどである。

脊髄：脊髄腔の占拠性病変の初期や，筋萎縮性側索硬化症において，単麻痺が起こる。多発性硬化症や横断性脊椎炎では起こらない。

神経根：ポリオ，進行性筋萎縮症，ヘルニアによって単麻痺が起こる。初期の馬尾腫瘍でも同様に単麻痺が起こりうる。

腕神経叢：腕神経叢障害，胸郭出口症候群，Pancoast腫瘍を考える。

坐骨神経叢：坐骨神経炎，坐骨神経傷害を考える。

末梢神経：末梢神経の外傷あるいは絞扼によって，単麻痺が起こりうる。Charcot-Marie-Tooth病は一側からはじまる。

神経筋接合部：重症筋無力症あるいはEaton-Lambert症候群では，ときに四肢一側の筋力低下が起こる。

筋：さまざまな型の筋ジストロフィーや皮膚筋炎で単麻痺をきたすことはまれである。

◎診断へのアプローチ

神経学的検査が，病変部や可能性のある原因を同定するのに役立つ。麻痺を認める四肢の腱反射が亢進していれば，病変は上位脊髄あるいは大脳皮質にあるだろう。顔面神経麻痺，あるいはその他の脳神経異常があれば，病変部は脳あるいは脳幹部にある可能性がある。

四肢腱反射の減弱は，神経根，神経叢，末梢神経いずれかの病変を示唆する所見である。しかしながら，急性の脳血栓症，脳出血，脳塞栓症でも，四肢の腱反射の減弱は認められる。費用のかかる検査を進める前に，神経内科医へのコンサルトが必要である。

腱反射亢進を伴う上肢の単麻痺は，脳あるいは頸髄のMRIもしくはCTの適応である。腱反射亢進を伴う下肢の単麻痺は，胸髄のMRIの適応である。ただし，傍矢状部の病変を除外するためには，脳のCTあるいはMRIも必要となりうる。

腱反射減弱を伴う単麻痺では，脊髄のMRIあるいはCT，筋電図，神経伝導速度検査が必要である。血中の鉛濃度，ブドウ糖負荷試験やその他の検査が，ニューロパチーの原因検索として必要である（p.340）。筋生検やアセチルコリン受容体抗体価の検査も必要である。

Mouth pigmentation
口の色素沈着

口の色素沈着の原因の記憶法は**MINTS**が鍵である。

M　Malformation（奇形）　家族性ポリポーシス（Peutz-Jegher症候群），Fabry病。口唇や舌の小さな紅色斑は遺伝性毛細血管拡張症を示唆する。

I　Inflammation（炎症）　副腎結核によるAddison病で

は，頬粘膜の色素沈着がみられる。
N **Neoplasm**（腫瘍）　転移性悪性黒色腫や癌腫症での色素沈着を疑う。
T **Toxic**（中毒）　銀，ビスマス，経口避妊薬，精神安定薬，抗マラリア薬，鉛，ヒ素，水銀などは，口の色素沈着を起こす原因物質である。
S **Systemic**（全身性）　Addison病，ヘモクロマトーシス，ポルフィリン症は，口の色素沈着を引き起こす全身疾患である。

◎診断へのアプローチ

鉛またはヒ素中毒が疑われる場合には，毛髪分析が行われる。Addison病を疑う場合には，血清コルチゾールあるいは24時間蓄尿での17-ヒドロキシステロイド，17-ケトステロイドの測定を行うべきである。消化管検査としては，小腸造影，バリウム注腸検査がPeutz-Jegher症候群の除外のために行われるが，大腸内視鏡検査を行う選択もありうる。尿中のポルフォビリノーゲン，ポルフィリンの測定は，ポルフィリン症の診断の助けとなる。

◎その他の有用な検査【適応】
1. 迅速副腎皮質刺激ホルモン検査【Addison病】
2. 尿中メラニン【悪性黒色腫】

Murmur
心雑音

心雑音を聴取した場合に最初に考えるべきことは，それが機能的なものか，器質的なものかということである。もちろん，軽度の収縮期雑音は機能性のことが多く，体位や吸気，運動負荷で変化あるいは消失する心雑音も機能性である可能性が高い。しかし，拡張期雑音は常に器質的なものである。「この心音は正常なのだろうか」というのはおそらく最も多く抱く疑問であろうが，この疑問から多くの場合は結論が出る。心音が正常であれば，器質的疾患は否定的である。心雑音が器質的ものであると確証された後には，効率的に頭の中で鑑別診断を立てていく必要がある。この目的のためにはVINDICATEが有用である。

V **Vascular**（血管）　心筋梗塞，球状弁の血栓症，壁在血栓症，うっ血性心不全が挙げられる。高血圧性心血管疾患は，心拡張と心雑音を引き起こす。
I **Inflammatory**（炎症）　急性，亜急性の細菌性心内膜炎，ウイルス性心筋炎，旋毛虫症やChagas病による心筋炎を想起すること。静注薬物の使用は，今日における亜急性心内膜炎の主たる原因である。梅毒も，大動脈の機能不全を起こす重要な原因である。
N **Neoplasm**（腫瘍）　このカテゴリーで想起する最も重要な疾患は，心房粘液腫である。しかし，白血病細胞の心臓への浸潤や，貧血と関連するすべての腫瘍についても考えておくこと。
D **Degenerative**（変性）　動脈硬化性心疾患，筋ジストロフィー，Friedreich運動失調症を想起する。動脈硬化性心疾患は，大動脈の雑音を高頻度で起こすため，より強調されるべきである。大動脈瘤の解離が起これば，中膜壊死による心雑音が起こる。大動脈解離はMarfan症候群と関連しているかもしれない。
I **Intoxication**（中毒）　アルコール性心筋症では，心不全が進行するまで心雑音は認められないが，それでも考えておくべき病態である。
I **Idiopathic**（特発性）　特発性僧帽弁逸脱症が含まれるが，一部遺伝性の場合がある。
C **Congenital**（先天性）　先天性心疾患は，心雑音をきたすよく知られた原因である。
A **Autoimmune**（自己免疫性）　リウマチ熱が最も知られた疾患である。しかし現在では，心雑音を聴取した場合の頻度の高い原因ではなくなっている。全身性エリテマトーデスでは，Libman-Sacks僧帽弁疾患が起こる。
T **Trauma**（外傷）　心室瘤，大動脈瘤，刺傷による冠動静脈瘻，弁の機能不全を想起する。
E **Endocrinopathy**（内分泌障害）　うっ血性心不全による心拡張や心雑音をきたす，甲状腺機能亢進症および甲状腺機能低下症がある。症例によっては，甲状腺機能亢進症により激しい血流と心拍の増加をきたすことによって多くの渦状の流れが生じ，心雑音が生じる。

◎診断へのアプローチ

心電図とバリウム嚥下下の前斜位胸部X線写真，赤沈，甲状腺機能検査，血算は，心雑音の精査における基本検査である。ほとんどのケースで心エコー図検査が必要だろう。熱がある，もしくは心雑音が最近始まったのであれば，血液培養，抗ストレプトリジンO(ASO)抗体価，C反応性蛋白(CRP)試験が提出されるべきである。抗核抗体，心電図，心音図検査は，しばしば行われる検査である。原因がはっきりわからない場合，あるいは注意深い精査の時間がない場合には，循環器医への紹介が賢いやり方である。心血管造影と心臓カテーテル検査は，弁膜疾患の局在，多くの症例における正確な原因を究明する唯一確かな方法である。

Muscular atrophy
筋萎縮

解剖および**生理学的**異常により筋萎縮は起こる。いずれの筋の萎縮も，以下の7つの機序で起こりうる。
1. 筋肉を使わない場合

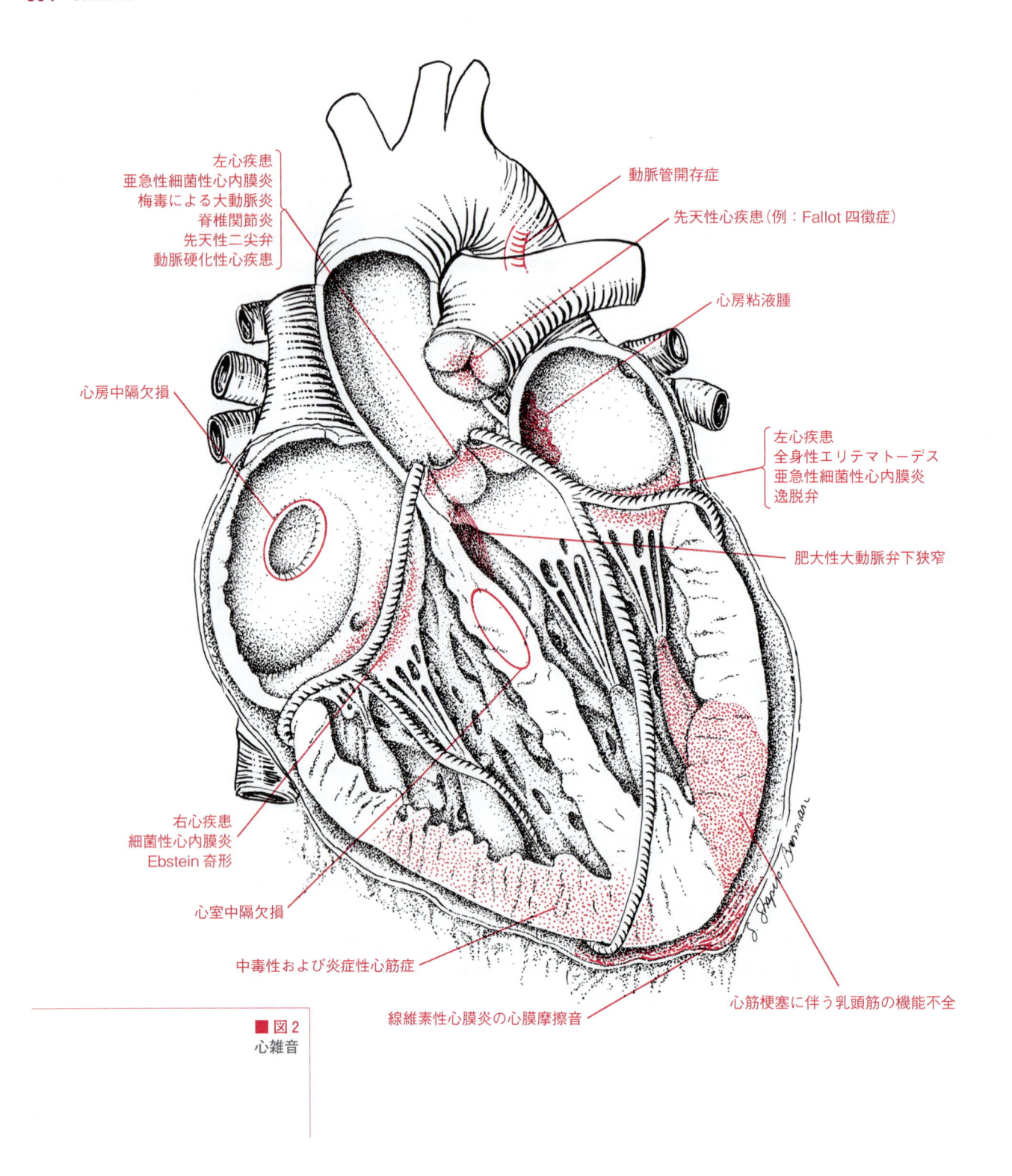

図2 心雑音

ラベル（図中）:
- 左心疾患／亜急性細菌性心内膜炎／梅毒による大動脈炎／脊椎関節炎／先天性二尖弁／動脈硬化性心疾患
- 動脈管開存症
- 先天性心疾患（例：Fallot 四徴症）
- 心房粘液腫
- 心房中隔欠損
- 左心疾患／全身性エリテマトーデス／亜急性細菌性心内膜炎／逸脱弁
- 肥大性大動脈弁下狭窄
- 右心疾患／細菌性心内膜炎／Ebstein 奇形
- 心室中隔欠損
- 中毒性および炎症性心筋症
- 線維素性心膜炎の心膜摩擦音
- 心筋梗塞に伴う乳頭筋の機能不全

---

2. 低栄養あるいは代謝の増加
3. 原発性筋疾患
4. 神経筋接合部疾患
5. 末梢神経疾患
6. 神経根疾患
7. 脊髄疾患

筋萎縮について鑑別診断を想起するときには，これら 7 つの要因を考えれば原因がわかる。

1. **筋肉を使わない場合**：局所あるいは全身性の骨や関節疾患では，四肢あるいはその一部を使用しないことで，筋萎縮が起こる。廃用性萎縮は，補償神経症，ヒステリー，うつ病や，多くの中枢神経疾患で意欲が消失する場合に認められる。

2. **低栄養あるいは代謝の増加**：飢餓は，びまん性に筋消耗をきたす。甲状腺機能亢進症，転移性癌やその他のびまん性に広がる腫瘍，関節リウマチや膠原病のような慢性

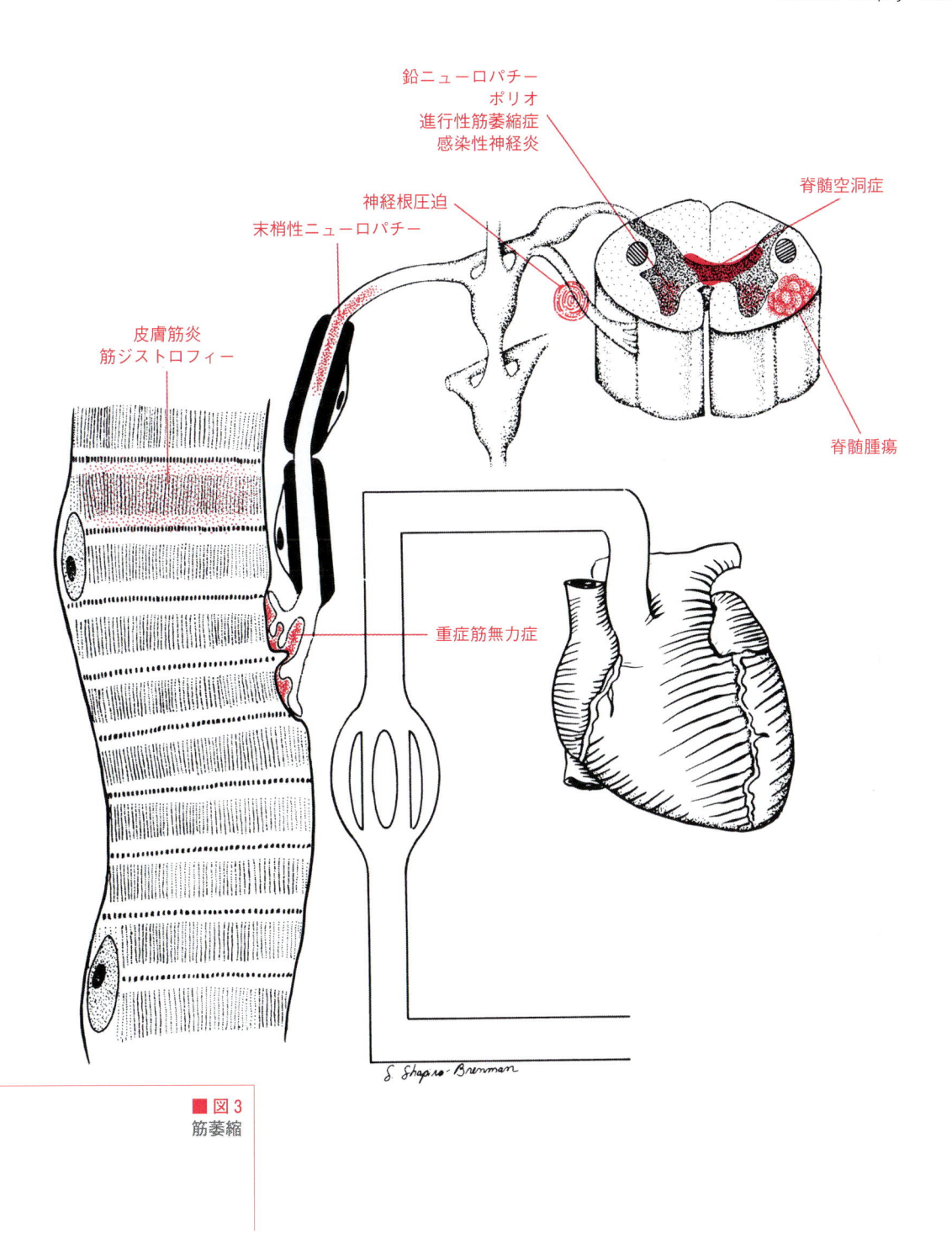

図中ラベル（上から）:
- 鉛ニューロパチー
- ポリオ
- 進行性筋萎縮症
- 感染性神経炎
- 神経根圧迫
- 末梢性ニューロパチー
- 脊髄空洞症
- 皮膚筋炎 筋ジストロフィー
- 脊髄腫瘍
- 重症筋無力症

■ 図3
筋萎縮

の炎症，何らかの原因による慢性の発熱など，全身の代謝を増加させるものであれば何でもびまん性の筋消耗を起こす。
3. **原発性筋疾患**：筋ジストロフィー，皮膚筋炎，旋毛虫症，McArdle症候群（Ⅴ型糖原病）を考える。
4. **神経筋接合部疾患**：重症筋無力症を思い浮かべる。
5. **末梢神経疾患**：糖尿病性ニューロパチーや，鉛，ヒ素，その他の中毒によるニューロパチーも考える。結節性動脈周囲炎や神経の外傷は，非対称性の神経炎を起こす。Charcot-Marie-Tooth病やDejerine-Sottas遺伝性肥厚性神経炎のような遺伝性ニューロパチーについても，末梢神経疾患として考える。ポルフィリン症ももう1つの原因である。
6. **神経根疾患**：骨折，ヘルニア，脊椎すべり症，結核，転移性腫瘍，多発性骨髄腫などは，神経根を圧迫する脊柱疾患である。
7. **脊髄疾患**：ここでは，筋萎縮性側索硬化症，進行性筋萎縮症，脊髄空洞症などの変性疾患を考えなければならな

い．加えて，ポリオ，さまざまな部位での横断性脊髄炎，前脊髄動脈閉塞，感染性多発神経炎，脊髄腫瘍も想起しておかなければならない．

◎診断へのアプローチ

　局所の筋萎縮は，末梢神経あるいは神経根の損傷を意味することが多い．筋線維束攣縮が認められれば，脊髄，あるいは神経根の病変が最も考えられる．筋電図検査を行うことで，神経のどの部位が影響を受けているかを同定することができ，筋疾患の診断にも有用である．筋生検は，旋毛虫症，皮膚筋炎，筋ジストロフィーを除外するのに役立つ．筋線維束攣縮があれば，脊髄のX線写真，脊椎穿刺，脊髄造影あるいはMRIが診断のために必要であろう．赤沈，CRP，リウマチ因子，抗核抗体，ツベルクリン反応も必要となるかもしれない．

◎その他の有用な検査【適応】

1. 血清蛋白電気泳動【膠原病，多発性骨髄腫】
2. 筋逸脱酵素【筋ジストロフィー，皮膚筋炎】
3. 24時間蓄尿クレアチニン，クレアチン値【筋ジストロフィー】［訳注：現在では筋ジストロフィーの診断目的で測定されることはまれである］
4. アセチルコリン受容体抗体価【重症筋無力症】
5. 甲状腺機能【甲状腺機能低下性ミオパチー】
6. ブドウ糖負荷試験【糖尿病性ニューロパチー】

症例検討　#66

　工場に勤務する40歳の白人男性．8カ月前，仕事中に怪我をして以来の腰痛と右下肢の筋力低下を主訴に来院した．彼は仕事にはそれ以来復帰していない．膀胱の調節不能はない．

問1. 神経解剖から考えると，鑑別診断は何か？

　診察では，右下肢のびまん性の筋萎縮と感覚鈍麻，痛覚鈍麻があった．しかしながら，腱反射は左右差なく，両下肢ともに陽性であった．病的反射はなかった．

問2. あなたの診断は何か？

（解答は付録B参照）

Muscular cramp
筋痙攣

　筋痙攣を起こす可能性のある疾患を想起するには，**解剖学**と**生理学**を考える．解剖学的に考えると，筋束は，動脈，静脈，神経によって支配されている．動脈での筋痙攣を起こす原因については，動脈硬化，塞栓，Leriche症候群，その他に筋肉への血液供給を阻害する状態を想起することができるだろう．この状態は，間欠性跛行というよく知られた症状によって特徴づけられる．静脈ならば，頻回に筋痙攣を起こす原因として表在静脈瘤が想起可能だろう．神経については，筋痙攣に関連するさまざまな状態を想起することができる．多発性硬化症，筋萎縮性側索硬化症，脊髄損傷，上位運動ニューロンのいずれの障害も，筋痙攣の原因となりうる．筋自体の原因としては，筋炎，筋緊張性ジストロフィー，外傷性出血（筋肉硬直），特定の筋の過剰使用による「職業的」筋痙攣が挙げられる．

　次に，生理学的に筋痙攣を起こしうる原因を考えてみよう．ここでは筋痙攣に関連する体液や電解質異常について，簡単に想起できなくてはならない．副甲状腺機能低下症，くる病，吸収不良症候群，慢性腎不全，尿細管性アシドーシスによる低カルシウム血症あるいは低マグネシウム血症は，筋痙攣のよく知られた原因である．病的発汗，利尿薬，希釈性，抗利尿ホルモン不適切分泌症候群（SIADH），慢性腎不全による低ナトリウム血症もまた，筋痙攣と関連する．原発性および続発性の高アルドステロン症，腸閉塞，ミルクアルカリ症候群，過換気などによる低カリウム血症やアルカローシスも，筋痙攣の原因となりうる．

　上記の方法で想起できない追加疾患としては，鉛中毒，フェニトインやリファンピシンなど特定の薬物中毒，ヒステリー，発熱，妊娠，ストリキニーネ中毒は，筋痙攣を起こしうる．

◎診断へのアプローチ

　臨床的には，四肢の脈の消失や減弱の有無，Chvostek徴候，Trousseau徴候，上位運動ニューロン障害によって起こる神経学的所見をみなければならない．職歴の聴取により，鉱山労働者や鉄工員などの過度の熱にさらされる職業であることが明らかとなるかもしれない．画家，物書き，裁縫師，植字工のような職業では，いわゆる職業的筋痙攣が疑われる．胸郭出口症候群では，Adsonテストが陽性となる．特定の距離を歩いた後の筋痙攣は，末梢動脈の動脈硬化，Leriche症候群を示唆する所見である．筋痙攣は，脊椎狭窄の所見でもある．まずは精査として，血算，尿検査，生化学検査，電解質検査を行う．血管病変が疑われれば，エコー検査，もしかすると静脈造影や動脈造影が適応となるかもしれない．

◎その他の有用な検査【適応】

1. 副甲状腺ホルモン【副甲状腺機能低下症】
2. 24時間蓄尿によるカルシウム測定【副甲状腺機能低下症】
3. 血漿レニン値【アルドステロン症】
4. 尿中アルドステロン値【原発性アルドステロン症】
5. 内分泌科コンサルト
6. 神経内科コンサルト

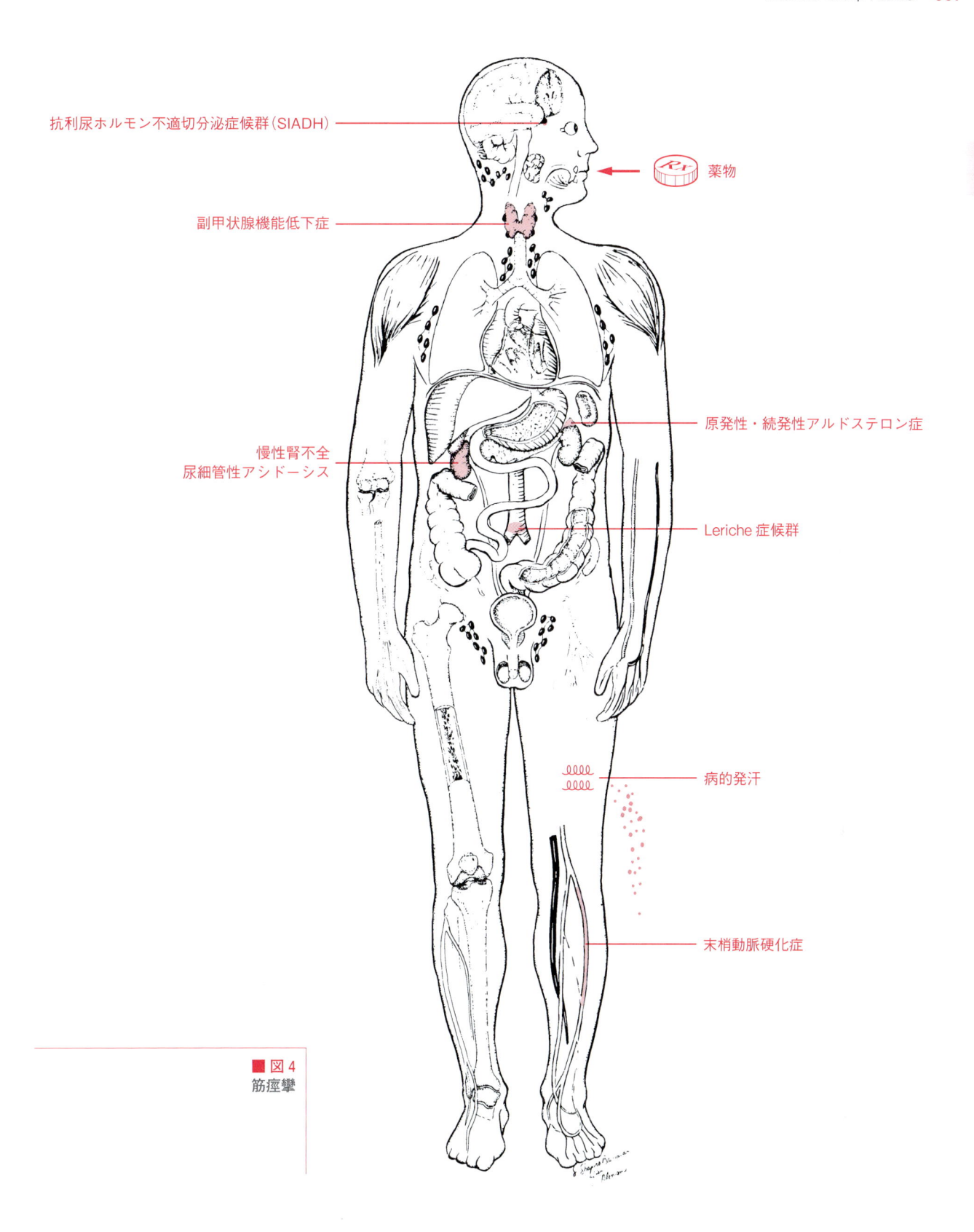

Muscular cramp | 筋痙攣 307

抗利尿ホルモン不適切分泌症候群（SIADH）

副甲状腺機能低下症

薬物

原発性・続発性アルドステロン症

慢性腎不全
尿細管性アシドーシス

Leriche 症候群

病的発汗

末梢動脈硬化症

■ 図4
筋痙攣

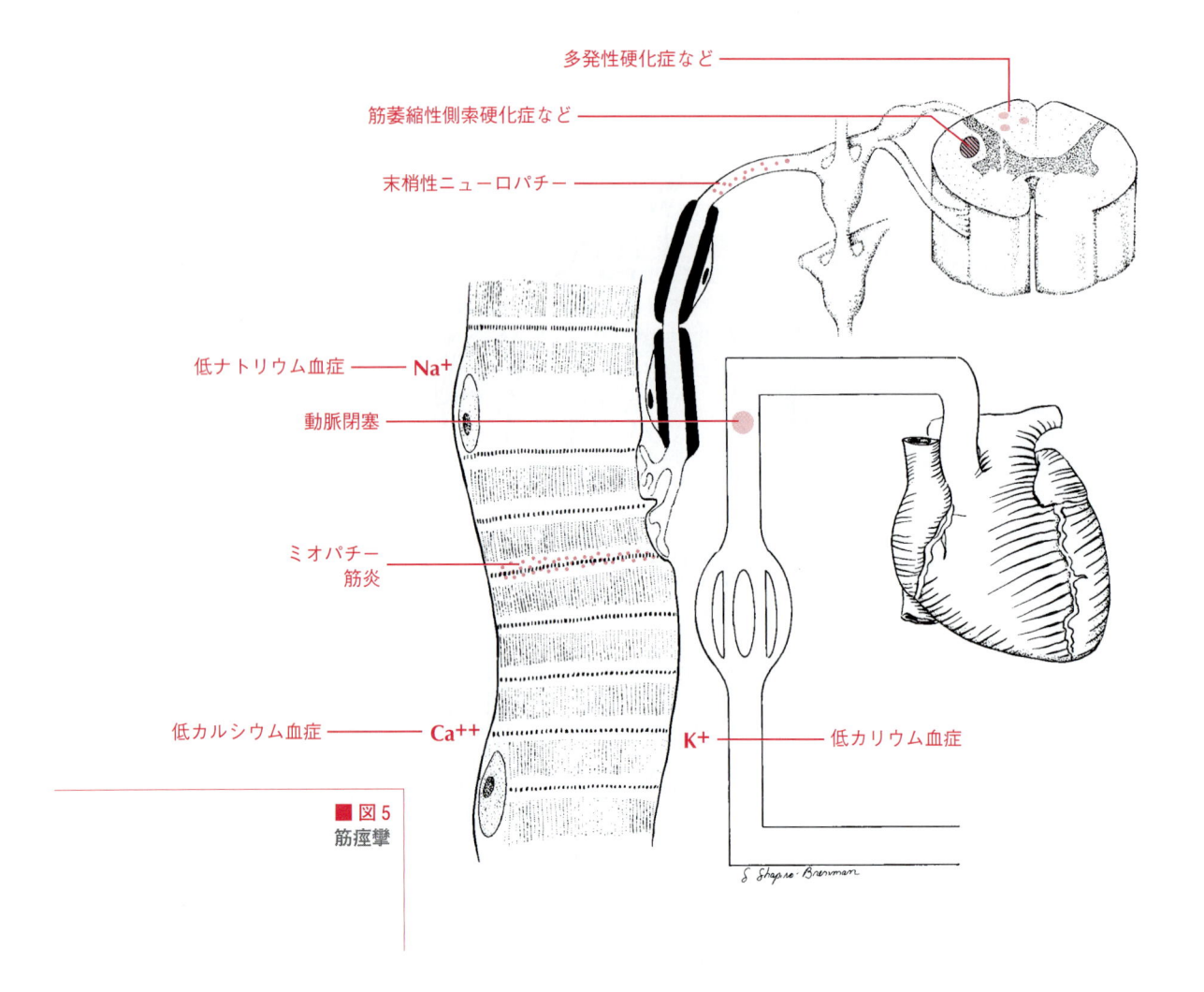

多発性硬化症など
筋萎縮性側索硬化症など
末梢性ニューロパチー
低ナトリウム血症 ── Na⁺
動脈閉塞
ミオパチー
筋炎
低カルシウム血症 ── Ca⁺⁺
K⁺ ── 低カリウム血症

■図5
筋痙攣

症例検討　#67
67歳の白人男性が，1ブロック歩行後の両下肢の筋痙攣を主訴に来院した。彼は同時に数年前からの慢性の腰痛にも悩んでいる。
問1. 解剖学と生理学から考えると，鑑別診断は何か？
　追加の病歴聴取により，高血圧で内服加療中であることがわかった。身体診察では，四肢の脈はとてもよく触れた。神経学的診察では，腰椎の可動域制限がある以外は特記すべき所見はなかった。
問2. あなたの診断は何か？

（解答は付録B参照）

Musculoskeletal pain, generalized
筋骨格痛（全身性）

筋骨格筋痛の原因となりうる原因をリストアップするには，VINDICATE が非常に役立つ。

V　Vascular（血管）　結節性動脈周囲炎，亜急性細菌性心内膜炎，リウマチ性多発筋痛症などが挙げられる。これらは下記の膠原病のグループにも分類される。

I　Infection（感染症）　ブルセラ症，ポリオ，インフルエンザ，レプトスピラ症，麻疹，デング熱，流行性筋肉痛，旋毛虫症，嚢虫症，マラリア，トキソプラズマ症などが挙げられるが，ほとんどの熱性疾患は全身性の筋痛から症状がスタートしうる。

N　Neoplasm（腫瘍）　Hodgkin リンパ腫や白血病では，発熱に関連して全身性の筋骨格痛が生じうる。

D　Deficiency（欠乏）　くる病や骨軟化症が，筋骨格痛と関連する。

I　Intoxication（中毒）　鉛，アルコール，リチウム，そしてビンクリスチンやアムホテリシン B，シメチジン，アンフェタミンなどの薬物も，全身性の筋骨格痛の原因となる。

C　Congenital（先天性）　McArdle 症候群（糖原病 V 型），ポルフィリン症，ミオグロビン尿症が先天性疾患として挙げられる。

A　Autoimmune（自己免疫性）　自己免疫疾患としては，結節性動脈周囲炎，全身性エリテマトーデス，リウマチ熱，Guillain-Barré 症候群，皮膚筋炎が挙げられる。

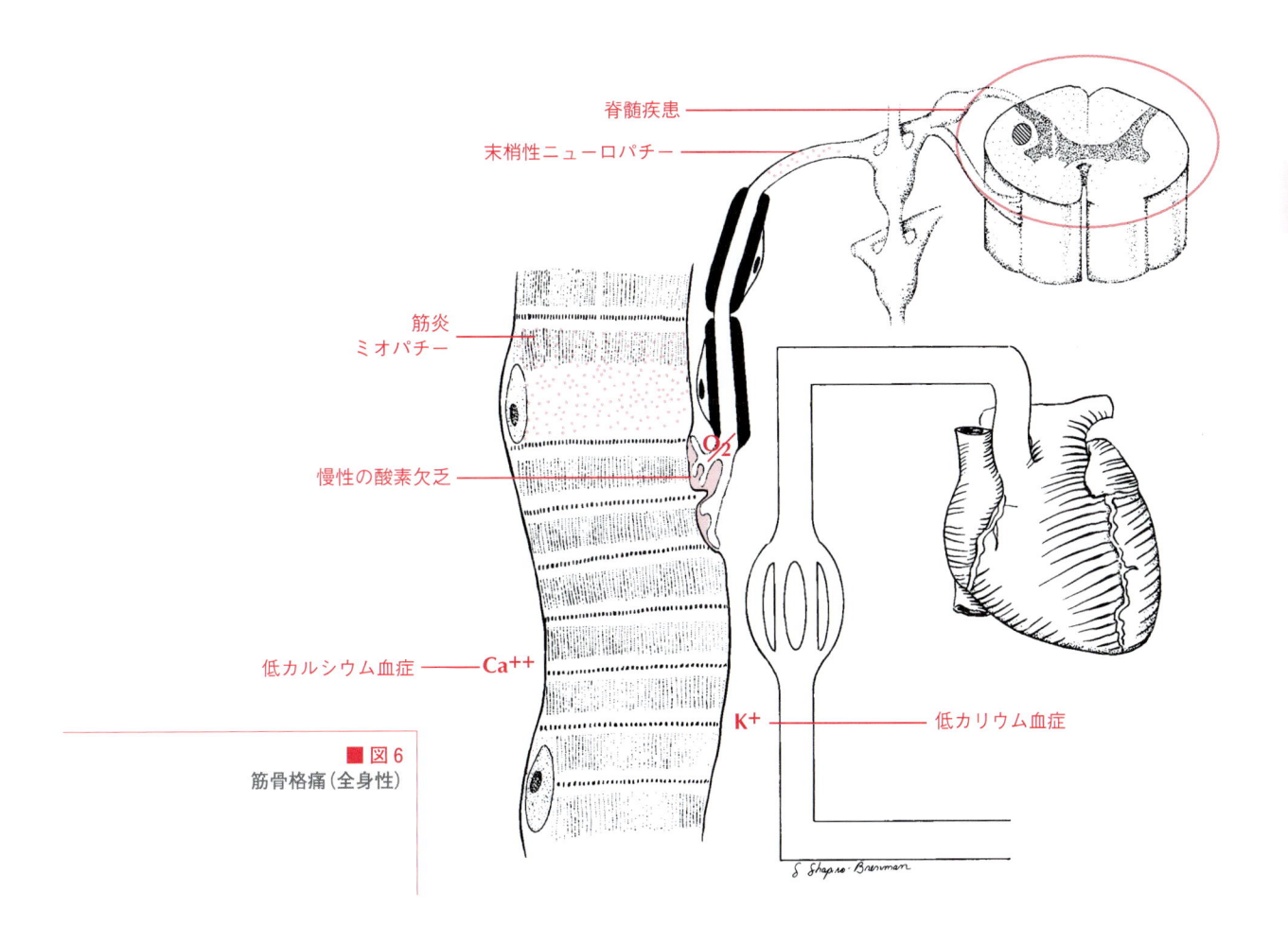

Musteuloskeletal pain, generalized｜筋骨格痛（全身性）　309

脊髄疾患
末梢性ニューロパチー
筋炎
ミオパチー
慢性の酸素欠乏
低カルシウム血症 — Ca++
K+ — 低カリウム血症

■ 図6
筋骨格痛（全身性）

T　Trauma（外傷）　筋肉の出血あるいは外傷は限局した筋痛や筋痙攣とたいていは関連するが，長期間の運動では全身の筋痛が起こりうる。同様のメカニズムで，不安や緊張が長引くと，全身の筋痛が起こることがある。しかし，これは線維筋痛症が明確な疾患であると言っているのではない。

E　Endocrine（内分泌）　内分泌疾患および電解質異常では，甲状腺機能低下症，副甲状腺機能低下症，長期間の副腎皮質ステロイド治療，高アルドステロン症，低ナトリウム血症，低カリウム血症，そして低カルシウム血症（p.250参照）が挙げられる。

◎診断へのアプローチ

　病歴聴取や診察では，アルコールや薬物使用について聴取する。発熱や麻痺，精神的症状についても聴取すること。膠原病であれば，それを示唆する特定の症状や所見があるだろう。検査では，血算，尿検査，赤沈，抗核抗体，生化学，電解質を含めた精査を行う。凝集素試験，抗ストレプトリジンO（ASO）抗体価，旋毛虫抗体価，蛋白電気泳動が適応となるかもしれない。神経内科医，内分泌専門医，感染症専門医へのコンサルトが賢明かもしれない。

◎その他の有用な検査【適応】

1. 神経伝導速度【ニューロパチー，神経根症】
2. 筋電図【ミオパチー，神経根症】
3. 筋生検【膠原病，ミオパチー】
4. 脊椎穿刺【Guillain-Barré症候群，神経梅毒，多発性硬化症】
5. 関節リウマチ検査（リウマチ因子）
6. 24時間蓄尿カルシウム，ナトリウム，カリウム【内分泌疾患，電解質疾患】
7. 尿中アルドステロン【原発性アルドステロン症】
8. 血清副甲状腺ホルモン（PTH）【副甲状腺機能低下症】
9. 尿中ポルフィリン，ポルフォビリノーゲン【ポルフィリン症】
10. 尿中ミオグロビン【筋損傷】

症例検討　# 68

　70歳の白人女性が，数カ月前から出現した朝方の肩，股関節，近位四肢の痛みとこわばりを主訴に来院した。15ポンド（約7 kg）の体重減少があり，倦怠感もあった。

問1.　VINDICATEを用いると鑑別診断は何か？

　身体診察では，近位筋・関節の圧痛を認めた。局所の神

■ 図7
筋骨格痛（全身性）

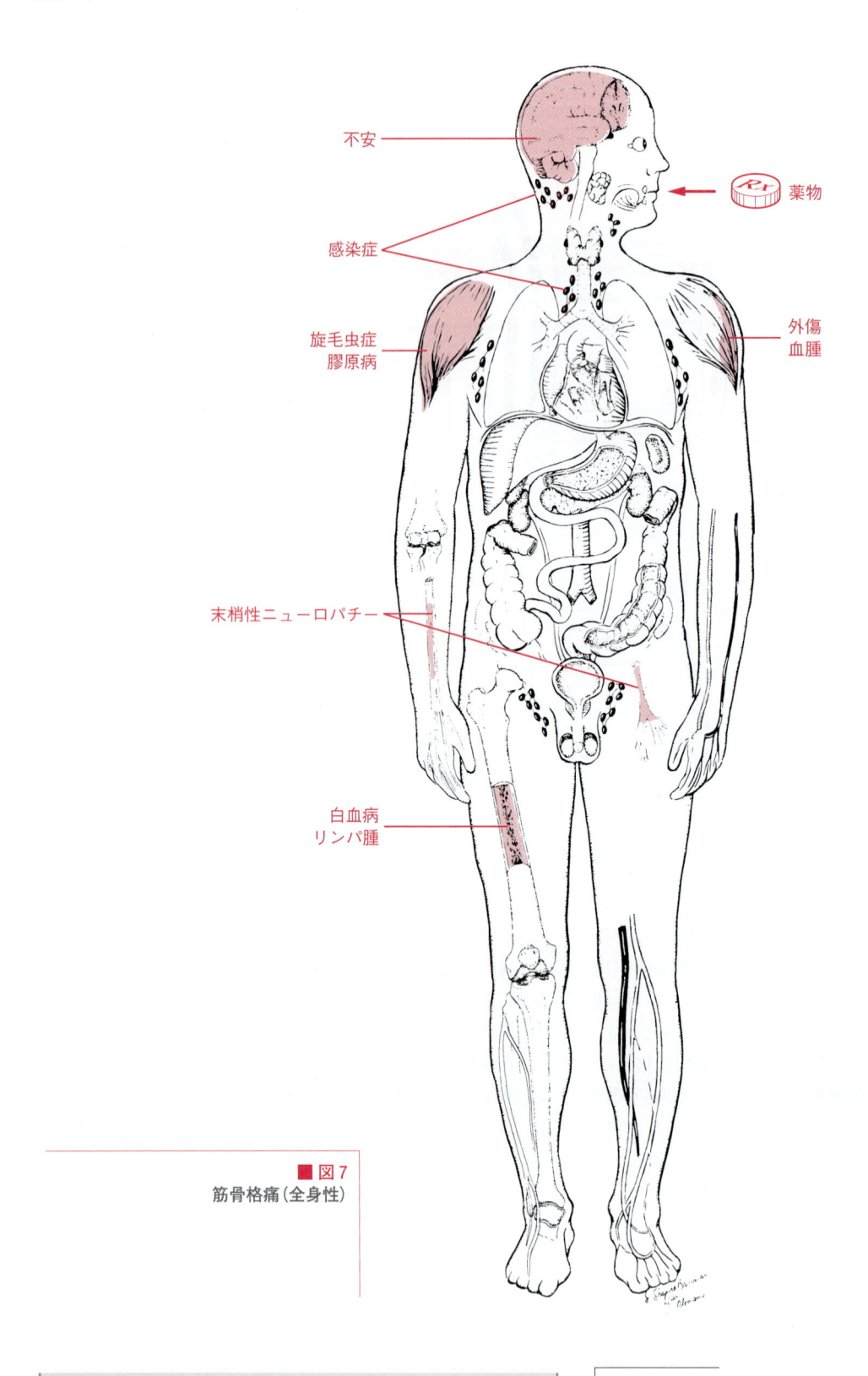

経学的異常所見は認めなかった。赤沈は70 mm，他の検査所見では特記すべき所見は認めなかった。

問2. あなたの診断は何か？

（解答は付録B参照）

Myoclonus
ミオクローヌス

　ミオクローヌスの鑑別診断は，振戦のそれと類似している（p.422参照）。ただし，いくつかの追加の鑑別診断の可能性についても考えておくべきである。特発性ミオクローヌス性

てんかん，小発作てんかん（小発作三徴），大発作てんかん，ヒステリーは，覚えておくべき重要な疾患である。先天性ヒプスアリスミアでは，サラーム発作（West症候群）が起こるかもしれない。除脳硬直は，上肢屈曲・下肢伸展の状態でミオクローヌス反射と関連する。フェノチアジンやその他の精神安定薬は，ミオクローヌスの原因となることがある。Lドパは，眼球回転発作や舌鼓の原因となりうる。ミオクローヌスの精査は，頭蓋骨のX線写真，（できれば睡眠中の）脳波，必要なら頭部CT，頭蓋内圧の亢進所見がなければ脊椎穿刺が適応となりうる。これらの精査を行う際には，患者を神経内科医へ紹介することをお勧めする。

N

Nail change
爪の変化

爪の変化は多様で，肥厚(爪鉤彎症)，菲薄化，変形，爪床からの剝離(爪剝離症)といったものがある。爪に変化があるときは **VINDICATE** を用いるとその原因を想起するのに役立つ。

V **Vascular**(血管)　低酸素血症はばち指(p.98参照)を，鉄欠乏性貧血は匙状爪を引き起こし，Raynaud病，血管炎(結節性動脈周囲炎)，末梢動脈硬化症は，爪異栄養症や爪鉤彎症を引き起こす。

I **Inflammation**(炎症)　真菌感染症は爪炎(爪床の炎症)，爪周囲炎を引き起こす。梅毒はさまざまな爪の変化をきたす。亜急性細菌性心内膜炎や旋毛虫症は爪の線状出血の原因となる。

N **Neoplasm**(腫瘍)　基本的に爪の変化はきたさないが，二次性貧血によりばち指や爪床の蒼白をきたすことがある。軟骨腫，黒色腫，血管腫など数少ない悪性腫瘍では爪の変化をきたす。腸ポリポーシスが爪の萎縮を引き起こすこともある。

　Neurologic(神経)　ときには，末梢性ニューロパチー(爪異栄養症や爪鉤彎症)，脊髄空洞症，多発性硬化症のような神経疾患も考えなければならない。

D **Deficiency**(欠乏)　ビタミン欠乏症(ビタミン B_2 やD)。

I **Intoxication**(中毒)　ヒ素中毒(白い線や横方向の線形の隆起)，放射線皮膚炎。

C **Congenital**(先天性)　乾癬，先天性外胚葉欠損症，先天性爪欠損症(爪床の炎症)，小爪症，大爪症。

A **Autoimmune**(自己免疫性)　強皮症，結節性動脈周囲炎，湿疹，ループス(狼瘡)。

T **Trauma**(外傷)　爪の色が褐色や黒色になる爪下血腫がよく知られている。

E **Endocrinopathy**(内分泌)　爪変化の原因として最も重要である。甲状腺機能低下症は爪異栄養症，脆弱化，爪剝離症を引き起こす。甲状腺機能亢進症は同様の変化に加えて匙状爪をきたす。下垂体機能低下症では爪異栄養症，爪半月の消失，匙状爪が起こりうる。副甲状腺機能低下症では爪肥厚や横方向の溝がみられることがある。

◎診断へのアプローチ

爪の変化の診断は，他の所見(例えば，神経学的所見や内分泌的所見)と関連づけることではじまる。どのような検査を行うかは，特定の疾患や爪の変化から想定される疾患による(付録A参照)。

◎その他の有用な検査【適応】
1. 血算【鉄欠乏性貧血】
2. 赤沈【慢性炎症性疾患】
3. 血液培養【亜急性細菌性心内膜炎】
4. 旋毛虫特異的モノクローナル抗体価【旋毛虫症】
5. 遊離 T_4，甲状腺刺激ホルモン【甲状腺機能亢進症・低下症】
6. 血清副甲状腺ホルモン【副甲状腺機能低下症】
7. 血清成長ホルモン，黄体形成ホルモン(LH)，卵胞刺激ホルモン(FSH)【下垂体機能低下症】
8. 頭部CT【下垂体腫瘍】
9. 胸部X線【腫瘍，結核，気管支拡張症】
10. 動脈血ガス分析【肺疾患，心疾患】
11. ヒ素に対する毛髪分析【ヒ素中毒】
12. 抗核抗体【膠原病】
13. 耐糖能【糖尿病性細動脈硬化症】

Nasal discharge
鼻分泌物(鼻漏)

鼻漏(前鼻漏，後鼻漏)の鑑別診断では**解剖学**が鍵となる。外から内へ向かって解剖をみてみると，外鼻孔，鼻甲介と後鼻孔，上顎洞，篩骨洞，前頭洞，蝶形骨洞の順になり，耳管の開口部にある鼻咽頭は咽頭扁桃で取り囲まれている。さらに，下鼻道に鼻涙管が開口している。非血性鼻漏の場合，原因のほとんどは例外なく炎症性のもの(感染もしくはアレルギー)だが，副鼻腔や篩板の骨折は髄液鼻漏を引き起こしている可能性がある。また非血性鼻漏では，腫瘍や異物など閉塞をきたす病態についても考慮しなければならない。なぜなら，これらが感染を引き起こしているかもしれないからである。

急性非血性鼻漏を引き起こす**病気**として，風邪(少なくとも60種類はあるウイルスのうちの1つによる)，インフルエンザ，百日咳，麻疹，アレルギー性鼻炎(花粉症)がある。鼻漏は最初は透明だが，閉塞から数時間後には二次性の細菌感染により化膿性になることがよくある。慢性鼻炎はアレルギー，細菌，真菌(ムーコル症など)によるが，自己免疫疾患(Wegener肉芽腫症など)が関与していることもある。環境中の煙が漿液性鼻漏の原因となることがある。鼻スプレーやコカインの頻繁な使用を常に考慮にいれる。慢性鼻炎は特発性であることもある(血管運動性鼻炎)。

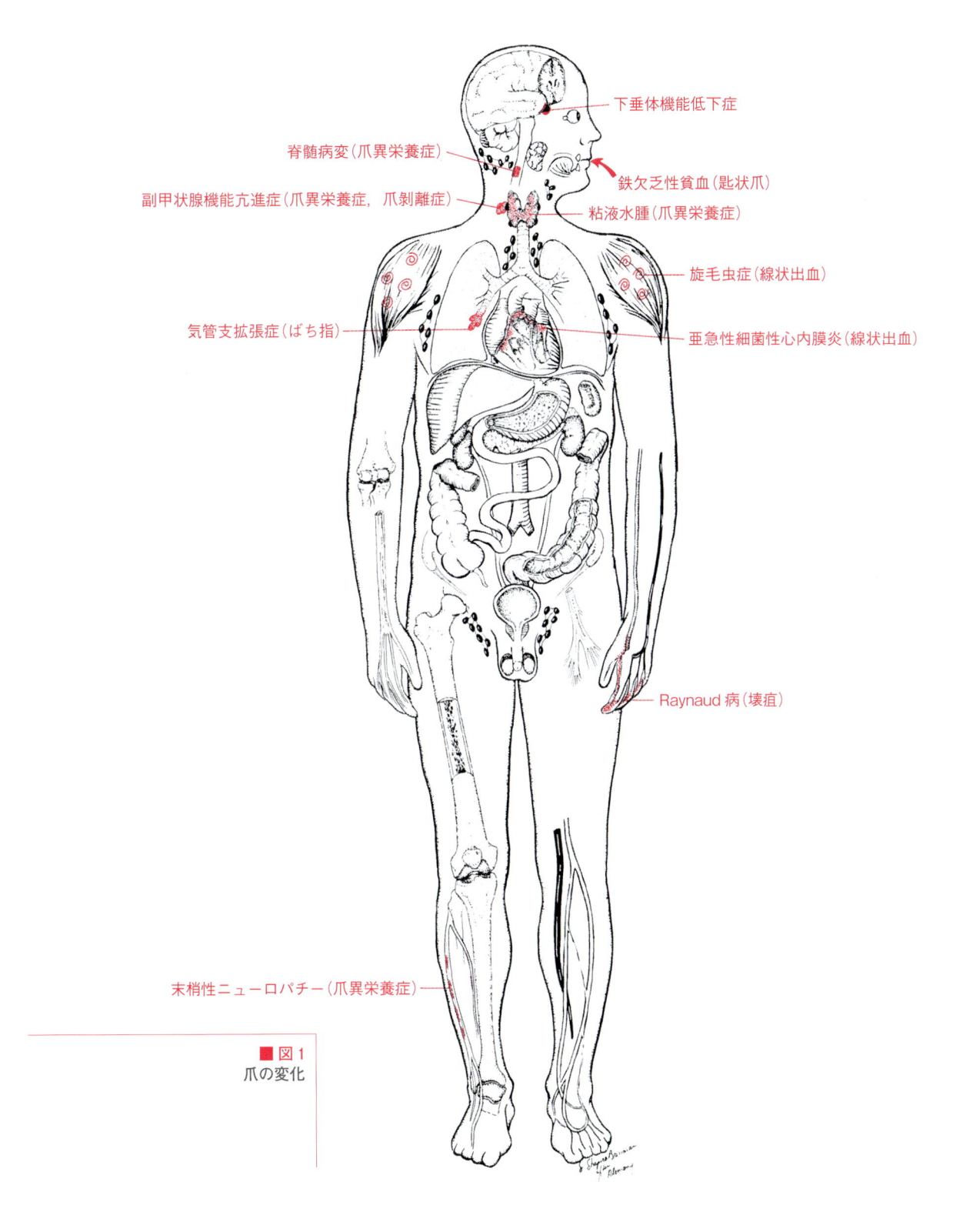

Nail change｜爪の変化　313

下垂体機能低下症
脊髄病変（爪異栄養症）
鉄欠乏性貧血（匙状爪）
副甲状腺機能亢進症（爪異栄養症，爪剥離症）
粘液水腫（爪異栄養症）
旋毛虫症（線状出血）
気管支拡張症（ばち指）
亜急性細菌性心内膜炎（線状出血）
Raynaud病（壊疽）
末梢性ニューロパチー（爪異栄養症）

■ 図1
爪の変化

　副鼻腔は鼻と同じような状況で炎症が起こりうる。しかし，副鼻腔からの鼻漏を疑うのは膿性鼻漏のときや，副鼻腔に疼痛があるとき，あるいは鼻漏が慢性化したときである。慢性副鼻腔炎では後鼻漏になっていることが多い。
　鼻咽頭についても同様のウイルス，細菌，真菌が関係してくるが，ジフテリアの症状が鼻咽頭からはじまることもある。**咽頭扁桃**の肥大が顕著なときは，咽頭扁桃が鼻管を閉塞し，二次性細菌性鼻炎を引き起こすかもしれない。
　鼻涙管は下鼻道に開通しているので過剰な涙は鼻漏を引き起こすこともある。ヒスタミン性頭痛（群発頭痛）による片側鼻漏は三叉神経痛のメカニズムと一部関連している。

◎診断へのアプローチ
　非血性鼻漏の診断は急性期であれば難しくない。というの

■図2
鼻分泌物(鼻漏)

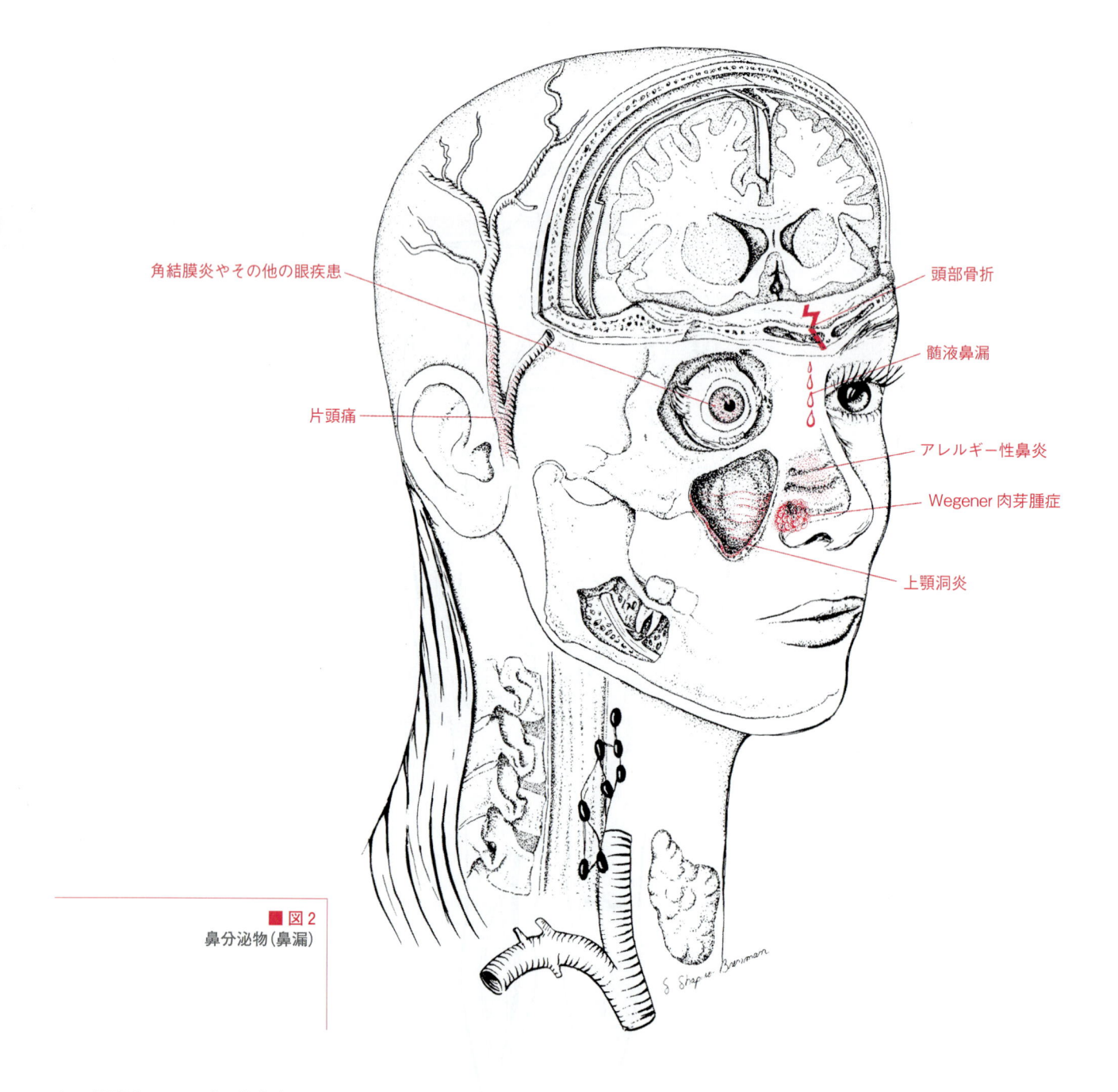

(図中ラベル: 角結膜炎やその他の眼疾患／片頭痛／頭部骨折／髄液鼻漏／アレルギー性鼻炎／Wegener 肉芽腫症／上顎洞炎)

も，風邪やアレルギー性鼻炎であることがほとんどだからである（こういった場合，病歴が役立つ）。しかし，最初にやるべきことは鼻スプレーを中止することである。鼻漏が続くときには，膿性鼻漏でなければ塗抹標本での好酸球や適切な皮膚検査が役立つ。膿性鼻漏なら細菌や真菌の培養，副鼻腔のX線撮影が役立つ。髄液鼻漏の可能性もある。特発性血管運動性鼻炎はアトロベント(吸入用抗コリン薬)への反応で診断される。CTは副鼻腔炎の診断によく用いられる。

◎その他の有用な検査【適応】
1. 血算【感染症】
2. 赤沈【感染症】
3. ツベルクリン反応【結核】
4. VDRL試験【梅毒】
5. 梅毒トレポネーマ蛍光抗体吸収検査(FTA-ABS)【梅毒】(信頼性がより高い)
6. 抗核抗体【膠原病】
7. 抗好中球細胞質抗体(ANCA)【Wegener 肉芽腫症】
8. 真菌培養【ムーコル症】
9. 鼻咽頭鏡【腫瘍，肉芽腫】
10. 頭部，副鼻腔CT【腫瘍，副鼻腔膿瘍】
11. 生検
12. 髄液の放射性免疫吸着法【髄液鼻漏】
13. ウイルス抗原検査【インフルエンザ】

Nasal mass or swelling
鼻の腫瘤・腫脹

解剖は，ここで鑑別診断を挙げるのに少しは役立つが，ほとんど不要な努力である。MINTでほぼすべての原因を網羅できる。

M **Malformation**（奇形） クレチン病，Down症候群，ガーゴイリズム（ムコ多糖症），粘液水腫，先端巨大症などでは幅広の鼻がみられる。

I **Inflammation**（炎症） 癰，蜂巣炎，梅毒，鼻瘤を伴う酒皶，Wegener肉芽腫症，結核性肉芽腫，アスペルギルス症，リノスポリジウム症，ムーコル症，その他の慢性感染症。

N **Neoplasm**（腫瘍） 外鼻孔の癌，鼻粘膜の扁平上皮癌〔Schmincke腫瘍（リンパ上皮性腫瘍）〕，アレルギー性鼻炎による二次性鼻茸。

T **Trauma**（外傷） 骨折，脱臼，挫傷。これらはたいてい容易に診断される。

◎診断へのアプローチ

きちんとした生検や培養が行われれば，肉芽腫や腫瘍を除いて診断は難しくない。Wegener肉芽腫症では，肺胞炎や糸球体腎炎を探すことが診断に役立つ。血清ANCA抗体陽性でたいていは確定診断に至る。

◎その他の有用な検査【適応】

1. 血算【感染症】
2. 鼻腔塗抹培養
3. ツベルクリン反応【結核】
4. 抗酸染色，培養【結核】
5. VDRL試験【梅毒】
6. 真菌塗抹培養【膠原病】
7. 頭部，副鼻腔X線【悪性腫瘍，肉芽腫】
8. 頭部，副鼻腔CT【副鼻腔炎，腫瘍，肉芽腫】
9. 鼻腔塗抹標本中の好酸球【鼻茸】
10. 鼻咽頭鏡【鼻茸，肉芽腫】
11. 血清IgE【アレルギー性鼻炎】
12. 放射性アレルゲン吸着法（RAST）【アレルギー性鼻炎】
13. アレルギーの皮膚検査【鼻茸】

Nasal obstruction
鼻閉塞

鼻閉塞のさまざまな原因を想起するにはMINTSが非常に役立つ。

M **Malformation**（奇形） 鼻中隔彎曲症，先天的な閉鎖症。

I **Inflammation**（炎症） ウイルス，細菌，アレルギー性鼻炎と副鼻腔炎による鼻閉塞や，糖尿病患者ではムーコル症による鼻閉塞もある。炎症によって腫大した咽頭扁桃も急性や慢性の閉塞を起こす。

N **Neoplasm**（腫瘍） 鼻茸，線維腫，骨腫，奇形腫，進行癌。

T **Trauma**（外傷） 鼻中隔の血腫，鼻骨の骨折・偏位
Toxic（中毒） 薬物性鼻炎による中毒性粘膜浮腫。

S **Systemic**（全身性） Wegener肉芽腫症が挙がる。

◎診断へのアプローチ

発熱があれば，上気道炎，急性副鼻腔炎，鼻炎を疑う。薬物性鼻炎を除外するために局所の鼻粘膜充血除去薬の慢性的な使用について聞くのは非常に重要である。アレルギー性鼻炎が疑われれば，鼻腔塗抹の中の好酸球や血清IgG抗体を検査すべきである。鼻汁が黄色であれば，細菌に対する塗抹検査や培養を行うべきである。Wegener肉芽腫症は抗核抗体，抗好中球細胞質抗体（ANCA），もしくは生検で診断される。難しい症例では耳鼻科医にコンサルトすべきである。

◎その他の有用な検査【適応】

1. 鼻・副鼻腔X線【副鼻腔炎，鼻中隔彎曲症，鼻茸】
2. 副鼻腔CT【副鼻腔炎，鼻茸】
3. 鼻咽頭鏡【アデノイド，鼻茸，腫瘍】
4. アレルギーの皮膚検査【アレルギー性鼻炎】
5. ウイルス抗体【インフルエンザ】

Nausea and vomiting
悪心・嘔吐

嘔吐まで至っていない状態が悪心であり，この2つは一緒に考えるべきである。急性の悪心・嘔吐，下痢はほとんどがウイルス性もしくは細菌性胃腸炎によるものだが，急性虫垂炎，胆囊炎，膵炎も念頭におかなければならない。慢性の悪心・嘔吐の場合，診断に悩む。この症状は**解剖学**的分析が向いている。消化管に焦点をあてて咽頭から肛門まで調べ，部位と病因のカテゴリーをつきあわせていくと（表46），嘔吐の最も重要な原因がわかる。

鼻咽頭では，扁桃炎と異物が原因として挙げられる。**食道**ではアカラシア，食道憩室，逆流性食道炎，腫瘍が重要であるが，これらは嚥下困難（p.132参照）を起こすことのほうが多い。**胃**では胃炎，胃潰瘍，胃癌が嘔吐の原因として重要である。幽門のポリープ，腫瘍，潰瘍は胃の出口を閉塞させるため，嘔吐の症状がより強くなる。小児では幽門狭窄を忘れてはならない。**十二指腸**では潰瘍と十二指腸炎だけでなく，BillrothⅡ型の胃切除術で起こる輸入脚症候群，BillrothⅠ型とⅡ型の胃切除術で起こるダンピング症候群も考えなくてはならない。胆汁性胃炎も原因になる。空腸と回腸では，

図3
悪心・嘔吐

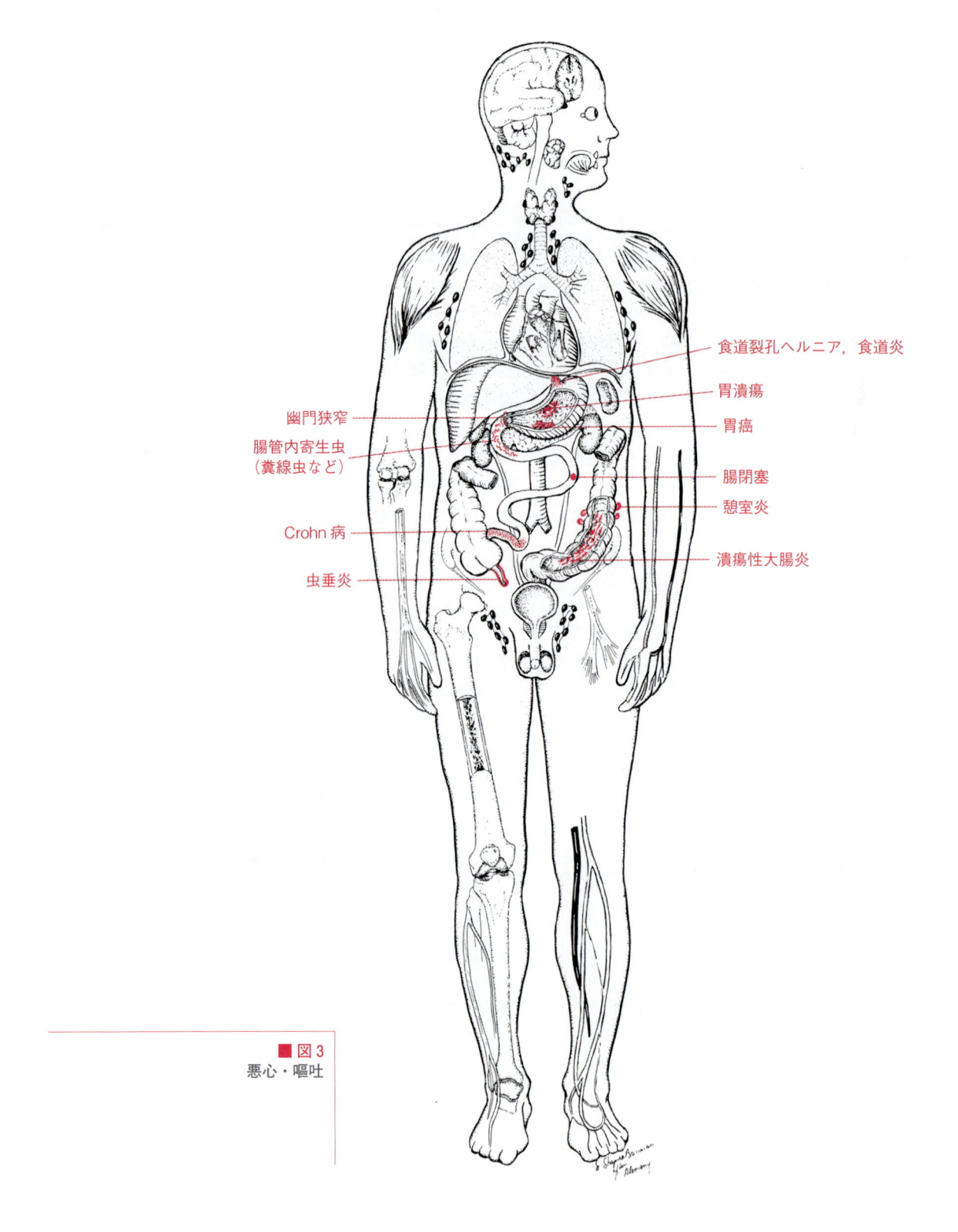

- 食道裂孔ヘルニア，食道炎
- 胃潰瘍
- 胃癌
- 幽門狭窄
- 腸管内寄生虫（糞線虫など）
- 腸閉塞
- 憩室炎
- Crohn病
- 潰瘍性大腸炎
- 虫垂炎

さまざまな原因(腸捻転，腸重積，腸回転異常，胃石，腫瘍，Crohn病など)で起こる腸閉塞を考えなくてはならない。糞線虫，回虫，無鉤条虫などの寄生虫も原因の1つになる。

Meckel**憩室**や**虫垂**の閉塞も嘔吐を引き起こしうる。大腸では潰瘍性大腸炎，アメーバ症，腫瘍を考える。腸間膜動脈血栓症は腸管のどこに生じても嘔吐を引き起こしうる。急性ウイルス性もしくは細菌性腸炎は悪心・嘔吐を伴うが，ボツリヌス中毒，サルモネラ症，赤痢ではほとんどが下痢を伴う。

胆嚢炎，胆石症，膵炎，ガストリノーマ，膵嚢胞，腹膜炎，心筋梗塞でも起こりうる。その他，腎臓(例えば腎結石)，甲状腺，骨盤内臓器(例えば子宮外妊娠)，肺(胃拡張に伴う肺炎)，前庭器(Ménière病)，脳(例えば腫瘍)，精巣(例えば精巣捻転や精巣炎)に原因をみることもある。

表46 悪心・嘔吐

	V Vascular(血管)	I Inflammation(炎症)	N Neoplasm(腫瘍)	D Degenerative(変性) Deficiency(欠乏)	I Intoxication(中毒)	C Congenital(先天性) Collagen(膠原病)	A Autoimmune(自己免疫性) Allergic(アレルギー性)	T Trauma(外傷)	E Endocrinopathy(内分泌)
咽頭		扁桃炎 ジフテリア		Plummer-Vinson症候群			Vincent 口峡炎	異物	
食道	大動脈瘤	食道炎 Chagas病	癌		アルカリによる狭窄	アカラシア 皮膚硬化症		異物	
胃		胃炎 潰瘍	癌	悪性貧血	アスピリン レセルピン	幽門狭窄 凄状胃			ガストリノーマ 副甲状腺機能亢進症
十二指腸		潰瘍 十二指腸炎 糞線虫症				十二指腸閉鎖・狭窄			ガストリノーマ
空腸, 回腸	腸間膜動脈血栓症	感染(有鉤条虫などの寄生虫, サルモネラ症, 赤痢など)	癌 肉腫	ペラグラ 吸収不良症候群	ボツリヌス中毒	Whipple病 Meckel憩室	Crohn病	臓器破裂	血管活性腸管ペプチド症候群
虫垂		虫垂炎	癌					破裂 糞石	
大腸	腸間膜動脈血栓症	アメーバ性大腸炎 ブドウ球菌性大腸炎	癌			腸回転異常 憩室	潰瘍性大腸炎 Crohn病	臓器破裂	
胆囊		胆囊炎	胆管細胞癌					結石	
膵臓		膵炎	膵嚢胞 膵癌			嚢胞性線維症			
腎臓	腎動脈血栓症	腎盂腎炎	閉塞を伴う癌		薬物性腎症	多嚢胞腎	糸球体腎炎	破裂 結石 閉塞	
骨盤内臓器	卵巣捻転 卵巣囊胞捻転	骨盤内炎症性疾患	異所性妊娠					人工流産	
血液		慢性貧血	白血病 多発性骨髄腫	鉄欠乏性貧血	尿毒症				

■ 図 4
悪心・嘔吐
(全身性の原因)

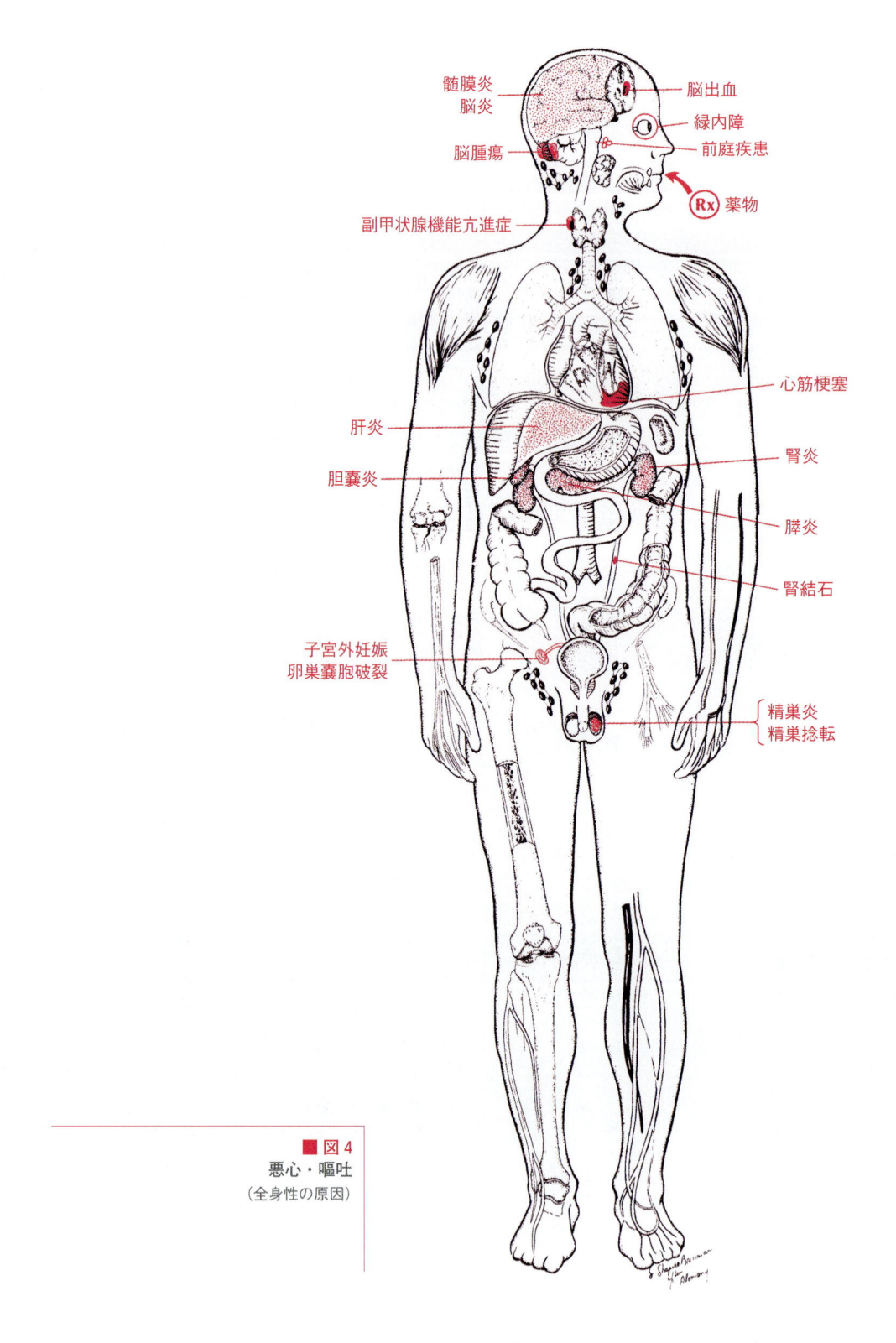

　標的器官から鑑別を考えるのは良い方法であるが，嘔吐の生化学的な評価もするべきである。体外からの摂取物も体内での生成物も，血中濃度が高かろうと低かろうと嘔吐中枢を刺激したり，麻痺性イレウスを引き起こしたりすることがあるためである。尿毒症，肝疾患で増加するアンモニアや窒素，低カリウム血症，高カリウム血症も嘔吐を引き起こす。ナトリウム，塩化物，二酸化炭素も嘔吐を引き起こす。もっと重要なのは，副甲状腺機能亢進症や他の原因で起こる高カルシウム血症である。ほとんどの薬物も悪心・嘔吐を引き起こしうる。インフルエンザ罹患後に難治性の悪心・嘔吐が続いた場合はReye症候群を考える。ビタミンA中毒は小児では頭蓋内圧上昇と嘔吐を引き起こすことがある。
　まとめると，嘔吐は解剖学的に分析するのが一番良い。生理学的には，嘔吐の症状は機能的もしくは機械的閉塞を意味

する。すべての検査(下記参照)が正常である場合，神経精神疾患を考える。片頭痛は(特に小児では)頭痛を伴わずに嘔吐を引き起こす場合があることを忘れずに。

◎診断へのアプローチ

まず最初に，服薬しているかどうか聞く。ほとんどの薬物は悪心・嘔吐を引き起こしうる。特にジゴキシン，非ステロイド性抗炎症薬(NSAID)，アスピリン，鉄製剤，麻薬は原因となりやすい。また，患者がアルコール依存症か聞くべきである。嘔吐の診断を絞り込むためには他の症状や徴候との関連も重要である。例えば，耳鳴やめまいを伴った嘔吐ではMénière病を疑うし，吐血を伴った嘔吐では胃炎，食道静脈瘤，胃潰瘍を疑う。強い腹痛を伴った嘔吐は虫垂炎，胆嚢炎，膵炎，腸閉塞による可能性が高い。検査は単純X線撮影，上部消化管検査，食道造影，胆嚢造影，胃液検査，血清電解質・アミラーゼ・リパーゼを含めるべきである。便潜血，虫卵・寄生虫検査は通常必要である。胃食道内視鏡検査は緊急時に行われることもあるが，患者の状態が悪化していて膵炎が除外できているなら試験開腹すべきである。十二指腸閉鎖のある乳児では腹部単純X線写真でダブルバブル徴候(double bubble sign)を示す。

◎その他の有用な検査【適応】

1. 血算【貧血，感染症】
2. 生化学【肝疾患，尿毒症】
3. 心電図，心筋酵素【心筋梗塞】
4. 妊娠検査【子宮外妊娠】
5. 動脈血ガス分析【肺塞栓】
6. 肺シンチ【肺塞栓】
7. 胆嚢エコー【胆石症】
8. 小腸造影【腫瘍，憩室，Crohn病】
9. 腹部CT【腫瘍，膿瘍】
10. 腹腔鏡【膵・肝腫瘍】
11. 血管造影【腸間膜動脈血栓症】

Neck mass
頸部腫瘤

頸部腫瘤の鑑別診断を行うにあたっては**解剖学**が最も重要である。それぞれの解剖構造に**組織学**的所見を加味してリストをつくる。どのような腫瘍でも同じだが，頸部腫瘤は，解剖構造上のどこかの組織が増殖や偏位をきたしたり，他の構造物に置換されたり，水分，空気，出血，異物があることによって起こる。

頸部の解剖を思い浮かべて，皮膚，甲状腺，リンパ節，気管，食道，頸静脈，頸動脈，腕神経叢，頸椎，筋肉で考えてみる。**甲状腺**では腫大，肥厚，囊胞形成(地方病性甲状腺腫)，過形成(Graves病)，腫瘍(腺腫，癌)，甲状腺炎(亜急性もしくは橋本病)，囊胞(コロイド囊胞)，出血が鑑別に挙がる。甲状舌管囊胞も起こる。

リンパ節は多くの炎症性疾患で腫大するが，それらが孤立性腫瘤であったときはたいていHodgkinリンパ腫もしくは甲状腺，肺，乳房，胃からの転移癌の浸潤である。結核，放線菌症，その他の慢性炎症性疾患も同様に孤立性腫瘤を呈する。**気管**の腫大は鑑別診断でほとんど問題にならないが，鰓溝囊胞は腫瘤としてみられる。圧出性憩室は**食道**原発のおもな腫瘤であるが，食道癌はまれに上部1/3で起こる。他の部位の腫瘤と**頸静脈**との区別が問題になることはめったにない。**頸動脈**や**鎖骨下動脈**の動脈瘤はその拍動で区別されるが，ときに大動脈瘤を頸部で触知できることがある。高度の動脈硬化が頸部に認められる場合は，片側もしくは両側の頸部に鉛管のようなものを触れる。**腕神経叢**の神経線維腫はまれだが，鑑別に入れるべきである。**頸椎**に転移する腫瘍はどれも頸部に広がる可能性があり，多発性骨髄腫では形質細胞腫が頸部に生じうる。頸肪はしばしば頸部で触れる。前斜角筋が大きいと，頸部に腫瘤として触れるかもしれない。

他の部位にも生じるが頸部にも生じる皮膚腫瘍(例えば脂肪腫)も鑑別に挙がる。コロイド囊胞や鰓溝囊胞への液体，空気，他の物質の異常な蓄積はすでに述べたが，癰，皮脂囊胞，血管神経性浮腫はどうだろうか？ 先天性の囊胞性ヒグローマ(頸部囊胞水腫)は中に漿液もしくは粘液をいれており，かなり大きいことがある。最後に皮下気腫を忘れてはならない。以上の鑑別を表47に示した。

◎診断へのアプローチ

臨床像は多くのケースで診断に役立つ。例えば，喀血を伴った頸部腫瘤は，リンパ節転移のある肺癌を疑う。びまん性で圧痛のある腫大した甲状腺は亜急性甲状腺炎を疑う。飲食後に腫瘤が大きくなるなら食道憩室が疑われる。甲状舌管囊胞は舌を突きだすと動く。

検査は，どのような病変を疑うかによって異なる。リンパ節腫脹を疑うときは診査や生検を行う。食道憩室はバリウム嚥下や食道鏡で除外できる。亜急性甲状腺炎ではT_4値が上昇する。他の甲状腺腫瘍を診断するためにシンチグラフィーで放射性ヨウ素(RAI)の取り込み具合を調べる必要があるかもしれない。甲状腺囊胞はエコーやCTで疑われるが，針生検で確定診断する。もし腫瘤が頸椎とつながっていれば，頸椎のCTもしくはMRIを行う。解剖を視覚化することで，診断のための検査が絞られてくる。

◎その他の有用な検査【適応】

1. 血算
2. 赤沈【炎症】
3. 胸部X線【腫瘍，結核，真菌感染】
4. 頸椎X線【腫瘍】

表47 頸部腫瘤

	V Vascular (血管)	I Inflammation (炎症)	N Neoplasm (腫瘍)	D Degenerative (変性)	I Intoxication (中毒)	C Congenital (先天性)	A Allergic(アレルギー性) Autoimmune(自己免疫性)	T Trauma (外傷)	E Endocrinopathy (内分泌)
皮膚		皮下気腫	脂肪腫 血管腫 癌			嚢胞性ヒグローマ (頸部嚢胞水腫)	挫傷 肋骨骨折		
甲状腺		嚢胞(コロイド嚢胞) 甲状腺炎	腺腫 癌	地方病性甲状腺腫					Graves病 甲状腺癌
リンパ節		結核 アクチノミセス症 リンパ節炎	Hodgkinリンパ腫 転移性癌				サルコイドーシス		
気管		鰓溝嚢胞							
食道			癌			食道憩室		食道バイパス術	
頸静脈	血栓症 静脈瘤 閉塞		血管腫					出血	
頸動脈	動脈瘤			動脈硬化症					
腕神経叢			神経線維腫					挫傷	
頸椎		結核	多発性骨髄腫 転移性癌			頸肋		骨折 捻挫 挫傷	
頸部の筋		筋炎	横紋筋肉腫			大きな前斜角筋			

■図5
頸部腫瘤

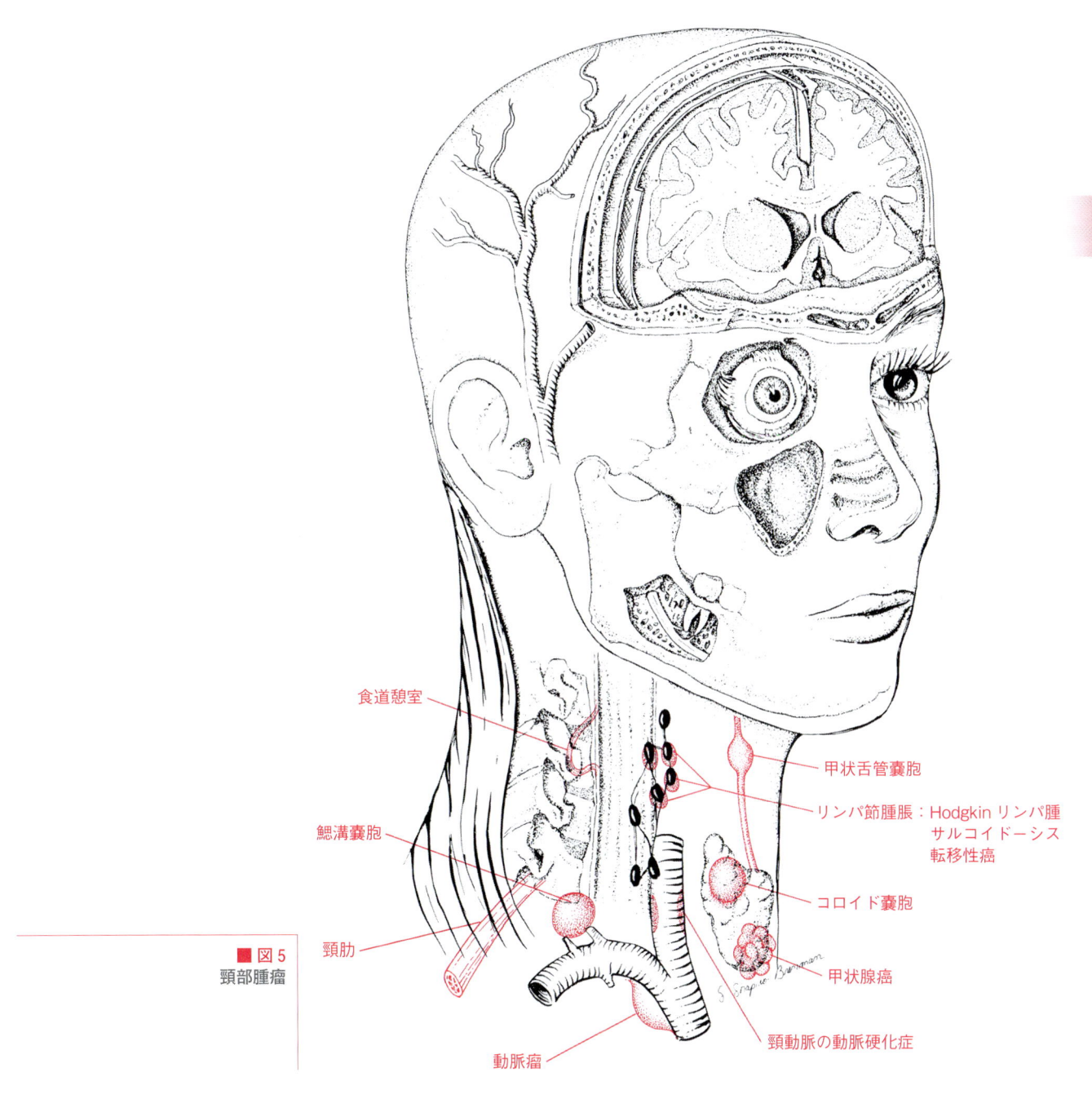

食道憩室
鰓溝嚢胞
頸肋
動脈瘤
甲状舌管嚢胞
リンパ節腫脹：Hodgkin リンパ腫
サルコイドーシス
転移性癌
コロイド嚢胞
甲状腺癌
頸動脈の動脈硬化症

5. ツベルクリン反応【結核】
6. 血清蛋白電気泳動【多発性骨髄腫】
7. 骨シンチ【骨髄炎，腫瘍】
8. 気管支鏡【肺腫瘍】
9. 縦隔CT【腫瘍，上大静脈症候群】
10. 頸部CT【甲状腺悪性腫瘍】

Neck pain
頸部痛

頸部痛の原因の精査は，頭痛の場合と似ている．まず解剖学的な要素で分け，それぞれにさまざまな病因があてはまる（表48）．皮膚から脊髄まで，筋膜，筋肉，動脈，静脈，腕神経叢，頸神経叢，リンパ節に目を向ける．つぎに食道，気管，甲状腺，そして最後に頸椎を考える．頸椎は脊髄や髄膜を取り囲んでおり，頸神経根の出口を塞がないようにしている．

これらの構造を考え，そこにMINTをあてはめると，頸部痛の鑑別診断をすることができる．炎症や外傷は主要な原因である．**皮膚**では帯状疱疹，蜂巣炎，挫傷，裂傷が挙げられる．感染した鰓溝嚢胞はときに頸部痛を起こしうる．**筋肉・筋膜**では挫傷や捻挫のほか，線維筋痛症，皮膚筋炎，旋毛虫症が原因となる．頸部に歯性膿瘍が広がることによって

■ 図6
頸部痛

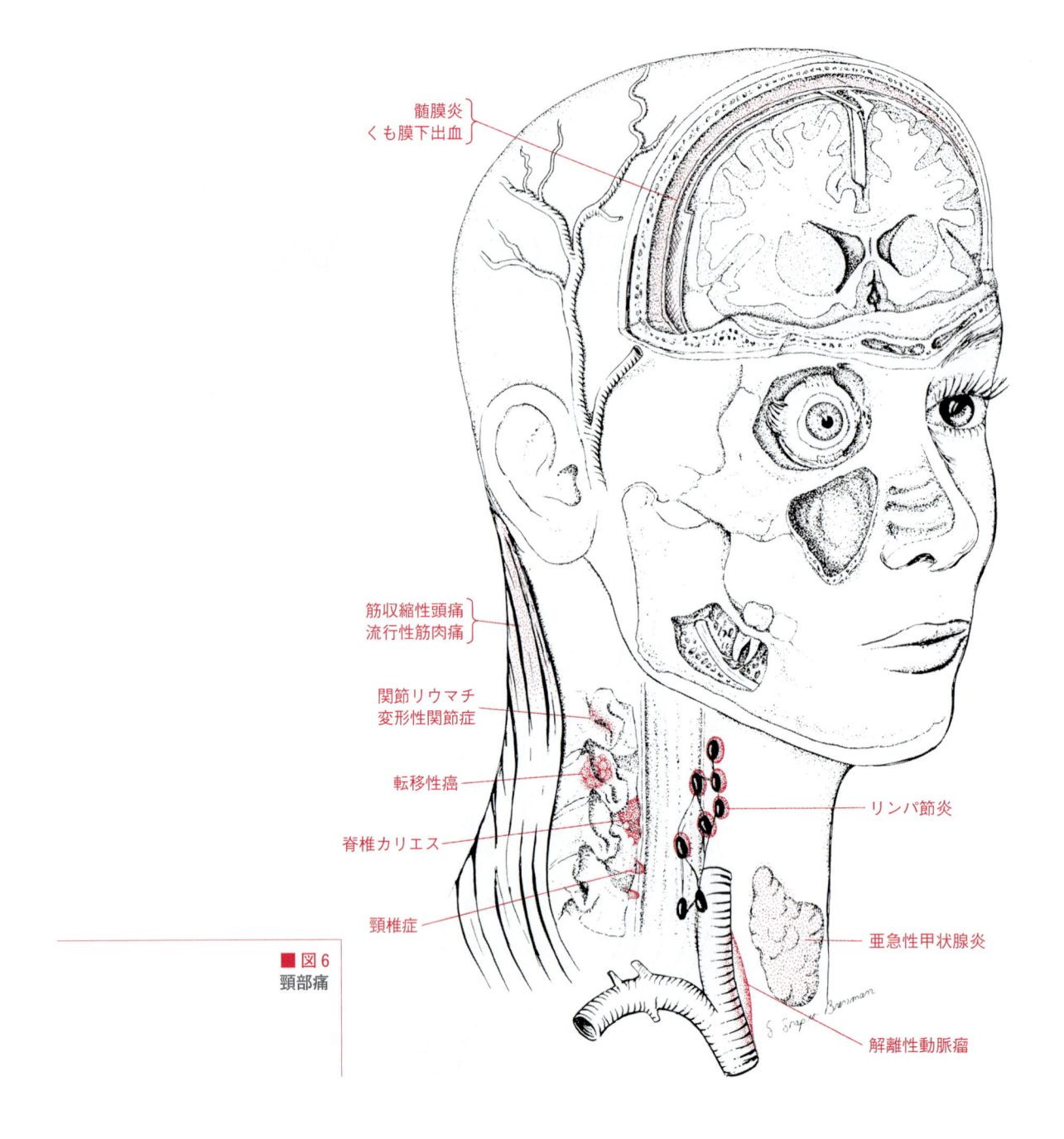

顎の下で疼痛性の腫脹を示す Ludwig 口峡炎もしっかり覚えておこう。緊張性頭痛，悪い姿勢，ときに流行性筋肉痛によっても頸部痛は起こる。髄膜炎は項部硬直や頸部痛を引き起こす。斜頸では疼痛性の痙攣がみられるが，頸部の単収縮（急激な引きつり）が頸部痛を起こす。

頸動脈では，動脈瘤（解離性動脈瘤は別として）が近接した臓器を圧迫しない限りは，圧痛や痛みはない。動脈炎で頸部痛を起こすことは少ないが，総頸動脈血栓は圧痛や痛みを起こすかもしれない。狭心症による頸部関連痛はまれではない。

動脈と同様に，**頸静脈**や頸部の細静脈が血栓や破裂によって痛みを引き起こすことはまれである。しかし，上大静脈閉塞ではときに頸部痛が起こる。対照的に，**リンパ節**はよく頸部痛を起こす。リンパ節は，咽頭炎，中耳炎，副鼻腔炎，歯性膿瘍，縦隔炎により腫大し圧痛を起こす。

腕神経叢では，原発性神経炎，または前斜角筋症候群，Pancoast 腫瘍，肋骨鎖骨症候群，頸肋による圧迫が原因として挙げられる。もっと多いのは，神経根が**脊椎**疾患で圧迫されて生じる頸部痛で，椎間板ヘルニア，骨折，頸椎症，結核性・非結核性骨髄炎，原発性または転移性の脊椎・脊髄腫瘍が原因となる。**脊髄**疾患では，髄膜からの頸部痛を考えるべきで，髄膜炎，くも膜炎，くも膜下出血がある。脊椎関節炎は，圧迫所見なしに頸部痛を引き起こす。

食道が頸部痛の原因となることはまれだが，食道裂孔ヘルニアや横隔膜下膿瘍から頸部への放散痛がみられることがある。食道の圧出性憩室では，近接した臓器を圧迫し有痛性の症状を起こしうる。食道と同様に**気管**も頸部痛の原因となる

表48 頸部痛

	M Malformation（奇形）	I Inflammation（炎症）	N Neoplasm（腫瘍）	T Trauma（外傷）
皮膚		帯状疱疹 蜂巣炎 癤		挫傷 裂傷
筋肉・筋膜		流行性筋肉痛 旋毛虫症		
動脈	解離性動脈瘤 脳動脈瘤によるくも膜下出血	側頭動脈炎		出血
静脈		血栓性静脈炎		出血
リンパ節		リンパ節炎 結核	Hodgkin リンパ腫 転移性癌	
神経	頸肋 前斜角筋症候群	腕神経叢炎	Pancoast 腫瘍	挫傷 裂傷 圧迫
甲状腺		亜急性甲状腺炎 Riedel 甲状腺腫	転移性甲状腺癌	コロイド嚢胞の破裂
食道	先天性憩室	食道炎	癌	圧出性憩室
頸椎	扁平頭蓋底	関節リウマチ 結核 変形性関節症	転移性癌 脊髄腫瘍	骨折 椎間板ヘルニア

ことはまれであるが，ときに急性喉頭気管炎では強い痛みを生じる。**亜急性甲状腺炎**や唾液腺の炎症・閉塞では，患者は咽頭痛を訴えるとしても，頸部でも痛みを起こす。

◎診断へのアプローチ

頸部痛を訴える患者は，よく頸椎捻挫や筋収縮性頭痛をもっている。しかし，患者にカラーを装着させ薬物を処方して自宅へ帰す前に，髄膜炎，くも膜下出血，椎間板ヘルニア，腫瘍などの重篤な疾患を除外しなければならない。そのためには，項部硬直をチェックし，神経学的所見をとり，甲状腺やリンパ節腫脹をチェックすることが必要である。もし神経学的所見に異常があれば，高価な検査をする前に神経内科医や脳神経外科医に紹介するほうがよい。

神経学的所見が正常で，頸部に腫瘍や他の異常がなければ，高価な検査をせずに保存的治療ができるであろう。しかし，たいていの医師は少なくとも頸椎の単純X線写真をとろうとする。何か重篤な疾患を見逃さないように，注意深いフォローが必要である。十分な薬物治療にもかかわらず痛みが持続するときには，筋電図だけでなく頸椎MRIも行う。この場合も，まず神経内科医にコンサルトするほうがよい。痛みは心臓，肺，食道，胆嚢からも起こりうることを常に心にとめておき，それに応じて行動すること。

◎その他の有用な検査【適応】

1. 血算
2. 赤沈【亜急性甲状腺炎】
3. 遊離 T_4，甲状腺刺激ホルモン【亜急性甲状腺炎】
4. 胸部X線【縦隔腫瘍】
5. 運動負荷試験【冠動脈不全】
6. 関節炎パネル
7. 生化学【骨転移】
8. 血清蛋白電気泳動【多発性骨髄腫】
9. 上部消化管内視鏡，食道造影【逆流性食道炎，食道裂孔ヘルニア】
10. 胆嚢エコー【胆嚢炎】
11. 頸椎MRI【椎間板ヘルニア】
12. 頸髄造影【腫瘍，椎間板ヘルニア】
13. 骨シンチ【骨髄炎，転移，小さな骨折】

症例検討 #69

45歳のフィリピン人女性。看護師。臥床患者の体位変換をした後から頸部痛があると訴えている。入院の2週前には，痛みは右上肢に放散しはじめた。

問1. 解剖から考えると，鑑別診断は何か？

神経学的診察では，触覚の消失，右親指の痛み，右上腕二頭筋反射の低下を示した。

問2. あなたの診断は何か？

（解答は付録B参照）

Nightmare
悪夢

PINTにより悪夢の原因を想起することができる。

P Psychiatric（心理的）　不安，神経症，さまざまな精神病。

I Inflammation（炎症）　全身性感染症。
　Intoxication（中毒）　アルコール，ベンゾジアゼピン系などの薬物。

N Neurologic（神経）　てんかん。

T Trauma（外傷）　頭部外傷は悪夢の原因として頻度が高いものの1つである。

◎診断へのアプローチ

　感染症が疑われるなら，血算，赤沈，生化学を調べる。アルコールや薬物誘発性の悪夢は，病歴や薬物スクリーニングによって診断できることがある。頭部外傷でも病歴が役に立つ，特に家族や親交のある人からの情報は有用である。てんかんが疑われるなら，覚醒時および睡眠時脳波検査を行うべきである。てんかんを除外するために抗痙攣薬を試してみる必要があるかもしれない。評価の早い段階で精神科医にコンサルトするとよいかもしれない。

Nocturia
夜間多尿

　夜間多尿の鑑別診断は，多尿の場合と似ている。症状を病態生理学的に分析すると，夜間に尿を過剰産生する場合，尿路の閉塞があるために1回の排尿では膀胱を空にできない場合，もしくは頻尿となるような刺激性の病変が尿路にある場合，が考えられる。

1. **夜間の尿過剰産生**：このカテゴリーには多尿の原因がすべて含まれる。すなわち，尿崩症，糖尿病，甲状腺機能亢進症，利尿薬，腎性尿崩症，慢性腎炎，である。加えて，ほぼ夜間にのみ排尿が過剰になる病態，つまり心不全も考えなければならない。心不全の患者では，起立位をとっている日中には水分は四肢にたまって浮腫を生じるが，臥位になっている夜間は水分が血液循環に戻ってきて腎臓から排泄される。

2. **閉塞性尿症**：結石，前立腺肥大，前立腺炎，正中稜の肥大，尿道狭窄による膀胱頸部の閉塞が挙げられる。ポリオ，多発性硬化症，他の脊髄疾患からの神経因性膀胱も考えなければならない。

3. **尿路の刺激性病変**：夜間多尿は，膀胱，前立腺，尿道，腎臓の炎症から生じることがある。ときに膀胱癌や前立腺癌が原因となることもある。腟，卵管や直腸の炎症でも起こりうる。

◎診断へのアプローチ

　夜間多尿の精査は，多尿や頻尿の精査（p.352参照）と本質的に同じである。当然ながら，閉塞や感染の検索が最も重要である。尿路系に問題がなければ，うっ血性心不全を除外するための静脈圧，循環時間，呼吸機能の検査を行う。

Nose, regurgitation of food through
鼻への食物の逆流

ここでもMINTが，多くの原因を想起するのに役立つ。

M Malformation（奇形）　口蓋裂，先天性短軟口蓋。

I Inflammation（炎症）　梅毒，Hansen病，結核のような口蓋を破壊する疾患。

N Neurologic（神経）　ポリオ，Guillain-Barré症候群，偽性球麻痺，脳幹腫瘍，重症筋無力症は口蓋を麻痺させる。

T Trauma（外傷）　銃創や手術による口蓋の穿孔，扁桃摘出術後の嚥下力低下，脳幹の外傷。

◎診断へのアプローチ

　口蓋裂や他の疾患は鼻や咽頭の注意深い診察により診断できるので，耳鼻科医にコンサルトする必要がある。もし局所的な診察で異常が認められなければ，神経内科医にコンサルトすることになるだろう。重症筋無力症は，テンシロン試験やアセチルコリン受容体抗体価により診断する。脳MRIでは，腫瘍，多発性硬化症，他の偽性球麻痺の原因の診断がつくだろう。髄液検査はGuillain-Barré症候群やポリオの診断に必要である。

Nuchal rigidity
項部硬直

　診察で項部硬直をみつけたら，ほとんどの場合は髄膜炎の診断のために脊椎穿刺を行うことになる。しかし優れた臨床家は，万が一の危険性もありうる脊椎穿刺を行う前に他の診断の可能性も考えるだろう。**解剖**が鍵となる。頸部の構造を頭の中で描いてみると，多くの原因が簡単に浮かんでくる。

　皮膚では後頸部の蜂巣炎や癰が原因として挙がる。頸部の**筋肉**はParkinson症候群や錐体路障害があると硬直する。頸椎症，脊椎関節炎，結核のような**脊椎**疾患は項部硬直を起こしうる。現病歴を得ることができないなら，頸椎の急性骨折も考慮すべきである。呼吸器系では，後咽頭膿瘍，縦隔気腫，気管挿管を考える。脊髄や髄膜では，髄膜炎，硬膜外膿瘍，くも膜下出血，原発性や転移性腫瘍が項部硬直の原因となる。

■図7
夜間多尿

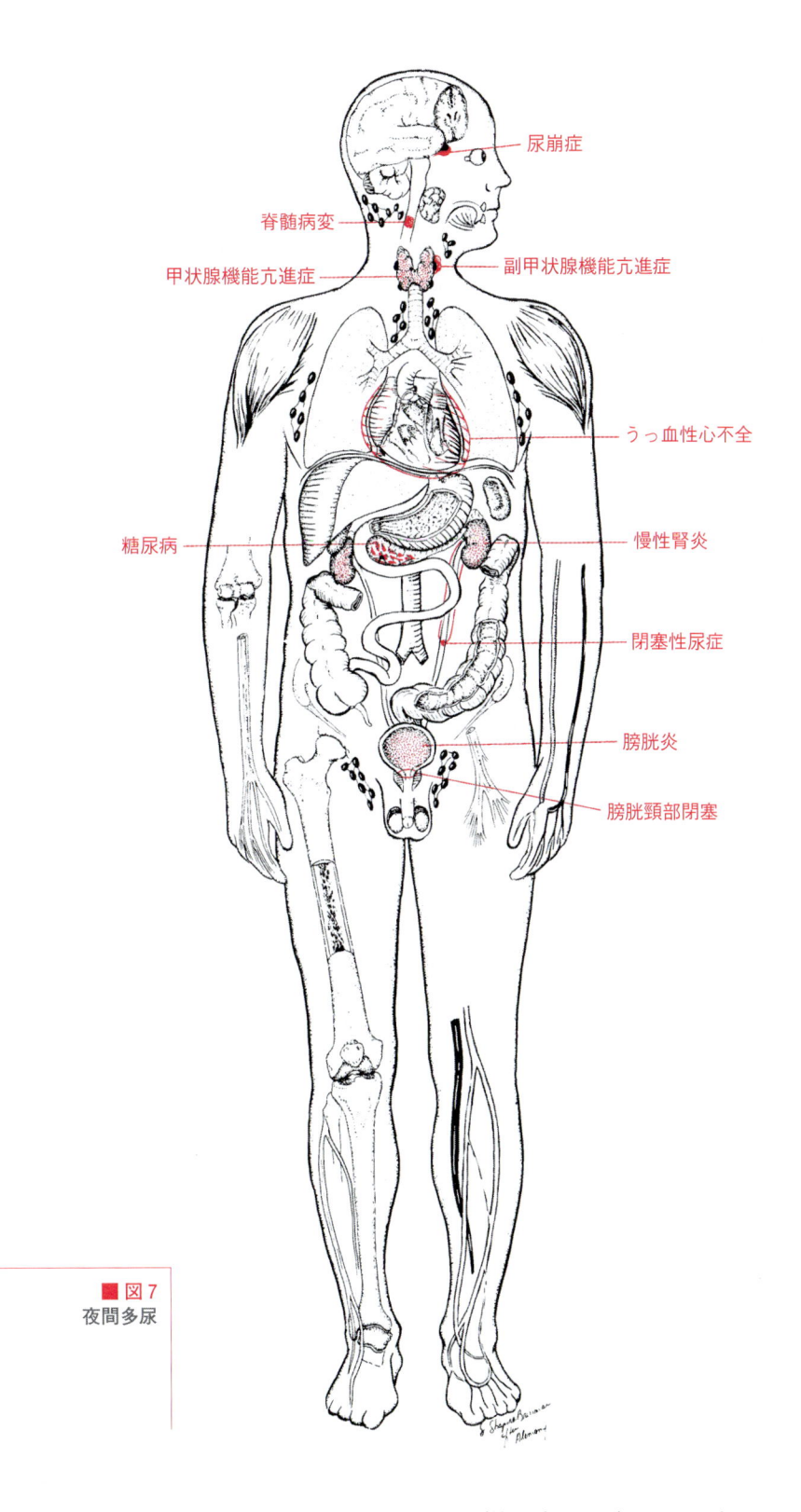

◎診断へのアプローチ

　項部硬直の精査には病歴聴取をしっかり行うことが必要だが，もし病歴が得られなければ，頸椎のX線写真や眼底を調べるまで脊椎穿刺は行うべきではない。病歴が得られたとしても，乳頭浮腫があるならば脊椎穿刺は控えるべきであり，このような場合には直ちに脳神経外科医へコンサルトする。発熱，項部硬直があり，乳頭浮腫はなく，他に神経学的徴候（特に瞳孔散大）がない場合には，診断と迅速な治療開始のために脊椎穿刺を行うべきである。しかし，まずはCTを行うことが望ましい。髄膜炎やくも膜下出血は，このような状況でよくみつかる。診断がはっきりしない場合には頸椎や頭蓋骨のCTやX線写真を撮影する。

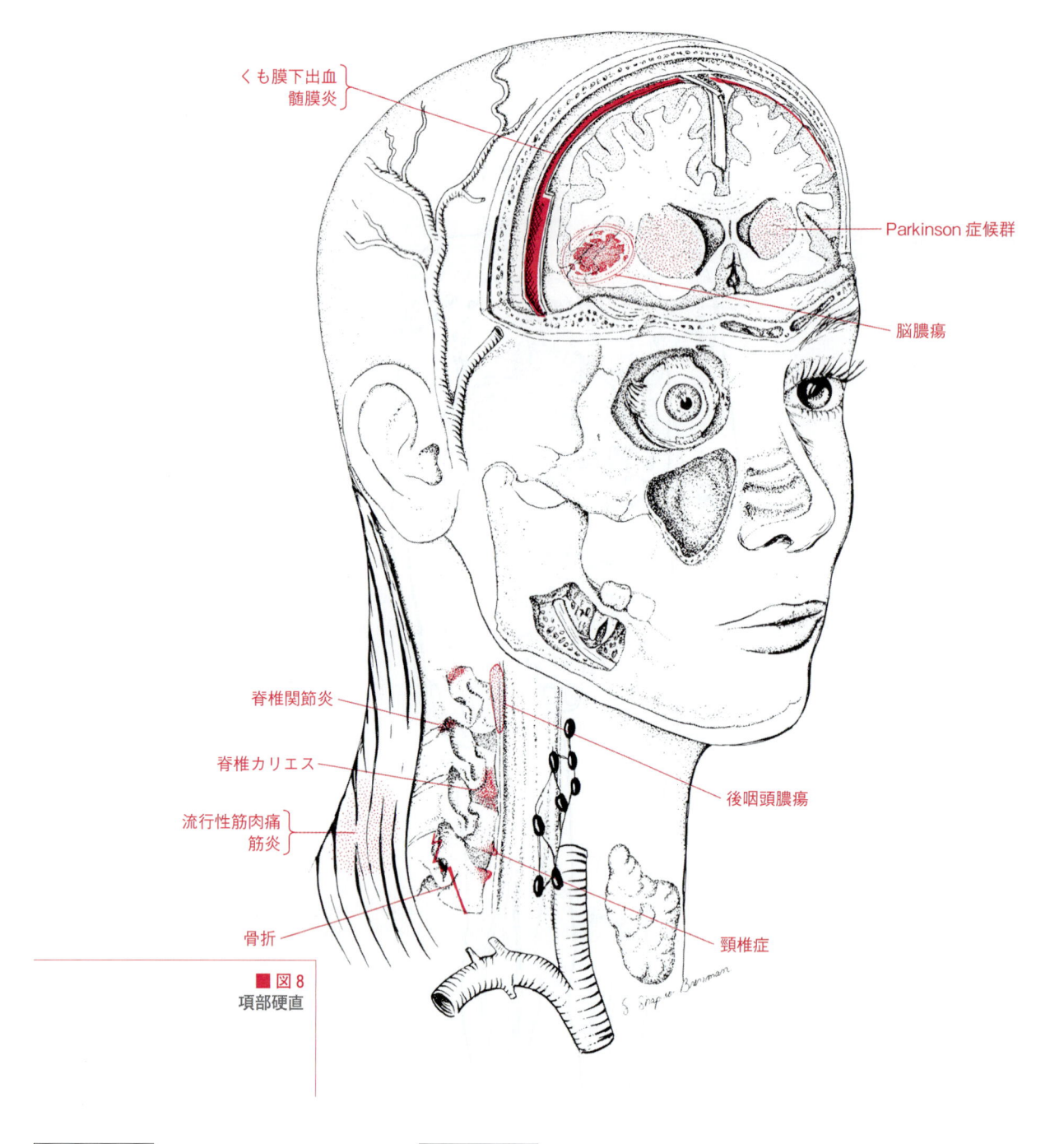

図の中のラベル:
- くも膜下出血／髄膜炎
- Parkinson 症候群
- 脳膿瘍
- 脊椎関節炎
- 脊椎カリエス
- 流行性筋肉痛／筋炎
- 骨折
- 後咽頭膿瘍
- 頸椎症

■ 図 8
項部硬直

Nystagmus
眼振

　眼振の鑑別診断を考えるうえでは**解剖学的病態生理**が鍵となる．なぜめまいの区分で眼振の鑑別診断を考えないのか？ その理由は，眼振には 2 つのタイプ（眼性眼振と小脳性眼振）があるが，めまいを伴うとはかぎらないからだ．めまいを伴う眼振の原因としては他に中耳疾患，内耳疾患，聴神経疾患，脳幹や大脳疾患がある．

1. **眼性眼振**：これは，ゆっくりとした振り子様の眼振である．先天性視野欠損によるものだが，暗い場所での仕事によるものかもしれない（鉱夫の眼振）．より良い視像を得ようとする眼の働きによるものである．点頭てんかんをもつ幼児はこのタイプの眼振を示す．
2. **中耳疾患**：中耳炎により眼振が起こることがあり，これは迷路の炎症と関連している．
3. **内耳疾患**：内耳炎はウイルス，感染，外傷，中毒（例えば，サリチル酸塩，キニン，ストレプトマイシン，ゲンタマイシン）により起こる．Ménière 病と同様に真珠腫でも眼振が起こる．
4. **聴神経**：聴神経腫瘍，内耳動脈閉塞，動脈瘤，脳底髄膜炎が挙げられる．糖尿病性神経炎も原因になる．
5. **脳幹**：脳底動脈虚血，多発性硬化症，神経膠腫，梅

■ 図9
眼振

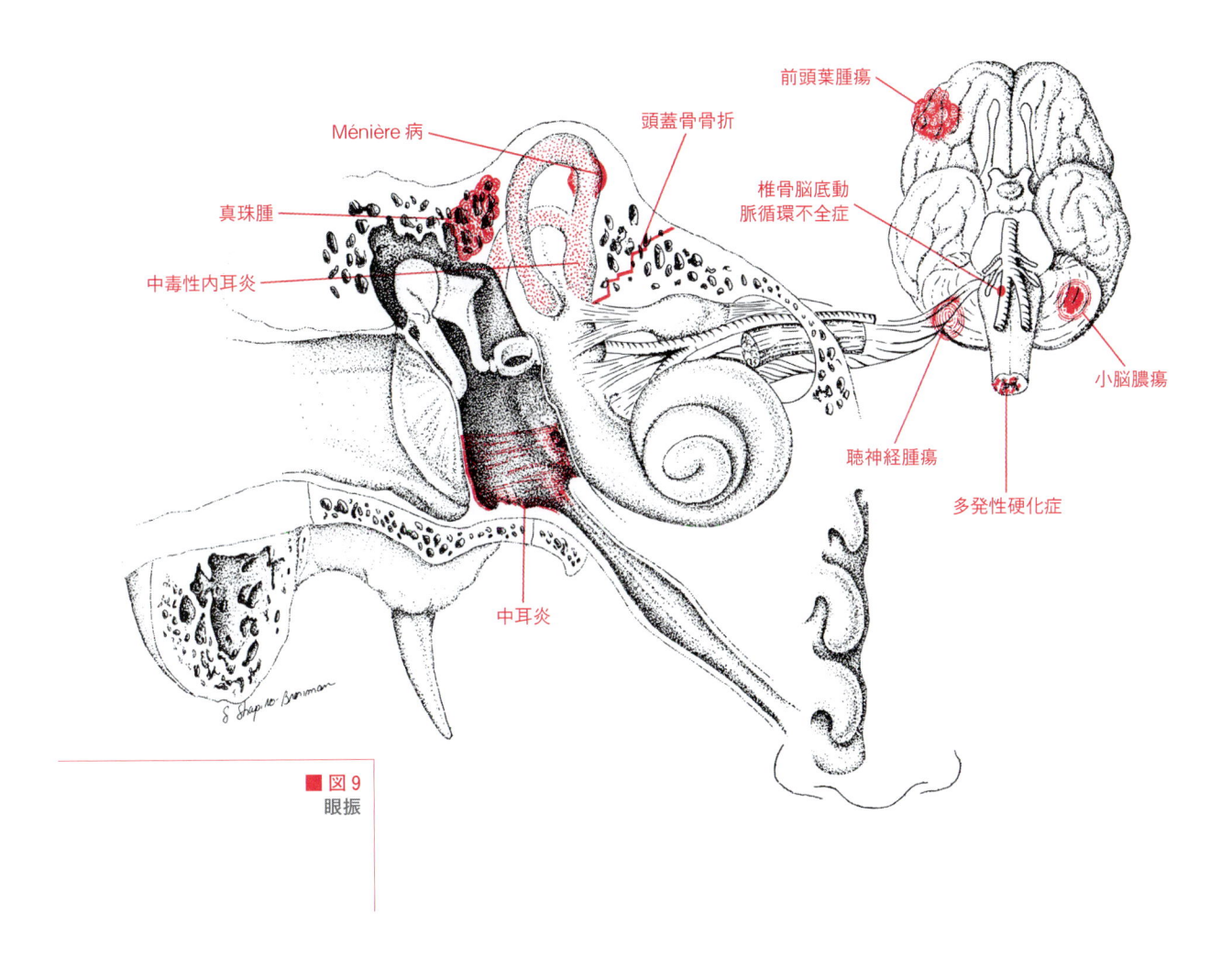

毒，結核による一過性脳虚血発作(TIA)が主要なものである。脳底動脈分枝の血栓，塞栓，出血も重要である。TIAを伴う，亜急性細菌性心内膜炎や心房細動による片頭痛や塞栓の可能性を調べるべきである。脳脊髄炎や他の脳炎の波及を見落としてはならない。延髄空洞症やオリーブ橋小脳萎縮症といった変性疾患も眼振を起こす。

6. **小脳**：脳幹での原因に加えて，小脳腫瘍，膿瘍，後頭蓋窩硬膜下血腫，フェニトイン中毒のほか，Friedreich運動失調症や他の遺伝性小脳性運動失調も考慮に入れなければならない。アルコール性小脳変性は眼振の重要な原因である。子どもの急性小脳性運動失調も忘れてはならない。扁平頭蓋底は小脳を圧迫し，眼振を引き起こす。肺癌による小脳変性疾患はよく誤診される。

7. **大脳**：不思議なことに前頭葉腫瘍は眼振を引き起こす。頭部外傷，脳炎，慢性硬膜下血腫，後頭髄膜腫，てんかん発作の前兆でも眼振は起こりうる。

◎診断へのアプローチ

眼振の精査は，回転性めまいのそれと同様である。中枢神経疾患の徴候がない眼振は眼性，または中耳もしくは内耳による末梢性のものである。耳由来の眼振では，たいてい回転性めまいを伴う。片麻痺，片側感覚消失のような広範囲の徴候を伴う眼振は，たいてい脳幹由来である。純粋な小脳性眼振は，簡単に弱まるものではなく，運動失調のほか四肢の運動異常や共同運動障害をもたらす。広範囲のあるいは頭側の神経徴候はない。回転性めまい，悪心，嘔吐，耳鳴，難聴を伴う眼振はMénière病を示唆する。

診断の確定には，純音聴力検査(オージオメトリー)，温度刺激試験，頭部X線撮影(乳突洞や錐体突起の映る像で)，血管造影，CT，脊髄造影を行う。MRIは特に脳幹病変や多発性硬化症の診断に有用である。MRIは内耳道の描出にも適している。脊椎穿刺は聴神経腫瘍のほか多発性硬化症や神経梅毒の診断に役立つ。

O

Obesity
肥満

　体重減少のように，肥満の鑑別疾患は**生理学**を使って考えることができる．ほとんどの肥満は，カロリー摂取の過剰や，エネルギー放出にくらべ相対的にカロリー摂取が多いためである．液体貯留は体重増加と関連するであろう．

カロリー摂取の過剰：このタイプの肥満は，食欲の増大によるものである．ここに含まれるものとして，特発性の肥満，心因性肥満，視床下部性肥満（視床下部に影響を与える下垂体腫瘍や他の疾患による），インスリノーマや膵島細胞癌（低血糖を起こす結果，食欲が増す），反応性低血糖が続く糖尿病初期，Cushing症候群，副腎皮質ステロイド薬（食欲が増す），アルコール依存症（アルコールは食欲を刺激するし，アルコール自体にカロリーがあり，カクテル1杯で最大250カロリーに及ぶ）などがある．多嚢胞性卵巣症候群では食欲が増すが，おまけに多毛となる．

エネルギー放出の減少：甲状腺機能低下症，性腺機能低下症（Klinefelter症候群など）が挙げられる．働いたり運動しようとする動機が損なわれるためである．軽度の下垂体機能不全（Sheehan症候群やFröhlich症候群など）も，この機序により肥満を引き起こす．成人の原発性成長ホルモン欠損症で肥満が起こることがある．このタイプの肥満では，職業要因（例えば事務職）または環境要因（1日中テレビをみている）によるものもある．

液体貯留による「肥満」：液体貯留のため体重が増加する．肺癌，視床下部病変，薬物などによる抗利尿ホルモン不適切分泌症候群（SIADH）が，最も重要な原因である．うっ血性心不全，ネフローゼ，肝硬変，脚気，粘液水腫も原因となる．

その他の原因：肥満は遺伝的要因でも起こるが，生理学的機序は不明瞭である．副腎皮質ステロイド薬，三環系抗うつ薬，選択的セロトニン再取り込み阻害薬，経口避妊薬，エストロゲンといったさまざまな薬物も肥満を引き起こす．

◎診断へのアプローチ

　肥満の症例すべてに，完全に内分泌系の精査を行うことはばかげているが，甲状腺機能の検査には価値がある．厳しい食事制限でも体重を減らすことができない患者は，観察目的の入院が必要である．それでもなお体重が減らなければ，そのときは完全な内分泌系の精査を行う．

◎その他の有用な検査【適応】
1. 48時間の血糖モニタリング【インスリノーマ】
2. 血漿インスリン【インスリノーマ】
3. Cペプチド【インスリノーマ】
4. 血清コルチゾール【Cushing症候群】
5. デキサメタゾン抑制試験【Cushing症候群】
6. 骨盤部エコー【多嚢胞性卵巣症候群】
7. 染色体分析【Klinefelter症候群】
8. 精神科コンサルト

症例検討　#70

　14歳の少年．肥満を主訴に母親に連れられて来院した．母親は息子の異常な食欲を心配している．
問1. 生理学から考えると，鑑別診断は何か？
　診察では，軽度高血圧，痤瘡，腹部に紫色の線が認められた．
問2. あなたの診断は何か？

（解答は付録B参照）

Oral or lingual mass
口腔内・舌の腫瘤

　口腔内・舌の腫瘤の大半は腫瘍である．しかし，他の原因も考えられるので，可能性を想起するうえでMINTを利用しよう．

M　Malformation（奇形）　類皮嚢腫，ガマ腫，Wharton管嚢胞・結石，粘液嚢胞，甲状舌管嚢胞．

I　Inflammation（炎症）　扁桃周囲膿瘍，扁桃炎，唾液腺炎，Ludwig口峡炎，放線菌症．歯槽膿瘍や肉芽腫は口腔内の腫瘤としてみられることがある．

N　Neoplasm（腫瘍）　扁平細胞癌がほとんどで，たいてい潰瘍形成している．血管腫，脂肪腫，乳頭腫，肉腫も起こりうる．

T　Trauma（外傷）　骨膜下や粘膜下の血腫，骨折，脱臼．

◎診断へのアプローチ

　これらの病変はたいてい口腔外科に紹介して診療してもらうことになる．そのため精査についての詳しい説明は本書では割愛する．

　当然ながら感染性肉芽腫を疑う症例では培養が必要であるが，腫瘍のおもな診断法は生検や切除術である．

Obesity | 肥満　329

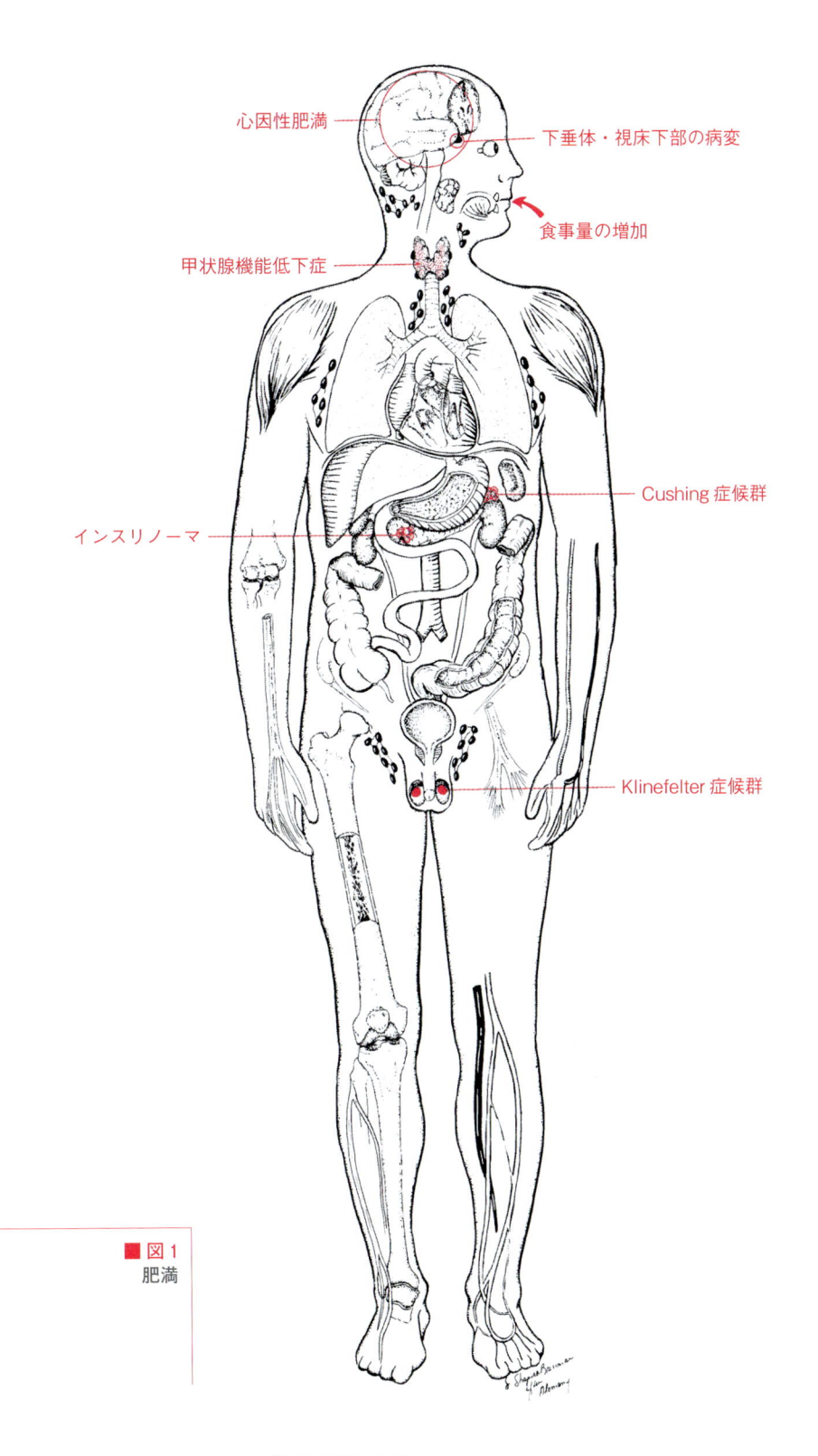

心因性肥満
下垂体・視床下部の病変
食事量の増加
甲状腺機能低下症
Cushing 症候群
インスリノーマ
Klinefelter 症候群

■図1
肥満

Orbital discharge
眼分泌物

　眼からの透明もしくは膿性の分泌物はほとんどがアレルギーもしくは感染によるものだが，いくつか重要な例外もある。**解剖学**を用いた鑑別診断のリストに加えて，**MINT** も使用する。まず，**眼瞼**からはじめる。

M　**Malformation**（奇形）　霰粒腫，眼瞼外反症，眼瞼内反症。

I　**Inflammation**（炎症）　眼瞼炎，麦粒腫（ものもらい），アレルギー性もしくは感染性結膜炎。

N　**Neoplasm**（腫瘍）　扁平上皮癌，血管腫。

T　**Trauma**（外傷）　異物。

■ 図2
眼分泌物

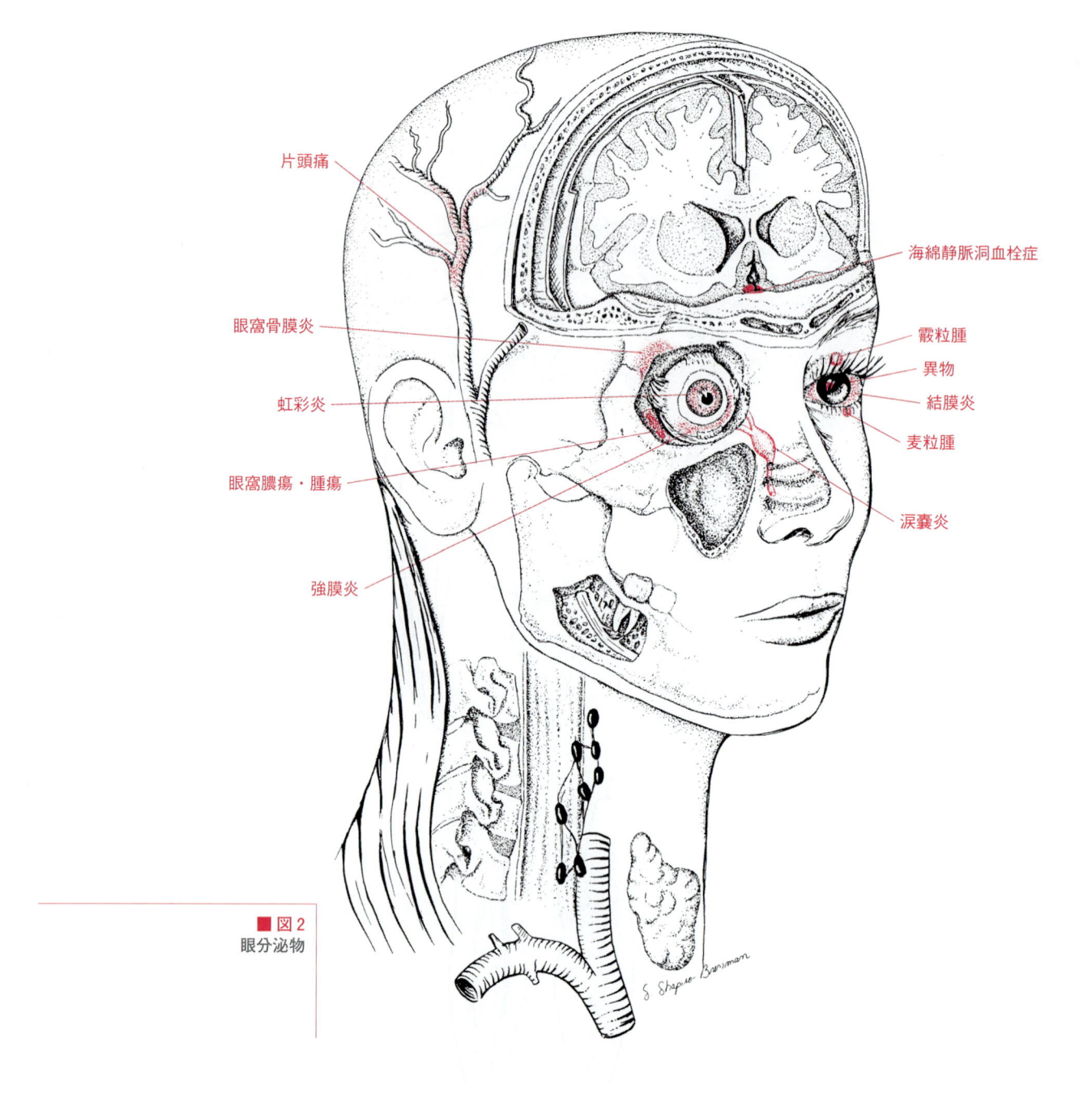

　鼻涙管は炎症や閉塞を引き起こす可能性がある(涙嚢炎)。**眼球結膜**では翼状片や瞼裂斑のような異常によって透明な分泌物がでる。眼瞼結膜でも同様に炎症や外傷による変化が起きる。タバコの煙や風邪，刺激性ガスによって非血性分泌物がでるのはもちろんだが，慢性アルコール依存症，ヒ素中毒，ヨウ素中毒も透明な分泌物の原因となりうる。
　眼球を1つ1つの部位に分けて考えてみよう。まず**角膜**では，異物や裂傷，角膜炎，円錐角膜のような異常がある。つぎに**虹彩**では，虹彩炎は分泌物の原因となるが，MINTを利用すれば涙液過多の原因として白皮症を忘れることはない。虹彩角では急性緑内障が鑑別に挙げられ，これは痛みや流涙を伴う。屈折誤差のある**水晶体**は透明な分泌物の原因となったり，眼瞼に感染を起こしやすくする。**強膜**では上強膜炎や強膜炎が起こり，しばしば非血性分泌物を伴う。
　涙腺ではムンプスやその他の感染症が起きる。眼への**血液供給**を考えると，ヒスタミン性頭痛(群発頭痛)での涙液分泌や，静脈洞血栓症による静脈閉塞が鑑別に挙がる。特に顔面神経による**眼筋麻痺**では，埃や空気に過度にさらされることによって分泌物がでる。

◎診断へのアプローチ
　眼分泌物の原因は容易に診断できるが，解剖を考えると鑑別診断を考えやすい。異物，外傷，毒物，結膜炎はよく起こるものである。こういう理由から，拡大して注意深く眼を調べ，異物や裂傷を除外するためにフルオレセイン染色を用いる。また，毒物(例えば，産業に関する)への曝露歴を注意深

く聞くことは重要である．もし分泌物が片側だけにみられるなら，治療開始前に特定の細菌の塗抹検査や培養を行うのは価値がある．もし分泌物が両側にみられるなら，屈折異常のほかアレルギーも鑑別に挙げられる．眼圧測定は行うべきである．眼科医へ紹介するのはどの段階であってもかまわない．

◎その他の有用な検査【適応】
1. 血算
2. 赤沈
3. 尿検査
4. 分泌物の塗抹培養
5. VDRL 試験
6. ツベルクリン反応
7. 抗核抗体【ぶどう膜炎】
8. 塗抹標本中の好酸球【アレルギー性結膜炎】
9. 眼圧【緑内障】
10. 屈折率
11. 甲状腺機能【Graves 病】
12. 視野検査
13. 頭部 X 線
14. 副鼻腔 X 線【急性副鼻腔炎】
15. エコー
16. CT【眼窩腫瘍】
17. 生検
18. 試験的手術
19. ムンプスの皮膚検査
20. ヒスタミン誘発試験【ヒスタミン性頭痛（群発頭痛）】

Orbital mass
眼窩腫瘤

眼窩腫瘤の多くは眼球突出症を引き起こすので，これら 2 つの鑑別疾患は類似している（p.161 の眼球突出症の項を参照）．原因に行き着く最もよい方法は，眼窩の**解剖**を頭の中に描き，**MINT** を思い浮かべることである．

1. **皮下組織**：眼窩での皮下組織の増殖は甲状腺機能亢進症で起こる．皮下組織内での眼窩蜂巣炎や眼窩出血が起こりうる．Wegener 肉芽腫症，眼窩嚢胞，肉腫，転移性癌も起こりうる．
2. **眼球**：眼窩の包虫嚢胞が起こりうる．眼球の腫瘍，感染症，外傷が，ときに眼窩に広がるかもしれない．
3. **静脈**：海綿静脈洞血栓症，頸動脈海綿静脈洞瘻，血管腫では静脈が拡張する．
4. **動脈**：眼動脈の動脈瘤はまれであるが，眼窩の腫瘤の原因となりうる．
5. **涙腺**：涙腺の腫瘍や炎症（例えば，Boeck 類肉腫）は覚えておくべきもの．
6. **副鼻腔**：副鼻腔の炎症や腫瘍は眼窩にも広がることがある．
7. **骨**：蝶形骨縁髄膜腫，転移性癌，結核，梅毒性眼窩骨膜炎，Hodgkin リンパ腫は眼窩骨に波及しうる．外傷により眼窩骨折や血腫も起こりうる．

これらの病変の精査は，眼球突出症（p.161 参照）のものと類似している．

P

Pallor of the face, nail, or conjunctiva
顔面・爪・結膜の蒼白

　蒼白はほとんどの場合，貧血によって引き起こされ，**病態生理**の理解によって最もうまく分析することができる。貧血の原因として，血液産生能の低下，血球破壊の亢進，出血がある。**血液産生能の低下**の原因として特に低栄養が挙げられ，その他，ビタミン B_{12} の吸収や摂取の低下（悪性貧血），鉄の吸収や摂取の低下（鉄欠乏性貧血），葉酸の吸収と摂取の低下（吸収不良症候群）などが挙げられる。また，骨髄抑制（再生不良性貧血），骨髄浸潤（白血病や転移性癌）も原因となる。**血液破壊の亢進**の原因として，赤血球内の問題による溶血（例えば，鎌状赤血球貧血やサラセミア），赤血球外の問題による溶血（さまざまな疾患による自己免疫性溶血性貧血）を考える必要がある。**出血**の原因として，消化性潰瘍，消化器癌，過多月経，子宮腫瘍からの不正子宮出血，機能異常による子宮出血などがある。これらは貧血のおもな原因であるが，ここで述べた以上の疾患を鑑別に挙げられるようになる必要がある。ここで重要なのは，それらを想起するための体系的な方法である。

　蒼白の原因として貧血が除外されれば，さらに頻度の低い原因を考える必要がある。末梢循環不良による蒼白の原因としては，ショック，うっ血性心不全，動脈硬化症が挙げられる。高血圧患者では皮膚循環をつかさどっている細動脈が反射性の血管運動性攣縮を生じているために蒼白にみえるのかもしれない。同様の理由で，大動脈弁逆流症や狭窄症や僧帽弁狭窄症でも蒼白を生じることがあるが，僧帽弁狭窄症による頬部潮紅がこの現象を打ち消して症状がでないこともある。結核，関節リウマチ，悪性腫瘍，糸球体腎炎の患者では貧血や高血圧がなくても蒼白を生じることがあるが，その理由は不明である。

◎診断へのアプローチ

　蒼白の原因を診断するのには，まず貧血がないかどうかをチェックし，そしてその他の慢性疾患がないどうかを検索する。いくつかの特定の疾患において，胸部X線撮影，心電図，赤沈，リウマチ因子の測定は，すべて適切な検査である。

◎その他の有用な検査【適応】
1. 血算【貧血】
2. 赤沈【慢性感染症】
3. 生化学【肝・腎疾患による貧血】
4. 血清ビタミン B_{12}【悪性貧血】
5. 血清葉酸【葉酸欠乏症】
6. 血清鉄，フェリチン【鉄欠乏性貧血】
7. 便潜血【消化管出血】
8. 便虫卵【寄生虫感染による貧血】
9. 血清ハプトグロブリン【溶血性貧血】
10. 抗核抗体【膠原病】
11. 骨髄検査【再生不良性貧血】

Palpitation
動悸

　不安が動悸の原因となることが多いため，他に健康上問題がないように思われるときには，深く考えずすぐに不安が原因と結論づけたくなる。**VINDICATE**を使えば多くの症例で誤診を避けることができる。

V　Vascular（血管）　大動脈瘤，動静脈瘻，貧血，起立性低血圧，片頭痛，および大動脈弁逆流症，大動脈弁狭窄症，三尖弁逆流症，僧帽弁逸脱症，うっ血性心不全，さまざまな不整脈（p.85参照）などの心疾患。

I　Inflammation（炎症）　発熱疾患，心外膜炎，亜急性細菌性心内膜炎，リウマチ熱。

N　Neoplasm（腫瘍）　一般的には動悸との関連はない。

D　Deficiency（欠乏）　ビタミン B_1 不足による脚気心は動悸を起こす。

I　Intoxication（中毒）　アルコール，タバコ，コーヒー，清涼飲料水，お茶による動悸をまず考える。ジギタリス，アミノフィリン，交感神経作動薬，神経節遮断薬，硝酸薬などの薬物による副作用も考慮する。

C　Congenital（先天性）　動脈管開存症，心室中隔欠損症，食道裂孔ヘルニア，Wolff-Parkinson-White症候群などの伝導機能障害。

A　Anxiety（不安）　よくある原因である。

T　Trauma（外傷）　アドレナリンの放出によって動悸が誘発されるが，診断に困ることはない。

E　Endocrinopathy（内分泌）　甲状腺中毒症，褐色細胞腫，更年期障害，低血糖。

◎診断へのアプローチ

　心臓弁膜症，貧血や発熱をもたらす疾患は通常身体診察ではっきりする。薬物，アルコール，タバコの使用について問診することが大切である。カフェインなどもよくある原因の1つである。疑わしい薬物に関して可能な限り除外しておくことが重要である。薬物スクリーニング検査も多くの症例で

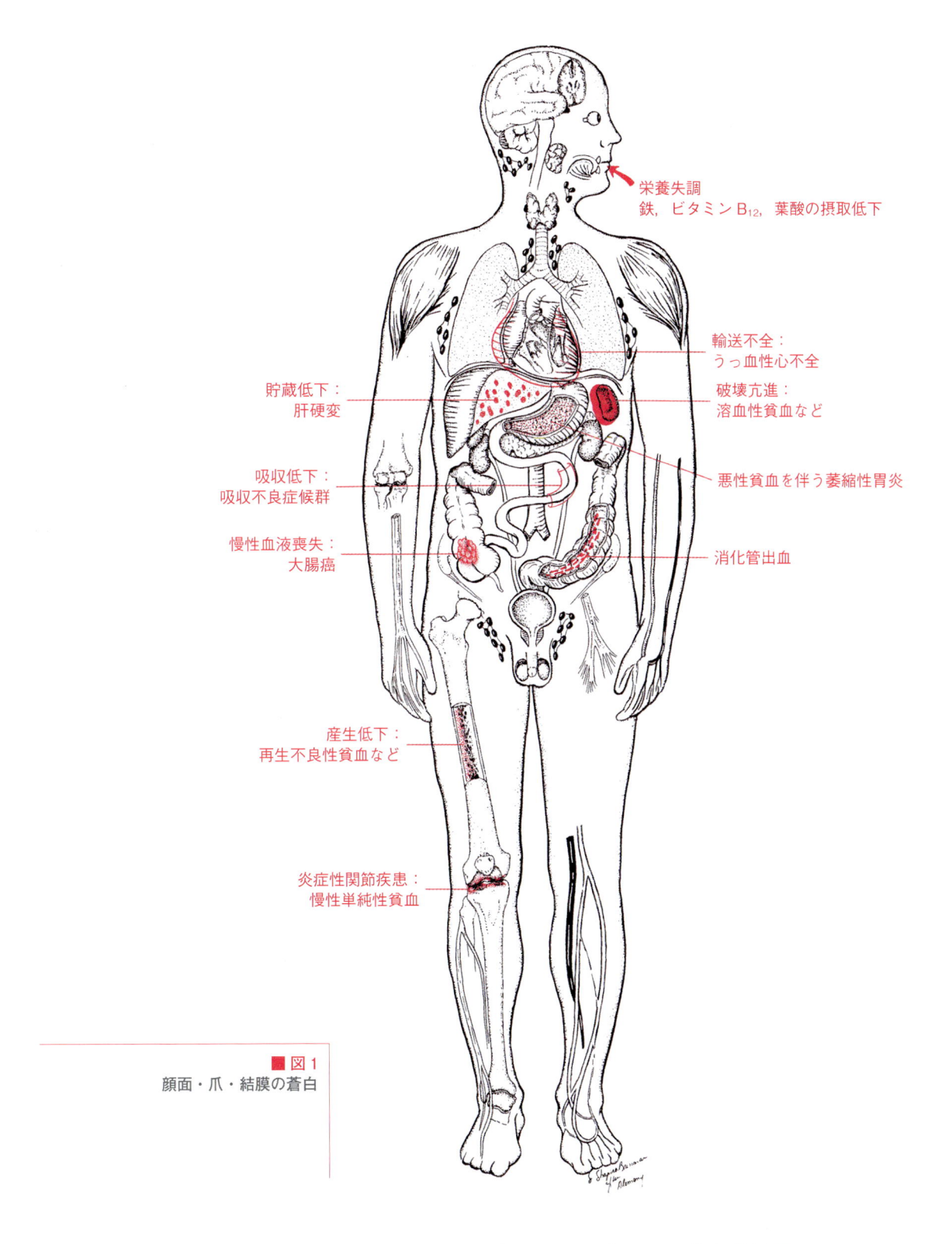

Pallor of the face, nail, or conjunctiva｜顔面・爪・結膜の蒼白　333

栄養失調
鉄，ビタミン B₁₂，葉酸の摂取低下

輸送不全：
うっ血性心不全

貯蔵低下：
肝硬変

破壊亢進：
溶血性貧血など

吸収低下：
吸収不良症候群

悪性貧血を伴う萎縮性胃炎

慢性血液喪失：
大腸癌

消化管出血

産生低下：
再生不良性貧血など

炎症性関節疾患：
慢性単純性貧血

■ 図 1
顔面・爪・結膜の蒼白

役に立つであろう．初期の診断的検査として，血算，生化学，甲状腺機能，赤沈，抗ストレプトリジン O(ASO)，心電図，胸部 X 線が挙げられる．症例に応じて，24 時間 Holter 心電図や持続的イベントレコーダー心電図も行うべきである．

◎その他の有用な検査【適応】

1. 24 時間蓄尿カテコールアミン，バニリルマンデル酸 (VMA) 測定【褐色細胞腫】
2. 腕舌循環時間［訳注：試薬を肘静脈から投与し，舌でその味を感じるまでの時間を測定する］【うっ血性心不全】
3. 心エコー【うっ血性心不全，心臓弁膜症】
4. 運動負荷試験【冠動脈疾患】

■ 図2
動悸

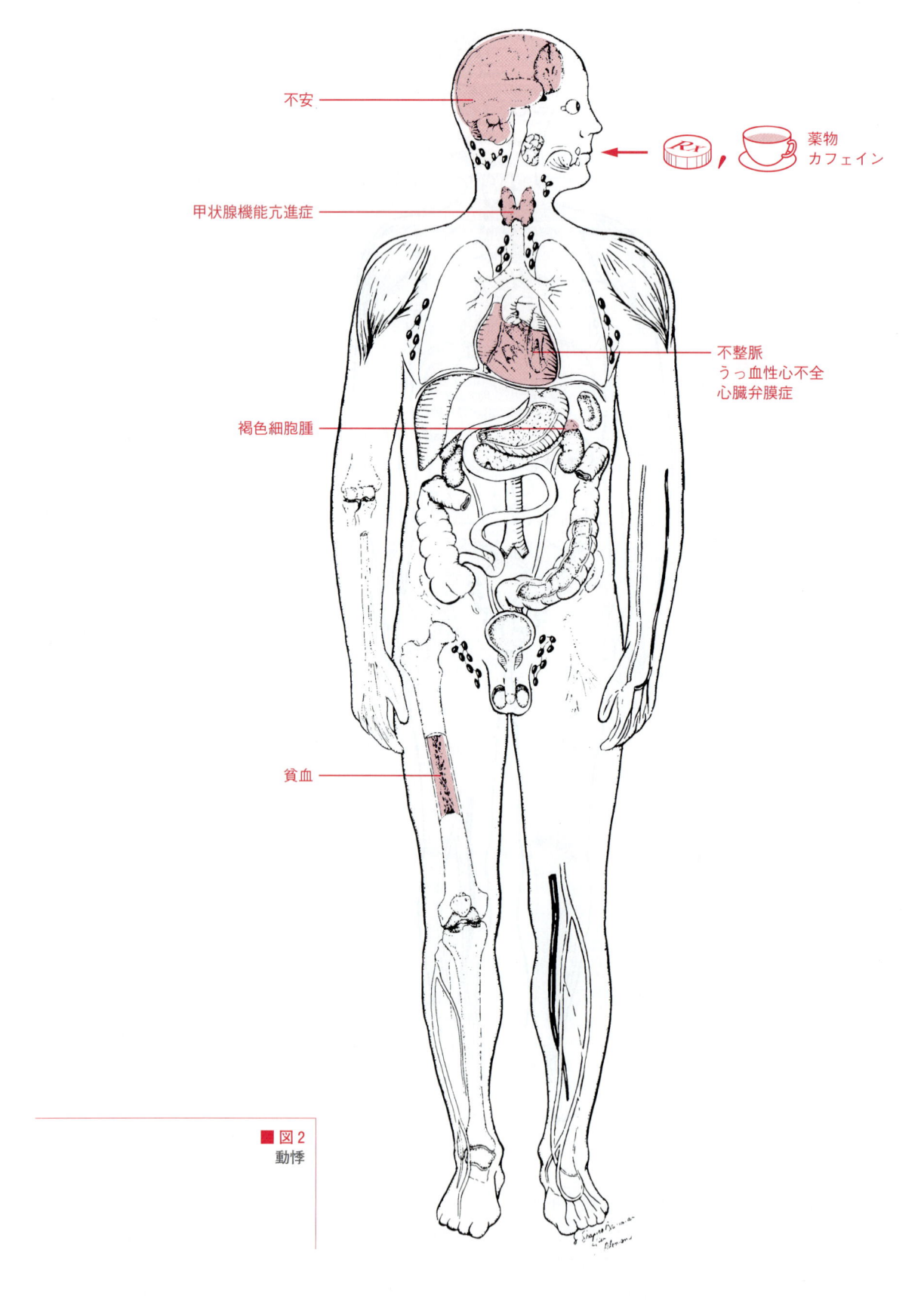

- 不安
- 甲状腺機能亢進症
- 褐色細胞腫
- 不整脈
  うっ血性心不全
  心臓弁膜症
- 薬物
  カフェイン
- 貧血

5. 上部消化管造影【食道裂孔ヘルニア】
6. 24時間血圧モニター【褐色細胞腫】
7. 精神科的検査【ヒステリー】
8. 血清エストラジオール，卵胞刺激ホルモン(FSH)，黄体ホルモン(LH)【閉経】

症例検討　＃71

62歳の医師。夜間に動悸で何度も起きてしまうと訴えている。ふたたび寝つくまで少なくとも1時間ほどかかる。夜間に尿意のために少なくとも2回は起きているが，日中の頻尿はないという。飲酒や喫煙はなく薬物も使用していないが，朝にコーヒー1杯と昼食時にコーラ1杯を摂取している。

問1． 生理学とVINDICATEから考えると，鑑別診断は何か？

身体所見に特記すべきことはない。血圧は110/70 mmHg，脈拍数は66/分。血液検査上も明らかな異常はなく，運動負荷試験でも異常はなかった。

問2． あなたの診断は何か？

（解答は付録B参照）

Papilledema
うっ血乳頭

ほとんどのうっ血乳頭は頭蓋内病変によるもので，解剖学的に全身を考える必要はない。頭蓋外病変によるうっ血乳頭で有名なものは，視神経炎，高血圧，偽性脳腫瘍の3つである。多血症と慢性肺気腫に右心不全が合併したときにうっ血乳頭を呈することがあるが，まれである。うっ血乳頭を起こす頭蓋内病変をVINDICATEで考えてみる。

V　Vascular（血管）　脳動脈瘤や動静脈瘻はくも膜下出血の原因となる。重度の高血圧から脳出血や高血圧性脳症が起こると，うっ血乳頭を生じる。脳血栓症・塞栓症はほとんどうっ血乳頭を起こさない。

I　Infection（感染）　頭蓋内占拠病変ができるか，その状態が長く続かなければ，うっ血乳頭を起こすことはない。そのため，脳膿瘍では高頻度にうっ血乳頭を起こすが，急性細菌性髄膜炎では起こらない。一方，慢性の経過で進むクリプトコックス・梅毒・結核による髄膜炎はしばしばある程度のうっ血乳頭を起こす。ウイルス性脳炎でもうっ血乳頭を起こすことがあり，海綿静脈洞血栓症やその他の静脈洞に起こる敗血症性血栓症でもうっ血乳頭を起こすといわれている。

N　Neoplasm（腫瘍）　原発性・転移性ともにうっ血乳頭の原因で最も多いものである。

D　Degenerative（変性）　変性疾患はほとんど原因になることはない。

I　Intoxication（中毒）　鉛脳症で起こりうるが，その他の毒物や薬物はほとんど原因とならない。

C　Congenital（先天性）　うっ血乳頭を起こす奇形として上記の動脈瘤や動静脈瘻の他に，水頭症を合併する疾患，頭蓋骨の変形（尖頭症），血友病（頭蓋内出血を起こすため），あるいはSchilder病などの他の先天性脳症がある。

A　Autoimmune（自己免疫性）　ループス脳炎，結節性動脈周囲炎（重度の高血圧を引き起こす場合）。

T　Trauma（外傷）　初期の脳振盪や硬膜外・硬膜下血腫の初期段階ではうっ血乳頭を起こすことはない。しかし，慢性硬膜下血腫では起こることが多いといわれている。

E　Endocrinopathy（内分泌）　悪性褐色細胞腫（高血圧を伴う），偽性脳腫瘍（肥満体型，無月経，感情的に不安定な女性に多い）。

◎診断へのアプローチ

高血圧や高血圧性網膜症に罹患していない患者におけるうっ血乳頭の診断的アプローチは，徹底した神経学的診察とCTである。巣症状またはCT上の陽性所見があれば，脳神経外科医にコンサルトする。MRIが必要かどうかは脳神経外科医の判断にまかせる。脊椎穿刺は禁忌である。巣症状がない場合は眼科医にコンサルトし，視野検査をしてもらい，視神経炎からのうっ血乳頭の可能性を精査したほうがよいだろう。これはまた偽性脳腫瘍を鑑別するうえでも有益である。偽性脳腫瘍では両鼻側下1/4の視野が欠損することがあるからである。頭蓋内圧亢進からのうっ血乳頭は単に盲点が増大していくのみであるが（視索，放線冠，後頭皮質に腫瘍がなければ），視神経炎では盲点（視神経円板）の周辺に暗点が生じることがある。付録Aは特定の疾患の診断を確定するために有用である。

◎その他の有用な検査【適応】

1. 血算【多血症】
2. 赤沈【脳膿瘍，感染】
3. 尿検査【高血圧性腎障害】
4. 抗核抗体【膠原病】
5. 血中鉛濃度
6. 視覚誘発電位【視神経炎】
7. 呼吸機能【肺気腫】
8. 血液量【真性多血症】［訳注：アイソトープを用いた測定法］
9. 24時間血圧モニター【高血圧】
10. 画像検査が陰性であれば脊椎穿刺【偽性脳腫瘍】

Paresthesia, dysesthesia and numbness
感覚異常，知覚不全，しびれ

ひりひり感，しびれ，その他の異常な感覚が四肢に起こった場合，解剖学的には末梢神経，神経叢（腕神経叢，坐骨神経叢），神経根，脊髄，脳の病変によると考えられる。VINDICATEで考えられる原因を上記の各臓器に対応させると，ほとんどの原因を想起することができる（表49）。ここでは，その中でも最も重要な疾患に関して考えてみよう。

末梢神経：アルコール，糖尿病，その他の疾患による末梢性

■ 図3
うっ血乳頭

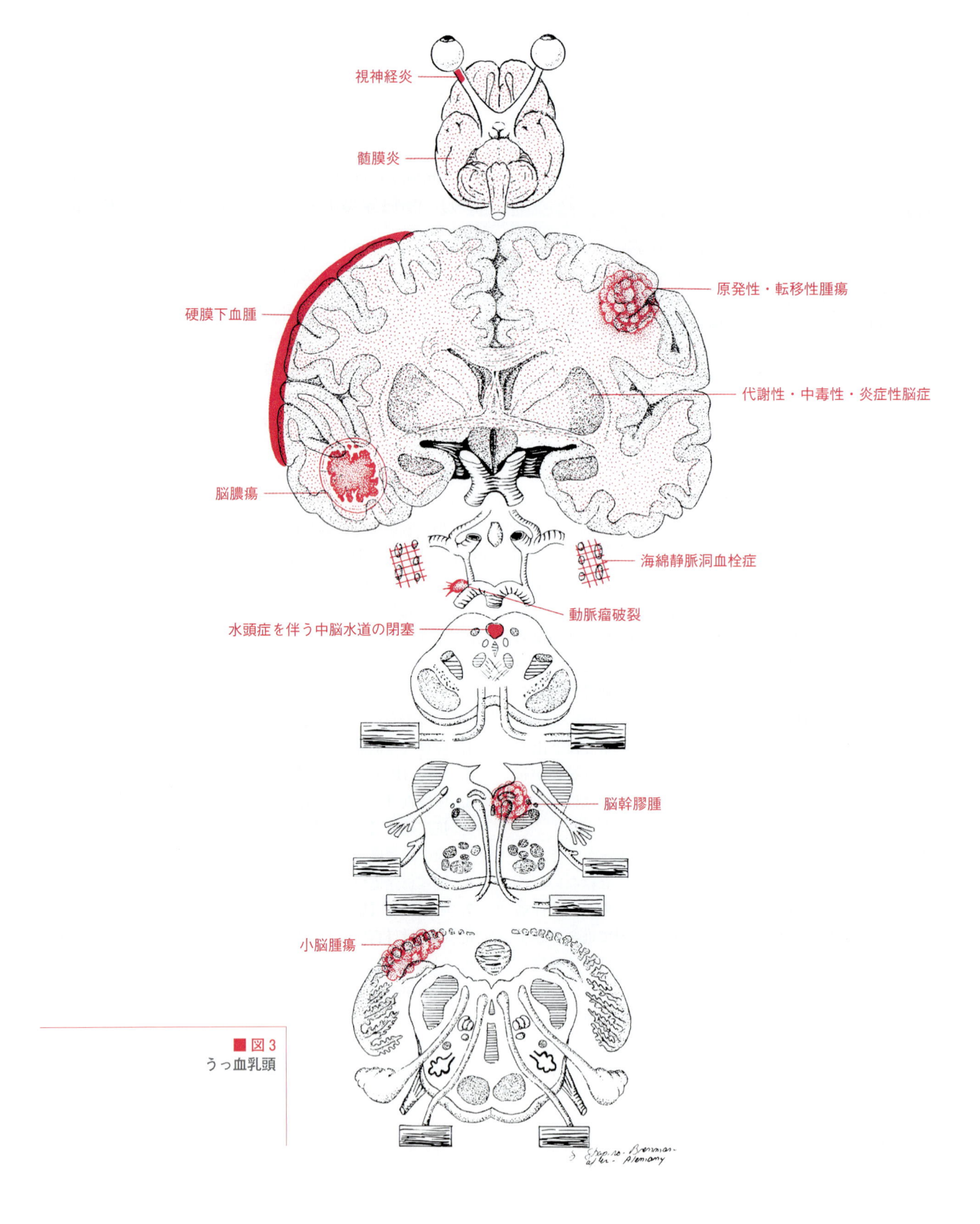

ニューロパチーが重要である．しかし，感覚異常を起こす血管性疾患として末梢動脈硬化症，Raynaud症候群，Buerger病があることを忘れてはならない．また，テタニーや尿毒症などの代謝性疾患も考慮する必要がある．慢性また は急性炎症性脱髄性多発ニューロパチー（急性Guillain-Barré症候群）も忘れてはならない．ビタミンB_6（ピリドキシン）の過剰摂取が末梢性ニューロパチーを起こすこともある．手根管症候群などの神経絞扼によるものも確認する必要

表49 感覚異常，知覚不全，しびれ

	V Vascular (血管)	I Inflammation (炎症)	N Neoplasm (腫瘍)	D Degenerative (変性)	I Intoxication (中毒)	C Congenital (先天性)	A Autoimmune(自己免疫性) Allergic(アレルギー性)	T Trauma (外傷)	E Endocrinopathy (内分泌)
末梢神経	カウザルギー Raynaud 病 Buerger 病 動脈硬化症 虚血性神経炎			ペラグラ 脚気 栄養失調性ニューロパチー	アルコール性ニューロパチー イソニアジド中毒 鉛・ヒ素ニューロパチー	ポルフィリン症	感染性神経炎 結節性動脈炎	外傷 血腫 裂傷 神経腫 凍傷	甲状腺機能亢進症 によるテタニー アルドステロン症 糖尿病性ニューロパチー
神経叢	Leriche 症候群		Pancoast 腫瘍			前斜角筋症候群 頸肋	感染性神経炎	挫傷 裂傷 骨折	
神経根		脊髄癆 結核	脊髄や脊椎の原発性 または転移性腫瘍 (多発性骨髄腫)	椎間板ヘルニア 頸椎症 腰部脊柱管狭窄症		脊椎すべり症		骨折 椎間板ヘルニア	
脊髄	前脊髄動脈閉塞 動脈瘤	ポリオ 硬膜外膿瘍 結核 梅毒	脊髄や脊椎の原発性 または転移性腫瘍	脊椎症 椎間板疾患 悪性貧血	放射線による横断性 脊髄炎	二分脊椎 脊髄瘤 脊髄空洞症	Guillain-Barré 症候群 多発性硬化症	骨折 椎間板ヘルニア 血腫	
脳	脳塞栓症・血栓 症・出血 頸動脈または脳底 動脈循環不全症 片頭痛	神経梅毒 脳炎 脳膿瘍	脳腫瘍	老年認知症 初老期認知症	アルコール中毒 異物中毒 脳症 オピオイドやハルシツレートなど	房室奇形 動脈瘤 てんかん 脳性麻痺	ルーブス脳炎 多発性硬化症	陥没骨折 硬膜下血腫	下垂体腫瘍 先端巨大症

■ 図4
感覚異常，知覚不全，しびれ

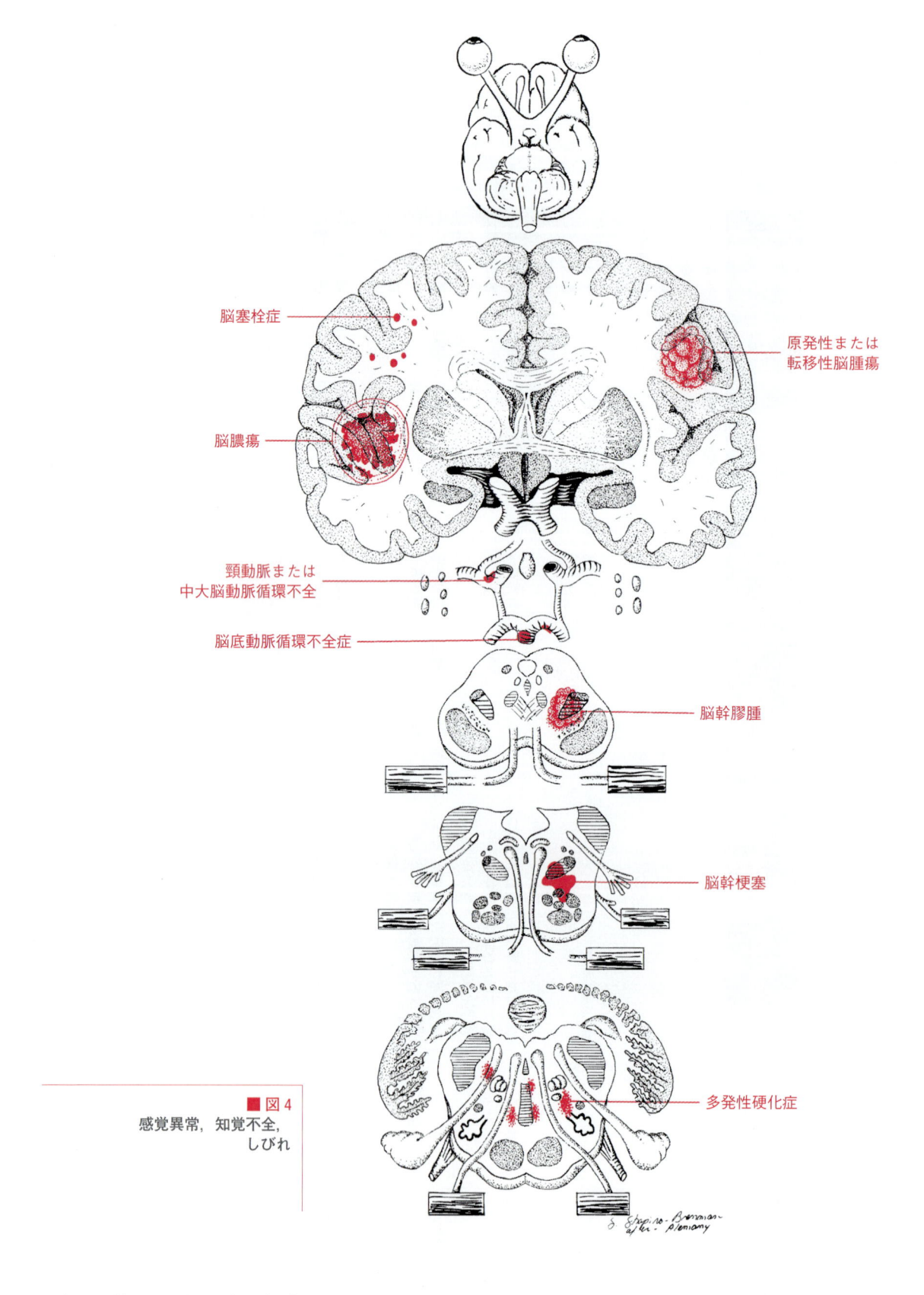

脳塞栓症
原発性または転移性脳腫瘍
脳膿瘍
頸動脈または中大脳動脈循環不全
脳底動脈循環不全症
脳幹膠腫
脳幹梗塞
多発性硬化症

がある。第3・4趾のひりひり感があるときにはMorton神経腫が考えられる。

神経叢：腕神経叢は前斜角筋症候群，頸肋，Pancoast腫瘍によって侵されることがある。坐骨神経叢は骨盤腫瘍によって圧迫されることがある。

神経根：椎間板ヘルニア，脊椎症，脊髄癆，結核や転移性腫瘍による脊髄浸潤，多発性骨髄腫によるものがある。ポリオやポリオ後症候群も忘れてはならない。

■図5
感覚異常，知覚不全，しびれ

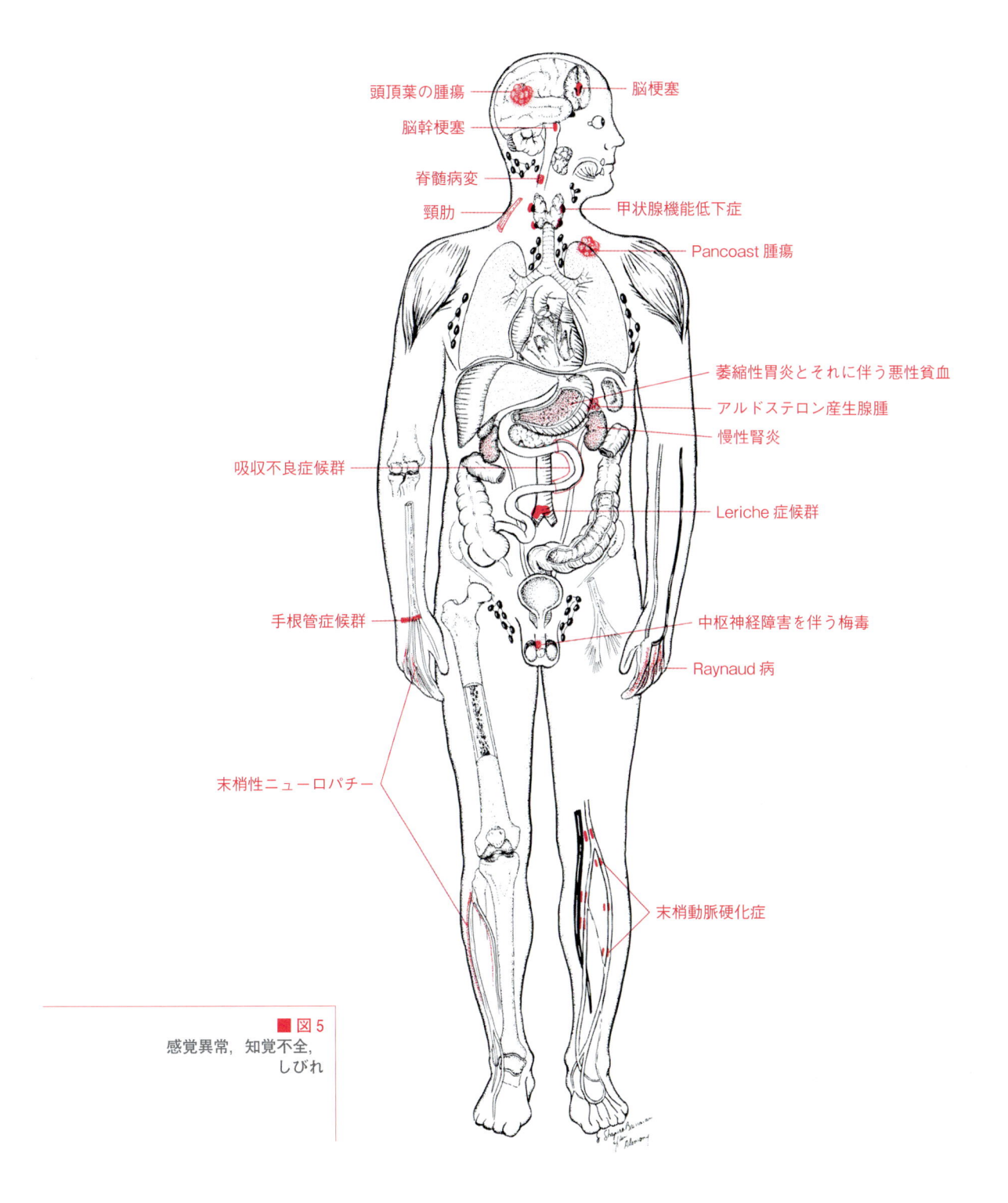

[図中ラベル]
- 頭頂葉の腫瘍
- 脳梗塞
- 脳幹梗塞
- 脊髄病変
- 頸肋
- 甲状腺機能低下症
- Pancoast 腫瘍
- 萎縮性胃炎とそれに伴う悪性貧血
- アルドステロン産生腺腫
- 慢性腎炎
- 吸収不良症候群
- Leriche 症候群
- 手根管症候群
- 中枢神経障害を伴う梅毒
- Raynaud 病
- 末梢性ニューロパチー
- 末梢動脈硬化症

脊髄：脊髄腫瘍，悪性貧血，脊髄癆が最も多い原因である。スキューバーダイビング中に腰や両下肢のしびれが突然発症したときは脊髄症に関係していることがあるので注意が必要である。

脳：一過性虚血発作，塞栓，片頭痛は脊髄にまで影響を与えるものとして覚えておくべき血管性疾患である。また，てんかんの前駆症状も鑑別として重要である。治療可能な病気として脳腫瘍，脳膿瘍，中毒性脳症を見逃さないようにする。

◎診断へのアプローチ

　四肢の筋力低下が生じたときと同様の方法で精査する。症状が手にある場合，まず Tinel 徴候や Adson 徴候を確認し，頸肋や椎間板の変性がないかを頸椎 X 線をとり調べる必要がある。そのつぎに神経伝導検査や筋電図を行う。神経根障害の他覚的所見がある場合は MRI や頸髄造影が必要であり，できれば CT も行う。MRI は小さな椎間板ヘルニアを発見できることもある。神経根由来の痛みがあれば，診断的に神経ブロックを行ってみるもの1つの方法である。手に

■ 図6
感覚異常，知覚不全，しびれ

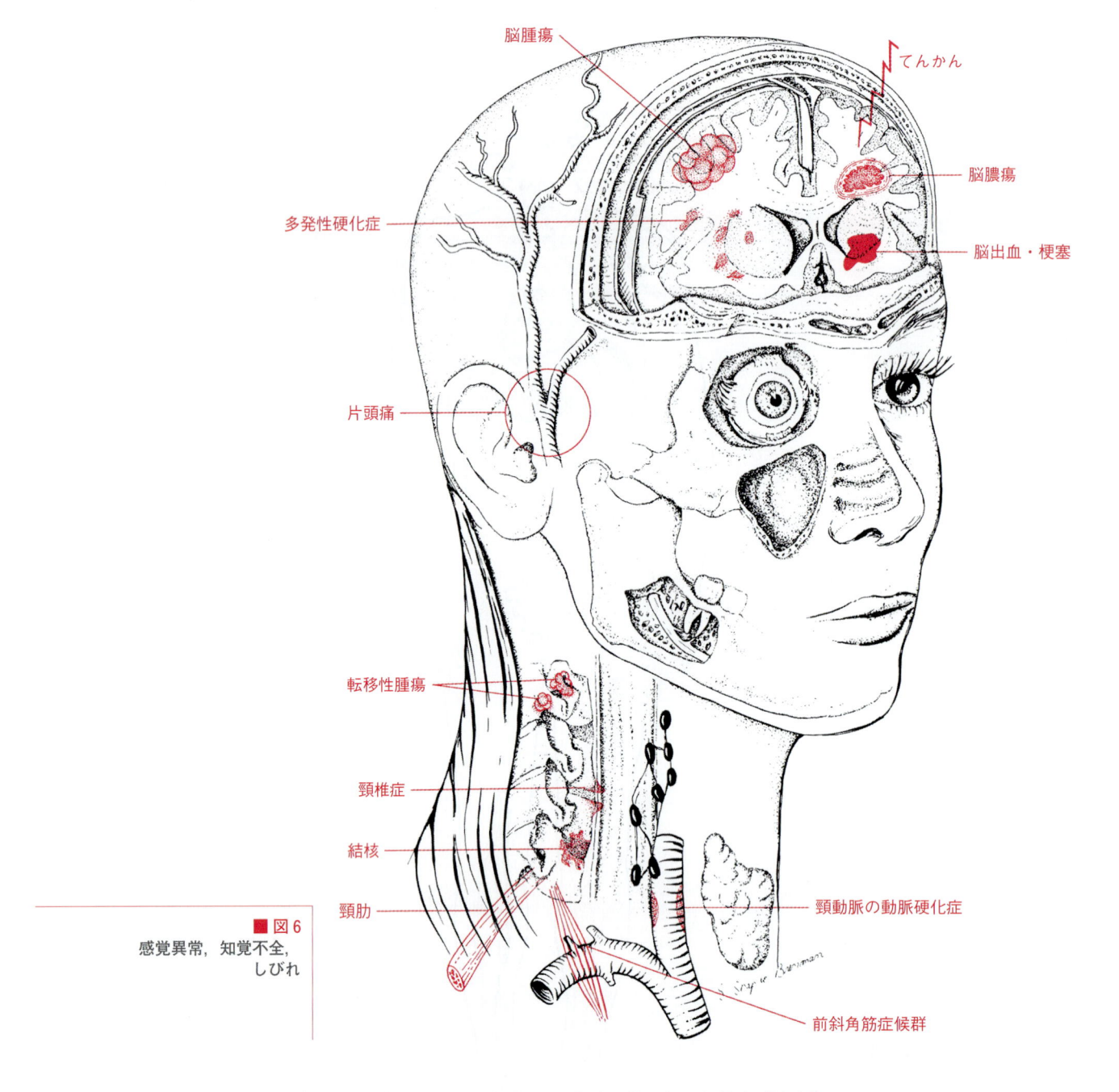

図中ラベル：脳腫瘍／てんかん／脳膿瘍／脳出血・梗塞／多発性硬化症／片頭痛／転移性腫瘍／頸椎症／結核／頸肋／頸動脈の動脈硬化症／前斜角筋症候群

冷感がある場合は，星状神経節ブロックが有用なこともある。
　症状が下肢にあるときは，動脈，特に大腿動脈の拍動を入念に触診する。異常があれば，エコー，流速検査，大腿動脈造影が適応となるかもしれない。脊椎 X 線撮影は椎間板ヘルニアや脊髄腫瘍を除外するためにルーチンとして行うべきである。忘れてはならないのが女性の内診である。神経学的所見があれば，MRI や CT が必要かもしれない。椎間板ヘルニアが疑われる場合は脊髄造影を行う。ここでも筋電図は上肢のとき同様に有用な検査である。脳病変が疑われるときは，CT，MRI，脳を支配する 4 つの動脈造影の施行を考慮する。

◎その他の有用な検査【適応】
1. 血算【貧血】
2. 生化学【副甲状腺機能低下症，電解質異常，尿毒症】
3. 梅毒トレポネーマ蛍光抗体吸収検査(FTA-ABS)【神経梅毒】
4. 血清ビタミン B_{12}，葉酸【悪性貧血】
5. Schilling 試験【悪性貧血】
6. 血中亜鉛【鉛ニューロパチー】
7. 抗核抗体【膠原病】
8. 耐糖能【糖尿病性ニューロパチー】
9. 尿中ポルフォビリノーゲン【ポルフィリン症】
10. 毛髪中のヒ素
11. 体性感覚誘発電位【多発性硬化症】

12. 脊椎穿刺【神経梅毒，多発性硬化症】
13. 抗セントロメア抗体【強皮症】
14. 筋生検【結節性動脈周囲炎】

症例検討 ＃72

25歳の白人男性。インターン。数カ月続く間欠的な両下肢のしびれ，ひりひり感と，程度は軽いが両上肢にも同様の症状を訴えている。ときどき左腕と左手に脱力感を感じることがあり，健診で前斜角筋症候群と診断されたという。飲酒も薬物使用もない。

問1. 神経解剖から考えると，鑑別診断は何か？

さらなる問診で，17歳のときに視神経炎を起こしたことがあることがわかった。神経学的診察で左上下肢に反射亢進を認めたが，その他に特記すべき異常はなかった。

問2. あなたの診断は何か？

（解答は付録B参照）

Pelvic mass
骨盤内腫瘤

骨盤内腫瘤は（必ずではないが）たいていの場合，腫瘍である。骨盤を診察するうえで，そのすべての原因をすぐに思い出せる方法を知っているだろうか。それには**解剖学**が鍵になってくる。**MINT**を使えば鑑別診断のリストをつくることができる（表50）。

解剖学的にはおもに3つの構造に分けられる。すなわち尿路，女性生殖器，下部消化管である。それぞれの構造を詳しくみていくと，尿路では膀胱・尿管，女性生殖器では腟・子宮頸部・子宮体部・卵管・卵巣，下部消化管では直腸・S状結腸がある。これらの構造に加えて，大動脈，腸骨の血管，脊椎，それらを囲む筋肉や筋膜についても考える必要がある。また，その他の臓器が骨盤内に入り込むこともあり，小腸，大網，虫垂を触知することがある。腎臓でさえ骨盤内に触れることがある。

1. **膀胱**：特に考えるべき病態として結石，憩室，Hunner潰瘍（膀胱粘膜の亀裂），癌がある。拡張した膀胱を病的なものと間違えることがある。
2. **尿道**：膀胱瘤，尿道瘤は内診で簡単に触れることができる。しかし触れないときは，患者に息こらえをしてもらうか立ってもらい再度診察する。
3. **尿管**：尿管結石や尿管瘤を触れることがある。
4. **腟**：腟癌，子宮下垂や子宮脱，直腸腟壁弛緩症，Bartholin囊胞を触れることがある。異物（例えばペッサリー）も鑑別に挙がる。
5. **子宮頸部**：おもに癌やポリープを考える。子宮頸部の炎症は通常，腫瘤を形成しない。
6. **子宮体部**：触知する腫瘤としては類線維腫が最も多いが，妊娠，慢性子宮内膜炎，絨毛癌，子宮体癌もすべて

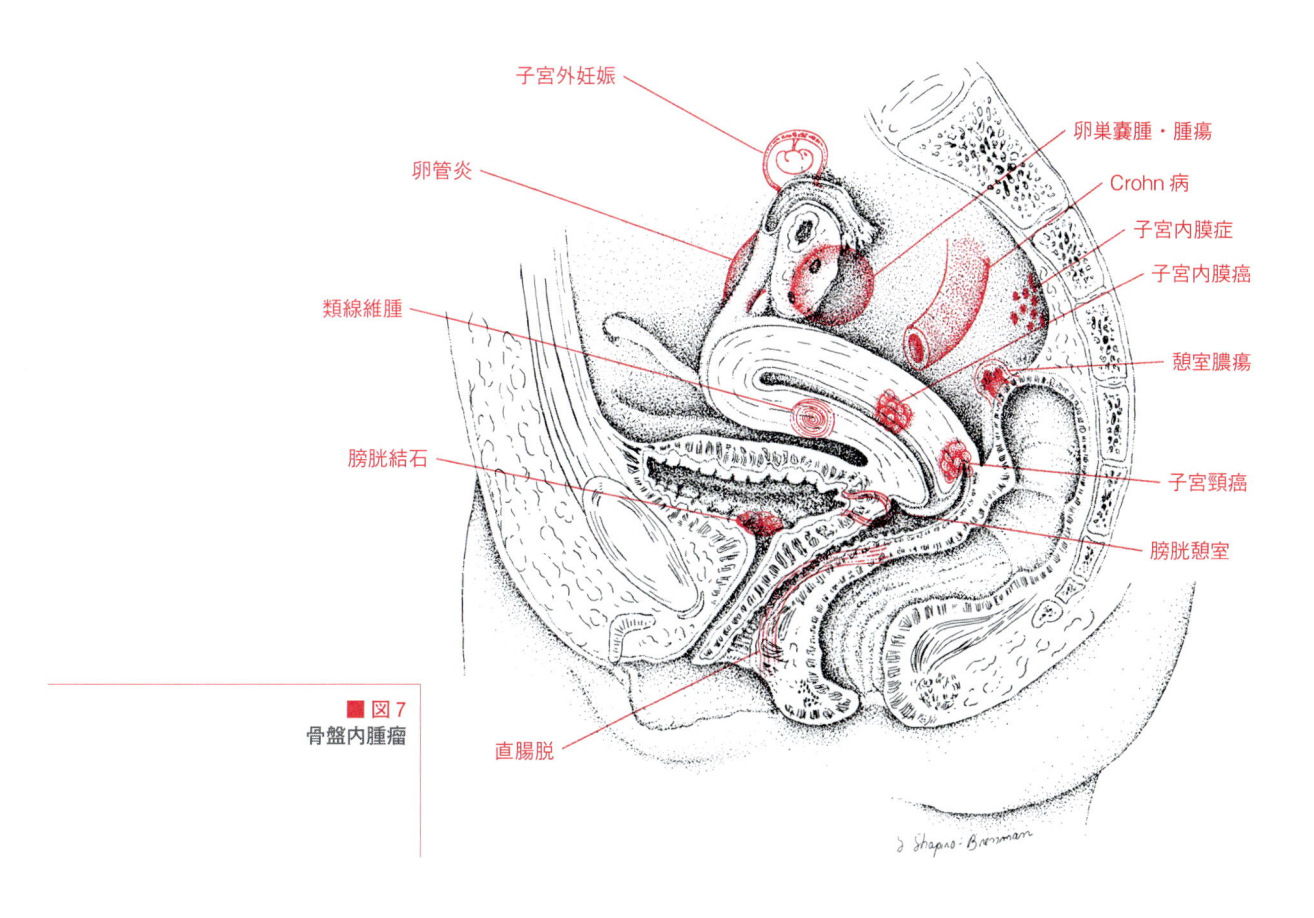

■ 図7
骨盤内腫瘤

■ 表50 骨盤内腫瘍

	M Malformation(奇形)	I Inflammation(炎症)	N Neoplasm(腫瘍)	T Trauma(外傷)
膀胱	憩室による閉塞 結石	Hunner潰瘍	癌 ポリープ	膀胱破裂
尿道	尿道瘤 膀胱瘤			
尿管	二重尿管 結石 尿管瘤		乳頭腫	
腟	子宮脱 直腸腟壁弛緩症	Bartholin腺炎による直腸または膀胱瘻孔	癌	異物 裂傷
子宮頸部		子宮頸管炎(まれ)	癌 ポリープ	
子宮体部	双角子宮 後屈	子宮内膜炎	子宮内膜癌 絨毛癌 類線維腫	妊娠中の破裂
卵管	子宮外妊娠 子宮内膜症	卵管炎	癌(まれ)	
卵巣	良性先天性卵巣嚢胞 (例：Morgagni嚢胞)	卵巣炎	嚢胞腺腫 嚢胞腺癌 濾胞細胞性・顆粒膜細胞性嚢胞	
直腸	直腸脱 直腸腟壁弛緩症	痔核 直腸膿瘍 瘻孔	癌	
S状結腸	憩室	憩室炎 Crohn病 潰瘍性大腸炎	ポリープ状の癌	異物
動脈	動脈瘤			
脊椎	脊柱前弯 脊柱側弯	関節リウマチ 脊椎症 結核	転移性癌 骨髄腫 Hodgkinリンパ腫	骨折 椎間板破裂
その他	骨盤腎 大網の嚢胞や癒着	虫垂炎 Crohn病	骨盤内転移(胃などから)	Douglas窩内の血栓 術後膿瘍

腫瘤として触知される。反転した子宮はDouglas窩の腫瘤と間違えられることがある。

7. **卵管**：卵管卵巣膿瘍や卵管に起こる子宮内膜症がほとんどだが、子宮外妊娠は常に鑑別に入れておく。
8. **卵巣**：子宮内膜症だけでなく卵巣嚢胞や卵巣癌も鑑別に入れる。
9. **直腸**：癌，膿瘍，憩室，直腸腟壁弛緩症が多いが，便も腫瘤と間違えられることがある。
10. **S状結腸**：直腸腫瘤(p.376参照)で挙げた疾患を常に考える必要がある。肉芽腫性または潰瘍性大腸炎も腫瘤として触れることがある。
11. **動脈**：大動脈瘤や腸骨動脈瘤が触れることは通常ありえないが，常に頭の片隅においておく。
12. **脊椎**：脊椎の変形(例えば脊柱前弯)，結核(Pott病)，原発性または転移性悪性腫瘍(例えば骨髄腫)が挙げられる。
13. **その他**：骨盤内に腎臓を触れることがある(骨盤腎)。あるいは，大網の嚢胞や癒着，炎症を起こした回腸の一部(Crohn病)や盲腸の可能性もある。

◎診断へのアプローチ

他の症状と合わせて診断を考えることが重要である。腫瘤が無痛性であれば腫瘍の可能性が高く，圧痛と発熱を伴っているときは骨盤内炎症性疾患(PID)や憩室膿瘍が考えられる。子宮外妊娠では，当然ながら，乳房の圧痛，頻尿，早朝嘔吐がみられる。つぎのステップは，エコーと婦人科医のコンサルトである。

検査としては，尿検査や培養，妊娠検査，便潜血や便虫卵検査，腟の培養検査がある。直腸鏡やバリウム注腸造影も有益である。大腸内視鏡，クルドスコピー，腹腔鏡，膀胱鏡の

すべてを試験開腹前にすませておく。

◎その他の有用な検査【適応】
1. 赤沈【骨盤内炎症性疾患】
2. ツベルクリン反応【卵管結核】
3. 導尿による尿検査
4. Douglas窩穿刺【子宮外妊娠破裂】
5. 腹腔鏡【子宮外妊娠，腫瘍】
6. 骨盤部CT【腫瘍，結石，憩室，膿瘍】
7. 大動脈造影【大動脈瘤】
8. 試験開腹
9. 泌尿器科コンサルト
10. 婦人科コンサルト
11. CA125【卵巣癌】
12. 経口避妊薬の治療的投与【卵巣嚢胞】

Pelvic pain
骨盤痛

　骨盤内の解剖を頭に思い描くことは，骨盤痛の原因を考えるうえで鍵となる。外側から内側へとみていくと，皮膚，筋肉，筋膜と続き，さらには膀胱，腹膜，子宮，卵巣，卵管，腸，直腸，脊椎がある。皮膚では帯状疱疹，筋肉や筋膜では挫傷やヘルニア，腹膜では腹膜炎や子宮内膜症が考えられる。子宮，卵巣，卵管に関しては骨盤内炎症性疾患，月経困難，骨盤うっ血，子宮外妊娠がある。卵巣腫瘍も茎捻転によって痛みを起こすことがある。有茎状の子宮筋腫もその茎部でねじれることで強い疼痛を起こすことがある。骨盤痛が月経周期に関係しているとき，Mittelschmerz（排卵痛）を考える必要がある。腸では虫垂炎や憩室炎が，直腸では痔核，裂肛，直腸膿瘍が原因となる。脊椎に関しては，脊椎関節炎，骨髄炎，椎間板ヘルニアなどを考える。

◎診断へのアプローチ
　内診と直腸診を十分に行うことが大切である。それによって，しばしば，痛みの原因となっている腫瘍やその他の病変をみつけることができる。腟から分泌物があるときは，淋菌やクラミジアに関する塗抹検査や培養を行うべきである。妊娠検査は子宮外妊娠を除外するうえで重要だが，最も有益なのはエコーである。
　少しでも疑いがあれば，婦人科医にコンサルトすべきである。緊急時には，婦人科医がすぐに試験開腹することもある。

◎その他の有用な検査【適応】
1. 血算【骨盤内炎症性疾患，子宮外妊娠破裂】

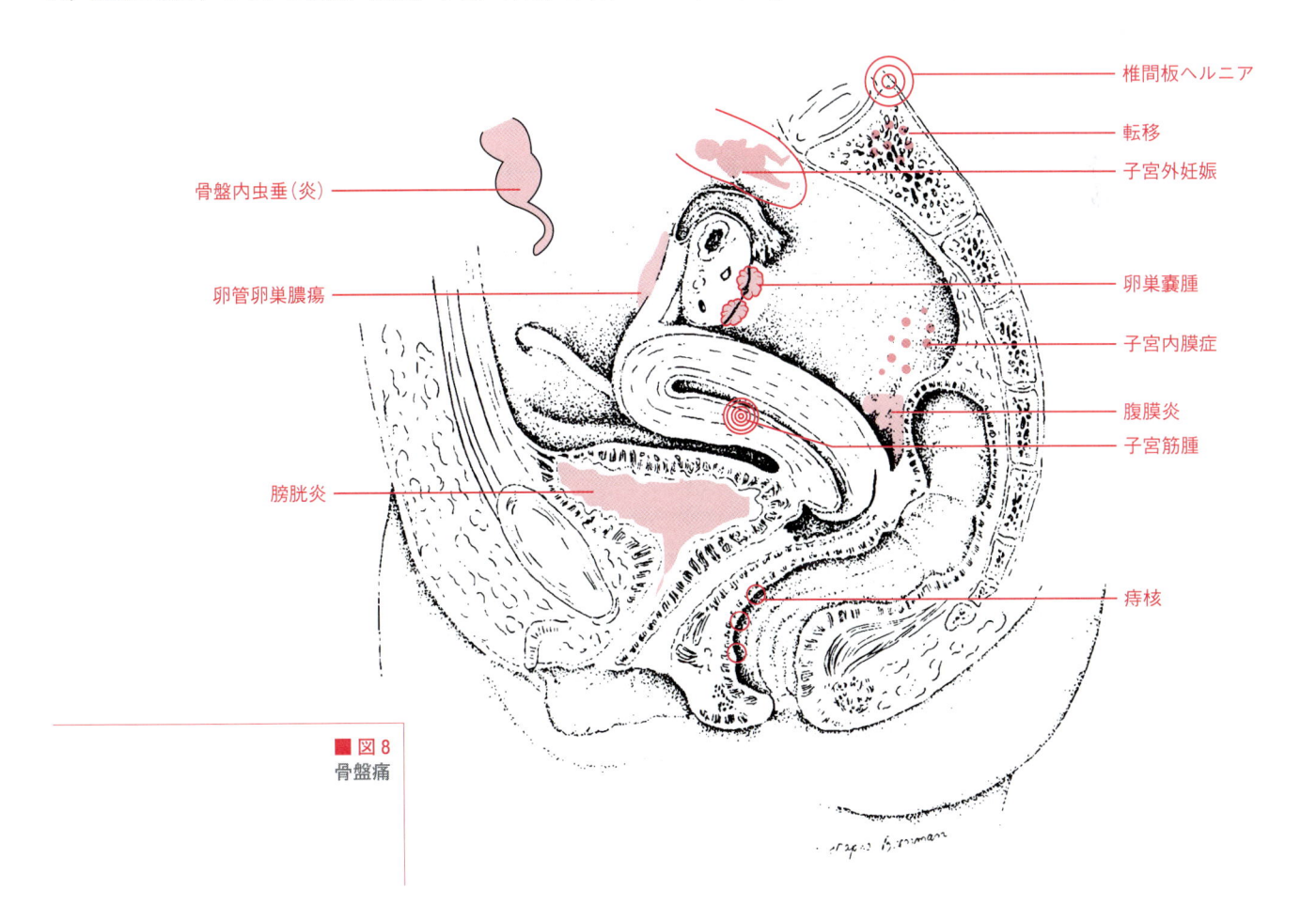

■図8
骨盤痛

（骨盤内虫垂（炎）、卵管卵巣膿瘍、膀胱炎、椎間板ヘルニア、転移、子宮外妊娠、卵巣嚢腫、子宮内膜症、腹膜炎、子宮筋腫、痔核）

2. 生化学
3. 尿検査【膀胱炎，腎盂腎炎】
4. 尿培養【膀胱炎，尿路感染症】
5. 妊娠検査【子宮外妊娠】
6. 腹部・骨盤部CT(妊娠が除外された場合に限る)【腫瘍，膿瘍】
7. Douglas窩穿刺【骨盤内炎症性疾患，腫瘍，子宮外妊娠】
8. 腹腔鏡【骨盤内炎症性疾患，腫瘍，子宮外妊娠】
9. 腹腔穿刺【腹膜炎，子宮外妊娠破裂】

Penile pain
陰茎痛

おそらくこの痛みほど性的に活動的な世代の患者を病院へ素早く向かわせるものはない。ほとんどの症例が**炎症**によって引き起こされているため，原因検索のための語呂合わせはほとんど必要ない。それでも**解剖**から考えることはとても重要である。まず陰茎頭部からはじめ，さらに前立腺，膀胱，腎臓と上流へ向かって順に考えていこう。

陰茎頭部の炎症の原因としては，疼痛を伴う軟性下疳による潰瘍や鼠径リンパ肉芽腫が挙げられるが，下疳(梅毒性潰瘍)は痛みを起こさないことに注意が必要である。一方で性器ヘルペスは強い疼痛を引き起こすことが多い。亀頭炎は通常，非特異的な感染によって引き起こされるが，割礼を受けていない患者に対しては亀頭を不潔にしないように注意を促し，また鑑別としてReiter病を除外する必要がある(結膜炎や関節症状を探す)。陰茎頭部の外傷は一目瞭然だが，患者の中には恥ずかしがって，慎重に問診をしないとその内容を聞き出すことが難しい場合もある。陰茎癌はめったに疼痛を起こすことはないが，他の癌と同様，二次性に感染が起こった場合は疼痛を生じることがある。

つぎに**尿道**について考えてみよう。疼痛を引き起こす原因としては，おそらく炎症が最も一般的である。ほとんどの場合，分泌物を伴っており，その塗抹検査で淋菌の典型的な所見であるグラム陰性双球菌が細胞内にみえる。臨床医として，非特異的な尿道炎を毎年経験するが，その原因としてクラミジアや*Mima polymorpha*が一般的であることを押さえておく必要がある。Reiter病も鑑別に挙げる必要がある。尿道を結石が通過する際も，陰茎に疼痛を起こすことがある。

陰茎体部は血管性病変で疼痛が説明できる数少ない臓器の1つである。海綿体血栓症はしばしば血液疾患(特に白血病)に合併することがあり，結果として起こる持続勃起はうらやましく思えたり滑稽であったりもするが，当の本人にとってはそれどころではない。Peyronie病は勃起時の痛みを訴えることがある。

前立腺に関しては，急性・慢性前立腺炎が陰茎痛を起こすことが多いのは有名である。一方で前立腺癌や前立腺肥大は，感染がない限りは痛みを起こすことはほとんどない。

膀胱も陰茎痛をよく起こす臓器の1つだが，膀胱炎では尿道炎を合併することが多いので，純粋に膀胱炎が排尿時以外に陰茎痛を起こすのかどうかは定かでない。膀胱結石は特に排尿時に陰茎痛を起こすことがある。膀胱癌は，感染を伴っていない限り疼痛を起こすことはない。一方でHunner潰瘍は，ときとして陰茎に強い痛みを起こすことがある。場合によっては尿管・腎結石が陰茎痛を起こすことがあるが，腎盂腎炎が同様の痛みを起こすことはほとんどない。直腸に生じた痔核や裂肛が起こす関連痛も一般的である。

◎診断へのアプローチ

陰茎に何らかの異常所見がある場合は，すぐに陰茎の分泌物や擦過標本から塗抹検査や培養を行う。性的活動歴によっては，暗視野検査が適応となることもよくある。尿道からの分泌物に対してはグラム染色や，クラミジアや淋菌の培養を行わなくてはならない。尿道から十分な検体をとるために前立腺マッサージが必要なときがある。つぎに尿検査を行い，膀胱炎や腎盂腎炎の可能性を考えて，生標本にて動いている菌を強拡大で観察する。常に尿培養とそのコロニーの観察を行うのが賢明である。それでも診断がはっきりしないときは，IVPやその他の高価な検査をする前に，泌尿器科医にコンサルトすることが大切である。

◎その他の有用な検査【適応】
1. 膀胱鏡【狭窄，腫瘍，結石】
2. 逆行性IVP【腫瘍，結石，奇形】
3. 血算【感染症】
4. 生化学【高カルシウム血症，高尿酸血症】
5. 結石検索のために尿を濾す
6. 腹部・骨盤部CT【腫瘍，結石，奇形】

Penile sore
陰茎糜爛

陰茎糜爛の原因を考えるときは，最も小さな微生物から大きいものへと考えていく。

ウイルス：まず性器ヘルペス〔単純ヘルペスウイルス2型(HSV2)〕を考える。性器いぼも挙げられるが，診断するのは難しくない。

細菌：軟性下疳(原因菌は*Haemophilus ducreyi*, *Bacillus*)，鼠径リンパ肉芽腫・鼠径肉芽腫(原因菌は*Calymmatobacterium granulomatis*)がある。膿瘍や亀頭炎も考える。

スピロヘータ：下疳や一次梅毒を考える。

その他，上皮腫や，外傷による裂傷やその他の病変を考え

■図9
陰茎痛

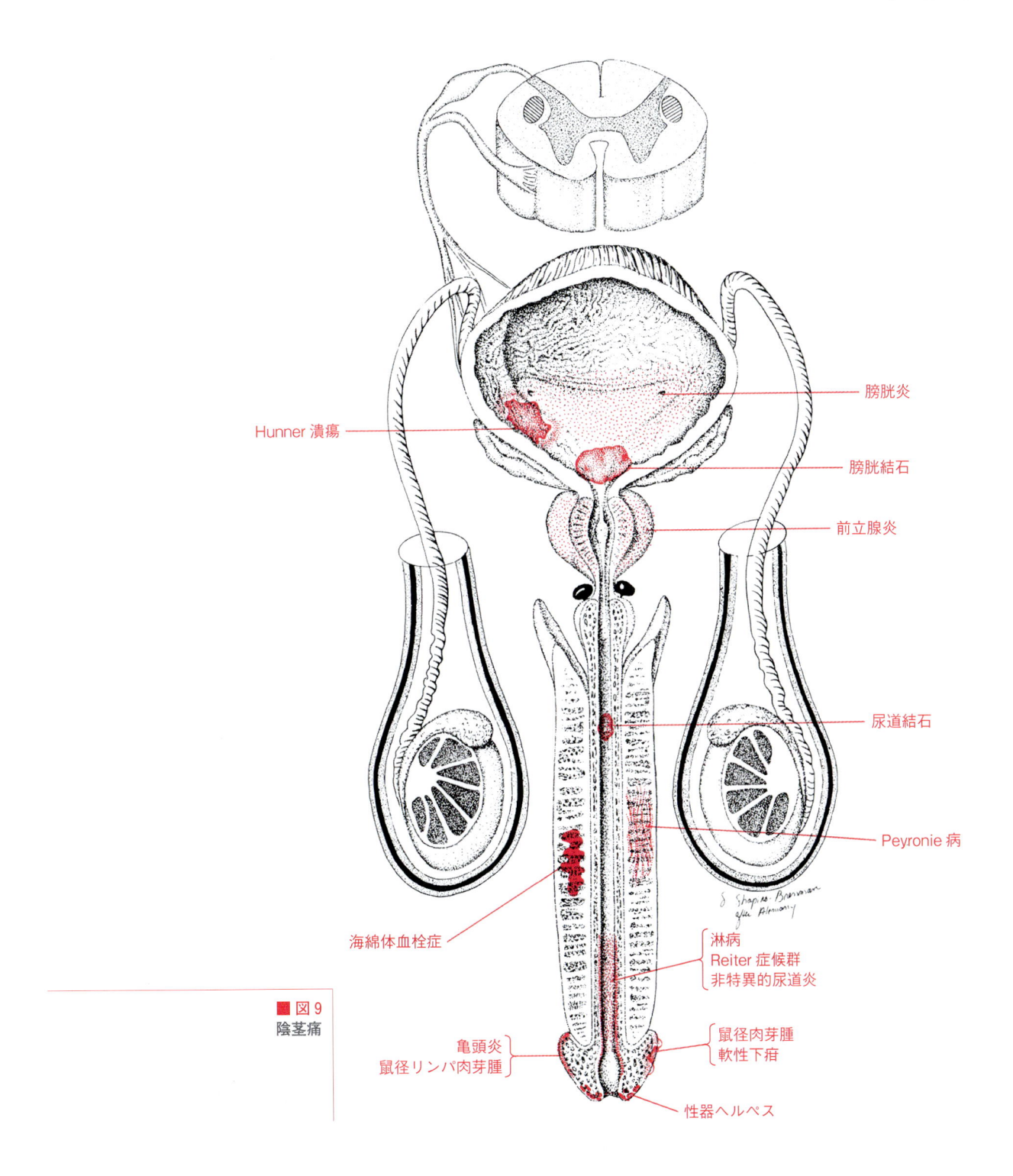

◎診断へのアプローチ

忘れられがちなのが触診による所見である。これは診断するうえでとても役に立つ。触診による疼痛を伴わないのは下疳であり，疼痛を伴う場合は軟性下疳，単純ヘルペス，亀頭炎を考える。鼠径リンパ節腫脹がある場合は鼠径リンパ肉芽腫，下疳，上皮腫を考える。

亀頭炎や軟性下疳が疑われるときは塗抹検査や培養を行う。暗視野検査は下疳を確定するときに施行する。細胞内Donovan小体[訳注：GiemsaまたはWright染色で認められるマクロファージ内の桿菌]が確認されれば鼠径肉芽腫の確定診断となる。Tzanck試験や迅速免疫蛍光抗体法は性器ヘルペスの診断の一助となるが，ふつうは必要ない。血清検査や病変部位の擦過物のGiemsa染色は，鼠径リンパ肉芽腫を疑って細胞内封入体を調べるときに必要となる。生検は上皮腫を診断するときに必要となる。

Periorbital and facial edema
眼瞼周囲・顔面浮腫

　眼瞼周囲・顔面浮腫が起こる機序は四肢の浮腫と似ている。例えば，右心不全，収縮性心膜炎，進行した肺水腫，上大静脈の外部からの圧迫による閉塞（縦隔腫瘍などによる）や血栓症では，静脈への逆行性の圧力が増加することで眼瞼周囲の浮腫が起こる。急性糸球体腎炎や悪性高血圧による血圧上昇が眼瞼周囲・顔面浮腫を引き起こすこともある。ネフローゼ症候群や肝硬変では低アルブミン血症により眼瞼周囲・顔面浮腫が起こる。甲状腺機能低下症ではムコ蛋白が皮下組織に沈着することによって眼瞼周囲の浮腫を引き起こすことがある。

　眼瞼周囲の浮腫のその他の原因として多いわけではないが，四肢の浮腫とは異なる機序で起こるものがある。皮膚筋炎や旋毛虫症では，アレルギーや炎症による眼瞼周囲の毛細血管の拡張によって浮腫が出現することがある。海綿静脈洞血栓症によって眼瞼周囲の浮腫を起こすこともあるが，これは四肢の血栓性静脈炎と同様である。眼瞼周囲の浮腫の局所的原因として眼窩蜂巣炎，蕁麻疹，血管神経性浮腫，挫傷，その他の眼窩の外傷がある。アンジオテンシン変換酵素（ACE）阻害薬やアンジオテンシン受容体拮抗薬も血管神経性浮腫の原因となることがある。眼瞼周囲の浮腫の精査は四肢の浮腫と同様である（p.154参照）。

Photophobia
羞明

　光に対する過敏性は眼疾患によるものと全身性疾患によるものがあり，どちらの場合も通常は炎症が原因であるが，3つの例外がある。1つ目は白皮症で，これは虹彩や脈絡膜の色素が不十分であるため，より多くの光が網膜に届くことによる。2つ目は片頭痛だが，羞明を起こす理由はまだわかっていない。3つ目は乱視による眼球のゆがみで，特に遠視のときに顕著に症状がでる。

眼疾患：結膜から網膜まで光の通路を順に考えることによって，羞明の原因を容易に想起することができる。結膜炎（化学性，アレルギー性，感染性），角膜炎，角膜異物，虹彩炎，網膜炎，脈絡網膜炎，視神経炎はすべて羞明を起こしうる。

全身性疾患：発熱疾患で，特に結膜感染に関連しているときに起こしやすい。麻疹，髄膜炎，脳炎，花粉症，インフルエンザ，風邪症候群，旋毛虫症はそのほんの一部である。特定の毒素が羞明を起こすことがあり，特にヨウ素，臭化物，アトロピン誘導体などが知られている。暗闇の中に一定時間いるだけでも羞明を感じることがある。ヒステリーや単純な人混みに対する恐怖や不快感によっても同様の状態になることがある。

◎診断へのアプローチ

　羞明の診断へのアプローチはかすみ目と同様である（p.76参照）。

Polycythemia
多血症

　多血症の鑑別診断を考えるうえでは病態生理学が役に立つ。まず最初に，脱水，下痢，Gaisböck症候群など，実際の赤血球数は正常であるが，血漿量が減少するため相対的に多血症となる病態を除外することが大切である。つぎに，外部からの骨髄への刺激によって引き起こされる多血症を区別する必要がある。これは低酸素の刺激によって起こってくるものと，ホルモンであるエリスロポエチンの刺激によって起こってくるものがある。低酸素の刺激によるものでは肺気腫，肺胞低換気，チアノーゼ性先天性心疾患がある。エリスロポエチンの刺激によるものとして褐色細胞腫，Cushing病，水腎症，腎細胞癌，腎嚢胞，小脳血管芽腫や血腫がある。最後に，外部からの刺激なしに多血症を起こすものがあり，それが真性多血症である。これは腫瘍性病変に類似しており，「骨髄増殖性」症候群と呼ばれることもある。この病気では白血球増加や血小板増加も認める点が他の疾患との鑑別点である。

◎診断へのアプローチ

　血液量，血漿および尿浸透圧，電解質の検査が，相対的多血症や擬似的多血症を鑑別するのに役立つ。動脈血ガス分析によって，肺気腫やチアノーゼ性心疾患などの低酸素を原因とする症例を鑑別することができる。血中エリスロポエチン濃度を測ることによって，それが実際に刺激になっているのかどうかを調べることができる。

◎その他の有用な検査【適応】

1. 血算【多血症】
2. 血小板数【真性多血症】
3. 生化学【腎疾患，心疾患】
4. IVP【腎細胞癌】
5. 腹部CT【腎細胞癌】
6. 胸部X線【肺気腫】
7. 肺機能【肺線維症，肺気腫】
8. 心臓カテーテル【先天性心疾患】
9. 呼吸器内科コンサルト
10. 血液内科コンサルト
11. 骨髄検査【骨髄増殖性疾患】

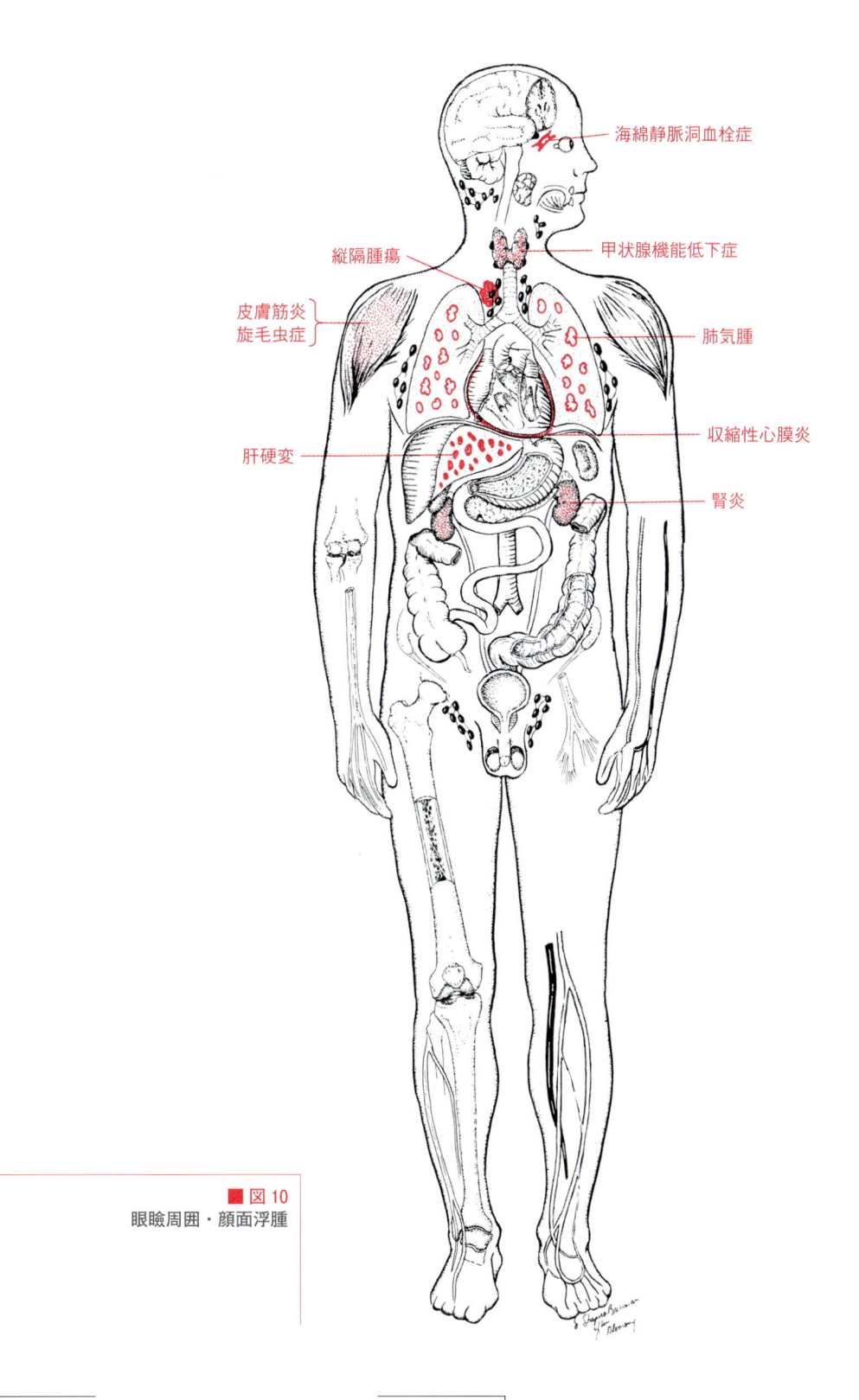

Periorbital and facial edema｜眼瞼周囲・顔面浮腫

海綿静脈洞血栓症
縦隔腫瘍
甲状腺機能低下症
皮膚筋炎
旋毛虫症
肺気腫
収縮性心膜炎
肝硬変
腎炎

■ 図10
眼瞼周囲・顔面浮腫

Polydipsia
多飲

過剰な口渇は**生理学**を利用することで最もうまく分析することができる。水に対する欲求が増加するのは，**摂取が減少**していることによるもので，長期断食，幽門狭窄や腸閉塞か

らの嘔吐，さまざまな原因による下痢などがある。出血性または血管運動性ショックやうっ血性心不全により**循環が不十分**な状態からも起こることがある。低アルブミン血症などで有効循環血液量が減少することによってレニン-アンジオテンシン-アルドステロン系が活性化され，塩分貯留がすすみ，結果として口渇を起こすことがある。水分の**排泄が増加**することが口渇の原因になることもある。排泄が増加する原

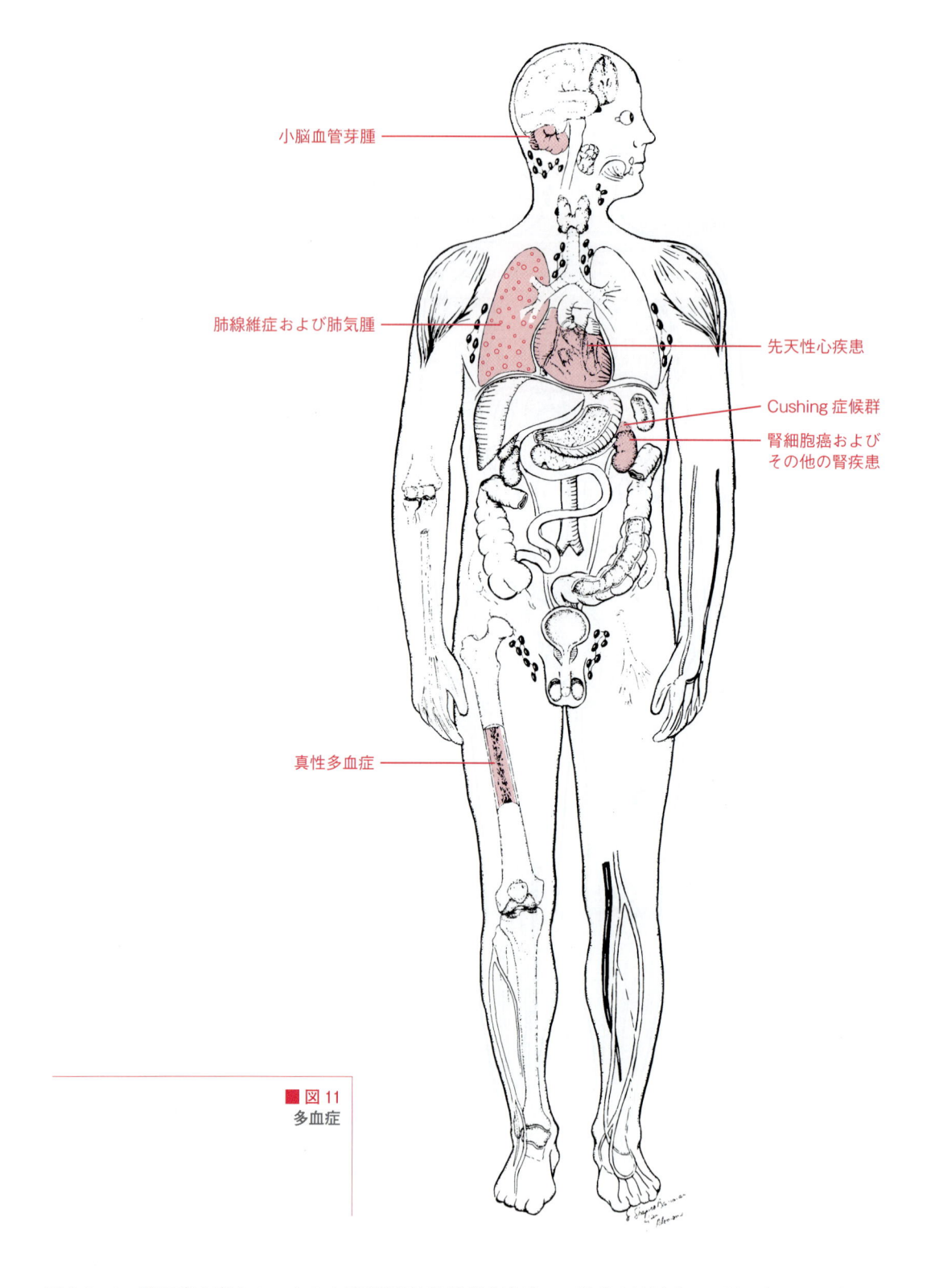

[図11 多血症]

- 小脳血管芽腫
- 肺線維症および肺気腫
- 先天性心疾患
- Cushing 症候群
- 腎細胞癌およびその他の腎疾患
- 真性多血症

■ 図 11
多血症

因として，糖尿病や高カルシウム血症（副甲状腺機能亢進症など）による溶質利尿，甲状腺機能亢進症における糸球体濾過量の増加，慢性糸球体腎炎やアルドステロン症や腎性尿崩症における抗利尿ホルモン（ADH）に対する腎臓反応性の低下，尿崩症自体による ADH の分泌欠損がある．仕事や発熱による過剰な発汗による塩分と水分の**排出の増加**もまた口渇を引き起こす．この機序は，発汗がよく起こる甲状腺機能亢進症や糖尿病で口渇を起こすもう 1 つの原因となっている．

　神経症も神経原性尿崩症における多飲の原因となることがある．リチウムや demeclocycline hydrochloride などの薬物は遠位尿細管を傷害し，腎性尿崩症を引き起こすことがある．ベラドンナアルカロイド［訳注：主成分はアトロピンおよびスコポラミン］，塩酸アミトリプチリン，副交感神経遮断薬，没食子酸［訳注：没食子，五倍子（ふし），茶などに含まれ

■図12
多飲

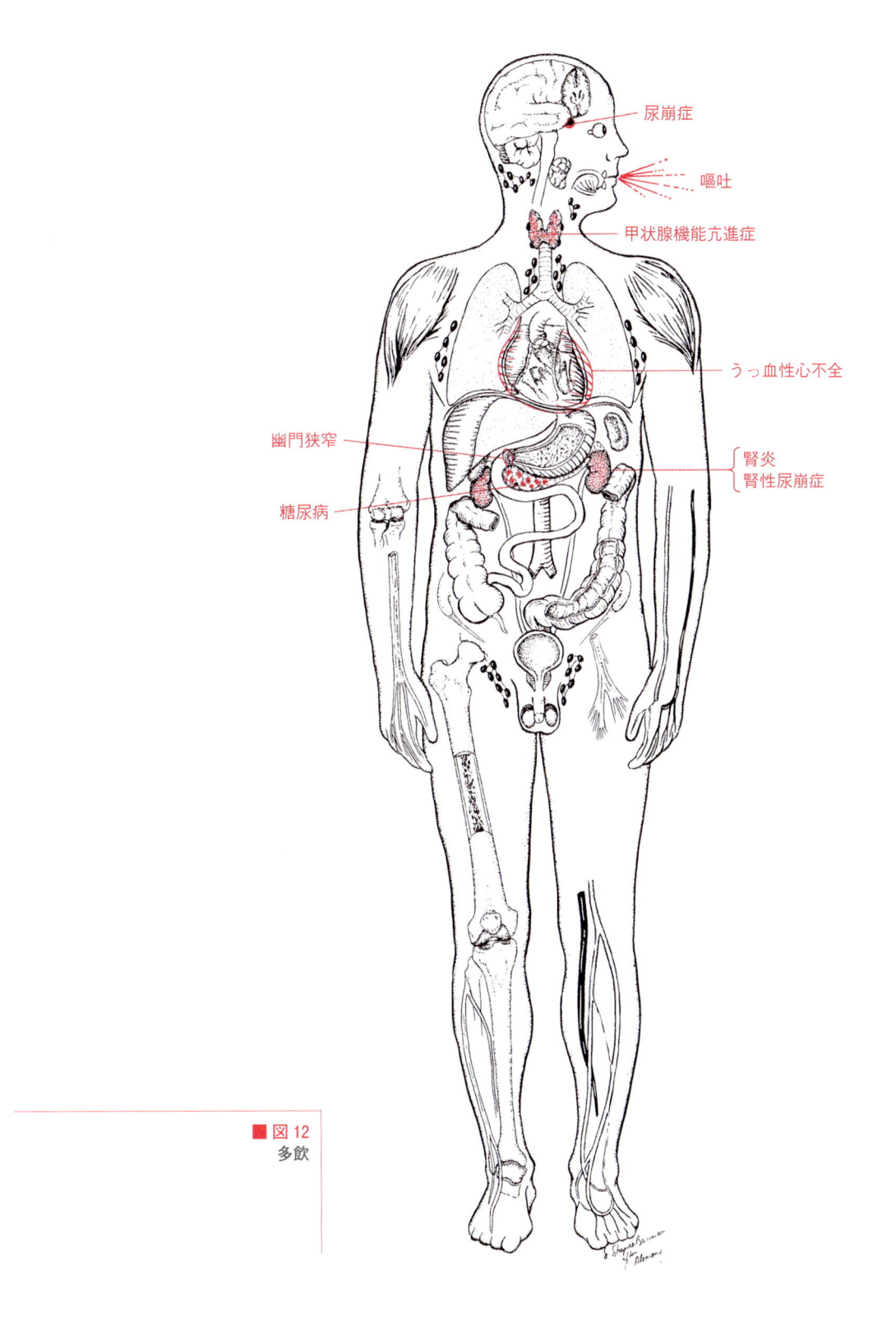

尿崩症
嘔吐
甲状腺機能亢進症
うっ血性心不全
幽門狭窄
腎炎
腎性尿崩症
糖尿病

る]などの薬物も口内乾燥と過剰な口渇を起こすことがある。アルコールはADHの分泌を抑制することによって過剰な口渇を引き起こす。

◎診断へのアプローチ
　多飲の診断へのアプローチとしては，多尿，多食，脱力，体重減少などの随伴症状がないかどうか調べることが大切である。多尿と過剰な食欲（多食）が随伴する場合は糖尿病や甲状腺機能亢進症を疑い，多尿のみを随伴するときは尿崩症（下垂体性，腎性，心因性）を疑う。精査として水分摂取量と排泄量，血糖，電解質，甲状腺機能をチェックする。

◎その他の有用な検査【適応】
　1．尿検査【腎性または下垂体性尿崩症】

2. 血漿および尿浸透圧【尿崩症】
3. 血清副甲状腺ホルモン【副甲状腺機能亢進症】
4. 血清 ADH【尿崩症】
5. 24時間蓄尿カルシウム【副甲状腺機能亢進症】
6. 血清成長ホルモン，黄体形成ホルモン(LH)，卵胞刺激ホルモン(FSH)【下垂体腫瘍】
7. Hickey-Hare試験(高張生理食塩液負荷試験)【尿崩症】
8. ピトレシン負荷試験【腎性尿崩症】
9. 脳CT，MRI【下垂体腫瘍】
10. 尿沈渣の顕微鏡的検査【慢性腎臓病】

症例検討 #73

44歳の白人男性。YMCA夏季キャンプ管理者。1週間続く著明な口渇，多尿，体重減少を訴えている。発熱，悪寒，動悸はないという。

問1. 生理学から考えると，鑑別診断は何か？

さらなる問診で，異常な食欲があることがわかった。身体所見上特記すべきことはないが，口臭に甘い香りがまじっていた。尿検査で糖が4+，アセトンが強陽性であった。

問2. あなたの診断は何か？

(解答は付録B参照)

Polyphagia
過食(多食)

食欲増加の原因は肥満の原因と似ており，**生理学**をもとに想起することができる。

食欲に関係するものとして，食物に対する心的欲求，欠食や特定のビタミン欠損，食物吸収不良，体内代謝亢進(その結果としての食物の必要性の増加)，細胞による食物の取り込みの増加，細胞の食物吸収能の低下による「細胞の飢餓」がある。

1. **食物に対する心的欲求**：多くの慢性的な不安やうつ状態によって起こり，多くの場合肥満と関係している。
2. **欠食や食物内の特定成分の欠損**：飢餓やビタミン欠乏症が過食を起こすことがある。
3. **食物吸収不良**：胃酸の分泌過剰や消化管バイパス術による食物の移動速度の増加，あるいは腸管寄生虫による食物の消費によって過食症を起こすことがある。
4. **体内代謝亢進**：甲状腺機能亢進症，思春期の急速な成長，先端巨大症
5. **細胞による食物取り込みの増加**：高インスリン血症(反応性低血糖やインスリノーマ)に関連する病態
6. **「細胞の飢餓」**：糖尿病や先端巨大症では，細胞が糖を吸収できない。

◎**診断へのアプローチ**

過食症の診断を確定するうえでは随伴症状が鍵となる。過食と肥満の組み合わせはインスリノーマを示唆する。過食症に多尿，多飲，脱力，体重減少が随伴しているときは，甲状腺機能亢進症や糖尿病を考える。

精査として甲状腺機能，下垂体の大きさを知るための頭部X線撮影，耐糖能異常，そして可能であれば48時間空腹時血糖測定を行う。下垂体MRIは小さな腺腫をみつけるうえで最もよい方法である。

症例検討 #74

28歳の白人男性。数カ月間続く異常な食欲を訴えている。

問1. 生理学から考えると，鑑別診断は何か？

さらなる問診で，脱力，動悸，発汗を同時に感じることが何度もあり，体重が最近約10kg増加していることがわかった。

問2. あなたの診断は何か？

(解答は付録B参照)

Polyuria
多尿

多尿は24時間での絶対的な尿量の増加をいう。ヒトは平均して1日に1,500mLの尿を排泄する。多くの生理学的な状態(ストレス，運動，温暖な天気は飲水量増加と関連する)が尿量の増加を引き起こす。病態生理の視点から考えると，多尿は以下の4つの機序のいずれかから起こってくると考えられる。(a)水分摂取の増加，(b)糸球体濾過量の増加，(c)塩分や糖などの溶質の排泄増加，(d)腎臓の遠位尿細管での水分の吸収不良。

1. **水分摂取の増加**：すでに述べたように，ストレスのかかる状況や神経が張り詰めた状態では飲水量が増加する。水分摂取が1日に6～10Lまで増加していれば病的であり，心因性尿崩症と考えられる。
2. **糸球体濾過量の増加**：これはさまざまな原因の発熱や甲状腺機能亢進症で起こる多尿の機序である。
3. **溶質の排泄増加**：コントロール不良な糖尿病(この場合溶質は糖)や甲状腺機能亢進症(この場合溶質は糖や尿素)が挙げられる。副甲状腺機能亢進症も重要な原因の1つである(カルシウム排泄が増加する)。また利尿薬も重要な原因である。利尿薬は，遠位尿細管に達する溶質を増加させ，吸収されるはずの水分を尿細管内に残しておく働きをする。
4. **遠位尿細管での水分の吸収不良**：これは多尿で最も多い原因であり，2つグループに分けられる。すなわち，抗利尿ホルモン(ADH)の分泌が不十分か阻害される場合

■図13
過食（多食）

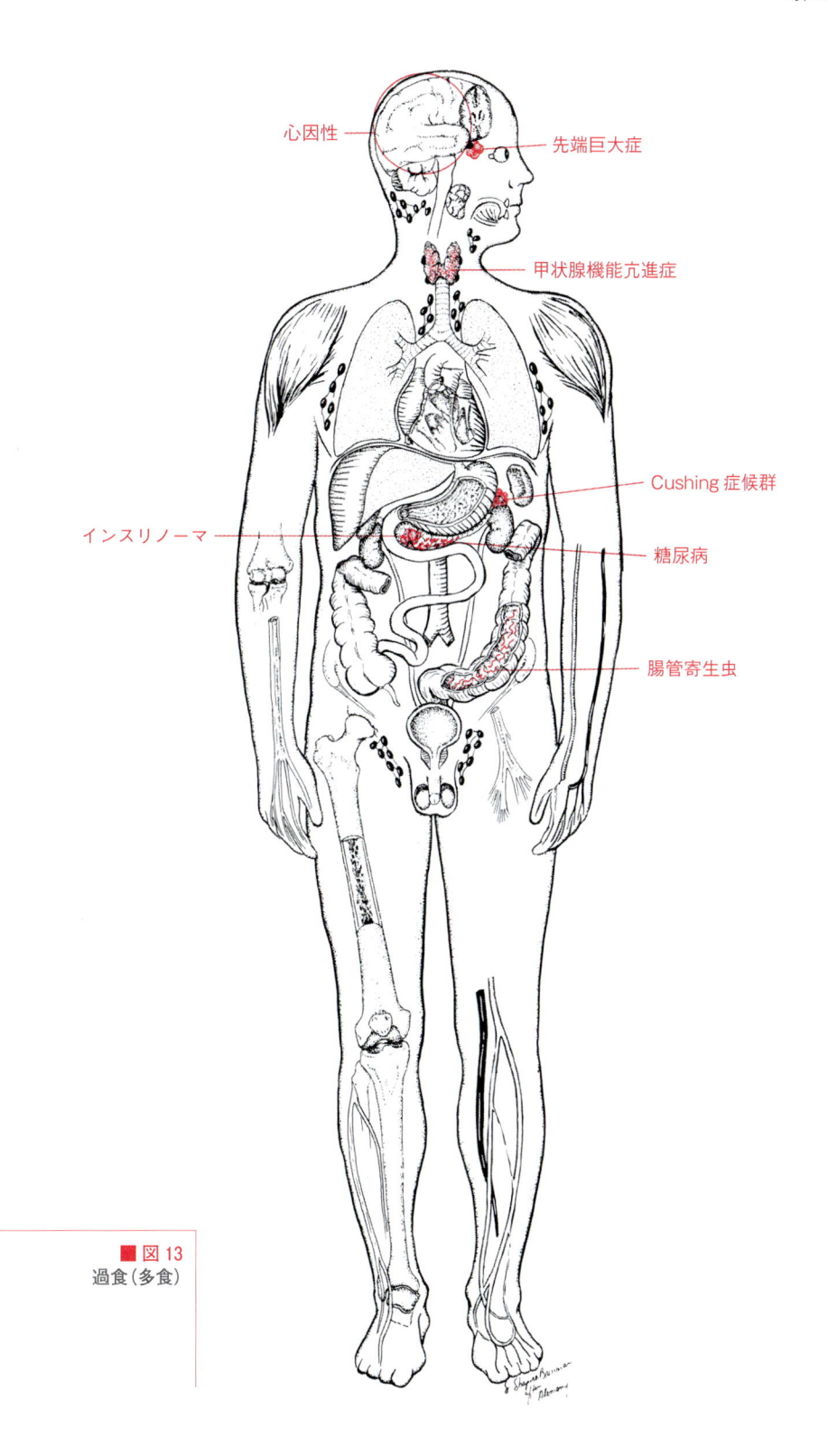

- 心因性
- 先端巨大症
- 甲状腺機能亢進症
- Cushing症候群
- インスリノーマ
- 糖尿病
- 腸管寄生虫

と，遠位尿細管や集合管がADHに対して反応しなくなっている場合である。ADHの分泌低下は下垂体腫瘍・梗塞，Hand-Schüller-Christian病による尿崩症や，サルコイドーシスによって起こることがあり，またアルコール依存症や視床下部病変でも起こることがある。遠位尿細管のADHに対する反応性の低下はアルドステロン症，慢性糸球体腎炎，多嚢胞腎，腎盂腎炎，リチウムやdemeclocycline hydrochlorideによる薬物治療，特発性腎性尿崩症によって起こる。利尿薬はときに同様な作用をすることがある。

粘液水腫に多尿が合併することがあるが，機序は不明である。

■図14
多尿

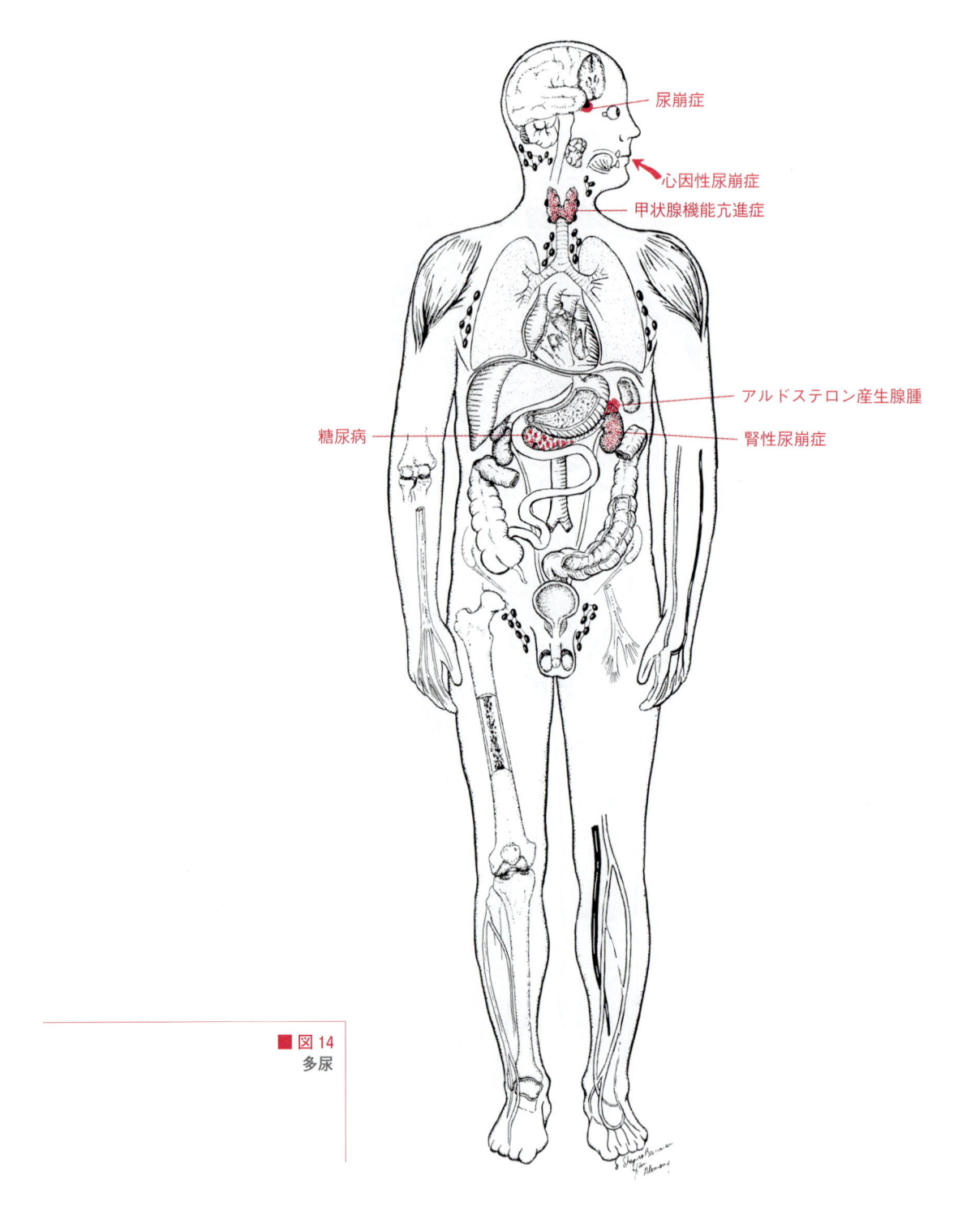

◎診断へのアプローチ

多尿の診断は多くの場合，他の症状との関係性で決まる。多尿，多食，多飲が同時にあるときは糖尿病や甲状腺機能亢進症を疑う。多尿に多飲だけが随伴しているときは，心因性または特発性尿崩症を考えるが，この2疾患を鑑別するためにはHickey-Hare試験(高張生理食塩液負荷試験)が有用である。多尿に多飲と脱力が随伴し体重減少がないときは，高カルシウム血症や副甲状腺機能亢進症を考える。慢性腎炎は尿沈渣の所見と尿比重が1.010に固定されていることから診断される。腎性尿崩症はピトレシン注射に対する反応性の乏しさから中枢性尿崩症と鑑別することができる。

◎その他の有用な検査【適応】

1. 甲状腺機能【甲状腺機能亢進症】
2. 耐糖能【糖尿病】
3. 24時間飲水排尿量【尿崩症】
4. Addis尿沈渣定量的検査法【慢性腎炎】
5. 血清ADH【尿崩症】

6. 血漿・尿浸透圧【下垂体性尿崩症，腎性尿崩症】
7. 尿中ナトリウム【尿崩症】
8. 脳 CT【尿崩症】
9. 副甲状腺ホルモン【副甲状腺機能亢進症】
10. 内分泌科コンサルト

症例検討　#75

38 歳の白人女性。脱力，疲労感，うつ状態，頻尿が 1 年間続くことを主訴に来院した。発熱，排尿痛，体重減少はないという。

問 1． 病態生理学から考えると，鑑別診断は何か？

さらなる問診で，6 カ月前に右側腹部痛と血尿があったことがわかった。

問 2． あなたの診断は何か？

（解答は付録 B 参照）

Popliteal swelling
膝窩の腫脹

膝窩の腫脹の原因を想起する鍵は**解剖学**にある。膝窩の解剖構造が，腫瘤や腫脹を引き起こす 1 つまたは 2 つの疾患に侵されることが原因となる。頭の中で，皮膚，皮下組織，筋肉，滑液包，静脈，動脈，リンパ管，神経，骨の解剖を思い浮かべてみる。

1. **皮膚**：蕁麻疹，皮下囊胞，癤，脂肪腫，血管腫，その他の皮膚腫瘤が挙げられる。
2. **皮下組織**：脂肪腫，肉腫，蜂巣炎がおもな疾患である。
3. **筋肉**：腓腹筋や半膜様筋の挫傷が膝窩に腫瘤を形成することがある。
4. **滑液包**：膝窩囊胞(Baker 囊胞)は，腓腹筋と半膜様筋の間にある滑液包にゼラチン様または漿液様の物質が貯留することによって起こる。
5. **静脈**：静脈瘤や血栓性静脈炎によって大きくなることがある。
6. **動脈**：膝窩動脈瘤は動脈硬化や銃創によって起こることがある。動脈や静脈の拡張部位で大きな雑音が聞かれたとき，動静脈瘻を考える必要がある。
7. **リンパ管**：膝窩リンパ節の腫脹は，膝窩よりも遠位に起こる感染や，結核性リンパ節症，転移性悪性腫瘍から起こることがある。
8. **神経**：外傷性神経腫や神経線維腫が考えられる。
9. **骨**：大腿骨の骨端軟骨から起こる外骨腫は小児や 10 代の若者でよくみられる腫瘍である。骨髄巨細胞腫瘍，骨膜線維芽腫，骨髄炎も腫瘤として触れることがある。骨折や骨膜血腫は診断に困ることはない。

◎**診断へのアプローチ**

最初の検査として，血算，生化学，赤沈，膝部 X 線撮影がある。これらに異常がみられなかった場合，他に検査を追加するより，整形外科医にコンサルトするほうが賢明である。Baker 囊胞が疑われるときは，穿刺吸引が診断に役立つ。これを行う前に，患肢挙上によって腫瘤が消失しないかどうかを確認し，静脈瘤の可能性を除外する必要がある。この鑑別にはエコーも有用である。またエコーは，動脈瘤を除外する際にも有用である。関節に腫脹やその他の症状があるときは MRI を行う。もし腫瘤が骨に固定されているときは，骨シンチや骨関節 CT を行う。

◎**その他の有用な検査【適応】**

1. 血算
2. 赤沈【膿瘍】
3. ツベルクリン反応
4. 関節炎検査【痛風，ループス，関節リウマチ】
5. 関節液【化膿性関節炎，関節リウマチ，ループス】
6. 関節鏡【半月板損傷】
7. リンパ管造影【リンパ節腫瘍】
8. 試験的手術と生検
9. 動脈造影【Baker 囊胞，動脈瘤】

Priapism
持続勃起

この不幸な症状は一般的には滑稽に思われるが，実際にこの症状に「恵まれた」人にとってはとんでもないことである。一般的な原因は少ししかなく，それらを思い出すには **MINT** が簡単な方法である。

M　**Malformation**(奇形)　包茎やその他の陰茎の奇形。

I　**Inflammation**(炎症)　後部尿道炎，前立腺炎，膀胱炎

　　Intoxication(中毒)　クエン酸シルデナフィル，アルコール，大麻，インディカ，カンフル，ダミアナなどの性欲促進作用のある薬物。

N　**Neoplasm**(腫瘍)　持続勃起の一般的な原因となるものが 2 つあり，それは慢性リンパ性または骨髄性白血病と鼻茸である。

　　Neurologic(神経)　神経梅毒，多発性硬化症，糖尿病性ニューロパチー。

T　**Trauma**(外傷)　陰茎に局所的な血腫をつくる直接的な外傷だけでなく，骨折や挫傷に伴った脊髄の外傷も考えられる。

◎**診断へのアプローチ**

持続勃起の診断は通常，その他の症状や所見(柔らかくなった前立腺など)から行うが，血液塗抹検査や骨髄検査は

■ 図 15
膝窩の腫脹

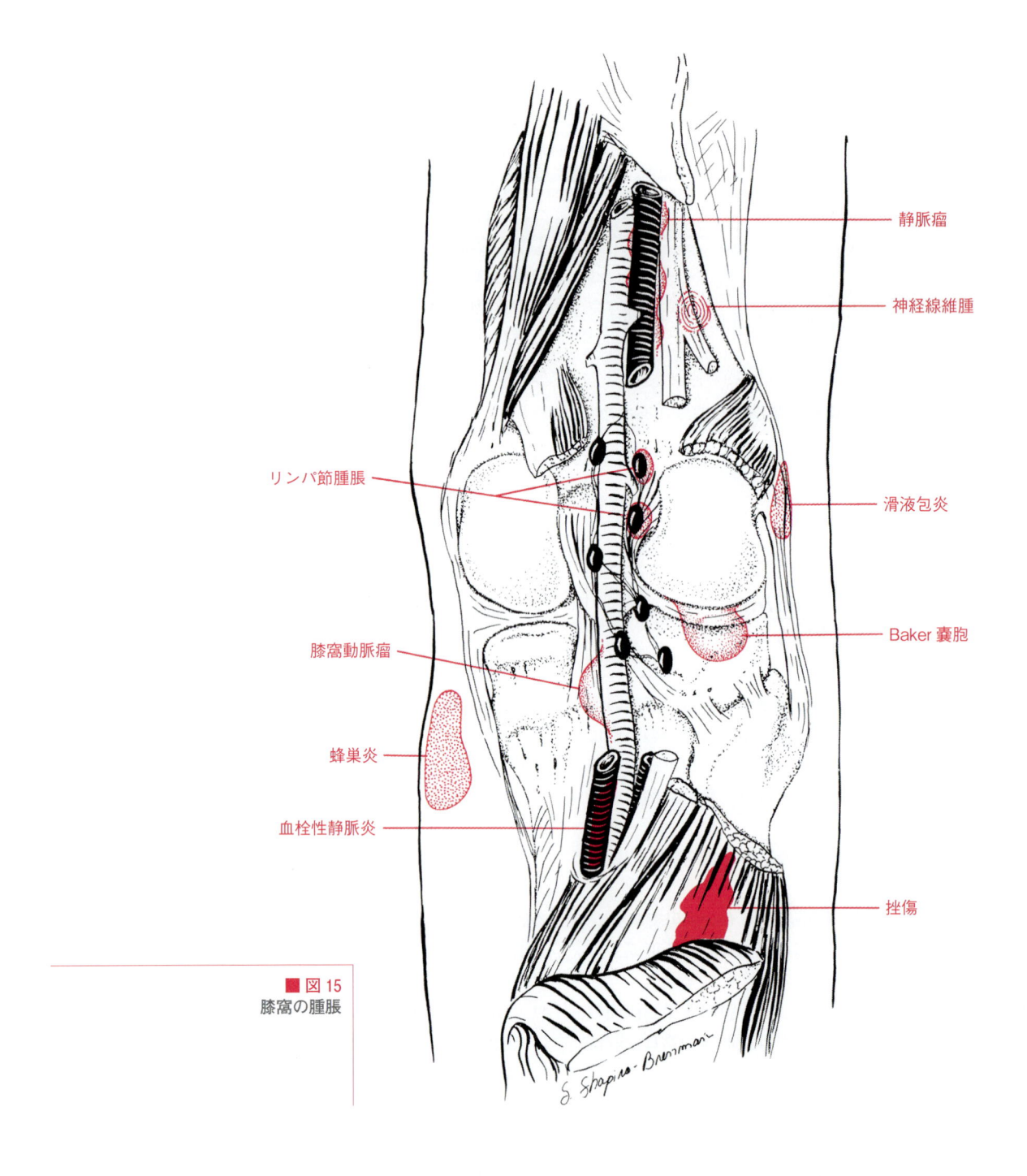

白血病を除外するために必要である。慎重に性的行動について病歴聴取し，過剰な回数のマスターベーションや性的交渉を除外する。

◎その他の有用な検査【適応】
1. 血算【白血病，鎌状赤血球貧血】
2. 凝固能【血液疾患】
3. 前立腺マッサージと滲出物検査【前立腺炎】
4. 尿培養【膀胱炎，腎盂腎炎】
5. 血清蛋白電気泳動【マクログロブリン血症】
6. 脳MRI【腫瘍，脳血管疾患，多発性硬化症】
7. 脊髄MRI【多発性硬化症，占拠性病変】
8. 脊椎穿刺【多発性硬化症，神経梅毒】
9. 神経内科コンサルト
10. 泌尿器科コンサルト

Prostatic mass or enlargement
前立腺の腫瘤・腫大

　一般的に医師が日常診療で前立腺を診察するときは，2つの病態だけを考えて行っている。良性前立腺肥大と前立腺癌

Prostatic mass or enlargement｜前立腺の腫瘤・腫大　355

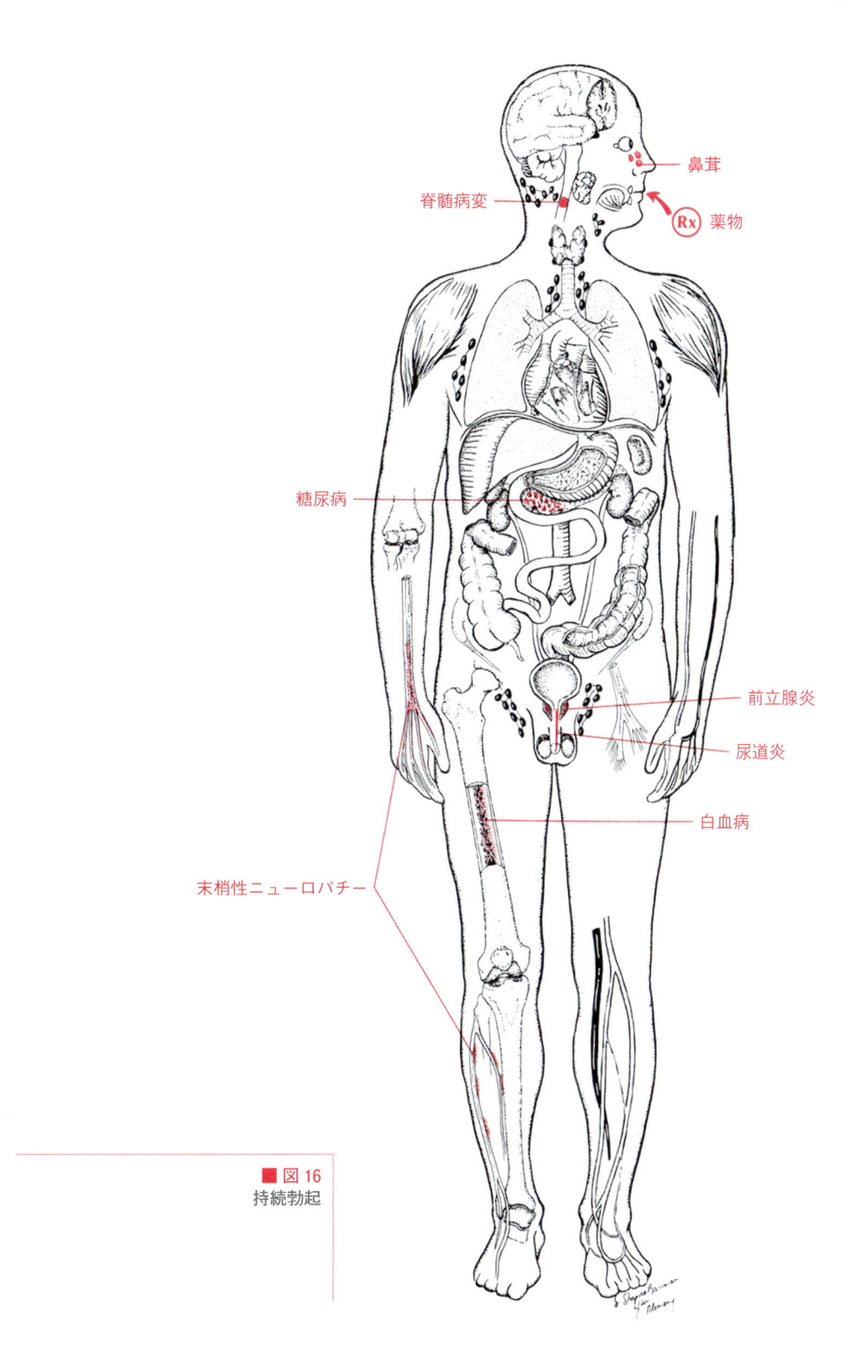

■図16
持続勃起

ラベル：
- 鼻茸
- 脊髄病変
- Rx 薬物
- 糖尿病
- 前立腺炎
- 尿道炎
- 白血病
- 末梢性ニューロパチー

である。前者は全体的にびまん性に肥大し，軟性のものとして触れ，大きさはプラム大からオレンジ大まで多様である。それに対して前立腺癌は，初期には石のように硬い腫瘤として外側上方や下方に触れ，進行した状態ではびまん性に硬い腫瘤として前立腺全体が触れる。尿道からの分泌物や排尿困難を主訴に来院した患者に対しては対応方法が変わる。なぜならその場合，鑑別診断として**急性・慢性前立腺炎**や**前立腺膿瘍**を考える必要があるからである。

簡単にいうと，腫大した前立腺に対する鑑別診断である。ただ1つ，注意点としておさえておいてほしいのは，20・40・60・80歳という年齢である。一般的に20歳代の男性では淋菌やそれ以外の細菌による急性前立腺炎であることが多い。40歳代の男性では以前の淋菌感染やそれ以外の原因による前立腺炎から起きた慢性前立腺炎が多い。60歳代の

■ 図17
前立腺の腫瘍・腫大

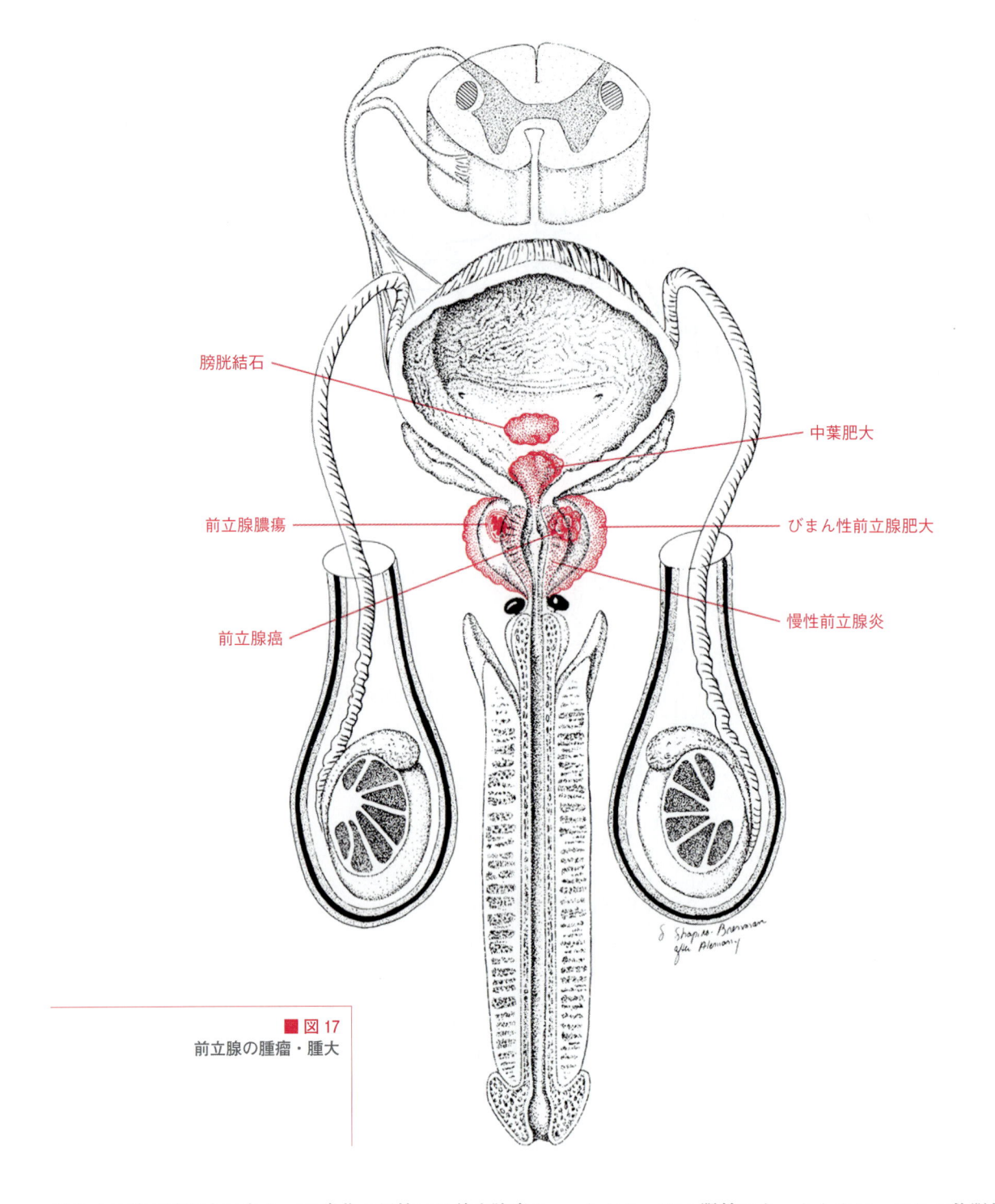

膀胱結石
前立腺膿瘍
前立腺癌
中葉肥大
びまん性前立腺肥大
慢性前立腺炎

男性では前立腺肥大を考え，80歳代の男性では前立腺癌の可能性が高い。しかしここで大切なことは，どの病気も40・60・80歳代の人間には起こりうるということである。

◎診断へのアプローチ

前立腺の腫瘍を診断するうえで最初に考えるべきなのは癌を除外することである。そのため，前立腺癌が疑われるならば手技を行う前に前立腺特異抗原（PSA）を検査しておくことが賢明である。もし腫瘍が後葉にあるのならば，診断に近づく1つの助けとなる。エコーは生検部位を特定するために使われる。PSA陽性であったときは，それが偽陽性の可能性もあるが，まずは泌尿器科医にコンサルトすることが大切である。大きな柔らかい前立腺を触れたときは前立腺膿瘍や前立腺炎を疑う。尿道からの分泌物がなければ，前立腺マッサージで分泌物の排出を促すことができる。しかし，発熱や前立腺の著明な圧痛がある場合は行うべきではない。まずは抗菌薬を投与し，解熱した段階で再度前立腺の検査をするのが望ましい。分泌物の塗抹検査や培養も行う。顕微鏡検査で分泌物内に白血球が強拡大1視野あたり4個以上みられた場合，前立腺炎と診断される。前立腺肥大が疑われる場合は，

膀胱鏡や逆行性IVPを行うこともある。

◎その他の有用な検査【適応】
1. 血算
2. 赤沈【感染】
3. 生化学【尿毒症】
4. 尿沈渣【膀胱炎，尿路感染症】
5. 膀胱造影【前立腺肥大】
6. 全身骨【転移性癌】
7. 骨シンチ【転移性癌】
8. 酸性ホスファターゼ【転移性癌】
9. 骨盤リンパ節CT【転移】
10. リンパ管シンチ【リンパ節転移】
11. 膀胱鏡【膀胱頸部狭窄】

Proteinuria
蛋白尿

　蛋白尿には多くの原因がある。鑑別診断のリストをつくるにはVINDICATEが有効である。

V　Vascular（血管）　軽度のうっ血性心不全，高血圧，腎静脈血栓症。

I　Inflammation（炎症）　蛋白尿の重要な原因として尿路感染症がある。一般的な細菌感染に加えて，結核，住血吸虫症，ウイルス性肝炎，梅毒，マラリアも忘れてはならない。

N　Neoplasm（腫瘍）　Wilms腫瘍，腎細胞癌，腎盂や膀胱の乳頭腫，多発性骨髄腫。

D　Degenerative（変性）　変性疾患は蛋白尿の一般的な原因とはならない。

I　Intoxication（中毒）　金，水銀，ゲンタマイシン，ペニシラミン，カプトプリル，抗痙攣薬に対する中毒反応が挙げられる。その他にも多くの薬物が蛋白尿を引き起こすことがある。

**　Idiopathic**（特発性）　起立性蛋白尿を考える。また原発性アミロイドーシスを考えることも大切である。

C　Congenital（先天性）　多嚢胞腎，Alport症候群，Fabry病，馬蹄腎，その他の先天性奇形。

A　Allergic（アレルギー性），**Autoimmune**（自己免疫性）急性糸球体腎炎，膠原病，Wegener肉芽腫症，Henoch-Schönlein紫斑病，アミロイドーシス，サルコイドーシス，慢性間質性腎炎。

T　Trauma（外傷）：腎臓はさまざまな外傷で障害を受けることがあり，蛋白尿も起こすことがあるが，血尿が一般的である。また，結石が外傷を引き起こし，蛋白尿や血尿を起こすことがある。

E　Endocrinopathy（内分泌）　糖尿病性腎症，粘液水腫，Graves病（Basedow病）。

◎診断へのアプローチ
　まず最初に，蛋白尿が感染によるものではないかを考える。尿沈渣で白血球がないかを調べたり，遠沈せずに尿沈渣を顕微鏡下で観察し細菌がいないかを調べることが最も迅速な方法である。また尿自体を細菌培養にだすことも大切である。つぎに，尿に赤血球がないかどうかを考える。赤血球が認められれば，蛋白尿の原因として，膠原病，結石，糸球体腎炎，腫瘍などのより重大な病気が存在することを示唆するので，IVP，膀胱鏡，泌尿器科コンサルトなどを考慮する必要がある。

◎その他の有用な検査【適応】
1. 血算【腎盂腎炎，その他の感染症】
2. 赤沈【感染症】
3. 24時間蓄尿後尿中蛋白【腎症】
4. 生化学【尿毒症，肝疾患】
5. 尿中Bence Jones蛋白【多発性骨髄腫】
6. 血清蛋白電気泳動【多発性骨髄腫，膠原病】
7. 抗核抗体【膠原病】
8. Addis尿沈渣定量的検査法【糸球体腎炎】
9. 抗ストレプトリジンO（ASO）抗体価【急性糸球体腎炎】
10. 腹部・骨盤部CT【腫瘍，奇形】
11. 逆行性IVP【腫瘍，水腎症】
12. 腎臓内科コンサルト
13. 腎生検【糸球体腎炎】
14. 腎動脈造影【腎動脈硬化症，腎静脈血栓症】

Pruritus
瘙痒感

　瘙痒感の鑑別診断は解剖学から考えるのがベストである。咬傷や寄生虫の外寄生（疥癬，鉤虫症，住血吸虫症）による皮疹はたいてい明らかな病変となる。疱疹性皮膚炎，アトピー性皮膚炎，剥脱性皮膚炎などの全身性の皮膚疾患は，さらに明らかな皮疹として出現し，強いかゆみを起こすことが多い。これらは，皮膚梅毒（かゆみを伴わない），乾癬や天疱瘡（軽度のかゆみを伴う）と鑑別する必要がある。その他の多くの皮膚疾患が瘙痒感を起こすが，大切なのは全身性疾患よって引き起こされるものを忘れないことである。だが，これらは診断するのがさらに困難である。

　黄疸，特に閉塞性黄疸は著明な瘙痒感を引き起こす。原発性胆汁性肝硬変は黄疸が出現する前に瘙痒感を引き起こすことがあり，それは肝臓がかゆみの原因である30g以上の胆汁酸塩を1日にたった1gのビリルビンに変化させているからである。ゆえにビリルビンを再利用する仕組みは十分にあるが，胆汁酸塩を再利用するしくみは十分にはないため，黄疸が出現する前に瘙痒感が生じると考えられる。

■ 図18
蛋白尿

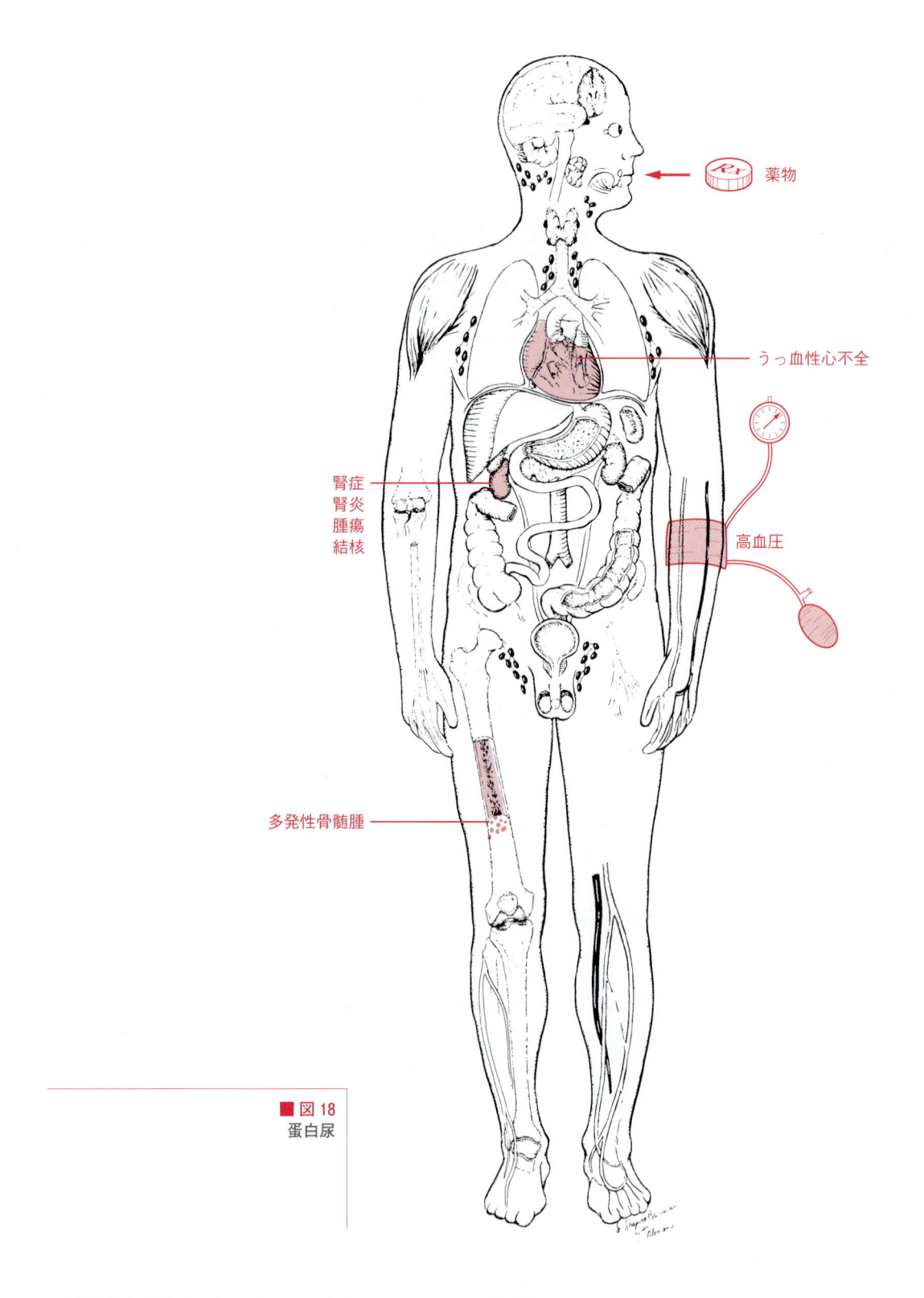

　糖尿病も瘙痒感を起こすことがあり，これはときに外陰部に多く，カンジダ症になりやすい．腎疾患もまた瘙痒感を引き起こすことがあり，これはおもに人体にある老廃物が蓄積することによると考えられる．妊娠第1期に起こる瘙痒感は胆汁酸塩の蓄積によるものと考えられる．白血病やHodgkinリンパ腫もまた瘙痒感を起こす全身性疾患と考えられる．もちろん精神神経症や詐病も考慮に入れる必要がある．

　全身性疾患に加えて，肛門や直腸の疾患（肛門瘙痒症），特に痔核（内痔核は明らかではないかもしれない），裂肛，肛門膿瘍，痔瘻，そしてカンジダ症や蟯虫症を考える必要がある．尖圭コンジローマも瘙痒感につながる．

　腟からの分泌物は外陰瘙痒症を起こすことがあり，そのときはトリコモナスやカンジダを探す．また，エストロゲン欠

■ 図19
瘙痒感

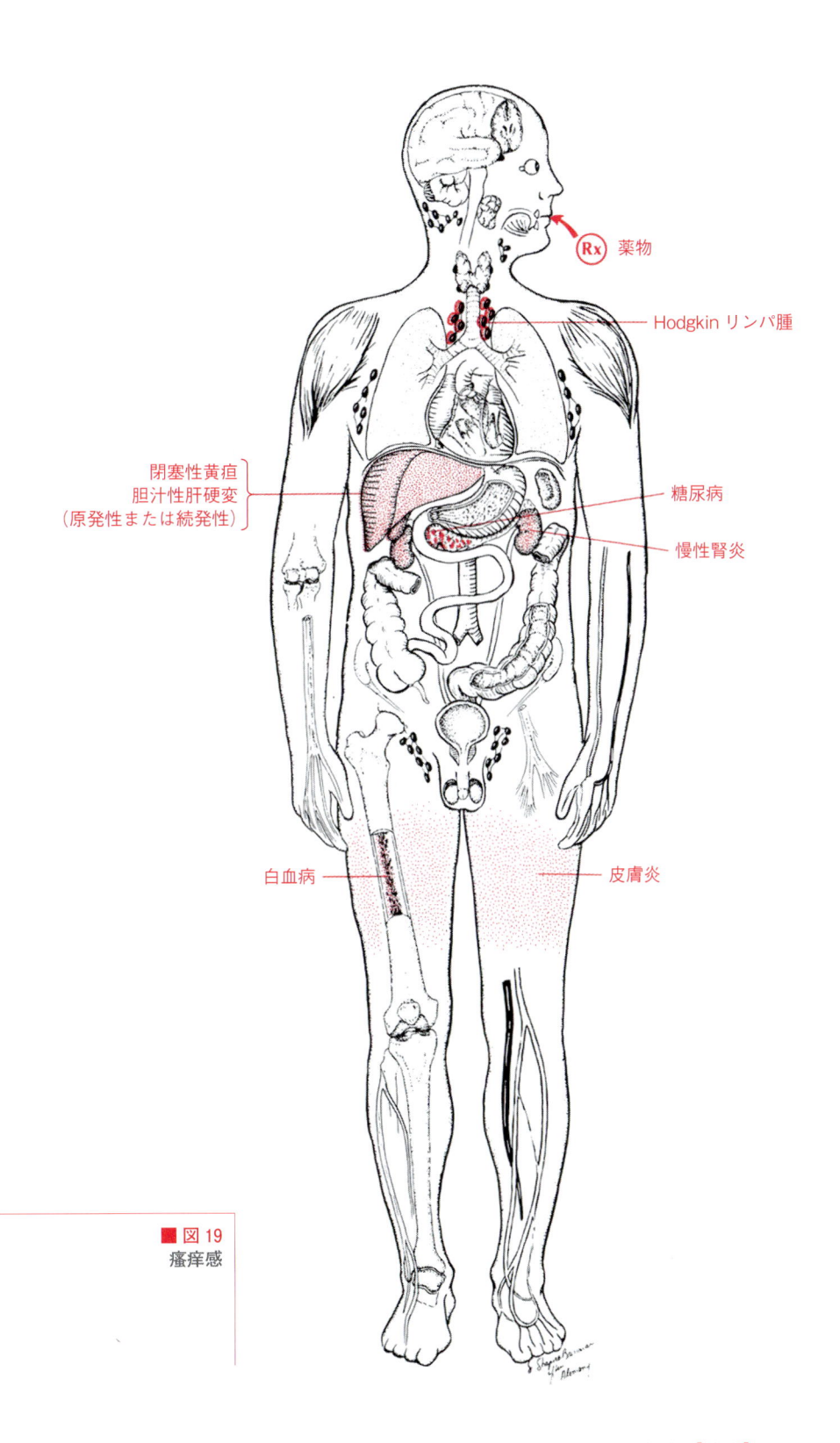

(図中ラベル)
- 薬物 Rx
- Hodgkin リンパ腫
- 閉塞性黄疸 胆汁性肝硬変（原発性または続発性）
- 糖尿病
- 慢性腎炎
- 白血病
- 皮膚炎

損による萎縮性腟炎や皮膚炎も忘れてはならない。

◎診断へのアプローチ

　瘙痒感について臨床的に対応していくときに大切なのは，明らかな皮膚症状がなければ適切な検査を行うということである。上記の全身性疾患を除外するために以下の検査を考慮する。

◎その他の有用な検査【適応】

1. 血算【白血病，多血症】
2. 生化学【肝疾患，尿毒症】
3. 甲状腺【甲状腺機能亢進症】
4. 耐糖能【糖尿病】
5. 血清蛋白電気泳動【リンパ腫，骨髄腫】
6. 腹部 CT【悪性腫瘍】

7. 皮膚生検
8. 皮膚科コンサルト
9. 抗ミトコンドリア抗体【原発性胆汁性肝硬変】

Ptosis
眼瞼下垂

　眼瞼下垂の原因として，直接的な上眼瞼挙筋の障害(末端臓器)から，筋肉から中枢神経までの交感神経や動眼神経の神経伝達経路の関与までさまざまなものがある。よって**神経解剖学**を理解しておくことが鑑別診断を考えるうえでの鍵となる。

1. **末端臓器(上眼瞼挙筋)**：末端臓器に関与するものとして，先天性眼瞼下垂(筋肉の発達障害)，腱の外傷，眼球や眼窩の腫瘍，皮膚筋炎などがある。
2. **交感神経系**：交感神経系が関与している場合，ほとんどの症例で縮瞳や眼球陥入がみられる(Horner症候群)。頭蓋内にある頸動脈周囲の神経節後線維が動脈瘤や血栓症や片頭痛によって侵されることで起こる。眼窩の蜂巣炎や腫瘍は神経線維を傷害することはほとんどない。病巣が傍神経節内やその周囲にある疾患としては，頸肋，前斜角筋症候群，Pancoast腫瘍，頸部Hodgkinリンパ腫，腕神経叢損傷がある。病巣が脊髄や神経根にある疾患としては，脊髄腫瘍，脊髄空洞症，梅毒，胸部脊椎症，転移性癌，骨髄腫，脊椎カリエスがある。脳幹部に病巣がある疾患として，神経膠腫，後下小脳動脈閉塞，延髄空洞症，脳炎がある。
3. **動眼神経系**：眼瞼下垂がこの部分の障害によるものだとすると，通常他の外眼筋麻痺も生じる。上眼瞼挙筋は筋緊張性ジストロフィーで障害されることもある。神経筋接合部が障害される疾患として重症筋無力症がある。動眼神経は眼窩の腫瘍や蜂巣炎，脳腫瘍や硬膜下血腫からの鉤ヘルニアによる圧迫，海綿静脈洞血栓症や頸動脈瘤，場合よっては梅毒性または結核性髄膜炎，下垂体や鞍上腫瘍によって障害されることがある。糖尿病性ニューロパチーもまた動眼神経を障害することによって眼瞼下垂を引き起こすこともある。脳幹で動眼神経核やその核上性の障害を起こす疾患として，梅毒(全身不全麻痺など)，神経膠腫，松果体腫，脳底動脈閉塞，脳炎，ボツリヌス中毒，進行性筋萎縮症がある。

◎診断へのアプローチ

　通常，診断は他の神経学的症状や所見の有無によって行われる。両側性の部分的な眼瞼下垂では，筋緊張性ジストロフィー，先天性疾患，進行性筋萎縮症を考える。片側性の眼瞼下垂で縮瞳や外眼筋麻痺を伴っていない症例では，上眼瞼挙筋の障害や重症筋無力症を考える。テンシロン試験の施行を常に考える。Horner症候群のすべての所見がある場合，頭蓋骨，頸部・胸部脊椎，胸部のX線撮影を行う。また脊椎穿刺や動脈造影も考慮する必要がある。

　動眼神経が障害されているときは，耐糖能検査，頭蓋骨X線撮影，梅毒血清検査，脊椎穿刺(禁忌がない場合に限る)，CT，そしておそらく動脈造影が適応となる。その他の検査が必要かどうかは，その他の神経学的所見による。片側性の眼瞼下垂をみた場合は眼科医や神経内科医に全例コンサルトするべきである。

◎その他の有用な検査【適応】

1. 血算【眼窩蜂巣炎】
2. 抗核抗体【膠原病】
3. アセチルコリン受容体抗体【重症筋無力症】
4. 脳MRI【脳腫瘍，その他の占拠性病変】
5. 脳血管造影【脳動脈瘤】
6. チアミン静注による反応性【Wernicke脳症】
7. 24時間蓄尿によるクレアチニンとクレアチン測定【筋緊張性ジストロフィー】
8. 縦隔CT【縦隔腫瘍，動脈瘤】
9. 胸部X線【悪性腫瘍】
10. リンパ節生検【リンパ腫】

Ptyalism
唾液分泌過多

　唾液分泌過多(流涎)の重要な原因のほとんどを想起するには**MINT**が役に立つ。

M　**M**alformation(奇形)　先天性食道狭窄。
I　**I**nflammation(炎症)　単純ヘルペス，アフタ性口内炎，扁桃周囲膿瘍。梅毒や結核もまれではあるが原因となりうる。
N　**N**eurologic(神経)　球麻痺(筋萎縮性側索硬化症やポリオでみられる)，偽性球麻痺(多発性硬化症や脳幹膠腫でみられる)。その他，重症筋無力症，Parkinson症候，認知症も考えられる。
T　**T**oxic(中毒)　ヨウ素含有薬物，水銀中毒，ピロカルピン，その他の副交感神経作動薬。

◎診断へのアプローチ

　最も大切なのは口腔内または口咽頭に潰瘍やその他の異常がないかどうかを調べることである。齲歯や歯肉炎は唾液分泌過多を起こすことがあり，かみ合わせの悪い入れ歯でも同様のことが起こる。局所の所見がない場合は，網羅的な神経学的診察を行い，球麻痺や偽性球麻痺を除外する必要がある。テンシロン試験や血清アセチルコリン受容体抗体測定を行い，重症筋無力症を除外することも大切である。多忙な臨

■図20
眼瞼下垂

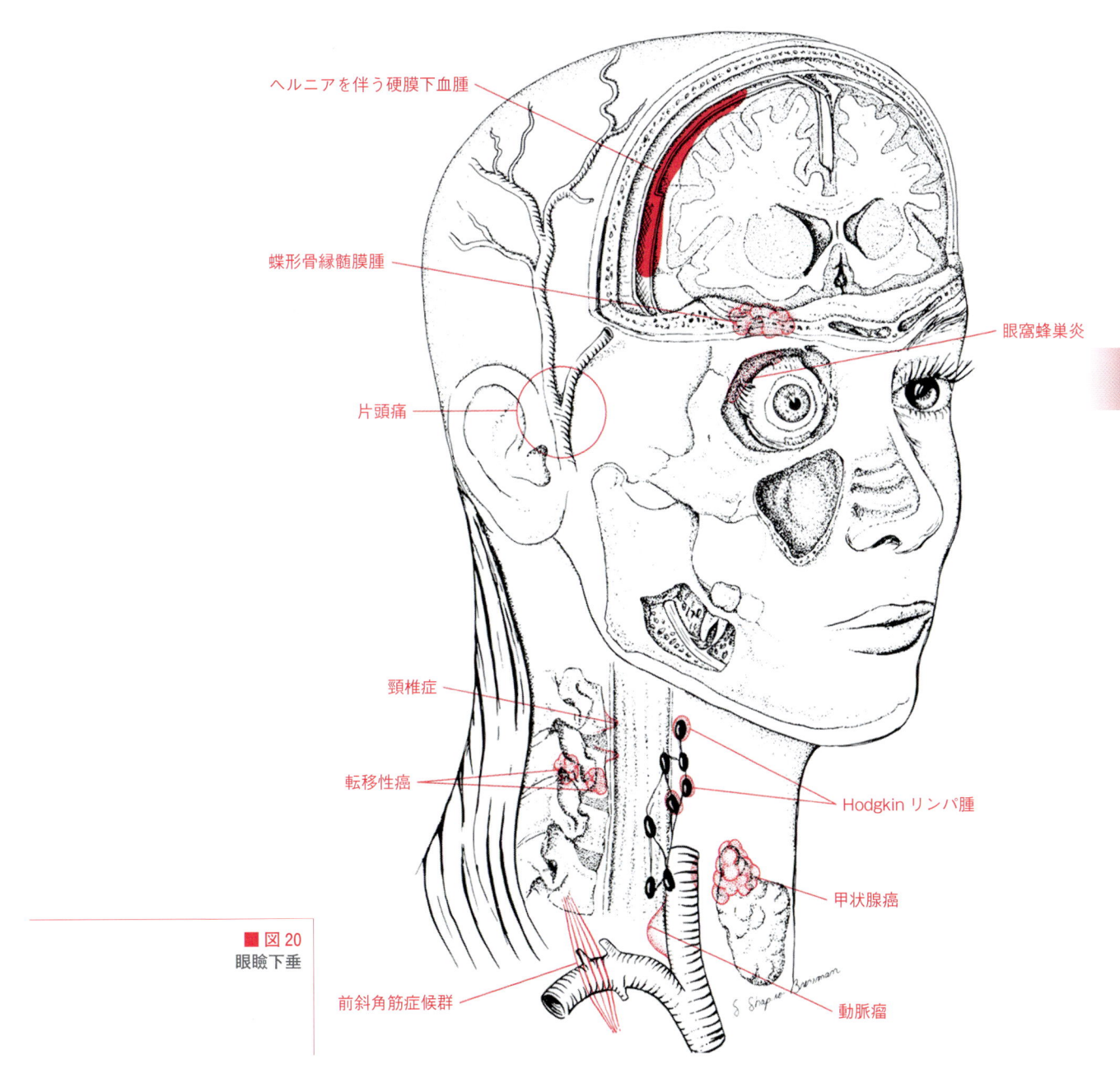

図中ラベル：ヘルニアを伴う硬膜下血腫／蝶形骨縁髄膜腫／片頭痛／眼窩蜂巣炎／頸椎症／転移性癌／Hodgkinリンパ腫／甲状腺癌／前斜角筋症候群／動脈瘤

床医はこれらを行うためには神経内科医にコンサルトすることが多いだろう．CTやMRIが必要となることがあるが，神経内科医にコンサルトするほうがコストの面で有益である．診断に悩むときは，躊躇せず，歯科医や口腔外科医にコンサルトするべきである．

Pulsatile mass
拍動性腫瘤

拍動性腫瘤の解剖学的な場所を考えることによって，その原因をつきとめることができる．

眼窩：最も多いのが，外傷による動静脈瘻や動脈瘤の海綿静脈洞への自然破裂である．

頸部：頸動脈，腕頭動脈，上腕動脈に起こった動脈瘤が最も多いが，大動脈弁逆流でも頸部で拍動を感じることがある．

胸部：胸部大動脈瘤が最も多いが，肥大した心臓や心室瘤を胸部の隆起運動として観察することができる．

腹部：三尖弁逆流では右上腹部で肝臓の拍動を触知することができるが，それに関係した腹水や浮腫が診断の決め手となる．腹部大動脈で拍動を触知するときは動脈硬化性の動脈瘤であることが多いが，衰弱した患者では異常がなくても腹部大動脈が触れることがある．また，可能性としては，正常な大動脈の上にある腫瘍が拍動性腫瘤として触れることもある．

四肢：腋窩，鼠径，膝窩にある拍動性腫瘤は動脈瘤であることが多い．骨肉腫は触診したときに卵の殻が割れる感覚に加

■ 図21
眼瞼下垂

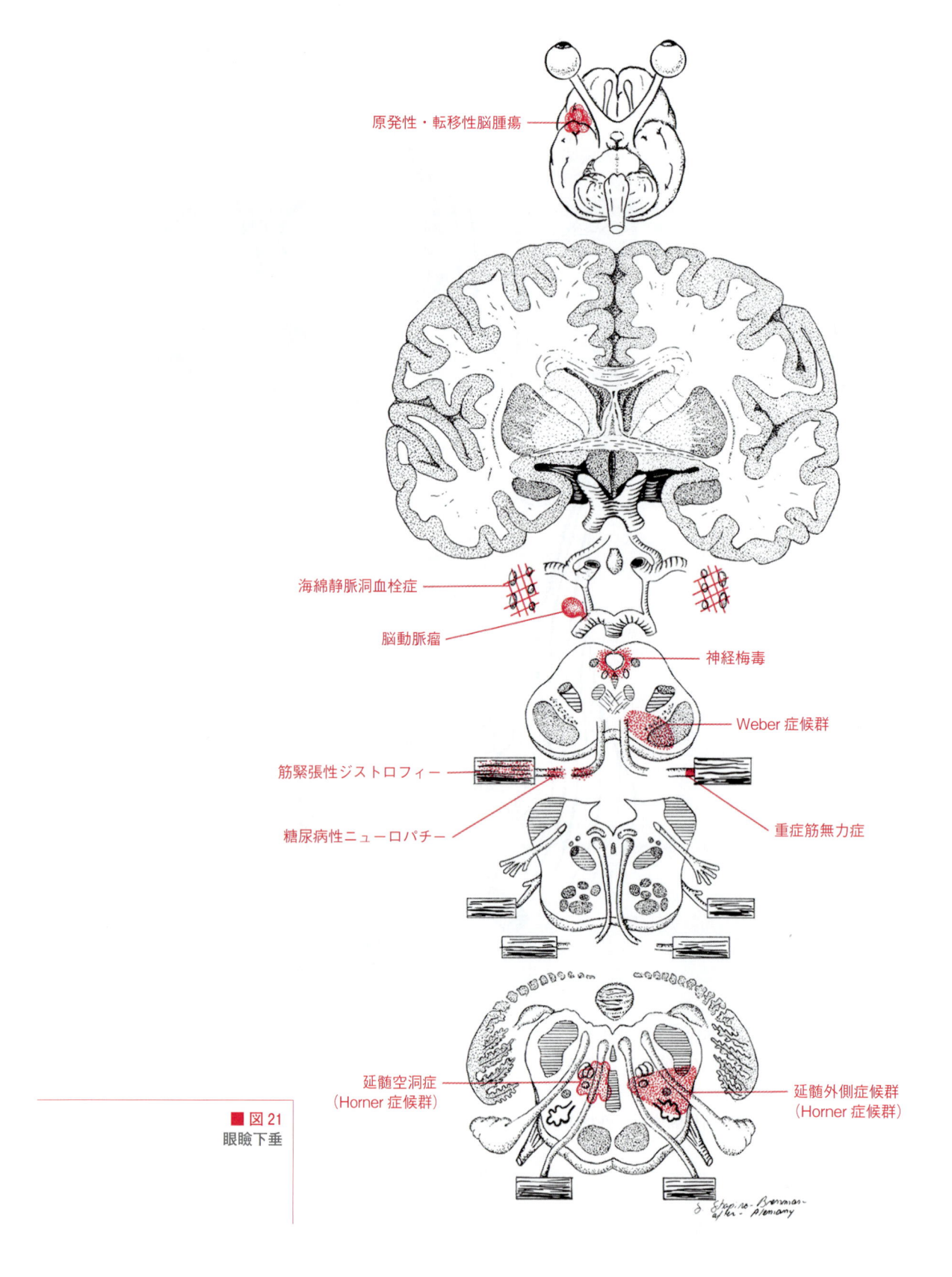

えて，拍動性腫瘤として触れることがある。

◎診断へのアプローチ
　通常はエコーで診断をつけるが，特に手術適応がある場合は，CTや血管造影が必要になることもある。これらの高価な検査を行う前に心臓血管外科医にコンサルトする。

Pulse rhythm abnormality
脈のリズム異常

　心臓の電気伝導が洞結節からはじまり心室筋で終わるまでの過程を頭に思い浮かべることによって，脈の不整の原因について鑑別診断リストをつくることができる。

洞結節：洞性不整脈，洞不全症候群
心房：発作性心房頻拍，期外性心房収縮，心房粗動，心房細動
房室結節：房室結節リズム，結節性頻脈
His束：1度・2度・3度心ブロック
心室筋：心室期外収縮，心室頻拍，心室細動

　心臓の電気伝導系を頭に思い浮かべるだけでは，血管迷走神経性失神や副交感神経作動薬による徐脈を想起するのは難しいだろう。そこで，不整脈の原因を想起するための方法が必要である。このことについては不整脈の項(p.85)を参照のこと。

◎診断へのアプローチ

　外来ではまず循環器内科医にコンサルトするのが得策である。一般的な精査として，血算，赤沈，甲状腺機能検査，生化学，心電図，胸部X線撮影がある。リウマチ熱が疑われるときは，血清抗ストレプトリジンO抗体価(ASO)の測定や溶血レンサ球菌関連酵素検査を行う。心エコー，電気生理学的His束検査，24時間Holter心電図が必要となるかもしれない。弁膜症や冠動脈疾患が疑われるときは，心臓カテーテル検査や心血管造影が必要である。

Pyuria
膿尿

　膿尿は症状ではなく厳密には身体所見に含まれるものであるが，ここで取り上げる。尿検査は毎日の身体診察の中でもありふれたものなので，すべてのプライマリケア医は膿尿の原因をすぐに想起できなくてはならない。

　膿性分泌物に関して他の場合と同様に，膿尿に関してもほとんどの場合，炎症がその原因となっており，それを覚えるための語呂合わせは必要ないように思われる。しかし，最初は **MINT** にもとづいて考える必要がある。なぜなら膿尿の原因として，Malformation(奇形)，Neoplasm(腫瘍)，Traumatic foreign body(外傷性異物)が細菌繁殖の温床になる可能性があるからである。他の臓器で起こる非血性分泌物の場合とは異なり，膿尿が感染症以外の原因で起こる炎症よって引き起こされることはまれで，ほとんどの場合が細菌によって引き起こされる。さらにいうと原因微生物としてはグラム陰性桿菌がおもで，特に大腸菌，エンテロバクター，プロテウス，緑膿菌が多い。

　以上のことを念頭におき，尿生殖器系の**解剖学**を頭に思い浮かべて鑑別診断を考えていく。**尿道**では尿道炎を起こすさまざまな原因を考える必要がある(p.428参照)。**前立腺**に関しては，前立腺炎，前立腺膿瘍が挙げられる。**膀胱**では，膀胱炎，狭窄，Hunner潰瘍，結石，乳頭腫があり，感染の温床となることがある。泌尿器科医の中には，腹部手術歴のある患者では膀胱腟瘻や直腸膀胱瘻を鑑別に入れる者もおり，またCrohn病では瘻孔が形成されることもある。尿管では多くの先天的な奇形があり(狭窄，先天性絞扼輪，迷入血管など)，これらが閉塞や感染を起こすことがある。**腎盂**や**腎臓**では腎盂炎や腎盂腎炎を考える必要があり，また腎癌，腎結石，先天性奇形が感染を引き起こすことがある。

　膿尿のまれな原因について考える必要がある。その1つが腎結核であり，通常の培養結果が陰性であれば，これを考える必要がある。また放線菌症も膿尿を起こすことがあり，場合によってはSabouraud寒天培地で培養を行う必要がある。寄生虫の *Bilharzia haematobium* (ビルハイツ住血吸虫症)は通常血尿を起こすが，ときに膿尿が初期症状としてみられることもある。間質性腎炎が中毒性または自己免疫性に生じることがあり，尿内に好酸球が大量に出現することがある。現役の外科医の中で，急性虫垂炎，卵管炎，憩室炎によって起こっている膿尿に騙されたことのない者はいないと思われる。

◎診断へのアプローチ

　どのようにして膿尿の原因へたどりついたらよいだろうか。最初に，混濁した尿が本当に膿尿かどうかを考える必要がある。無定形リン酸やその他の不活化物質は，希釈された酢酸で尿を処理しているときに消えることがある。そして，その他の非血性分泌物に関しては，起因菌を探すために塗抹検査や培養を行う必要がある。また特に遠沈していない検体での尿スメア培養も必須である。白血球の凝集，腎性格子細胞，白血球円柱がみられたときは，感染は腎臓に起こっていることが多い。生検体を強拡大で観察したときに動いている細菌が認められ，コロニー数が1 mLあたり100,000以上であれば，感染を示唆している。三杯分尿法を行うことによって，膿尿が起こっている部位を効率的に探すことができる。嫌気培養やクラミジアの培養が必要なときもある。中毒性腎炎を疑うときはWright染色を行い，好酸球を探す。

　腟内診やそのときに提出する培養検査で感染源が判明することがある。男性では，膿尿が1回でもあれば，積極的にIVPで精査する必要がある。女性では2回以上の膿尿のエピソードがあるときは精査が必要で，特に身体所見上その他の原因が明らかでないときはなおさらである。この状況では膀胱鏡や排尿時膀胱造影も十分適応がある。

■ 図22
膿尿

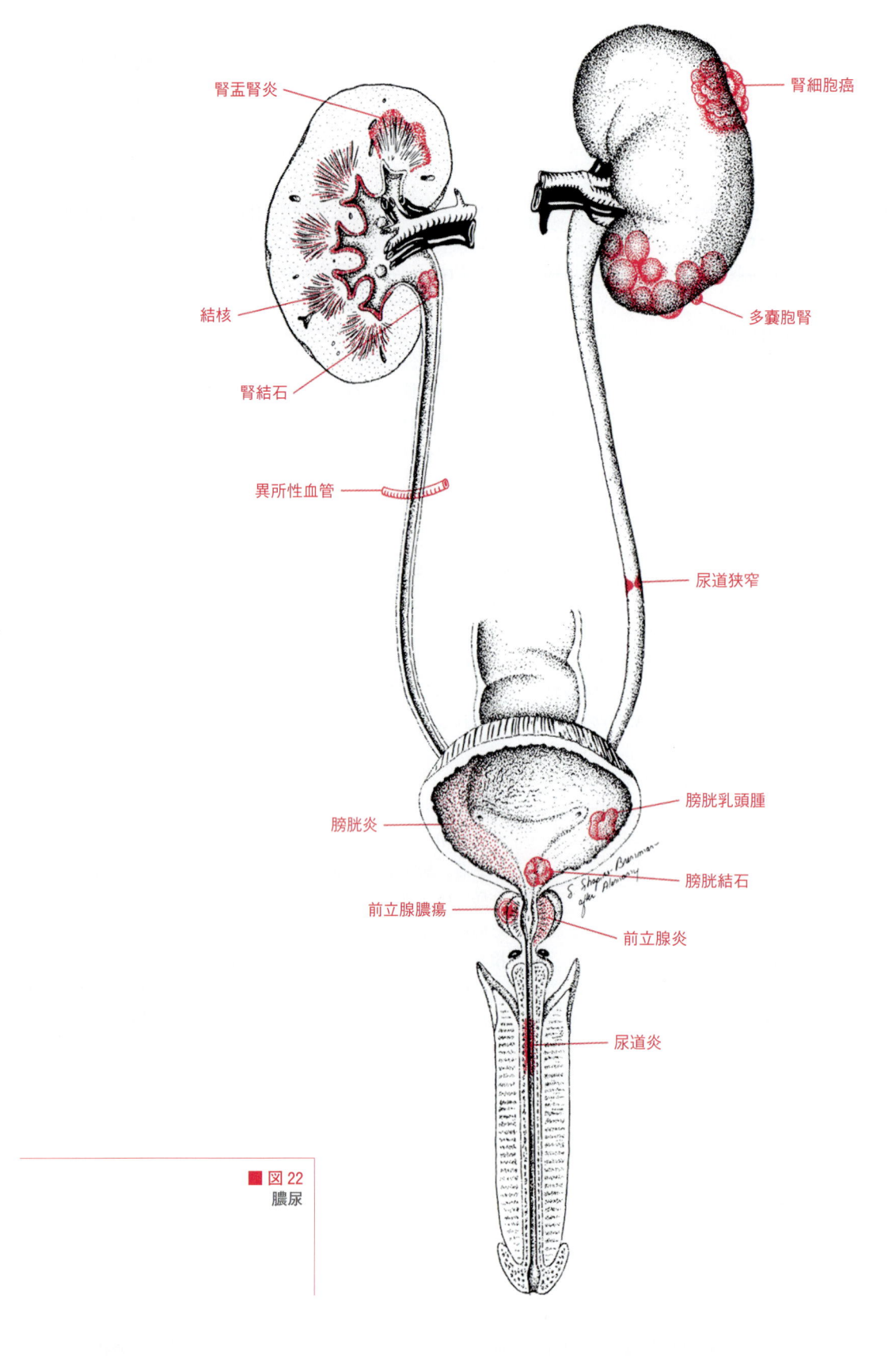

◎その他の有用な検査【適応】
1. 血算【腎盂腎炎】
2. 赤沈【腎盂腎炎】
3. 生化学【糖尿病, 腎炎】
4. 抗核抗体【膠原病】
5. 逆行性 IVP【腫瘍, 奇形, 閉塞性尿症】

6. 尿の抗酸菌染色や培養, モルモットへの結核菌接種（結核発症を観察する方法）【結核】
7. エコー【憩室症, 骨盤内腫瘍, 嚢胞, 膿瘍】
8. 腹部・骨盤部 CT【腫瘍, 奇形, 閉塞性尿症, 尿路系以外の腫瘍】

Rash, general
発疹（全身性）

患者を診察する際に，全身性の発疹の原因を想起するために最も有用な方法は，DERMATITIS という記憶法を使うことである。

D　Deficiency（欠乏）　ペラグラ，壊血病，ビタミンA欠乏症を考える。

E　Endocrinopathy（内分泌）　痤瘡，Cushing病による多血症，甲状腺機能亢進症による前脛骨粘液水腫，糖尿病性リポイド類壊死症のほか，糖尿病性黄色腫も考えねばならない。カルチノイド腫瘍も紅斑やチアノーゼの原因となりうる。

R　Reticuloendotheliosis（細網内皮症）　Niemann-Pick病，Hand-Schüller-Christian病，Gaucher病，Letterer-Siwe病を考える。

M　Malignancy（悪性腫瘍）　白血病，Hodgkinリンパ腫，転移性腫瘍による発疹を考える。さらに，リンパ腫における帯状疱疹，消化器悪性腫瘍における疱疹性皮膚炎，皮膚筋炎，腹部悪性腫瘍における黒色表皮腫のように，特定の皮膚症状をきたす悪性腫瘍もある。皮膚への多数の小転移が発疹をきたすこともある。神経線維腫症は多発性の皮膚線維腫の原因である。異形成母斑症候群は頭皮，体幹，殿部の母斑と関連する遺伝疾患である。悪性黒色腫への悪性変化はまれではない。

A　Allergic（アレルギー性），**Autoimmune**（自己免疫性）　血管神経性浮腫，蕁麻疹，アレルギー性皮膚炎，結節性紅斑，多形紅斑，リウマチ熱に伴うその他の皮膚障害，皮膚筋炎，強皮症，全身性エリテマトーデス，結節性動脈周囲炎，天疱瘡などを考える。多くの食物や吸入抗原によるアレルギーは皮膚症状を生じる。血小板減少性紫斑病，アレルギー性紫斑病はこのカテゴリーに属する。

T　Toxic（中毒）　サルファ薬，ペニシリン，その他多くの薬物による薬疹のほか，血清病も考える。ヨウ化物，ホウ酸など，環境中のさまざまな毒物も原因となる。

I　Infectious（感染）　感染症は，おそらく考慮すべき鑑別診断の最も大きいカテゴリーである。微生物の小さいものから順に分類するのがベストである。

p.368〜370, 372, 373 の図は，Sauer GC. Manual of Skin Diseases, 4th ed. Philadelphia: JB Lippincott, 1980 より許可を得て転載した。

1. **ウイルス**：麻疹，伝染性単核球症，風疹，天然痘，水痘，後天性免疫不全ウイルス（HIV），帯状疱疹，ウイルス性肝炎，さまざまな種類のコクサッキー，エコーウイルスによる発疹など。
2. **リケッチア**：ロッキー山紅斑熱，発疹チフス
3. **細菌**：腸チフス，髄膜炎菌菌血症，粟粒結核（多くの場合は局所病変），Haverhill熱，ブルセラ症，Hansen病，亜急性細菌性心内膜炎。
4. **スピロヘータ**：梅毒はあらゆるタイプの発疹が生じる。しかし多くの場合，病変は小さく，体幹，手掌，それより少ないが四肢にも生じる硬結斑である。鼠咬症と *Borrelia recurrentis* も発疹を起こす。
5. **寄生虫**：新世界リーシュマニア症，鉤虫症，トキソプラズマ症，旋毛虫症。
6. **真菌**：ヒストプラスマ症，コクシジオイデス症，ブラストミセス症，スポロトリクム症はどれも発疹を生じうるが，なかでもヒストプラスマ症が全身の発疹を生じやすい。癜風は全身に発疹を生じうるが，他のほとんどの真菌は局所の発疹である。

T　Trauma（外傷）　日焼け（日光皮膚炎），放射線熱傷のような他のタイプの熱傷。

I　Idiopathic（特発性）　多くの疾患が考えられる。乾癬，扁平苔癬，表皮水疱症，魚鱗癬，ポルフィリン症，神経皮膚炎あるいは湿疹，結節性硬化症の血管線維腫，毛孔角化症などがある。Gibertばら色粃糠疹はウイルスによると考えられているが，いまだ証明されていない。

S　Sweat gland（汗腺），**Sebaceous gland**（皮脂腺）　汗疹（紅色汗疹），稗粒腫，毛包炎，毛包や皮脂腺の基部を巻き込む癤と癰のほか，酒皶や尋常性痤瘡も想起することができる。

発疹の診断は，詳細な病歴聴取，発疹の種類と分布によって行う。

◎種類（よくみられるものを中心に）

1. **斑状発疹**：腸チフス，梅毒，Gibertばら色粃糠疹，天然痘（早期），風疹（第1期），癜風でみられる。
2. **丘疹**：麻疹，風疹，HIV，汗疹，疥癬，薬疹，扁平苔癬，丘疹状蕁麻疹，疣贅，全身性エリテマトーデス，多形紅斑，鼠咬症，伝染性単核球症が一般的には丘疹を呈する。ロッキー山紅斑熱は紫斑性発疹の前に斑状丘疹状の発疹が生じる。細網内皮症も同様の形式で発疹が生じる。
3. **紫斑性発疹**：髄膜炎菌菌血症，さまざまな原因によって生じる血小板減少性紫斑病，Henoch-Schönlein紫斑病，Letterer-Siwe病，旋毛虫症，白血病，亜急性細菌性心内膜炎，ロッキー山紅斑熱や他のリケッチアでみられる。
4. **小水疱**：接触皮膚炎，アレルギー性皮膚炎，汗疹，湿

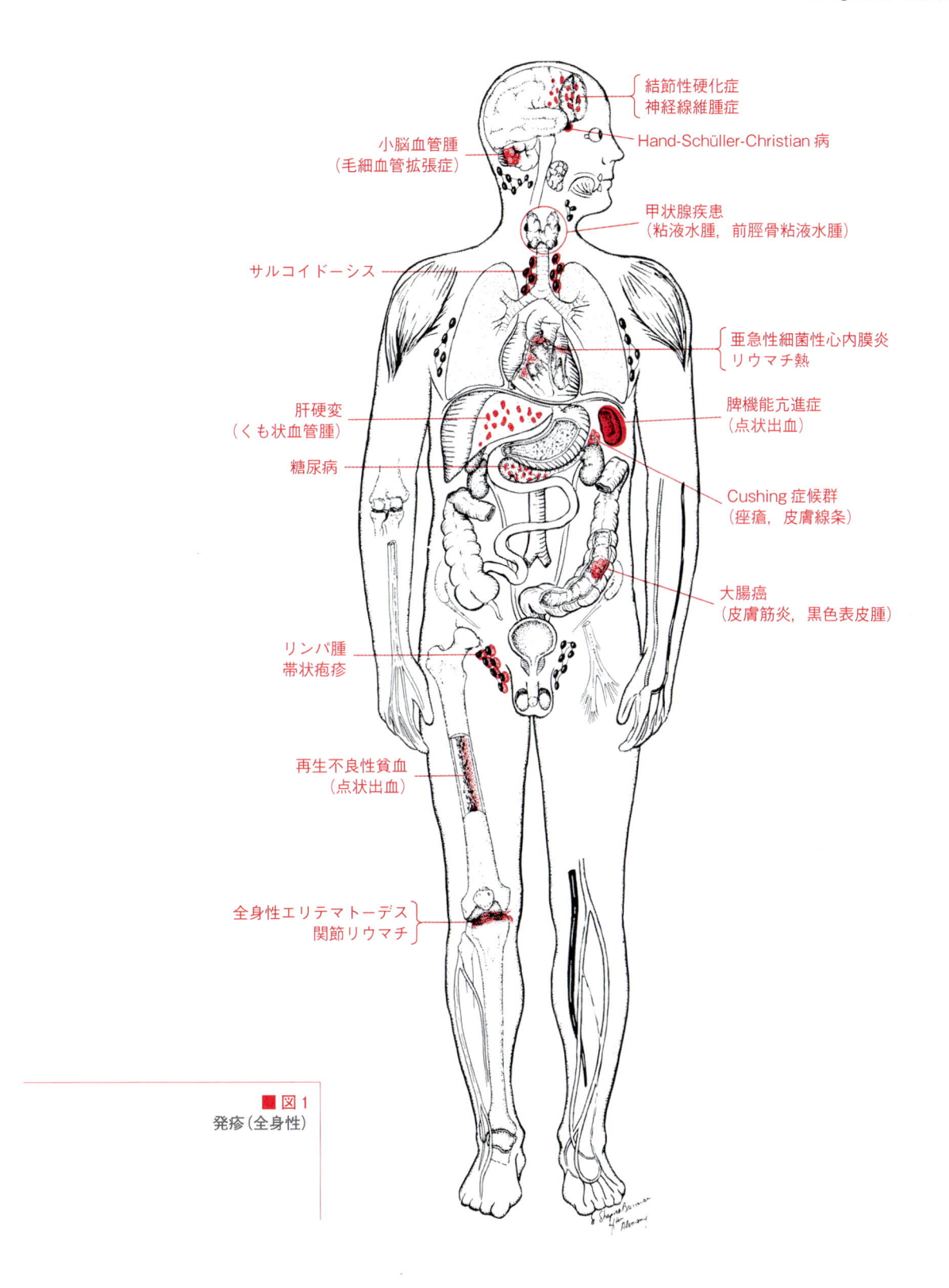

Rash, general | 発疹(全身性)

■ 図1
発疹(全身性)

疹，天然痘，水痘，白癬，連環状白癬，帯状疱疹，ツタウルシ，疥癬(第1期)，薬物アレルギーが小水疱を生じる。伝染性膿痂疹は初期は小水疱となるが，多くはすぐに水疱となる。

5. **水疱**：天疱瘡，伝染性膿痂疹，遺伝性梅毒，帯状疱疹，疱疹性皮膚炎，表皮水疱症が鑑別に挙がる。

6. **鱗屑**：乾癬，類乾癬，扁平苔癬が最も典型的な原因である。しかし，ほとんどの皮膚病は慢性的な瘙痒の後にこの段階に至る。猩紅熱には明らかな落屑期がある。Gibertばら色粃糠疹は掻いたところに落屑が生じる。癜風，皮膚糸状菌症，落屑性皮膚炎も鑑別に挙がる。

7. **膿疱**：癤腫症，膿痂疹は典型的な膿疱を生じるが，多くは局所的な膿疱となる。天然痘，水痘は晩期に膿疱を形成する。膿疱性病変が全身にわたることはまれである。

■ 図2
発疹(全身性)

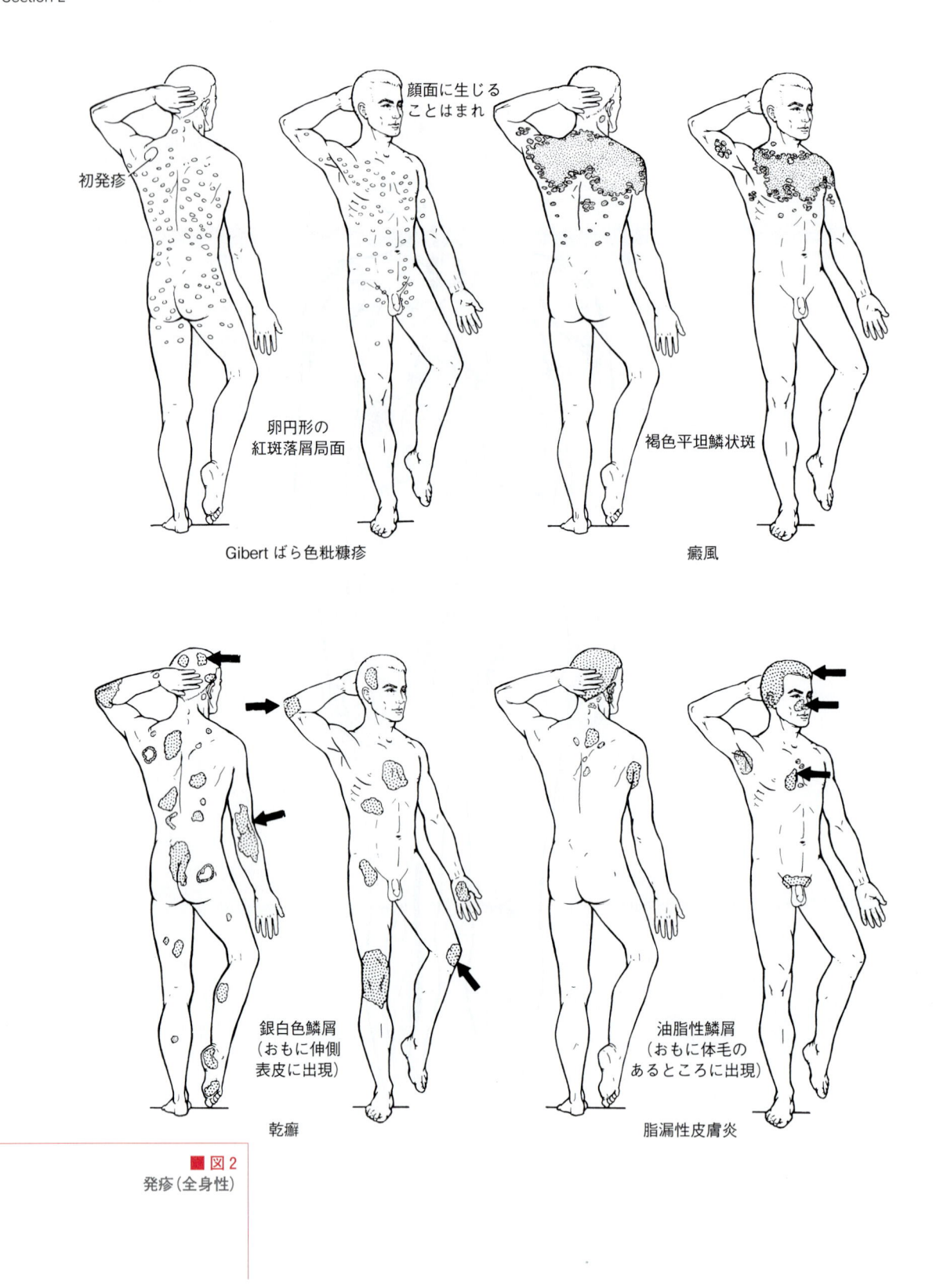

8. **結節**：結節性紅斑，硬結性紅斑，Weber-Christian 病などでみられる．

◎分布
1. **体幹**：Gibert ばら色粃糠疹，薬疹，帯状疱疹，Duhring 疱疹性皮膚炎，天然痘，脂漏性皮膚炎，癜風では，典型的には体幹に発疹が生じる．
2. **四肢**：天然痘，ロッキー山紅斑熱はしばしば四肢から出現し，求心性に進行する．
3. **手掌**：ロッキー山紅斑熱，ペニシリンアレルギー，梅

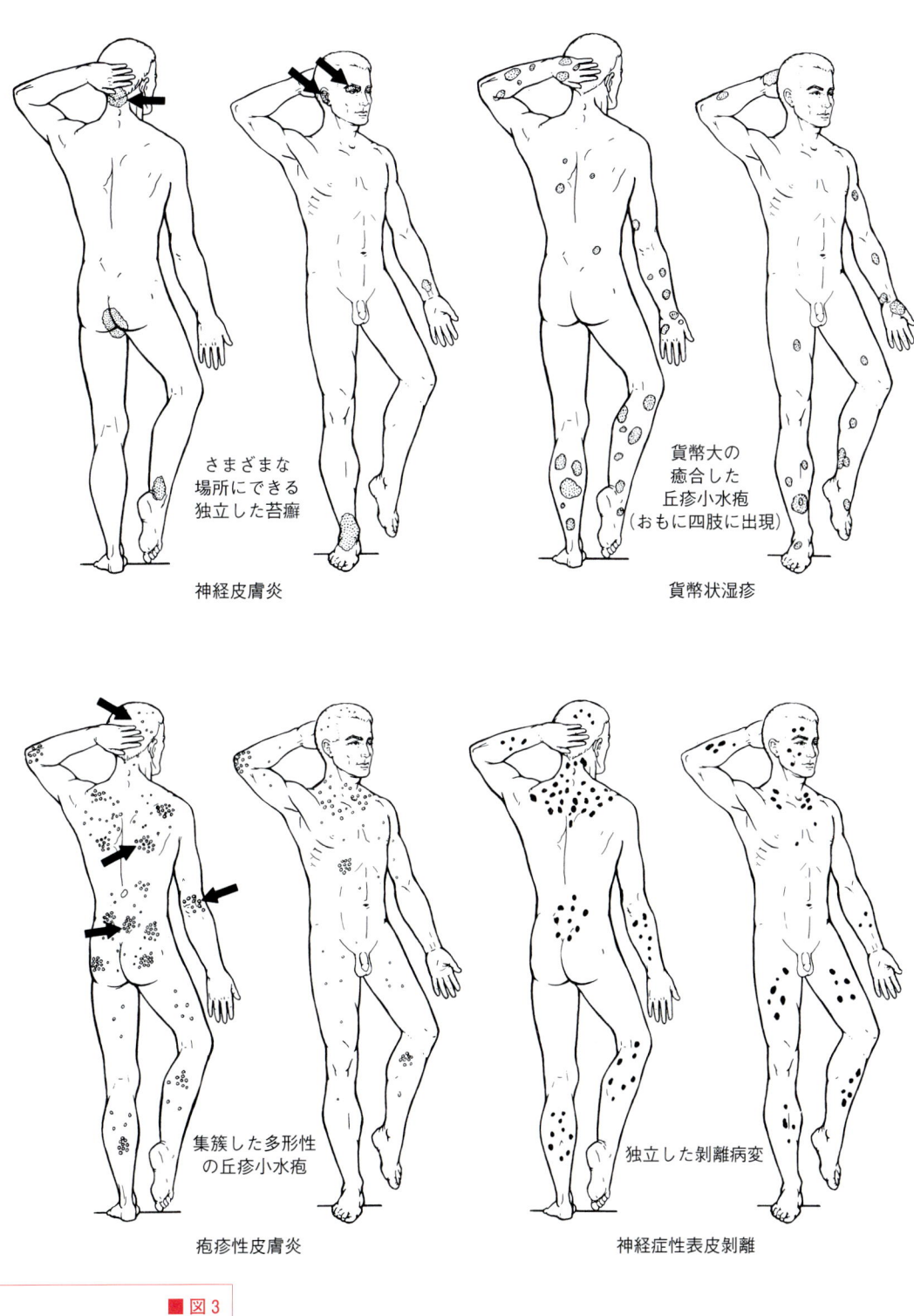

Rash, general | 発疹（全身性） **369**

さまざまな
場所にできる
独立した苔癬

神経皮膚炎

貨幣大の
癒合した
丘疹小水疱
（おもに四肢に出現）

貨幣状湿疹

集簇した多形性
の丘疹小水疱

疱疹性皮膚炎

独立した剥離病変

神経症性表皮剥離

■ 図3
発疹（全身性）

毒，多形紅斑の4疾患では，典型的には手掌から発疹が生じる．接触皮膚炎，更年期角皮症，疣贅，手掌角皮症，発汗障害，乾癬も手掌から生じることがある．手足口病は手，足，口に小水疱が生じるコクサッキーウイルス感染症である．

4．**足**：足白癬，疣贅，紫斑，乾癬，足底角化症，梅毒，ペニシリンアレルギー，ロッキー山紅斑熱，肢端疼痛症，静脈性潰瘍，糖尿病性潰瘍，虚血性潰瘍は他部位より足

扁平苔癬 / 紫色の丘疹・斑

第2期梅毒 / 多形性病変

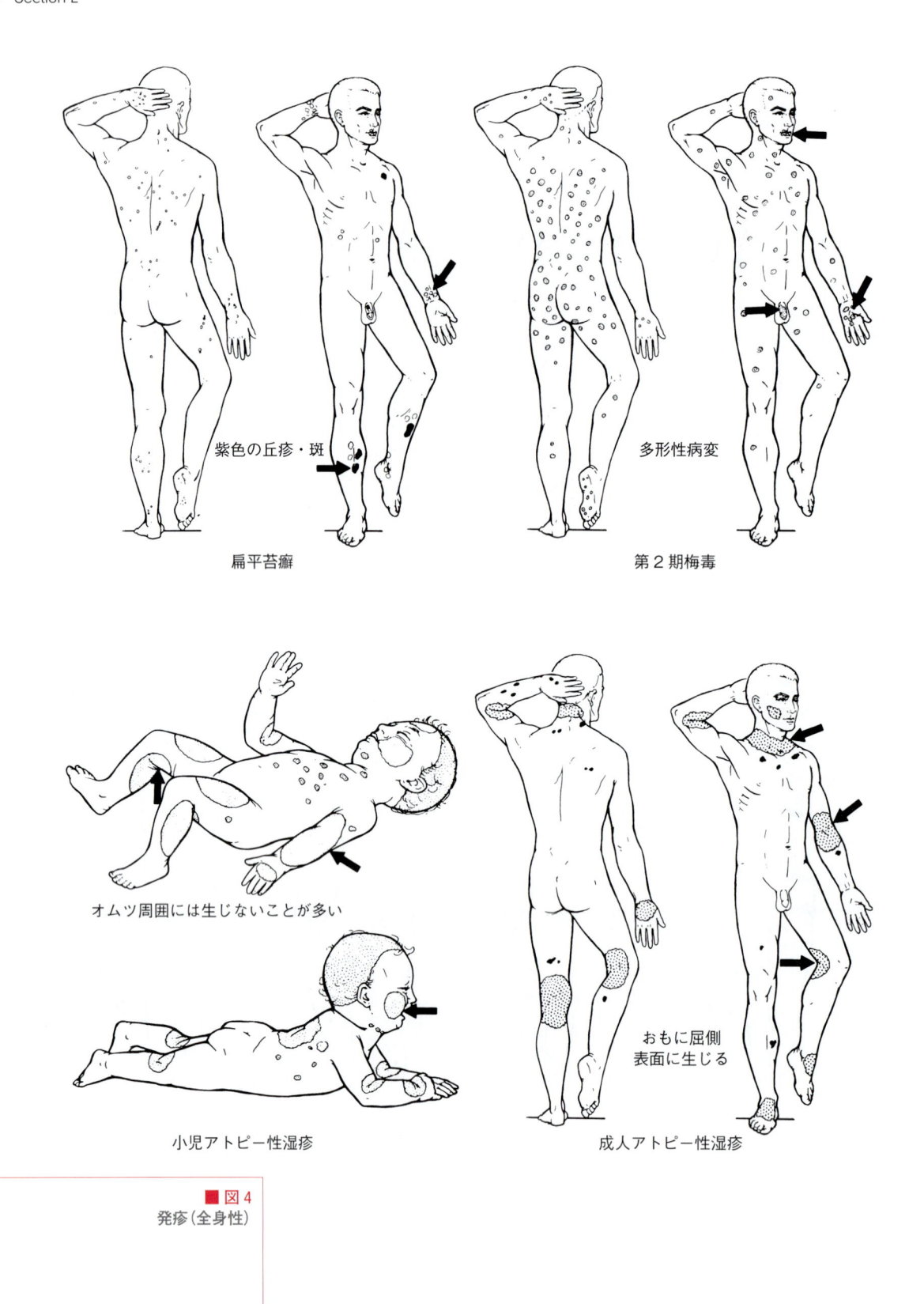

小児アトピー性湿疹 / オムツ周囲には生じないことが多い

成人アトピー性湿疹 / おもに屈側表面に生じる

■ 図4
発疹（全身性）

部に多くみられる．革による接触皮膚炎も重要である．

5. **顔**：尋常性痤瘡，酒皶，膿痂疹，脂漏性皮膚炎，汗疹，全身性エリテマトーデス，尋常性狼瘡，基底細胞癌，扁平上皮癌，湿疹，接触皮膚炎，多形紅斑は顔に好発する．

6. **鼠径，大腿**：疥癬，シラミ，間擦疹，股部疥癬，モニリア症，Weber-Christian 病．

7. **肘内側，膝窩**：湿疹．

8. **肘・膝の伸側**：乾癬，表皮水疱症．

9. 下腿前面：結節性紅斑。

すべての皮膚疾患の分布，性状の記述は膨大になるため，ここでは最も重要かつ一般的なことのみ記した。

◎診断へのアプローチ

他の症状・徴候との関連は鑑別に非常に重要である。例えば，発疹と血性下痢なら Crohn 病や潰瘍性大腸炎を，発疹と関節痛なら全身性エリテマトーデスや淋病を，発疹とリンパ節腫脹なら梅毒や Kaposi 肉腫を考える。どのような疾患でも排膿があれば培養を行う。真菌性疾患を疑ったら，Wood 灯検査と水酸化カリウム（KOH）鏡検が必要である。皮膚生検は特定の疾患に有用かつ必要である。悪性疾患を疑う場合，症状が持続するか全身にわたる場合は皮膚科医へのコンサルトが必要となる。より重篤になる可能性がある場合，確かな診断ができないまま 2〜3 週間以上同じ治療を続けてはならない。

◎その他の有用な検査【適応】

1. 血算【慢性感染症】
2. 赤沈【感染症】
3. 生化学【膠原病】
4. 血小板数【血小板減少症】
5. 血液培養【亜急性細菌性心内膜炎】
6. VDRL 試験【第 2 期梅毒】
7. 抗核抗体【膠原病】
8. アレルギー皮膚検査【アレルギー性皮膚炎】
9. 胸部 X 線，バリウム注腸造影，消化管検査，長管骨検査【悪性腫瘍，さまざまな腸炎】
10. HIV 抗体価【AIDS】
11. Well-Felix 反応【リケッチア病】
12. ロッキー山紅斑熱の血清検査
13. 凝固能【播種性血管内凝固】
14. 血清 IgE【アレルギー】
15. 血清ウイルス検査【ウイルス感染症】
16. 溶血レンサ球菌関連酵素（ストレプトザイム）検査【リウマチ熱】
17. 抗セントロメア抗体【強皮症】

> **症例検討 #76**
>
> 26 歳の白人男性。1 週間前からの体幹と四肢近位部の斑状紅斑を訴えている。発熱，悪寒はなく，その他の全身症状もない。発疹と関連した瘙痒感はない。
>
> **問 1.** 鑑別診断は何か？
>
> さらなる問診で，尿道分泌物，陰部潰瘍はないという。薬物の使用歴はない。しかし，全身の発疹が生じる数日前に，大きな卵形の赤い斑がみぞおちにできたという。

> **問 2.** あなたの診断は何か？
>
> （解答は付録 B 参照）

Rash, local
発疹（局所性）

局所の発疹の鑑別には，**VINDICATE** を使ってアプローチできる。

V **Vascular**（血管） 血管性の病変は網状皮斑，肢端チアノーゼ，Raynaud 症候群による壊疽，結節性動脈周囲炎による壊死，塞栓症による点状出血など。静脈瘤と虚血性潰瘍も鑑別に挙がる。

I **Inflammation**（炎症） 癤，癰，毛包炎，化膿性汗腺炎，膿瘍，丹毒など。皮膚糸状菌症，下疳，軟性下疳，イチゴ腫，熱帯白斑性皮膚病（ピンタ），野兎病も重要である。疥癬，昆虫による刺傷，炭疽，結核，放線菌症も挙げられる。毒グモ（ドクイトグモ）咬傷による bull's eye lesion（牛眼病変）も特筆に値する。Crohn 病による瘻管も可能性がある。疣贅，伝染性軟属腫も鑑別に挙げられる。

N **Neoplasm**（腫瘍） 線維腫，悪性黒色腫，脂肪腫，基底細胞癌，扁平上皮癌，転移性癌。Kaposi 肉腫と菌状息肉症も鑑別に挙がる。

D **Degenerative**（変性） 老人性角化症を考える。外陰萎縮症も考えることができる。

I **Intoxication**（中毒） 酸・アルカリ熱傷のほか，固定薬疹も忘れてはならない。

C **Congenital**（先天性） 表皮水疱症，湿疹，神経線維腫症，脂肪腫。

A **Allergic**（アレルギー性），**Autoimmune**（自己免疫性） 壊疽性膿皮症（潰瘍性大腸炎），結節性動脈周囲炎による壊死病変，Weber-Christian 病による皮下脂肪組織の壊死。医療従事者の 17％にラテックスアレルギーがある。

T **Trauma**（外傷） 熱傷，挫傷，裂傷，出血。

E **Endocrinopathy**（内分泌） 前脛骨粘液水腫，糖尿病性リポイド類壊死症，糖尿病性潰瘍，Cushing 病による顔面潮紅，カルチノイド。

◎診断へのアプローチ

診断へのアプローチは全身性の発疹と同じである。

Rectal bleeding
直腸出血

ここでは鮮血便と赤茶色の便の原因について考える（下血や黒色便の原因は吐血と同じであり，鑑別診断は p.212 に記

■ 図5
発疹（局所性）

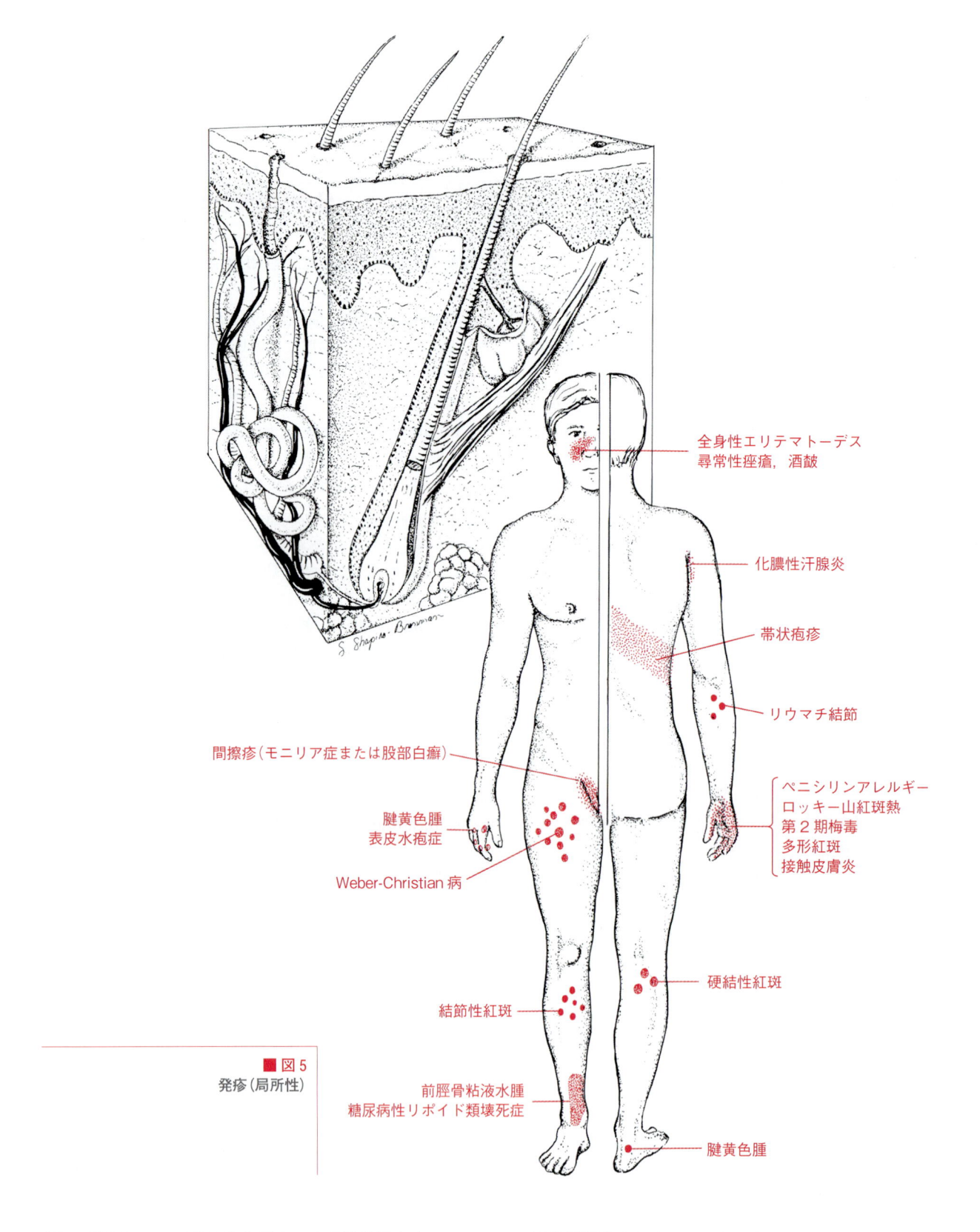

載）。鮮血便は，下痢を伴う場合，上部消化管病変によることもときにありうる。

　鮮血便の原因のリストをつくるには **VINDICATE** を使うとよい。

V　Vascular（血管）　痔核がまず鑑別に挙がる。急性腸間膜動脈閉塞症も忘れてはならない。

I　Inflammation（炎症）　直腸周囲膿瘍，裂肛，肛門潰瘍，アメーバ性結腸炎，扁平コンジローマ，尖圭コンジローマ。

N　Neoplasm（腫瘍）　直腸・肛門のポリープや癌。

D　Degenerative（変性）　特別な鑑別診断はない。

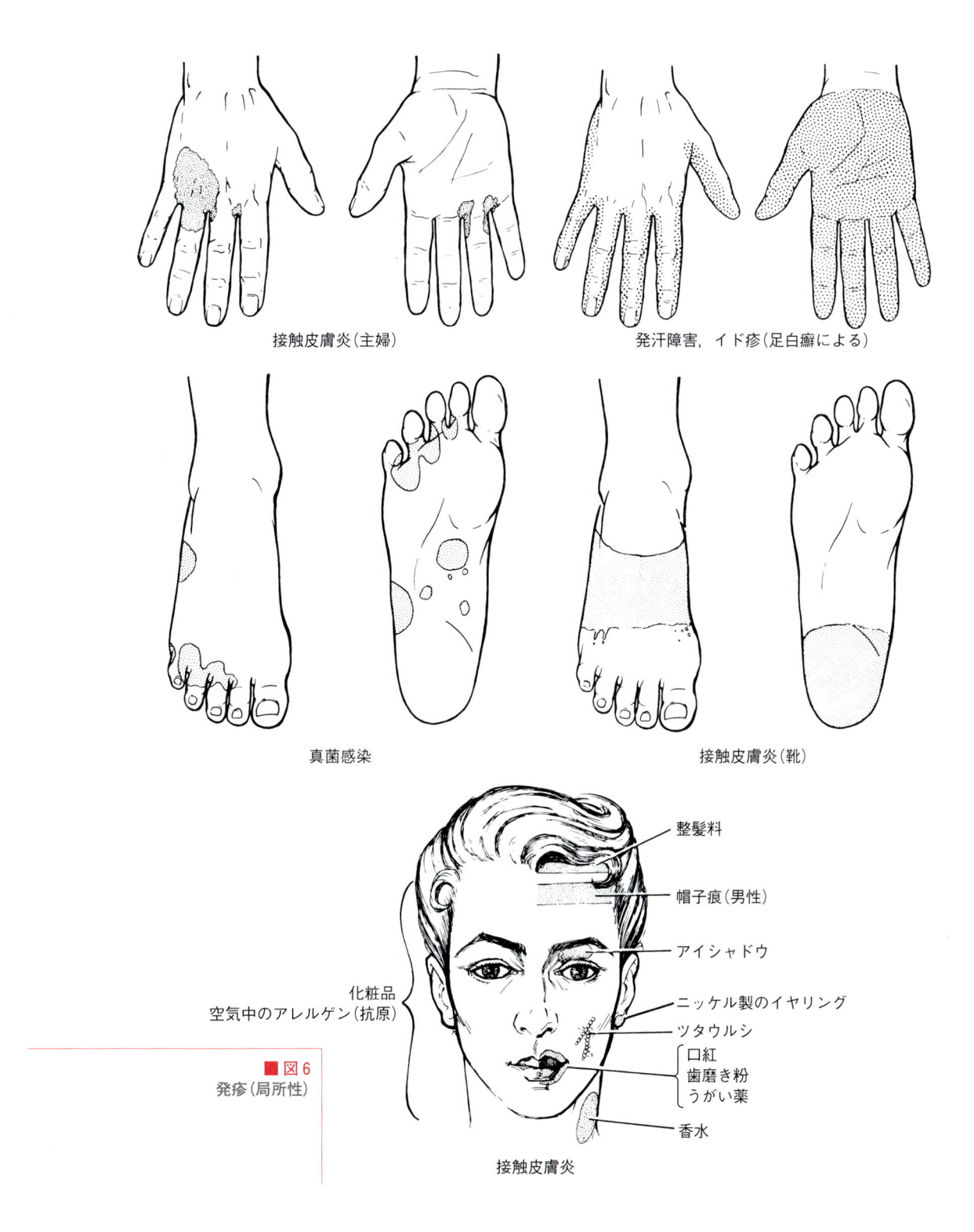

接触皮膚炎（主婦）　　　　　　　　　　　発汗障害，イド疹（足白癬による）

真菌感染　　　　　　　　　　　　　　　　接触皮膚炎（靴）

整髪料
帽子痕（男性）
アイシャドウ
ニッケル製のイヤリング
ツタウルシ
口紅
歯磨き粉
うがい薬
香水

化粧品
空気中のアレルゲン（抗原）

接触皮膚炎

■図6
発疹（局所性）

I　Intoxication（中毒）　偽膜性腸炎（ゲンタマイシン，クリンダマイシンや他の抗菌薬治療の合併症），塩化カリウム錠による空腸潰瘍。

C　Congenital（先天性），Acquired（後天性）　痔瘻，Meckel憩室の出血，大腸憩室の出血や，腸重積。

A　Autoimmune（自己免疫性）　Crohn病，潰瘍性大腸炎。

T　Trauma（外傷）　直腸内への異物（男性性器も含む）挿入による出血。

E　Endocrinopathy（内分泌）　Zollinger-Ellison症候群以外はない。この症候群では空腸に潰瘍が生じ，便が赤茶色になることがある。

　上行結腸と小腸の疾患による出血は古い出血であるため，赤茶色になりやすい。さらに，出血は便と確実に混じるため，便潜血反応検査をしなければ発見できない。他の特徴は細菌性赤痢やサルモネラ症で，より顕著である。

■ 図7
直腸出血

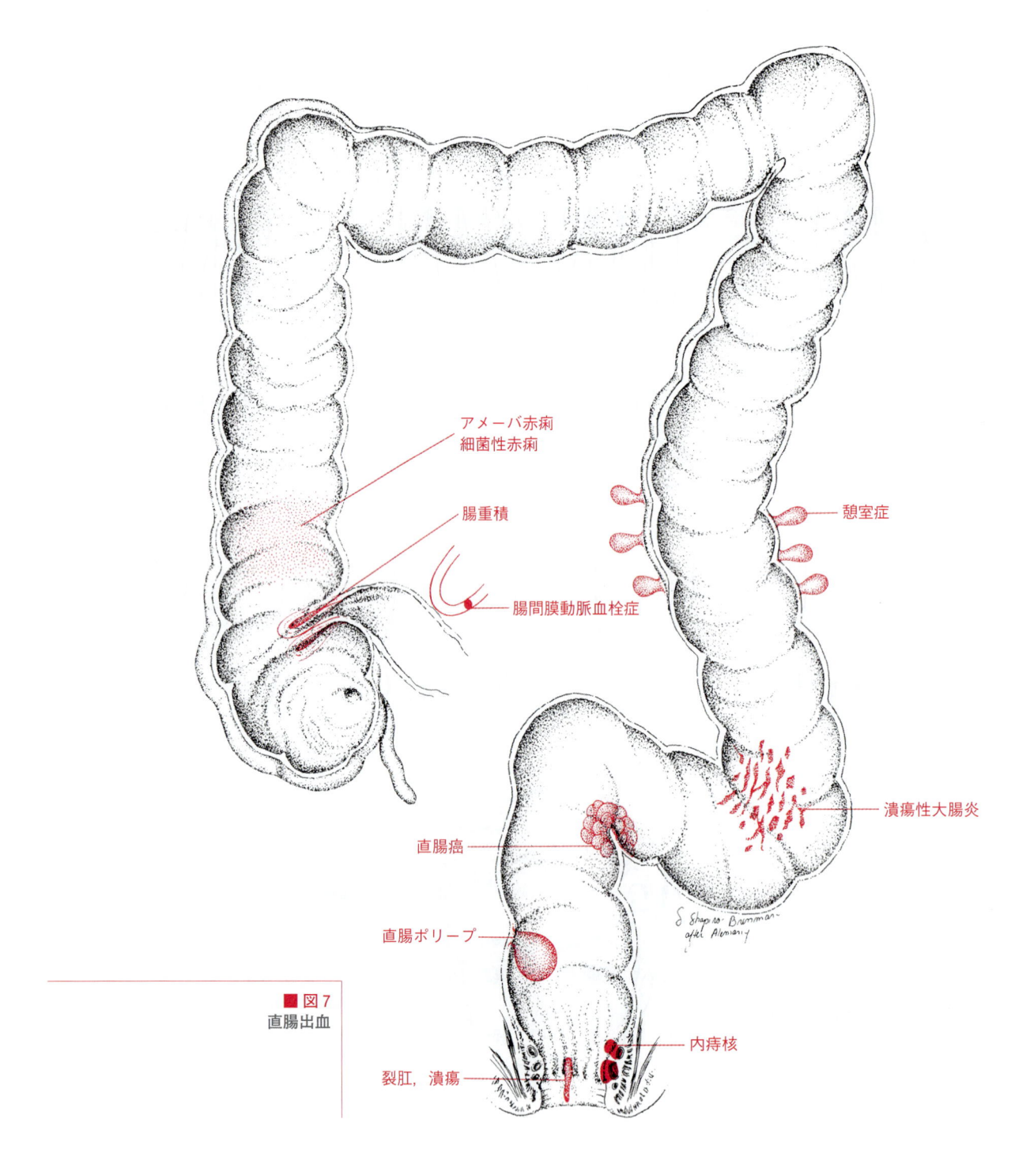

◎診断へのアプローチ

　直腸出血の原因を網羅したこのリストがあれば，すべての疾患を念頭において適切な問診と身体診察を行うことができる。症状や徴候の有無によって診断に迫ることができる。おもな診断方法は便培養，便虫卵・虫体検査，肛門鏡，バリウム注腸造影，大腸内視鏡である。消化管出血シンチグラフィーは，これらの検査がすべて陰性の際，必要に応じて行う。

◎その他の有用な検査【適応】

1. 血算【感染症】
2. 尿検査【全身性疾患】
3. 赤沈【感染症，Crohn 病，潰瘍性大腸炎】
4. 生化学【肝疾患】
5. Frei 試験[訳注：*Chlamydia trachomatis* 抗原の皮内反応検査で，現在は行われない]【鼠径リンパ肉芽腫】
6. 直腸生検【大腸炎，腫瘍】
7. 癌胎児性抗原(CEA)【大腸癌】
8. 小腸造影【腫瘍】

9. 腹部 CT
10. 血管造影【腸間膜動脈血栓症】
11. 試験開腹

症例検討 #77

72歳の白人女性。数週間続く血便を主訴に来院した。間欠的な便秘，下痢もある。腸の活動による腹痛はない。

問1. VINDICATEから考えると，鑑別診断は何か？

身体所見に特記すべきことはない。直腸診では明らかな異常を認めなかったが，便潜血陽性であった。バリウム注腸造影ではS状結腸にナプキンリング状の狭窄を認めた。

問2. あなたの診断は何か？

（解答は付録B参照）

Rectal discharge
直腸分泌物

直腸分泌物は多くの場合，血性である。しかし，**直腸周囲膿瘍の破裂**と**痔瘻**（直腸周囲膿瘍の最終形）という2つの特記すべき例外がある。MINTを用いて，見逃しかねない病態を覚えよう。

M　Malformation（奇形）　非血性の直腸分泌物は，しばしば直腸の手術，深い正中会陰切開による肛門括約筋支配の損傷によって生じるが，おそらく脊髄損傷や脳卒中（便失禁）による神経学的な機能不全のほうが頻度が高い。**毛巣洞**は直腸とは関連していないが，直腸分泌物がある場合に鑑別に挙がる。

I　Inflammation（炎症）　上記の病態に加え，裂肛や肛門潰瘍も考えられる。これらは膿性分泌物の原因になるだけでなく，便が患者の下着に付着することもある。Crohn病の瘻管と鼠径リンパ肉芽腫も鑑別に挙がる。扁平コンジローマ，尖圭コンジローマは，分泌物そのものは生じないが，肛門の閉鎖を妨げ，便失禁をきたすことがある。

N　Neoplasm（腫瘍）　直腸・肛門の腫瘍，また血栓性外痔核でも，上記と似たような病態となる。

T　Trauma（外傷）　肛門括約筋支配の損傷をきたす直腸手術や会陰切開では，慢性的な，特に液状の便失禁をきたすことがある。

◎診断へのアプローチ

分泌物の培養と塗抹検査が必要なことは自明である。肛門鏡，S状結腸鏡が通常必要となる。鼠径リンパ肉芽腫が疑われるときにはFrei試験を行う［訳注：*Chlamydia trachomatis*抗原の皮内反応検査で，現在は行われない］。

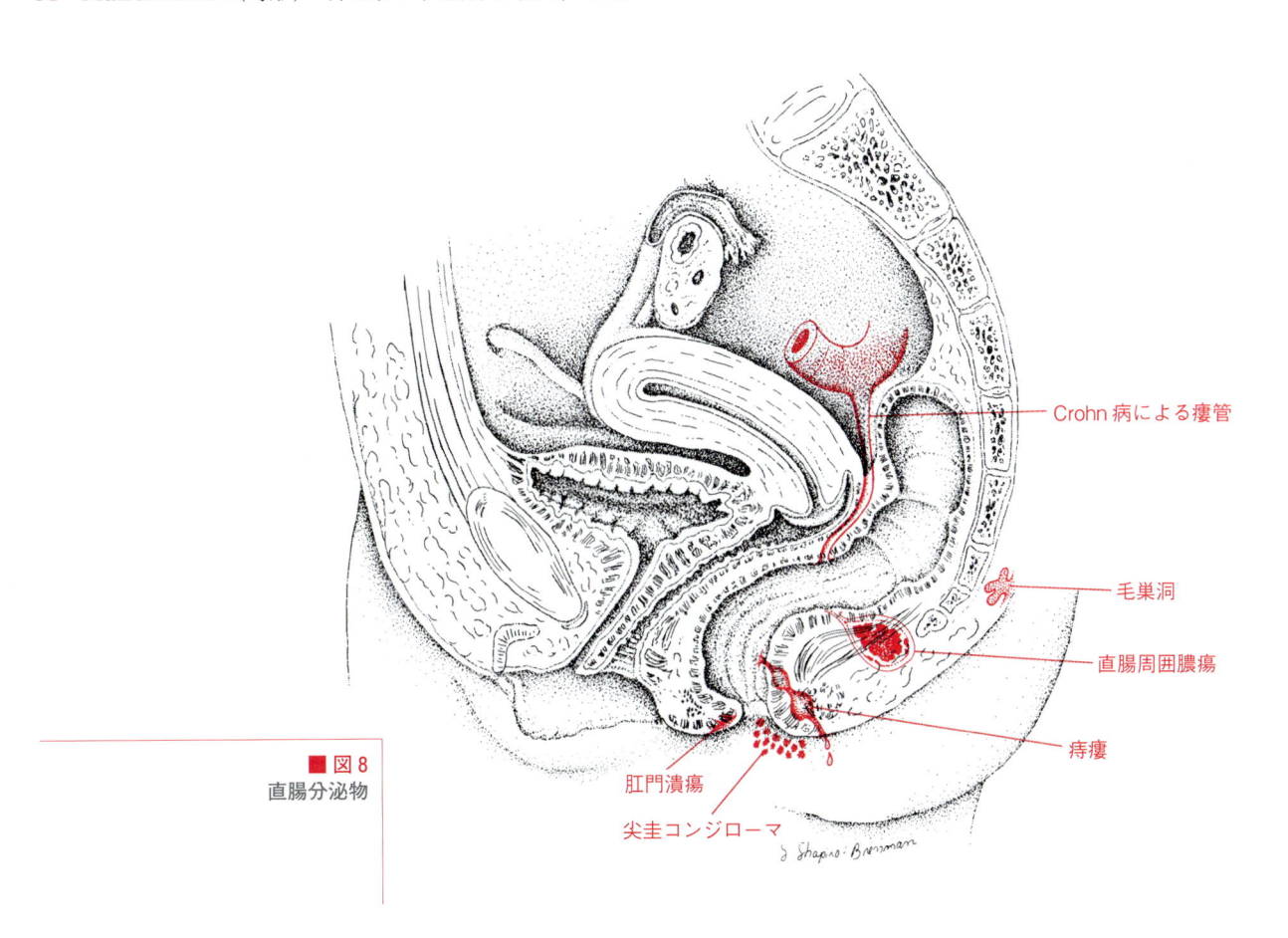

■図8
直腸分泌物

（Crohn病による瘻管／毛巣洞／直腸周囲膿瘍／痔瘻／肛門潰瘍／尖圭コンジローマ）

◎その他の有用な検査【適応】

1. 血算【炎症，膿瘍】
2. 赤沈【膿瘍】
3. VDRL試験【梅毒】
4. Frei試験［訳注：*Chlamydia trachomatis* 抗原の皮内反応検査で，現在は行われない］【鼠径リンパ肉芽腫】
5. バリウム注腸造影【潰瘍性大腸炎】
6. 膀胱造影【瘻管】
7. 便虫卵・虫体【アメーバ症】
8. 直腸肛門科コンサルト
9. 骨盤部CT【腫瘍，瘻管，膿瘍】
10. インジウムシンチ【膿瘍】
11. 試験開腹
12. 病変の生検
13. HIV抗体価

Rectal mass
直腸腫瘤

ルーチンの直腸診では，もちろん直腸癌を検索するが，他に何がみつかるだろうか。診察の前に，**VINDICATE** を用いて鑑別診断のリストを明確にしておこう。

V Vascular（血管）　内痔核，外痔核。
I Inflammation（炎症）　粘膜下膿瘍，直腸周囲膿瘍。
N Neoplasm（腫瘍）　直腸ポリープ，直腸癌が多い。その他，Blummer shelf サイン（Douglas窩にある転移性癌を触れること），前立腺肥大，前立腺癌が挙げられる。
D Degenerative（変性）　直腸腫瘤と関連しない。
I Intoxication（中毒）　便秘，特にバリウム注腸造影後の塊による便秘。
C Congenital（先天性）　先天性および後天性の奇形として憩室症があり，膿瘍を形成したりDouglas窩に腫瘤を形成する。骨盤内虫垂と直腸脱も考えられる。
A Autoimmune（自己免疫性）　Crohn病は，しばしばDouglas窩内に嵌りこみ，直腸に瘻孔を形成する。
T Trauma（外傷）　膀胱破裂。
E Endocrinopathy（内分泌）　さまざまな卵巣腫瘍，子宮外妊娠破裂はDouglas窩に腫瘤を形成する。

このように，直腸診の際には数多くの疾患を念頭におかなければならない。

◎診断へのアプローチ

直腸肛門の診察では，肛門鏡，S状結腸鏡，バリウム注腸造影が最も重要な手段である。生検やポリープ切除はルーチンで行われる。ポリープが1つでもみつかったら，他の病変

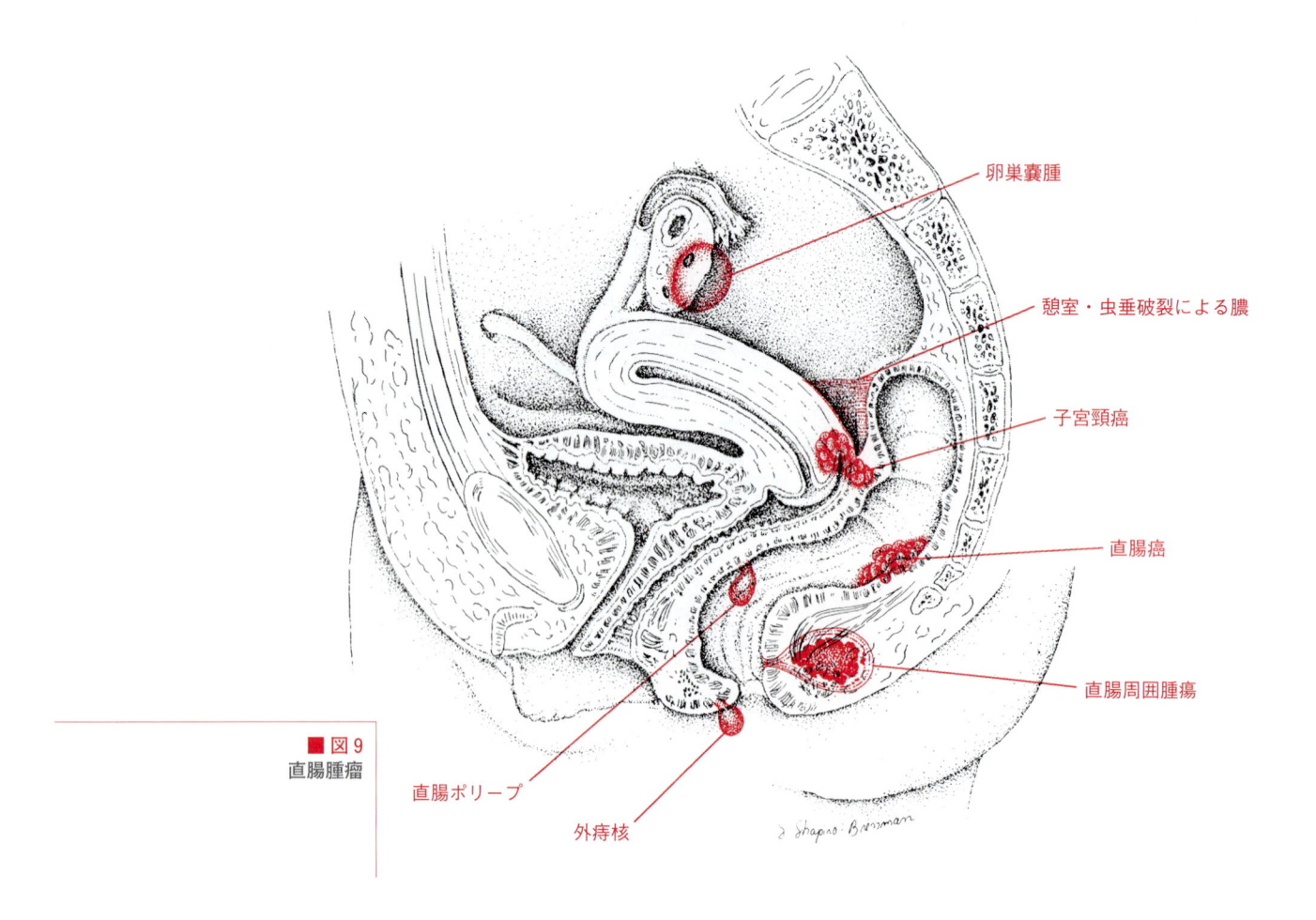

■ 図9
直腸腫瘤

卵巣嚢腫
憩室・虫垂破裂による膿
子宮頸癌
直腸癌
直腸周囲膿瘍
直腸ポリープ
外痔核

を検索するためにバリウム注腸造影や大腸内視鏡を行う。

◎その他の有用な検査【適応】
1. 血算【膿瘍】
2. 赤沈【直腸膿瘍】
3. 便潜血【癌】
4. 切開排膿と滲出液の培養【膿瘍】
5. エコー【子宮外妊娠，腹膜転移，卵管卵巣膿瘍】
6. 骨盤部 CT【転移】
7. 癌胎児性抗原(CEA)【大腸癌】

Rectal pain
直腸痛

臨床的に，直腸肛門科の専門性は直腸痛をケアすることにある。鑑別には，まずは病態が**直腸外**か**直腸内**かを分けることが有用である。**直腸外**の原因を想起するためには，まず直腸周囲の構造を頭に思い浮かべてみる。卵管，卵巣では，卵管炎，卵巣嚢胞，子宮外妊娠を考える。尾骨では，尾骨痛が鑑別に挙がる。前立腺炎や前立腺膿瘍も重要である。骨盤内虫垂や憩室の破裂は直腸の外部から炎症を引き起こす。

直腸内の原因については VINDICATE を用いる。

V Vascular(血管)　痔核。
I Inflammation(炎症)　直腸炎，肛門潰瘍，直腸周囲膿瘍。
N Neoplasm(腫瘍)　進行期にならなければ，直腸腫瘍が痛みを起こすことは少ない。
D Degenerative(変性)　直腸痛を引き起こす変性疾患はない。
I Intoxication(中毒)　坐剤や塩酸フェニレフリン(Preparation H [訳注：米国の痔核治療の市販薬])の使いすぎ，一過性直腸痛のような特発性の病態。
C Congenital(先天性)　先天性・後天性の直腸奇形，痔瘻，毛巣洞炎，憩室，腸重積。
A Autoimmune(自己免疫性)　潰瘍性直腸炎，Crohn 病。
T Trauma(外傷)　宿便，直腸への異物または男性性器の挿入。
E Endocrinopathy(内分泌)　卵巣嚢胞や子宮外妊娠など，前述のとおりである。

◎診断へのアプローチ
　直腸痛の原因は肛門鏡や直腸鏡によって多くは明らかになる。注意深い触診が直腸周囲膿瘍や尾骨痛，子宮外妊娠の発見に必要なときもある。裂肛の診断は，スリットのついた肛門鏡ですべての角度を診察しないと見落とすことがある。(3時と9時方向の)外側裂肛は梅毒，結核，他の重篤な疾患が背景に存在する可能性がある。

◎その他の有用な検査【適応】
1. 直腸肛門科コンサルト
2. 大腸内視鏡【直腸癌】

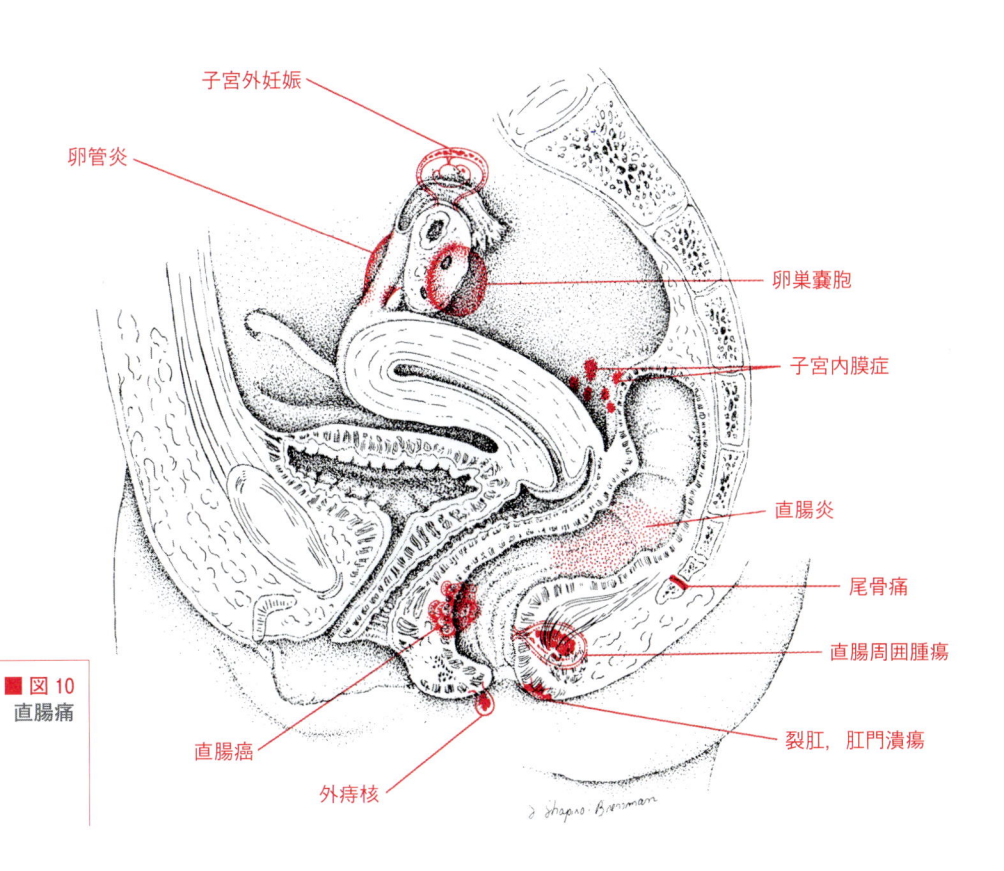

■ 図10
直腸痛

3. 便培養【直腸炎】
4. バリウム注腸造影【Crohn 病, 潰瘍性大腸炎】
5. Frei 試験[訳注：*Chlamydia trachomatis* 抗原の皮内反応検査で, 現在は行われない]【鼠径リンパ肉芽腫】
6. 前立腺マッサージと滲出液検査【前立腺炎】
7. 尿培養とコロニー数
8. 腰椎 X 線【馬尾症候群, 尾骨痛】
9. HIV 抗体価【AIDS】
10. ガリウムシンチ【直腸周囲膿瘍】
11. 妊娠反応
12. 骨盤部エコー【子宮外妊娠】
13. 赤沈【骨盤内炎症性疾患】

Red eye
眼球充血

　ほとんどの教科書は眼球充血の原因として結膜炎, 虹彩炎, 緑内障を挙げているが, ロサンゼルスからニューヨークへの夜間便に乗っても眼球充血は起こりうる。鑑別診断として挙げられるのがこれだけだとしたら, 残念ながら何例かは誤診してしまうことになるだろう。多くの症例は炎症か外傷が原因であり, 眼球の**解剖**を思い浮かべれば, ほとんどの原因をすぐに列挙することができる。

　まず, **眼瞼**では眼瞼炎と麦粒腫が, **眼球結膜**では結膜炎が考えられる。**角膜**では異物や角膜炎を考えるが, 角膜潰瘍も調べたほうがよい。さらに奥の構造では, 虹彩炎, 強膜炎, もしくは虹彩や強膜の損傷を考えなければならない。角膜と虹彩の間にある **Schlemm 管**では緑内障が挙げられる。**血管系**では海綿静脈洞血栓症を考える。

　さらに多くの鑑別診断を挙げる方法は, **FOREIGN** である。F は Foreign body（異物）, O は Otolaryngologic condition（耳鼻疾患：上気道感染など）, R は Refractive error（屈折異常や乱視）, E は Exanthema（発疹, 麻疹による結膜炎）あるいは Episcleritis（上強膜炎や強膜炎）, I は Iritis（虹彩炎, 結膜炎, その他の炎症性病変）, G は Glaucoma（緑内障）, N は Neoplasm（眼窩の腫瘍）を意味する。

◎診断へのアプローチ

　眼球充血の原因をつきとめることはあまり難しくなく, ほとんどは裸眼を診察すれば明らかになる。結膜炎が最も疑わしくても, より重篤な疾患を除外するために常に患側の視力

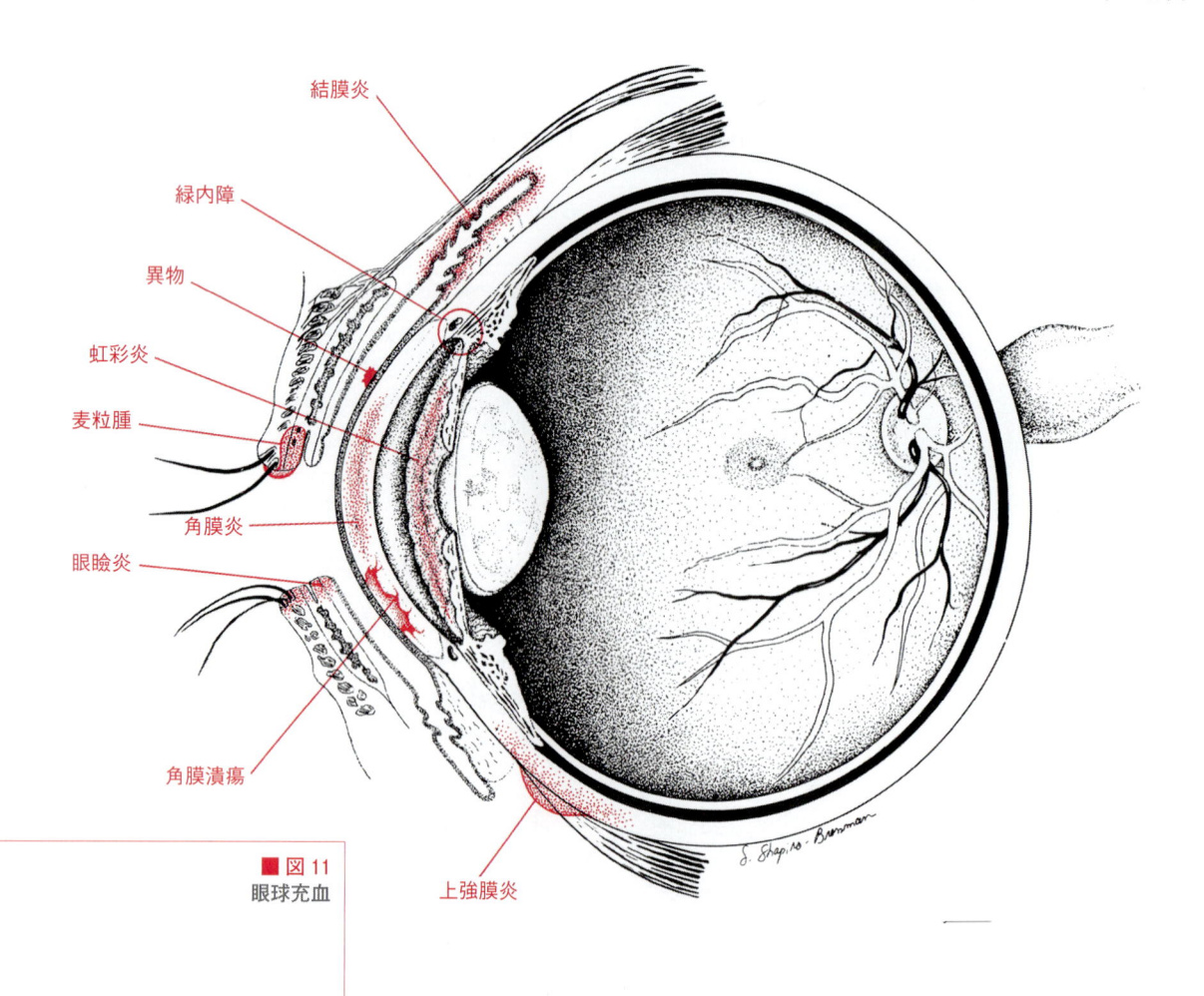

■図 11
眼球充血

を測る必要がある．しかし，拡大鏡を用いて注意深く異物を検索したり，フルオレセイン染色を用いて角膜擦過傷を検索することが必要となる場合もある．他の症状や徴候が診断の貴重な手がかりになる．小児の眼球充血と頸部リンパ節腫脹では川崎病を考える．びまん性の眼球充血では外傷，結膜炎，強膜炎を考え，角膜周囲の充血では虹彩炎や緑内障を考える．上強膜炎は局所的な充血で，2.5％フェニレフリン点眼で消退しない．散瞳していれば緑内障を，瞳孔が収縮または歪曲していれば虹彩炎を考える．細隙灯検査は角膜炎やみつけにくい異物を鑑別するのに有用である．眼圧測定は緑内障と他の疾患の鑑別に有用である．急性閉塞隅角緑内障では悪心・嘔吐，視界に光輪が出現することがあり，緊急疾患である．塗抹検査と培養は感染性結膜炎とアレルギー性結膜炎を鑑別するのに役立つ．しかし，前者は片側性であるのに対し，後者は両側性であることが多い．診断に確信をもてない場合は，直ちに眼科医にコンサルトする．

◎その他の有用な検査【適応】
1. 関節リウマチ検査（リウマチ因子）【関節リウマチ】
2. ヒト白血球抗原（HLA）B27【脊椎関節炎】
3. 大腸内視鏡【潰瘍性大腸炎，Crohn病】
4. 胸部X線【サルコイドーシス】

症例検討　＃78
17歳の黒人青年．左眼の充血を主訴に救急室に来院した．異物や外傷歴はない．左瞳孔はわずかに収縮していたが，対光反射と輻湊反射は正常であった．診察では眼球異物をみつけることはできなかった．
問1．解剖学から考えると，鑑別診断は何か？
　さらに問診すると，間欠的に激しい血性下痢が数カ月続いていることがわかった．
問2．あなたの診断は何か？
（解答は付録B参照）

Restless leg syndrome
むずむず脚症候群

何かが体を這うような感覚異常を呈する奇妙な本疾患の原因を想起するうえで，PINTが役に立つ．

P　Pregnancy（妊娠）　妊娠はむずむず脚症候群を伴うことがある．
I　Idiopathic（特発性）　むずむず脚症候群の症例の多くは特発性である．
N　Neurologic（神経）　尿毒性ニューロパチー，糖尿病性ニューロパチー，Parkinson病，多発性硬化症などが関連する．
T　Toxic（中毒）　バルビツレート，ベンゾジアゼピン，カフェイン，三環系抗うつ薬の中毒は，むずむず脚症候群を引き起こす．

残念ながら，上記リストには，もう1つの重要な原因である貧血が含まれていない．

◎診断へのアプローチ
　むずむず脚症候群の検査は血算，生化学，耐糖能検査，尿薬物スクリーニング，末梢神経伝導速度検査などである．もし多発性硬化症が疑われたら，脳脊髄MRIを施行する．髄液検査によってγグロブリンとミエリン塩基性蛋白の上昇がわかる．これらの高価な検査を行う前に神経内科医にコンサルトすべきである．

Risus sardonicus
痙笑

　顔面筋の軽度だが持続的な収縮による，持続固定した笑顔である．ほとんどが破傷風による創傷感染であるが，他の鑑別もある．

◎診断へのアプローチ
　体幹と四肢の創傷感染を注意深く診察することが最も大切である．患者に衣類を脱いでもらって診察しないと，薬物嗜癖があって汚染した針で破傷風に感染した可能性を見逃しかねない．精神疾患の病歴があれば，ストリキニーネによる自殺企図の可能性を考える．尿薬物スクリーニングは麻薬依存の除外に有用である．強皮症は抗核抗体と抗セントロメア抗体価測定により除外されるが，皮膚生検が必要になることもある．

S

Scalp tenderness
頭皮の圧痛

　頭皮の圧痛の原因を想起するには**MINT**がベストである。

M　**Mental**（精神）　偽神経症などの精神疾患はびまん性の頭皮の圧痛と関連する。
I　**Inflammation**（炎症）　帯状疱疹，シラミ，頭部白癬，蜂巣炎，皮脂嚢胞の感染，膿痂疹。
N　**Neurologic**（神経）　側頭動脈炎，後頭神経絞扼，三叉神経痛，頭蓋や髄膜の腫瘍（髄膜腫）。
T　**Trauma**（外傷）　頭皮挫傷，骨折，血腫。

◎診断へのアプローチ
　頭皮の状態は，視診により簡単に診察できる。頭部白癬の診断にはWood灯検査が役に立つ。頭皮の水酸化カリウム（KOH）染色が必要なこともある。頭皮の皮膚生検はその他の皮膚疾患の診断に有用である。赤沈と浅側頭動脈の生検により側頭動脈炎の診断に至る。後頭神経絞扼が疑われたら，確定診断のために神経ブロックを行う。頭蓋骨X線撮影やMRIが必要となることもあるが，高価な画像検査を行う前に神経内科医にコンサルトする。

Scoliosis
脊柱側彎症

　脊柱変形の原因の多くは**MINTS**で想起することができる。

M　**Malformation**（奇形）　骨形成不全症，先天性半椎，Marfan症候群，関節拘縮，短脚症候群［訳注：左右の脚長差］。
I　**Inflammation**（炎症）　脊椎の結核や真菌感染。
　　Idiopathic（特発性）　脊柱側彎の80％は特発性である。
N　**Neurologic**（神経）　脊髄空洞症，ポリオ（急性灰白質炎），筋ジストロフィー，Friedreich運動失調症。
T　**Trauma**（外傷）　胸腰椎の捻挫，圧迫，骨折，椎間板ヘルニア。
　　Thoracoplasty（胸郭形成術）　胸郭形成術や他の外科処置。
S　**Systemic**（全身性）　Paget病，肺線維症，Ehlers-Danlos症候群。
　残念ながら，くる病や骨粗鬆症はこの方法では想起できない。

◎診断へのアプローチ
　脊柱側彎の診断のためには，患者に前傾姿勢になってもらい，肩甲骨が非対称的な高さで触知するかどうかをみる（Adam試験）。脊柱側彎の確定診断にはたいてい椎体のX線撮影が必要となる。精査の前に整形外科医にコンサルトする。脚長差を忘れずに計測する。神経学的所見があれば，神経内科医にコンサルトする。診断の難しい症例では，骨シンチ，MRI，CTが必要となる。

◎その他の有用な検査【適応】
1. 血算【骨髄炎】
2. 赤沈【骨髄炎，結核】
3. 関節炎パネル【脊椎関節炎】
4. ヒト白血球抗原(HLA)B27【脊椎関節炎】
5. 呼吸機能【肺線維症】
6. 骨格検査［訳注：ALP骨型など］【Paget病】
7. 筋電図【筋ジストロフィー】

Sensory loss
感覚低下

　感覚低下の原因を考えるうえでは**解剖**が重要である。顔面や四肢などに分布する感覚神経末端が脳に達するまでの経路には，末梢神経，神経叢，神経根，脊髄，脳幹，大脳がある。その経路を考えることで，神経走行と付随する原因（血管，炎症，腫瘍など）による漏れのない鑑別診断が挙げられるようになる。

1. **末梢神経**：手根管症候群，手や肘の尺骨神経絞扼，糖尿病・栄養障害などによるびまん性末梢性ニューロパチーが考えられる。
2. **神経叢**：腕神経叢炎，坐骨神経炎，Pancoast腫瘍や胸郭出口症候群による腕神経叢圧迫，骨盤腫瘍による腰仙部神経叢の圧迫が考えられる。
3. **神経根**：腫瘍や膿瘍など脊髄の占拠性病変や椎体骨折による神経根圧迫が考えられる。また，脊髄癆，椎間板ヘルニア，変形性関節症，頸椎症，脊髄狭窄症，脊椎すべり症，Guillain-Barré症候群も原因となる。
4. **脊髄**：占拠性病変，脊髄空洞症，悪性貧血，多発性硬化症，Friedreich運動失調症，急性外傷性またはウイルス性横断性脊髄炎，前脊髄動脈閉塞症が原因となる。
5. **脳幹**：脳幹腫瘍，膿瘍，血腫，多発性硬化症，延髄空洞症，脳幹脳炎，脳底動脈血栓症，後下小脳動脈閉塞症，神経梅毒が原因となる。視床症候群も忘れてはならない。

6. **大脳**：大脳の占拠性病変，脳出血，血栓症，塞栓症が考えられる。脳炎，中毒性脳症，多発性硬化症は，大脳皮質に限局している限り，重度の感覚低下の原因にはなりにくい。

◎診断へのアプローチ

局在診断には神経学的診察が有用である。末梢性ニューロパチーであれば，全種類の感覚がびまん性に遠位で低下する。神経根障害であればその分布に沿って，脊髄障害であればデルマトームに沿って感覚低下となる。一側顔面と反対側体部の温痛覚低下は，典型的な後下小脳動脈閉塞症でみられる。振動覚・位置覚の障害のみであれば，悪性貧血や脳腫瘍の精査を行う。

末梢性ニューロパチーと絞扼性障害の精査には神経伝導速度検査や筋電図を行う。脳や脊髄の病変が疑われたらMRIやCTが適応となるが，まずは神経内科医にコンサルトする。脳血管疾患が疑われたら，頸部エコーや磁気共鳴血管造影(MRA)が必要となる。脳血管造影が考慮される場合もある。

◎その他の有用な検査【適応】

1. 血算【悪性貧血】
2. 生化学【糖尿病性ニューロパチーなど】
3. 梅毒トレポネーマ蛍光抗体吸収検査(FTA-ABS)【神経梅毒】
4. 血清ビタミンB_{12}【悪性貧血】
5. 血清鉛【鉛中毒】
6. 脊椎穿刺【神経梅毒，多発性硬化症，Guillain-Barré症候群】
7. 尿中ポルフィリノーゲン【ポルフィリン症】
8. 抗核抗体【膠原病】

Shoulder pain
肩痛

他の部位の痛みと同様に，皮膚から深部へ向かって**解剖**にもとづいて鑑別診断を考える(表51)。まずは**皮膚**から考えると，蜂巣炎と帯状疱疹がすぐに鑑別に挙がる。つぎに**筋・腱**では，流行性筋肉痛，感染症後の筋痛症が挙がるが，**旋毛虫症**，**皮膚筋炎**，**線維筋痛症**，**外傷**も必ず考慮する。血管系では，血栓性静脈炎，Buerger病，結節性動脈周囲炎による血管閉塞，その他の血管炎が鑑別に挙がる。

滑液包の炎症が肩痛の最も一般的な原因かもしれない。外傷性の場合，裂傷した円靭帯が滑液包を摩耗させ，炎症を引き起こすために肩痛が起こる。興味深いことに，痛風以外では滑液包が原因となることはまれである。上腕二頭筋腱の炎症も考慮する。**肩関節**自体が痛みの原因となることも多い。変形性関節症，関節リウマチ，痛風，全身性エリテマトーデス，細菌感染が肩関節痛の原因になることもあるが，脱臼，骨折，肩関節周囲炎(凍結肩)が原因になることもある。肩鎖関節の炎症は外傷によることが一般的である。**骨**自体に痛みがある場合は骨折が原因であることが多いが，骨髄炎と転移性腫瘍は除外する必要がある。

解剖学的には最も奥に分布しているが，神経も原因として考慮する。**腕神経叢**が頸肋，前斜角筋，胸筋，胸郭により圧迫されることもある(胸郭出口症候群)。**頸部交感神経**が障害されると，肩手症候群［訳注：同側の肩と手に痛みを感じる反射性交感神経ジストロフィー］となる。**頸椎**由来の肩痛の原因としては，頸椎症，頸椎腫瘍，結核，梅毒性骨髄炎，椎間板破裂，椎体骨折がある。

肩痛の原因として**全身性疾患**を忘れてはならない。冠動脈不全，胆嚢炎，Pancoast腫瘍，胸膜炎，横隔膜下膿瘍を除外しておく。

◎診断へのアプローチ

もし肩関節や頸椎のX線撮影で異常がなければ，多くの原因は臨床的に除外できる。腱板断裂が強く疑われれば，MRIと関節造影を行う。自動時より他動時に可動域制限が少なく，容易に最強圧痛点を同定できる肩峰下滑液包炎(最近ではインピンジメント症候群と呼ばれる)では，X線撮影を行わずにリドカインとステロイドを(最強圧痛点の)滑液包内に注射してもよい。肩手症候群に対する頸部神経根ブロックや星状神経節ブロック，肩関節穿刺，リドカインとステロイドの関節内注射も原因精査に役立つ。Adsonテストは前斜角筋症候群の診断に役立つが，偽陽性も多く，小胸筋，肋骨，鎖骨の圧迫も同時に行う必要がある。全身性疾患が原因の場合には病歴が重要である。頸椎疾患を診断するためには，皮膚の痛覚過敏や痛覚鈍麻，他の感覚変化の確認が最も有用である。頸椎X線撮影で異常がなくても，頸椎椎間板ヘルニアは除外できない。頭頂部の圧迫や咳嗽，くしゃみで痛みが増悪するならば，除外のためにMRIを施行する。

◎その他の有用な検査【適応】

1. 血算
2. 赤沈【膠原病，感染症】
3. 生化学【痛風，偽痛風】
4. 関節炎パネル
5. 抗核抗体【膠原病】
6. 運動負荷試験【冠動脈不全】
7. 神経ブロック【神経根障害】
8. 筋電図【神経根障害】
9. 骨シンチ【微小骨折，骨髄炎】
10. 動脈造影【胸郭出口症候群】
11. 胸部X線【Pancoast腫瘍】

表51 肩痛

	V Vascular (血管)	I Inflammation (炎症)	N Neoplasm (腫瘍)	D Degeneration(変性) Deficiency(欠乏)	I Intoxication(中毒) Idiopathic(特発性)	C Congenital (先天性)	A Autoimmune(自己免疫性) Allergic(アレルギー性)	T Trauma (外傷)	E Endocrinopathy (内分泌)
皮膚		帯状疱疹			線維筋痛症		皮膚筋炎	挫傷 腱断裂	
筋, 腱		流行性筋肉痛 旋毛虫症 二頭筋腱炎				血友病 四辺形間隙症候群 [訳注:肩の四辺形間隙を通過する腋窩神経の絞扼障害]	血管炎		
血管	動脈血栓症 Buerger病 解離性大動脈瘤	静脈炎			痛風				
滑液包		滑液包炎			痛風性関節炎 肩関節周囲炎(凍結肩)		関節リウマチ リウマチ熱 ルーブス	肩関節脱臼 肩関節離断 腱断裂	偽痛風
肩関節		化膿性関節炎		変形性関節症				骨折	
骨	非感染性骨壊死	骨髄炎	原発性腫瘍, 転移性腫瘍		肩手症候群	頸肋 前斜角筋症候群		外傷性神経腫	
腕神経叢, 交感神経		神経炎	リンパ腫			Klippel-Feil症候群 [訳注:先天性の頸椎癒合]			
頸椎		骨髄炎 結核 梅毒	脊髄腫瘍(原発性, 転移性)	変形性関節症	頸椎症			椎間板破裂 骨折	
全身性疾患	冠動脈不全 大動脈瘤	胆嚢炎 胸膜炎 横隔膜下膿瘍	Pancoast腫瘍						

■ 図1
肩痛
（全身性の原因）

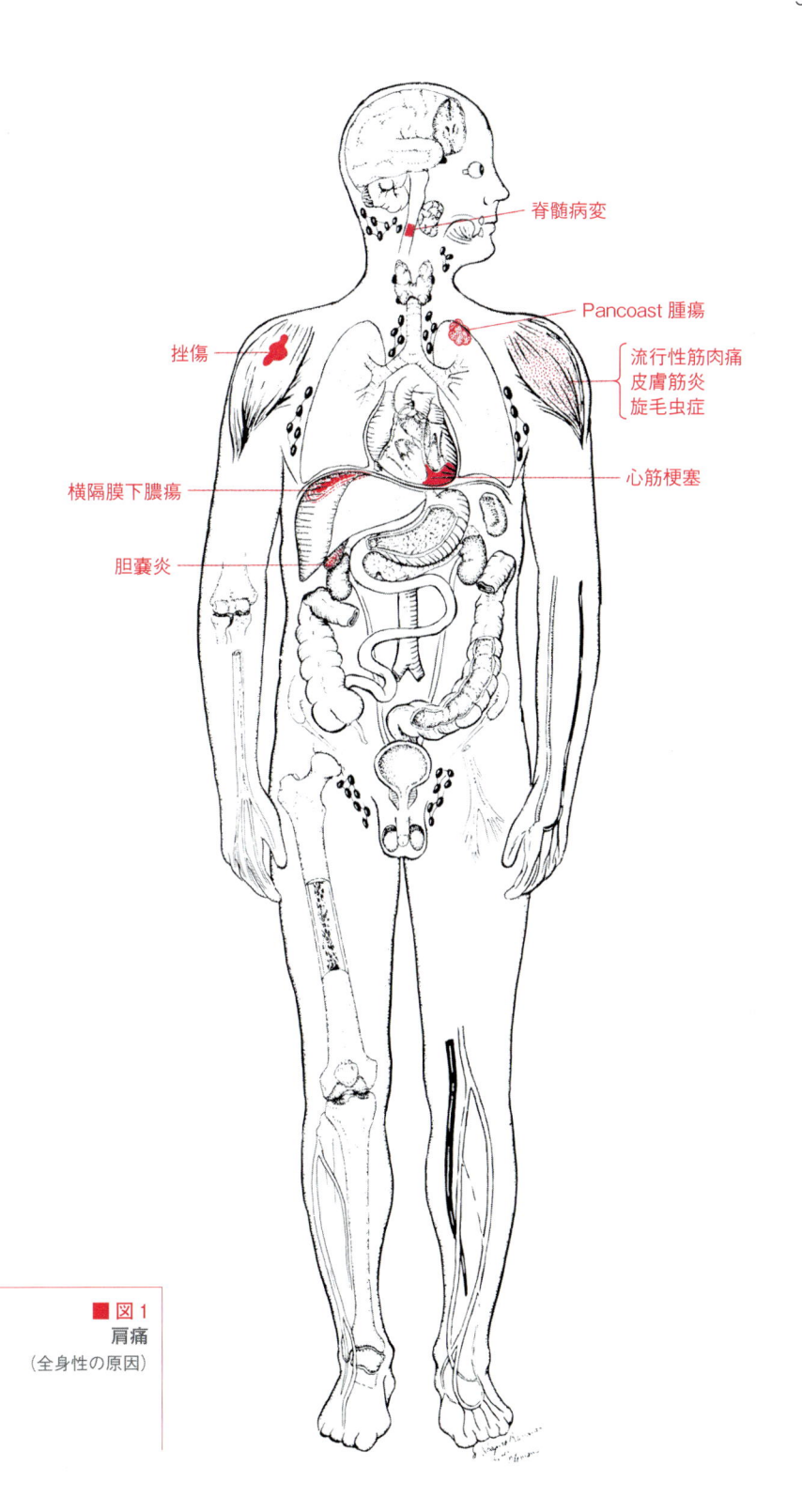

脊髄病変
Pancoast 腫瘍
流行性筋肉痛
皮膚筋炎
旋毛虫症
心筋梗塞
挫傷
横隔膜下膿瘍
胆嚢炎

症例検討 #79
　52歳の白人男性。数年間に及ぶ左肩関節のこわばりと痛みを主訴に来院した。身体所見上，左肩関節全体の圧痛と，自動・他動ともに外転，伸展，回旋障害を認めた。
問1. 解剖学から考えると，可能性がある原因は何か？
　さらなる問診で，1年前に心筋梗塞を起こしたことがわかった。
問2. あなたの診断は何か？

（解答は付録B参照）

384　Section 2

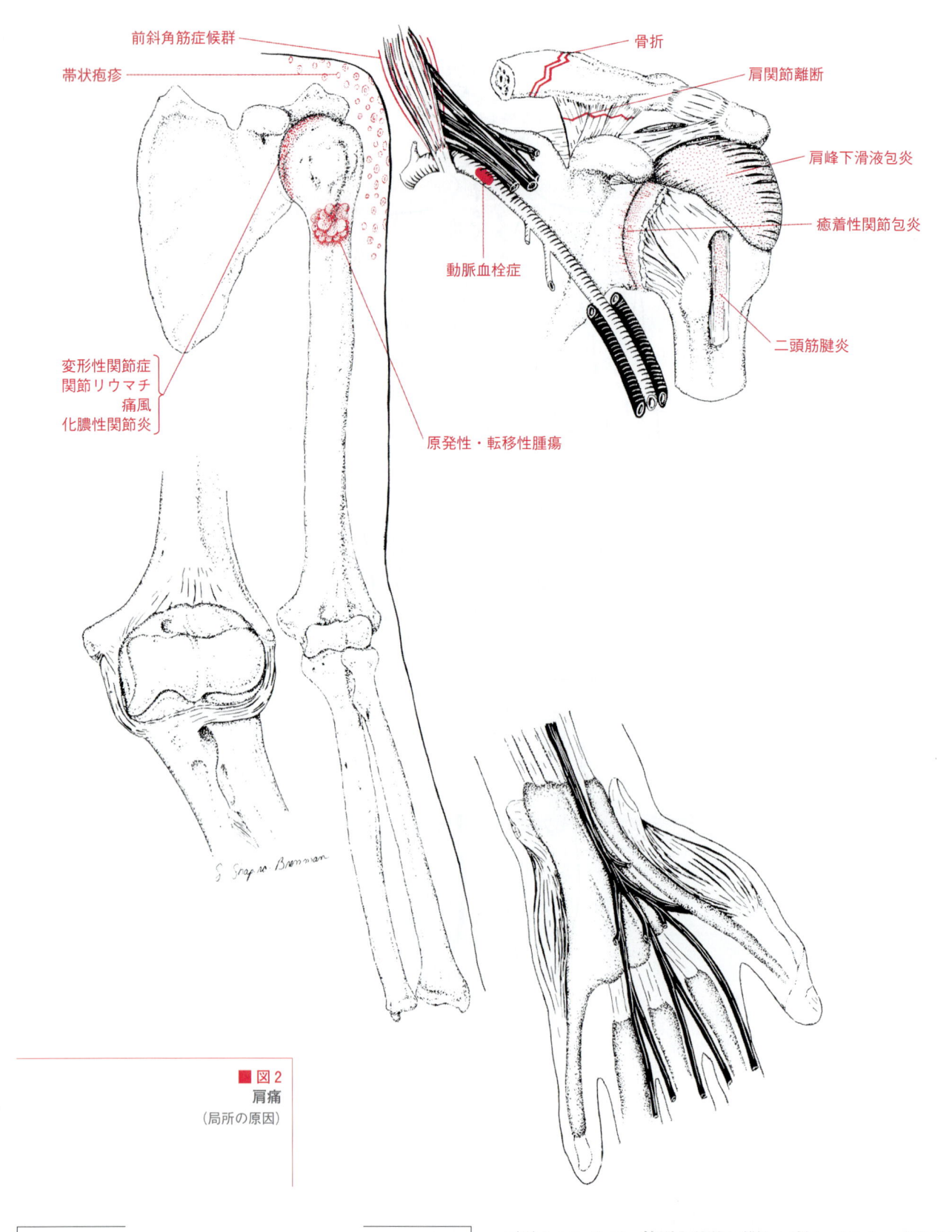

前斜角筋症候群　　　　　　　　　骨折
帯状疱疹　　　　　　　　　　　　　肩関節離断
　　　　　　　　　　　　　　　　　肩峰下滑液包炎
　　　　　　　　　　　　　　　　　癒着性関節包炎
　　　　　　　　　　　動脈血栓症
変形性関節症
関節リウマチ
痛風　　　　　　　　　　　　　　　二頭筋腱炎
化膿性関節炎
　　　　　　　　　　　原発性・転移性腫瘍

■ 図2
肩痛
（局所の原因）

Skin discharge
皮膚滲出液

　滲出液のある皮膚病変の鑑別診断は，p.366 の発疹の項で言及しているが，特別な状態に関して触れておく。非血性滲出液は，感染症（通常は細菌性）が原因であることが多く，ブドウ球菌，レンサ球菌が皮膚を攻撃する病原体である。小さい病原体から順に大きな病原体へと考えていくと，帯状疱疹・単純ヘルペス・天然痘・水痘による水疱，梅毒による潰

瘍や水疱，放線菌症・スポロトリクム症や他の表在真菌による瘻孔や潰瘍，表在性リーシュマニア症や皮膚アメーバ症による浸潤性潰瘍がある。その他にも多くの感染症があるが，まれである。皮膚の解剖から考えると，感染性毛囊炎，皮脂嚢胞（癤，癰），アポクリン腺の感染症（化膿性汗腺炎），汗腺の炎症（汗疹）がある。記憶法 VITAMIN で以下のものを想起することができる。

V **Vascular**（血管） 静脈炎後潰瘍など。
I **Inflammation**（炎症） 多形滲出性紅斑，壊疽性膿皮症，天疱瘡など，非感染性の疾患。感染症の具体例は上記のとおり。
T **Trauma**（外傷） 3 度熱傷など。
A **Autoimmune**（自己免疫性），**Allergic**（アレルギー性） 結節性動脈周囲炎や接触皮膚炎などは，滲出液を伴う水疱や潰瘍が出現する。
M **Malformation**（奇形） 鰓溝，尿膜管洞など。
I **Intoxication**（中毒） 水疱性の薬疹など。
N **Neoplasm**（腫瘍） 基底細胞癌，菌状息肉症などが滲出液を伴う潰瘍を形成する。

◎診断へのアプローチ

皮膚生検が必要なこともあるが，滲出液の塗抹検査と培養が最も重要である。血清検査や特殊培地での培養は，真菌感染症や寄生虫感染症の診断には不可欠である。

◎その他の有用な検査【適応】

1. 血算【全身感染症】
2. 赤沈【全身感染症，膠原病】
3. ツベルクリン反応
4. VDRL 試験【第 1 期・第 2 期梅毒】
5. 病変部位の X 線【膿瘍，骨髄炎】
6. 抗核抗体【膠原病】
7. 皮膚検査，血清検査【真菌感染症】
8. 皮膚生検
9. 筋生検【膠原病，旋毛虫症】

Skin mass
皮膚腫瘤

0.5 cm 以上で，腫瘍性でない場合には，結節と表記するほうが望ましい。重要な皮膚腫瘤を想起するには **VINDICATE** が役立つ。体のどの部分に皮膚腫瘤をみつけたときでも，この鑑別診断を考える。他の項では皮膚病変に関する説明は控えたので，皮膚原発の腫瘤を考える際はこの項に戻ってきてほしい。

V **Vascular**（血管） 海綿状血管腫，静脈瘤，壊血病や凝固障害による血腫，亜急性細菌性心内膜炎による塞栓症（Osler 結節）。

I **Inflammation**（炎症） 癤，癰，疣贅，扁平コンジローマ，尖圭コンジローマ，伝染性軟属腫，結核腫，ゴム腫，コクシジオイデス症やスポロトリクム症や他の真菌感染症による肉芽腫。
N **Neoplasm**（腫瘍） 腫瘍は皮膚腫瘤の最も多い原因である。重要なのは，基底細胞癌，扁平上皮癌，黒色腫，母斑，肉腫，転移性腫瘍，Kaposi 肉腫，脂肪腫，神経線維腫症，皮様囊腫，平滑筋腫，リンパ管腫，菌状息肉症である。白血病細胞浸潤や Hodgkin リンパ腫は結節と斑を形成する。
D **Degenerative**（変性） 変性疾患は，とりたてて皮膚腫瘤の形成に関与することはないが，褥瘡を形成しやすい体質と関連する。変形性関節症の Heberden 結節が関連する。
I **Intoxication**（中毒） 臭素中毒。
C **Cystic**（囊胞） 囊胞性疾患としては，皮脂囊胞，上皮囊胞，皮様囊胞がある。皮膚の好酸球性肉芽腫，結節性硬化症，神経線維腫症のような遺伝性疾患を見逃してはならない。
A **Autoimmune**（自己免疫性） 結節性動脈周囲炎による動脈瘤，関節リウマチ，リウマチ結節，局在性のループス，アミロイドーシス，Weber-Christian 病。
T **Trauma**（外傷） 挫傷，浮腫。
E **Endocrinopathy**（内分泌） 皮膚腫瘤を伴う内分泌・代謝疾患には，糖尿病（膿瘍，糖尿病性リポイド類壊死症），甲状腺機能亢進症〔前脛骨粘液水腫，先端巨大症（遠位末節骨の膨隆）〕，痛風（結節性沈着），脂質異常症，多発性黄色腫を伴う高コレステロール血症，高カルシウム血症による石灰沈着症がある。

◎診断へのアプローチ

生検や切開が最も診断に結び付く。腫瘤から全身性疾患が疑われれば，下記の適切な検査を行う。

◎その他の有用な検査【適応】

1. 血算【膿瘍】
2. 赤沈【感染症】
3. 切開・排膿，滲出液の培養
4. ツベルクリン反応
5. 皮膚検査，血清検査【真菌感染症】
6. Kveim 反応【サルコイドーシス】
7. 抗核抗体【膠原病】
8. Frei 試験［訳注：*Chlamydia trachomatis* 抗原の皮内反応検査で，現在は行われない］【鼠径リンパ肉芽腫】
9. 筋生検【膠原病】

Skin pigmentation and other pigmentary changes
皮膚色素沈着，他の色素変化

びまん性の皮膚色素沈着の原因を想起するためには，原因

■ 図3
皮膚腫瘍

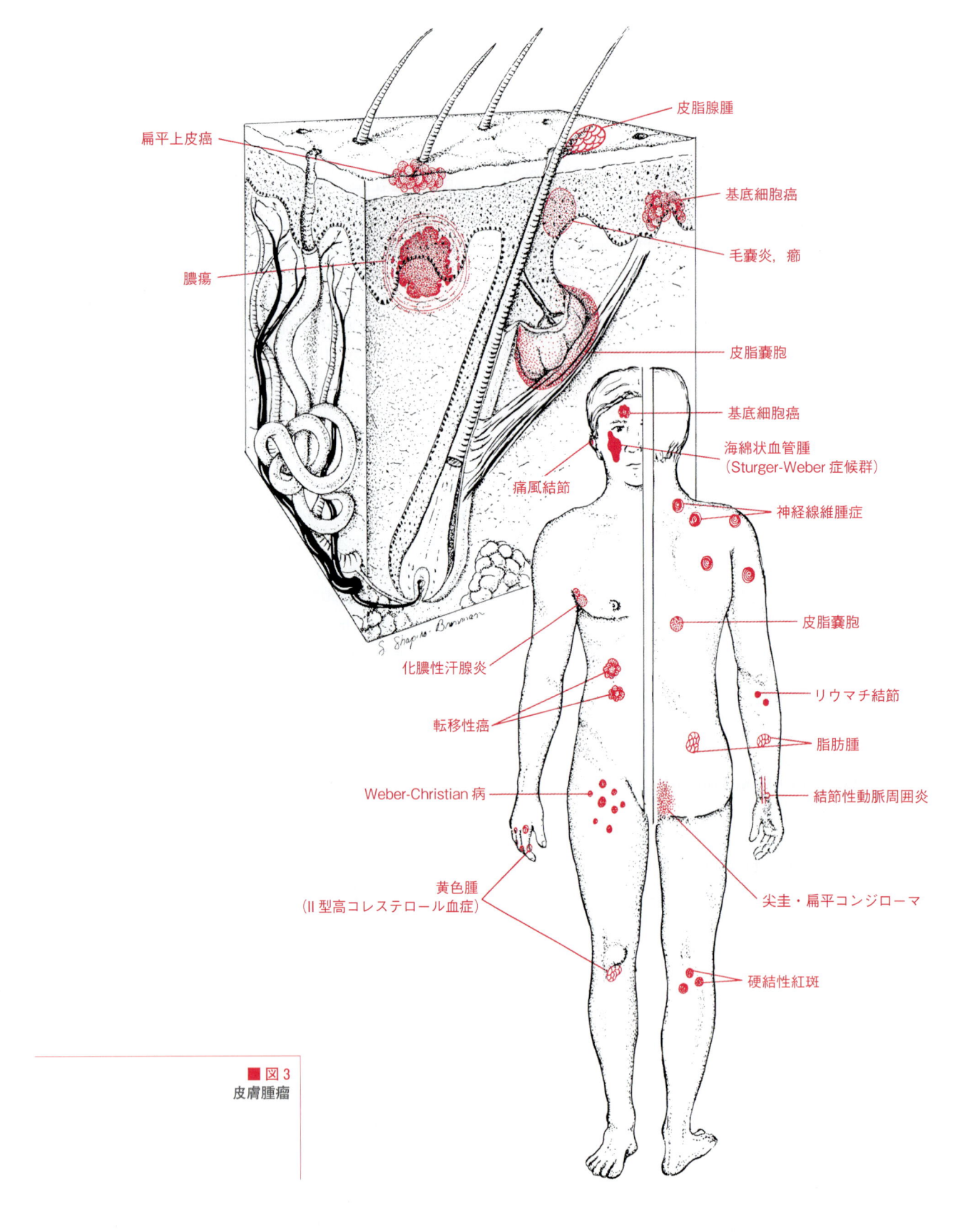

となりうるさまざまな臓器を頭に思い浮かべるとよい。**副腎**ではAddison病，**肝臓**ではヘモクロマトーシス，**甲状腺**では甲状腺機能亢進症，**子宮**では妊娠(肝斑を起こすことが多い)，**卵巣**では閉経性肝斑や長期ピル内服による肝斑が挙げられる。肝疾患は黄疸(p.275参照)の原因にもなる。皮膚自体では，深層の色素沈着をきたしうる悪性黒色腫や，体幹に

■ 図4
皮膚色素沈着，他の色素変化

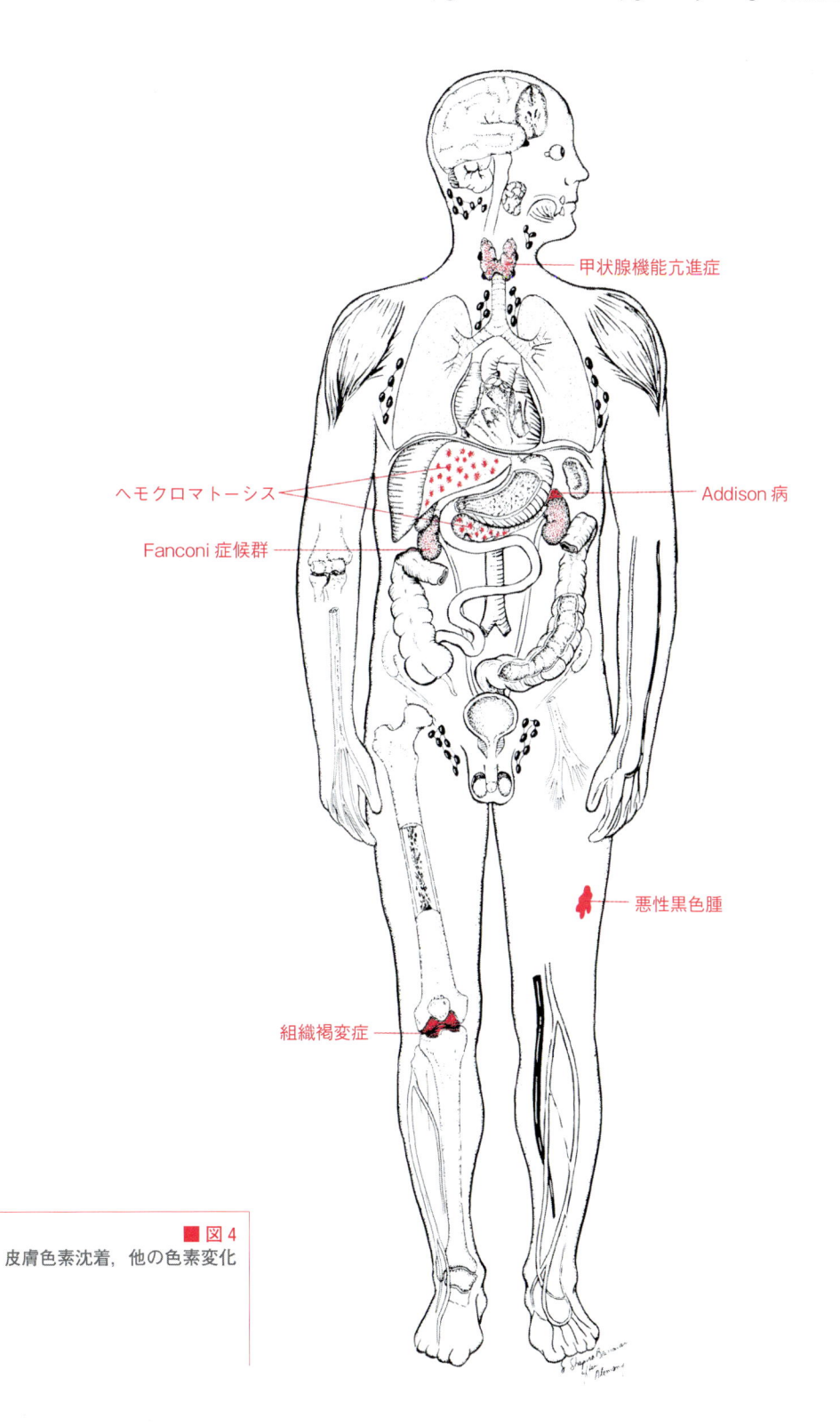

散在性の黄土色の色素沈着をきたす癜風が原因となる。治癒まで時間のかかった皮膚炎は，斑状の色素沈着をきたす。Cushing 症候群や異所性副腎皮質刺激ホルモン（ACTH）産生腫瘍（特に肺癌）を除外する必要がある。

斑状の色素沈着の原因としては，神経線維腫症によるカフェオレ斑，慢性血栓性静脈炎や静脈瘤によるうっ滞性皮膚炎，手背と顔面の色素沈着をきたすペラグラ，カルチノイド，ポルフィリン症，Gaucher 病が挙げられる。組織褐変症では，強膜，耳，皮膚，爪が青黒色や青黄色になる。特発性白斑は斑状の色素沈着や脱色素性病変となる。黒色表皮腫は，関節の屈側，頸部，乳頭に色素沈着をきたし，しばしば悪性腫瘍に関連する。

◎診断へのアプローチ

びまん性の色素沈着をみたら，ヘモクロマトーシス，肝胆道系疾患，Addison 病の除外を適切な検査(付録 A 参照)にて行い，斑状の色素沈着の場合は皮膚科医の見解を参考にする。

◎その他の有用な検査【適応】

1. Wood 灯検査【瘭風】
2. 血清電解質【Addison 病】
3. 血清コルチゾール【Addison 病】
4. 血清鉄，鉄結合能【ヘモクロマトーシス】
5. 尿中ポルフィリン，ポルフォビリノーゲン【ポルフィリン症】
6. 尿中メラニン【黒色腫】
7. 尿中ホモゲンチジン酸【組織褐変症】
8. 遊離 T_4【甲状腺機能亢進症】
9. 血清卵胞刺激ホルモン(FSH)，黄体形成ホルモン(LH)【閉経】
10. 皮膚生検
11. 血清 ACTH【異所性 ACTH 産生腫瘍】

Skin thickening
皮膚肥厚

びまん性の皮膚肥厚は粘液水腫に典型的であるが，顔面と手の皮膚肥厚は強皮症や遺伝性骨関節症に認める。下肢の皮膚肥厚は，リンパ浮腫やカルチノイド症候群に認める。顔面に限局した皮膚肥厚ならば，Chagas 病や晩発性皮膚ポルフィリン症の可能性を考える。

◎診断へのアプローチ

粘液水腫を疑えば，甲状腺刺激ホルモン(TSH)や遊離 T_4 といった甲状腺機能の検査を行う。強皮症を疑えば，抗核抗体や抗セントロメア抗体価測定，皮膚生検を行う。尿中ポルフィリン検査は，ポルフィリン症の診断に有用である。カルチノイド症候群は，尿中 5-ヒドロキシインドール酢酸(5-HIAA)によって診断される。

Skin ulcer
皮膚潰瘍

皮膚潰瘍は，特に一側下肢であれば，基礎医学の**解剖学**に準じて鑑別診断を挙げていく。皮膚自体からはじめ，**MINT**を使って以下の鑑別診断を想起する。

M　Malformation(奇形)　鎌状赤血球貧血。
I　Infection(感染)　梅毒，軟性下疳，リンパ肉芽腫，放線菌症，野兎病，その他の感染症。
N　Neoplasm(腫瘍)　基底細胞癌，扁平上皮癌。
T　Trauma(外傷)　3 度熱傷，縫合されない裂傷，褥瘡。

つぎに，皮膚より深層の構造を考えていく。**動脈**では動脈硬化や糖尿病性潰瘍，**静脈**では静脈瘤性潰瘍や静脈炎後潰瘍，**神経**では脊髄癆による栄養障害性潰瘍，脊髄空洞症，末梢性ニューロパチー，**骨**では皮膚まで貫通した骨髄炎(ブドウ球菌や結核などによる)が原因となる。

前述した方法と比べて VINDICATE のほうが，より詳細な鑑別診断を想起することができる。

V　Vascular(血管)　末梢動脈硬化，糖尿病性潰瘍，静脈瘤性潰瘍。
I　Infection(感染)　梅毒，軟性下疳，いちご腫，野兎病。
N　Neoplasm(腫瘍)　癌，肉腫，菌状息肉症。
D　Degenerative(変性)　末梢性ニューロパチー，脊髄空洞症，筋萎縮症，腓骨筋萎縮症(Charcot-Marie-Tooth 病)のような変性疾患や欠乏症がある。
I　Intoxication(中毒)　慢性皮膚炎。
C　Congenital(先天性)　鎌状赤血球貧血。
A　Autoimmune(自己免疫性)　結節性動脈周囲炎，潰瘍性大腸炎や Crohn 病に関連する壊疽性膿皮症，Stevens-Johnson 症候群。
T　Trauma(外傷)　熱傷，放射線による二次性潰瘍，褥瘡。
E　Endocrinopathy(内分泌)　糖尿病性潰瘍。

感染症については，小さい病原体から大きな病原体へと考えていくとよい。**ウイルス**では単純ヘルペスやリンパ肉芽腫がある。**細菌**では結核，野兎病，Hansen 病，表在性ジフテリアがある。**スピロヘータ**では梅毒やいちご腫がある。**寄生虫**ではリーシュマニア症や皮膚アメーバ症がある。**真菌**では，放線菌症，ブラストミセス症，スポロトリクム症，クリプトコックス症がある。

◎診断へのアプローチ

皮膚潰瘍の診断には，病変部位への血流評価，神経学的診察，詳細な病歴聴取(特に性感染症では重要となる)が必要となる。塗抹検査，培養，ツベルクリン反応，真菌の皮膚検査，血清検査が有用である。

骨の X 線撮影で原因がわかることもある。生検が必要なこともある。膠原病や潰瘍性大腸炎などの全身性疾患を疑ったなら，他臓器の画像検査や血液検査が必要となることもある。

Sleep apnea
睡眠時無呼吸

睡眠時無呼吸の鑑別診断を挙げるには，**生理学**と**解剖学**が必要となる。正常な睡眠には，鼻咽頭から肺までの気道が開

■図5
皮膚潰瘍

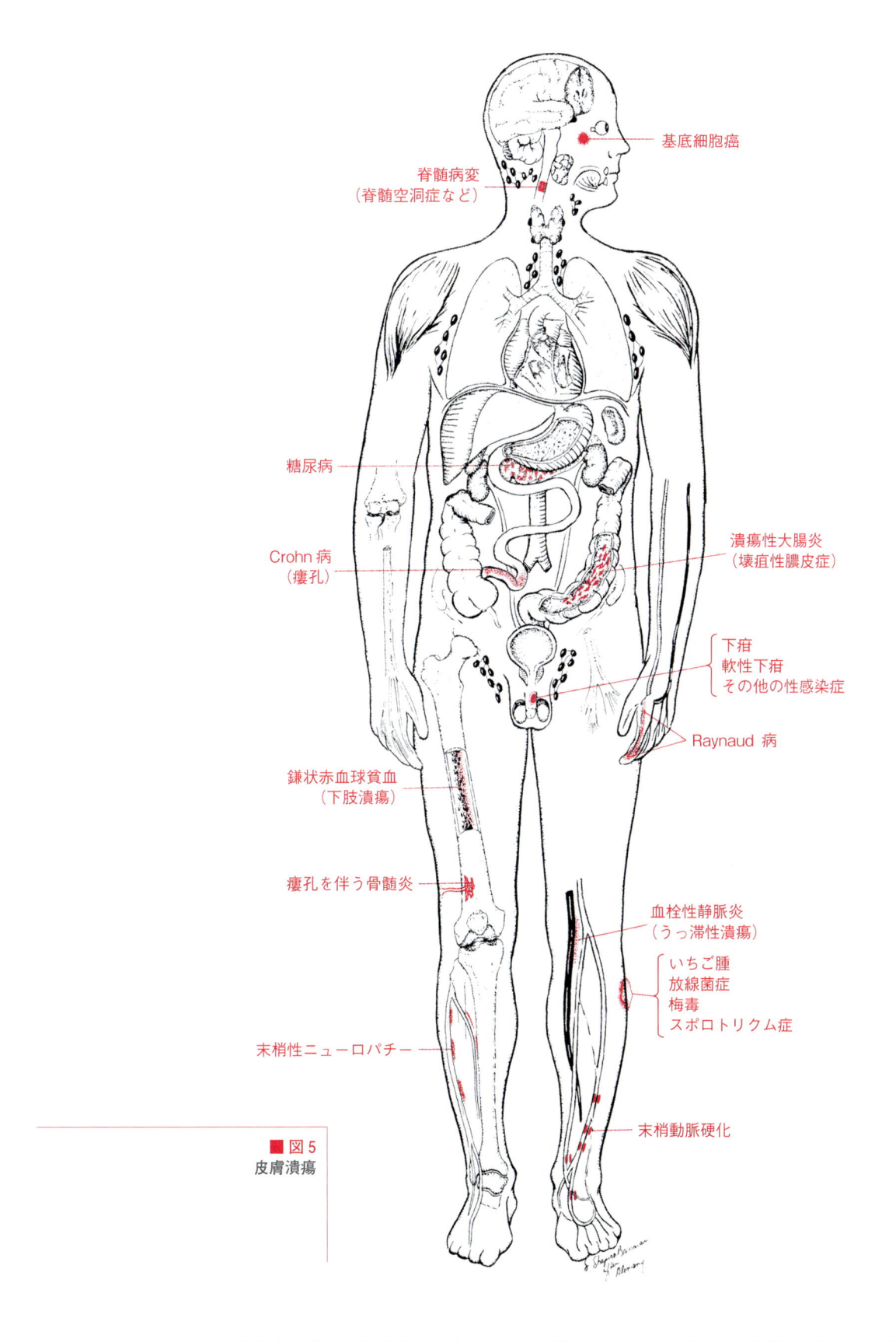

(図中ラベル)
- 基底細胞癌
- 脊髄病変（脊髄空洞症など）
- 糖尿病
- Crohn 病（瘻孔）
- 潰瘍性大腸炎（壊疽性膿皮症）
- 下疳 軟性下疳 その他の性感染症
- Raynaud 病
- 鎌状赤血球貧血（下肢潰瘍）
- 瘻孔を伴う骨髄炎
- 血栓性静脈炎（うっ滞性潰瘍）
- いちご腫 放線菌症 梅毒 スポロトリクム症
- 末梢性ニューロパチー
- 末梢動脈硬化

通していることと血中二酸化炭素貯留や低酸素に反応できる中枢神経系が必要となる。そのため，睡眠時無呼吸は気道閉塞（閉塞性睡眠時無呼吸）もしくは呼吸中枢抑制（中枢性睡眠時無呼吸）により引き起こされる。

閉塞性睡眠時無呼吸：気道閉塞を起こす病態を考えるが，数多くの原因を想起できるだろう。鼻中隔偏位，慢性感染性鼻炎，アレルギー性鼻炎，副鼻腔炎，扁桃腺炎，扁桃肥大，肥満による舌や軟部組織の肥厚，甲状腺機能低下症，先端巨

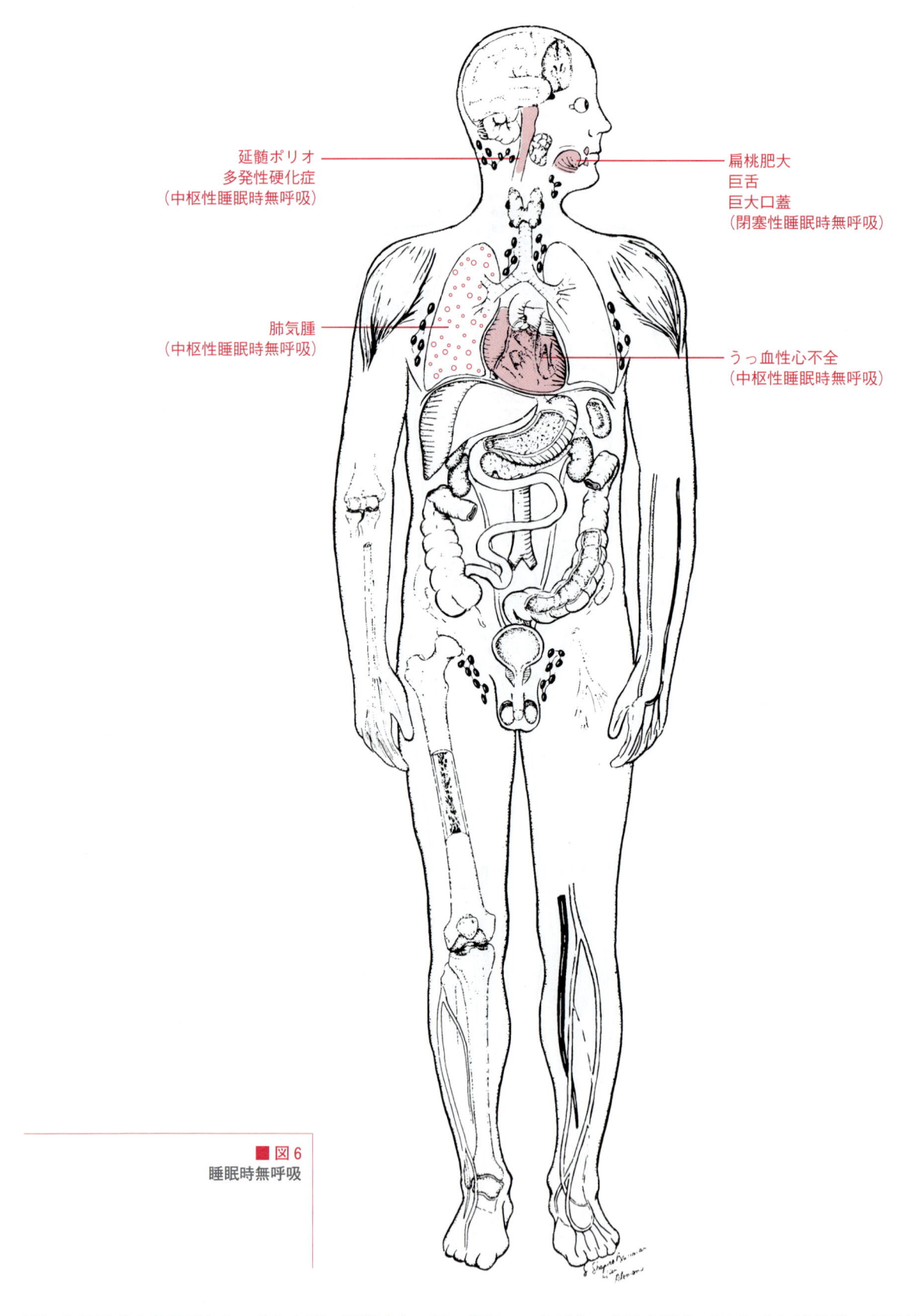

延髄ポリオ
多発性硬化症
(中枢性睡眠時無呼吸)

扁桃肥大
巨舌
巨大口蓋
(閉塞性睡眠時無呼吸)

肺気腫
(中枢性睡眠時無呼吸)

うっ血性心不全
(中枢性睡眠時無呼吸)

■ 図6
睡眠時無呼吸

症による巨舌や鼻茸がある。小さな顎，過蓋咬合，短い首が原因となることもある。Pickwick症候群は肥満を伴うため閉塞性睡眠時無呼吸の原因となりうる。
中枢性睡眠時無呼吸：慢性低酸素血症の原因となる病態，例えばうっ血性心不全，Pickwick症候群，奇形(動静脈奇形や中隔欠損など)，肺線維症が関与している。肺気腫など慢性的な血中二酸化炭素貯留となる病態が関与していることもある。呼吸中枢を抑制する中枢神経疾患も考えられ，ポリオ，

慢性の薬物・アルコール乱用，ウイルス性脳炎後遺症，脳幹腫瘍，多発性硬化症がある。

◎診断へのアプローチ

　上気道の詳細な検査が必要となるため，耳鼻科医にコンサルトするほうが賢明である。貧血を除外するための血算，低酸素血症・高二酸化炭素血症を除外するための動脈血ガス分析が有用である。呼吸機能検査，胸部X線，心エコー，腕舌時間［訳注：試薬を肘静脈から投与し，舌でその味を感じるまでの時間を測定する］が呼吸器疾患や循環器疾患の除外に有用である。診断の確定には夜間ポリソムノグラフィーが必要となる。この高価な検査を行う前に呼吸器内科医もしくは耳鼻科医にコンサルトすべきである。

Sleep walking
夢遊症

　夢遊症の鑑別診断は比較的単純なので，語呂合わせや基礎医学を用いずに鑑別診断を想起できる。ノンレム睡眠のステージ3および4に起こる夜驚症と区別する必要がある。夢遊症や夜驚症がときおり起こるだけであれば，病的意義はなく正常である。しかし，それらが頻回に起こり，夜尿，かんしゃく発作，不安などの感情障害の所見を伴えば，精神的問題や社会的問題が関与している可能性があり，精神科医にコンサルトする必要がある。ただし，その前に，てんかんを除外するために覚醒時と睡眠時の脳波検査を行う。その際，鼻咽頭内に電極を挿入することが必要な場合もある。

Smooth tongue and other changes
平滑舌，その他の変化

　かつては，診察は舌の視診からはじめられた。現在では舌の診察技術はほとんど失われてしまっているが，舌の視診で30以上の疾患が診断できる。これらの疾患を想起するにはVINDICATEがベストである。すべてを網羅できる方法はないが，重要なものはこれで想起することができる。

V　**Vascular**(血管)　舌の視診で診断できることがあるのは，うっ血性心不全によるチアノーゼ，肺疾患，多血症である。これらの病態では舌下静脈の怒張も認める。

I　**Inflammation**(炎症)　舌に変化をきたすのは，レンサ球菌性咽頭炎(イチゴ舌)，結核(舌の潰瘍と舌苔)，慢性胃炎(光沢を伴う灰色)，麻疹(舌苔)，虫垂炎や腹膜炎(湿った舌苔～乾燥した茶色)，腸チフス(密な白い舌苔)，ポリオ(萎縮)，梅毒(平滑舌や溝状舌)，ヘルペス(潰瘍)，モニリア症(白斑や白い舌苔)である。

N　**Neoplasm**(腫瘍)　舌癌(潰瘍)，白板症(白斑)，びまん性リンパ腫(小水疱や巨舌)，線維腫(有茎性病変)，血管腫(ポートワイン母斑)，舌疣。

D　**Deficiency**(欠乏)　悪性貧血(平滑舌)，鉄欠乏性貧血(平滑舌)，ビタミンA欠乏症，スプルー，ペラグラ，リボフラビン欠乏症(赤色の平滑舌)。

I　**Intoxication**(中毒)　臭素中毒(舌振戦や唾液増加)，アルコール依存症(舌振戦や白い舌苔)，水銀中毒(潰瘍)，鉛中毒(萎縮)。

C　**Congenital**(先天性)　Down症候群(巨舌，舌乳頭の減少)，地図状舌，脳性麻痺。

A　**Autoimmune**(自己免疫性)　アミロイドーシス(舌腫脹)，多形紅斑(舌腫脹，潰瘍，水疱)，血管神経性浮腫，多発性硬化症(舌振戦，線維性収縮)。

T　**Trauma**(外傷)　舌の外傷は，診断されていないてんかんの際に重要な手がかりとなる。

E　**Endocrinopathy**(内分泌)　先端巨大症(舌腫脹)，粘液水腫(巨舌)，舌甲状腺，甲状舌管嚢胞。

◎診断へのアプローチ

　診断は，おもに臨床症状による。爪と結膜の蒼白を伴う平滑舌は，悪性貧血や鉄欠乏性貧血を示唆する。心血管疾患を伴う巨舌はアミロイドーシスを示唆する。突出する顎を伴う巨舌は先端巨大症を示唆し，非圧痕浮腫を伴う巨舌は粘液水腫を示唆する。乾燥し舌苔を伴うときは脱水を示唆する。

◎その他の有用な検査【適応】

1. 血算【悪性貧血，鉄欠乏性貧血】
2. 血清ビタミンB_{12}【悪性貧血】
3. 血清鉄，フェリチン【鉄欠乏性貧血】
4. 甲状腺【粘液水腫】
5. 抗ストレプトリジンO(ASO)抗体価【溶血レンサ球菌感染によるイチゴ舌】
6. 舌生検【アミロイドーシス，舌の局在性病変】

Sneezing
くしゃみ

　アレルギー性鼻炎(花粉症)が最も一般的な原因であり，くしゃみを主訴に来院する患者ではまずこれを除外する。その他の疾患も念頭に，くしゃみの患者の診察にあたる。鑑別診断を想起するにはMINTを用いるとよい。

M　**Malformation**(奇形)　鼻中隔の偏位，食物の鼻腔内への迷入をきたす口蓋裂，扁桃肥大，巨大咽頭扁桃，アデノイド。

I　**Inflammation**(炎症)　百日咳，インフルエンザ，感冒，慢性鼻炎，麻疹，その他の上気道感染症。

　Immunologic(免疫)　アレルギー性鼻炎，気管支喘息。

N **Neoplasm**（腫瘍）　鼻茸，鼻咽頭癌。
T **Toxic**（中毒）　コショウ，催涙ガス，ホスフィン，塩素，ヨウ素化合物などに対する反応。

◎診断へのアプローチ

　くしゃみに対しては，耳・鼻・咽喉を詳しく調べ，異物，ポリープ，形態異常を除外する。アレルギー性鼻炎では，粘膜に斑点状の蒼白を呈する。鼻汁の好酸球染色や血清IgE測定はアレルギー性鼻炎の診断に役立つ。皮膚検査や放射性アレルゲン吸着法（RAST）も考慮してよいが，アレルギーについての詳細な病歴のほうが重要である。

Sore throat
咽頭痛

　咽頭痛では，中咽頭，鼻咽頭，喉頭などの解剖学的構造から鑑別診断を想起するのは，あまり有効な方法ではなく，VINDICATEで原因を探っていくほうがよい。ほとんどの原因は感染症のため，さらに鑑別診断を絞っていく際は，小さな病原体から大きな病原体へと系統的にアプローチするのが有用である。では，VINDICATEを使って考えていこう。

V **Vascular**（血管）　白血病，さまざまな原因による無顆粒球症，Hodgkinリンパ腫などの血液疾患。

I **Inflammation**（炎症）　溶血レンサ球菌感染症やウイルス感染症が最も一般的な原因であるが，頻度の比較的低い感染症も考えなくてはならない。小さな病原体から順に考えていくと，ウイルス性咽頭炎，特にヘルパンギーナ（コクサッキーウイルスによる），後天性免疫不全症候群（AIDS），サイトメガロウイルス感染症，咽頭結膜熱（8種類以上のウイルスによる），伝染性単核球症が考えられる。インフルエンザは咽頭痛からはじまることがある。大きな病原体では，マイコプラズマ肺炎が咽頭炎と関連することもある。つぎに**細菌**としては，A群溶血レンサ球菌（猩紅熱を伴うことがある），ジフテリア，リステリア，髄膜炎菌が考えられる。淋病も咽頭痛の原因として増えつつある。現代の豊かな社会ではまれだが，結核も念頭におく。ブドウ球菌により副鼻腔炎，扁桃膿瘍，扁桃周囲膿瘍，咽後膿瘍が起こることもあるが，通常の咽頭痛の原因としてはまれである。さらに大きな病原体であるスピロヘータでは，梅毒とVincent口峡炎がある。トキソプラズマ症も咽頭痛として発症することがある。真菌感染症の鵞口瘡（モニリア症）や放線菌症も忘れてはならない。

N **Neoplasm**（腫瘍）　Hodgkinリンパ腫，白血病がある。Schmincke腫瘍（リンパ上皮性腫瘍）も興味深い。

D **Degenerative**（変性）　変性疾患は痛みを伴うことはまれであり，咽頭痛の原因としては考えにくい。

I **Intoxication**（中毒）　慢性アルコール症や喫煙を考える。また無顆粒球症は，しばしば薬物により誘発される場合がある。

C **Congenital**（先天性）　咽頭痛の原因として頻度は少ない。逆流性食道炎に伴う食道裂孔ヘルニアは，仰臥位で胃液の逆流が後咽頭を刺激するため，反復する咽頭痛の原因となりうる。過頂口蓋垂も原因となりうる。

A **Allergic**（アレルギー性）　咽頭や口蓋垂の血管神経性浮腫やアレルギー性鼻炎が原因となるが，これら以外でアレルギー性疾患が咽頭痛の原因となることはまれである。

T **Trauma**（外傷）　鶏肉の骨や扁桃結石などの異物が原因となる。

E **Endocrinopathy**（内分泌）　亜急性甲状腺炎が原因となりうる。亜急性甲状腺炎の痛みは本来は頸部痛であるが，患者は咽頭痛として訴えることがある。

◎診断へのアプローチ

　ほとんどの咽頭痛はウイルスが原因となる。鼻汁がなく，咳がないときは，溶血レンサ球菌による咽頭炎である可能性が高い。咽頭痛の診断では，伝統的に咽頭培養と必要に応じて血算と血液像をオーダーし，培養結果が判明するまでペニシリンで治療を行ってきた。Abbott社（イリノイ州）により咽頭ぬぐい液による迅速溶血レンサ球菌検査が開発された。治療抵抗例では，咽頭培養の反復（特にジフテリア，淋菌，リステリア）とモノスポット試験が有用である。伝染性単核球症の血清抗体価は初期には上昇しないこともあり，他の試験（Paul-Bunnell反応）やモノスポット試験の再検を1～3週間後に行う必要がある。亜急性甲状腺炎も咽頭痛として出現することがあるので忘れてはならない。インフルエンザ迅速検査を行うことも可能である。

症例検討　#80

16歳の黒人女性。咽頭痛を主訴に来院した。身体診察で，滲出液を伴う扁桃炎と前頸部リンパ節腫脹を認める。

問1. VINDICATEから考えると，鑑別診断は何か？

　ペニシリンで治療を行ったが，1週間後の再診では症状の改善を認めない。前回来院時の所見に加え，脾腫と後頸部リンパ節腫脹も認められる。

問2. あなたの診断は何か？

（解答は付録B参照）

Spasticity
痙性

　痙性は筋の過緊張であり，脳皮質から脊髄の錐体路（上位ニューロン）障害によるものである。神経解剖学の知識が鑑別診断を想起するうえで重要である。

脊髄：占拠性病変，筋萎縮性側索硬化症（ALS），Friedreich

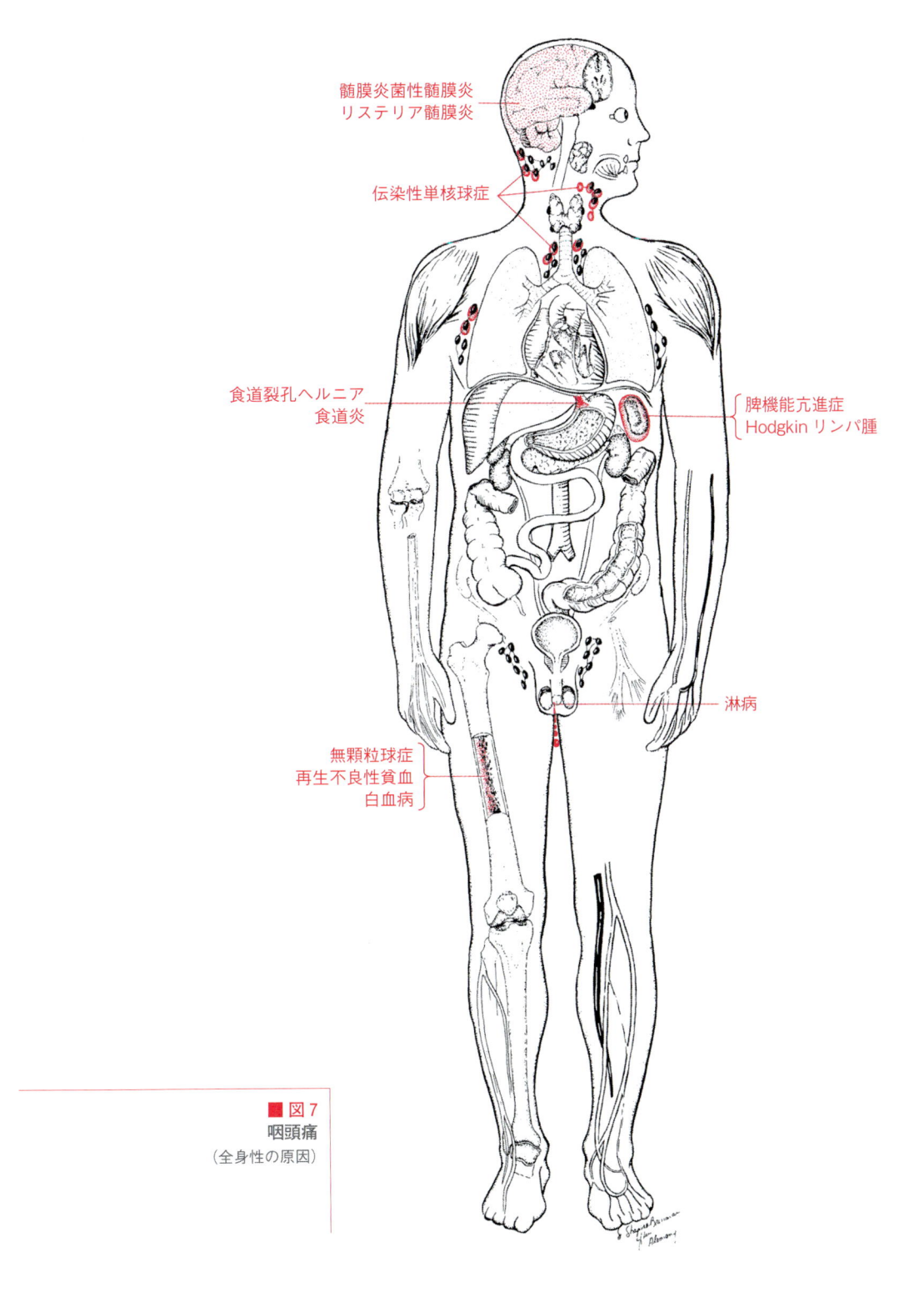

運動失調症，横断性脊髄炎，神経梅毒，多発性硬化症，前脊髄動脈閉塞症を想起する必要がある．進行した脊髄空洞症も原因となりうる．

脳幹：脳幹腫瘍，出血，脳底動脈血栓症，多発性硬化症，球筋萎縮性側索硬化症，脳脊髄炎，神経梅毒が痙性のおもな原因となりうる．

大脳半球：重複するが，占拠性病変が重要となる．出血，塞栓症，血栓症も原因として多い．小児であれば，脳性麻痺，脳炎，Schilder 病を考慮するのが賢明である．いずれは痙性を起こす大脳変性疾患はいくつもあるが，そうなる前に診断がついていることが多い．多発性硬化症は大脳皮質に起こることもあるが，痙性を伴うのは晩期になってからである．

その他：Stiffman 症候群は，頸部，体幹，四肢に筋硬直を伴う．病変部位は特定されていない．

■ 図7
咽頭痛
（全身性の原因）

◎診断へのアプローチ

局在診断をしたうえで，その部位のMRIやCTを行う．最初に神経内科医にコンサルトするべきである．多発性硬化症，脳炎，神経梅毒の診断には，占拠性病変の除外後に脊椎穿刺を行うのが有用である．

◎その他の有用な検査【適応】
1. MRI【脳血管疾患】
2. 視覚誘発電位，脳幹誘発電位【多発性硬化症】
3. 頸動脈エコー【頸動脈狭窄症・閉塞症】
4. 脳血管造影【脳血管疾患】
5. 血算，血清ビタミンB_{12}【悪性貧血】

Spine deformity
脊椎変形

脊椎の変形には4つの種類がある．すなわち，脊柱側彎（脊椎が左右に曲がる），脊柱前彎（腰椎の前彎が強くなる），脊柱後彎（腰椎の後彎が強くなる，あるいは亀背の状態），脊柱後側彎（側彎と亀背が合併した状態）である．これらの鑑別診断は基本的に同じであり，**VINDICATE**を使うと想起しやすい．

V　Vascular（血管）　巨大大動脈瘤が圧迫により脊椎を損傷することがあるが，さまざまな先天性心疾患（例えばFallot四徴症）に伴う脊椎変形が重要である．

I　Inflammation（炎症）　骨髄炎，脊椎カリエスのほか，ポリオなど神経系の感染症を想起する．

N　Neoplasm（腫瘍）　転移性腫瘍，骨髄腫，Hodgkinリンパ腫，脊髄原発腫瘍．

D　Degenerative（変性），**Deficiency**（欠乏）　椎間板変性症，変形性関節症，脊椎症．ほかに肺気腫や肺線維症に伴う脊柱後彎も挙げられる．ビタミンD欠乏症は脊柱後側彎をきたす．

I　Intoxication（中毒）　塵肺や閉経・ステロイド長期使用に伴う骨粗鬆症による脊柱後彎がある．

C　Congenital（先天性）　先天性の脊柱側彎・後側彎，Hurler病，半椎，筋ジストロフィー，Friedreich運動失調症，軟骨無形成症，脊椎すべり症などがあり，最も大きなカテゴリーとなる．

A　Autoimmune（自己免疫性）　脊椎関節炎は「ポーカー脊椎」［訳注：竹様脊柱とも呼ばれ，椎体の前縦靱帯と後縦靱帯の骨化により脊柱が竹状に見える］という特徴的な所見を伴う．

T　Trauma（外傷）　骨折，椎体破裂，脊髄損傷などは，椎体の変形を後遺症として残す．

E　Endocrinopathy（内分泌）　閉経による骨粗鬆症や甲状腺機能亢進症による骨軟化症により脊柱後彎を生じる．先端巨大症は変形性関節症や骨粗鬆症による脊柱後彎をきたす．

◎診断へのアプローチ

詳細な家族歴の聴取や神経学的診察を含めた系統的な身体診察が必要となる．忙しくて神経学的診察まで手が回らないときは，神経内科や整形外科に紹介するべきである．椎体のX線撮影で診断できることが多いが，骨シンチ，CT，骨生検が必要となることもある．骨シンチは脊椎関節炎の早期診断に有用である．

◎その他の有用な検査【適応】
1. 血算【骨髄炎】
2. 生化学【Paget病】
3. ツベルクリン反応【脊椎カリエス】
4. 尿ムコ多糖体【Hurler病】
5. ヒト白血球抗原（HLA）B27【脊椎関節炎】
6. 尿クレアチニン，血清クレアチニン【筋ジストロフィー】
7. 血清蛋白電気泳動【多発性骨髄腫】
8. 血清成長ホルモン【先端巨大症】
9. 呼吸機能【肺気腫】
10. 尿ホモゲンチジン酸【組織褐変症】

Splenomegaly
脾腫

患者を臥位にして，左季肋部に腫瘤を触れる．腫瘤は硬く，切痕を伴う辺縁はなめらかで，吸気で尾側に移動する．この患者の脾臓は腫大している．その原因は何で，どんな検査が必要なのか．

組織学が鍵となる．脾臓は組織学的に実質，支持組織，動脈，静脈，被膜に分けられる．実質は，赤血球，白血球，リンパ組織，血小板といった血液成分以外はない．ここから鑑別診断を挙げることが可能となる．赤血球の増加は多血症，白血球の増加は白血病や感染症，リンパ組織の増加はHodgkinリンパ腫，支持組織の増大は細網内皮症や先端巨大症が考えられる．血管径の増加は，肝硬変による門脈閉塞症や門脈塞栓症，うっ血性心不全が考えられる．局在性の血管径増大を認めれば，動脈瘤が静脈を圧迫していることがある．

以上は鑑別診断の一部であり，これがすべてではない．追加の鑑別診断として，**生理学**にもとづいて考えていく．脾臓は血液の貯蔵庫としての役割を担っている．脾臓は，骨髄が萎縮した際に，髄外造血として血液成分を産生することも可能である．さらに重要な機能として，寿命がきたり壊れたりした赤血球や血小板を取り除く働きがある．そして，リンパ節のように感染症と戦うために腫大することもある．髄外造血の際の脾腫としては，再生不良性貧血，骨髄化生（骨髄線維症）がある．血球成分を取り除く役割としての脾腫として

■図8
脊椎変形

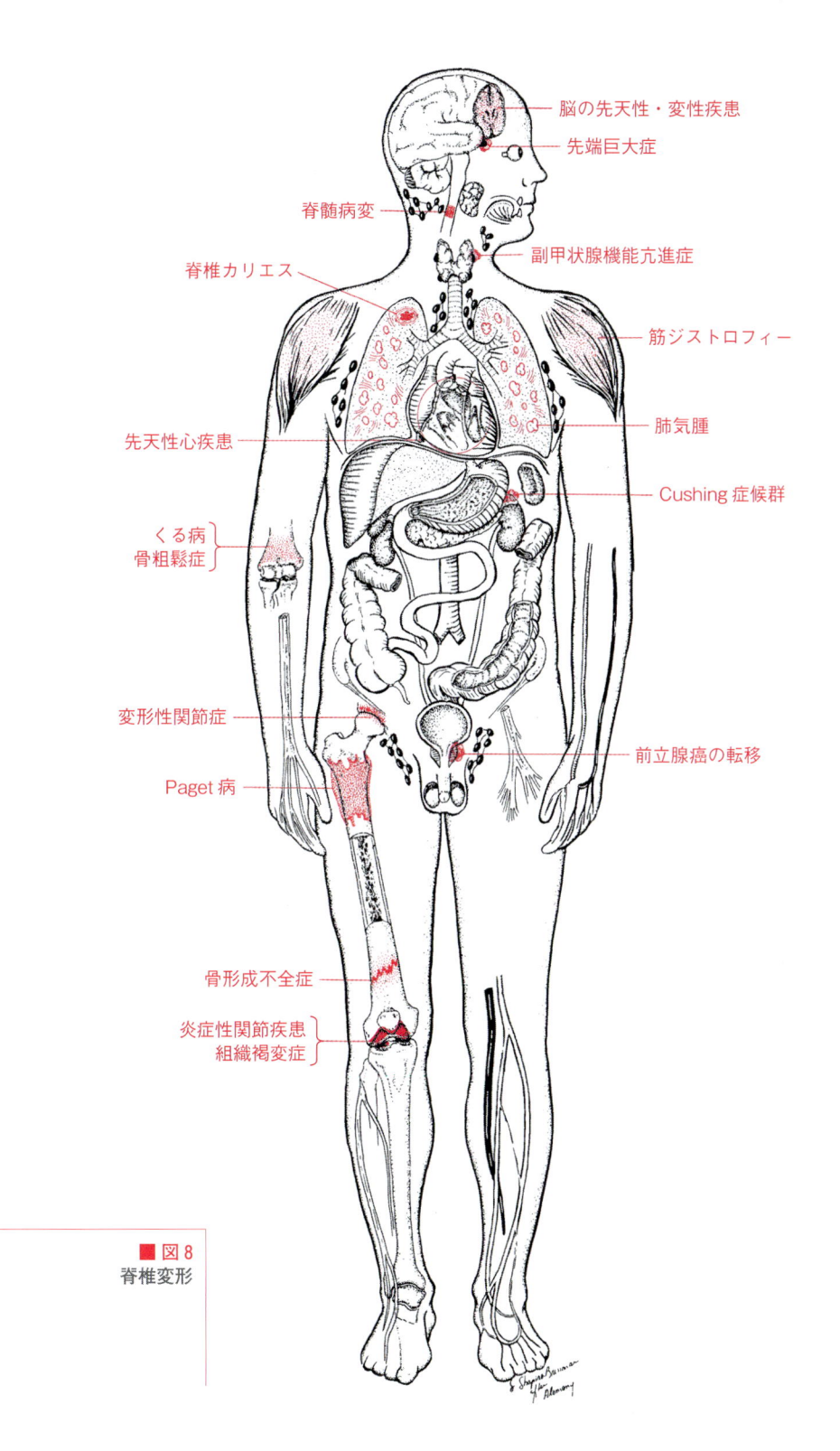

　は，溶血性貧血(遺伝性球状赤血球症，マラリア，全身性エリテマトーデスなど)，血小板減少性紫斑病がある。感染症に反応する脾腫大としては，細菌性心内膜炎，カラアザール(黒熱病)，伝染性単核球症，粟粒結核，関節リウマチがある。全身のリンパ節腫脹をきたす疾患は脾腫もきたす。
　以上の分類では脾腫の鑑別として挙がってこないものが1つあるが，例外的なので想起するのは簡単である。それは不活性物質の浸潤である。そのため，ガーゴイリズム(脂肪軟骨ジストロフィー)ではムコ多糖類が脾臓に沈着する。多くのムコ多糖症が文献的に脾腫の記載を認める。Gaucher病，Niemann-Pick病，Hand-Schüller-Christian病などの細網内皮症では脂質が形成されるが，いずれも細胞内である。アミロイドは脾臓に沈着することがある。脾臓への転移性腫瘍はまれである。

■ 表52 脾腫

	産生の亢進	腫瘍	破壊の亢進	閉塞	浸潤
赤血球	再生不良性貧血 骨髄癆性貧血	多血症	溶血性貧血 全身性エリテマトーデス 悪性貧血		
白血球	骨髄化生 感染症	白血病	無顆粒球症		
血小板			特発性血小板減少性紫斑病		
リンパ組織	伝染性単核球症	Hodgkinリンパ腫 リンパ管腫			
支持組織		転移性腫瘍（まれ）	全身性エリテマトーデス 膠原病		ヘモクロマトーシス 細網内皮症 Hurler病 アミロイドーシス サルコイドーシス
動脈				塞栓症 動脈瘤	
静脈		血管腫		うっ血性心不全 肝硬変 血栓症 Banti症候群 膵尾部腫瘍	

　以上の内容と追加の脾腫の原因を**表52**にまとめた。なお，外傷性の脾腫は忘れてはならない。

◎診断へのアプローチ

　鑑別診断を絞りこんでいくうえで，いくつかの臨床上の手がかりがある。身体診察で，黄疸，リンパ節腫脹，皮疹，咽頭痛，肝腫大，Rumpel-Leede試験陽性を探す。症状と徴候の組み合わせから除外診断ができ，残ったものが原因として可能性がある。例えば，脾腫と黄疸を認め，肝腫大を認めなければ，溶血性貧血を示唆する。脾腫の大きさも重要な鑑別点である。脾腫が著明であれば，骨髄化生，慢性骨髄性白血病，Gaucher病，カラアザールを示唆する。

　臨床検査も鑑別診断を絞りこむ基本的な手段である。赤血球の形態，マラリア，寄生虫の塗抹検査は有用である。血液培養，リンパ節生検，骨生検も役立つことがある。特定の疾患が強く疑われたら，付録Aの中の適切な検査を行う。

◎その他の有用な検査【適応】

1. 血算，血液像【貧血，白血病】
2. 塗抹検査での血球形態【貧血】
3. 網赤血球数【溶血性貧血】
4. 血小板数，凝集能【血小板減少症】
5. 放射性クロム標識赤血球【溶血性貧血】
6. 血清ハプトグロビン【溶血性貧血】
7. 骨髄生検【再生不良性貧血】
8. 血液培養【亜急性細菌性心内膜炎】
9. 熱性凝集素【感染症】
10. 異好抗体価【伝染性単核球症】
11. ブルセラ凝集素【ブルセラ症】
12. 寄生虫の血液塗抹検査【マラリア，トリパノソーマ症】
13. 肝機能【肝硬変，Banti症候群】
14. 関節リウマチ検査(リウマチ因子)【Felty症候群】
15. 抗核抗体【膠原病】
16. 血清蛋白電気泳動【リンパ腫，膠原病】
17. ヘモグロビン電気泳動【溶血性貧血】
18. 食道造影【肝硬変の門脈圧亢進症に伴う食道静脈瘤】
19. 長管骨X線【Gaucher病，骨転移】
20. 腹部単純X線での脾臓の大きさ【脾腫】
21. リンパ節生検【Hodgkinリンパ腫】
22. 肝生検【肝硬変】
23. 脾臓吸引【リンパ腫，白血病】
24. 経脾門脈造影，脾臓髄圧【肝硬変による門脈圧亢進症】
25. ツベルクリン反応，皮膚真菌検査(**表36**参照)
26. 皮膚生検【ヘモクロマトーシス】
27. 筋生検【膠原病，旋毛虫症】
28. エコー【嚢胞，脾動脈瘤】
29. CT【悪性腫瘍】
30. 肝臓-脾臓シンチ【脾腫】

■ 図9
脾腫

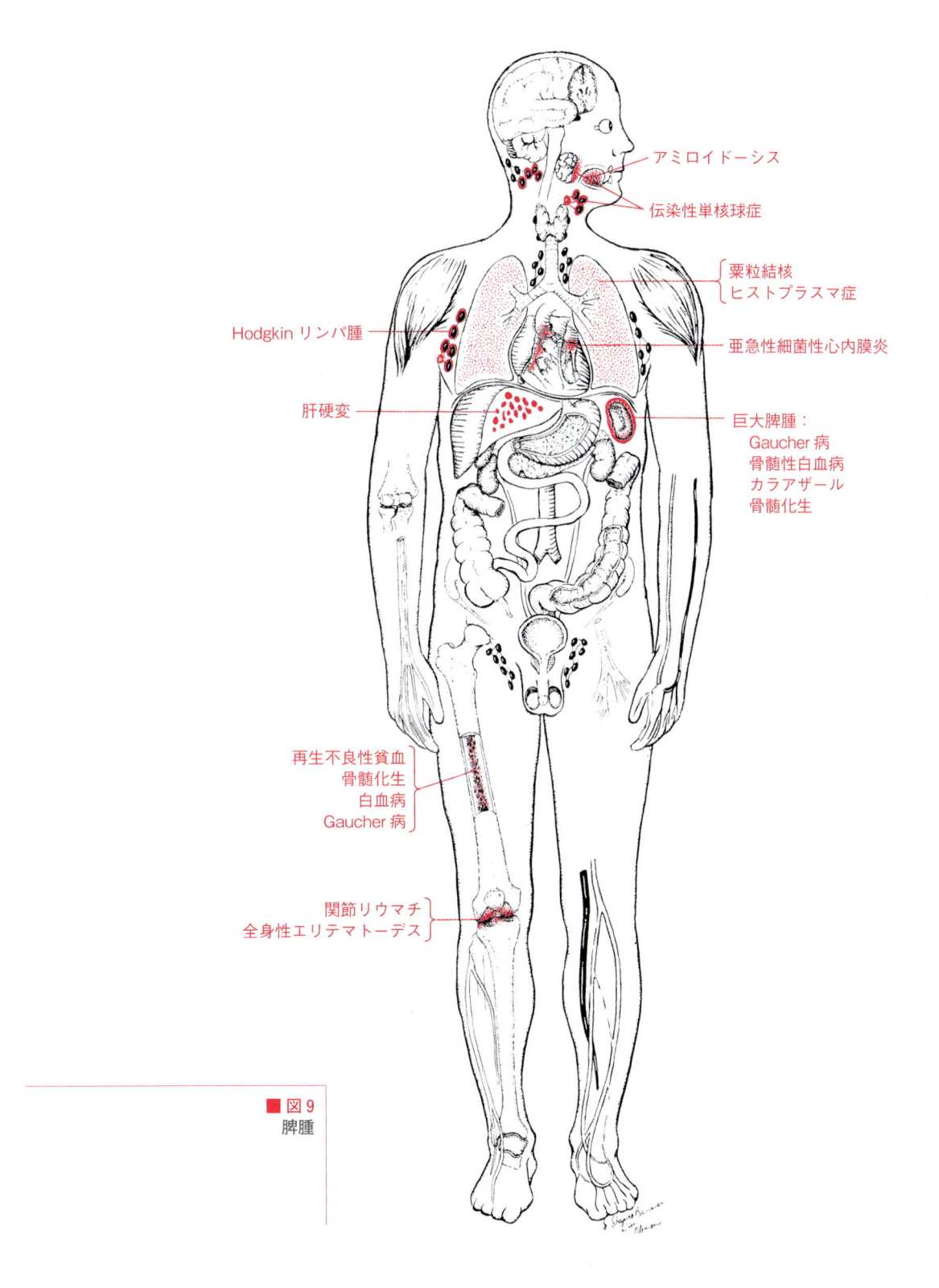

Sputum
喀痰

　鑑別診断を想起するには，まず気管支に至るまでの解剖を頭に思い浮かべ，それぞれについて原因を考える。非血性の場合は炎症，感染症，アレルギー反応によるものがほとんどであるが，いくつか重要な例外がある。

　原因のいかんにかかわらず，うっ血性心不全は泡沫状痰（ときに血性）をきたす。多くの有毒物質は，重度の急性炎症，中等度～重度の慢性炎症，線維化をきたす。塵肺，珪肺，ベリリウム肺，石綿肺はよく知られている。脂肪性肺炎は教科書では鑑別診断に挙がるが，まれである。成人呼吸促迫症候群はヘロインの吸入，ショック，敗血症が原因とな

■ 図10
喀痰

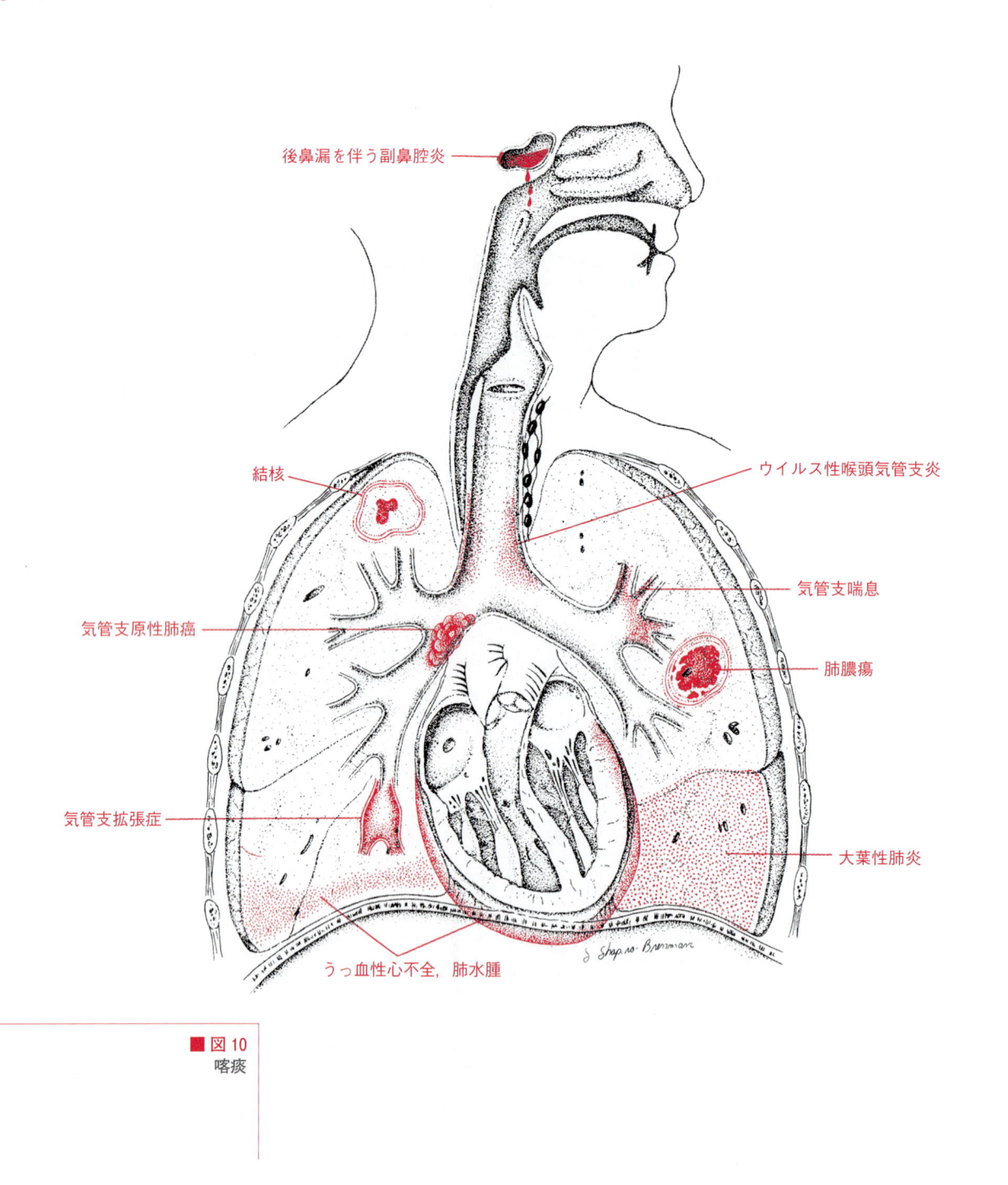

る。この状態でも泡沫状痰をきたす。以下に，これら以外のものについて，呼吸器官別に触れる。

喉頭や**気管**の疾患による喀痰の産生は一般的に少ないといわれているが，インフルエンザなどのウイルスやインフルエンザ桿菌，百日咳，ジフテリアなどの細菌は喀痰の産生が多い。アレルギー性の喉頭気管炎は，喀痰を伴わない。

インフルエンザや麻疹などのウイルス，細菌，気管支喘息は**気管支**の炎症をきたす。細菌感染症では黄色痰，気管支喘息では白色粘液性で粘稠な痰が出る。慢性気管支炎は，一般的に喫煙者や二酸化ケイ素などの気道刺激物質の吸引により引き起こされる。気管支拡張症は急性・慢性の気管支炎や嚢胞性線維症などの先天性疾患の結果として起こる。このような場合，排痰量は1日240 mL以上と多く，(1)唾液による泡沫状の層，(2)白血球や細菌による緑色の層，(3)黄体や弾性線維，Dittrich栓子による茶褐色の層，の三層に分かれている。

細気管支や**肺胞**は多くの肺炎の主座となる。細菌性が一般的で，特に肺炎球菌が有名であるが，ブドウ球菌，クレブシエラ，インフルエンザ桿菌によるものもまれではない。グラム陰性菌による肺炎は入院患者に多く，特に抵抗力が低下している患者や，肺疾患や悪性腫瘍を有する患者に起こりやすい。オウム病，マイコプラズマ，インフルエンザ，麻疹など

表53 喀痰

	V Vascular(血管)	I Inflammation(炎症)	N Neoplasm(腫瘍)	D Degenerative(変性) Deficiency(欠乏)	I Intoxication(中毒)	C Congenital(先天性)	A Autoimmune(自己免疫性) Allergic(アレルギー性)	T Trauma(外傷)	E Endocrinopathy(内分泌)
喉頭, 気管		喉頭気管炎 ウイルス感染症 細菌感染症 ジフテリア			誤嚥 アルコール タバコ	気管食道瘻	アレルギー性喉頭炎 喉頭蓄炎		
気管支		急性・慢性気管支炎	肺癌 気管支腺腫		テレビン油誤嚥 塵肺 タバコ 有毒ガス	気管支拡張症 嚢胞性線維症 α₁アンチトリプシン欠損症	喘息性気管支炎		
肺胞	肺梗塞 うっ血性心不全	肺炎(ウイルス性, 細菌性) 結核 真菌 寄生虫 リケッチア	肺胞腺癌 転移性肺癌	肺気腫 肺線維症	脂肪性肺炎	肺胞蛋白症	Wegener肉芽腫症		
肺毛細血管			血管腫				Goodpasture症候群 血管炎 全身性エリテマトーデス		

のウイルス性肺炎も頻度が高い。

　粟粒結核や空洞形成を伴う肺結核でみられる，慢性持続性の黄緑色の喀痰も忘れてはならない。肺膿瘍も非血性の喀痰の原因として重要であり，その際は膿瘍の嫌気性菌によって，立っていられなくなるくらいの悪臭を放つ。ヒストプラズマ症や他の真菌感染症を調べる必要がある。

　Löffler 症候群，Wegener 肉芽腫症，関節リウマチ，強皮症，全身性エリテマトーデスなどの，肺胞で引き起こされるアレルギー反応や自己免疫性の疾患でも非血性の喀痰を伴う。リウマチ熱でさえ肺炎を伴う。非血性の喀痰のより広範囲の鑑別診断については**表53**に示した。

◎診断へのアプローチ

　診断へのアプローチとしては，もちろん喀痰の検査からはじめる。急性発症の際は，グラム染色で肺炎球菌などの細菌をしばしば認める。24 時間蓄痰は気管支拡張症と肺膿瘍の鑑別に有用で，（気管支喘息では）Curschmann らせん体，好酸球，弾性線維を認める。

　（正面と側面の）胸部 X 線撮影に加えて，（一般細菌と抗酸菌）培養を含めた喀痰検査が必要となる。呼吸機能検査と循環時間はうっ血性心不全の除外に有用である。気管支鏡，気管支造影，肺シンチグラフィは慢性発症や亜急性発症の疾患の診断に有用である。喀痰培養や塗抹検査の反復も推奨される。肺生検や吸引細胞診が必要となることもある。

◎その他の有用な検査【適応】

1. 血算【肺炎，膿瘍】
2. 赤沈【膿瘍】
3. ツベルクリン反応
4. 嫌気性菌培養【肺炎，膿瘍】
5. 真菌培養
6. コクシジオイデス皮膚検査
7. ブラストミセス皮膚検査
8. ヒストプラズマ皮膚検査
9. Kveim 反応【サルコイドーシス】
10. 寒冷凝集素【マイコプラズマ肺炎】
11. 喀痰細胞診【肺腫瘍】
12. 肺尖部 X 線【結核】
13. 呼吸機能【肺気腫，肺線維症，うっ血性心不全】
14. 胸部 CT【気管支拡張症，腫瘍】

Stool color change
便の色の変化

　黒，白，赤のみで表現されるものは何か？　答えは，新聞ではなく，便の病的変化である。**黒色便**はメレナといわれ，鉄剤や，胃薬として使用されるビスマスの内服でもみられるので，間違えないようにする。**白色便**や**淡色便**はバリウムの内服でみられることが多いが，灰白色の便は閉塞性黄疸で起こり，重大な疾患を示唆する。淡黄色で泡沫状の便はセリアック病でみられる。粘液性腸炎で排出される大量の白い粘液（ときに 15.2～25.4 cm の長さとなる）は，白色の「便」と表現されることもある。**赤色便**（鮮血便）は，ほとんどの場合で下部消化管からの出血を示唆するが（p.371 参照），赤カブの摂取でも起こることがある。

　冒頭の謎かけは便色異常の原因を覚える鍵となる。他に，生化学にもとづいて覚える方法もある。便の正常な色はウロビリノーゲンの着色によるものである。便の色の変化はウロビリノーゲンの減少や消失（閉塞性黄疸），増加（溶血性貧血），他の色素の追加（メレナでのヘモグロビン），他の物質の追加（粘液性腸炎での粘液，セリアック病での脂肪，胃薬のビスマス）により起こる。

◎診断へのアプローチ

　便の色の変化に対する検査は下血（p.212 参照）や黄疸（p.275 参照）のものとほとんど一緒である。セリアック病の検査については付録 A を参照のこと。

Strabismus
斜視

　斜視は眼の位置異常である。麻痺性と非麻痺性に大別され，麻痺性のものは一側もしくは両側の外眼筋の麻痺により起こり，非麻痺性のものは先天性で，通常は遺伝性である。麻痺性斜視は複視の項（p.137 参照）を参考のこと。非麻痺性斜視は，一般的に両側に起こり，外眼筋の運動でも眼球の位置は変化しない。これは外科的処置の適応があるので，眼科医に紹介すべきである。

Strangury
排尿時灼熱感

　常時もしくはほぼ常時尿意をもよおす。鑑別診断は MINT で覚える。

M　**Malformation**（奇形）　尿道狭窄，後傾子宮，子宮脱，膀胱脱。

I　**Inflammation**（炎症）　細菌性膀胱炎，尿道炎，住血吸虫症，間質性膀胱炎，淋病，痔核の炎症，裂肛。

N　**Neoplasm**（腫瘍）　膀胱癌，前立腺癌，子宮筋腫，子宮癌，直腸癌の膀胱浸潤。

　　Neurologic（神経）　排尿時灼熱感を伴う神経疾患，特に脊髄癆，慢性不安症，ヒステリー。

T　**Trauma**（外傷）　膀胱・直腸・尿道の挫傷や裂傷。

Stool color change | 便の色の変化　401

赤カブ摂取
(赤色便)

閉塞性黄疸
(灰白色便)

溶血性貧血
(暗褐色便)

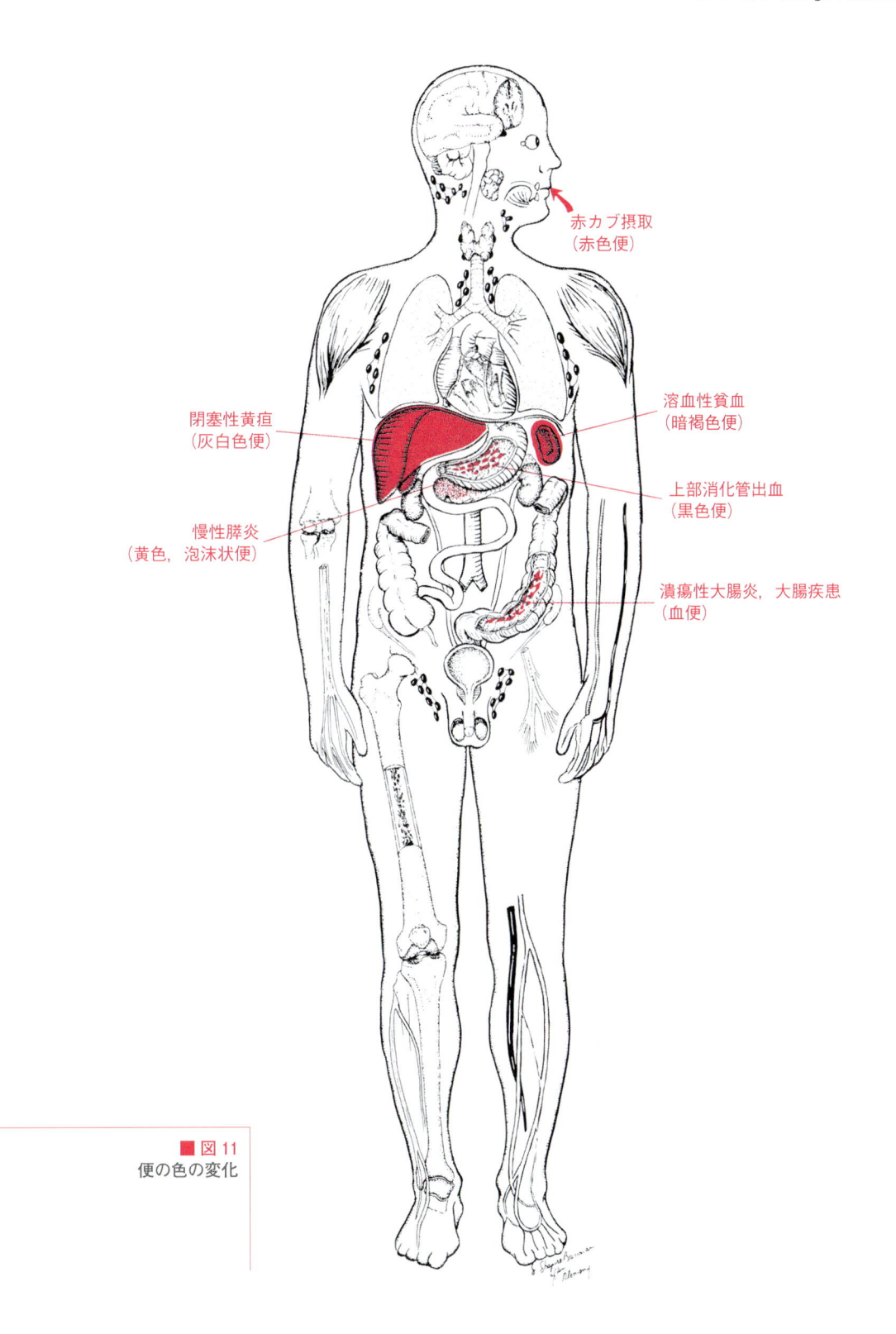

上部消化管出血
(黒色便)

慢性膵炎
(黄色, 泡沫状便)

潰瘍性大腸炎, 大腸疾患
(血便)

■図11
便の色の変化

◎診断へのアプローチ

　血算，尿検査，尿培養，細菌感受性検査，生化学が通常オーダーされる。腟や尿道からの分泌物の塗抹検査や培養も有用であろう。これらの検査が陰性であれば，泌尿器科医に膀胱鏡検査や逆行性尿道造影を依頼する。軽視されがちであるが，内診と直腸診は全例に行わなければならない。

Stretch marks
皮膚線条

　皮膚線条は，女性では肥満や妊娠（過去あるいは現在の）と関連している。紫色の皮膚線条は男女とも Cushing 症候群を示唆する。紫色の皮膚線条をみつけたら，満月様顔貌，野

牛肩，中心性肥満，多毛症がないか探す必要がある。診断の確定のためには，血清コルチゾールや24時間蓄尿でケトステロイドや水酸化ステロイドの測定を行う。これらの結果が陽性なら，内分泌科医にコンサルトする。

Stridor and snoring
吸気性喘鳴，いびき

両者は上気道閉塞という同じ病態生理により起こる。この閉塞の原因はMINTで想起することができる。

M **Malformation**（奇形）　巨舌，巨大扁桃，アデノイド，巨大軟口蓋，口蓋裂，声門の先天的な膜，喉頭蓋の奇形（よく知られた先天性喉頭喘鳴を起こす）。喉頭狭窄と同様に異物も考える必要がある。

I **Inflammation**（炎症）　膿性痰，ジフテリアによる急性喉頭炎，急性扁桃炎，インフルエンザ桿菌による喉頭蓋炎，鼻炎，花粉症，喉頭気管炎（通常はウイルス性），Ludwig口峡炎，血管神経性浮腫，百日咳。

N **Neoplasm**（腫瘍），**Neurologic**（神経）　喉頭ポリープ，喉頭癌，椎骨脳底動脈系の閉塞・出血による球麻痺や仮性球麻痺，ポリオ，脳炎，重症筋無力症，脊髄癆。

T **Trauma**（外傷）　気管チューブ挿入，気管切開術，喉頭への空手チョップ。

◎診断へのアプローチ

喉頭ファイバーや気管支鏡（必要であれば鎮静下で）による気道の精査が診断への手がかりとなる。これらの検査で異常がなければ，細かな神経学的診察を行い，テンシロン試験も考慮する。小児の喘鳴性喉頭痙攣はスチームバスに入れると軽快し，診断の確定に役立つ。アレルギーの皮膚検査も必要かもしれない。中枢性・閉塞性睡眠時無呼吸の除外のために

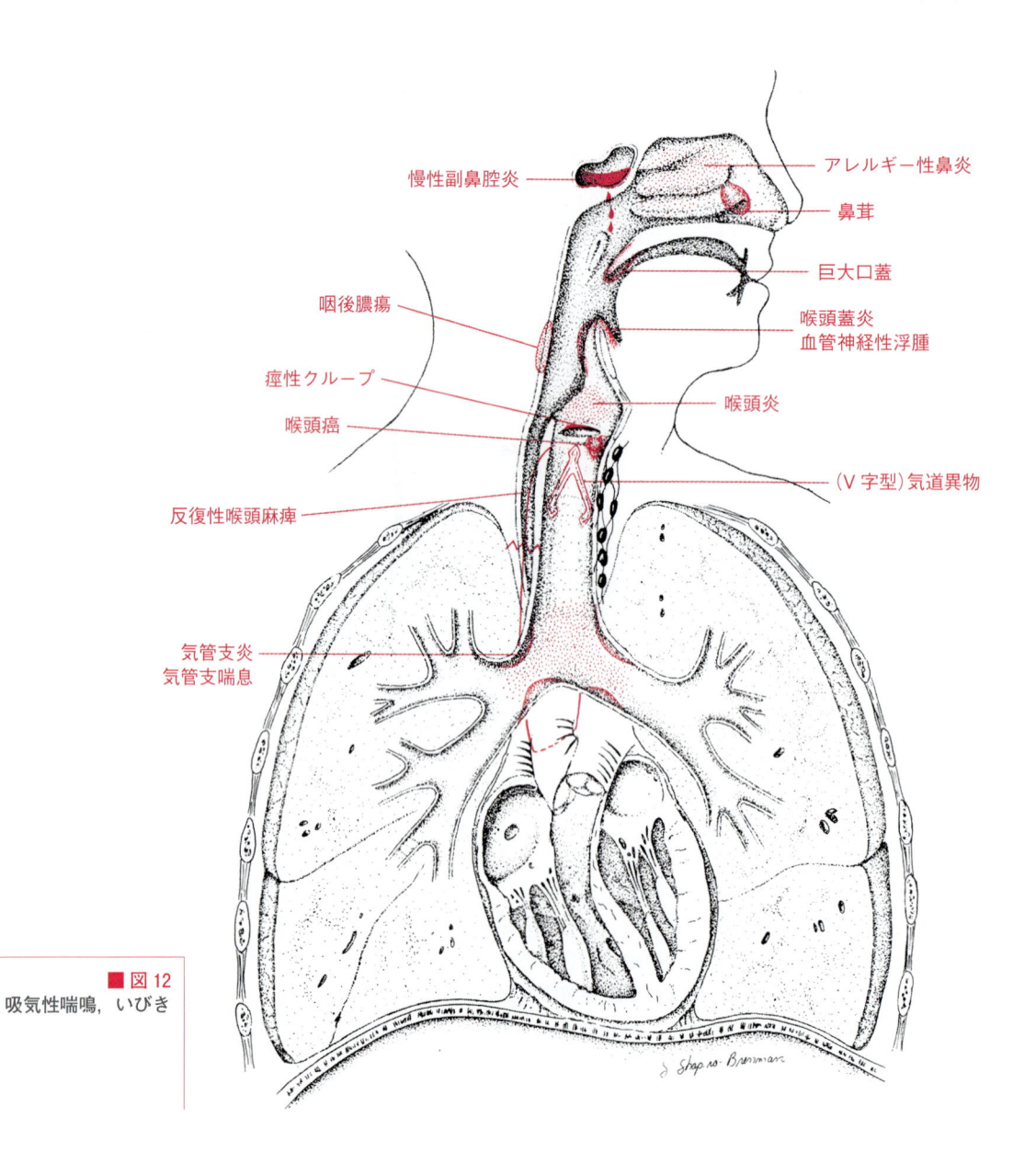

■ 図12
吸気性喘鳴，いびき

ポリソムノグラフィーが必要となることもある。

◎その他の有用な検査【適応】
1. 血算【二次性多血症】
2. 鼻腔・咽頭培養【慢性鼻炎，副鼻腔炎】
3. 鼻腔の抗酸菌【アレルギー性鼻炎】
4. アセチルコリン受容体抗体【重症筋無力症】
5. 副鼻腔X線【副鼻腔炎】
6. 耳鼻科コンサルト
7. 神経内科コンサルト

Swollen gums and gum mass
歯肉の腫脹・腫瘤

局所的あるいはびまん性の歯肉腫脹を呈する原因の数は，臓器として占める大きさからするとかなり多く，患者が訴えない限り医師も注目しないのが実態である。**VINDICATE**を使えば，可能性のある原因を容易に想起することができる。

V **Vascular**(血管) 歯肉腫脹の原因にはなりにくい。

I **Inflammation**(炎症) ウイルス性(アフタ性口内炎)，紡錘菌スピロヘータ性(塹壕口内炎)，モニリア性の歯肉炎がある。歯肉の局所性の膿瘍はよくみられる。歯槽膿瘍が歯肉の局所性腫脹を起こす。

N **Neoplasm**(腫瘍) 単球性白血病や多発性骨髄腫(びまん性の歯肉肥大を引き起こす)，肉腫，乳頭腫，歯牙腫，扁平上皮癌などの局所性の腫瘍。

D **Deficiency**(欠乏) 壊血病，ほとんどのビタミン欠乏症。

I **Intoxication**(中毒) ジフェニルヒダントインやその関連薬剤であるバルビツール酸を内服しているてんかん患者では，びまん性の歯肉過形成が起こる。

C **Congenital**(先天性) 先天性または後天性の異常として，不正咬合，義歯の適合不良，歯列矯正器具による二次性の歯肉炎や，慢性歯根尖周囲肉芽腫による二次性の歯周嚢胞がある。

A **Autoimmune**(自己免疫性)，**Allergic**(アレルギー性) 血小板減少性紫斑病による歯肉肥大，義歯・うがい薬・歯磨き粉による接触性歯肉炎。

T **Trauma**(外傷) 歯肉の外傷による局所性の血腫や骨折。

E **Endocrinopathy**(内分泌) いくつかの原因が歯肉肥大を引き起こす。妊娠による歯肉過形成，副甲状腺機能亢進症による巨細胞肉芽腫，若年性甲状腺機能低下症，下垂体機能不全，糖尿病が最も重要である。

◎診断へのアプローチ
まずは，身体診察と臨床検査(下記参照)によって全身性疾患を除外する。その後，歯科医や口腔外科医に紹介する。その際は，専門医の診察の後に患者に来てもらい，診察結果を確認するのがよいだろう。そうすることで，歯周疾患が否定的である場合，つぎの検査を行うべきか判断できるからである。

◎その他の有用な検査【適応】
1. 血算【白血病】
2. 赤沈【歯肉膿瘍】
3. 生化学【副甲状腺機能亢進症】
4. 血液塗抹検査【白血病】
5. 歯のX線【歯肉膿瘍，副甲状腺機能亢進症】
6. 甲状腺機能【甲状腺機能低下症，下垂体腺腫】
7. 頭部X線【下垂体腺腫のスクリーニング】
8. 服薬歴【フェニトイン】
9. 血小板数【血小板減少性紫斑病】

Swollen tongue
舌腫大

舌腫大(巨舌)は主訴としてまれであり，診察中に偶然みつけることもある。2つか3つ，あるいはそれ以上の鑑別診断を挙げられるだろうか？ 鑑別診断を挙げるのは難しいことが多いが，想起する手がかりはある。

鑑別診断を想起するひとつの方法として，**組織病理学**を使うやり方がある。まずは舌の組織を調べ，その後，腫大する原因について考えていく。舌は，粘膜，粘膜下組織，筋，支持組織，血管，神経からなるが，これらの組織はどのような病態で腫大するだろうか？ 細胞の肥大や増生，漿液・膿・血液の浸潤，異所性の蛋白や脂肪の浸潤，異所性の細胞の浸潤が舌腫大を引き起こす。これらはすべて表54に挙げた。

粘膜は舌癌で細胞数が増加する。舌は口腔内に熱い食事や水銀，アスピリンが入ると反応性に漿液により腫大する。あるいは多形紅斑や天疱瘡により，どこからか漿液が産生され舌腫大を生じる。**粘膜下組織**や**支持組織**が腫大する原因としては，血管神経性浮腫による漿液，急性びまん性舌炎(通常はブドウ球菌が原因)による膿性液，白血病や壊血病や出血性疾患による血液の浸潤が挙げられる。**皮下組織**や**支持組織**は，粘液水腫やクレチン病によりムコ蛋白が，あるいは原発性アミロイドーシスによりアミロイドが浸潤すると腫大する。白血病やリンパ腫では悪性細胞が浸潤することもある。

筋の肥大は先端巨大症で起こる。うっ血性心不全や肺気腫による**血管**の膨張は巨舌を引き起こす。組織病理学を使うこの方法では，いくつかの鑑別診断が漏れてしまう。例えば，Down症候群では巨舌のようにみえるが，外に出ているだけで実際はそこまで大きくない。大きい平滑舌はリボフラビン欠乏症やスプルーでみられる。

医師の好みによっては，**VINDICATE**で漏れのない鑑別

■ 図 13
舌腫大

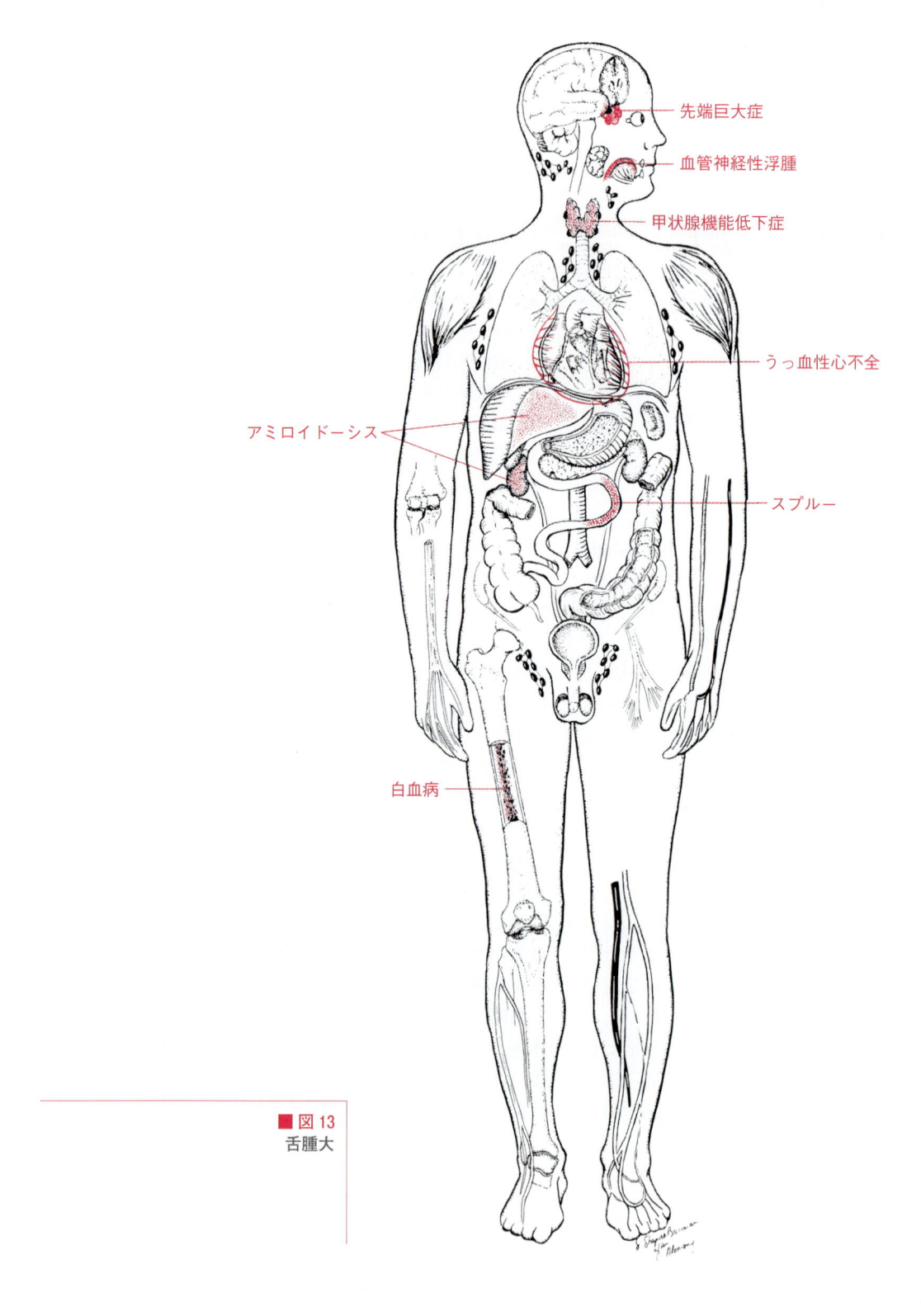

診断の想起を行うことができる。

◉診断へのアプローチ
　巨舌の診断は，上述した疾患に（ほぼ確実に随伴する）他の身体所見と組み合わせて行うが，ほとんどの場合，全身性疾患の精査にもとづいて行われる。舌生検は原発性アミロイドーシスの診断に有用である。

◉その他の有用な検査【適応】
1. 血算【白血病】
2. 赤沈【舌炎】
3. 培養，感受性検査【膿瘍，舌炎】
4. VDRL試験【ゴム腫】
5. 甲状腺機能【甲状腺機能低下症】
6. 成長ホルモン【先端巨大症】

■ 表54　舌腫大

	漿液	膿	血液	異所性の蛋白	細胞数増加	肥大
粘膜	水銀 アスピリン 熱傷 多形紅斑 天疱瘡				舌癌	
粘膜下組織,支持組織	血管神経性浮腫 虫刺され	急性びまん性舌炎 Ludwig口峡炎	白血病 壊血病 血小板減少症	粘液水腫 クレチン病 原発性アミロイドーシス	リンパ腫 白血病細胞浸潤	先端巨大症
筋						先端巨大症
血管	皮膚筋炎		うっ血性心不全 肺気腫			

7. 頭部X線【下垂体腺腫のスクリーニング】
8. 血液塗抹検査【白血病】
9. 循環時間【うっ血性心不全】
10. ビタミン欠乏
11. 凝固能【壊血病，白血病】
12. 舌生検【アミロイドーシス】

Syncope
失神

　失神と一過性の意識消失の鑑別は，**生理学**とわずかの**解剖学**の知識を用いると考えやすい．痙攣(p.107参照)のように，失神は脳に対する酸素と糖の供給が減少するために起こる．低血糖(p.251参照)を引き起こす原因はいずれも失神の原因ともなるが，最も多いのはインスリンの過量投与である．インスリノーマ，経口血糖降下薬の過剰服用も重要な原因である(表55)．

　脳に対する酸素の供給の減少が，ほとんどの失神の原因である．酸素は十分な換気によって肺内に入り，肺胞毛細血管膜を通して吸収され，十分な量の赤血球と結合し，正常な心臓から駆出され，閉塞のない頸動脈や椎骨脳底動脈をとおって脳にもたらされる．以上の生理学と解剖学によって，失神の鑑別診断が想起される．

　喉頭の物理的閉塞(異物)，気管・気管支の物理的閉塞(喘息，肺気腫)，肺胞毛細血管膜の物理的閉塞(肺線維症，サルコイドーシス，肺塞栓症)が低酸素血症とそれによる失神を起こす．重症貧血は酸素の輸送の妨げになる．心臓から脳への血管機能的または物理的閉塞が酸素供給の妨げになることもある．機能的閉塞は，うっ血性心不全，Adams-Stokes症候群(房室ブロック)や，心室頻拍や洞不全症候群などの不整脈により起こることがある．また機能的閉塞は，頸動脈洞反射，起立性低血圧(p.260参照)，血管迷走神経反射による血圧低下などで起こることもある．回転性めまい(p.136)も，機能的閉塞のメカニズムで失神を起こすことがある．

　物理的閉塞は，大動脈弁(狭窄，閉鎖不全)や頸動脈(血栓，プラーク)で起こりうるし，あるいは小動脈に局在する動脈血栓や動脈塞栓により起こることがある．一般的ではないが，僧帽弁や三尖弁の球状弁血栓症，重度の肺塞栓症，静脈還流量の低下をきたす咳嗽性失神でも物理的閉塞が起こりうる．

◎診断へのアプローチ

　失神の多岐にわたる原因の鑑別には，症状を総合的に考える必要がある．著しい発汗と頻脈を伴うときは低血糖が疑われる．発汗と徐脈を伴うときは血管迷走神経反射を疑う．運動で失神が誘発される場合はQT延長症候群が疑われる．その場合は，突然死の家族歴を認めることもある．巣症状を認める際は一過性脳虚血発作を示唆するので，血栓や塞栓の原因(鎌状赤血球貧血，多血症，マクログロブリン血症など)を精査する必要がある．心原性の原因精査の一環として経食道心エコーを行う．失神の家族歴は，片頭痛，てんかん，血管迷走神経発作を示唆する．てんかんは若年者に多く，房室ブロックは高齢者で多い．心電図とHolter心電図は原因精査に有用な検査である．

◎その他の有用な検査【適応】

1. 血算【貧血】
2. 生化学【低血糖，低カルシウム血症】
3. 血清・尿浸透圧【脱水症】
4. チルト試験【起立性低血圧】
5. 心電図【不整脈】
6. 頸動脈洞マッサージ【頸動脈洞症候群】
7. 心エコー【うっ血性心不全，弁膜症】
8. 頸動脈シンチ【一過性脳虚血発作】
9. 脳血管造影【一過性脳虚血発作】

■表55 失神

	V Vascular(血管)	I Inflammation(炎症)	N Neoplasm(腫瘍)	D Deficiency/Degenerative(欠乏/変性)	I Intoxication(中毒)	C Congenital(先天性)	A Autoimmune/Allergic(自己免疫性/アレルギー性)	T Trauma(外傷)	E Endocrinopathy(内分泌)
低血糖			インスリノーマ 燕麦細胞癌	肝硬変	経口糖尿病薬 インスリン				インスリノーマ Addison病 下垂体機能低下症
肺	肺塞栓症	肺炎 慢性気管支炎		肺線維症 肺気腫	塵肺	嚢胞性線維症	サルコイドーシス 貧血	気胸	
血液		慢性貧血 敗血症性ショック	白血病	再生不良性貧血	薬物性貧血	鎌状赤血球貧血	溶血性貧血 特発性血小板減少性紫斑病	失血	
心臓	心筋梗塞 球状弁血栓症	梅毒性大動脈炎	左房粘液腫	心筋症	薬物性・アルコール性不整脈		リウマチ性弁膜症		
頸動脈	血栓症 塞栓症			動脈硬化	薬物性起立性低血圧	Willis動脈輪奇形			
細動脈	血栓症	亜急性細菌性心内膜炎				片頭痛	血管炎 紫斑病		

■ 図 14
失神

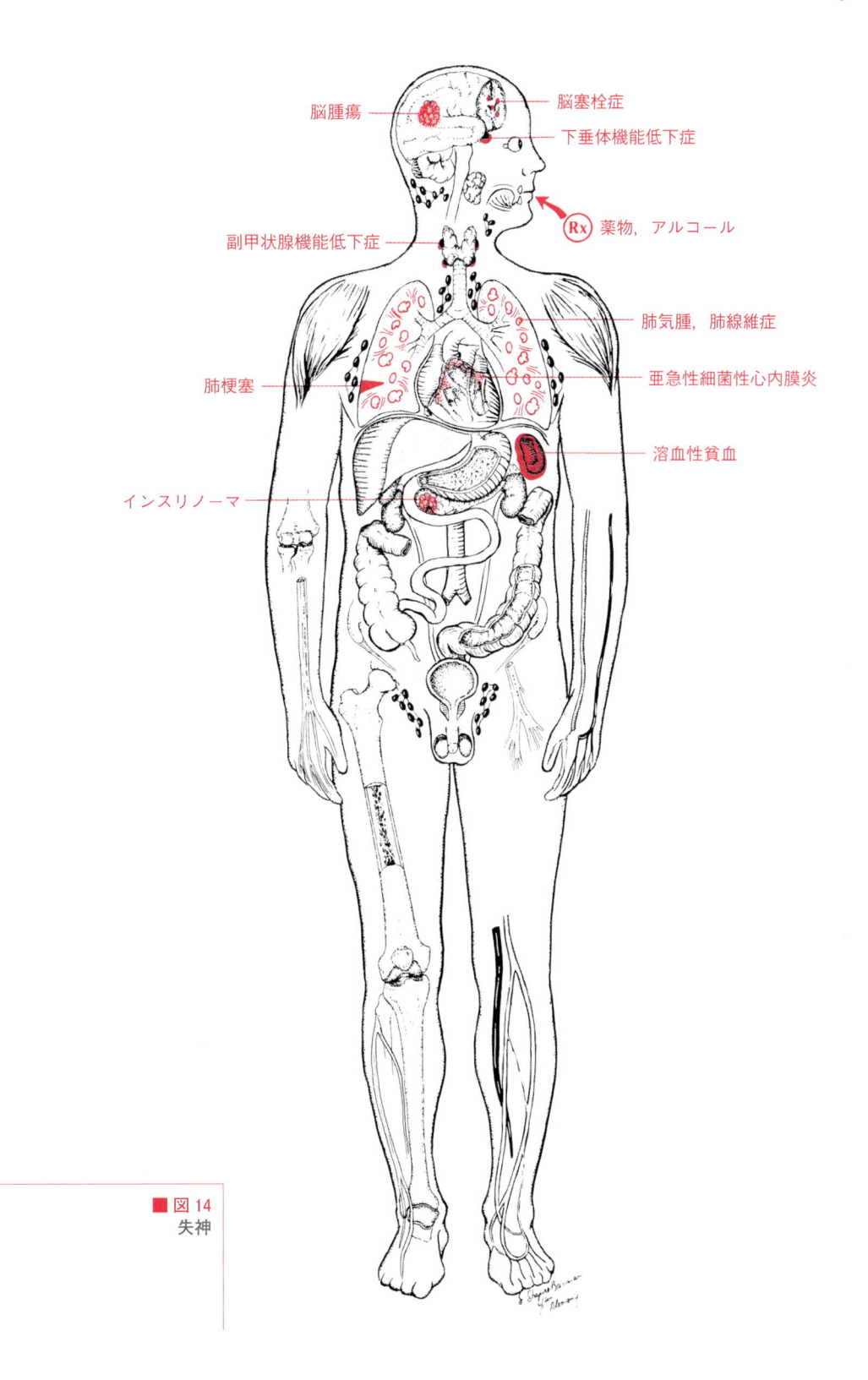

10. 運動耐容能試験【冠動脈不全】
11. 平均加算心電図【心室性不整脈】
12. 血糖モニタリング下の 72 時間絶食【インスリノーマ】
13. 薬物スクリーニング【薬物乱用】
14. 24 時間血圧モニター【起立性低血圧】
15. 神経内科コンサルト
16. Holter 心電図【不整脈】
17. 精神科コンサルト
18. 電気生理検査【不整脈】
19. 頭部 MRI・MRA【脳血管不全】

■図15
失神

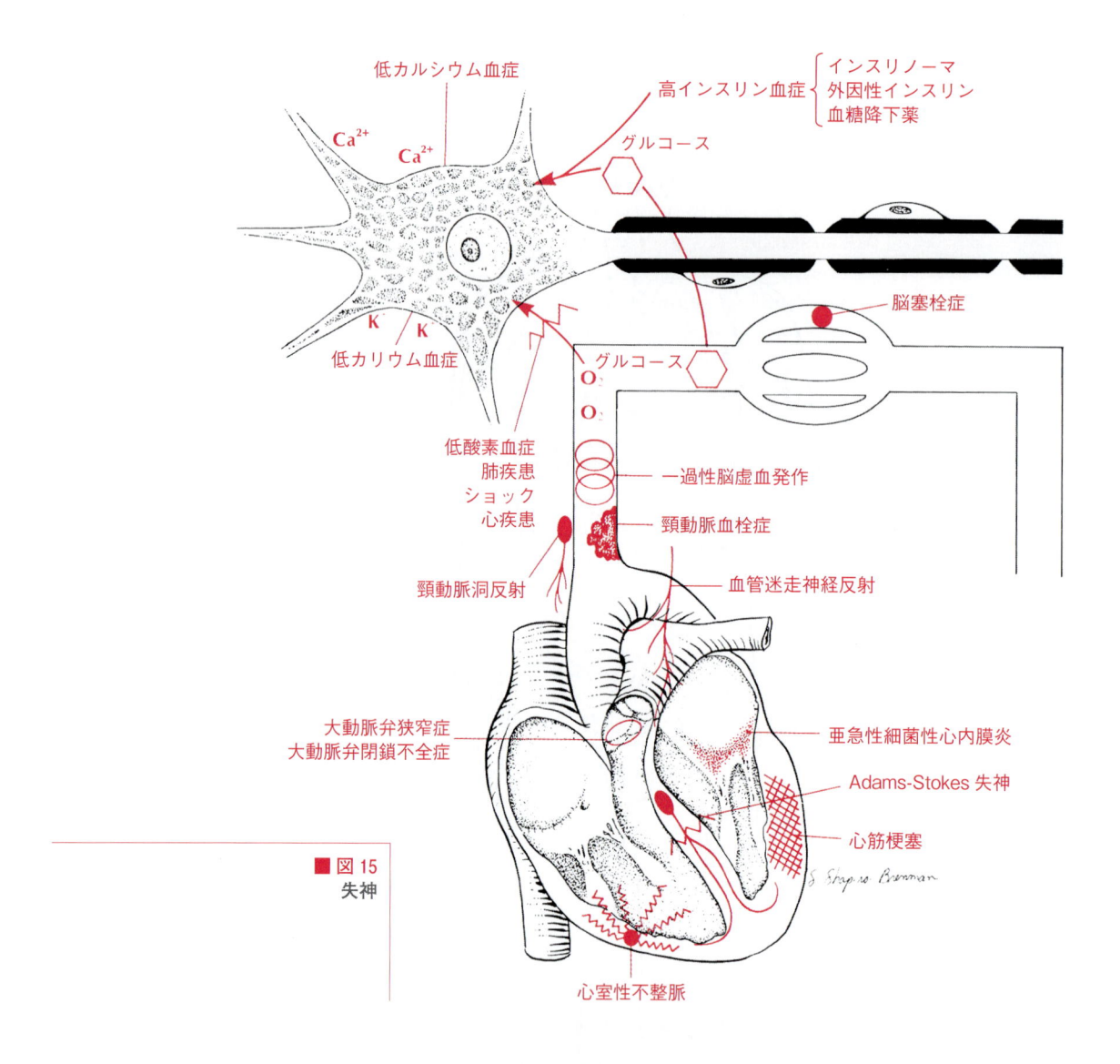

症例検討　#81

68歳の，市長の妻。突然起こる失神が数年間にわたって続いている。発作は前駆症状なく起こり，意識を失って転倒し1〜2分間そのままだという。発作後意識障害などを伴わずに意識を回復する。転倒による外傷を伴ったことはない点がめずらしい。数カ所の専門施設で精査したが診断の確定には至っていない。

問1．生理学から考えると，鑑別診断は何か？

身体所見に異常は認めなかった。心電図上，1度房室ブロックを認めたが，24時間Holter心電図では有意な所見は認めなかった。心エコーで異常は認めなかった。電気生理検査は現時点では施行できていない。

問2．あなたの診断は何か？

（解答は付録B参照）

Tachycardia
頻脈

頻脈は，呼吸困難と同様に，組織への酸素供給が十分でないときに生じる症状である．鑑別疾患を考える際は，**病態生理**から考える方法が有用である．頻脈が低酸素によるものであれば，酸素摂取の不足，酸素吸収の減少，組織への酸素運搬能の低下など，低酸素の原因にもとづいたものが頻脈の原因となる．それ以外には，組織の酸素需要増加や末梢動静脈のシャント，さらには薬物や電解質異常，心臓伝導系の障害など，心臓を直接刺激する要因も頻脈を引き起こす．以下に，それぞれのカテゴリーごとに頻脈の原因を検討する．

1. **酸素摂取の不足**：気道の閉塞や，肺胞への酸素供給の阻害がここに含まれる．気管支喘息，喉頭気管炎，慢性気管支炎，肺気腫が重要な鑑別である．さらに，「呼吸のためのポンプ」(胸郭，肋間筋，横隔膜，脳幹の呼吸中枢)が疾患によって侵された場合，とりわけ急性に侵された際には頻脈となりうる．ポリオ，重症筋無力症，バルビツールをはじめとする中枢神経の鎮静作用をもつ薬物による中毒が，このカテゴリーの例である．さらに，大気中の酸素濃度低下も酸素摂取の減少の原因になりうる．海抜高度が高い場所でこれが原因となることは明らかであるが，労働条件が過酷な場合は平地でも鑑別に加えなければならない．
2. **酸素吸収の減少**：大きく3つの原因がある．
   A. **肺胞毛細血管ブロック**：サルコイドーシス，塵肺，肺線維症，うっ血性心不全，肺胞蛋白症，ショック肺．
   B. **肺毛細血管への血流減少**：肺塞栓症，肺または心血管の動静脈シャント．
   C. **換気血流不均衡**：肺胞への血流は保たれているが換気が不十分な場合，換気は可能だが血流が不足している場合，換気・血流ともに十分に行えない場合に分けて考えることができ，肺気腫，無気肺，その他多くの慢性肺疾患があてはまる．
3. **組織への酸素運搬能の低下**：重症貧血，ショック，うっ血性心不全(原因によらず)が，このカテゴリーに含まれる．メトヘモグロビン血症，スルフヘモグロビン血症なども同様である．
4. **組織の酸素需要増加**：発熱，甲状腺機能亢進症，白血病，悪性腫瘍の転移，多血症，その他身体的・精神的に酸素需要が増加する状態が含まれる．
5. **末梢動静脈シャント**：銃創に伴う膝窩動静脈瘻，内頚動脈瘤破裂によるトルコ鞍部の内頚動脈海綿静脈洞瘻，Paget病が原因となる．
6. **心臓への直接的な作用**：カフェイン，アドレナリン(褐色細胞腫)，甲状腺ホルモン(甲状腺機能亢進症)，覚醒剤(アンフェタミン)，テオフィリンなどの心臓を刺激する薬物が鑑別となる．上記以外に，神経の緊張や神経循環無力症(心臓神経症)が原因となることもある．低カルシウム血症や低カリウム血症のような電解質異常が心室頻拍を招いたり，ジギタリス中毒が心房頻拍や心室頻拍を誘発したりする場合もある．

心伝導系の障害によっても，さまざまなタイプの頻脈が起こる．ジギタリスについてはすでに言及したが，Wolff-Parkinson-White(WPW)症候群，塞栓や梗塞による心筋の部分的な低酸素，心室や心房の拡張(僧帽弁狭窄症での心房拡張，本態性高血圧症や肺性心での心室肥大)も原因となりうる．アトロピンのようなコリン遮断薬は，心臓を抑制する迷走神経の働きを妨げ，頻脈を引き起こすことがある．上記のカテゴリーの概要を表56に示し，より特異的ないくつかの疾患を示した．

◎診断へのアプローチ

頻脈以外の臨床徴候と症状が，的確な診断の助けとなる．例えば，振戦と甲状腺腫大を伴う頻脈は甲状腺機能亢進症を，喘鳴を伴う頻脈は気管支喘息を示唆する．黒色便と頻脈であれば，消化性潰瘍からの出血が考えられる．もし血圧が低ければ，ショックとしての精査を進めることとなる(p.258参照)．反対に血圧が正常であれば，甲状腺機能，呼吸機能，動脈血ガス，静脈圧や血液循環時間を確認する．血圧が高ければ，電解質測定，薬物のスクリーニング，24時間蓄尿によるカテコールアミン測定を行うべきである．

◎その他の有用な検査【適応】

1. 血算【貧血】
2. 赤沈【感染症】
3. 生化学【肝疾患，尿毒症】
4. 抗核抗体【膠原病】
5. 抗ストレプトリジンO(ASO)抗体価【リウマチ熱】
6. 血液培養【亜急性細菌性心内膜炎】
7. 熱性凝集素【不明熱】
8. 連続心電図，心筋逸脱酵素【心筋梗塞】
9. 肺換気血流スキャン【肺梗塞】
10. Holter心電図【不整脈】
11. 心エコー【心不全，心臓弁膜症】
12. 5時間ブドウ糖負荷試験【インスリノーマ】

表 56　頻脈

	V Vascular (血管)	I Inflammatory (炎症)	N Neoplasm (腫瘍)	D Degenerative (変性疾患)	I Intoxication (中毒)	C Congenital (先天性)	A Allergic(アレルギー性) Autoimmune(自己免疫性)	T Trauma (外傷)	E Endocrine (内分泌)
酸素摂取の不足	気管支の圧排を伴う大動脈瘤	喉頭炎 細気管支炎	肺癌	肺気腫	塵肺	α₁アンチトリプシン欠損症 嚢胞性線維症	気管支喘息	気胸	
酸素吸収の減少	肺塞栓症	肺炎	血管腫 肺癌	肺気腫 肺線維症	ニトロフラントイン 塵肺 ショック肺 脂肪性肺炎	先天性嚢胞	強皮症 Wegener肉芽腫症	ショック肺	脂肪塞栓
組織への酸素運搬能の低下	心筋梗塞によるショック うっ血性心不全	敗血症性ショック		再生不良性貧血	薬物によるアナフィラキシーショック メトヘモグロビン血症	鎌状赤血球貧血 Cooley貧血症(βサラセミア)	自己免疫性の溶血性貧血	出血性ショック	
末梢動静脈シャント				Paget病		頸動脈-海綿静脈洞瘻		膝窩動脈瘤	
組織の酸素需要増加		敗血症 感染による発熱	白血病 Hodgkinリンパ腫 真性多血症						甲状腺機能亢進症
心臓への直接的作用による障害	心筋梗塞 本態性高血圧症	心筋炎 結核 心外膜炎	横紋筋肉腫	筋ジストロフィー	カフェイン アンフェタミン アルコール 高カリウム血症 ジギタリス	WPW症候群 糖原病	全身性エリテマトーデス	外傷性動脈瘤	甲状腺機能亢進症 褐色細胞腫

■ 図1
頻脈

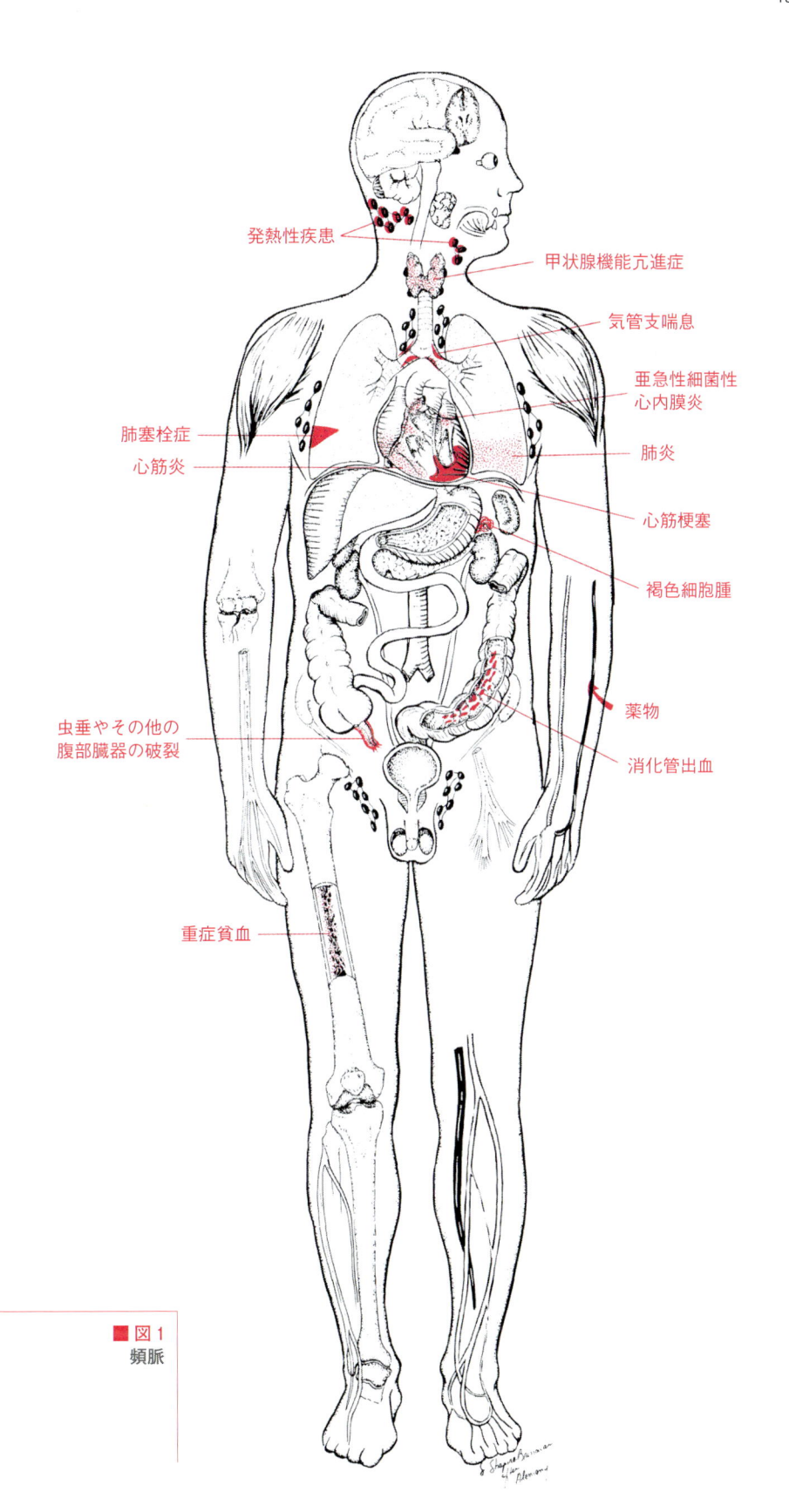

13. 熱型表【不明熱】
14. 睡眠時の心拍数【不安神経症】
15. 精神科コンサルト

Taste abnormality
味覚異常

　味覚異常の原因は，舌の周りの解剖からイメージすると考えやすい．おもな構造物としては，鼻，咽頭，歯，歯肉，関節，神経があるが，舌から順番に考えていくとよいだろう．

舌　舌炎，口内炎
鼻　鼻炎，副鼻腔炎，花粉症
咽頭　扁桃炎，咽頭炎
歯　歯の疾患，歯槽膿瘍
歯肉　歯肉炎
関節　顎関節症
神経　Bell 麻痺，脳幹の梗塞・出血・腫瘍などの病変，鉤発作［訳注：側頭葉てんかんの一種で嗅覚異常などの幻覚を伴う］

　ただ残念なことに，この方法では薬物や毒物による味覚異常は記憶できないので，ペニシラミン，ビスマス，ヨウ素，臭化物，水銀などは，別に覚えておく必要がある．

◎診断へのアプローチ

　上記の疾患のほとんどは，鼻とのどの診察を丁寧に行えば鑑別することができる．それ以外には，Bell 麻痺や脳幹病変に関しての神経学的診察，歯や歯槽の疾患に関してのX線撮影が行われる．また，鼻咽頭電極を用いた睡眠時と覚醒時の脳波は，鉤発作を診断するために必須である．その他の検査としては，薬物スクリーニングのための尿検査，血算，生化学に加え，性行為感染症に関する検査を検討する．これらの所見や検査で異常を認めない場合は，精神科へのコンサルトを行うべきである．

Testicular atrophy
精巣萎縮

　この症状の原因の鑑別には，**VINDICATE** が有用である．
V　**Vascular**（血管）　精索静脈瘤による拡張した静脈側の萎縮．
I　**Inflammation**（炎症）　ムンプス，精巣炎，精巣上体炎などの後の萎縮．
N　**Neoplasm**（腫瘍）　前立腺癌に対するホルモン療法．
D　**Degenerative**（変性）　加齢に伴う萎縮．
I　**Intoxication**（中毒）　アルコール依存症，Laennec 肝硬変，ヘモクロマトーシス，X線への曝露．
C　**Congenital**（先天性）　停留精巣や精巣捻転．
A　**Autoimmune**（自己免疫性），**Allergic**（アレルギー性）　特になし．
T　**Trauma**（外傷）　精管切除術，ヘルニア手術時に誤って精巣への栄養血管を切除してしまった場合．
E　**Endocrine**（内分泌）　下垂体機能低下症，Klinefelter 症候群など類宦官状態をきたす疾患による萎縮．

◎診断へのアプローチ

　精巣萎縮の精査では，クロマチン分析，血清のテストステロン，卵胞刺激ホルモン（FSH），黄体形成ホルモン（LH），生検などの検査が行われるが，正確に診断するためには内分泌専門医への紹介が必要である．

◎その他の有用な検査【適応】
1. 精子数の計測
2. VDRL 試験【梅毒】
3. 血清鉄結合能【ヘモクロマトーシス】
4. 肝生検【ヘモクロマトーシス】
5. 筋電図【筋強直性ジストロフィー】
6. 泌尿器科コンサルト
7. 脳 CT【下垂体機能不全】

Testicular mass
精巣腫瘤

　他部位の腫瘤と同様に，精巣腫瘤の鑑別には**解剖学**と**組織学**によるアプローチが重要である（**表 57** 参照）．**皮膚**は，癤や蜂巣炎，さまざまな皮膚炎などの炎症で腫脹することが多い．皮膚および皮下組織の浮腫は，肝硬変，心不全，ネフローゼ症候群，フィラリア症などでみられる．精巣鞘膜は，ヘルニアや陰嚢水瘤によって腫脹し，透光性の有無をみることが鑑別の助けとなる．陰嚢または精巣の**静脈叢**の腫脹は，静脈瘤や静脈炎（通常は左静脈叢）が原因となる．このとき，左精巣静脈の閉塞による静脈瘤が，腎癌の徴候である場合もある．したがって，繰り返す閉塞症状をみたら病態生理を考え，腫大している場所だけでなく他の場所の腫瘍も考える必要がある．

　精巣の腫大は，癌（セミノーマ，絨毛癌，奇形腫，Leydig 細胞腫など）や精巣炎（ムンプス後の二次性精巣炎，細菌感染，梅毒，結核など）が原因となる．**精巣上体**は，精巣炎が併発している場合には発赤や腫脹の原因となるが，精巣上体単独の炎症では腫脹の原因となることはまれである．また，精液瘤や前立腺疾患（前立腺炎や前立腺癌）による輸精管の閉塞も腫脹の原因となる．さらに，精巣捻転による**動脈の閉塞**も原因となりうる．

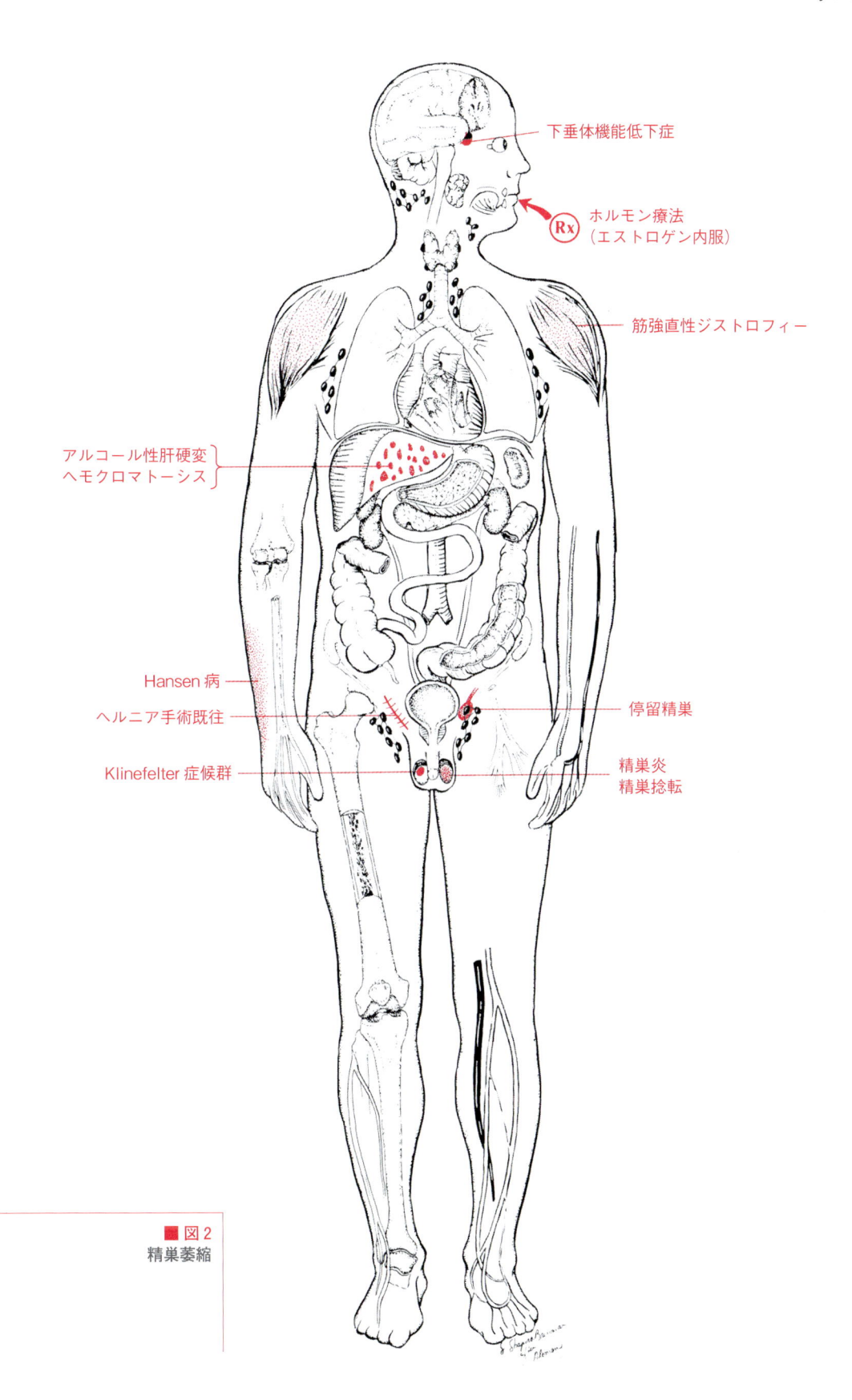

Taste abnormality | 味覚異常　413

下垂体機能低下症

ホルモン療法
（エストロゲン内服）

筋強直性ジストロフィー

アルコール性肝硬変
ヘモクロマトーシス

Hansen 病
ヘルニア手術既往
Klinefelter 症候群

停留精巣

精巣炎
精巣捻転

■ 図2
精巣萎縮

■ 図3
精巣腫瘍

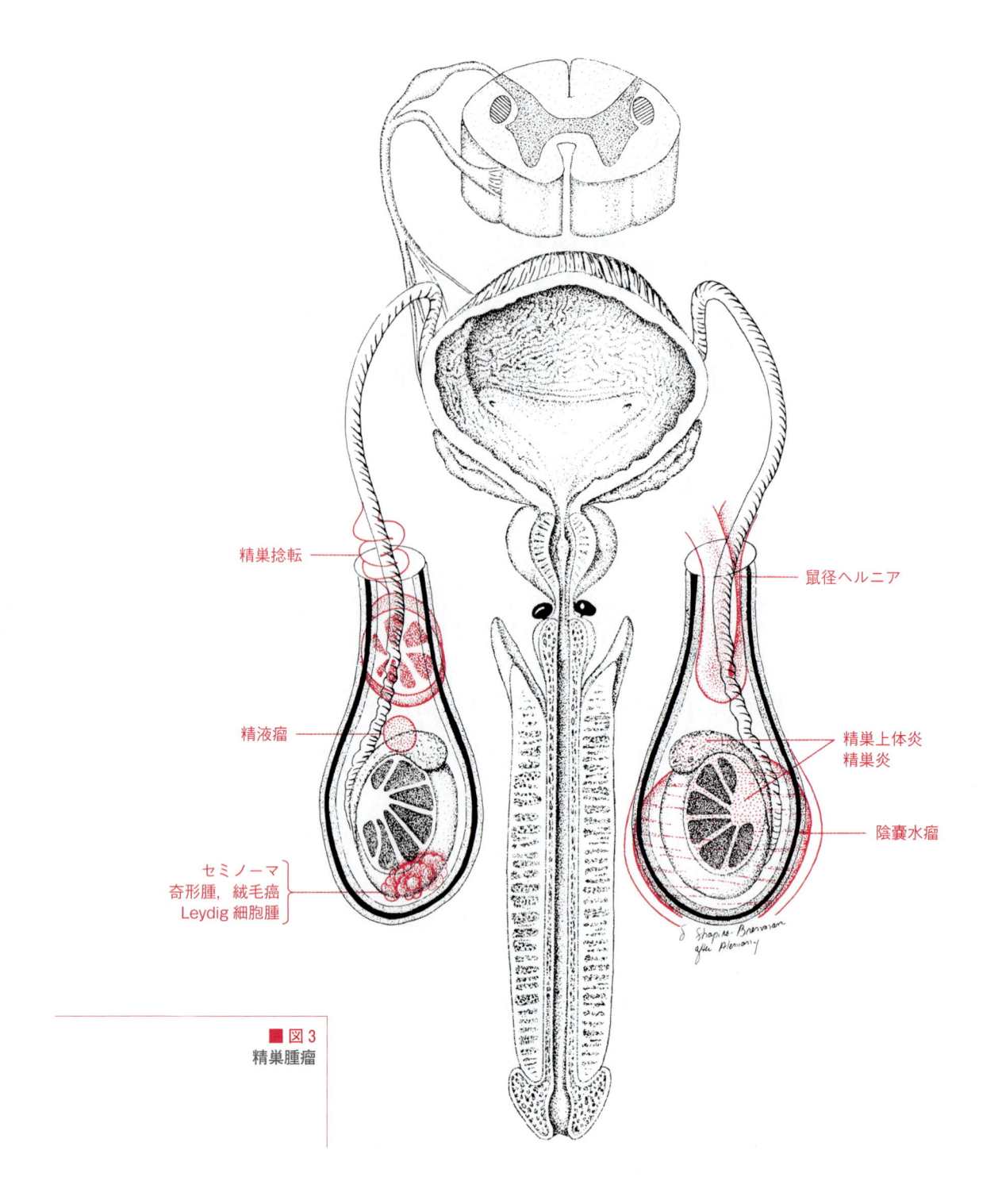

(図中ラベル)
- 精巣捻転
- 精液瘤
- セミノーマ，奇形腫，絨毛癌，Leydig細胞腫
- 鼠径ヘルニア
- 精巣上体炎，精巣炎
- 陰嚢水瘤

◎診断へのアプローチ

　精巣腫瘤の鑑別には，**透光試験**が有用である(陰嚢水瘤や精液瘤は透光性があり，ヘルニアや腫瘍では透光性が認められない)。ヘルニアの診断には，聴診での腸蠕動音の有無や，整復できるかどうか(嵌頓していると整復できない場合がある)がポイントになる。また，非交通性陰嚢水瘤や精巣腫瘤では，get above the swelling test が陽性［訳注：立位で陰嚢根部に腹側から母指，背側から示指ではさむようにした際，腫大の頂上をふれることができれば陽性］であり，精巣捻転やヘルニアでは陰性となる。精巣捻転では，陰嚢挙上により痛みが軽減するが，精巣炎では1時間以上挙上しない限り痛みが軽減しない［訳注：陰嚢挙上による痛みの増強(Prehn徴候)を指すと思われるが，これは感度・特異度ともに高くない］。精巣捻転と精巣炎を見分ける簡便な方法としてはエコー検査があり，精巣捻転では精巣への血流減少が確認できる。精巣腫瘍では，血清αフェトプロテイン(AFP)，βヒト絨毛性ゴナドトロピン(β-hCG)，乳酸デヒドロゲナーゼ(LDH)の上昇がみられる。腫瘍に対しては，外科的切除が原因の唯一の診断

表57 精巣腫瘤

	V Vascular (血管)	I Inflammatory (炎症)	N Neoplasm (腫瘍)	D Degenerative (変性)	I Intoxication (中毒)	C Congenital (先天性)	A Allergic(アレルギー性) Autoimmune(自己免疫性)	T Trauma (外傷)	E Endocrine (内分泌)	O Obstruction (閉塞)
皮膚		癤	癌				蕁麻疹	挫傷		脂腺嚢胞
皮下組織		蜂巣炎						内鼠径ヘルニア		
精巣鞘膜						外鼠径ヘルニア 陰嚢水瘤		血腫		
静脈叢		静脈炎	腎癌による閉塞			精索静脈瘤				
精巣		精巣炎 梅毒	セミノーマ 絨毛上皮腫			奇形腫 Müller管遺残[訳注：Müller管の遺残が嚢胞様になったもの]				
精巣上体		細菌性精巣上体炎 結核				精巣上体嚢胞				精液瘤
動脈	精巣捻転					精巣捻転				
輸精管			前立腺癌による閉塞							前立腺疾患
リンパ管		フィラリア症								

方法となることもある。

◎その他の有用な検査【適応】
 1. 血算【精巣炎】
 2. 赤沈【精巣炎】
 3. 尿検査【尿路感染症】
 4. 尿道分泌物の塗抹検査【感染症】
 5. 尿培養【尿路感染症】
 6. 尿中ゴナドトロピン【精巣腫瘍】
 7. 前立腺液の塗抹および培養【前立腺炎】
 8. ムンプス皮膚検査および血清検査【ムンプス精巣炎】
 9. 小腸造影検査【ヘルニア】
 10. 腹部および骨盤CT【腫瘍の腹腔内転移】
 11. 泌尿器科コンサルト
 12. エコー【精巣捻転，陰嚢水腫】
 13. 核医学検査【精巣捻転】
 14. 前立腺特異抗原(PSA)検査【前立腺癌】

Testicular pain
精巣痛

　精巣痛の鑑別を考える際に，解剖から考えていく方法は有用であるが，必ずしも必要なわけではない。以下のMINTの語呂合わせが覚えやすく，重要な鑑別を考える際に便利である。

M **Malformation**(変形)　ヘルニア，精索静脈瘤，精巣捻転。

I **Inflammation**(炎症)　精巣炎および精巣上体炎。

N **Neoplasm**(腫瘍)　精巣腫瘍は通常痛みの原因にならないが，腫瘍が皮膚表面に浸潤すると痛みを伴うことがある。結核も強い痛みの原因となることはない。

T **Trauma**(外傷)　コンタクトスポーツが原因となることが多いが，男子は外傷の病歴を否定する場合があるので注意が必要である。

　また，腎結石による放散痛は，強い精巣痛の要因となる。さらに，まれではあるが，T12(第12胸椎)神経根(胸腰椎の変形性関節症やヘルニアが原因となる)やその末梢部(虫垂炎)が精巣痛を引き起こす場合もある。

◎診断へのアプローチ
　精巣痛の診断では，腫瘤の有無が重要である。腫瘤がある場合は，以下の点を考える。すなわち，透光性があるか(陰嚢水腫)？　get above the swelling testは陽性か(精巣腫瘤)？　還納できるか(鼠径ヘルニア)？　精巣を挙上すると痛みが改善するか(精巣炎)？　そして，精巣捻転と精巣炎を鑑別するためにエコー検査を行い，高齢の男性では前立腺肥大や前立腺炎についても検索する。その他の検査としては，尿道分泌物の塗抹，尿検査，尿培養，膀胱鏡，IVPなどがあり，症例によって選択する。精巣捻転やヘルニアの確定診断のためには，外科的試験切開が唯一の方法の場合もある。

Thrombocytopenia
血小板減少症

　血小板減少症の原因をリストアップするには，**VINDICATE**の語呂合わせが有用である。

V **Vascular**(血管)　播種性血管内凝固(DIC)を思い起こす。

I **Inflammation**(炎症)　血小板減少症に関連する感染症として，マラリア，リケッチア，毒素性ショック症候群，腸チフス，サイトメガロウイルス，敗血症などがある。

N **Neoplasm**(腫瘍)　白血病，リンパ腫，骨髄腫などが血小板減少症の原因となるが，それ以外の腫瘍でも，骨髄に浸潤した場合は血小板減少をきたす。

D **Deficiency**(欠乏)　ビタミンB_{12}欠乏，葉酸欠乏症。

I **Intoxication**(中毒)　金製剤，アルコール，化学療法，クロラムフェニコール，フェニールブタゾン，放射線，サイアザイド，サルファ薬，キニジンを思い起こす。

C **Congenital**(先天性)　Wiskott-Aldrich症候群，Fanconi貧血，母体の薬物使用，胎内ウイルス感染。

A **Autoimmune**(自己免疫性)　最も重要な鑑別は，特発性血小板減少性紫斑病だが，膠原病も原因となりうる。

T **Trauma**(外傷)　外傷は血小板減少の直接的な原因にはならないが，輸血反応や，外傷後のDICを鑑別に入れる必要がある。

E **Endocrine**(内分泌)　甲状腺機能亢進症，甲状腺炎。

◎診断へのアプローチ
　血小板減少症の原因を診断するためには，臨床検査が有用である。仮に汎血球減少であれば，再生不良性貧血や骨髄浸潤の可能性が高い。全身性エリテマトーデスのような膠原病も，同様の臨床像をきたす。血小板減少単独の場合は，自己免疫性疾患である可能性が高い。初期の検査としては，血算，末梢血塗抹(形態異常の確認)，赤沈，血清ビタミンB_{12}および葉酸，生化学，抗核抗体，血清ハプトグロビン，赤血球寿命，蛋白電気泳動を行う。必要であれば，血液内科にコンサルトする。

◎その他の有用な検査【適応】
 1. 骨髄検査【再生不良性貧血】
 2. 肝臓-脾臓シンチ【脾腫，脾臓の疾患】
 3. 腹部CT【腫瘍，Hodgkinリンパ腫，脾腫】
 4. 骨シンチ【悪性腫瘍の転移】
 5. 抗血小板抗体価【血小板減少症】

■ 図4
精巣痛

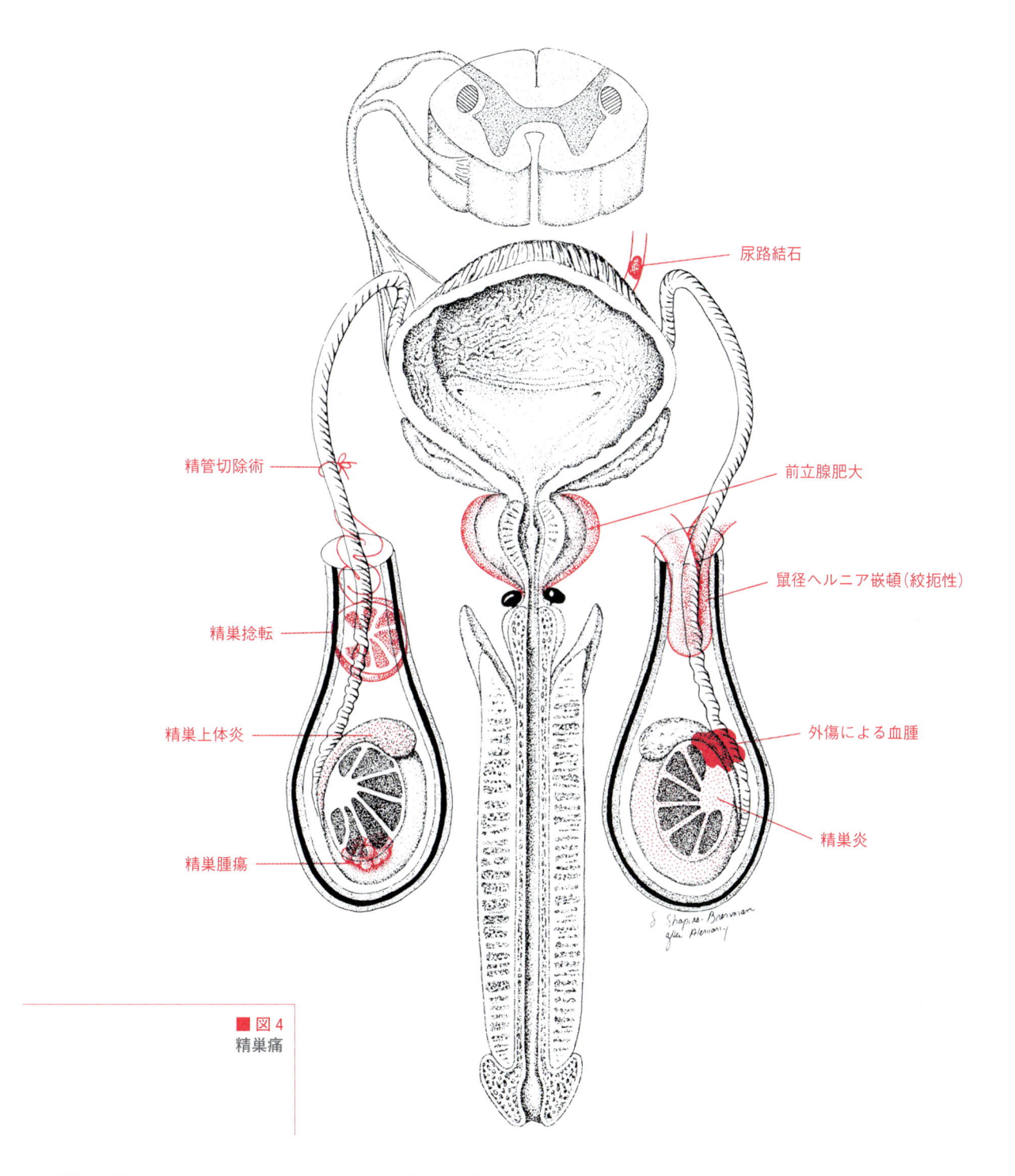

(図中ラベル)
- 尿路結石
- 精管切除術
- 前立腺肥大
- 精巣捻転
- 鼠径ヘルニア嵌頓（絞扼性）
- 精巣上体炎
- 外傷による血腫
- 精巣腫瘍
- 精巣炎

Tinnitus and deafness
耳鳴と難聴

　耳鳴と難聴の鑑別には、**解剖**に沿って、外耳・中耳・内耳に分けて考える方法が有用である（**表58**参照）。

　まず**外耳**では、耳垢塞栓や外耳道の異物が原因となることがある。つぎに**鼓膜**を観察し、中耳炎、耳性帯状疱疹、水疱性鼓膜炎、外傷による鼓膜穿孔を鑑別する。鼓膜の背後には**耳小骨**があり、ここでは耳硬化症が原因となることがある。

さらに、**鼓索神経**は鼓膜の背側をとおって顎や舌に分布しているので、Costen顎関節症候群も耳鳴をきたすことがある。その先には**耳管**があり、飛行機に乗った際の航空性中耳炎や、上気道感染症やアレルギーによる耳管の閉塞に関連する滲出性中耳炎をきたす。中耳の背後には**乳様突起**があり、乳様突起炎が鑑別となる。

　さらに**内耳**へ至ると、サリチル酸、キニーネ、ストレプトマイシン、ゲンタマイシンなどの薬物による迷路炎を考える必要がある。ここには、尿毒症、貧血、白血病などによる「中毒性」迷路炎も分類される。梅毒、腸チフスなどの細菌感

■ 図5
血小板減少症

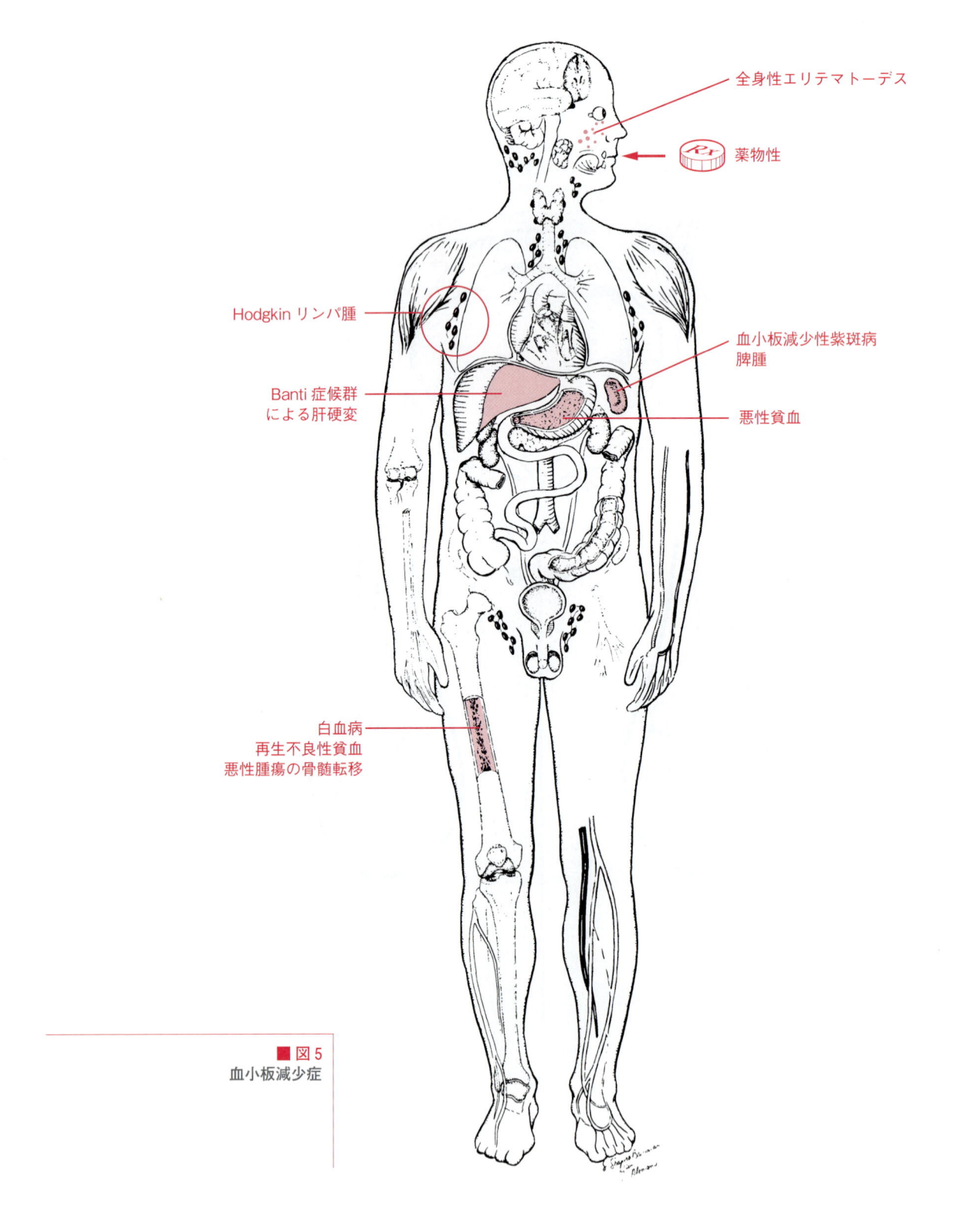

染症でも内耳障害は起こることはあるが，大半はウイルス性である。感染以外では，慢性肉芽腫性真珠腫も重要な鑑別である。**迷路**に関していえば，Ménière病も耳鳴・難聴の原因としてよく知られている。他に重症頭部外傷も，耳鳴や外傷性迷路炎の原因となりうる。

聴覚器と脳を繋ぐのが**聴神経**であり，聴神経腫瘍もすぐに思い出すべき鑑別である。しかし，**神経や脳幹，脳**はさまざまな要素が関与するため，鑑別を想起するにはVINDICATEが有用である。

V Vascular（血管）　椎骨-脳底動脈や内耳動脈の動脈瘤もしくは閉塞。それ以外に高血圧や片頭痛もこれらの動脈の間欠的な攣縮を引き起こし，耳鳴や難聴の原因となることがある。

I Inflammatory（炎症）　梅毒，結核，細菌性髄膜炎が挙

表58 耳鳴と難聴

	V Vascular （血管）	I Inflammatory （炎症）	N Neoplasm （腫瘍）	D Degenerative （変性）	I Intoxication （中毒）	C Congenital （先天性）	A Allergic（アレルギー性） Autoimmune（自己免疫性）	T Trauma （外傷）	E Endocrine （内分泌）
外耳		外耳炎	乳頭腫			先天性の外耳道閉塞もしくは欠損		耳垢塞栓 外耳道異物	
中耳		中耳炎		耳硬化症			滲出性中耳炎	鼓膜破裂	
内耳	内耳動脈の攣縮 （片頭痛）	迷路炎 迷路炎もしくは 蝸牛炎	真珠腫	老年性難聴 Ménière病	ストレプトマイシン ゲンタマイシン イソニアジド その他の薬物・毒物		Ménière病	頭蓋骨骨折 挫傷	粘液水腫
聴神経	動脈瘤		聴神経腫瘍						
脳幹	脳底動脈の循環 不全および閉塞	梅毒 ウイルス性脳炎	神経膠腫 髄膜腫	脊髄空洞症			多発性硬化症	頭蓋骨骨折 出血	糖尿病性ニューロパチー

■ 図6
耳鳴と難聴

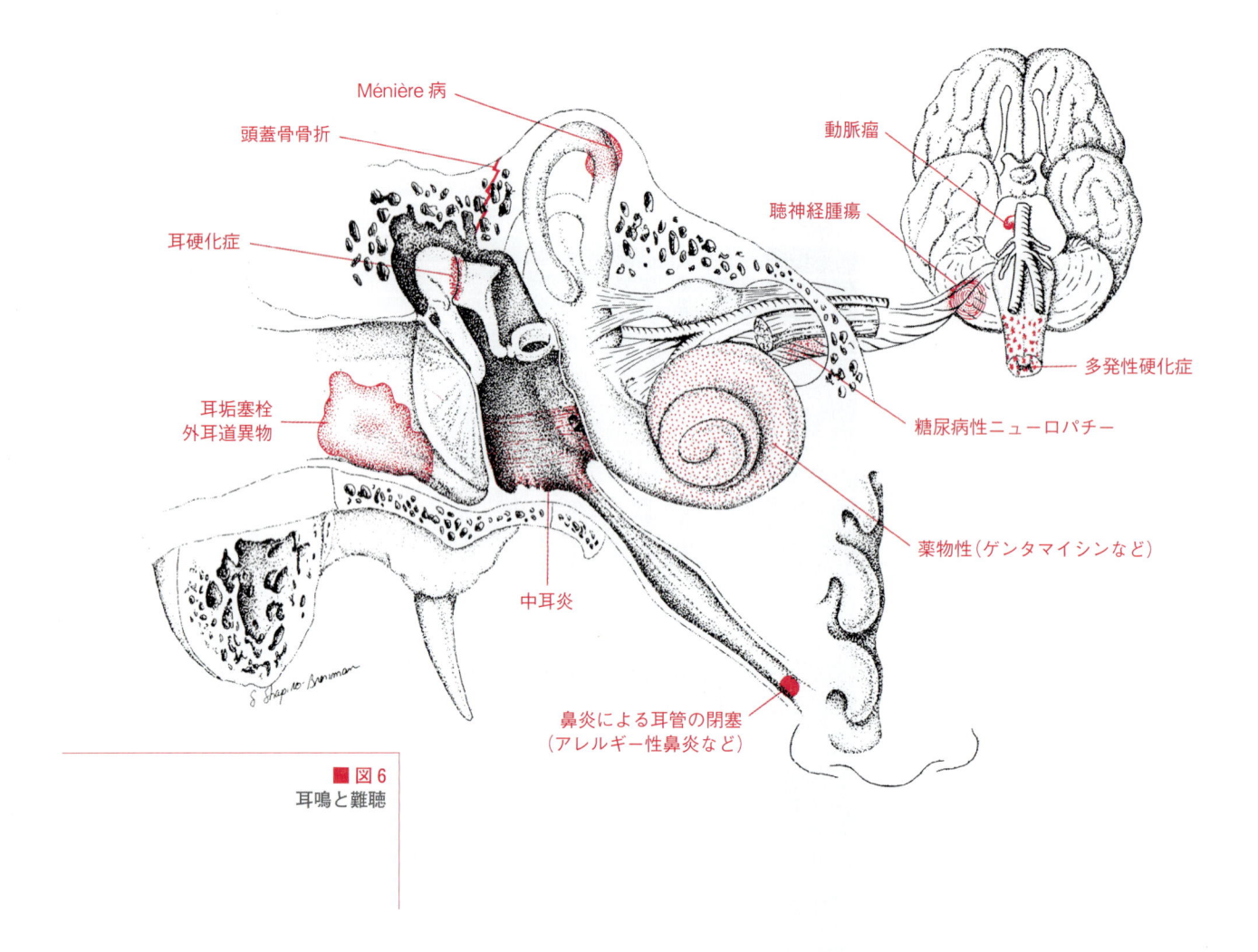

げられる。また，多くの発熱性疾患によって，一時的に耳鳴や難聴をきたすことがある。ウイルス性脳炎，先天性風疹症候群，ムンプスなどが原因となることもある。

N Neoplasm（腫瘍） 聴神経腫瘍，髄膜腫，まれなものとしては神経膠腫，転移性癌，肉腫がある。

D Degenerative（変性） 高齢者にみられる特発性，両側性の耳鳴および難聴（老人性難聴）や，骨Paget病のような常染色体優性で進行性の神経性難聴。

I Intoxication（中毒） 薬物や鉛，リン，水銀，アニリン染料などの化学物質が聴神経や蝸牛に影響を与えるかどうかは定かではないが，鑑別に入れる必要がある。

C Congenital（先天性） 先天性風疹症候群や，感音性難聴をきたす遺伝性疾患が鑑別となる。Hallgren症候群，Alström症候群［訳注：網膜色素変性症，難聴，肥満，糖尿病をきたす遺伝性疾患］，Refsum症候群［訳注：酵素欠損によるフィタン酸蓄積をきたす遺伝性疾患］，Treacher-Collins症候群［訳注：下顎顔面骨の無形成をきたす常染色体優性疾患］をはじめ，数多くの疾患が含まれる。これらの疾患の中には多臓器の障害を伴うものもあり，遺伝性の難聴と腎炎をきたすAlport症候群もその1つである。てんかん発作の前兆としての耳鳴も鑑別である。

A Autoimmune（自己免疫性） 多発性硬化症，感染後の脳脊髄炎など，聴神経やその分枝を障害する疾患が鑑別となる。

T Trauma（外傷） 頭蓋骨骨折，脳振盪後症候群が含まれる。持続的な騒音に伴う職業関連の難聴や耳鳴も想起する必要がある。

E Endocrine（内分泌） 甲状腺機能低下症，先端巨大症，糖尿病性神経炎が挙げられる。

◎診断へのアプローチ

耳鳴と難聴を主訴とする患者をみるときには，詳細な職業歴が必要である。また，片側の緩徐な発症の難聴では，他の疾患であることが判明するまでは聴神経腫瘍を考えておくことも重要である。身体所見では，皮膚のカフェオレ斑も見落とさないようにしなければならない（von Recklinghausen病）。それ以外でも，他の症状や徴候との組み合わせが診断の鍵となることが多い。例えば，耳鳴と難聴にめまいを伴えばMénière病を考えるし，糖尿病患者に生じた突然発症の片側性完全難聴なら，糖尿病性神経炎が示唆される。糖尿病性神経炎と同様の病歴は梅毒でも起こることがあるが，めまいを伴うことが多い。頭部外傷後の耳鳴とめまいならば，外

傷性の鼓膜炎，迷路炎，脳振盪後症候群を考慮する。耳鳴とめまいに完全難聴を伴うなら，頭蓋底骨折を鑑別に入れる必要がある。さらに耳鳴と頭痛の組み合わせなら，片頭痛の可能性を考える。

すべての症例で，純音聴力検査(オージオメトリー)，温度眼振試験，頭蓋底骨・錐体骨・乳様突起の単純X線撮影を行うべきである。聴神経腫瘍が疑われる場合は，錐体骨のCTもしくはMRIと，脳底部の脊髄造影が適応となる。梅毒や多発性硬化症では，脊椎穿刺が診断の助けとなる。血管造影(特に拍動性の耳鳴では)や脳波が必要になる症例も存在する。

◎その他の有用な検査【適応】
1. 電気眼振図【聴神経腫瘍，Ménière 病】
2. 聴力検査(ティンパノメトリー)【中耳炎】
3. 脳・耳管の MRI【聴神経腫瘍，多発性硬化症】
4. 脳幹誘発電位【多発性硬化症】
5. MRA【椎骨脳底動脈循環不全症】
6. 神経内科コンサルト
7. 耳鼻科コンサルト

症例検討　#82

32歳の白人男性が，数年にわたって徐々に増悪する左耳の高音の耳鳴を訴えている。自覚症状としての難聴やめまいは認めないが，ウィスパーテスト[訳注：whispered voice test ともいう。患者の背後 60 cm に座り，3つの数字とアルファベットの組み合わせをささやいて，復唱させて聞こえたかどうか判断する。検査は片耳ずつ行い，片方の外耳を塞いでさらに指ならしでマスクしながら検査する]での左聴力低下と，Weber 試験での右耳への偏移を認めた。Rinne 試験は両側 2：1 であった[訳注：気導＞骨導であり，両側陽性，左右差なしという意味]。

問1. 解剖学と VINDICATE から考えると，鑑別診断は何か？

左の角膜反射の減弱以外には，神経学的所見に異常は認めなかった。体幹や四肢に数個所の皮下腫瘤を認めた。

問2. あなたの診断は何か？

(解答は付録B参照)

Tongue pain
舌痛

舌の診察は昔ながらの重要な診断方法であるが，筆者の経験上は舌痛を訴えて来院する患者は少ない。それにもかかわらず原因は多岐に及ぶ。これらの原因を考える際も VINDI-CATE が有用である。

V　**Vascular**(血管)　悪性貧血，鉄欠乏性貧血。

I　**Inflammatory**(炎症)　Vincent 口内炎，単純ヘルペス，結核，梅毒。歯肉炎や歯の膿瘍からの放散痛も考える。
N　**Neoplasm**(腫瘍)　舌癌(痛みをきたす頻度は高い)。
D　**Degenerative**(変性)，**Deficiency**(欠乏)　ペラグラなどのビタミン欠乏症。
I　**Intoxication**(中毒)，**Idiopathic**(特発性)　タバコ，鉛中毒，水銀中毒，舌咽神経痛，三叉神経痛。
C　**Congenital**(先天性)　舌の奇形(まれである)。
A　**Allergic**(アレルギー性)，**Autoimmune**(自己免疫性)　皮膚筋炎，血管神経性浮腫。
T　**Trauma**(外傷)　自分で舌を噛んだ場合が多いが，失神を呈していれば，直ちにてんかんを検索する。
E　**Endocrine**(内分泌)　甲状腺機能低下症。

◎診断へのアプローチ

検査としては，血算，赤沈，血清ビタミン B_{12} および葉酸，血清フェリチン，血清検査，ツベルクリン反応，病変部の生検などが行われる。診断的治療として，ビタミンを投与することもある。

Tongue ulcer
舌潰瘍

舌潰瘍の重要な鑑別診断を考えるには，**MINT** が有用である。

M　**Malformation**(変形)　繰り返す舌外傷の原因となる不正咬合。義歯も潰瘍を悪化させる。
I　**Inflammation**(炎症)　単純ヘルペス，Vincent 口内炎，帯状疱疹，梅毒，結核。水痘，天然痘，天疱瘡も考慮に入れる。
N　**Neoplasm**(腫瘍)　白板症，舌癌。
T　**Trauma**(外傷)　外傷が，舌潰瘍の最も多い原因であると考えられる。尖っている歯や破損した歯，う歯によって，繰り返し外傷を受けることで有痛性潰瘍がつくられる。

◎診断へのアプローチ

単純ヘルペスや帯状疱疹は，Tzanck 試験やウイルス分離，あるいは血清検査で診断可能であり，梅毒の診断には梅毒トレポネーマ蛍光抗体吸収検査(FTA-ABS)を行う。また，癌の診断には生検が必要となる。経過観察や保存的治療で潰瘍が改善しない場合は，口腔外科への紹介が望ましい。

Toothache
歯痛

　この「歯痛」は，本書を読んでいる歯科医のためだけではなく，歯科受診まで時間を要する患者をみる医師のためのものでもある。**組織学**から考えることが，歯やその周囲の鑑別に有用である。最もよくあるのは，う歯によって**歯髄**が露出しているが，痛みが間欠的な場合である。歯髄炎に至ると痛みは持続痛になり，その後膿瘍を形成する場合もある。**歯根尖端周囲の組織**に感染が起こると，歯槽膿瘍をきたすことになる。最終的には，**上顎骨や下顎骨**の**骨髄炎**に発展することもある。歯肉の感染が起きた場合は，歯槽膿漏をきたすことが多い。診察において明らかな異常がないにもかかわらず，歯の疼痛や炎症が起こる場合は，医師によってはっきり診断されないことがある。歯髄と同等もしくはそれに近い詰めものが，このような状況の原因となることが多い。

　放散痛は，頭部の他の部位と同様に，歯の疼痛の場合も重要な原因である。したがって，副鼻腔炎，中耳炎，顎関節症も，歯の疼痛の原因として考える必要がある。また，三叉神経痛や他の神経障害も，場合によっては検討しなければならない。

◎診断へのアプローチ

　これは非常にシンプルで，歯科医にコンサルトすればよい。感染が疑われる場合で歯科受診まで時間がかかるようなら，抗菌薬の投与を開始する。歯科医が原因を同定できなければ，神経内科医へ紹介する。

Torticollis
斜頸

　斜頸は比較的まれであり，成人でみられた場合は「心因性」の原因があると思われがちである。しかし，実際には原因となる器質的疾患が存在する場合がある。これらの鑑別を行うには，**解剖**から考えていくのが最もよい方法である。すなわち，筋肉からスタートして，神経伝達経路に沿って脳や「心因性の原因」までを順番に考える方法である。

1. **筋肉**：筋肉の中に原因があるものと，筋肉の外に原因があるものに分けて考える。
   A. **筋肉内の原因**：胸鎖乳突筋の血腫は外傷後に起こるが，先天性斜頸の場合は，生下時の筋肉の損傷や血腫によるものを考える。他の筋肉内の病因には，頸性線維筋痛症がある。この状態では，頭は常に同じ方向で固定される。
   B. **筋肉外の原因**：頸肋，頸部の瘢痕，扁桃炎，歯の膿瘍，頸部リンパ節炎などが原因となることがある。

2. **神経と神経根**：頸椎症，頸椎結核，頸椎の脱臼や骨折，脊髄腫瘍など，脊椎の疾患が原因となりうる。
3. **中枢神経**：脳幹や小脳の腫瘍も斜頸を引き起こしうる。また，感染後の脳炎や脳性麻痺が原因となる場合や，フェノチアジンやLドパなどのような薬物による場合もある。
4. **心因性の原因**：痙性斜頸がこの分類に含まれる。自験例では，特に患者がネックカラーをつけている場合は，職業上の損害のために訴訟に巻き込まれていることが原因となっていた。また，ヒステリー(転換性障害)も斜頸の原因となる。

◎診断へのアプローチ

　心因性の原因を考える前に，神経学的所見と頸椎のX線撮影を行うことが必須である。そのうえでミネソタ多面的パーソナリティーテスト Minnesota multiphasic personality inventory(MMPI)を行うと，神経症，うつ病，詐病などの診断に有用である。患者が希望する場合は精神科医へ紹介する。

Tremor and other involuntary movements
振戦と不随意運動

　振戦を鑑別するには，**解剖学**の視点が有用である。肝臓が原因の場合は，肝性脳症やWilson病，アルコール依存症を考える。同様に，**甲状腺**ではGraves病，**腎臓**では尿毒症と電解質異常，**心臓**ではリウマチ熱による舞踏病様運動(Sydenham舞踏病)が振戦の原因となる。そして中枢神経系では，神経路の走行と神経核を考えることで，さらに多くの鑑別を想起することができる。黒質と淡蒼球は，Parkinson病やParkinson症候群の原因となり，特にクロルプロマジンの副作用も覚えておく必要がある。被殻の侵食や萎縮では，Wilson病を考える。赤核が侵される場合には，脳底動脈の閉塞であるBenedikt症候群がある。視床症候群では，視床膝状体動脈の閉塞によって，片側の四肢の振戦が起こる。マンガン中毒や一酸化炭素中毒，脳性麻痺など，脳および大脳基底核への影響で起こる全身性不全麻痺では，多くの場合，振戦だけでなく器質性脳症候群を引き起こす。尾状核の萎縮で起こるHuntington舞踏病では，奇妙な舞踏様運動が起こる。

　企図振戦は，主に小脳疾患と関連している。小脳性運動失調症，オリーブ橋小脳萎縮症，多発性硬化症，フェニトイン(Dilantin)中毒，小脳腫瘍が鑑別となる。

　脳全体や**脳幹**の疾患では，ウイルス性脳炎や感染後脳炎を考える必要がある。脊髄や末梢神経にも病変が及ぶ場合は，Creutzfeldt-Jakob病の可能性がある。それ以外のまれな振戦の原因は，病変となる脳の神経路や核を頭に描くことで思

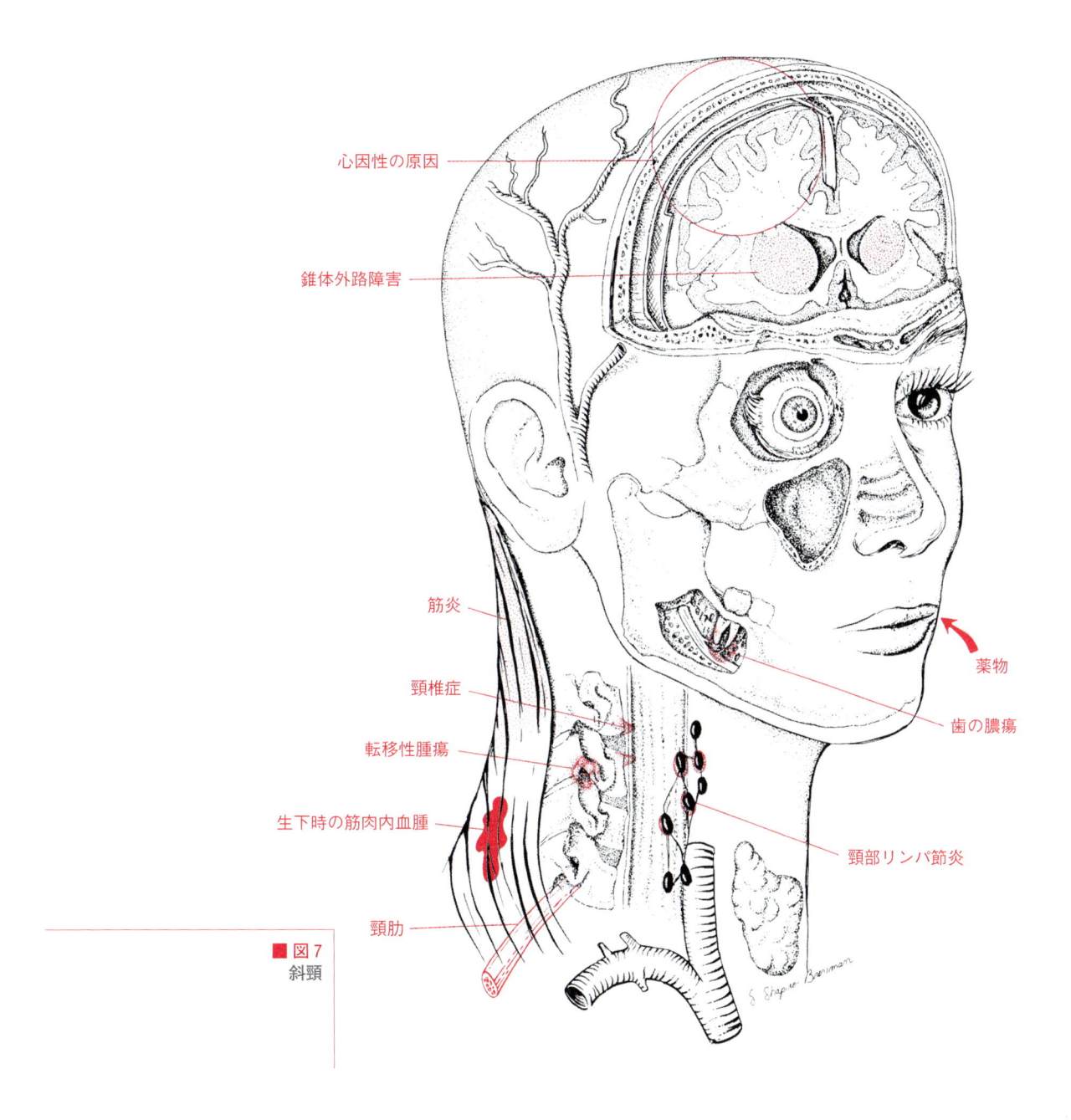

図7内ラベル:
- 心因性の原因
- 錐体外路障害
- 筋炎
- 頸椎症
- 転移性腫瘍
- 生下時の筋肉内血腫
- 頸肋
- 薬物
- 歯の膿瘍
- 頸部リンパ節炎

■ 図7 斜頸

い出すことができる。

振戦の原因を思い出すためのもう1つの方法は **VINDI-CATE** である。

- **V** **Vascular**（血管）　視床症候群，動脈硬化症。
- **I** **Inflammation**（炎症）　脳炎。
- **N** **Neoplasm**（腫瘍）　小脳腫瘍，脳幹腫瘍。
- **D** **Degenerative**（変性）　Parkinson 病，Wilson 病，脊髄小脳変性症（Friedreich 運動失調症），その他の中枢神経疾患。
- **I** **Intoxication**（中毒）　アルコール依存症，マンガン中毒，フェニトイン（Dilantin）中毒，一酸化炭素中毒，鉛中毒，振戦を伴う肝性および腎性昏睡。
- **C** **Congenital**（先天性）　変形性筋ジストニア，脳性麻痺。家族性振戦もここで思い起こす。
- **A** **Autoimmune**（自己免疫性）　Sydenham 舞踏病。
- **T** **Trauma**（外傷）　外傷後症候群および脳振盪後症候群，外傷後壊死による振戦。
- **E** **Endocrine**（内分泌）　甲状腺機能亢進症。

◎診断へのアプローチ

振戦やその他の不随意運動の精査には，病歴が大切である。家族歴があれば，家族性振戦の可能性が高い。鉛，マンガン，各種薬物への曝露歴を確認する。振戦の種類を決定するためには，神経学的診察が重要である。細かく速い振戦（8〜20回/sec）は甲状腺機能亢進症や情動障害を示唆し，安静時の粗大な振戦は Parkinson 症候群，4〜8回/sec の羽ばたき振戦は Wilson 病の可能性が高い。また，他の神経学的徴候と合わせることで診断をよりはっきりさせることができ

■ 図8
振戦と不随意運動

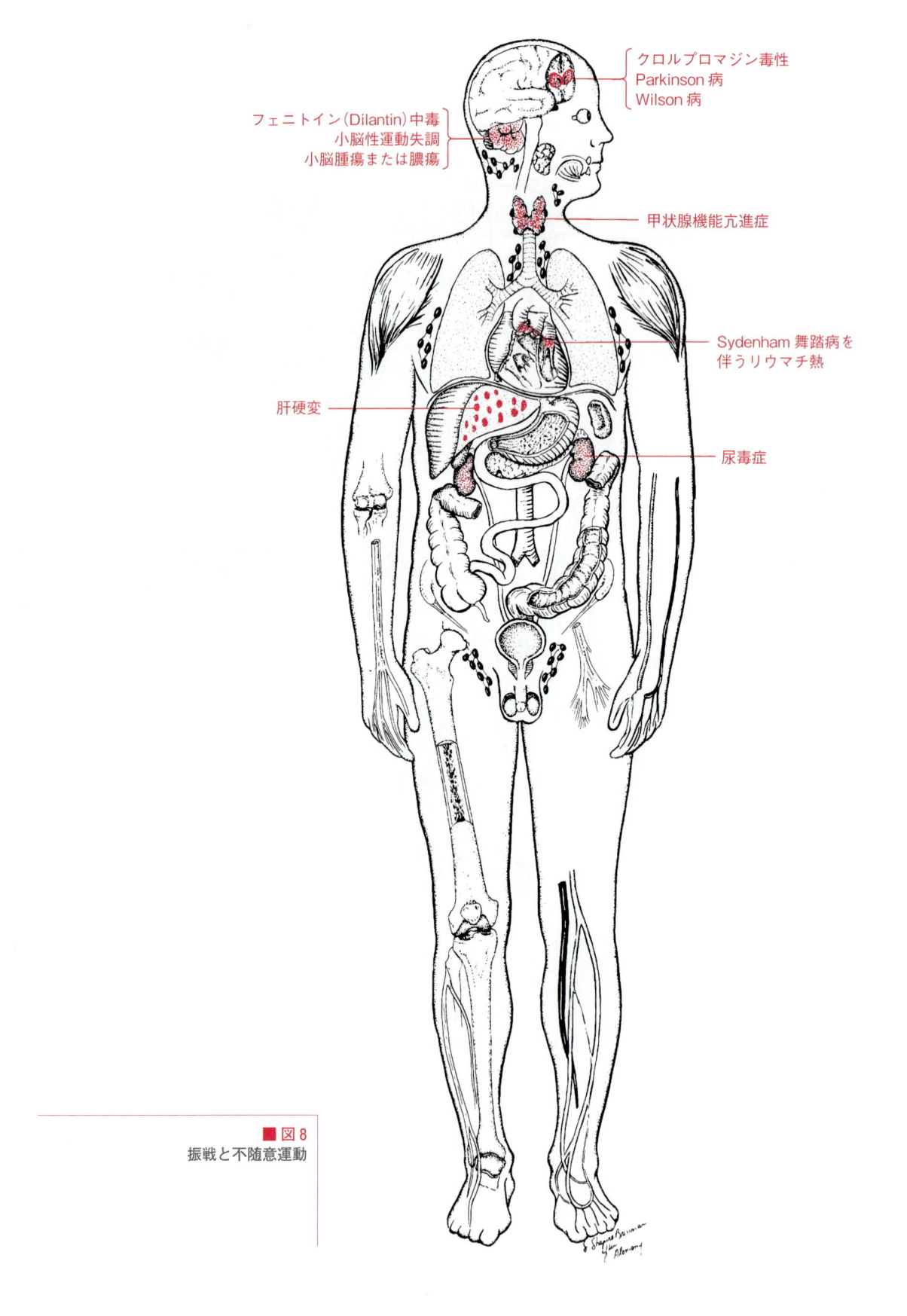

る。すなわち，痛みの発作があれば視床症候群，運動失調があれば脊髄小脳変性症(Friedreich 運動失調症)，記憶障害があればマンガン中毒を考える。症例によっては血液検査が有用であり，血清中の鉛，マンガン・銅・セルロプラスミンの測定が必要となる場合もある。トリヨードサイロニン(T_3)，サイロキシン(T_4)および遊離 T_4 インデックス［訳注：

遊離 T$_4$/サイログロブリンで求められる］が，Graves 病の確定診断に用いられる．他の検査に関しては，付表 A および下記のリストを参照のこと．

◎その他の有用な検査【適応】
1. 薬物スクリーニング【アルコールおよび薬物中毒】
2. 生化学【低カルシウム血症，尿毒症，その他の電解質異常】
3. 筋電図【振戦速度の計測】
4. 頭部 MRI【多発性硬化症，Wilson 病，小脳腫瘍など】
5. 神経内科コンサルト
6. β遮断薬での診断的治療【家族性振戦】

症例検討　#83

36 歳の白人男性が，最近 2 年間で徐々に増悪する両手の振戦を主訴に来院した．彼の妻は，頭も同様に震えることがあると言っている．外傷，脳炎，薬物使用の病歴はない．

問 1. 解剖学と生理学から考えると，鑑別疾患は何か？

神経学的診察を行ったところ，体動で増悪し，安静で消失する振戦であった．固縮，構音障害，神経学的巣症状は認めなかった．妻によると，飲酒で振戦が改善するとのことであった．彼の母親も同様の振戦を認めていた．

問 2. あなたの診断は何か？

（解答は付録 B 参照）

Trismus(*lock jaw*)
開口障害

開口障害の鑑別を考えるには，**MINT** の語呂合わせが有用である．

M　Malformation（変形）　埋没智歯，顎関節症候群が挙げられる．
I　Inflammation（炎症）　破傷風，狂犬病，旋毛虫症が挙げられる．I は **Intoxication**（中毒）も表しており，ストリキニーネ中毒が含まれる．
N　Neuropsychiatric（精神医学的要因）　詐病，ヒステリー（転換性障害），てんかん．
T　Trauma（外傷）　顎骨の骨折や打撲（顎の開閉時の痛みが生じるが，厳密な意味での開口障害ではない）．

◎診断へのアプローチ
　破傷風が疑われるときは，感染創の探索（特に麻薬依存患者での注射痕）が重要である．歯，顎，顎関節の X 線写真が有用な場合もある．また旋毛虫症は，好酸球増加，血清検査，筋生検によって診断される．てんかんが考えられる場合は，覚醒時と睡眠時の脳波検査を行う．器質的疾患が除外されれば，精神科にコンサルトすべきである．

U

Unequal pulses
脈の左右差

　脈の左右差に関して鑑別を列挙するには，まず心臓から四肢末端に至る動脈の解剖をたどるのがよい．

心臓：心房細動や心筋梗塞によって生じる壁在血栓，あるいは亜急性細菌性心内膜炎によって，心臓で動脈塞栓の原因がつくられる．

大動脈：大動脈の縮窄や，解離性大動脈瘤を想起する(大動脈末梢の血栓)．

近位動脈：胸郭出口症候群，鎖骨下動脈盗血症候群，大腿動脈血栓/塞栓症を考える．

遠位動脈：脈の左右差は，末梢動脈硬化症，Buerger病，動脈塞栓症，動静脈瘻を示唆する．骨折が末梢動脈を巻き込み，脈の左右差を生じることもある．

◎診断へのアプローチ

　上下肢に関係なく，脈の左右差が突然発症した場合は，すぐに血管造影を行い，動脈塞栓と解離性大動脈瘤を否定しなければならない．外傷がある場合は，四肢のX線写真によって骨折を否定しなければならない．患者が虚血症状(間欠性跛行など)を訴えた場合や，定期検診で脈の左右差を認めた場合には，血管造影検査を行う前に，Dopplerエコー検査を行う．動脈塞栓を疑った場合は，心電図モニターを行い，心筋酵素を調べる．また心電図上，心房細動を認めるかもしれない．亜急性細菌性心内膜炎の可能性があるときは，血液培養を採取する．早期に循環器内科か心臓血管外科にコンサルトしなければならない．

◎その他の有用な検査【適応】
1. 凝固能【播種性血管内凝固症候群】
2. 心エコー【弁狭窄】

Uremia
尿毒症

　尿毒症の鑑別を挙げるにあたって，まずはじめに，腎前性，腎性，腎後性の3つに原因を分類する．

腎前性：うっ血性心不全(CHF)や循環血液量減少性ショック，飢餓，外傷，消化管出血，高度な脱水，敗血症性ショック，輸血後反応が含まれる．

腎性：腎性尿毒症の場合，正しい診断に至るために，下記のVINDICATEに従ってさらに分類するとわかりやすい．

V **Vascular**(血管)　腎静脈血栓症，解離性動脈瘤，腎動脈血栓および塞栓症，悪性高血圧が含まれる．

I **Inflammatory**(炎症)　糸球体腎炎，腎盂腎炎，亜急性細菌性心内膜炎が挙げられる．

N **Neoplasm**(腫瘍)　多発性硬化症，白血病．

D **Degenerative**(変性)　一般的には変性疾患は尿毒症の原因とはならない．

I **Intoxication**(中毒)　アミノグリコシド，サルファ薬，セファロスポリン，ヒ素，水銀，鉛などの毒物や薬物．

C **Congenital**(先天性)　多嚢胞腎やHenoch-Schönlein紫斑病を思い起こす．

A **Allergic**(アレルギー性)，**Autoimmune**(自己免疫性)　膠原病，血清病，Goodpasture症候群，Wegener肉芽腫症，血栓性血小板減少性紫斑病(TTP)．

T **Trauma**(外傷)　圧挫症候群，溶血性輸血反応，熱傷，大量出血が考えられる．

E **Endocrine**(内分泌)　糖尿病のみBUNの上昇と関連がある．

腎後性：腎後性尿毒症には，最も治療可能な原因が含まれている．正中稜，尿管間稜，前立腺肥大による膀胱頸部閉塞，尿道狭窄，尿路結石，腫瘍が含まれる．

◎診断へのアプローチ

　腎前性のBUN高値の症例の多くは非常に明確で，ショックの徴候，うっ血性心不全，消化管出血があることが多い．もう少しわかりにくい症例では，腎前性尿毒症では多くの場合でBUN/クレアチニン比が20：1以上であるが，腎性の場合，これは10：1以下である．血漿浸透圧と尿浸透圧も役立つだろう．次段階として，膀胱エコーか尿道カテーテルを用いて，腎後性尿毒症の原因を否定しなければならない．膀胱内に大量の尿を認めた場合は，さらに精査を行う前に泌尿器科医にコンサルトすべきである．もし膀胱内に尿貯留がなければ，腎臓内科医にコンサルトする．

◎その他の有用な検査【適応】
1. 血算【貧血，感染症】
2. 尿検査【腎盂腎炎，腎性高窒素血症】
3. 尿培養およびコロニー数【腎盂腎炎】
4. 生化学【高カルシウム血症，その他の電解質異常】
5. 赤沈【感染症】
6. 血液培養【亜急性細菌性心内膜炎】
7. 動脈血ガス【うっ血性心不全，ショック】
8. 血液量【うっ血性心不全，ショック】

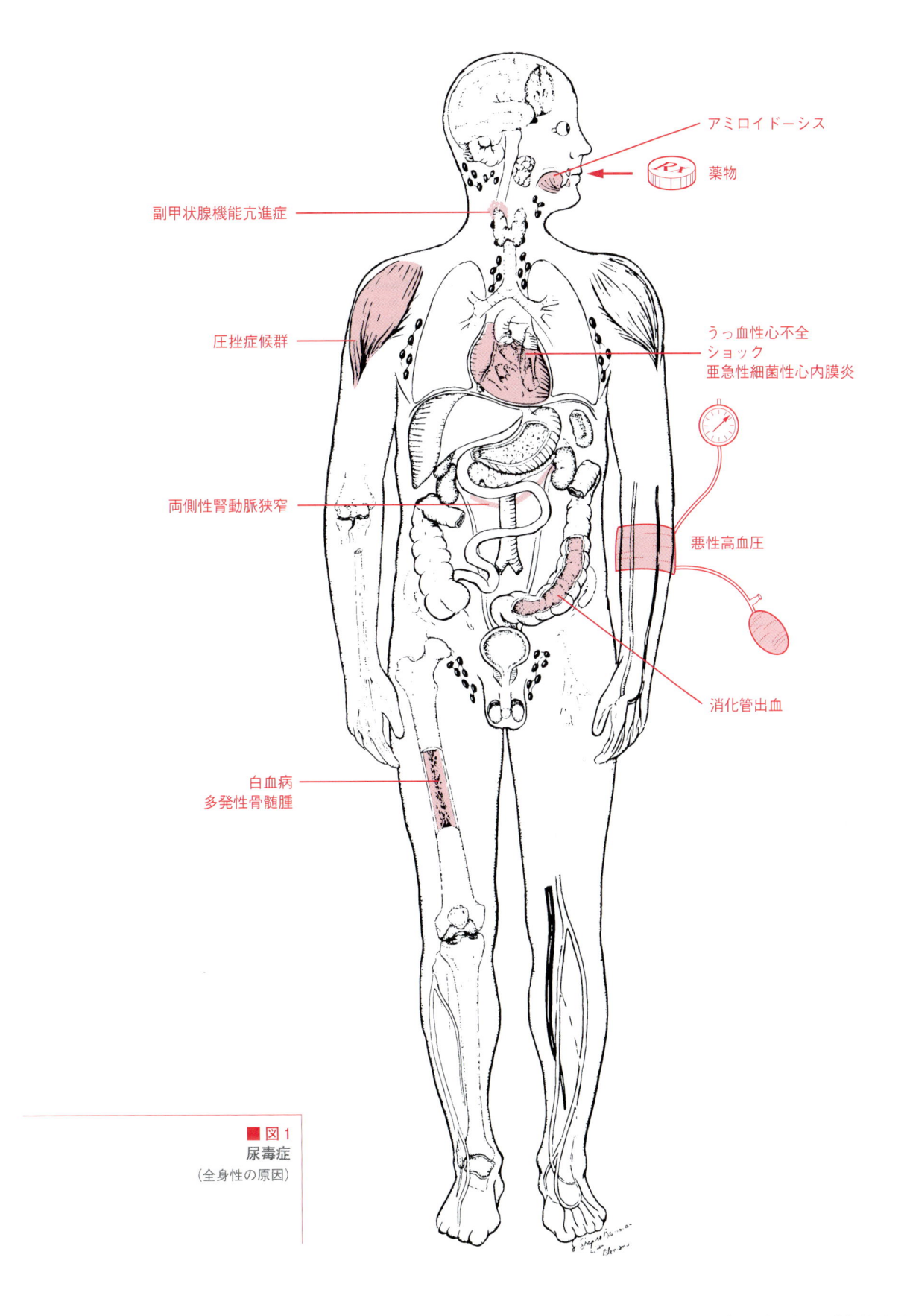

Unequal pulses | 脈の左右差　427

■ 図1
尿毒症
（全身性の原因）

アミロイドーシス
薬物
副甲状腺機能亢進症
圧挫症候群
うっ血性心不全
ショック
亜急性細菌性心内膜炎
両側性腎動脈狭窄
悪性高血圧
消化管出血
白血病
多発性骨髄腫

9. 膀胱鏡【膀胱頸部閉塞】
10. 逆行性 IVP【閉塞性尿路疾患】
11. 抗核抗体【膠原病】
12. 抗ストレプトリジン O (ASO) 抗体価【急性糸球体腎炎】
13. 腹部 CT【腫瘍，膿瘍，多嚢胞腎】
14. 腎生検【糸球体腎炎，間質性腎炎】

■ 図2
尿毒症
（局所の原因）

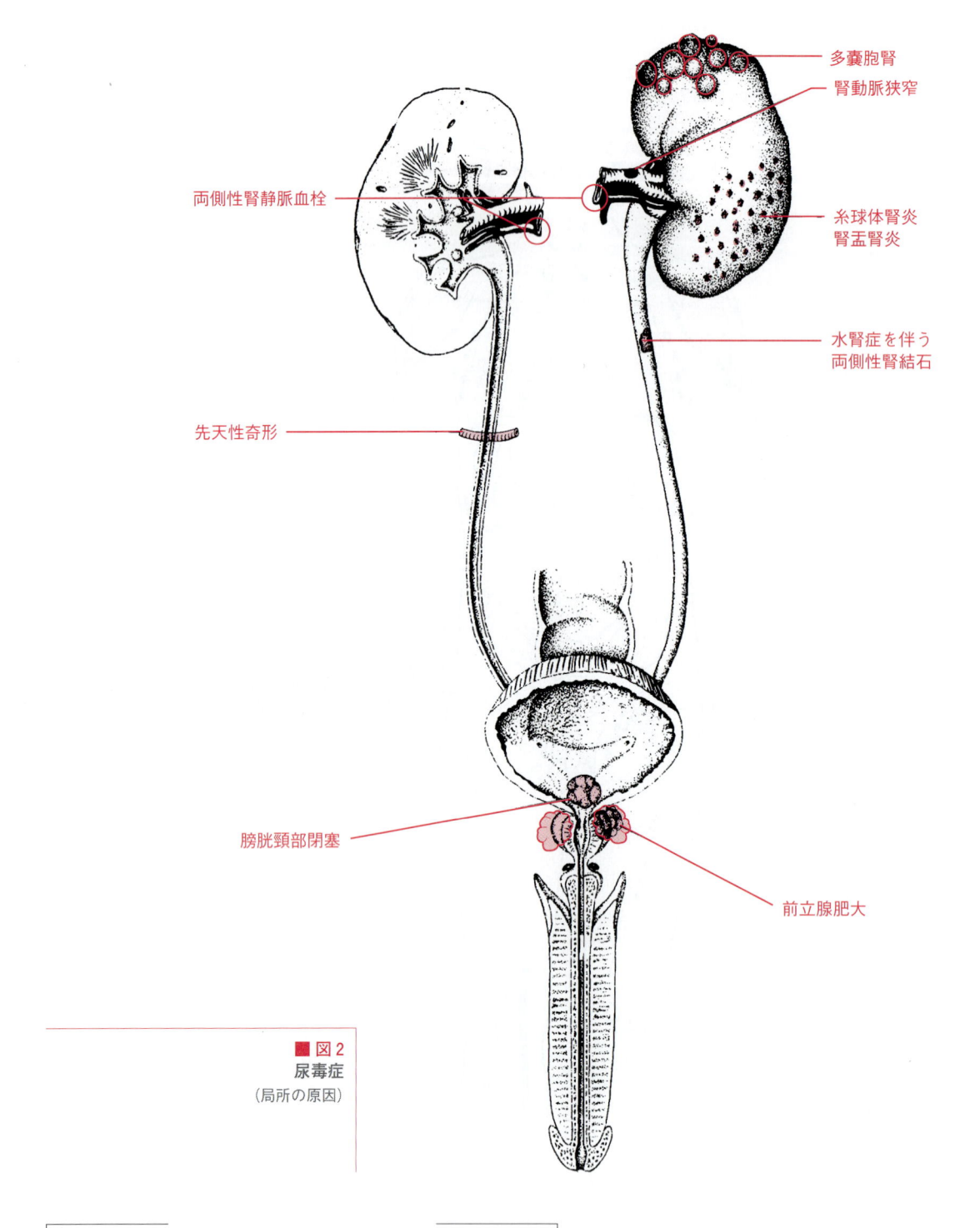

図中ラベル：
- 多嚢胞腎
- 腎動脈狭窄
- 両側性腎静脈血栓
- 糸球体腎炎 腎盂腎炎
- 水腎症を伴う両側性腎結石
- 先天性奇形
- 膀胱頸部閉塞
- 前立腺肥大

Urethral discharge
尿道分泌物

　明らかな膿性尿道分泌物はほとんどの場合が淋病を示唆し，グラム染色を行うまでは，非血性尿道分泌物についてその他の鑑別を考える必要はほとんどない。しかし，その他の原因微生物（ブドウ球菌 *Staphylococcus*，大腸菌 *Escherichia coli*，ヘルペス，モラクセラ・オスロエンシス *Moraxella osloensis*，そして特にクラミジア・トラコマチス *Chlamydia trachomatis*）についても，列挙できなければならない。さらに尿生殖器の**解剖**も想起し，治療抵抗性の場合は各部位での炎症の局在を予想しなければならない。

　包皮からはじまり，感染性または自己免疫性（例えば，Reiter病）の亀頭炎についても考慮しなければならない。梅毒による潰瘍，軟性下疳，鼠径リンパ肉芽腫も検討する。**尿道**では，淋菌やクラミジア，その他多数の原因微生物による尿道炎がある。Reiter病のような自己免疫性疾患は非特異的に尿道炎を引き起こし，非血性分泌物を認めることがある。下疳，軟性下疳，ヘルペスは，前部尿道を巻き込む可能

■図3
尿道分泌物

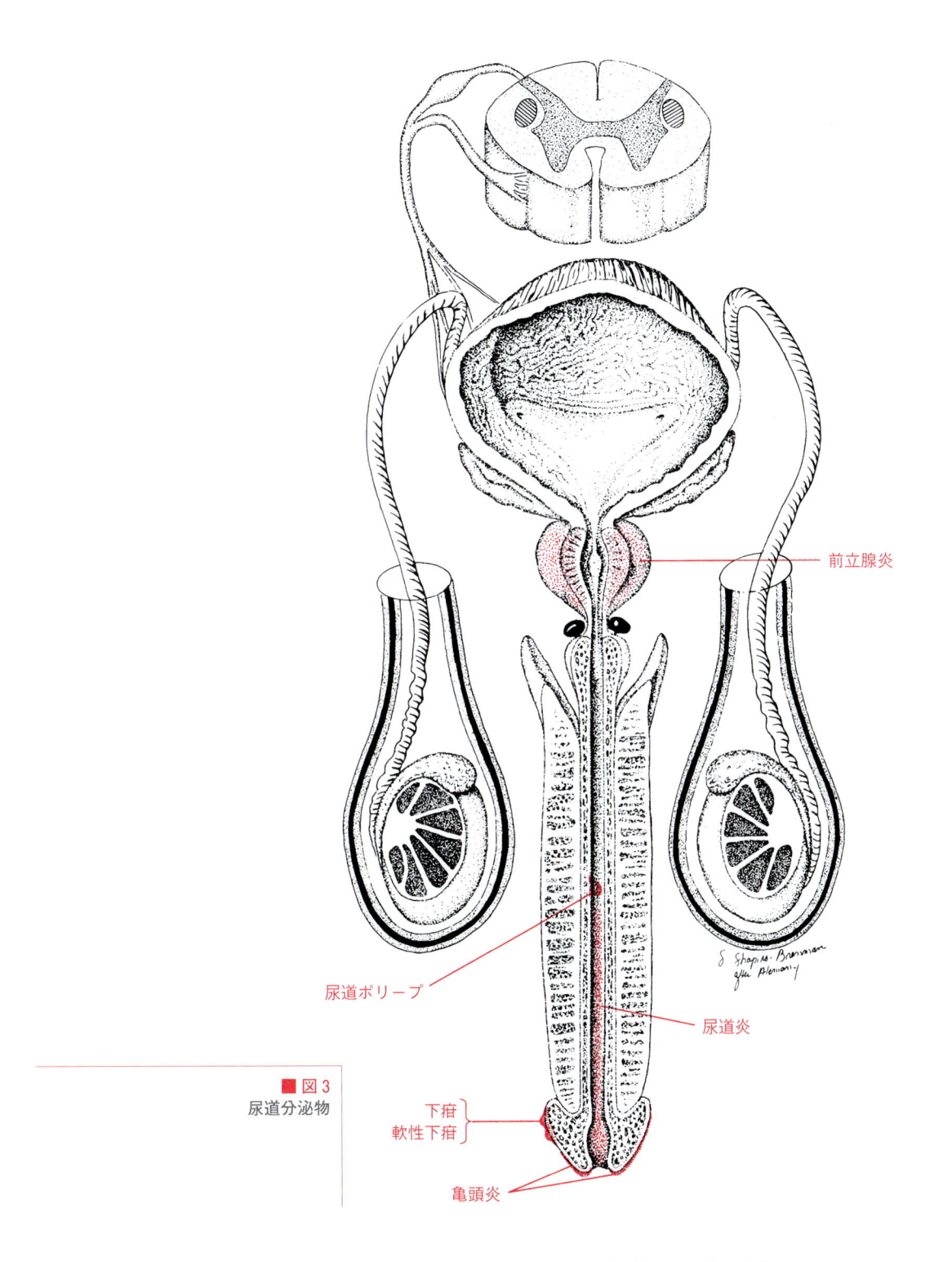

前立腺炎
尿道ポリープ
尿道炎
下疳
軟性下疳
亀頭炎

性がある。トリコモナスは，男性の場合，尿道分泌物を認めることはほとんどない。女性の場合，Skene腺（女性固有の尿道腺）に，淋菌やその他の微生物が感染する危険がある。尿道カルンクルは，尿道口のところで小さなサクランボ赤色斑 cherry red として簡単に認めることができる。

　さらに上行していくと，**前立腺**がある。急性および慢性前立腺炎，前立腺膿瘍をまずは考慮する。Cowper腺や精囊の炎症は，治療抵抗性の尿道分泌物の原因の候補として覚えておかなければならない。女性では，尿道腟瘻（おもに術後や子宮頸癌による）も考慮する。

　他と部位と同じように，化膿性分泌物といっても必ずしも原因は炎症だけとは限らない。異物や乳頭腫，ときに癌が感染の陰に隠れているかもしれない。

◎診断へのアプローチ

　他の症状や徴候は，多くの可能性から尿道分泌物の鑑別を絞っていくのに役立つ。一般的に，急性尿道炎の分泌物は激しい排尿痛を伴い，前立腺炎の分泌物は痛みを伴わない。慢

挫傷
圧挫症候群
（ヘモグロビン尿，
ミオグロビン尿）

Pyridium 摂取
（赤色尿）

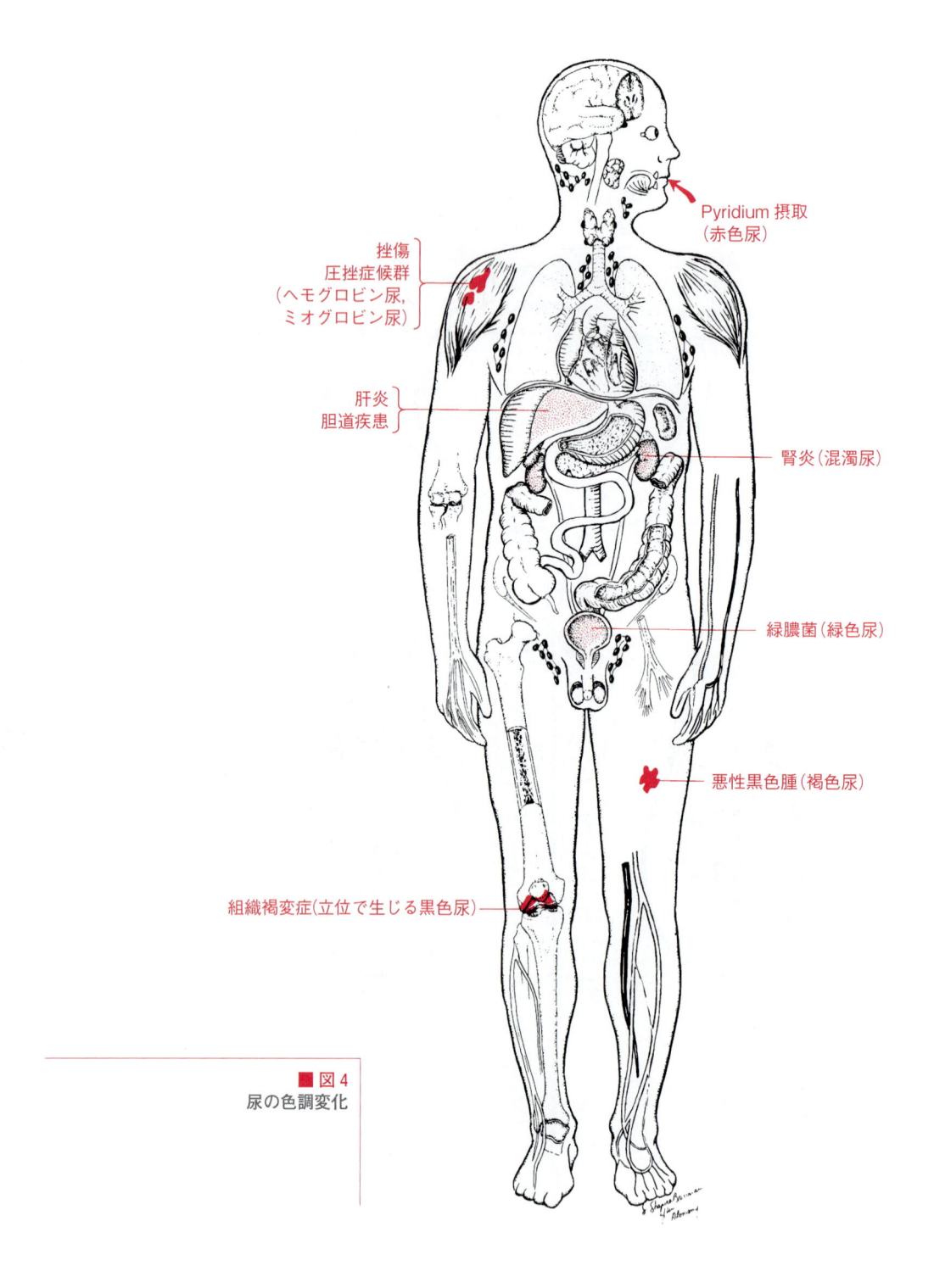

肝炎
胆道疾患

腎炎（混濁尿）

緑膿菌（緑色尿）

悪性黒色腫（褐色尿）

組織褐変症（立位で生じる黒色尿）

■図4
尿の色調変化

性前立腺炎による分泌物は痛みを伴わず，起床時に最もよく認められる。尿道カルンクル，乳頭腫，癌は，少なくとも間欠的に血性分泌物を伴う。身体診察上，包皮をめくれば，尿道下痔の硬化や亀頭の紅斑は明確にわかる。関節痛や眼球結膜炎を伴う場合，淋菌も同様の症状を呈するが，Reiter病も鑑別に挙がる。前立腺炎の場合，非常に柔らかい前立腺所見とマッサージ後の尿道分泌物の増加が，診断に大きく役立つ。

検査では，尿道分泌物の塗抹染色や培養が診断の原則である。通常の検査で分泌物の量が少なければ，前立腺をマッサージして尿道から分泌物を絞りださなければならない。前立腺をマッサージした後，尿道分泌物を認めなかった場合，マッサージ後の第一排尿を検査にだし，塗抹染色と培養を行う。一般培養が陰性なら，クラミジアの培養を提出する。通常の治療が無効の場合，泌尿器科にコンサルトし，膀胱鏡検査や膀胱造影の適応の判断をしてもらう。

◎その他の有用な検査【適応】

1. 血算【全身性感染症】
2. 赤沈【膠原病，淋菌感染症】
3. VDRL試験【下疳】
4. Frei試験【鼠径リンパ肉芽腫】［訳注：*Chlamydia trachomatis*抗原の皮内反応検査で，現在は行われない］
5. 尿培養および感受性【膀胱炎】
6. 軟性下疳皮膚検査【軟性下疳】
7. ヒト白血球抗原(HLA)B27【Reiter病】
8. 尿細胞診【癌】
9. 膀胱鏡【膀胱頸部閉塞，腫瘍】
10. IVPと膀胱造影【奇形，閉塞性尿路疾患，腫瘍】
11. DNA検査，迅速抗原検査【淋病，クラミジア感染症】
12. ドキシサイクリンによる診断的治療【クラミジア感染症】

Urine color change
尿の色調変化

　血尿とは違い，**赤色尿**は，さまざまな溶血性貧血，行軍ヘモグロビン尿症，発作性寒冷ヘモグロビン尿症，夜間ヘモグロビン尿症，圧挫症候群などにより生じる，ヘモグロビン尿もしくはミオグロビン尿を示唆する。赤色尿は，急性ポルフィリン症，特に赤血球生成性ポルフィリン症でも認められる。テンサイや紫キャベツの摂取でも，赤い尿をきたすことがある。排尿痛に対して用いる塩酸フェナゾピリジン(Pyridium)は，尿を橙赤色にする。**暗い黄褐色尿**は，たいてい黄疸(p.275参照)を示唆する。リボフラビン［訳注：レバーや魚，卵，牛乳などに含まれる，ビタミンB複合体の熱安定因子］の摂取による明るい薄黄緑色の尿についても覚えておかなければならない。ウロビリノーゲンは，尿を黄色にする。**褐色尿**や**混濁尿**は腎炎で認められることがあるが，これはヘモグロビン尿や，尿中赤血球が酸性pHによって変色したためである。悪性黒色腫は，褐色尿を呈することがある。**黒色尿**はアルカプトン尿症の特徴であるが，これは通常(尿が酸性からアルカリ性に変わることで)時間がたつと生じる。メラニン尿でも経時的に尿が黒くなるが，排泄した時点ですでに黒いこともある。緑膿菌感染に伴う**緑色尿**や，メチレンブルー染料による青緑色尿は覚えておかなければならない。

　一体どうやってこの尿の色調変化を覚えたらいいのだろうか？　1つの方法としては，内因性と外因性〔例えばテンサイ，塩酸フェナゾピリジン(Pyridium)，メチレンブルーなど〕に原因を分ける手がある。内因性の色調変化は，必ず身体の色素代謝に関係している。ヘモグロビンの代謝はポルフィリン症やヘモグロビン尿に関係しているし，メラニンの代謝は黒色尿やアルカプトン尿症に関係している。その他の方法としては，VINDICATEに従って鑑別を考える方法もある。読者の方々には練習としてこの方法をお勧めする。

V

Vaginal bleeding
腟出血

　口や肛門などその他の孔からの出血と同じように，腟出血の鑑別診断の列挙も**解剖**からアプローチすべきである。表59に，重要な女性生殖器の解剖と出血原因の参照表を載せてある。すべての出血は，解剖学的破綻に血管と血液が巻き込まれて生じる。組織学的な破綻は，子宮では重要である。また，さまざまなタイプの卵巣腫瘍〔例えば，線維腫，多嚢胞性卵巣，黄体，卵胞嚢胞，男性化腫瘍（Sertoli-Leydig 細胞腫）〕は，忘れないようにしなければならない。子宮では組織学的に，子宮内膜症や腺筋症，子宮筋腫を覚えておかなければならない。

　生理学から考えると，最も一般的な子宮出血の原因（機能性出血）が挙がる。黄体で，卵胞刺激ホルモン（FSH）がエストロゲン産生を刺激し，黄体形成ホルモン（LH）がプロゲステロン産生を刺激するという連鎖が何らかの理由で途切れると，結果として，未熟な子宮内膜が不適切な時期にはがれ落ちて出血（不正子宮出血）したり，適切な時期に多量出血（月経過多）したりする。卵巣の多くの腫瘍や嚢胞，炎症性疾患（**表59**に列挙）だけでなく，副腎腫瘍や甲状腺機能亢進/低下，下垂体機能低下症，先端巨大症などの内分泌疾患についても考えなければならない。

　表59に鑑別を挙げておいたが，最も重要な出血原因についてここで記載する。最も重要な腟の状態は，処女膜裂傷，萎縮性腟炎，悪性腫瘍である。子宮頸癌は，子宮頸部出血の最も重要な原因である。子宮筋腫は，子宮内膜癌より一般的な子宮出血の原因かもしれないが，妊娠や機能不全性不正子宮出血のほうがはるかに一般的である。卵管では，腟からの出血原因として子宮外妊娠と骨盤内炎症性疾患（PID）を忘れてはならない。卵巣嚢胞や卵巣腫瘍は機能性出血の一般的な原因だが，より重症である漿液性嚢胞腺腫や癌は，まれにしか認めない。

◎診断へのアプローチ

　性器出血の鑑別診断では，臨床像が重要である。最も一般的な女性の意図しない出血原因は，月経周期の中でエストロゲンとプロゲステロンのバランスが崩れることによる機能不全性不正子宮出血である。しかし，閉経後の場合は，悪性腫瘍の可能性について考えなければならない。その場合，内膜生検が必要になる。思春期前の女性性器出血はすぐさま児童虐待や近親相姦，腫瘍について考えなければならない。また，思春期前の腟癌発症の原因として，母親が妊娠中にジエチルスチルベストロール（DES：合成エストロゲン）を摂取していた可能性も検討しなければならない。

　患者が完全にリラックスした状況で，丁寧な女性器の内診を行うことが最も大切である。直腸腟診察は，Douglas 窩の腫瘤を触知するために行うべきである。十分な内診ができないときは（例えば肥満の場合），エコー検査を行う。いかなる腟分泌物であっても，PID を否定するために淋菌とクラミジア培養は提出しなければならない。腟や子宮頸部の疑わしい箇所から生検を行い，Pap スメアも行う。この時点で診断がつかなければ，婦人科にコンサルトする。子宮癌が疑わしければ，頸管拡張子宮掻爬術（D&C）や子宮内膜生検を行わなければならない。出産可能年齢の女性では，妊娠反応検査を必ず行わなければならないが，子宮外妊娠が疑われる場合は，放射線免疫測定（RIA）による血清βヒト絨毛性ゴナドトロピン（β-hCG）サブユニットの妊娠検査のほうが，より確実である。骨盤内腫瘍が子宮外妊娠であるかは，エコー検査で診断できることが多い。エコー検査は卵巣嚢胞や卵巣腫瘍の診断にも役に立つが，骨盤 CT がより確実である。

　機能不全性不正子宮出血は，ほとんどの場合生理的な原因から起こる。しかし，卵巣の顆粒膜細胞腫も原因となりうる。そのような腫瘍には，エコー検査や CT が有用であるが，クルドスコピー（骨盤腔鏡）や腹腔鏡も役に立つだろう。機能不全性出血の原因として甲状腺機能亢進や低下が考えられる場合は，甲状腺機能の測定が必要である。下垂体腺腫が疑われたら，頭部 MRI や血清 LH，FSH を測定すべきである。貧血や全身性疾患も同時に否定しなければならない（下記の検査を参照）。

　機能不全性不正子宮出血の病理学的な原因が否定された場合，エストロゲン・プロゲステロン合剤あるいはプロゲステロン単独のホルモン療法により，通常の月経周期が再開する可能性がある（"medical D&C"）。うまくいかない場合は外科的 D&C の適応となる。

◎その他の有用な検査【適応】

1. 血算【貧血】
2. 赤沈【PID】
3. VDRL 試験【下疳，梅毒性ゴム腫】
4. ツベルクリン反応【骨盤内結核】
5. 凝固能
6. 抗核抗体【膠原病】
7. Cooms 試験【ループス】
8. 血清エストラジオール（卵胞刺激ホルモン）とプロゲステロン（黄体形成ホルモン）【卵巣嚢胞，卵巣腫瘍】
9. 尿中ゴナドトロピン【絨毛癌】

表59 腟出血

	V Vascular (血管)	I Inflammatory (炎症)	N Neoplasm (腫瘍)	D Degenerative (変性)	I Intoxication (中毒)	C Congenital malformation (先天異常)	A Allergic(アレルギー性) Autoimmune(自己免疫性)	T Trauma (外傷)	E Endocrine (内分泌)
入口部	静脈瘤	梅毒性潰瘍 尖圭コンジローマ	肉芽腫 ポリープ					性交 処女膜の外傷	
腟		腟炎	癌 直腸癌の進展	萎縮性腟炎				異物	
子宮頸部		慢性子宮頸管炎 ヘルペス	癌 ポリープ			前置胎盤		裂傷	
子宮体部		子宮内膜炎 癌 ポリープ 子宮筋腫 妊娠	子宮内膜症	閉経 壊血病 ビタミンK欠乏	ピル エストロゲンや他のホルモン	子宮の前傾 子宮の後傾または屈曲	特発性血小板減少性紫斑病 (ITP)	異物 (人工)流産	閉経 機能不全性子宮出血 常位胎盤早期剥離
卵管		骨盤内炎症性疾患 (PID)	子宮外妊娠						
卵巣		卵巣炎 結核	癌や腺腫 黄体嚢胞						下垂体機能低下症 甲状腺機能低下症 Stein-Leventhal 症候群(多嚢胞性卵巣症候群)
血管, 血液			白血病	貧血 再生不良性貧血	(薬物性/中毒性) 血小板抑制 ヘパリン クルファリン		全身性エリテマトーデス	外科手技	
その他			胞状奇胎						

■ 図1
腟出血

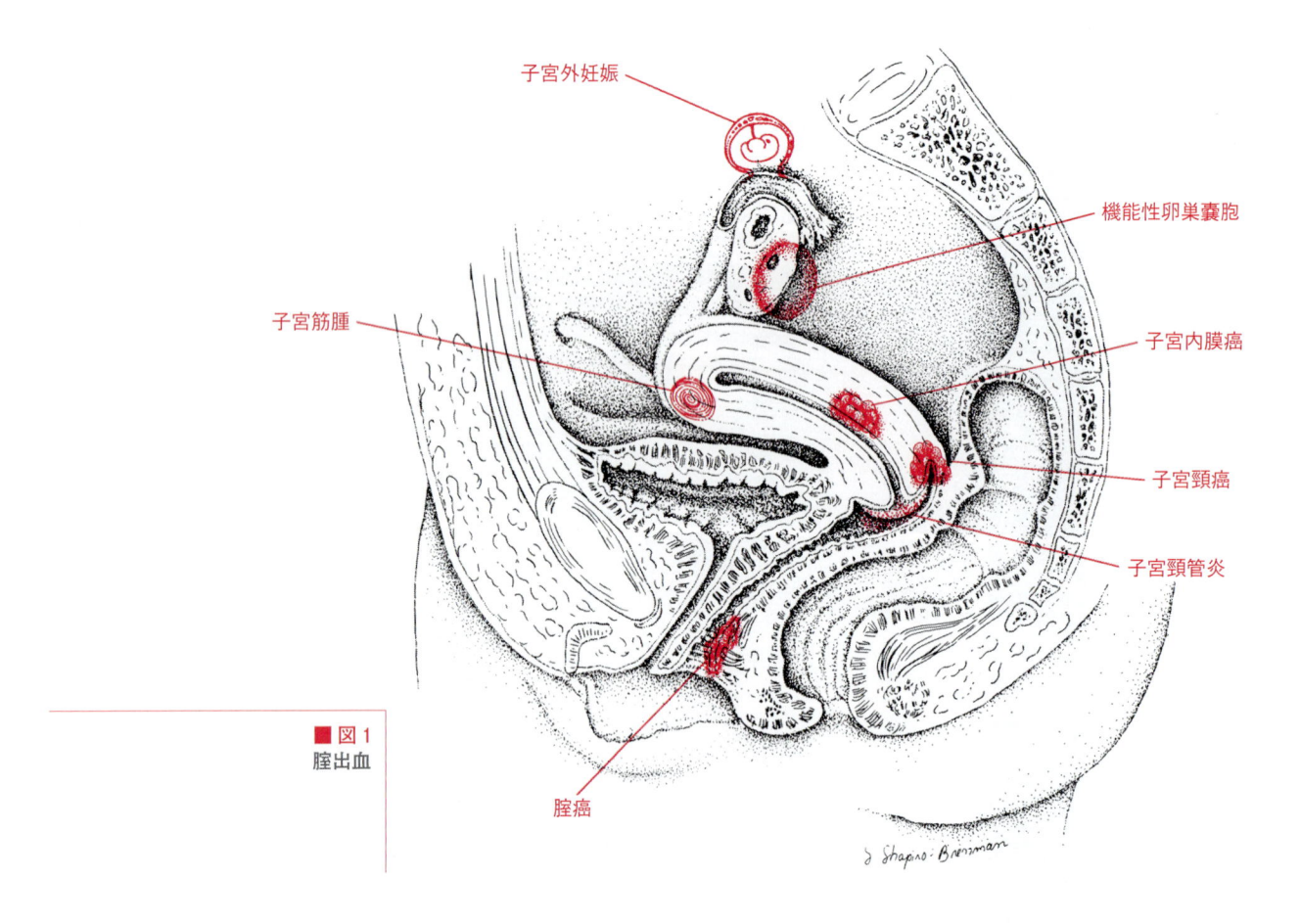

子宮外妊娠
機能性卵巣嚢胞
子宮筋腫
子宮内膜癌
子宮頸癌
子宮頸管炎
腟癌

10. CA125検査【転移性子宮内膜癌】
11. 血清鉄とフェリチン【鉄欠乏性貧血】

症例検討　# 84

54歳の白人女性が，ときおり血餅がまじる軽度性器出血が数カ月来続いていると訴え受診した。痛みや体重減少，発熱はない。最後の月経は10年前である。

問1. 解剖学と生理学から考えると，鑑別診断は何か？

その後，内診で子宮の軽度びまん性の腫大を認めた他は，特に異常所見はなかった。一般的身体診察や検査は異常を認めなかった。

問2. 最も可能性の高い診断は何か？

（解答は付録B参照）

Vaginal discharge
腟分泌物

繰り返しになるが，女性器はあらゆる微生物に感染しうる。そのため，膿性腟分泌物の原因は，小さい微生物から大きい微生物へと考えていくとわかりやい。まず性器ヘルペスからはじめ，淋菌，非特異的細菌感染症（現在は *Gardnerella vaginalis* が原因菌として知られている），トリコモナス症，そして最後にカンジダ症について考える。しかしこれでも非血性腟分泌物の原因をすべてカバーはしてはいない。さらに性器出血のときと同様に，**解剖学的**にアプローチする。

外陰では，外陰炎，バルトリン腺炎，外陰部癌がある。**腟**では，老人性腟炎，異物，腟癌がある。膀胱腟瘻，直腸腟瘻，腸瘻についても忘れてはならない。**子宮頸部**では，子宮頸管炎，子宮頸内膜炎（淋菌性，非特異的感染性），頸部ポリープ，子宮頸癌がある。子宮では，子宮内膜炎，ポリープ，癌があるが，後の2者は通常は血性分泌物を伴う。最後に，卵管炎は粘液膿性分泌物を産生する。

◎診断へのアプローチ

腟分泌物の精査では，生理食塩液と水酸化カリウム（KOH）（10％）を用いた検鏡が，最も多い原因であるトリコモナスとカンジダを見つける方法である。臨床医の中には，こういった検査が陰性で非特異的細菌性腟炎と診断されたすべての患者を治療するという人もいるかもしれないが，これは少しも科学的ではない。塗抹標本と培養（特に淋菌）を提出するのが1番である。トリコモナスとカンジダに対して培養を提出してもよい。淋菌が疑われる場合，子宮頸管内膜の組織を培養しなければならない。診療所によっては，クラミジアの培養もルーチンで行っているところもある。尿のDNA検査や迅速抗原検査を行っても情報が得られるだろう。

子宮頸部が侵され，分泌物がそこから認められる場合は，

■ 図2
腟分泌物

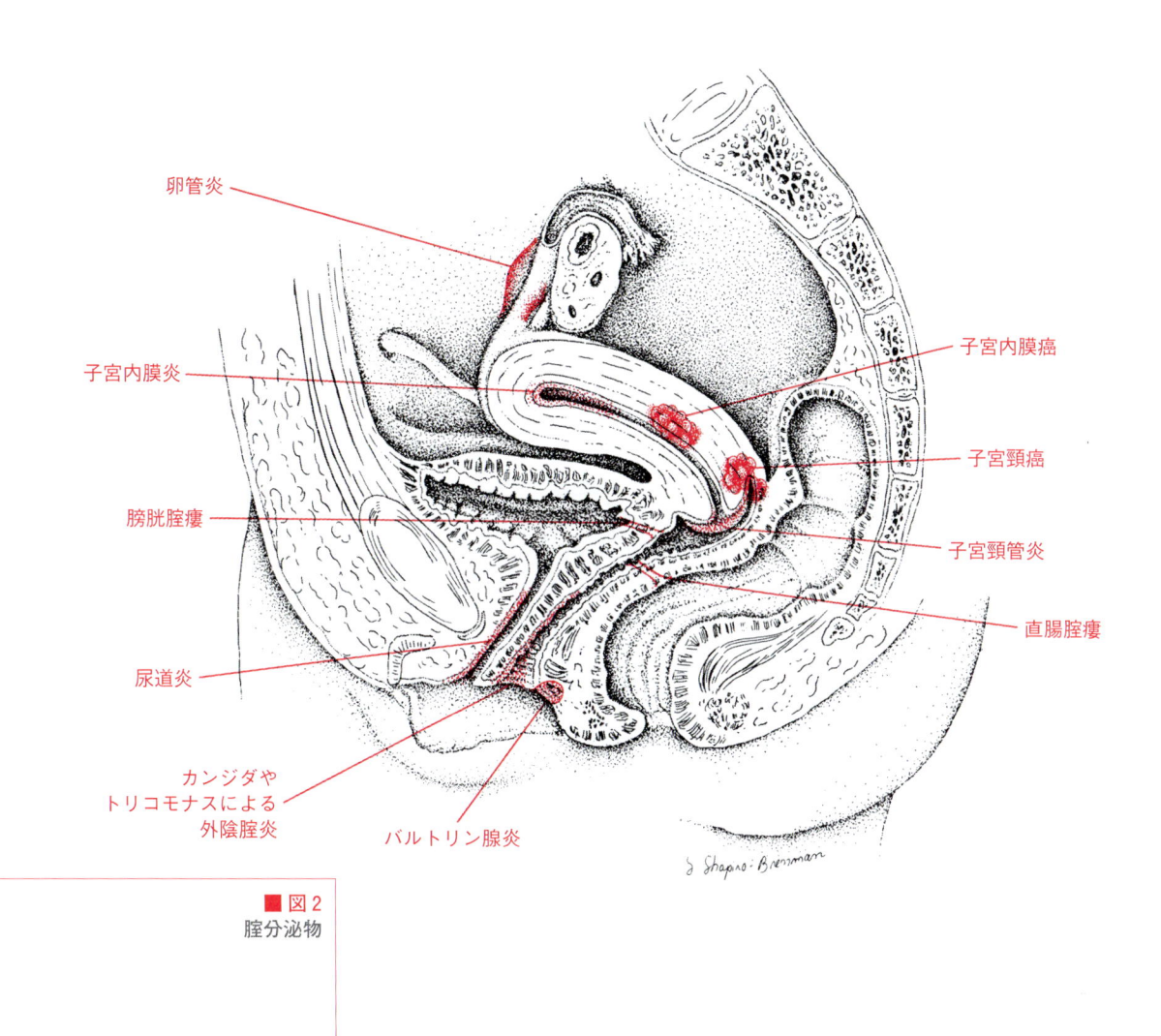

(図中ラベル：卵管炎、子宮内膜炎、膀胱腟瘻、尿道炎、カンジダやトリコモナスによる外陰腟炎、バルトリン腺炎、子宮内膜癌、子宮頸癌、子宮頸管炎、直腸腟瘻)

明らかに生検と円錐切除術の適応となる。もしこの手技が必要と考えたら，婦人科コンサルトが必要となる。しかし，プライマリケア医は表面の焼灼を好むことがある。子宮頸部より上位部位からと考えられる分泌物を認める患者は，専門医へ紹介されることが望ましい。

◎その他の有用な検査【適応】

1. 血算【骨盤内炎症性疾患】
2. 赤沈【骨盤内炎症性疾患】
3. VDRL 試験
4. ツベルクリン反応【骨盤内結核】
5. 直腸培養【淋病】
6. 感染治療後の腟と子宮頸部の細胞診【子宮頸部と子宮内膜の癌】
7. 子宮内膜掻爬術，生検【子宮内膜癌】
8. エコー【骨盤内炎症性疾患】
9. 腹腔鏡【骨盤内炎症性疾患】
10. 全身性抗菌薬投与
11. 単純ヘルペスウイルス(HSV)抗体価【腟炎】
12. Tzanck 試験【性器ヘルペス】
13. 診断的治療【非特異的腟炎】

症例検討　#85

28歳の黒人女性が，慢性腟分泌物と数カ月にわたる下腹部痛を訴えている。彼女は不特定多数との性交渉を認めている。

問1. 腟分泌物の原因を思い出しながら，原因微生物のサイズをもとに考えると，鑑別診断は何か？

内診で，付属器腫瘤に一致した圧痛と，粘液膿性の分泌物を認めた。

問2. あなたの診断は何か？

(解答は付録B参照)

Visible peristalsis
蠕動不穏

蠕動不穏は多くの場合,胃流出路閉塞か腸閉塞の徴候である。さまざまな原因で生じるが,MINTの語呂合わせが覚えやすい。

M　Malformation（奇形）　先天性幽門狭窄や腸回転異常,ヘルニア,腸捻転症。

I　Inflammation（炎症）　胃流出路閉塞をきたす消化性潰瘍やCrohn病,潰瘍性大腸炎,腸閉塞をきたす憩室炎。

N　Neoplasm（腫瘍）　平滑筋腫や胃癌による胃流出路閉

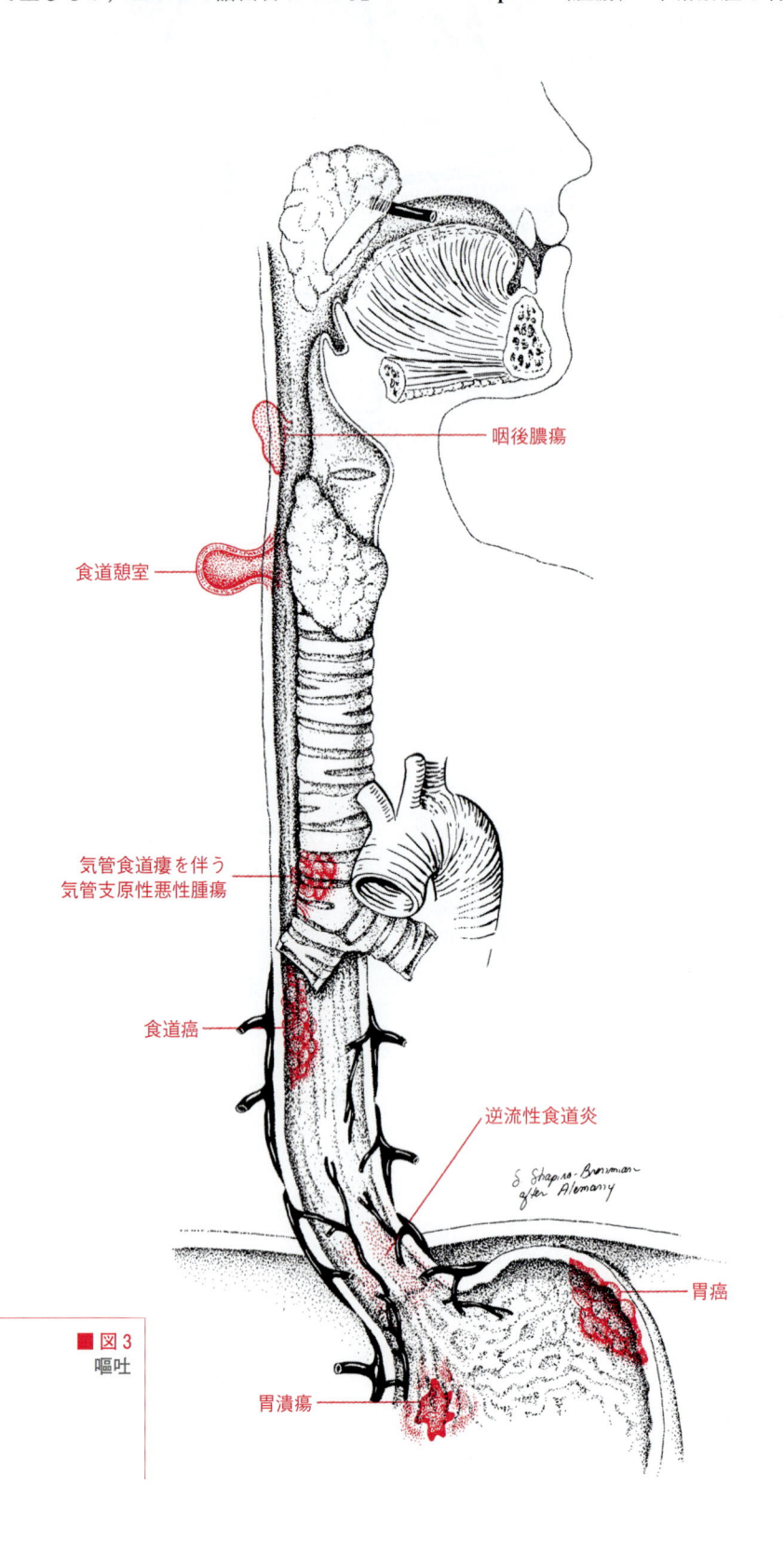

■ 図3
嘔吐

（図中ラベル: 咽後膿瘍, 食道憩室, 気管食道瘻を伴う気管支原性悪性腫瘍, 食道癌, 逆流性食道炎, 胃癌, 胃潰瘍）

塞，大腸/小腸の腫瘍による腸閉塞，膵癌。
T　**Trauma**（外傷）　腹部手術後の癒着による腸閉塞。

◎診断へのアプローチ
　先天性幽門狭窄は，噴出性嘔吐，脱水，小さな右上腹部腫瘤を伴う。上腹部の蠕動運動は下方に向かって，右から左へと動く。小腸閉塞に伴う蠕動も横行性だが，大腸閉塞に伴う蠕動はしばしば垂直方向に動く。診断的検査として，血算，電解質，生化学，腹部単純X線が含まれる。一般外科医が直ちに診察し，通常，診断的開腹となる。

Vomiting
嘔吐

　嘔吐のさまざまな原因について，悪心・嘔吐の項(p.315)で述べている。したがってここでは，非血性嘔吐に関し，いくつかの重要な原因についてだけ述べる。他の「分泌物」と同じように，系統的に解剖を考えることで，非血性嘔吐の鑑別を挙げることができる。

　後咽頭や**喉頭**では，副鼻腔炎による後鼻漏や，狭窄，重症筋無力症，球麻痺が原因で飲み込めなかったものを口側に逆流させることがある。咽後膿瘍からの分泌物である可能性もある。**上部食道**では，異物や憩室狭窄，Plummer-Vinson症候群による食道ウェッブ(食道粘膜の襞)が，食物や粘液，唾液の逆流原因となることがある。**下部食道**では，アルカリによる狭窄，食道炎，噴門部攣縮，癌が，食物や粘液の逆流の原因となる。動脈瘤や心肥大，縦隔腫瘍による外からの圧力や閉塞も，非血性「分泌物」の原因となる。

　胃からの非血性吐物は多くの場合，胃炎や胃潰瘍，幽門閉塞や胃癌によって生じる。幽門部より下位で閉塞した場合や，胃空腸吻合後に潰瘍や閉塞を生じた場合，吐物はしばしば胆汁色をしている。その他，腸閉塞の多くの原因で非血性嘔吐をきたす。胃結腸瘻があると，吐物は便性になることがある。

　外因的な嘔吐の原因としては，片頭痛や内耳炎，緑内障があり，非血性嘔吐に胆汁が混じることもある。もし吐物が血性になったら，Mallory-Weiss症候群の合併について考えなければならない。嘔吐の鑑別方法に関してはp.315に記載してある。

W

Walking difficulty
歩行困難

　患者が歩行困難を訴えてきたら，皮膚，筋肉，動脈，静脈，骨，関節，末梢神経といった，下肢の**解剖**の構成要素を思い浮かべる。さらに一歩進めて，末梢動脈からその起源となる動脈（大腿動脈，大動脈など），末梢神経からその起源となる脊髄，そしてそれに続く小脳や大脳をたどっていく。そうすると，その患者で検索すべき歩行困難の原因を挙げることができる。

1. **皮膚**：皮膚硬結（たこ），感染性潰瘍，足の変形を探す。
2. **筋肉**：筋炎，打撲傷，筋萎縮，筋ジストロフィーをチェックする。筋ジストロフィーでは，下肢を放りだすような歩行（slapping）かつ動揺性歩行であり，骨盤が前方に傾く。
3. **動脈**：足背動脈や脛骨動脈の拍動を確認することで，末梢動脈硬化やBuerger病をしばしばみつけられる。それだけでなく，(Leriche症候群を除外するために）大腿動脈や膝窩動脈を触診することを忘れてはならない。心音を聞くことで，末梢動脈閉塞の原因を特定できることもある。
4. **静脈**：異常に拡張した静脈瘤が明らかでも，深部静脈炎を除外するために，Homans徴候の有無を確認しなければならない。
5. **骨**：骨髄炎，骨肉腫，悪性腫瘍骨転移は，通常は強い疼痛を伴って出現し，患者は極端に歩きたがらなくなる。骨の腫瘍や変形は触診でわかることが多い。
6. **関節**：膝関節の変形性関節症，痛風，関節リウマチをみつけるのは，大して難しくない。下肢のどの関節の疾患でも，引きずり歩行になる。膝以外の関節に疼痛の原因がある場合，X線写真があっても診断は難しい。それでもX線写真は，膝以外の関節疾患やあらゆる関節に影響する疾患の精査の助けになる（p.279参照）。X線写真で，かかとの変形性関節症の骨棘を発見できる。複数個所での滑液包炎も検索しなければならない。小児では，骨端症，股関節脱臼，無腐性壊死といった先天性障害も鑑別に挙げる。
7. **末梢神経**：アルコールや糖尿病による末梢性ニューロパチーは鶏歩の原因になり（中等度から重度の下垂足のため），外傷や鉛ニューロパチーでは明らかな下垂足になる。筋線維束攣縮を伴わない筋萎縮は，Dejerine-Sottas病やCharcot-Marie-Tooth病といった疾患の診断の助けになる。感覚変化（手袋靴下型知覚麻痺や無痛覚）もまた役に立つ。
8. **脊髄**：脊髄疾患では，別のタイプの歩行になる。脊髄癆や悪性貧血といった脊髄後索や後根の病変では，Romberg徴候陽性の開脚失調歩行になるだろう。Friedreich運動失調症のような小脳疾患では，Romberg徴候陰性の開脚千鳥足歩行になるだろう。痙性歩行は，筋萎縮性側索硬化症，多発性硬化症，前脊髄動脈閉塞症のようなびまん性に脊髄病変を示す疾患を考える。痙性失調歩行は，多発性硬化症で典型的にみられる。痙性歩行のその他の原因には，腫瘍，頸椎症，椎間板による脊髄の圧迫がある。また，横断性脊髄炎，骨折などの外傷，血腫，硬膜外膿瘍も原因に挙げられる。腰仙椎脊髄の椎間板ヘルニアの歩行は，常に左もしくは右に傾くか，足を引きずる。足関節や膝関節の腱反射消失，皮膚感覚消失，脊柱起立筋攣縮は，椎間板ヘルニアの診断に役立つ。馬尾腫瘍やポリオでは，頻繁に膀胱症状が出現する。変形性関節症，脊椎関節炎，脊椎すべり症，転移性腫瘍，結核，多発性骨髄腫といったその他の腰仙椎骨疾患も，歩行障害（引きずり歩行）をきたす。
9. **脳への二次連絡路**：脳の錐体路を含む障害では高率に，筋力低下した痙性患肢を床に引きずって歩く，片麻痺歩行になる。前庭障害では，発作の間，失調性のふらつき歩行になる。小脳疾患はすでに述べた。小脳の腫瘍や膿瘍，アルコールやフェニトインナトリウム中毒は，小脳性失調歩行をきたす。多発性硬化症でも同じような歩行になる場合がある。両側の大脳病変である脳動脈硬化症，初老期や老年期の認知症では，ヒステリー性歩行marche a petit pasと表現される小幅歩行になる。脳性麻痺では，はさみ歩行になる。前方突進と後方突進を伴うParkinson症候群の痙性小股歩行は見逃されにくい。

◎診断へのアプローチ

　多くの症例で，臨床像が確定診断の助けとなる。1ブロック程度の距離を歩いた後に歩行困難が出現する場合，その患者は神経原性か血管原性跛行があり，脊柱管狭窄症や末梢動脈硬化症が疑われる。膝関節の腫脹や捻髪音がある場合は関節炎の可能性がある。筋萎縮や筋線維束攣縮では進行性の筋萎縮が考えられ，一方，感覚変化を伴う筋萎縮では末梢性ニューロパチーが考えられる。かすみ目や暗点を伴う痙性失調歩行は，多発性硬化症が考えられる。

　歩行障害の最初の精査は臨床像で決まる。末梢血管障害の可能性があれば，Dopplerエコーと，可能であれば大腿血管造影や大動脈造影が必要になる。深部静脈血栓症が疑われれば，患者の入院と，Dopplerエコー，インピーダンスプ

■ 図1
歩行困難

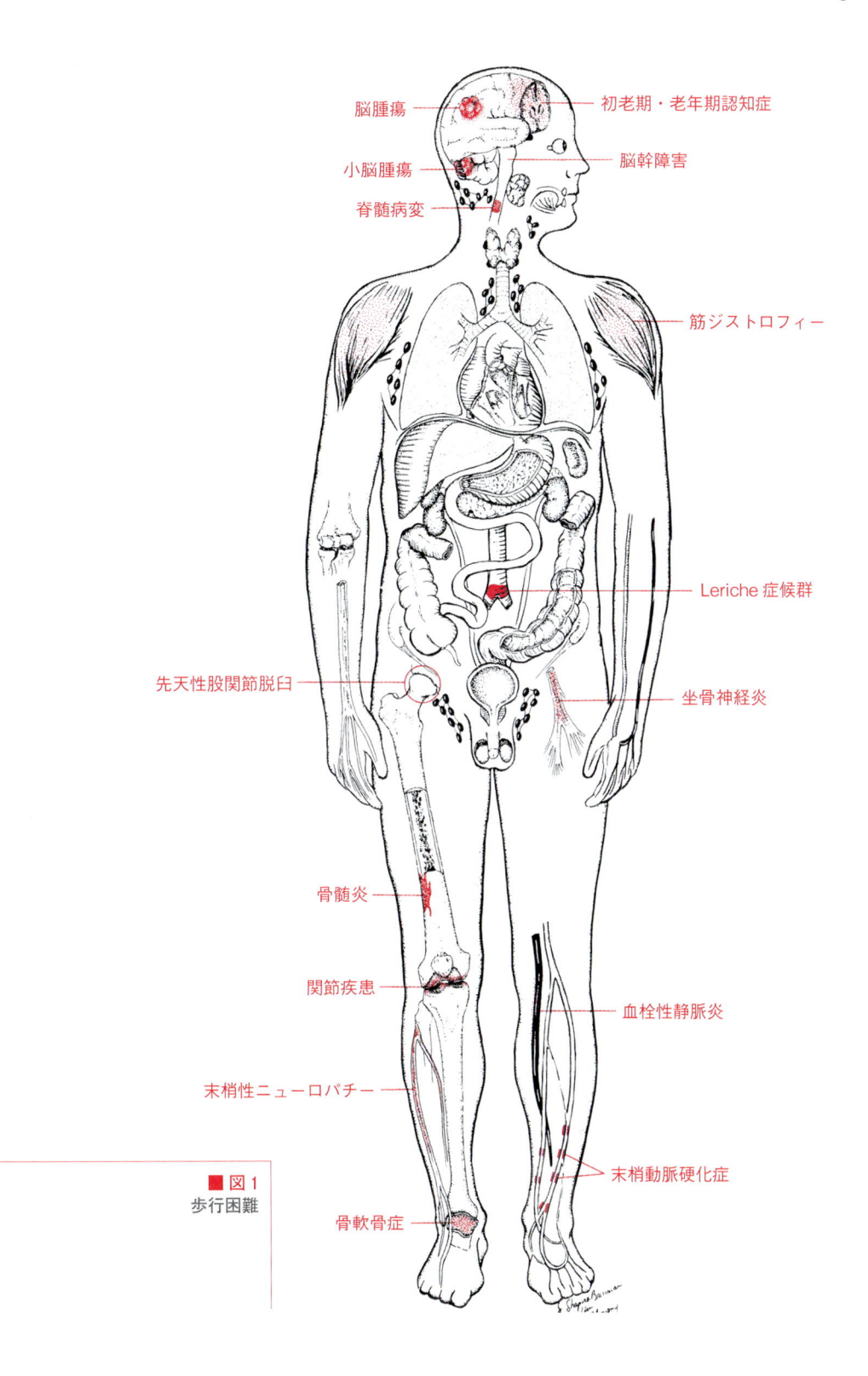

図中ラベル:
- 脳腫瘍
- 初老期・老年期認知症
- 小脳腫瘍
- 脳幹障害
- 脊髄病変
- 筋ジストロフィー
- Leriche症候群
- 先天性股関節脱臼
- 坐骨神経炎
- 骨髄炎
- 関節疾患
- 血栓性静脈炎
- 末梢性ニューロパチー
- 末梢動脈硬化症
- 骨軟骨症

レチスモグラフィー，静脈造影が必要になる．臨床的に神経根症が疑われれば，椎間板ヘルニア除外目的に，腰椎のCTおよびMRIが必要になる．多発性硬化症が疑われれば，臨床症状に対応した部位の脳や脊髄のMRIが必要になる．

◎その他の有用な検査【適応】
1. 血算【悪性貧血】
2. 薬物スクリーニング【薬物中毒】
3. 赤沈【炎症】
4. 血中鉛濃度【鉛ニューロパチー】
5. ブドウ糖負荷試験【糖尿病性ニューロパチー】
6. 抗核抗体【膠原病】
7. 生化学【肝硬変，筋疾患】
8. Schilling試験（ビタミンB_{12}吸収試験）【悪性貧血】

■図2
歩行困難

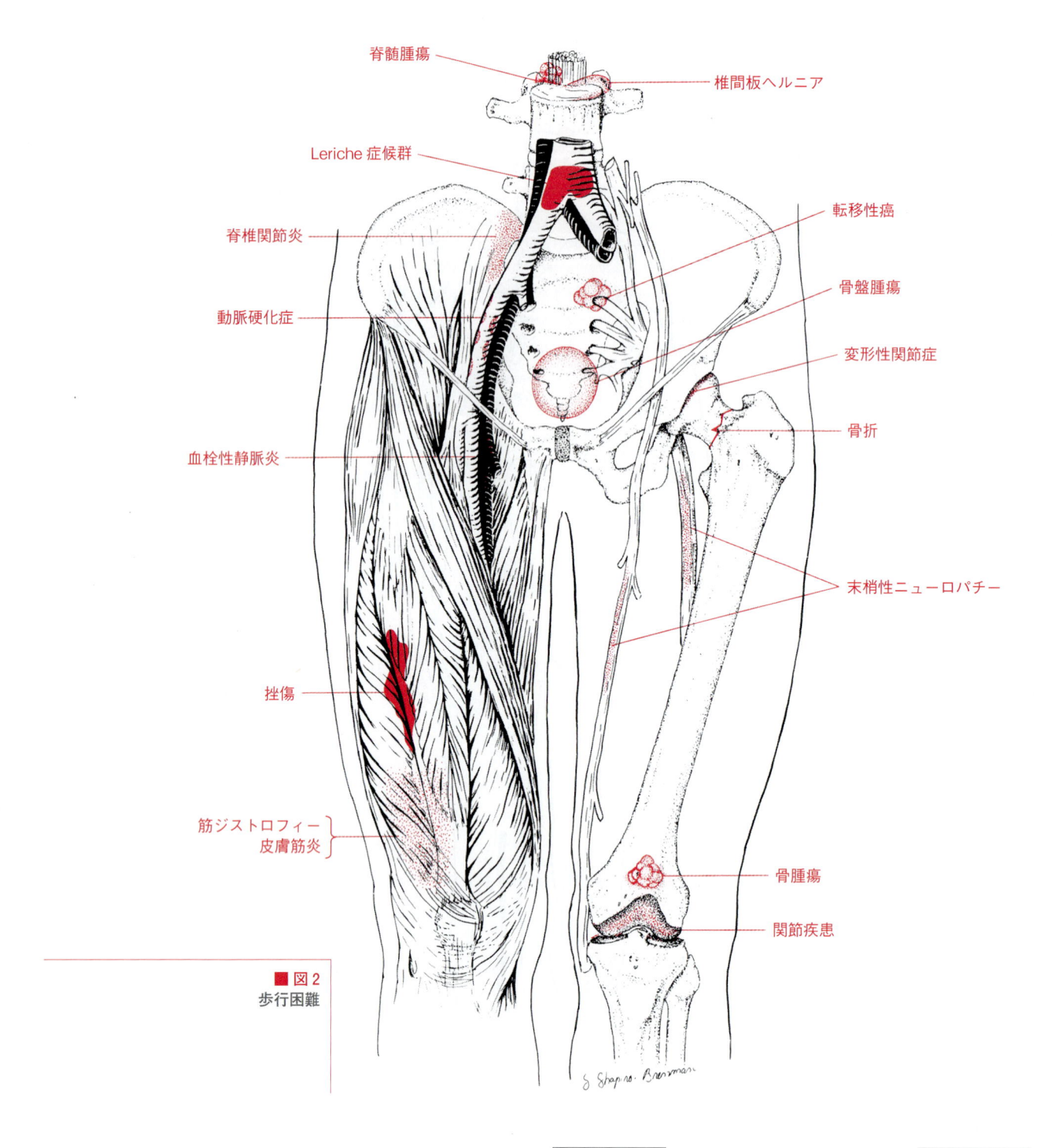

9. 筋電図【筋ジストロフィー，末梢性ニューロパチー】
10. 脊椎穿刺【腫瘍，多発性硬化症，神経梅毒】
11. 尿中ポルフォビリノーゲン【ポルフィリン症】
12. 関節X線【関節炎】
13. 骨シンチグラフィ【骨髄炎，腫瘍】
14. 神経内科コンサルト
15. 整形外科コンサルト

Weakness and fatigue, generalized
筋力低下と疲労（全身性の）

　全身の筋力低下の原因を調べるには，**解剖学**と**生化学**の知識が必要になる。傷害されていない健康な筋肉，末梢神経，上位下位運動神経路，機能的神経筋接合部から，筋力は決定される。そのため，**筋疾患**（表60の病因分類によって分析），**神経筋接合部疾患**（重症筋無力症，Eaton-Lambert症候群），**末梢性ニューロパチー**（表60），**前角疾患**（ポリオ，鉛中

毒，脊髄性筋萎縮），多発性硬化症のような**錐体路全体に広がる疾患**で，全身の筋力低下が起こりうる。Parkinson病では，振戦と痙縮によって筋肉が疲労する。

しかし，上記は原因の半分にすぎない。適量の糖の摂取と吸収，そして適切な組織への糖の取り込み（インスリンの働き）がなければ，筋力は保てない。前者の代表例が低栄養や吸収不良症候群であり，後者では糖尿病，先端巨大症，Cushing症候群，インスリノーマがよい例である。筋肉には，適切な酸素供給も必要になる。さまざまな原因による慢性肺疾患（p.114参照），うっ血性心不全（CHF），慢性貧血は，酸素供給量を低下させて筋力低下を引き起こす。筋線維を取り囲む無機物の適切な供給も必要である。ナトリウム，カリウム，カルシウムのバランスが最も重要になる。そのため，低ナトリウム血症（CHF，利尿薬），高もしくは低カリウム血症（Addison病，利尿薬，アルドステロン腫瘍），高もしくは低カルシウム血症（副甲状腺機能亢進症，悪性腫瘍骨転移，副甲状腺機能低下症）を生じるあらゆる状態で，筋力低下が起こる。ビタミンB欠乏が，疲労と神経障害を起

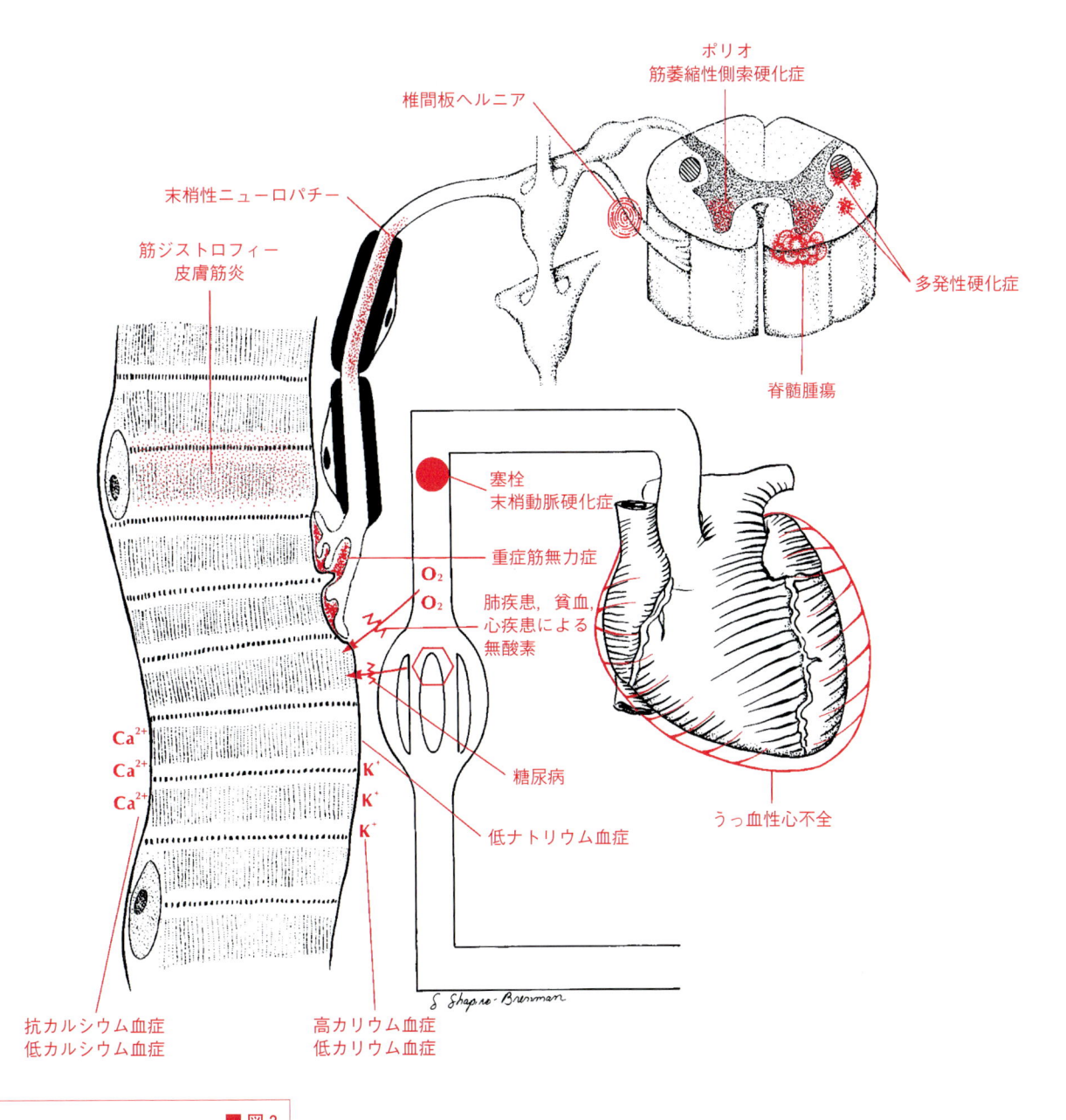

■ 図3
筋力低下と疲労（全身性の）

表60 筋力低下と疲労（全身性の）

	V Vascular （血管）	I Inflammatory （炎症）	N Neoplasm （腫瘍）	D Degenerative （変性）	I Intoxication （中毒）	C Congenital （先天性）	A Allergic（アレルギー性） Autoimmune（自己免疫性）	T Trauma （外傷）	E Endocrine （内分泌）
筋肉	うっ血性心不全	流行性筋肉痛		栄養不良	利尿薬	McArdle 症候群	皮膚筋炎	多発挫傷	糖尿病 先端巨大症 Cushing 病 インスリノーマ Addison 病 甲状腺機能亢進症
神経筋接合部			Eaton-Lambert 症候群		コリン作動薬	家族性周期性四肢麻痺	重症筋無力症		
末梢神経			転移性癌	ベラグラ 脚気	鉛 ヒ素 アルコール ボルフィリン症	肥厚性多発性神経炎 Charcot-Marie-Tooth 病	結節性動脈周囲炎		糖尿病ニューロパチー 甲状腺機能低下症
脊髄	前脊髄動脈閉塞	ポリオ 硬膜外膿瘍	脊髄腫瘍	進行性筋萎縮			多発性硬化症		
脳	頸動脈および脳底動脈の循環不全，閉塞	脳炎 髄膜炎	脳腫瘍（原発性，転移性）	Parkinson 病 筋萎縮性側索硬化症 老年認知症	マンガン中毒 精神安定薬	Wilson 病	全身性エリテマトーデス 多発性硬化症	脳振盪 脳振盪後症候群	下垂体機能低下症

Weakness and fatigue, generalized｜筋力低下と疲労（全身性の）　443

■図4
筋力低下と疲労（全身性の）

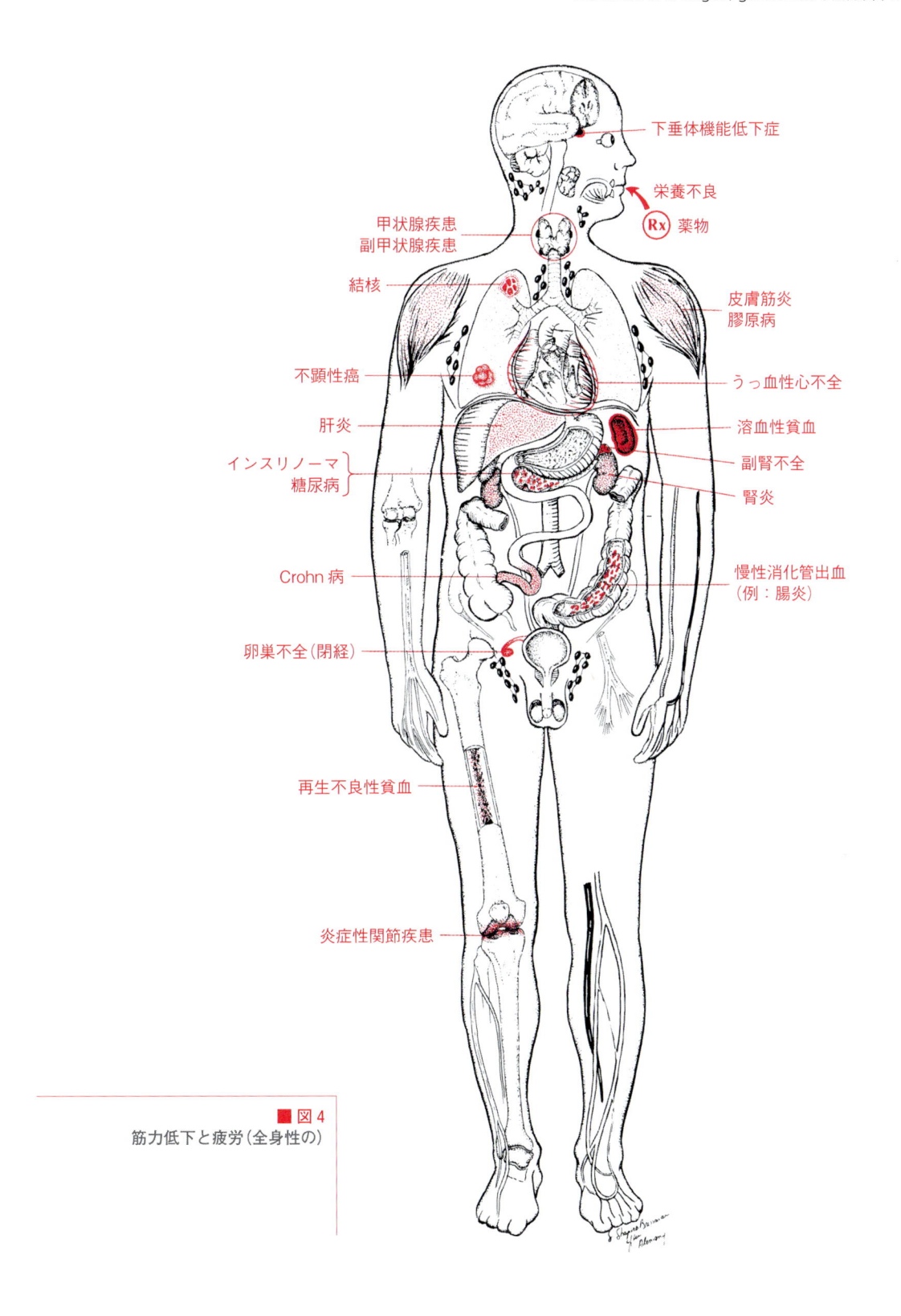

こすことはよく知られている。最近の研究では，ビタミンD欠乏も疲労の原因になる。

間欠的な低血糖や代謝障害を伴う肝疾患でも，筋力低下が認められる。尿毒症では，代謝障害だけでなく，ナトリウム，カリウム，カルシウム，マグネシウムといった電解質触媒の変化でも筋力低下をきたす。代謝が亢進している状態で は，重要臓器の需要に見合う栄養素が供給されない場合，必要な蛋白を供給するために筋破壊が起こる。そのため，甲状腺機能亢進症，慢性炎症，熱性疾患，びまん性の腫瘍性疾患でも，筋力低下が一般的な症状となる。

筋力低下を鑑別する場合は，うつ病や慢性不安障害といった心因性の原因についても考慮しなければならない。最後

に，喫煙や，カフェイン，毒素，さまざまな医薬品(例えばアスピリン)の慢性的な摂取も，もちろん心因性障害に関連し，筋力低下の鑑別へ加えなければならない。

◎診断へのアプローチ

全身の筋力低下や疲労に伴うその他の症状や徴候との関連が，診断をつけるのに非常に重要になる。全身のリンパ節腫脹と疲労は，伝染性単核球症，リンパ腫，結核，後天性免疫不全症候群(AIDS)のような他の慢性感染症を考える。多尿と多飲を伴った筋力低下，体重減少，多食は，甲状腺機能亢進症か糖尿病を考える。明らかな体重減少のない，多尿を伴った全身の筋力低下は，副甲状腺機能亢進症が考えられる。顔面蒼白を伴った筋力低下は，ある種の貧血を考える。多尿や多食を伴わない筋力低下と体重減少は，悪性腫瘍や吸収不良症候群を考える。その他の明らかな神経徴候や神経症状を伴った筋力低下は，筋ジストロフィー，筋萎縮性側索硬化症，多発性硬化症を思い起こす。薬物やアルコール使用歴のある筋力低下は，薬物やアルコールの乱用を調べる。カフェインも，特に大量の場合では，明らかな筋力低下や慢性疲労を引き起こす。

筋力低下と疲労のはじめの精査では，まず血算，赤沈，薬物スクリーニング，生化学，甲状腺機能検査，抗核抗体，胸部X線，心エコーを行う。筋ジストロフィーや皮膚筋炎を疑えば，尿検査でクレアチニン，クレアチン，ミオグロビンを調べる。最終的には筋生検が必要となるだろう。重症筋無力症が疑われた場合，血清アセチルコリン受容体抗体を調べる。Addison病が疑われた場合，ACTH刺激前後の血清コルチゾールを測定する。24時間尿中のアルドステロン値は，原発性アルドステロン症の除外に用いる。血清副甲状腺ホルモン(PTH)は，副甲状腺機能亢進症の除外に用いる。

高価な感染症検査をオーダーする場合は，検査前に感染症専門家にコンサルトするほうが賢明だろう。同様に，悪性腫瘍を調べるための高価な検査をオーダーする前に，癌専門医にコンサルトするほうがよいだろう。

すべての検査が陰性だった場合，多くの臨床家は慢性疲労症候群と診断する傾向がみられる。これが本当に疾患なのかどうかは疑問が残る。

◎その他の有用な検査【適応】

1. 血清中の黄体形成ホルモン(LH)，卵胞刺激ホルモン(FSH)，成長ホルモン【下垂体機能低下症】
2. 熱性凝集素【感染症】
3. ブルセリン抗体価【ブルセラ症】
4. モノスポット試験【伝染性単核球症】
5. 複数セットの血液培養【敗血症，亜急性細菌性心内膜炎】
6. ツベルクリン反応【結核】
7. ヒト免疫不全ウイルス(HIV)抗体価【AIDS】
8. D-キシロース吸収試験【吸収不良症候群】
9. 骨シンチ【転移性悪性腫瘍】
10. 腹部CT【悪性腫瘍】
11. 長管骨と頭蓋骨のX線【転移癌】
12. 尿中ポルフォビリノーゲン【ポルフィリン症】
13. 睡眠ポリグラム【睡眠時無呼吸】
14. 神経科コンサルト
15. 内分泌科コンサルト
16. 精神科コンサルト
17. 筋炎特異的抗体【多発性筋炎】
18. 25-ジヒドロキシビタミンD$_3$*
19. 尿薬物スクリーニング

症例検討　# 86

62歳の黒人男性が，全身の筋力低下と疲労，慢性咳嗽を訴えている。彼は数年間，1日2箱の喫煙をしていた。

問 1. 解剖学と生化学から考えると，この男性の問題の原因として何が挙げられるか？

身体診察上，右下肺野全体に歯擦音といびき音を聴取し，胸部X線で右下肺野に腫瘤影を認めた。テンシロン試験は弱陽性であった。

問 2. あなたの診断は何か？

(解答は付録B参照)

Weakness or paralysis of one or more extremities
筋力低下・麻痺(1肢以上の)

全身性の筋力低下や疲労(p.440参照)と違って，この症状はほぼ必ず神経系の異常が原因になる。したがって，**神経解剖学**を活用した包括的な原因リストが作成できる。筋力低下や麻痺は，筋肉，神経筋接合部，末梢神経，神経根，前角細胞，脊髄・脳幹・大脳を含む錐体路の疾患で起こる。**表61**では，さまざまな原因の語呂合わせ**VINDICATE**を横軸に，解剖学的要素を縦軸に整理した。重要な点は以下に示す。

1. **筋肉**：筋ジストロフィー，リウマチ性多発筋痛症，皮膚筋炎を考慮する。
2. **神経筋接合部**：ここでは，原発性もしくは症候性重症筋無力症が思い起こされる。塩化スキサメトニウム，アミノグリコシド，コリン作動薬，鎮痙薬の毒作用も挙げられる。重症筋無力症は，甲状腺中毒症，ループス，関節リウマチとも関連する。
3. **神経**：ここでは，多くの末梢性ニューロパチーの原因が挙げられる。最も重要な疾患として，糖尿病性ニューロ

---

* Doud JE, et al. *The Vitamin D Cure*. Hoboken, NJ: Jhon Wiley and Sons, Inc. 2008.

表61 筋力低下・麻痺（1肢以上の）

	V Vascular（血管）	I Inflammatory（炎症）	N Neoplasm（腫瘍）	D Degenerative（変性）	I Intoxication（中毒）	C Congenital（先天性）	A Allergic（アレルギー性）Autoimmune（自己免疫性）	T Trauma（外傷）	E Endocrine（内分泌）
筋肉	末梢血管疾患	旋毛虫症	横紋筋肉腫 悪性疾患による消耗	筋ジストロフィー		筋ジストロフィー 家族性周期性四肢麻痺	皮膚筋炎	挫傷	甲状腺機能低下性ミオパチー
神経筋接合部			Eaton-Lambert症候群 胸腺腫		コリン作動性鎮痙薬 アミノグリコシド		重症筋無力症		
神経	Buerger病 虚血性単ニューロパチー Leriche症候群	ジフテリア 伝染性単核球症 Hansen病 レプトスピラ症	神経腫 神経線維腫 転移性悪性腫瘍		鉛およびアルコールニューロパチー フラダンチンなどの薬物	Charcot-Marie-Tooth病（腓骨筋萎縮） 肥厚性神経炎 ポルフィリン症	結節性動脈周囲炎 血栓性血小板減少性紫斑病	裂腸手術 手根管症候群	糖尿病性ニューロパチー
脊髄	前脊髄動脈閉塞 大動脈瘤	硬膜外膿瘍 横断性脊髄炎 梅毒	原発性および転移性脊髄腫瘍 骨髄腫	脊髄空洞症 筋萎縮性側索硬化症	脊椎麻酔 放射線	Friedreich運動失調症	多発性硬化症	硬膜外血腫 骨折 椎間板破裂 減圧病	
脳幹	脳底動脈閉塞 動脈瘤	梅毒 結核 ウイルス性脳炎 くも膜炎	原発性および転移性腫瘍	延髄空洞症 筋萎縮性側索硬化症		扁平頭蓋底	多発性硬化症 全身性エリテマトーデス		
脳	塞栓 血栓 出血 動脈瘤 房室結合異常	梅毒 脳炎 脳膿瘍 静脈洞血栓 結核	原発性および転移性腫瘍	老年期・初老期認知症	臭素中毒 鉛中毒 アルコール依存症	Schilder病 脳性麻痺 リポイド症	多発性硬化症 全身性エリテマトーデス	脳振盪 硬膜外血腫 硬膜下血腫 脳出血	

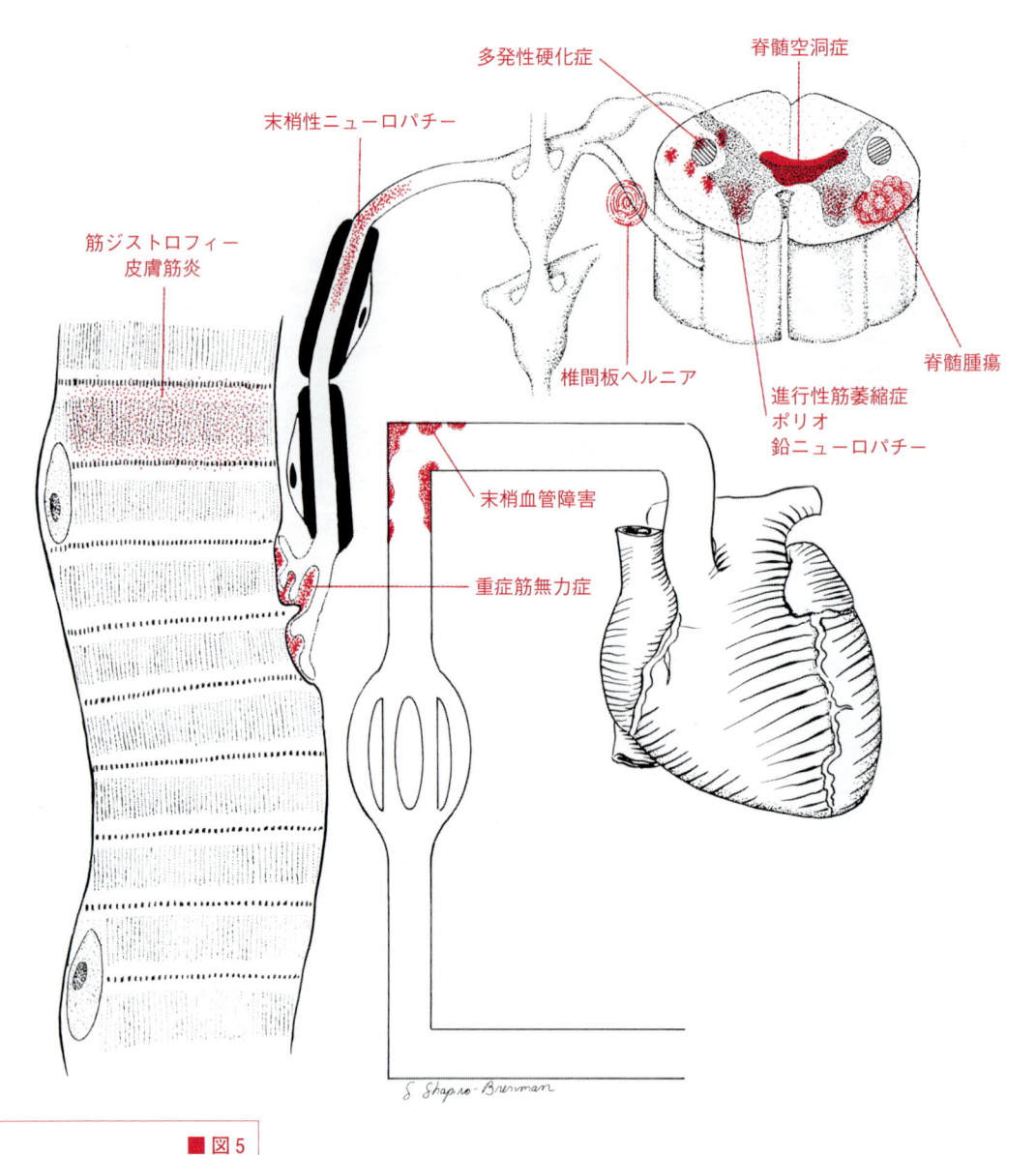

■ 図5
筋力低下・麻痺（1肢以上の）

パチー，アルコール性および栄養性ニューロパチー，Guillain-Barré症候群，Buerger病，結節性動脈周囲炎，ポルフィリン症，腓骨筋萎縮症(Charcot-Marie-Tooth病)，鈍的外傷や手術による裂傷・挫傷がある。

4. **神経根あるいは前角**：ポリオ，ポリオ後症候群(初感染から15〜30年後に発症)，鉛ニューロパチー，進行性筋萎縮症は，特に前角と神経根が障害される数少ない疾患である。神経根は，椎間板ヘルニア，骨折，結核，脊髄への転移性癌によっても圧迫される。脊索が同時に圧迫されることもある。頸椎症や脊椎すべり症もまた，神経根を圧迫する。

5. **脊髄**：先天性異常(脊髄空洞症，動静脈奇形，Friedreich運動失調症など)，**炎症性疾患**(梅毒，脊椎結核，横断性脊髄炎など)，**腫瘍**(原発性もしくは転移性の両方)，**外傷**(骨折，椎間板ヘルニア，血腫など)で，錐体路が障害される。語呂合わせ**MINT**を使うと，これらの病変は覚えやすい。しかし，この語呂合わせだけでは，頸椎症，筋萎縮性側索硬化症，脊髄空洞症，悪性貧血，多発性硬化症を忘れてしまうだろう。

6. **脳幹**：脳幹膠腫と多発性硬化症は錐体路障害の重要な原因だが，発症数としては，脳底動脈とその分枝の閉塞が大きく上回る。

7. **大脳**：腫瘍，脳膿瘍，硬膜下血腫，大きな動脈瘤のような，空間を占拠する病変は，局所の単麻痺，片麻痺，対

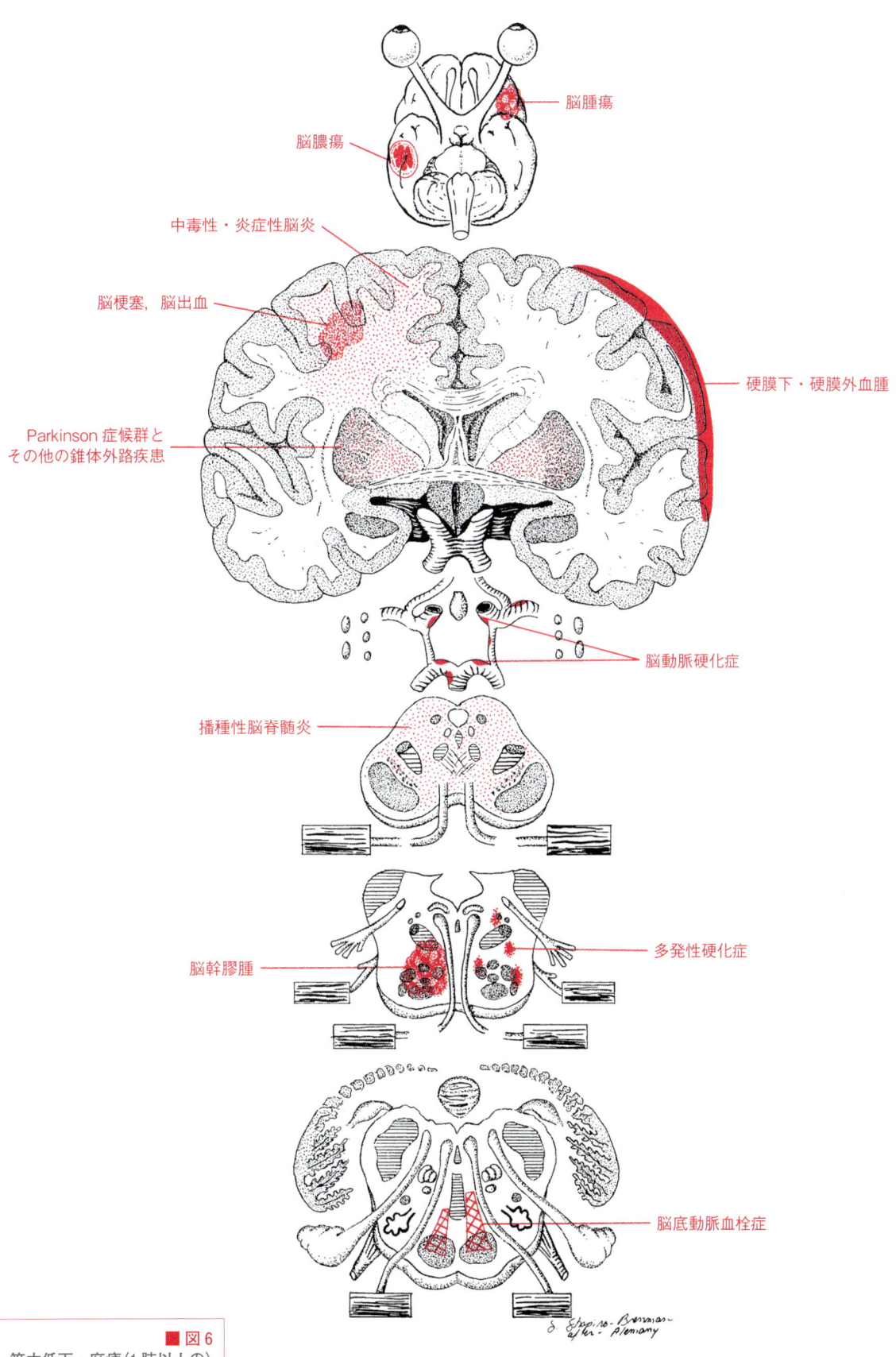

Weakness or paralysis of one or more extremities | 筋力低下・麻痺（1肢以上の） 447

■ 図6
筋力低下・麻痺（1肢以上の）

麻痺(傍矢状髄膜腫)を引き起こす．しかしながら，局所の麻痺は，脳動脈の閉塞や出血によるもののほうが頻度が高い．中毒性や炎症性の脳炎，初老期認知症，リポイド沈着症，びまん性硬化症は，広範囲な麻痺の原因となる．多発性硬化症，全身性エリテマトーデスは，大脳脚を障害することもある．ダニ麻痺症は，中枢神経系に影響を及ぼし，協調運動障害，眼振，弛緩麻痺が認められる．

◎診断へのアプローチ

　筋力低下の原因部位は，症状と徴候から診断される．筋線維束攣縮では神経根や前角細胞の関与が考えられ，感覚変化は末梢神経や脊髄の関与が考えられる．下肢の痙性麻痺と，上肢の弛緩麻痺および萎縮性筋力低下の組み合わせは，頸髄の関与が考えられる．対麻痺や四肢麻痺を伴った脳神経の障害は，脳幹病変を考える．

　精査は，原因があると疑われる部位に応じて行う．筋肉の障害が疑われれば，筋電図や生検が適応となる．神経筋接合部が疑われれば，テンシロン試験を行う．末梢神経病変では，ブドウ糖負荷試験，血中鉛濃度，尿中ポルフォビリノーゲン，筋電図，神経伝導速度検査，場合によって筋生検といった，より広範囲な検査を行う．脊髄病変の場合は，脊椎X線，CTやMRI，脊髄造影，椎間板造影，髄液検査が必要となる．脳幹や大脳病変では，髄液検査や脳血管造影を考慮する前に，頭蓋骨X線，MRI，CTがよいスクリーニングになる．

◎その他の有用な検査【適応】

1. 血算【神経所見を併発した悪性貧血】
2. 生化学【筋疾患，神経症状を伴った肝疾患や腎疾患】
3. 抗核抗体【ニューロパチーやミオパチーを併発した膠原病】
4. アセチルコリン受容体抗体価【重症筋無力症】
5. 尿中クレアチン，クレアチニン値【筋ジストロフィー】
6. 髄液検査【Guillain-Barré症候群，多発性硬化症】

Weight loss
体重減少

　表62に示したように，体重減少の診断的分析には**生理学**をあてはめるとうまくいく．食物や酸素を適切かつ定期的に身体にとり入れ(摂取)，適切に吸収して細胞へ循環させ，適切に利用しなければならない．また，老廃物は，体重を維持するように排泄されなければならない．食物の貯蔵は，定期的に食物を摂取できないときに体重を維持するのに必要になる．さらに，糖質，蛋白質，電解質，水分は，体重を維持するために最小限だけ排泄される．起こりうる変化に対する生理学的機能をみていこう．

　食物摂取の低下は，嘔吐，上部消化管閉塞(例えば，幽門癌)，食道閉塞(噴門痙攣，食道癌)と関連するあらゆる疾患で起こる．飢餓は現在でも珍しくなく，特に年金のみで生活している高齢者で見受けられる．うつ病，神経性食欲不振症，その他精神障害では，摂取低下による体重減少を起こす．脳動脈硬化症といった中枢神経疾患では，食欲が減退し，咀嚼や嚥下が低下する．慢性アルコール依存症は，食事を摂取しない．壊血病やペラグラのように，単一ビタミンの欠乏で体重減少が起こりうる．

　酸素摂取の低下は，喘息，肺気腫，その他呼吸器疾患，低換気をきたす中枢神経疾患(ポリオ)で起こる．

　食物や電解質の吸収低下は，吸収不良症候群，膵炎，腸管寄生虫，盲係蹄症候群でよくみられる．Crohn病や条虫症は，ビタミンの吸収を減少させる．**循環酸素の低下**は，うっ血性心不全での消耗のおもな原因であるが，肝うっ血や老廃物排泄低下も一因だろう．さまざまな要因による重症貧血では，いや応なく組織への酸素運搬ができなくなる．

　さまざまな原因による肝硬変での体重減少は，必要なときに利用するための**脂質と糖質の貯蔵**が障害されることによって起こり，蛋白質を糖に変換する能力とその逆もまた障害される．糖原病や脂質貯蔵病では，糖や脂質が肝臓に取り込まれるだけの一方通行となることが，体重減少のおもな原因になる．おそらく，現在の体重減少の一般的な原因は，甲状腺機能亢進症や悪性腫瘍による**食物利用の増加**であるが，発熱や何らかの炎症状態(関節リウマチ)による代謝亢進状態もよくみられる．AIDSでの日和見感染に伴う代謝亢進も忘れてはならない．

　神経疾患や筋疾患は体力を消耗させ，さらに**糖利用の低下**を引き起こす．糖尿病やその他の内分泌疾患による**糖の利用障害**は，体重減少の重要な原因になる．さまざまな毒素や電解質異常は，酸素の取り込みを障害(シアン中毒など)し，体重減少を引き起こす．**排泄障害**も体重減少のよくある原因なので，尿毒症，肺気腫，黄疸を調べなければならない．

　最後に，代謝産物の排泄増加に分類されるアルブミン尿や糖尿と関連するすでに述べた多くの疾患も，体重減少と関連する．多くのアミノ酸尿や尿崩症も，この関連で覚えておかなければならない．

◎診断へのアプローチ

　体重減少が単独の症状としてみられることは滅多にない．単独の症状なら，考えられるのは，うつ病，過食症，神経性食欲不振症といった精神疾患である．体重減少は，他の症状との関連から診断されることが多い．例えば，食欲旺盛，多尿，多飲を伴う体重減少は，甲状腺機能亢進症か糖尿病を示す．衰弱，多飲を伴い，食欲亢進がない体重減少は，尿崩症を示す．体重減少，衰弱，食欲減退は，悪性腫瘍，慢性感染症，内分泌疾患の可能性を考える．明確な局所もしくは全身

表62 体重減少

摂取量低下	生理学的分析					生理学的分析		
	吸収低下	循環量低下	貯蔵障害	利用増加	利用障害	排泄減少	排泄増加
酸素							
喘息 肺気腫 中枢神経性低換気	サルコイドーシス その他の要因による肺線維症	さまざまな要因による貧血 うっ血性心不全			シアン化合物中毒やその他の外因性毒素 電解質異常	慢性閉塞性肺疾患	
飲食物							
さまざまな要因による嘔吐 クワシオルコル 癌による食道閉塞，胃噴門痙攣 神経性食欲不振症 脳動脈硬化症・脳変性 慢性アルコール依存症	スプルー 非熱帯性スプルー 腸寄生虫症 強皮症 盲係蹄症候群 膵炎		肝硬変 糖尿病 下垂体機能低下症	甲状腺機能亢進症 感染や悪性腫瘍による発熱 悪性腫瘍や慢性感染症（結核など）による代謝亢進 関節リウマチによる慢性炎症	利用減少 さまざまな筋および中枢神経疾患	黄疸	アミノ酸尿症／腎性糖尿 さまざまな要因による低カルシウム血症 低カリウム血症 尿崩症 アルブミン尿
ビタミン							
壊血病 ペラグラ アルコール依存症	広節裂頭条虫 Crohn病 胃萎縮 悪性貧血 スプルー						

■ 図7
体重減少

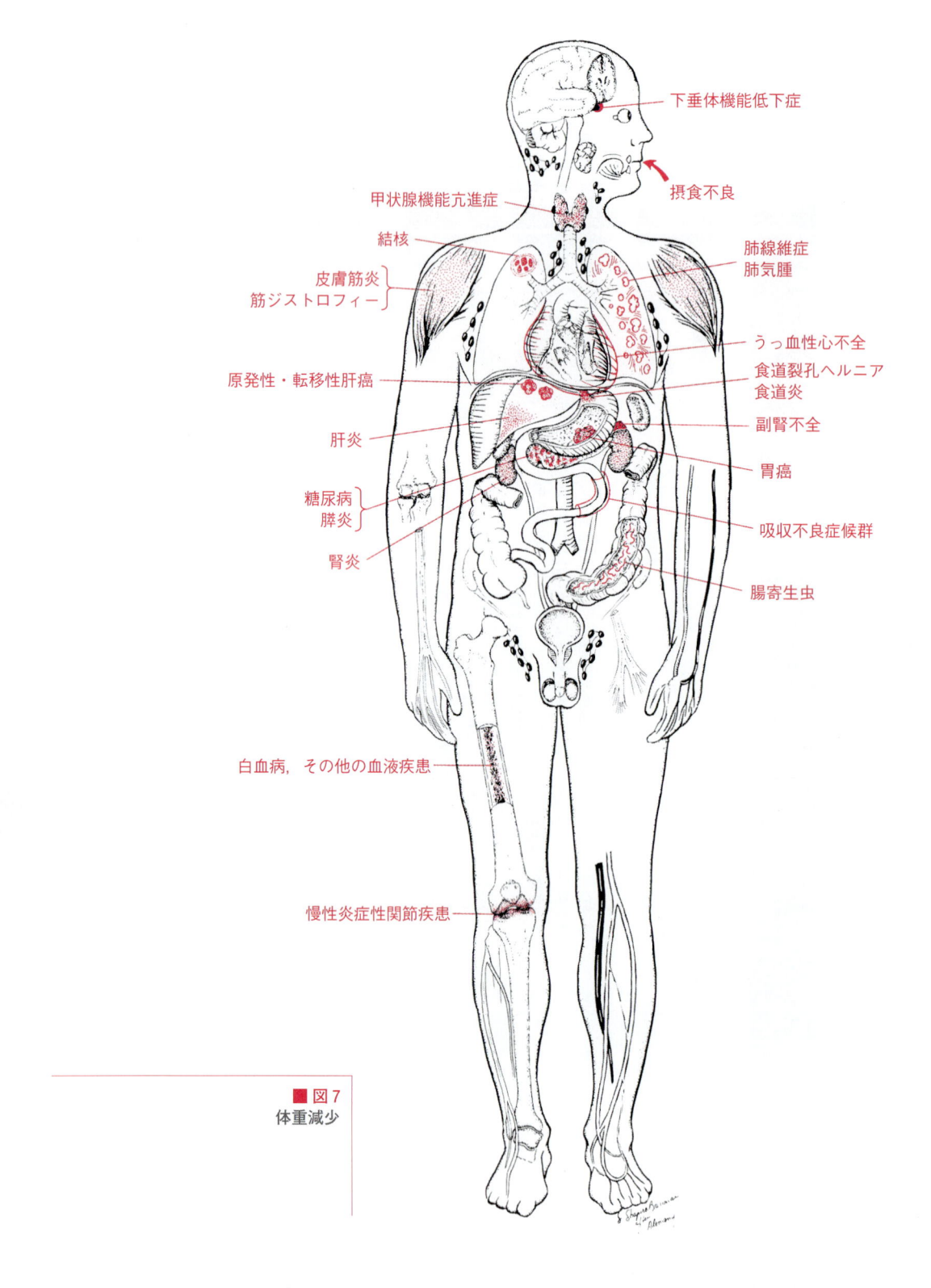

のリンパ節腫脹を伴った体重減少は，慢性白血病，リンパ腫，サルコイドーシス，慢性感染症の経過を考える．皮膚の色素沈着を伴った体重減少は，Addison病やヘモクロマトーシスを考える．皮膚や粘膜が明らかに蒼白な体重減少は，貧血，吸収不良症候群，悪性腫瘍の診断を考える．黄疸を伴う体重減少は，アルコール性肝硬変，慢性肝炎，肝の原発性もしくは転移性腫瘍，胆汁性肝硬変を考える．高リスクな性行動の背景をもつ人の体重減少では，AIDSを考える．
体重減少の初回精査では，血算，赤沈，生化学，甲状腺機能，尿検査，便潜血，胸部X線，腹部単純X線を行う．これらの結果が正常ならば，腹部エコー検査を考慮する．発熱があれば，発熱原因の精査を行う(p.178)．その他の検査を，疑われる疾患にあわせて追加する．たくさんの検査をオーダーする前に，精神科にコンサルトし，心因性の原因が

ないかを確認したほうが賢明だろう。栄養サプリメント(3,000～4,000カロリー/日)の投与で体重減少がおさまれば、うつ病が最も原因として考えられる。

◎その他の有用な検査【適応】
1. ツベルクリン反応【結核】
2. ブドウ糖負荷試験【糖尿病】
3. 血清アミラーゼ、リパーゼ値【慢性膵炎、膵腫瘍】
4. 薬物スクリーニング【薬物中毒】
5. HIV抗体価【AIDS】
6. 便中脂肪、トリプシン【吸収不良症候群】
7. 便中虫卵、寄生虫【寄生虫感染症】
8. D-キシロース吸収試験【吸収不良症候群】
9. 尿中5-ヒドロキシインドール酢酸(5-HIAA)【カルチノイド症候群、吸収不良症候群】
10. 骨シンチ【転移性悪性腫瘍】
11. 腹部CT【悪性腫瘍、膿瘍】
12. リンパ管造影【Hodgkinリンパ腫、転移性悪性腫瘍】
13. 脳CT【下垂体腫瘍】
14. リンパ節生検【リンパ腫、悪性腫瘍】
15. 血清抗利尿ホルモン(ADH)値【尿崩症】
16. 血清コルチゾール値【Addison病、下垂体機能低下症】
17. 血清成長ホルモン、黄体形成ホルモン(LH)、卵胞刺激ホルモン(FSH)【Simmonds病】
18. HIV抗体価、CD4細胞数【AIDS】
19. 胃内視鏡、大腸内視鏡【胃腸(GI)悪性腫瘍】

症例検討 #87
26歳の女性。ロックバンドの歌手。昨年1年間で32ポンド(約14.5kg)体重が減少したと訴えている。脱力、多尿、多飲、下痢なし。身体診察上、結膜蒼白を認め、その他明らかな異常所見なし。

問1. 生理学と生化学から考えると、鑑別診断は何か?
便中の脂質、虫卵、寄生虫、潜血検査は問題なかった。消化管検査やバリウム注腸は正常だった。血液検査で小球性低色素性貧血を認めた。
問2. あなたの診断は何か?

(解答は付録B参照)

Wheezing
喘鳴

喘鳴の原因は、喉頭から肺胞までの気道に沿って考える。
喉頭：喉頭炎は吸気時に気道を閉塞し、喘鳴を生じる。これが典型的な呼吸器喘鳴であり、特に喉頭蓋炎でみられる。
気管：気管気管支炎や異物を考える。
気管支：気管支炎、細気管支炎、気管支喘息を考える。肺気腫、塵肺、サイロ病、気管支原性癌も鑑別に挙げる必要がある。遺伝性血管性浮腫も喘鳴がみられる。
肺胞：心臓性喘息と関連する肺水腫を示す。

◎診断へのアプローチ
血算、胸部X線、痰塗抹、痰培養は、喘鳴の原因として感染症を診断するのに役立つ。気管支喘息は、痰中の好酸球や肺機能検査で診断される。(心不全による)心臓性喘息は、静脈圧、循環時間、脳性ナトリウム利尿ペプチド(BNP)、心電図(EKG)、心エコーによって診断される。気管支鏡は、異物が疑われた場合に必要となる。遺伝性血管性浮腫は、C1エステラーゼ阻害因子欠損によって診断される。

Section 3

他の疾患と間違えやすい病気

　筆者はいままで何度も，経験豊かな臨床家がよくある疾患を診断して治療してみたものの予想に反して効果があがらないことや，診断が違っていたことをみてきた。今回の改訂でこのSection 3を加えたのは，診断がみかけによらないことがあることを経験の浅い臨床家に伝えるためである。よくある疾患を治療する際には，ある程度自分の診断に疑問をもっていたほうがよい。見逃している第2の疾患や原因があるかもしれない。何か見逃していないか探すにはどうすればよいだろうか？　このSection 3が多くの症例で有用であることを願っている。なお，すべての可能性について羅列するのではなく，よくあるものに限った。

尋常性痤瘡

　28歳の肥満女性。痙攣の既往歴がある。両側の頬に皮疹ができ，尋常性痤瘡と診断して過酸化ベンゾイルと経口テトラサイクリンで治療したが反応不良である。このような患者では以下の病気が考えられる。

1. Cushing症候群
2. フェニトインへの反応
3. 多嚢胞性卵巣症候群
4. 膿痂疹
5. 脂腺増殖症
6. 長期ステロイド投与
7. 全身性エリテマトーデス
8. 酒皶

喘息

　43歳の白人男性。6カ月間の繰り返す呼吸困難，咳，喘鳴を訴えて来院した。気管支拡張薬とステロイド吸入薬で治療したが改善しない。このような患者では以下の病気が考えられる。

1. うっ血性心不全
2. α_1トリプシン欠損症
3. 嚢胞性線維症
4. 慢性閉塞性肺疾患（COPD）
5. 胃食道逆流症
6. 結核
7. 塵肺
8. コクシジオイデス症
9. 結節性動脈周囲炎
10. サルコイドーシス
11. 後天性免疫不全症候群（AIDS）
12. 寄生虫感染

心房細動

　37歳の白人女性。繰り返す動悸を訴えて来院した。不整な頻脈があり，心音の強さが脈ごとに変化する。このような患者では以下の病気を検討する。

1. 甲状腺機能亢進症
2. アルコール乱用
3. 高血圧性心疾患
4. 膠原病
5. 心房粘液腫
6. 薬物毒性
7. 心筋症
8. リウマチ性心疾患
9. 冠動脈疾患
10. 違法薬物乱用（例えば，コカイン）
11. 僧帽弁逸脱症

Bell麻痺

　29歳の黒人女性。朝起床したところ顔面の左側の筋力低下と左目が閉じないことを訴えて来院した。Bell麻痺と診断しバラシクロビルとステロイドを開始した。その他除外すべき病気は？

1. 真珠腫

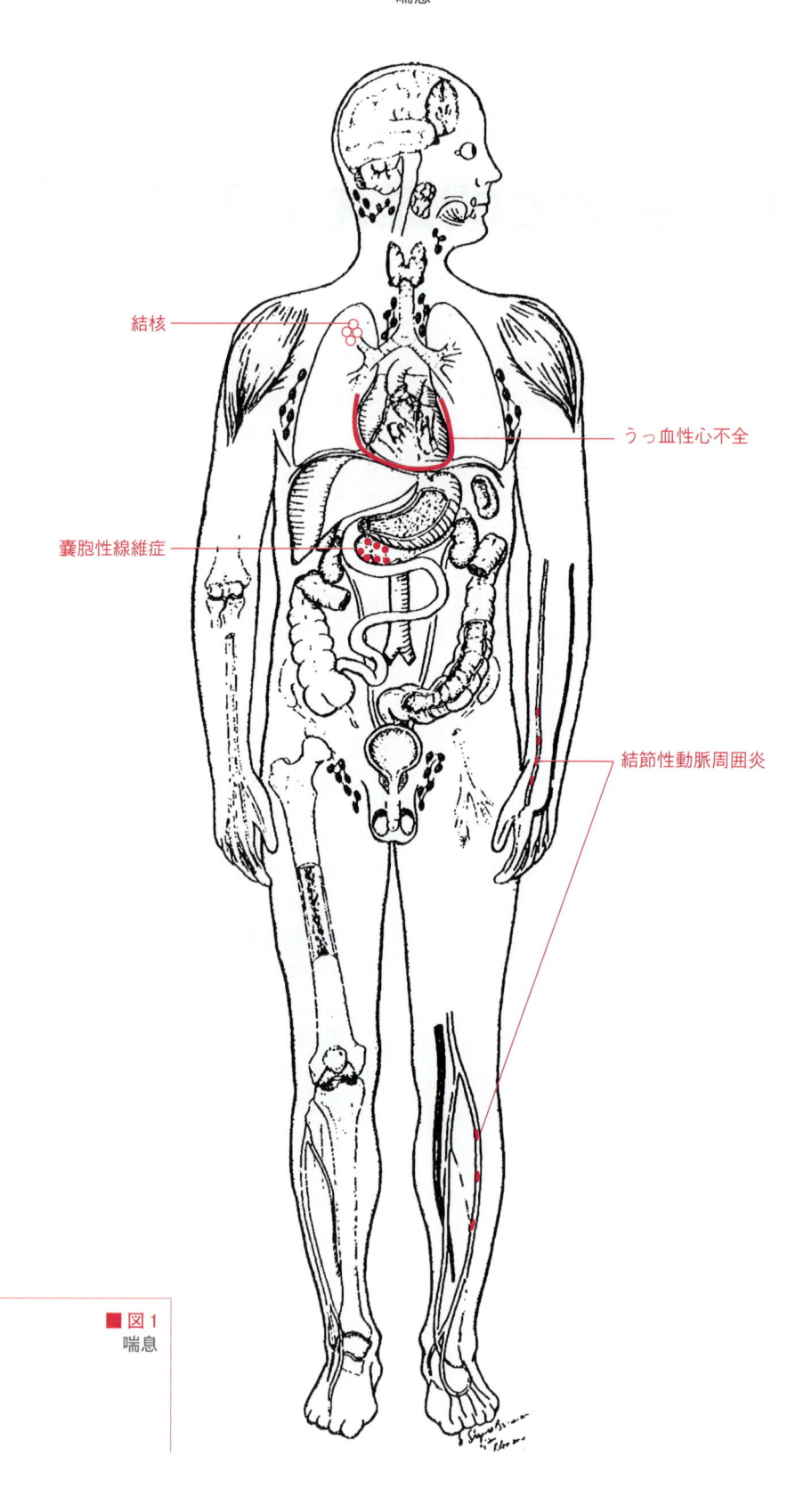

喘息

結核

うっ血性心不全

嚢胞性線維症

結節性動脈周囲炎

■ 図1
喘息

他の疾患と間違えやすい病気　455

心房細動

薬物・アルコール

甲状腺機能亢進症

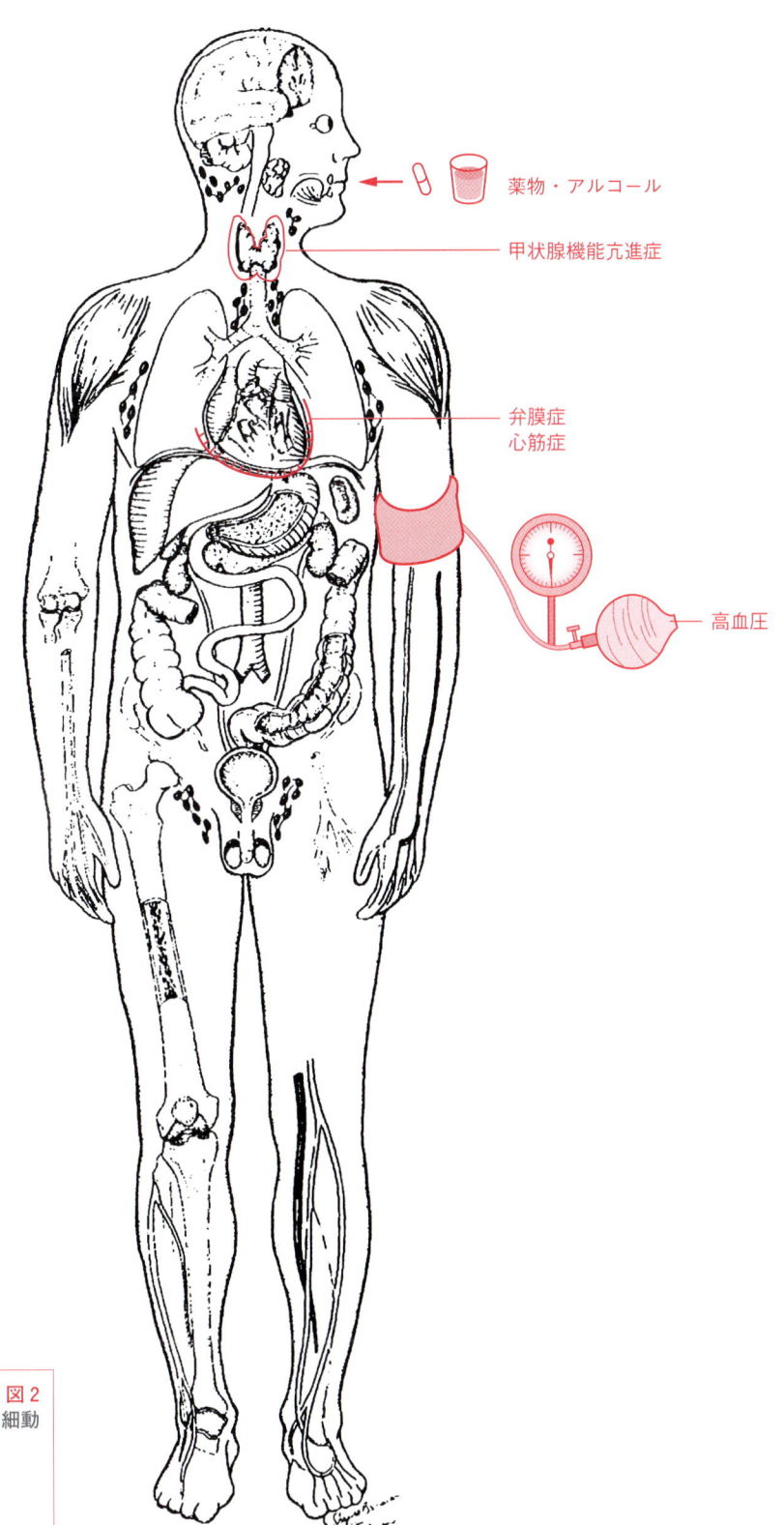

弁膜症
心筋症

高血圧

■図2
心房細動

2. 聴神経腫瘍
3. Ramsay Hunt 症候群
4. Guillain-Barré 症候群
5. 乳様突起炎
6. 錐体炎
7. 脳血管発作
8. サルコイドーシス
9. 多発性硬化症

手根管症候群

42 歳の女性。両手の繰り返す筋力低下としびれがあり，右が左より強い，と訴えて来院した。神経伝導速度検査は正常だが，右の手根管にリドカインとステロイドを注射したところよい反応があった。その他どのような病気が考えられるか？
1. 関節リウマチ
2. アミロイドーシス
3. 先端巨大症
4. 多発性骨髄腫
5. 頸椎神経根障害
6. 閉経症候群
7. 甲状腺機能低下症
8. 膠原病

白内障

52 歳の白人男性。両目の視力低下が徐々に進んだと訴えて来院した。両側白内障と診断したが，その他どのような病気が考えられるか？
1. 糖尿病
2. 筋緊張性ジストロフィー
3. ガラクトース血症
4. 先端巨大症
5. Laurence-Moon-Biedl 症候群

胆石症

12 歳の黒人女児。右季肋部痛，右肩甲骨への放散，悪心・嘔吐を発症した。腹部エコーでは複数の胆石があり，1つは胆囊管を閉塞している。その他どのような病気が考えられるか？
1. 鎌状赤血球貧血
2. 糖尿病
3. 膵炎
4. 先天性胆道系奇形
5. 高脂血症

慢性閉塞性肺疾患

48 歳の白人男性。ヘビースモーカー。25 年間炭鉱で働いていた。呼吸困難と咳が悪化して気管支拡張薬と在宅酸素療法に反応しないと訴えて来院した。COPD と診断したが，その他どのような病気が考えられるか？
1. α_1 トリプシン欠損症
2. 気管支喘息
3. 塵肺
4. うっ血性心不全
5. 嚢胞性線維症
6. 気管支原性肺癌
7. 肺塞栓症
8. 肺炎
9. 結核
10. 気管支拡張症
11. 膠原病
12. 肺線維症

肝硬変

52 歳のヒスパニック系男性。意識混濁状態で救急室に搬送されてきた。肝機能検査でアスパラギン酸アミノトランスフェラーゼ (AST)，アラニンアミノトランスフェラーゼ (ALT)，ビリルビンが上昇。プロトロンビン時間と血中アンモニア値が上昇。肝性脳症と診断したが，その他どのような病気が考えられるか？
1. 慢性活動性肝炎
2. Wilson 病
3. ヘモクロマトーシス
4. 胆汁性肝硬変
5. 硬化性胆管炎
6. 総胆管結石と上行性胆管炎
7. 肝癌
8. 膠原病
9. アメーバ性肝膿瘍

うっ血性心不全

夕食の席についたと思ったら，なじみの患者から電話が入った。「風邪」をひいて 1 週間たつがよくならないので抗菌薬を欲しいとのこと。電話でも息苦しそうなのがわかったの

他の疾患と間違えやすい病気　457

手根管症候群

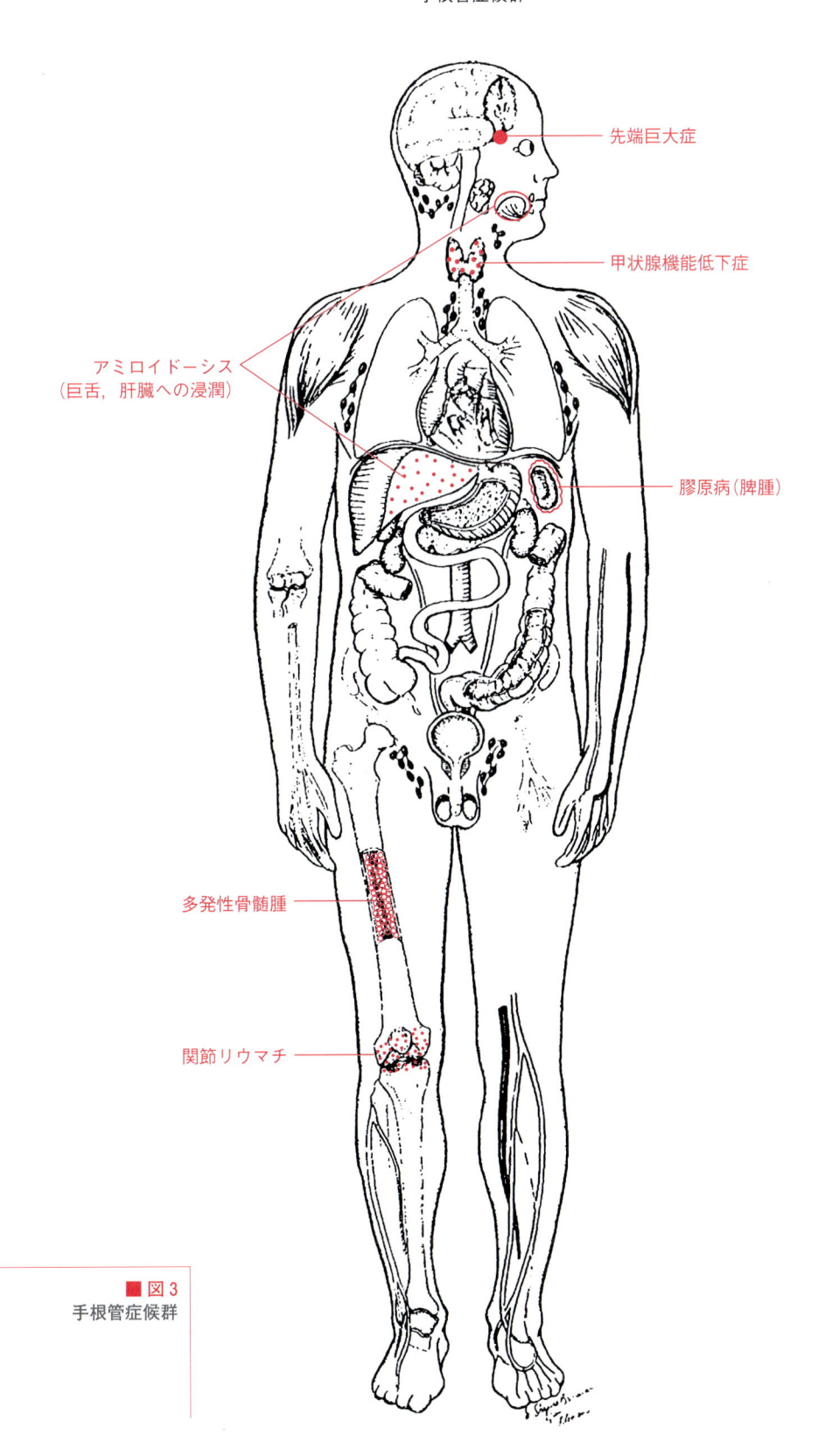

先端巨大症

甲状腺機能低下症

アミロイドーシス
（巨舌，肝臓への浸潤）

膠原病（脾腫）

多発性骨髄腫

関節リウマチ

■図3
手根管症候群

458　Section 3

胆石症

膵炎
糖尿病

鎌状赤血球貧血

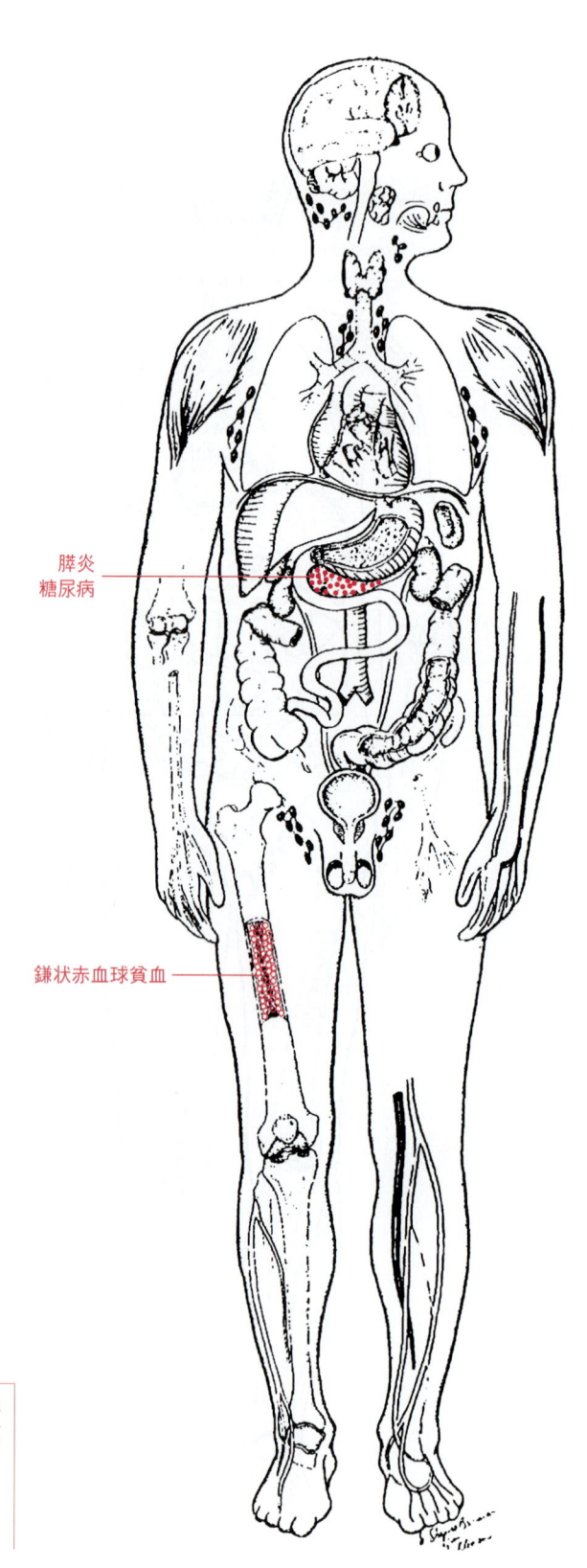

■図4
胆石症

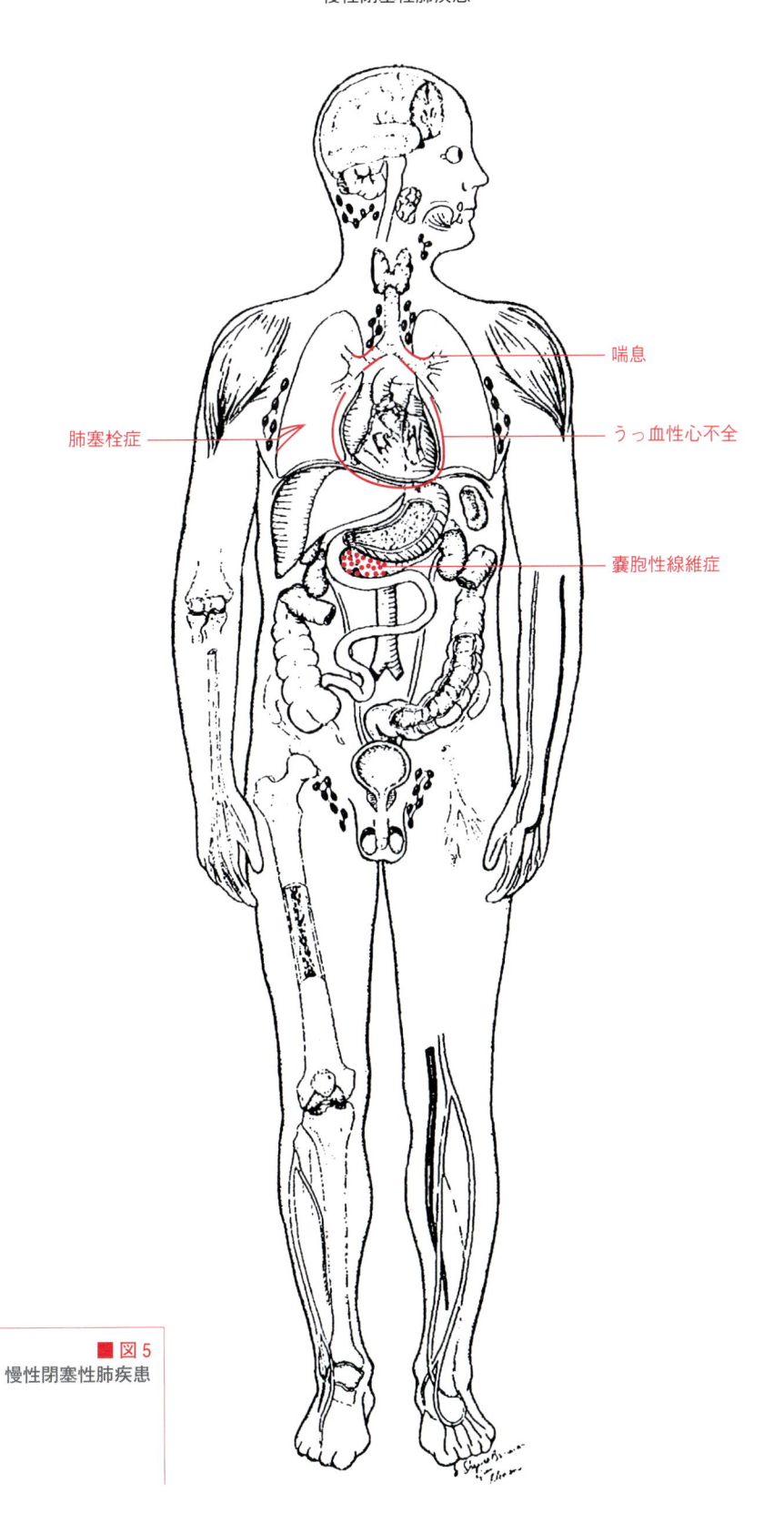

慢性閉塞性肺疾患

- 喘息
- 肺塞栓症
- うっ血性心不全
- 嚢胞性線維症

■図5
慢性閉塞性肺疾患

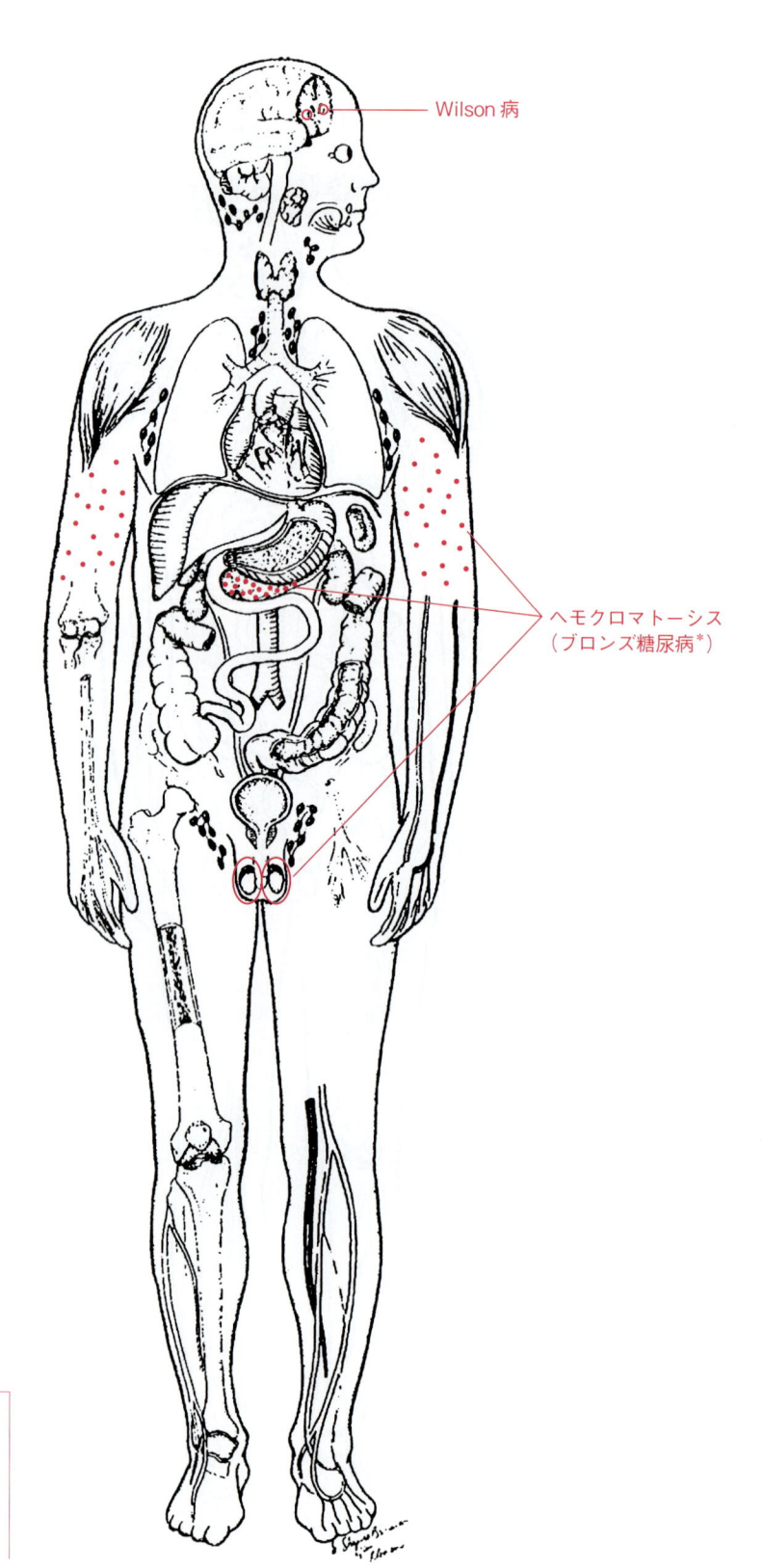

肝硬変

Wilson 病

ヘモクロマトーシス
（ブロンズ糖尿病*）

■ 図 6
肝硬変
＊訳注：皮膚の色素沈着が青銅色であることからついた別名。

他の疾患と間違えやすい病気　461

うっ血性心不全

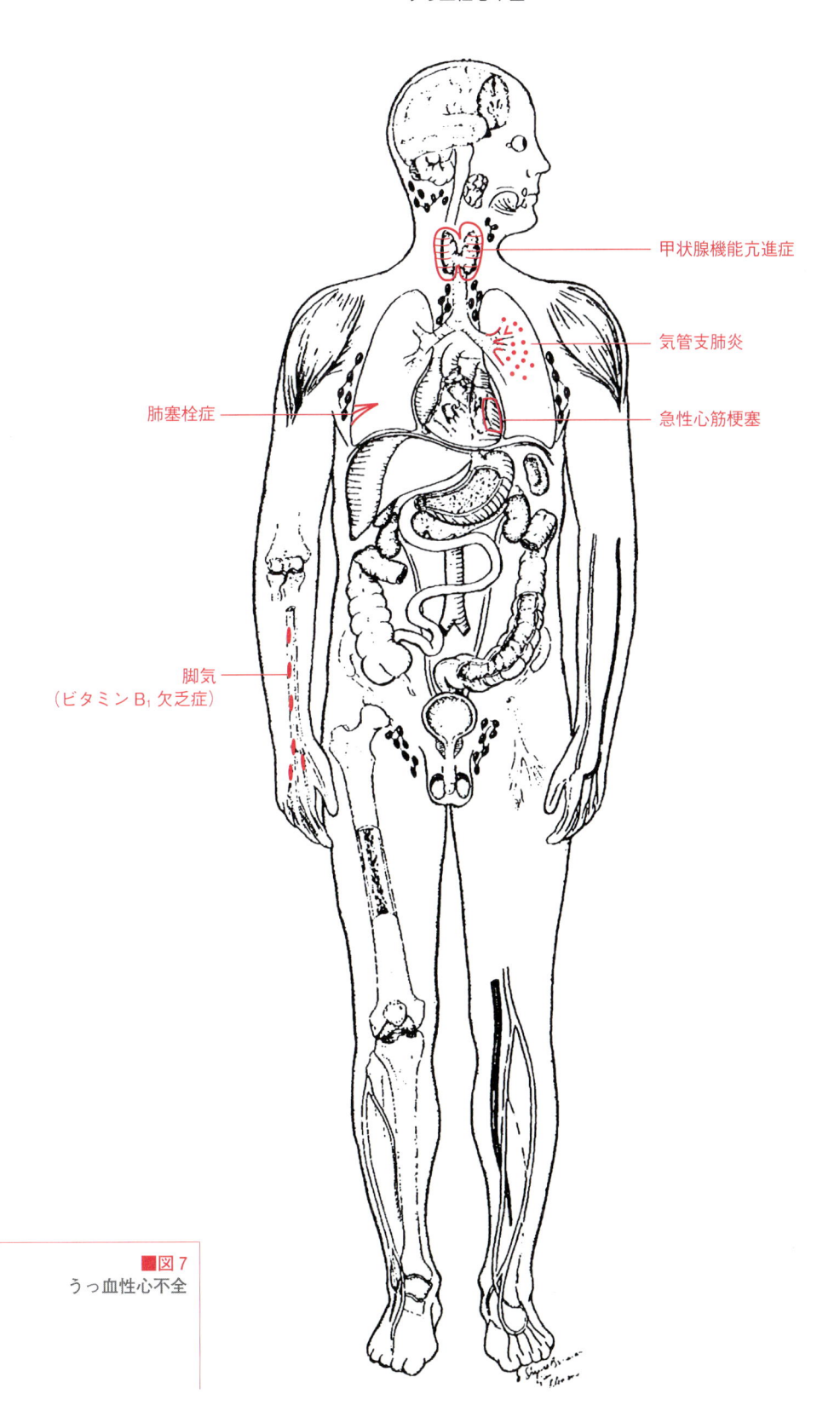

- 甲状腺機能亢進症
- 気管支肺炎
- 肺塞栓症
- 急性心筋梗塞
- 脚気（ビタミンB₁欠乏症）

■図7
うっ血性心不全

で往診することにした．患者の家につくと，とても息苦しそうで血液混じりの泡沫状痰がある．診察すると両側に捻髪音が聴かれ，頸静脈怒張，4＋の圧痕浮腫があった．うっ血性心不全と診断して，直ちに入院の手配をした．その他どのような病気を検討するべきか？

1. 肺塞栓症
2. 気管支肺炎
3. 甲状腺機能亢進症
4. 甲状腺機能低下症
5. 脚気心
6. 急性心筋梗塞
7. 急性呼吸促迫症候群（ARDS）
8. 心筋症
9. 不整脈
10. リウマチ性心疾患
11. COPD

糖尿病

34歳の肥満白人女性．減量プログラムをはじめたいと来院した．検査で空腹時血糖値が256 mg/dLである．どのような病気が考えられるか？

1. Cushing症候群
2. 褐色細胞腫
3. 下垂体腫瘍
4. 慢性膵炎
5. ヘモクロマトーシス
6. グルカゴノーマ
7. 薬物による副作用（例えば，利尿薬）

骨折

55歳の白人男性．転倒して右大腿骨を骨折した．整形外科医が整復手術を行ったが，6週間たってもまだ適切な治癒過程がみられない．このような患者では以下の病気を検討する．

1. 骨粗鬆症
2. ビタミンD欠乏症
3. 副甲状腺機能亢進症
4. 原発性もしくは転移性骨腫瘍
5. 骨髄炎
6. Paget病
7. 多発性骨髄腫
8. 吸収不良症候群
9. 慢性腎不全
10. 薬物性骨粗鬆症

11. Cushing症候群
12. ステロイド投与
13. 甲状腺機能亢進症
14. 性腺機能低下症

吸収不良症候群

38歳の白人男性．慢性下痢と体重減少を訴えて来院した．脂肪便の量が上昇しており，D-キシロース吸収試験陽性で，尿中5-ヒドロキシインドール酢酸（5-HIAA）が増加している．吸収不良症候群と診断したが，その他どのような病気が考えられるか？

1. 慢性膵炎
2. カルチノイド症候群
3. Whipple病
4. セリアック病
5. Crohn病
6. 胃切後吸収不良
7. 小腸切除
8. アミロイドーシス
9. βリポ蛋白欠損症
10. 腸リンパ管拡張症
11. 熱帯性スプルー
12. 膵癌
13. 嚢胞性線維症
14. 腸管寄生虫（例えば，広節裂頭条虫）
15. 薬物毒性

膵炎

54歳の白人女性．突然発症の心窩部痛・悪心・嘔吐を訴えて救急受診した．身体所見では腹部全般，特に心窩部に圧痛，反跳痛，筋性防御がある．検査でアミラーゼ2,250，リパーゼも上昇している．膵炎と診断して入院治療とした．その他どのような病気を検討するべきか？

1. 総胆管結石
2. 膵仮性嚢胞
3. ムンプス
4. 副甲状腺機能亢進症
5. 高トリグリセリド血症
6. 膵癌
7. アルコール依存症
8. 薬物毒性
9. 消化性潰瘍の膵臓への穿孔
10. 嚢胞性線維症
11. Vater乳頭部癌

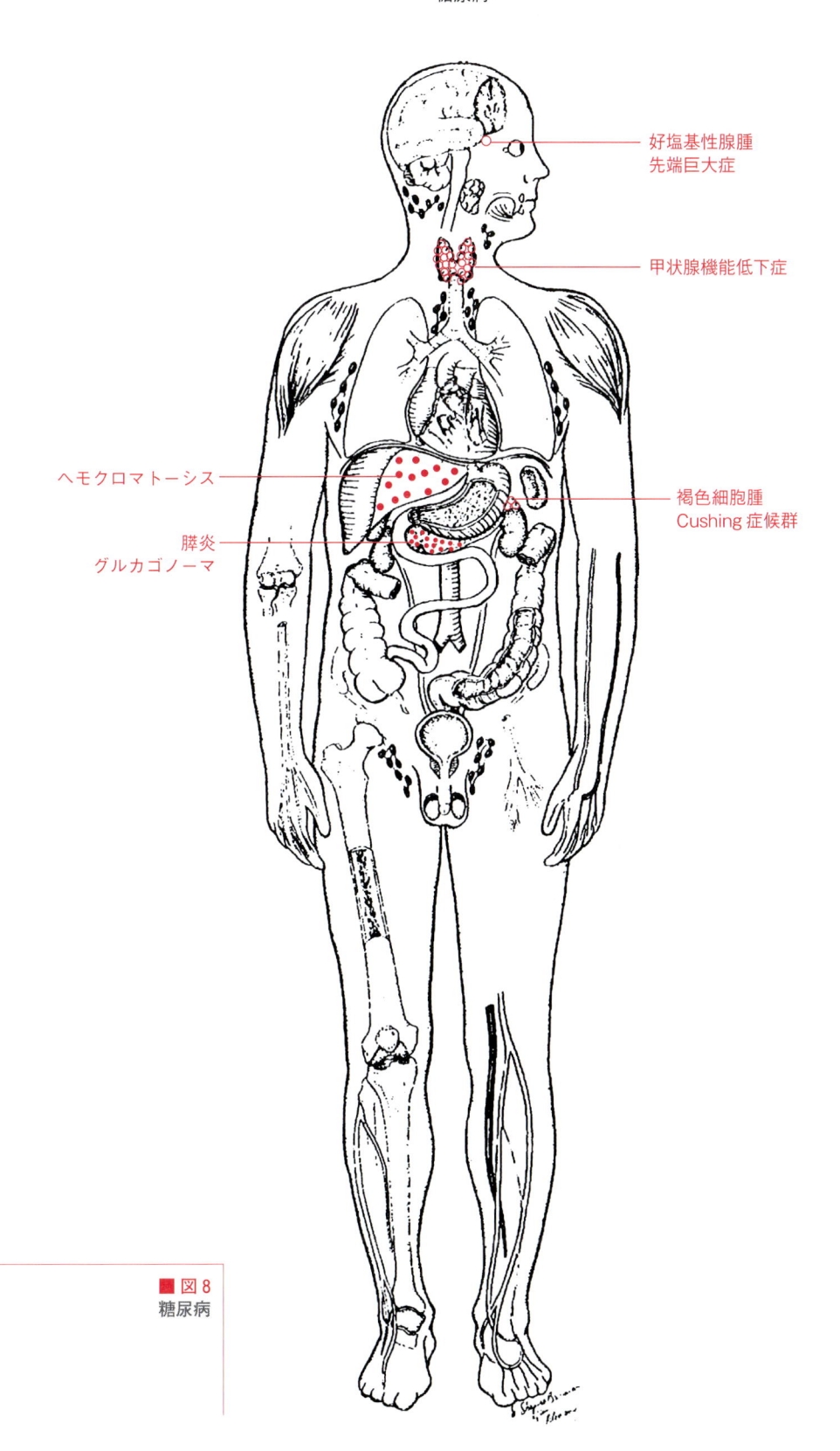

糖尿病

- 好塩基性腺腫
- 先端巨大症
- 甲状腺機能低下症
- ヘモクロマトーシス
- 褐色細胞腫
- Cushing症候群
- 膵炎
- グルカゴノーマ

■ 図8
糖尿病

Parkinson 病

44歳の白人男性。この8カ月間で増悪した両手のふるえを主訴に来院した。振戦，歯車様固縮，単調な話し方，仮面様顔貌，小刻み歩行を認める。Parkinson病と診断したが，以下の可能性も考慮する。

1. Wilson 病
2. マンガン中毒
3. フェノチアジンの毒性
4. その他の薬物毒性
5. 甲状腺機能亢進症
6. 脳症
7. 本態性振戦
8. びまん性 Lewy 小体病
9. 大脳皮質基底核変性症
10. 脳梗塞後 Parkinson 症候群

消化性潰瘍

42歳の黒人男性。喫煙歴25箱・年。毎日ビールを1～2本飲む。右季肋部痛を訴えて来院し，内視鏡で十二指腸潰瘍が発見された。食事療法，制酸薬，H₂拮抗薬で治療したが改善しない。何を調べるべきか？

1. Zollinger-Ellison 症候群
2. 非ステロイド性抗炎症薬(NSAID)の慢性服用
3. カリウム製剤の服用
4. 患者が自己申告しているより多く飲酒している
5. カフェイン飲料の過剰摂取
6. *Helicobacter pylori* 陽性の潰瘍

末梢動脈硬化症

62歳の黒人男性。朝の散歩で1ブロック歩くと脚に強い痙攣が起こると訴えて来院した。身体所見では足背，脛骨動脈の脈が両側とも弱い。末梢動脈硬化症と診断し pentoxifylline を処方した。その他どのような病気を検討するべきか？

1. Leriche 症候群
2. Buerger 病
3. 脊柱管狭窄症
4. 高脂血症
5. 糖尿病
6. 低ナトリウム血症
7. 低カルシウム血症
8. 副甲状腺機能低下症

胸水

ルーチンの胸部X線写真で胸水を認めた。鑑別診断として何を考えるべきか？

1. 肺炎随伴胸水
2. 結核
3. 真菌感染
4. うっ血性心不全
5. 全身性エリテマトーデス
6. 肺塞栓症
7. 肺癌
8. 中皮腫
9. 横隔膜下膿瘍
10. 膵炎
11. Meigs 症候群
12. その他の膠原病
13. 転移性腫瘍
14. 薬物性胸膜疾患
15. 寄生虫感染(例えば，エキノコックス症)

肺炎

36歳の白人男性。3日間の発熱，悪寒，咳，黄色痰を訴えて来院した。身体所見では右肺底部に濁音，触覚振盪音低下，捻髪音を認めた。アモキシシリン 500 mg 1日3回と去痰薬を処方した。4日後の再診で患者はよくなっていない。何を検討するべきか？

1. COPD
2. 気管支拡張症
3. 肺癌
4. 結核
5. マイコプラズマ肺炎
6. ウイルス性肺炎
7. コクシジオイデス症など真菌感染
8. ニューモシスチス肺炎
9. AIDS
10. サルコイドーシス
11. 過敏性肺炎
12. 寄生虫肺炎
13. 異物
14. レジオネラ肺炎
15. 逆流性食道炎

消化性潰瘍

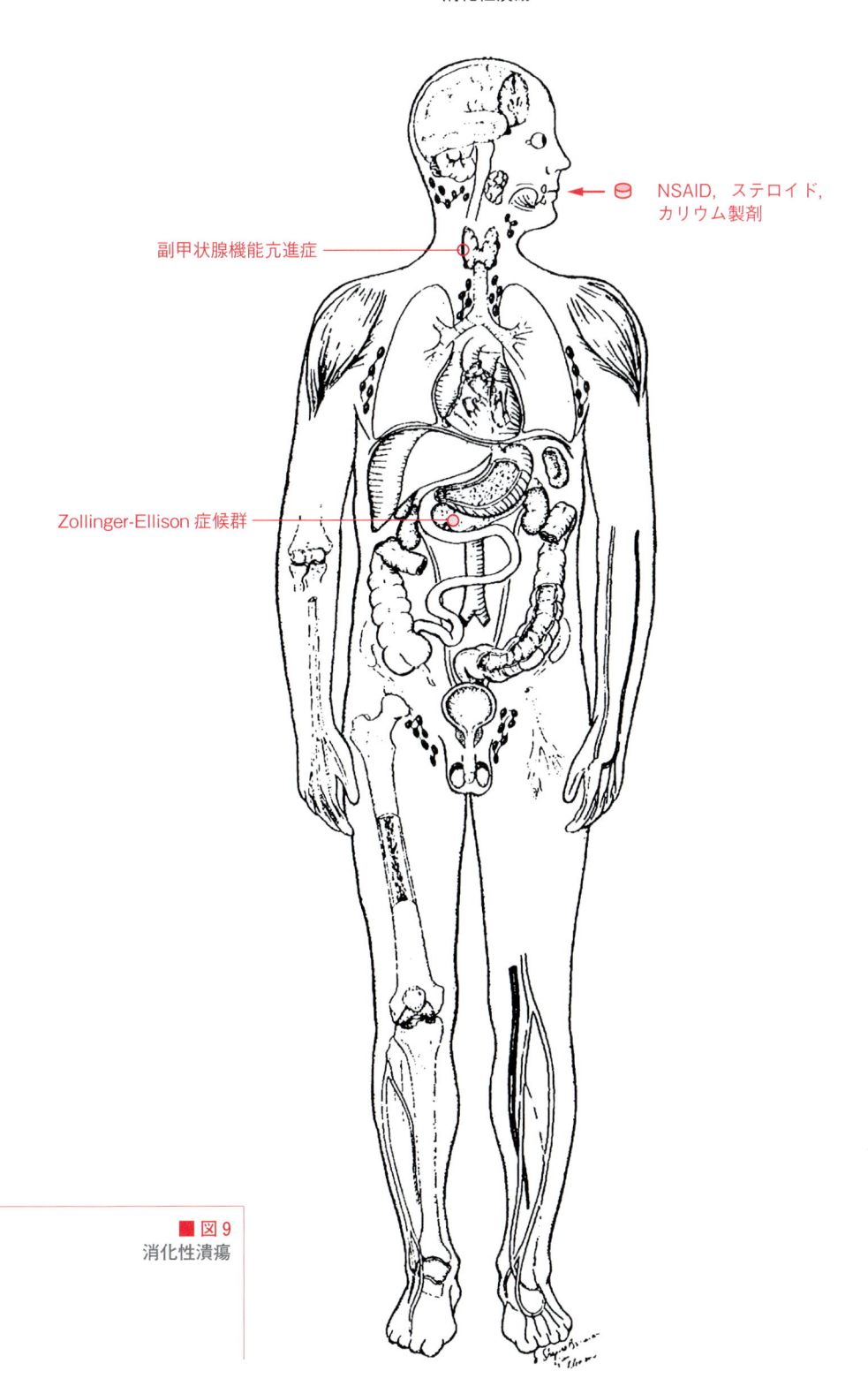

副甲状腺機能亢進症

Zollinger-Ellison 症候群

← NSAID，ステロイド，カリウム製剤

■ 図9
消化性潰瘍

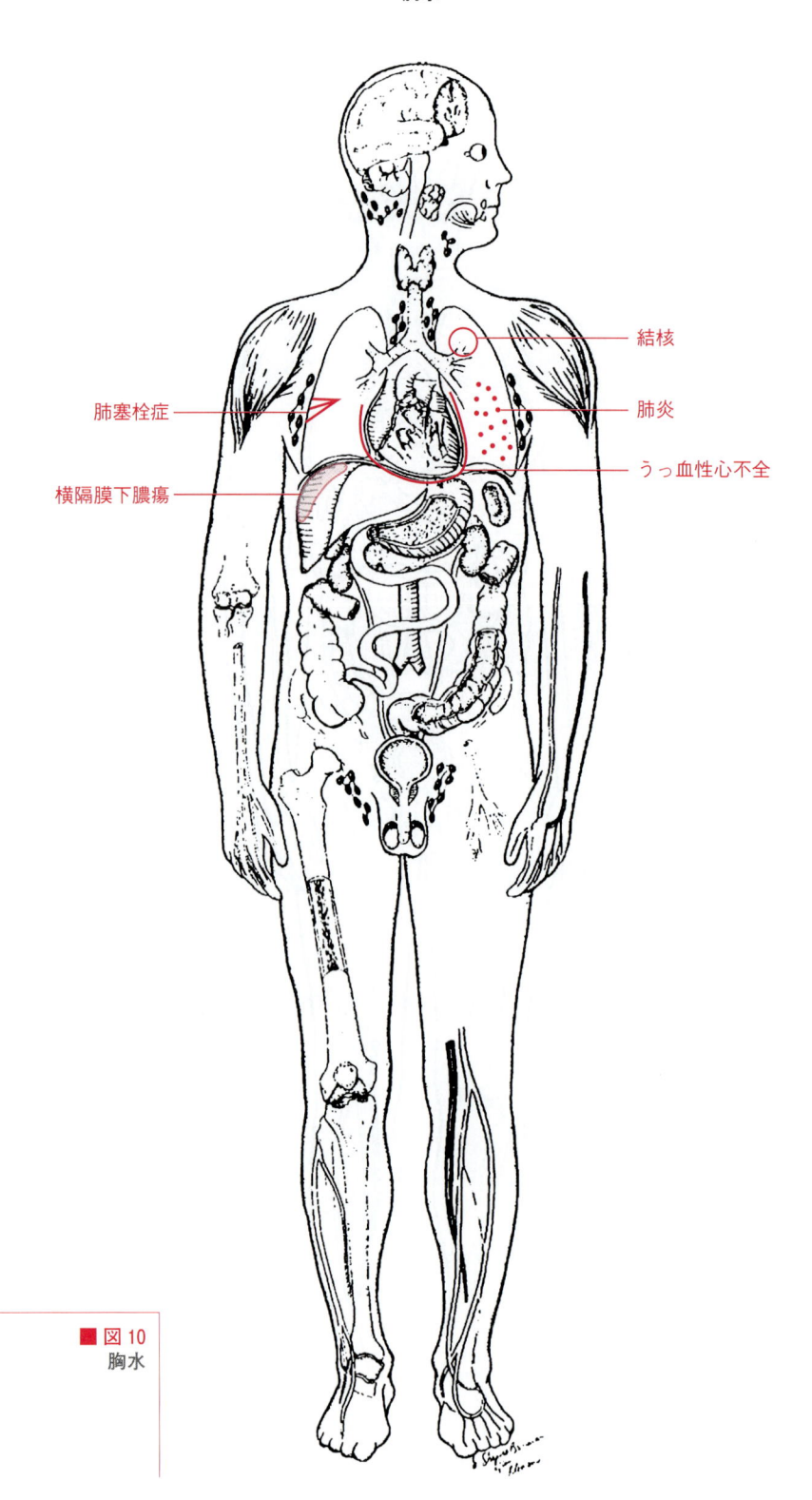

胸水

結核
肺炎
うっ血性心不全
肺塞栓症
横隔膜下膿瘍

■ 図 10
胸水

多発ニューロパチー

45歳の白人男性。アルコール依存症がある。数カ月続く両手両足の筋力低下，しびれ，ひりひり感を訴えている。身体所見では手袋靴下型の感覚低下，両側下垂足，鶏歩を認める。アルコール性多発ニューロパチーと診断したが，その他どのような病気を検討するべきか？

1. 栄養障害性ニューロパチー
2. ペラグラ
3. 悪性貧血
4. 吸収不良症候群
5. ポルフィリン症
6. Guillain-Barré症候群
7. 鉛によるニューロパチー
8. 糖尿病性ニューロパチー
9. 薬物毒性(例えば，イソニアジド)
10. Lyme病
11. 遺伝性感覚運動ニューロパチー
12. 膠原病

腎結石

47歳の白人男性。急性発症の左側腹部痛と血尿。腹部ヘリカルCTで近位尿管に腎結石を認めた。その他どのような病気が考えられるか？

1. 副甲状腺機能亢進症
2. その他の原因による高カルシウム血症
3. ビタミンD中毒
4. ミルクアルカリ症候群
5. 痛風(原発性)
6. 痛風(続発性)(例えば，真性多血症，白血病)
7. 甲状腺中毒症
8. 尿細管性アシドーシス
9. 先天性尿路奇形
10. 慢性腎盂腎炎
11. 薬物毒性
12. 腎腫瘍
13. 閉塞性尿路疾患

孤立性肺結節

56歳の黒人男性。年に一度の定期健診のために来院した。身体所見と臨床検査は正常だが，胸部X線写真で右上葉に3cmの結節を認める。鑑別診断として何を考えるべきか？

1. 気管支原性肺癌
2. 転移性腫瘍
3. 気管支腺腫
4. 結核
5. リンパ腫
6. アミロイドーシス
7. 過誤腫
8. ヒストプラスマ症やその他の真菌感染
9. リウマチ結節
10. Wegener肉芽腫症
11. サルコイドーシス
12. 肺塞栓症
13. 膠原病
14. 寄生虫感染

レンサ球菌性咽頭炎

16歳の白人男性。のどの痛みを訴えて来院した。扁桃に白苔がみられ，発赤と腫大もある。頸部リンパ節腫脹を伴う。レンサ球菌性咽頭炎と診断して適切な抗菌薬を処方したが，1週間たってもよくなっていない。このような患者では以下の病気が考えられる。

1. 伝染性単核球症
2. 内服薬による無顆粒球症
3. 白血病
4. ジフテリア
5. 淋菌性咽頭炎
6. カンジダ症
7. Vincent口峡炎

脳卒中

68歳の黒人女性。6時間前に突然発症の失語と右片麻痺を訴えて救急受診した。CTでは左前頭葉梗塞を認める。その他どのような病気を合併している可能性があるか？

1. 心筋梗塞に伴う壁在血栓と脳塞栓
2. 心房細動に伴う脳塞栓
3. 左内頸動脈狭窄または動脈硬化性プラーク
4. 亜急性細菌性心内膜炎
5. ループス脳炎
6. 左房粘液腫
7. 凝固障害

レンサ球菌性咽頭炎

伝染性単核球症

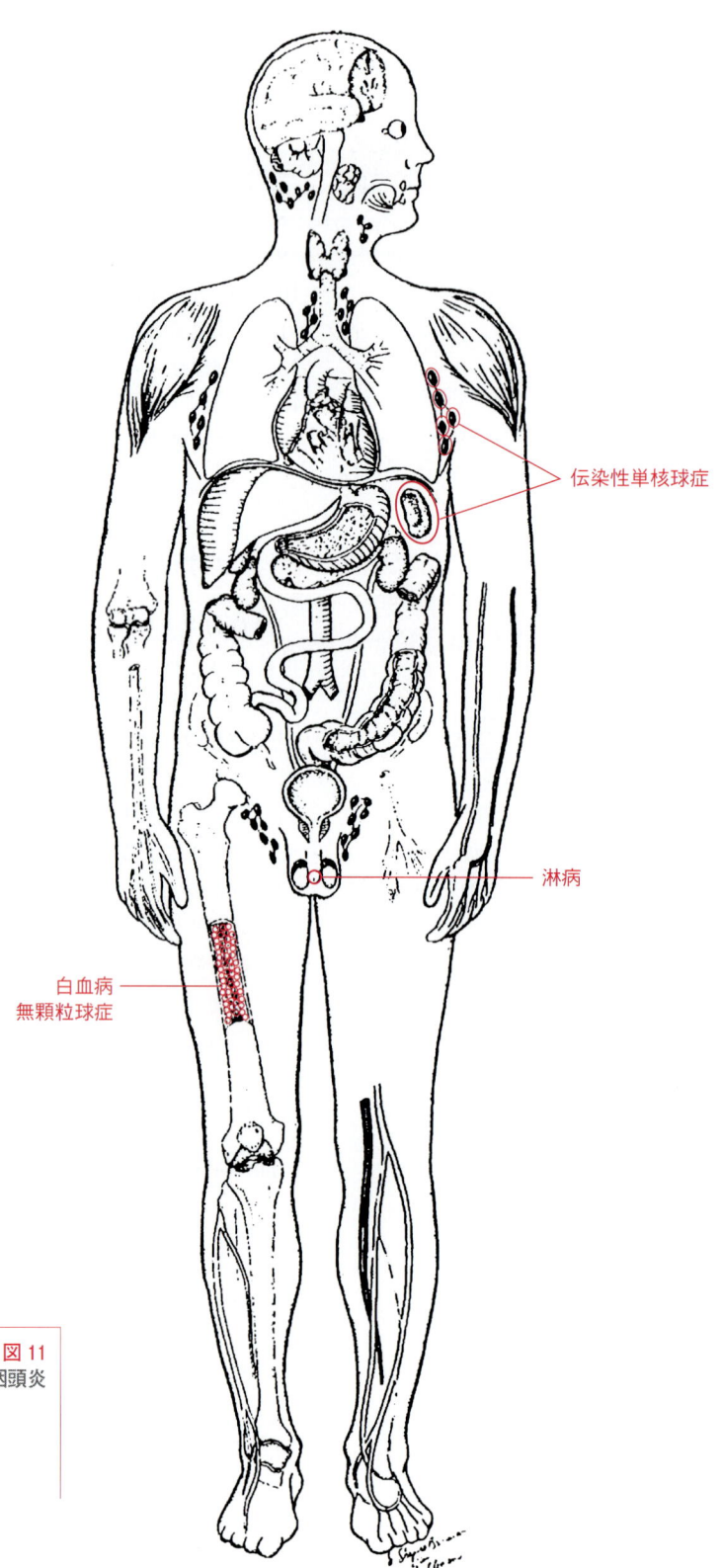

淋病

白血病
無顆粒球症

■ 図11
レンサ球菌性咽頭炎

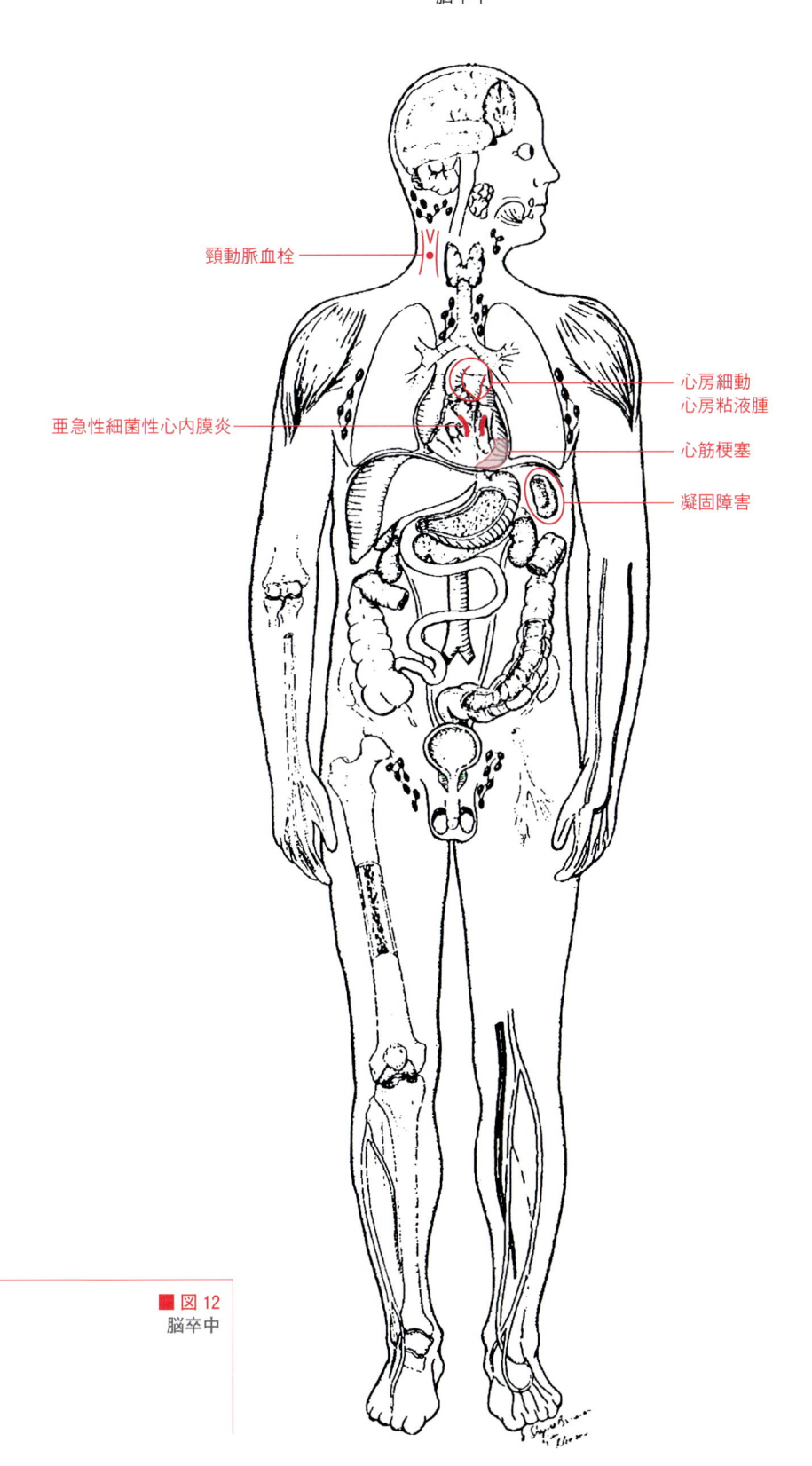

脳卒中

頸動脈血栓

亜急性細菌性心内膜炎

心房細動
心房粘液腫

心筋梗塞

凝固障害

■ 図 12
脳卒中

抗利尿ホルモン不適切分泌症候群(SIADH)

　68歳の白人男性。尿量低下と全身倦怠感を訴えて来院した。6カ月前に肺癌で肺葉切除を受けた。血液検査で低ナトリウム血症，血漿浸透圧低下，尿中浸透圧高値を認める。SIADHと診断し高張生理食塩液の少量投与と水分制限を開始した。その他，何がありうるか？
1. うっ血性心不全
2. 副腎不全
3. 最近の頭部外傷や頭部手術
4. 急性腎不全
5. 肝硬変
6. ネフローゼ症候群

甲状腺結節

　32歳のヒスパニック系女性。この数カ月で徐々に増大した無痛性の頸部のしこりを訴えている。診察で甲状腺右葉上極に2.5 cmの腫瘤を認めた。腫瘤に血管雑音は聴取しない。腫瘤の原因として何がありうるか？
1. 中毒性結節性甲状腺腫
2. 甲状腺癌
3. Riedel甲状腺腫
4. 地方病性甲状腺腫
5. 甲状舌管囊胞
6. 鰓溝囊胞
7. 副甲状腺腫または癌

尿路感染症

　13歳の思春期女児。頻尿と排尿痛を訴えている。尿検査で白血球が20〜30個/hpf(強拡大1視野)，培養で大腸菌が陽性である。過去2年間で同様のことを3回繰り返している。今回，何を除外すべきか？
1. 先天性尿路奇形
2. 尿路の腫瘍
3. 腎結石
4. 閉塞性尿症
5. 虐待
6. 尿道炎(淋菌，クラミジア)
7. 腟炎
8. 膀胱尿管逆流
9. 神経因性膀胱

付録 A

疾患別の検査一覧

欧文

Adams-Stokes 失神：心電図，Holter 心電図，発作観察，電気生理学的検査

Addison 病：副腎皮質刺激ホルモン（コルチコトロピン）投与前後のコルチゾール値測定，腹部 CT，メチラポン試験

AIDS：後天性免疫不全症候群を参照

Albright 症候群：長管骨 X 線，骨生検

Alzheimer 病：CT または MRI

Banti 症候群：肝機能検査，肝臓-脾臓シンチ，骨髄検査，肝静脈カテーテル

Basedow 病：甲状腺機能亢進症を参照

Bell 麻痺：乳様突起および錐体骨 CT，筋電図

Boeck 類肉腫：胸部 X 線，経気管支肺生検，リンパ節生検，Kveim 反応，肝生検，アンジオテンシン変換酵素（ACE），ガリウムシンチ

Brill-Symmer 病：リンパ節生検

Buerger 病：静脈造影，動脈造影，血管生検，エコー

Chagas 病：血液塗抹培養検査，髄液塗抹培養検査，骨髄検査または組織生検，動物接種法，血清検査

Crigler-Najjar 症候群：Gilbert 病を参照

Crohn 病：赤沈，小腸造影，S 状結腸鏡または大腸内視鏡検査，生検，外科的診査

Cushing 症候群：24 時間畜尿遊離コルチゾール値，血漿コルチゾール値，デキサメタゾン抑制試験，脳または腹部 CT

Di Guglielmo 病（急性赤芽球性白血病）：骨髄検査，末梢血血液像

Down 症候群：染色体検査，尿中 β アミノイソ酪酸

Dubin-Johnson 症候群：肝機能検査，肝生検

Eaton-Lamber 症候群：筋電図，テンシロン試験，筋生検，胸部 X 線

Ehlers-Danlos 症候群：毛細血管脆弱性試験，出血時間，皮膚生検

Fanconi 症候群：X 線（骨盤，肩甲骨，大腿骨，肋骨），尿中アミノ酸，血糖，電解質，血清尿酸，アルカリホスファターゼ，腎生検

Friedlander 肺炎：喀痰塗抹培養，血液培養，胸腔穿刺，経時的な胸部 X 線

Friedreich 運動失調症：臨床診断

Gaucher 病：白血球 β グルコシダーゼ活性，骨髄検査，長管骨 X 線

Gilbert 病：肝機能検査，肝生検

Gilles de la Tourette 症候群：尿中カテコールアミン

Glanzmann 病：血小板数，血餅退縮時間，プロトロンビン時間，出血時間，毛細血管脆弱性試験。血小板血症も参照

Good pasture 症候群：抗糸球体基底膜抗体，胸部 X 線，腎生検

Graves 病：甲状腺機能亢進症を参照

Guillain-Barré 症候群：筋電図，髄液検査

Hamman-Rich 症候群：胸部 X 線，呼吸機能検査，肺生検

Hand-Schüller-Christian 病：頭蓋骨 X 線，骨生検，骨髄検査

Hansen 病：Wade 皮膚切開擦過検査，病変部の培養，皮膚神経生検，手および足の X 線，ヒスタミン試験，レプロミン皮膚反応

Hartnup 病：尿中アミノ酸，尿中インジカン酸，尿中インドール酢酸，遊離 T_4 インデックス，甲状腺刺激ホルモン（TSH）

Haverhill 熱：凝集素価，関節や膿瘍の穿刺培養検査（*Streptobacillus moniliformis*）

Henoch-Schönlein 紫斑病：尿検査，血小板数，凝固能検査，出血時間，毛細血管脆弱性試験

Hirschsprung 病：直腸または大腸生検

HIV 感染症：後天性免疫不全症候群を参照

Hodgkin リンパ腫：リンパ節生検，骨髄検査，リンパ管造影，CT，肝臓-脾臓シンチ，試験開腹

Huntington 舞踏病：臨床診断，遺伝子マーカー，CT

Hurler 症候群：ガーゴイリズムを参照

Kaposi 肉腫：ヒトヘルペスウイルス 8（HHV8）抗体価，生検

Klinefelter 症候群：性染色体検査，精巣生検，血清黄体形成ホルモン(LH)/卵胞刺激ホルモン(FSH)

Laennec 肝硬変：肝硬変を参照
Letterer-Siwe 病：骨X線，骨髄検査，リンパ節生検
Löffler 症候群：好酸球数，喀痰好酸球，便検査(虫卵・虫体)
Lyme 病：血清検査

Mallory-Weiss 症候群：食道内視鏡
Marfan 症候群：長管骨および肋骨X線，細隙灯検査，IVP，尿中ヒドロキシプロリン，大動脈CT
Marie-Strümpell 脊椎炎：腰仙椎X線，骨シンチ，ヒト白血球抗原(HLA)
McArdle 症候群(V型糖原病)：肝生検，筋ホスホリラーゼ分析，筋生検，尿中ミオグロビン
Meckel 憩室：テクネチウムシンチ，試験開腹
Meig 症候群：胸腔穿刺，クルドスコピー，腹腔鏡手術，試験開腹，エコー
Ménière 病：CT，純音聴力検査(オージオメトリー)，カロリック試験，電気眼振記録(ENG)
Mikulicz 病：血算，骨髄検査，ツベルクリン反応，病変部の生検，抗核抗体，リンパ節生検
Milroy 病：臨床診断

Niemann-Pick 病：網内系細胞にスフィンゴミエリン蓄積，骨髄生検，組織生検，骨格検査，皮膚線維腫培養

Oppenheim 病：筋電図，筋生検

Paget 病：変形性骨炎を参照
Peutz-Jeghers 症候群：小腸造影，試験開腹
Pickwick 症候群：呼吸機能検査，動脈血ガス，睡眠検査
Pott 病(脊椎カリエス)：脊椎X線，関節液穿刺・培養，滑膜または骨生検，ツベルクリン反応

Q 熱：血清検査

Raynaud 病：抗核抗体，LE細胞染色，免疫電気泳動，寒冷凝集素，クリオグロブリン，皮膚および筋生検，寒冷刺激
Reiter 病：ヒト白血球抗原(HLA)検査，骨シンチ，関節液検査

Schilder 病：脳波，CT，MRI，脊椎穿刺，脳生検
Schüller-Christian 病：Hand-Schüller-Christian病を参照
Simmonds 病：下垂体機能低下症を参照
Sjögren 症候群：涙液Schirmer試験，抗核抗体，リウマチ因子，ヒト白血球抗原(HLA)，サイログロブリン抗体価，抗SS-B/La抗体価
Stein-Leventhal 症候群：クルドスコピー，腹腔鏡検査，血清黄体形成ホルモン(LH)，尿17-ケトステロイド，エコー，試験開腹，卵巣生検
Stevens-Johnson 症候群：溶血レンサ球菌関連酵素(ストレプトザイム)，鼻および咽頭粘液培養
Still 病：リウマチ因子，赤沈，C反応性蛋白(CRP)，関節液検査
Sturge-Weber 症候群：頭蓋骨X線，CT，MRI

Tay-Sachs 病：脳皮質生検
Tourette 症候群：臨床診断
Turner 症候群：頬粘膜クロマチン塗抹検査(Barr 小体)，染色体分析

Von Gierke 病：糖原病を参照
Von Willebrand 病：凝固能検査，トロンボプラスチン産生試験，第VIII因子測定

Waterhouse-Friderichsen 症候群：血液培養，髄液検査，鼻腔および咽頭培養，血漿コルチゾール
Wegener 肉芽腫症：鼻・副鼻腔・胸部X線，尿検査，腎生検，肺生検，鼻生検，抗好中球細胞質抗体(ANCA)
Weil 病：血液暗視野検鏡，モルモットへの接種，血清検査，髄液検査
Wernicke 脳症：チアミン静注への治療反応性
Whipple 病：小腸造影，リンパ節生検，空腸生検，吸収不良の精査
Wilson 病：尿中銅・アミノ酸，血清銅，血清セルロプラスミン，肝生検，角膜細隙灯検査，尿酸

Zollinger-Ellison 症候群：12時間定量的胃液基礎分泌量検査，胃液検査，血清ガストリン，消化管造影，上部消化管内視鏡，試験開腹

あ行

アカラシア：バリウム造影，メコリル試験，食道内視鏡，食道内圧検査
亜急性細菌性心内膜炎：血液培養，骨髄培養，心エコー，リウマチ因子，梅毒トレポネーマ蛍光抗体吸収検査(FTA-ABS)，経食道心エコー
悪性貧血：血算，血液像，血清B_{12}および葉酸，Schilling試験，ヒスタミン負荷後の胃液検査，骨髄検査
アクチノミセス症：塗抹検査(硫黄顆粒・菌塊)，皮膚病変培養
アミロイドーシス：コンゴレッド染色，直腸生検，肝生検，歯肉生検，皮下脂肪吸引・染色
アメーバ症：便検査(虫卵・虫体)，直腸生検，赤血球凝集抑制

(HI)試験

アルカプトン尿症：尿中ホモゲンチジン酸，脊椎 X 線

アルコール依存症：血中アルコール濃度，肝機能検査，肝生検

アルドステロン過剰症：アルドステロン症（原発性）を参照

アルドステロン症（原発性）：スピロノラクトン投与前後の電解質検査，血漿レニン値，24 時間尿中アルドステロン値，CT，試験開腹

アレルギー性鼻炎：鼻汁染色（好酸球検索），血清 IgE 抗体価，放射性アレルゲン吸着法（RAST），皮膚検査

アンチトリプシン欠損症：血清蛋白電気泳動

胃炎：H. pylori に対する血清検査，胃鏡検査，生検

胃潰瘍：消化性潰瘍を参照

胃癌：消化管造影，胃鏡検査および生検，胃液細胞診

萎縮性ミオトニー：筋電図，尿中クレアチニン，クレアチン，筋生検

いちご腫：暗視野検鏡，血清検査

胃腸炎：便培養，便塗抹，便検査（虫卵・虫体）

一過性脳虚血発作（TIA）：頸動脈エコー，デジタル動脈造影，CT，両側内頸動脈・椎骨動脈の脳血管造影，MRI

一酸化炭素中毒：カルボキシヘモグロビン濃度

遺伝性球状赤血球症：血算，血液像，赤血球脆弱性試験，網赤血球数，血清ハプトグロビン値，ビリルビン値

インスリノーマ：72 時間絶食試験，血漿インスリン，C ペプチド，トルブタミド負荷試験，膵血管造影，試験開腹

咽頭炎：鼻咽頭の粘液培養，咽頭粘液迅速凝集素試験（ストレップ A テストパック，Abbott 社），溶血レンサ球菌関連酵素（ストレプトザイム）

インフルエンザウイルス：鼻咽頭ぬぐい液培養，補体結合反応

インフルエンザ桿菌：鼻腔・咽頭・喀痰培養，または髄液塗抹培養

インポテンス：勃起不全を参照

うっ血性心不全：心電図，X 線，スパイロメトリー，循環時間，動脈血ガス，心エコー，脳性ナトリウム利尿ペプチド（BNP）

栄養関連神経障害：神経障害を参照

エキノコックス症：CT，長管骨 X 線，Casoni 皮膚検査，血清検査，肝生検

横隔膜下膿瘍：胸部 X 線，ガリウムシンチ，インジウムシンチ，CT，穿刺吸引，試験的手術

横隔膜ヘルニア：食道裂孔ヘルニアを参照

黄熱病：ウイルス分離，血清検査，肝生検

オウム病：胸部 X 線，血清検査，ウイルス分離

か行

ガーゴイリズム：尿中コンドロイチンリン酸，血清 α-L-イズロニダーゼ，組織培養，酵素活性

回帰熱：末梢血血液像でのボレリア菌体検鏡，動物接種法，血清検査，総白血球数，脊椎穿刺

壊血病：血清アスコルビン酸濃度，毛細血管脆弱性試験，骨 X 線，試験的治療

疥癬：水酸化カリウム（KOH）染色

回虫：下剤を用いた便検査（虫卵・虫体），好酸球数

潰瘍：消化性潰瘍を参照

潰瘍性大腸炎：バリウム注腸，S 状結腸鏡または大腸内視鏡，生検検査

解離性大動脈瘤：胸部 X 線，大動脈 CT または MRI，大動脈造影

下垂体機能低下症：血清コルチゾール，血清サイロキシン，血清成長ホルモン，血清副腎皮質刺激ホルモン，甲状腺刺激ホルモン，卵胞刺激ホルモン（FSH），黄体形成ホルモン（LH），CT，MRI

下垂体腫瘍：CT，MRI，血清甲状腺刺激ホルモン（TSH），副腎皮質刺激ホルモン，黄体形成ホルモン（LH），卵胞刺激ホルモン（FSH），遊離 T_4 インデックス，血清コルチゾール，成長ホルモン

家族性周期性四肢麻痺：血清カリウム，心電図，筋電図，ブドウ糖に対する治療反応性

脚気：トランスケトラーゼ活性，負荷後尿中チアミン濃度，試験的治療

褐色細胞腫：血漿および尿中カテコールアミン，24 時間蓄尿バニリルマンデル酸（VMA），CT，MRI

過敏性腸症候群：臨床診断

花粉症：アレルギー性鼻炎を参照

鎌状赤血球貧血：血算，血液像，鎌状赤血球染色，ヘモグロビン電気泳動

カラアザール：血液像，骨髄穿刺または脾穿刺による虫体培養検査，血清検査（ELISA）

ガラクトース血症：Paigen 法血中ガラクトース測定，赤血球内 GAL-1-PUT トランスフェラーゼ活性測定

カルチノイド症候群：血清セロトニン，尿中 5-ヒドロキシインドール酢酸（5-HIAA），試験開腹，気管支鏡

肝炎：肝機能検査，肝炎セット，IgM（HAV 抗体），HBs 抗原，肝生検，HCV 抗体

肝炎（慢性活動性）：HBs 抗原，肝機能検査，抗核抗体，肝生検，抗平滑筋抗体

肝硬変：肝機能検査，肝シンチ，CT，肝生検

肝細胞癌：エコー，CT，α フェトプロテイン（AFP），肝生検，動脈造影，MRI

関節リウマチ：リウマチ因子，赤沈，抗核抗体，関節 X 線，関節液検査

冠動脈不全：狭心症を参照

肝膿瘍：肝シンチ（テクネチウムまたはガリウム），肝吸引生検，CT，アメーバ血球凝集素価，便検査（虫卵・虫体）

肝レンズ核変性症：Wilson 病を参照

気管支炎：喀痰培養，胸部X線
気管支拡張症：気管支造影，気管支鏡，肺CT
気管支肺炎：喀痰塗抹培養検査，胸部X線，血算，寒冷凝集素
気胸：胸部X線，動脈血ガス，CT
偽性脳腫瘍：CT，MRI，脊椎穿刺
偽性副甲状腺機能低下症：血清カルシウム，血清リン，アルカリホスファターゼ，尿中カルシウム，Ellsworth-Howard 試験，副甲状腺組織生検
偽痛風：関節液検査
偽膜性腸炎：*Clostridium difficile* 毒素B
逆流性食道炎：食道炎を参照
吸収不良症候群：D-キシロース吸収試験，尿中 5-ヒドロキシインドール酢酸(5-HIAA)，粘膜生検，小腸造影
急性呼吸促迫症候群(ARDS)：胸部X線，喀痰培養，血液培養，Swan-Ganz カテーテル，動脈血ガス分析
急性膵炎：膵炎(急性)を参照
狂犬病：感染動物の剖検，唾液からのウイルス分離，血清および髄液抗体価，角膜および皮膚細胞の蛍光抗体染色
狭心症：段階的運動負荷試験，タリウム(^{201}Tl)シンチ，冠動脈造影，ニトログリセリン試験内服
胸腺腫：胸部X線，縦隔CT，縦隔鏡，試験的開胸術
蟯虫症：肛門周囲へのセロファンテープ貼付検査および顕微鏡検査による虫卵検索
強直性脊椎炎：ヒト白血球抗原(HLA)B27
強皮症：抗核抗体，リウマチ因子，抗セントロメア抗体，皮膚生検，食道造影，吸収不良の精査
胸膜炎：胸部X線，胸腔穿刺，胸膜生検，気管支鏡，CT，エコー
巨細胞性封入体病：血液像(異型リンパ球)，サイトメガロウイルス IgM 抗体価，ヒト線維芽細胞培養接種，免疫蛍光法染色でのウイルス確認
巨人症：脳CTまたはMRI，血清成長ホルモン
巨赤芽球性貧血：悪性貧血を参照
起立性低血圧(特発性)：経過観察，バソプレシン(ピトレシン)投与に対する治療反応性，二次性低血圧の原因を除外するための検査
筋ジストロフィー：筋電図，筋生検，尿中クレアチニン，染色体分析，血清酵素(クレアチンキナーゼなど)
菌状息肉症：皮膚生検
くも膜下出血：脳CT，脊椎穿刺，動脈造影
クラミジア肺炎：胸部X線，血清検査
クリオグロブリン血症：血清蛋白電気泳動と免疫電気泳動，Sia 水試験，寒冷凝集素，リウマチ因子，HCV 抗体価
クリプトコッカス症：髄液塗抹培養検査，喀痰培養，血液培養，髄液クリプトコッカス抗原
くる病：血清カルシウム，血清リン，アルカリホスファターゼ，尿中カルシウム，骨X線，血清副甲状腺ホルモン(PTH)，血清 25(OH)D，骨生検
クレチン病：遊離 T_4 インデックス，甲状腺刺激ホルモン(TSH)，放射性ヨウ素(RAI)取り込みシンチ，骨年齢X線検査
クワシオルコル：血清アルブミン，血算
憩室症：S 状結腸鏡，バリウム注腸造影，大腸内視鏡，腹部CT，ガリウムシンチ，エコー，試験開腹
頸椎症：頸椎X線，筋電図，MRI，脊髄造影と同時CT撮影
珪肺：胸部X線，呼吸機能検査，動脈血ガス，肺生検，CT
結核：喀痰および胃液塗抹培養検査，モルモットへの接種，皮膚検査，胸部X線，CT
血管芽腫：CTまたはMRI
血管神経性浮腫：C1 エステラーゼ阻害因子
血小板血症(血小板無力症)：血小板数，出血時間，凝固時間，血餅退縮時間，毛細血管脆弱性試験
血小板減少性紫斑病(特発性)：凝固能検査，血小板数，血小板抗体価，骨髄検査，肝臓-脾臓シンチ，毛細血管脆弱性試験
結節性硬化症：頭蓋骨X線，CT，皮膚生検，脳皮質生検，脳波
結節性動脈周囲炎：抗核抗体，好酸球数，血算，尿検査，生検(筋，皮膚，皮下組織，精巣)，神経生検，血管造影
血栓性静脈炎：インピーダンスプレチスモグラフィー，圧迫エコー，フィブリノーゲン^{125}I シンチ，静脈造影，サーモグラム，エコー
血友病：凝固能検査，トロンボプラスチン産生試験，凝固因子活性測定(VIII，IX，XI)
限局性回腸炎：Crohn 病を参照
高コレステロール血症(家族性)：リポ蛋白電気泳動，脂質検査
高脂血症(特発性)：リポ蛋白電気泳動，超遠心分離
甲状腺炎(亜急性)：遊離 T_4 インデックス，放射性ヨウ素(RAI)取り込みシンチ，赤沈，抗甲状腺自己抗体
甲状腺癌：血清カルシトニン，放射性ヨウ素(RAI)取り込みシンチ，頸部CT
甲状腺機能亢進症：甲状腺刺激ホルモン(TSH)，遊離 T_3，遊離 T_4 インデックス，遊離 T_4
甲状腺機能低下症：遊離 T_4 インデックス，甲状腺刺激ホルモン(TSH)，甲状腺ミクロソーム抗体，試験的治療
甲状腺結節：放射性ヨウ素(RAI)取り込みシンチ，穿刺吸引，生検，遊離 T_4 インデックス，エコー，甲状腺抑制療法の実験的実施
甲状腺腫：遊離 T_4 インデックス，放射性ヨウ素(RAI)取り込みシンチ，甲状腺刺激ホルモン(TSH)，血清抗体
高浸透圧性非ケトン性昏睡：血糖，血漿浸透圧
広節裂頭条虫：便検査(虫卵・虫体)，血清 B_{12} 値
後天性免疫不全症候群(AIDS)：HIV 抗体価，ELISA 法，ウエスタンブロット法，ウイルス量，CD4 細胞数

喉頭炎：鼻腔・咽頭液培養，ぬぐい液のウイルス検査，喉頭鏡
喉頭癌：喉頭鏡
更年期症候群：血清黄体形成ホルモン(LH)，血清卵胞刺激ホルモン(FSH)，血清エストラジオール，腟分泌液塗抹検査，試験的治療
高プロラクチン血症：脳CT，脳MRI
硬膜外血腫：頭蓋骨X線，CT，MRI
硬膜下血腫：CT，MRI，動脈造影
抗利尿ホルモン不適切分泌症候群(SIADH)：血漿および尿浸透圧，スポット尿の尿中ナトリウム，血清抗利尿ホルモン(ADH)
呼吸促迫症候群：Pa_{O_2}/F_{IO_2}比，肺動脈カテーテル検査
コクシジオイデス症：塗抹検査，動物接種法，血清検査，皮膚検査，胸部X線
黒色腫：血清および尿中メラニン，生検
骨原性肉腫：骨肉腫を参照
骨髄炎：赤沈，血液培養，骨生検培養，骨X線，骨シンチ，タイコ酸抗体価(TAAB)
骨髄化生(特発性)：赤血球形態，血算，骨髄検査，白血球アルカリホスファターゼ，尿エリスロポエチン，血清エリスロポエチン
骨髄癆性貧血：血算，骨髄検査，骨シンチ，リンパ節生検
骨粗鬆症：血清カルシウム，血清リン，アルカリホスファターゼ，骨生検，脊柱X線，定量的CT，骨塩量，骨密度
骨軟化症：血清リン酸カルシウム，アルカリホスファターゼ，長管骨X線，ビタミンDやカルシウムに対する治療反応性，血清ビタミンD値
骨肉腫：アルカリホスファターゼ，酸性ホスファターゼ，骨X線，骨シンチ，骨生検
骨盤内炎症性疾患(PID)：腹腔鏡検査，子宮頸管粘液培養，試験開腹
ゴム腫：梅毒トレポネーマ蛍光抗体吸収検査(FTA-ABS)
コレラ：便塗抹培養検査，暗視野検鏡

さ行

細菌性赤痢：便塗抹(白血球の有無の確認)と培養，熱性凝集素
再生不良性貧血：骨髄検査，リンパ節生検，免疫電気泳動
細網細胞肉腫：アルカリホスファターゼ，リンパ節生検，胸部X線，骨格検査，消化管造影，IVP，胸水または腹水細胞診
細網内皮症：X線，血算，組織コレステロール分画，病変の生検(骨格，骨髄，リンパ節)
サイロ病：胸部X線，経過観察
サシチョウバエ熱：血清検査
サラセミア：血算，血液像，網赤血球数，血清ハプトグロビン，ヘモグロビン電気泳動
サリチル酸中毒：血清および尿中サリチル酸，電解質検査

サルコイドーシス：胸部X線，Kveim反応，リンパ節生検，アンジオテンシン変換酵素(ACE)上昇，ガリウムシンチ
サルモネラ症：便培養，熱性凝集素
四塩化炭素中毒：肝機能検査，赤外分光分析，肝生検，血中四塩化炭素濃度
子癇(妊娠中毒症)：尿酸，腎機能検査，腎生検
ジギタリス中毒：血清ジゴキシン濃度，心電図
子宮外妊娠：イムノアッセイによる血清βヒト絨毛性ゴナドトロピン(β-hCG)値，エコー，腹腔鏡検査，Douglas窩穿刺，試験開腹，血清プロゲステロン値
子宮筋腫：エコー，CT，MRI
子宮頸癌：Papスメア，頸管組織生検，コルポスコピー
子宮体癌：Papスメア，頸管拡張子宮搔爬術(D&C)
糸球体腎炎：血清補体価，溶血レンサ球菌関連酵素(ストレプトザイム)，抗核抗体，腎生検
子宮内膜症：エコー，CA125
耳硬化症：純音聴力検査(オージオメトリー)
糸状虫症：フィラリア症を参照
視神経萎縮：脳・眼窩CT，視野検査，髄液検査，血清B_{12}，頭蓋骨X線，眼窩X線
視神経炎：梅毒トレポネーマ蛍光抗体吸収検査(FTA-ABS)，視野検査，脳MRI
シスチン症：細隙灯検査，肝生検
シスチン尿症：血清・尿シスチン，血清・尿アルギニン，シアン-ニトロプルシド試験，薄層クロマトグラフィー
湿疹：血清IgE値
児童虐待：骨格検査，胸部X線，腟液塗抹培養検査
ジフテリア：鼻腔咽頭培養
脂肪組織炎：骨髄検査，皮膚および皮下組織生検
脂肪軟骨ジストロフィー：ガーゴイリズムを参照
脂肪便：セリアック病を参照
縦隔炎：胸部のCTまたはMRI，縦隔鏡検査，試験手術
臭化物中毒：血中臭化物濃度
住血吸虫症：便または尿検査(虫卵)，直腸生検，肝生検，血清検査
重症筋無力症：筋電図，テンシロン試験，アセチルコリン受容体(AChR)抗体抗体価，胸腺腫除外目的の胸部CT
十二指腸潰瘍：消化性潰瘍を参照
絨毛癌：血漿βヒト絨毛性ゴナドトロピン(β-hCG)，尿中hCG，頸管拡張子宮搔爬術(D&C)
手根管症候群：神経伝導速度検査，MRI
消化性潰瘍：上部消化管造影，便潜血検査，上部消化管内視鏡，胃液検査，*H. pylori* に対する血清検査
松果体腫：CTまたはMRI
猩紅熱：鼻腔咽頭粘液培養，溶血レンサ球菌関連酵素(ストレプトザイム)，Schultz-Charlton反応
条虫症：便検査(虫卵・虫体)，血清検査，エコー，CT

小脳失調：CT，MRI
小発作てんかん：睡眠時脳波，CT
静脈炎：血栓性静脈炎を参照
静脈瘤：静脈造影，サーモグラム
食道炎：Bernstein 試験，食道内視鏡および生検，食道内圧検査，携帯型 pH モニタリング
食道癌：バリウム造影，食道内視鏡，生検
食道静脈瘤：食道内視鏡，脾静脈造影，エコー
食道裂孔ヘルニア：Bernstein 試験，食道造影，食道内視鏡，生検，食道内圧検査，試験的治療
シラミ症：Wood 灯，毛幹の顕微鏡検査
腎盂腎炎：尿培養，コロニー数，IVP，膀胱鏡，腎生検
腎炎：糸球体腎炎を参照
心筋炎・心筋症：心エコー，心筋生検，心臓カテーテル検査
心筋梗塞：心筋酵素の経時的測定（MB，CKP など），経時的心電図，血清トロポニン I，タリウム（^{201}Tl）シンチ，テクネチウム（^{99m}Tc）標識ピロリン酸シンチ，心エコー
心筋症：心筋炎・心筋症を参照
神経芽腫：尿中バニリルマンデル酸（VMA），ホモバニリル酸（HVA），CT，骨髄検査，試験開腹
神経障害：ブドウ糖負荷試験，血中鉛濃度，尿ポルフォビリノーゲン，血中および尿中ヒ素濃度，尿中 N-メチルニコチンアミド，抗核抗体，血清 B$_{12}$ および葉酸，髄液検査，神経伝導速度検査，筋電図，血清トランスケトラーゼ活性，神経生検
神経鞘腫（聴神経）：聴神経腫瘍を参照
神経線維腫症：生検，骨格検査，CT，髄液検査，脊髄造影
神経梅毒：血液・髄液の梅毒トレポネーマ蛍光抗体吸収検査（FTA-ABS）
腎結石：IVP，ヘリカル単純 CT，膀胱鏡，逆行性 IVP，エコー，結石分析
進行麻痺：血液・髄液の梅毒トレポネーマ蛍光抗体吸収検査（FTA-ABS）
腎細胞癌：IVP または逆行性 IVP，CT，血管造影
心室中隔欠損：心電図，心エコー，心臓カテーテル検査
真性多血症：血算，血小板数，尿酸，動脈血ガス，呼吸機能検査，血清エリスロポエチン，骨髄検査
腎石灰化症：血清副甲状腺ホルモン（PTH），血清カルシウム，血清リン，アルカリホスファターゼ，IVP，腎生検
振戦麻痺：臨床診断
心臓粘液腫：心エコー，心血管造影
心内膜炎：亜急性細菌性心内膜炎を参照
心内膜弾性線維症：心電図，胸部 X 線，心エコー，心血管造影
塵肺：胸部 X 線，呼吸機能検査，動脈血ガス，喀痰塗抹検査，肺生検，肺シンチ，斜角筋リンパ節生検
心不全：うっ血性心不全を参照

心房性不整脈：遊離 T$_4$ インデックス，心電図，Holter 心電図，His 束電位測定
心膜炎：心電図，心エコー，胸部 X 線，心血管造影，心膜液穿刺，CT または MRI
蕁麻疹：放射性アレルゲン吸着法（RAST），アレルギー皮膚検査，アレルゲン除去食，C1 エステラーゼ阻害因子
膵炎（急性）：血清アミラーゼ・リパーゼ，血糖，血清カルシウム，腹腔穿刺，腹部 X 線（臥位），2 時間尿中アミラーゼ
膵炎（慢性）：セクレチン試験前後の血清・尿中アミラーゼ，血清・尿中リパーゼ，ブドウ糖負荷試験，十二指腸液検査（重炭酸濃度と酵素濃度），CT，ERCP，便脂肪染色，ヨウ素（^{131}I）取り込みシンチ
髄芽腫：CT，MRI
膵癌：エコー，腹部 CT，肝機能検査，ERCP，試験開腹，CA19-9
髄質海綿腎：IVP，CT
水腎症：IVP，エコー
水痘：血清検査
膵島細胞腺腫：インスリノーマを参照
髄膜炎：髄液検査・塗抹・培養，血清ウイルス学的検査，血液培養
髄膜炎菌血症：血液培養と髄液検査・塗抹・培養，点状出血穿刺液のグラム染色
髄膜腫：CT，MRI，頭蓋骨または脊椎 X 線，脊髄造影
スポロトリクム症：潰瘍滲出液培養，血清検査，皮膚検査，胸部 X 線
スルフヘモグロビン血症：試験官内で静脈血を振盪させ，分光器で観察
性器ヘルペス：皮膚掻爬物の検査，Tzanck 試験，培養，血清検査
正常圧水頭症：CT，脳槽シンチ〔放射性ヨウ素標識アルブミン（RISA）〕
精神発達遅滞：CT または MRI，脳波，精神判定検査，頭蓋骨 X 線，フェニルケトン尿症（PKU），遊離 T$_4$ インデックス，甲状腺刺激ホルモン，尿中アミノ酸，染色体分析
精巣上体炎：エコー，放射線核種シンチ
精巣捻転：エコー，核医学シンチ
性的早熟：頭蓋骨 X 線，CT，尿 17-ケトステロイドおよび 17-ヒドロキシステロイド，血漿コルチゾール，メチラポン試験，試験開腹
性病性リンパ肉芽腫：血清検査，リンパ節生検，リンパ節吸引培養
脊髄空洞症：CT，脊髄造影，MRI
脊髄腫瘍：脊椎 X 線，脊椎 CT，MRI
脊髄癆：血液・髄液の梅毒トレポネーマ蛍光抗体吸収検査（FTA-ABS）

脊柱管狭窄症：CT，MRI，脊髄造影
舌炎：培養，生検，ビタミンや鉄剤による試験的治療
切迫早産：血清βヒト絨毛性ゴナドトロピン(β-hCG)，血清プロゲステロン値，尿中hCG，プレグナンジオール，エコー
セミノーマ：尿中ヒト絨毛性ゴナドトロピン(hCG)，エコー，試験手術，αフェトプロテイン(AFP)
セリアック病：D-キシロース吸収試験，粘膜生検，尿中5-ヒドロキシインドール酢酸(5-HIAA)，小腸造影，組織トランスグルタミナーゼ自己抗体価(ELISA法)
前斜角筋症候群：頸椎X線，動脈造影
全身性エリテマトーデス：抗核抗体，抗dsDNA抗体価(薬物性ループスでは通常陰性)，Combs試験，LE細胞染色，凝固能検査，生検(皮膚・筋・リンパ節・腎)
喘息：スパイロメトリー，喀痰好酸球検査，血清IgE抗体価，放射性アレルゲン吸着法(RAST)，皮膚検査
先端巨大症：頭蓋骨X線，CT，血清成長ホルモン，MRI
前置胎盤：エコー
蠕虫感染症：便検査(虫卵・虫体)，血清検査，皮膚検査，肝機能検査
線虫症：胃液検査，筋生検，好酸球数，皮膚検査，血清検査，便検査(虫卵・虫体)，十二指腸液吸引(虫卵・虫体)，消化管造影，セロファンテープ貼付による直腸分泌物採取
旋虫症：好酸球数，皮膚検査，血清検査，筋生検
腺ペスト：リンパ節培養，血液培養，喀痰培養，動物接種法，血清検査
前立腺癌：血清酸性およびアルカリホスファターゼ，前立腺特異抗原(PSA)，骨格検査，骨シンチ，前立腺生検
前立腺肥大：エコー，膀胱鏡，IVP
総胆管結石：肝機能検査，十二指腸ドレナージ，ERCP，経肝胆道造影，エコー
僧帽弁閉鎖不全症または狭窄症：心電図，胸部X線，心エコー，心音図，心臓カテーテル検査
側頭動脈炎：赤沈，側頭動脈生検
鼠径肉芽腫：病変を掻爬したもののWright染色，生検
鼠径リンパ肉芽腫：リグラナム試験，Giemsa染色，血清検査，組織またはリンパ節生検
鼠咬症：暗視野検鏡，病変部培養，所属リンパ節吸引および培養，動物接種法，血清検査
組織褐変症：尿検査(Benedict液，ホモゲンチジン酸分離)，脊椎X線

た行

胎児赤芽球症：ビリルビン，直接Coombs試験，羊水穿刺
帯状疱疹：Tzanck試験，血清検査
大腸癌：便潜血検査，S状結腸鏡，バリウム注腸造影，大腸内視鏡，癌胎児性抗原(CEA)，CT
大動脈鞍状塞栓症候群：脈管振動測定，Doppler血流測定，大動脈造影
大動脈縮窄症：胸部X線，臨床評価，大動脈造影はほとんど不要
大動脈弁疾患：心エコー，CT，MRI，心臓カテーテル検査
大動脈瘤：エコー，CT，大動脈造影
大理石骨病：骨髄検査，骨X線，骨生検
高安病：大動脈CT，大動脈造影，血清蛋白電気泳動
多形紅斑：皮膚生検，パッチテスト
脱水症：水分摂取量と喪失量の測定，電解質検査，BUN/クレアチニン比，血清/尿浸透圧
多囊胞腎：エコー，CT
多囊胞性卵巣症候群：Stein-Leventhal症候群を参照
多発神経炎：神経障害を参照
多発性硬化症：体性感覚誘発電位(SSEP)，視覚誘発電位(VEP)，髄液グロブリン(IgG)，ミエリン構成蛋白質，MRI
多発性骨髄腫：血清蛋白電気泳動，24時間尿電気泳動，骨髄検査，頭蓋骨X線，脊椎X線，MRI
多発動脈炎：結節性動脈周囲炎を参照
胆管炎：肝機能検査，経肝胆管造影，ERCP，試験開腹
胆管癌：肝機能検査，経肝胆管造影，ERCP，腹部CT，試験開腹
胆汁性肝硬変：肝機能検査，ミトコンドリア抗体，血清胆汁酸，ERCP，肝生検
単純ヘルペス：血清検査，ウイルス分離，Tzanck試験
胆石症：エコー，胆嚢造影，肝機能検査，ERCP
炭疽：病変部の塗抹培養，皮膚生検，血清検査
胆嚢炎：エコー，胆嚢造影，肝機能検査，肝胆道(HIDA)シンチ
蛋白漏出性胃腸症：^{131}Iポリビニルピロリドン試験，血清蛋白電気泳動
注意欠陥障害：臨床診断
中耳炎：上咽頭または耳分泌液の塗抹培養検査，血算，赤沈，聴力検査(ティンパノメトリー)，純音聴力検査(オージオメトリー)
虫垂炎：血算，腹部X線，CT
聴神経腫瘍：頭蓋骨X線，CT，後頭蓋窩造影，MRI
腸チフス：培養検査(便，血液，骨髄)，熱性凝集素
腸閉塞：腹部X線(側臥位含む)，二重注腸造影，エコー，CT，消化管造影(ジアトリゾ酸メグルミンやジアトリゾ酸塩を使用)，試験開腹
椎間板ヘルニア：筋電図，MRI，CT，脊髄造影，椎間板造影
痛風：血清尿酸，関節液検査，骨・関節X線
ツツガムシ病：血液から分離，血清検査，Weil-Felix反応
低身長症：骨X線，内分泌・腎・消化管機能検査
低体温症：心電図〔J波(Osborn波)〕

鉄欠乏性貧血：血清フェリチン，血清鉄および鉄結合能（TIBC/UIBC），遊離赤血球プロトポルフィリン（FEP），骨髄検査，試験的治療

てんかん：覚醒時睡眠時脳波，CT，MRI，PET，携帯型脳波モニタリング

デング熱：血液からのウイルス分離，血清検査

伝染性単核球症：モノスポット試験，異好抗体価，血液像（異型リンパ球），肝機能検査，検査の反復，Epstein-Barr virus(EBV)抗体価

天然痘：水疱液染色（ウイルス粒子検索），ウイルス分離，血清検査

天疱瘡：皮膚生検，Tzanck試験，免疫蛍光染色検査

頭蓋咽頭腫：頭蓋骨X線，CT，MRI

糖原病：ブドウ糖負荷試験，アドレナリン試験，肝生検，グルコース-6-リン酸デヒドロゲナーゼ活性

島細胞腫：インスリノーマを参照

痘瘡：天然痘を参照

糖尿病：ブドウ糖負荷試験，コルチゾンブドウ糖負荷試験，Hb_{A1c}

動脈管開存症：心臓カテーテル検査，心血管造影，心エコー

トキソプラズマ症：間接蛍光抗体(IFA)，受身赤血球凝集試験(PHA)，皮膚検査，動物接種法

特発性肥厚性大動脈弁下狭窄症：心電図，心エコー

トラコーマ：結膜搔爬物塗抹培養検査(*Chlamydia*)，涙液微小免疫抗体染色

トリパノソーマ症：血液および髄液塗抹培養検査，リンパ節穿刺（虫体検査），動物接種法，血清検査

トルローシス：クリプトコッカス症を参照

な行

ナイアシン欠乏症：ペラグラを参照

内臓幼虫移行症：好酸球数，血清グロブリン，皮膚検査，血清検査，肝生検

鉛中毒：血清鉛濃度，尿鉛濃度，尿中γ-アミノレブリン酸，コプロポルフィリア FEP，エチレンジアミン四酢酸(EDTA)試験投与，長管骨X線

ナルコレプシー：睡眠検査，脳波，ヒト白血球抗原(HLA) DR2

軟性下疳：病変部の塗抹培養検査，皮膚生検，血清検査

乳癌：マンモグラフィ，エコー，穿刺吸引，生検

乳様突起炎（乳突炎）：乳様突起X線，CT

ニューロパチー：神経障害を参照

尿細管性アシドーシス：血清電解質，カルシウム，リン，アルカリホスファターゼ，尿中カルシウム，尿中リンおよび重炭酸，塩化アンモニウム負荷後の尿pH

尿道炎：尿道分泌物塗抹培養検査，腟液塗抹培養検査，尿培養，クラミジア培養，膀胱鏡

尿崩症：Hickey-Hare試験（高張整理食塩液負荷試験），バソプレシン（ピトレシン）負荷試験，CT，血清抗利尿ホルモン(ADH)

妊娠：血液または尿妊娠検査

妊娠中毒症：子癇を参照

ネコ引っかき病：皮膚検査，リンパ節生検

ネフローゼ症候群：尿検査，血清補体価，赤沈，血清蛋白電気泳動，抗核抗体，腎機能検査，腎生検

脳炎：脳組織や髄液からのウイルス分離，MRI，血清検査

膿胸：胸部X線，喀痰培養，ガリウムシンチ，胸腔穿刺

脳血栓症：CT，MRI，頸動脈エコー，デジタル血管造影，両側内頸動脈・椎骨動脈の脳血管造影

脳出血：CT，MRI

脳腫瘍：CT，MRI

脳振盪：CT，MRI，脳波，誘発試験，心理テスト

脳脊髄炎：脳組織や髄液からのウイルス分離，MRI，血清検査

脳塞栓症：CT，血液培養，心エコー，頸動脈エコー，両側内頸動脈・椎骨動脈の脳血管造影，心電図

囊虫症：血清検査，脳CT，MRI，皮下囊腫生検

脳底動脈不全：両側内頸動脈・椎骨動脈の脳血管造影，MRA

脳動脈瘤：CT，MRI，動脈造影

脳膿瘍：CT，MRI

囊胞性線維症：定量的ピロカルピンイオン導入発汗試験

ノカルジア症：喀痰塗抹培養検査，髄液検査・塗抹培養検査

は行

肺炎：喀痰塗抹培養検査，血液培養，胸部X線

肺炎球菌性肺炎：肺炎を参照

肺癌：胸部X線，CT，喀痰Papスメア，気管支鏡検査および生検，針生検，開胸肺生検，斜角筋リンパ節生検

肺気腫：呼吸機能検査，動脈血ガス分析，αアンチトリプシン値，一酸化炭素肺拡張能

敗血症：血液培養

肺高血圧症（特発性）：動脈血ガス分析，呼吸機能検査，心臓カテーテル検査，肺血管造影

肺梗塞：動脈血ガス，肺シンチ，肺動脈造影，インピーダンスプレスチモグラフィー，ヘリカルCT，迅速Dダイマー分析

肺線維症：拡散能，気管支鏡，肺生検，CT

肺塞栓症：肺梗塞を参照

梅毒：血液・髄液のVDRL試験または梅毒トレポネーマ蛍光抗体吸収検査(FTA-ABS)，暗視野検鏡

肺膿瘍：胸部X線，断層写真，CT，喀痰培養，気管支鏡，喀痰細胞診，穿刺吸引・生検・培養

肺胞蛋白症：黄体形成ホルモン(LH)，喀痰でのPAS染色物質，肺生検

はしか：麻疹を参照

橋本病：遊離 T_4 インデックス，甲状腺刺激ホルモン(TSH)，血清サイログロブリン抗体

播種性血管内凝固(DIC)：フィブリノーゲン低下，フィブリン分解物(FDP)上昇，Dダイマー

破傷風：臨床診断，培養陽性は診断確定とはならない

白血病：血液像，骨髄検査，尿酸，血清 B_{12} 濃度，鉄結合能(IBC)，フィラデルフィア染色体

発疹チフス：血清検査，Weil-Felix 反応

バランチジウム症：便検査(虫卵・虫体)

バルビツール酸中毒：血中または尿中バルビツール酸濃度，脳波

脾機能亢進症：血算，血液像，赤血球寿命，脾臓/肝臓比，骨髄検査，アドレナリン試験，試験開腹

ヒスタミン性頭痛(群発頭痛)：ヒスタミンの試験的皮下注射，スマトリプタンに対する治療反応性

ヒストプラスマ症：喀痰培養，骨髄培養，動物接種法，皮膚検査，血清検査，胸部X線

鼻疽：皮膚病変の培養検査，皮膚検査，血清検査，動物接種法

ビタミンA欠乏症：血清ビタミンAまたはカロテン，皮膚生検

ビタミンB欠乏症：脚気を参照

ビタミンC欠乏症：壊血病を参照

ビタミンD欠乏症：くる病を参照

ビタミンK欠乏症：凝固能検査(プロトロンビン時間を含む)

非定型肺炎(原発性)：マイコプラズマ肺炎を参照

皮膚筋炎：抗核抗体，アスパラギン酸アミノトランスフェラーゼ(AST)，乳酸デヒドロゲナーゼ(LDH)，クレアチンホスホキナーゼ(CPK)，アルドラーゼ，筋電図，筋生検

肥満細胞症：皮膚生検，Darier 徴候，長管骨X線，骨髄検査

百日咳：血算，上咽頭粘液塗抹培養検査

ピリドキシン欠乏症：血清鉄および鉄結合能，血中ピリドキシン濃度，尿中ピリドキシン酸

ビルハルツ住血吸虫症：便および尿検査(虫卵)，直腸生検

フィラリア症：血液塗抹でのミクロフィラリア検出，皮膚検査，補体結合反応

風疹：ウイルス分離，ラテックス凝集反応，他の血清検査

フェニルケトン尿症(フェニルピルビン酸性精神薄弱)：尿フェニルケトンおよびフェニルアラニン，Guthrie 試験，血清フェニルアラニン

副睾丸炎：精巣上体炎を参照

副甲状腺機能亢進症：血清カルシウム，血清リン，アルカリホスファターゼ，尿中カルシウム，血清副甲状腺ホルモン(PTH)，$1,25(OH)_2D$，リン再吸収試験，試験手術

副甲状腺機能低下症：血清カルシウムと血清リン，24時間尿中カルシウム・リン，頭蓋骨X線，リン再吸収，試験的治療，血清副甲状腺ホルモン(PTH)，尿中 cAMP(サイクリックアデノシン一リン酸)

副腎性器症候群：血清コルチゾール値，ヒドロキシプロゲステロン値，11-デオキシコルチゾール，尿中17-ケトステロイドとプレグナントリオール，デキサメタゾン抑制試験，腹部CT

副鼻腔炎：副鼻腔X線，副鼻腔CT，鼻腔・咽頭培養，赤沈，C反応性蛋白(CRP)

腹膜炎：血算，腹部X線，CT，エコー，腹腔穿刺，試験開腹

不正子宮出血：頸管拡張子宮搔爬術(D&C)，子宮内膜生検，プロゲステロン負荷試験

不整脈：心電図，Holter 心電図，心エコー，電気生理学的検査

ブドウ球菌性肺炎：喀痰塗抹培養検査，胸部X線

ぶどう膜炎：細隙灯検査，抗核抗体，ヒト白血球抗原(HLA) B27，VDRL 試験，Lyme 病血清検査

ブラストミセス症：水酸化カリウム(KOH)染色，培養，胸部X線，皮膚検査，血清検査

ブルセラ症：血液培養，血清検査，皮膚検査

糞線虫症：便および十二指腸液の検査(虫卵・虫体)

閉塞性血栓血管炎：Buerger 病を参照

ペスト：腺ペストを参照

ペニシリンアレルギー：皮膚反応(ペニシロイルポリリジンを使用)

ヘモグロビンC病：血液塗抹像(標的赤血球)，ヘモグロビン電気泳動

ヘモグロビン尿症(発作性寒冷)：血算，Combs 試験，Donath-Landsteiner 試験，梅毒トレポネーマ蛍光抗体吸収検査(FTA-ABS)，血清ハプトグロビン

ヘモグロビン尿症(発作性夜間)：血算，Ham 試験，ショ糖溶血試験

ヘモクロマトーシス：血清フェリチン，血清鉄および鉄結合能(TIBC/UIBC)，肝臓または皮膚の生検

ペラグラ：尿中 N-メチルニコチンアミド，負荷後尿中ナイアシン

ヘルパンギーナ：血清検査，ウイルス分離

変形性関節症：脊椎X線，関節X線，他の関節炎の除外

変形性骨炎：血清カルシウム，リン，アルカリホスファターゼ，骨格検査，骨シンチ，骨生検，尿中ヒドロキシプロリン

扁形動物：便検査(虫卵・虫体)，血清検査，皮膚検査，尿検査(虫卵)，好酸球数

片頭痛：ニトログリセリン試験，ヒスタミン誘発試験，赤沈(側頭動脈炎除外目的)

扁桃炎：咽頭炎を参照

膀胱炎(間質性)：膀胱鏡，生検

蜂巣炎：創部滲出液の塗抹培養検査，抗ストレプトリジン O (ASO)抗体価

勃起不全：夜間勃起現象血圧測定，エコー

ボツリヌス中毒症：食物培養と便培養，マウスを用いた毒性検

査
ポリオ：便からウイルス分離，血清検査，髄液検査
ポルフィリン症：尿中ポルフィリンとポルフォビリノーゲン

ま行

マイコプラズマ肺炎：寒冷凝集素(MG)，溶血レンサ球菌凝集素，培養
マクログロブリン血症：血清電気泳動と免疫電気泳動，超遠心分離，Sia水試験，骨髄検査
麻疹：鼻汁塗抹検査(巨細胞)，血清検査
末梢神経炎：神経障害を参照
マラリア：便検査(虫卵)，骨髄検査，血清検査
慢性膵炎：膵炎(慢性)を参照
ミルクアルカリ症候群：血清カルシウム，血清リン，アルカリホスファターゼ，尿中カルシウム・リン
無γグロブリン血症：血清電気泳動と免疫電気泳動，血液型，リンパ節生検，Bリンパ球数とTリンパ球数
ムーコル症：鼻咽頭の培養，生検
無顆粒球症(特発性)：血算，骨髄検査，脾シンチ
ムンプス：皮膚検査，血清検査，咽頭ぬぐい液からウイルス分離
メジナ虫症：皮下組織の虫体検索，血清IgE値，抗フィラリア抗体価
メトヘモグロビン血症：赤血球メトヘモグロビン，動脈血ガス，血中ジアホラーゼ1，分光光度測定
モニリア症：腟液塗抹培養検査，皮膚掻爬および水酸化カリウム(KOH)染色，生検
門脈性肝硬変：肝硬変を参照

や行

薬物乱用：血中アルコール濃度，尿薬物スクリーニング，CAGE質問表
野兎病：潰瘍・リンパ節・上咽頭粘液の塗抹培養検査，Foshay皮膚検査，血清検査
幽門狭窄：消化管造影，胃鏡検査，エコー
輸血反応：血清ヘモグロビンおよびメトヘムアルブミン，Coombs試験
溶血性貧血：血清ハプトグロビン，放射性クロム標識赤血球寿命測定，尿中および便中ウロビリノーゲン，Coombs試験，血液像
葉酸欠乏症：血清葉酸，試験的治療

ら行

癩病：Hansen病を参照
ラクターゼ欠損症：ラクトース負荷試験，粘膜生検，水素呼気試験
卵管炎：腟液塗抹培養検査，エコー，腹腔鏡，試験開腹
卵巣癌：血清CA125，骨盤エコー，腹部・骨盤CT
ランブル鞭毛虫：便精査(虫卵・虫体)，十二指腸分泌液検査，ジアルジア抗原，swallowed string test
リーシュマニア：血算，血液・脾臓・骨髄塗抹検査(虫卵)，生検，血清検査
リウマチ性多発筋痛症：赤沈
リウマチ熱：咽頭培養，溶血レンサ球菌関連酵素(ストレプトザイム)，C反応性蛋白(CRP)，赤沈，心電図，心エコー，他の血清検査と組み合わせた経時的抗ストレプトリジンO(ASO)抗体価
リケッチア痘症：血清検査
リステリア症：血液・髄液塗抹検査，髄液凝集素価，骨髄検査
リボフラビン欠乏症：赤血球グルタチオンレダクターゼ活性
流行性胸膜痛：血清検査，便および咽頭培養(コクサッキーBウイルス)
流行性耳下腺炎：ムンプスを参照
緑内障：眼圧測定，隅角鏡検査，視野検査
リンパ管炎：血算，赤沈
リンパ腫：Hodgkinリンパ腫を参照
リンパ肉腫：CT，胸腹部X線，リンパ管造影
淋病：塗抹培養検査(尿道，直腸，腟または咽頭粘液)，DNAプローブおよび核酸検出法(PCR)
ルポイド肝炎：肝炎(慢性活動性)を参照
レジオネラ：喀痰培養，血清検査，尿中抗原
レプトスピラ症：Weil病を参照
レンサ球菌性咽頭炎：咽頭炎を参照
肋軟骨炎(TIetze症候群)：リドカイン浸潤麻酔
ロッキー山紅斑熱：特異的血清検査，Weil-Felix試験，皮膚病変の蛍光抗体染色

付録 B

症例検討の解答

■■■■ 症例検討 #1
問1.
1. 胆嚢水腫
2. 膵癌に伴う Courvoisier 胆嚢
3. 十二指腸憩室
4. 肝炎
5. 肝硬変
6. 転移性癌
7. 膵仮性嚢胞
8. 腎細胞癌
9. 結腸癌
10. ヘルニア
11. 胆管細胞癌
12. 肝腫大を起こすその他の要因

問2.
1. 膵癌に伴う Courvoisier 胆嚢
2. 総胆管癌
3. Vater 膨大部癌
4. 総胆管結石
5. 胆管細胞癌

最終診断
エコーによって腫瘤は肥大した胆嚢であることを確定した。CT で膵頭部癌を認めた。

■■■■ 症例検討 #2
問1.
1. 虫垂炎膿瘍
2. Meckel 憩室
3. 腸重積
4. Crohn 病
5. 鼠径ヘルニアの嵌頓
6. 腹壁挫傷
7. 腎下垂

問2.
1. 虫垂炎膿瘍の破裂
2. Meckel 憩室破裂
3. 腹膜炎

最終診断
試験開腹によって虫垂炎膿瘍の破裂と腹膜炎が明らかとなった。

症例検討 #3
問1.

1. 慢性膵炎
2. 膵仮性嚢胞
3. 胃幽門部潰瘍の限局性穿孔
4. 大網嚢胞または大網ヘルニア
5. 膵癌
6. 腹壁ヘルニア
7. 後腹膜肉腫
8. 大動脈瘤
9. 胃癌
10. 肝膿瘍
11. 肝腫大を起こすその他の要因

問2.
1. 膵仮性嚢胞
2. 慢性膵炎
3. 膵癌

最終診断
CT とエコーにより膵仮性嚢胞の確定診断を得た。

■■■■ 症例検討 #4
問1.
1. 急性胆嚢炎
2. 急性膵炎
3. 消化性潰瘍
4. 急性肝炎
5. 心筋梗塞
6. 門脈炎
7. ポルフィリン症
8. クロゴケグモ咬傷
9. 肺炎
10. 腎盂腎炎
11. 総胆管結石
12. 腎疝痛
13. 盲腸後方の虫垂炎

問2.
1. 急性胆嚢炎
2. 総胆管結石
3. 急性膵炎

最終診断
エコーで胆石を認めた。内視鏡的逆行性胆管造影で総胆管結石を認めた。

■■■■ 症例検討 #5
問1.

1. 子宮外妊娠破裂
2. 卵管炎
3. 卵巣嚢腫の茎捻転または破裂
4. 憩室炎
5. 尿道結石
6. 大腿ヘルニアまたは鼠径ヘルニアの嵌頓
7. 腸閉塞
8. 腸間膜動脈血栓症
9. ポルフィリン症
10. Mittelschmerz（排卵痛）

問2.
1. 子宮外妊娠破裂
2. 卵管炎
3. 卵巣嚢腫の茎捻転または破裂

最終診断
エコーと試験開腹によって，子宮外妊娠破裂の確定診断を得た。

■■■■ 症例検討 #6
問1.
1. 冠動脈不全
2. 頸椎椎間板ヘルニア
3. 頸椎症
4. 胸郭出口症候群
5. Pancoast 腫瘍
6. 腕神経叢炎
7. 視床症候群
8. 肩峰下滑液包炎
9. 脊髄の占拠性病変
10. 交感神経性ジストロフィー
11. 関節リウマチまたは肩関節の変形性関節症
12. 回旋筋腱板断裂

問2.
1. 頸椎椎間板ヘルニア
2. 頸椎症
3. 頸椎の圧迫骨折
4. 頸髄の占拠性病変

最終診断
頸椎の MRI によって，C5/C6 の椎間板ヘルニアが明らかとなった。

■■■■ 症例検討　#7

問 1.
1. 血小板減少性紫斑病
2. 髄膜炎菌血症
3. 亜急性細菌性心内膜炎
4. 播種性血管内凝固（DIC）
5. Henoch-Schönlein 紫斑病
6. 膠原病
7. ロッキー山紅斑熱
8. 急性白血病
9. Weil 病
10. 壊血病

問 2.
1. 髄膜炎菌性髄膜炎と髄膜炎菌血症
2. ロッキー山紅斑熱
3. 播種性血管内凝固（DIC）
4. その他の凝固障害とくも膜下出血

最終診断
脊椎穿刺を行った。白血球値は 1,100/cm³，脳脊髄液の圧は上昇しており，塗抹標本で髄膜炎菌が陽性であった。

■■■■ 症例検討　#8

問 1.
1. 網膜動脈閉塞症
2. 緑内障
3. 視神経炎
4. 虹彩毛様体炎
5. 硝子体出血
6. 網膜静脈閉塞症
7. 片頭痛
8. 網膜剥離
9. 糖尿病網膜症
10. 内頸動脈血栓症

問 2.
1. 内頸動脈血栓症または塞栓症

最終診断
磁気共鳴血管造影（MRA）によって確定診断を得た。

■■■■ 症例検討　#9

問 1.
1. 胸壁挫傷
2. Tietze 症候群
3. 心膜炎
4. 心筋梗塞
5. 冠動脈不全
6. 逆流性食道炎と食道裂孔ヘルニア
7. 気胸
8. 肺塞栓症
9. 解離性大動脈瘤
10. 胃潰瘍
11. 膵炎
12. 胆嚢炎

問 2.
1. 逆流性食道炎
2. 胃潰瘍
3. 胆嚢炎
4. 肺塞栓症
5. 冠動脈不全

最終診断
痛みはキシロカインビスカスで緩和された。Bernstein 試験と上部内視鏡によって，逆流性食道炎の確定診断を得た。

■■■■ 症例検討　#10

問 1.
1. 脳膿瘍
2. 脳出血，脳血栓症，脳塞栓症
3. その他の頭蓋内占拠性病変
4. 髄膜炎
5. ウイルス性脳炎
6. てんかん発作後の状態
7. 甲状腺クリーゼ
8. 膠原病
9. 血栓性血小板減少性紫斑病（TTP）
10. 播種性血管内凝固（DIC）

問 2.
1. 亜急性細菌性心内膜炎による脳塞栓症
2. 膠原病
3. 播種性血管内凝固（DIC）
4. 血栓性血小板減少性紫斑病（TTP）

最終診断
血液培養の結果，α溶血レンサ球菌が陽性。MRI によって左中大脳動脈に梗塞を認め，亜急性細菌性心内膜炎による脳梗塞症の確定診断を得た。

■■■■ 症例検討　#11

問 1.
1. Pancoast 腫瘍
2. 頸動脈血栓症
3. 片頭痛
4. 胸郭出口症候群
5. 脊髄腫瘍
6. 大動脈瘤
7. 縦隔腫瘍
8. 脳底動脈不全

問 2.
1. 胸郭出口症候群
2. 鎖骨下動脈盗血症候群
3. Pancoast 腫瘍

最終診断
Adson テストと脳血管造影によって，肥大した前斜角筋による胸郭出口症候群の確定診断を得た。

■■■■ 症例検討　#12

問 1.
1. 頭蓋内占拠性病変
2. 外傷後てんかん
3. 脳出血
4. 鉛脳症
5. 脳動脈瘤
6. 動静脈奇形
7. 片頭痛
8. ウイルス性脳炎
9. 膠原病
10. ポルフィリン症
11. 中毒性脳症または代謝性脳症

問 2.
1. 脳の傍矢状部の転移性癌
2. その他の占拠性病変
3. 前大脳動脈の血栓症または塞栓症
4. 動静脈奇形
5. 膠原病

最終診断
転移性癌

■■■■ 症例検討　#13

問 1.
1. 薬物による中毒性脳症
2. ウイルス性脳炎
3. 細菌性髄膜炎
4. 初期の糖尿病性アシドーシス
5. てんかん発作後の状態
6. 脳振盪

問 2.
1. 薬物による中毒性脳症
2. 脳振盪
3. てんかん発作後の状態

最終診断
尿薬物スクリーニングによってフェンシクリジンが検出されたことから，薬物による中毒性脳症の確定診断を得た。

■■■■ 症例検討　#14

問 1.
1. 初老期認知症
2. ペラグラ
3. 膵癌

4. 無欲性甲状腺機能亢進症
5. 結核
6. 脳動脈硬化症
7. アルコール依存症または薬物乱用
8. ポルフィリン症
9. 副甲状腺機能亢進症
10. 副腎不全
11. 下垂体機能低下症

問 2.
1. 無欲性甲状腺機能亢進症

最終診断
検査によって遊離サイロキシン(T₄)の上昇と甲状腺刺激ホルモン(TSH)の低下を認め，無欲性甲状腺機能亢進症の確定診断を得た。

症例検討 # 15

問 1.
1. 慢性膵炎
2. 慢性胆嚢炎
3. Crohn 病
4. 過敏性腸症候群
5. 制酸薬の過剰投与
6. 悪性貧血
7. ペラグラ
8. アメーバ症
9. Zollinger-Ellison 症候群
10. 乳糖不耐症

問 2.
1. Zollinger-Ellison 症候群
2. Crohn 病
3. アメーバ症

最終診断
血清ガストリン値が著明に上昇していたことから，Zollinger-Ellison 症候群の確定診断を得た。

症例検討 # 16

問 1.
1. 海綿静脈洞血栓症
2. 蝶形骨縁髄膜腫
3. 梅毒性髄膜炎
4. 脳のテントヘルニアと頭蓋内占拠性病変
5. 糖尿病性ニューロパチー
6. 多発性硬化症
7. Willis 動脈輪の動脈瘤
8. Weber 症候群
9. 脳幹膠腫
10. 結核性髄膜炎

問 2.
1. Willis 動脈輪の動脈瘤

2. 梅毒性髄膜炎
3. 結核性髄膜炎

最終診断
脳血管造影によって右内頸動脈の大動脈瘤の確定診断を得た。CT でくも膜下出血を認めた。

症例検討 # 17

問 1.
1. 中耳炎
2. 急性内耳炎
3. 中毒性内耳炎
4. 良性頭位性めまい
5. 真珠腫性中耳炎
6. 聴神経腫瘍
7. Ménière 病
8. 多発性硬化症
9. 脳底動脈不全
10. 前庭神経炎

問 2.
1. 多発性硬化症
2. 脳底動脈不全
3. 脳底動脈瘤または脳底動脈分枝の動脈瘤

最終診断
脳および脳幹の MRI によって，多発性硬化症の確定診断を得た。

症例検討 # 18

問 1.
1. 重症筋無力症
2. 眼筋麻痺性片頭痛
3. 脳底動脈不全
4. 多発性硬化症
5. 脳動脈瘤
6. Wernicke 脳症
7. 薬物中毒

問 2.
1. 重症筋無力症

最終診断
Tensilon 試験によって症状が改善したことと，抗アセチルコリン受容体抗体の抗体価が高値であることから，重症筋無力症の確定診断を得た。

症例検討 # 19

問 1.
1. うっ血性心不全
2. 肺気腫
3. 気管支喘息
4. 肺線維症
5. 肺塞栓症
6. 異物

7. メトヘモグロビン血症
8. 急性呼吸促迫症候群
9. 気胸
10. 貧血

問 2.
1. 心筋梗塞による心房細動のコントロール不全を原因とするうっ血性心不全
2. 急性呼吸促迫症候群
3. 甲状腺機能亢進症によって生じたうっ血性心不全と心房細動

最終診断
心電図と心筋酵素の検査から，最近の心筋梗塞と心房細動が引き起こしたうっ血性心不全の確定診断を得た。

症例検討 # 20

問 1.
1. 急性前立腺炎
2. 急性腎盂腎炎
3. Reiter 症候群
4. 膀胱炎
5. 腎盂腎炎により複雑化した腎細胞癌
6. 腎盂腎炎により複雑化した腎結石または膀胱結石
7. 結核
8. 全身の合併症を伴う淋病

問 2.
1. 急性前立腺炎
2. 急性腎盂腎炎
3. 全身の合併症を伴う淋病

最終診断
直腸診によって圧痛のある，ぶよぶよと肥大した前立腺が明らかとなり，急性前立腺炎の確定診断を得た。

症例検討 # 21

問 1.
1. アルコール性心筋症を原因としたうっ血性心不全
2. 肝硬変
3. 糖尿病を原因としたネフローゼ症候群
4. 脚気心
5. 膠原病

問 2.
1. β遮断薬の使用によって悪化したアルコール性心筋症を原因とする，うっ血性心不全

最終診断
チモロールの中断によって圧痕浮腫は改善し，上記の確定診断を得た。

■■■■ 症例検討 #22

問 1.
1. Schmincke 腫瘍
2. 結核
3. 慢性鼻炎
4. 凝固障害
5. 二次性高血圧（症候性高血圧）または一次性高血圧（本態性高血圧）
6. 肺気腫

問 2.
1. 肺気腫
2. 気管支喘息

最終診断
肺機能検査と動脈血ガスから，慢性肺気腫の確定診断を得た。

■■■■ 症例検討 #23

問 1.
1. 甲状腺機能亢進症
2. インスリノーマ
3. 反応性低血糖症
4. 褐色細胞腫
5. 感染症
6. カフェインまたはその他の薬物使用，もしくは乱用
7. 慢性不安神経症
8. 不整脈
9. 不顕性癌

問 2.
1. 褐色細胞腫
2. 片頭痛

最終診断
24 時間蓄尿の結果，バニリルマンデル酸（VMA）の上昇を認め，褐色細胞腫の確定診断を得た。

■■■■ 症例検討 #24

問 1.
1. 片頭痛
2. 緑内障
3. 側頭動脈炎
4. 急性副鼻腔炎
5. 海綿静脈洞血栓症
6. 頭蓋内占拠性病変
7. 群発頭痛

問 2.
1. 緑内障
2. 側頭動脈炎
3. 片頭痛
4. 急性副鼻腔炎

最終診断
眼圧測定によって右眼の眼圧亢進を認め，緑内障の確定診断を得た。

■■■■ 症例検討 #25

問 1.
1. 急性上顎洞炎
2. 側頭動脈炎
3. 群発頭痛
4. 三叉神経痛
5. 顎関節症候群
6. 歯性膿瘍
7. 眼窩蜂巣炎
8. 帯状疱疹

問 2.
1. 急性上顎洞炎

最終診断
副鼻腔の X 線検査によって，急性上顎洞炎の確定診断を得た。

■■■■ 症例検討 #26

問 1.
1. Bell 麻痺
2. 多発性硬化症
3. 重症筋無力症
4. 乳様突起炎
5. 脳底動脈不全
6. 聴神経腫瘍
7. 帯状疱疹

問 2.
1. Guillain-Barré 症候群
2. ポリオ（急性灰白髄炎）
3. 筋ジストロフィー
4. 重症筋無力症

最終診断
脳脊髄液検査の結果，蛋白質の上昇を認める一方，細胞数は正常であったことから，Guillain-Barré 症候群の確定診断を得た。

■■■■ 症例検討 #27

問 1.
1. 猩紅熱
2. 薬物反応
3. リウマチ熱
4. 伝染性単核球症
5. 急性白血病
6. 麻疹
7. サイトメガロウイルス感染症
8. ジフテリア
9. ウイルス性扁桃炎

問 2.
1. 伝染性単核球症
2. 薬物反応
3. 急性白血病

最終診断
異好抗体価から伝染性単核球症の確定診断を得た。

■■■■ 症例検討 #28

問 1.
1. 水腎症
2. 腎細胞癌
3. 多嚢胞腎
4. 良性腎嚢胞
5. 褐色細胞腫
6. 副腎皮質腺腫または副腎皮質癌
7. 神経芽腫
8. 結核
9. 後腹膜肉腫

問 2.
1. 腎細胞癌
2. 腎結核
3. 水腎症
4. 良性腎嚢胞

最終診断
腹部 CT の結果，腎細胞癌の確定診断を得た。

■■■■ 症例検討 #29

問 1.
1. 腎結石
2. 腎盂腎炎
3. 腎周囲膿瘍
4. 腎結核
5. 腎動脈塞栓症
6. 腎静脈血栓症
7. 腎癌
8. 挫傷または裂傷
9. 帯状疱疹

問 2.
1. 帯状疱疹
2. 胸椎椎間板ヘルニア
3. 脊髄癆
4. 硬膜外膿瘍
5. 脊椎圧迫骨折

最終診断
翌日，患者の左 T12 デルマトーム（皮膚分節）に小水疱を認め，帯状疱疹の確定診断を得た。

■■■■ 症例検討 #30

問 1.
1. 逆流性食道炎
2. 胃潰瘍
3. 慢性胃炎
4. 胃癌
5. 膵癌

6. Plummer-Vinson 症候群
7. 悪性貧血
8. 食道癌
9. 胆嚢炎
10. 吸収不良症候群

問 2.
1. 悪性貧血
2. 吸収不良症候群
3. 鉄欠乏性貧血

最終診断
Schilling 試験の結果，悪性貧血の確定診断を得た．

■■■ 症例検討 #31
問 1.
1. 閉経
2. アルコール依存症
3. 一次性赤血球増加症または二次性赤血球増加症
4. カルチノイド症候群
5. 全身性肥満細胞症
6. 甲状腺の髄様癌
7. Cushing 症候群

問 2.
最終診断
尿中 5-ヒドロキシインドール酢酸(5-HIAA) が著明に上昇していることから，カルチノイド腫瘍と転移性の肝癌の確定診断を得た．

■■■ 症例検討 #32
問 1.
1. 痛風
2. 動脈塞栓症
3. 蜂巣炎
4. 骨髄炎
5. 骨折
6. その他の関節炎
7. 足爪の肉への食い込み
8. 静脈炎
9. 中足骨痛
10. 末梢動脈硬化症
11. 腰椎椎間板ヘルニア

問 2.
1. 痛風
2. 蜂巣炎
3. 骨髄炎
4. その他の関節炎

最終診断
血清の尿酸値が上昇しており，コルヒチンによる治療に反応したことから，痛風の確定診断を得た．

■■■ 症例検討 #33
問 1.
1. 神経因性膀胱
2. 膀胱炎
3. 膀胱頸部閉塞
4. 膀胱結石
5. 多尿
6. 外的要因による膀胱の傷害(卵管炎，子宮外妊娠など)

問 2.
1. 多発性硬化症
2. 脊髄の占拠性病変
3. 梅毒性髄膜炎

最終診断
胸椎の MRI によって，多発性硬化症の確定診断を得た．

■■■ 症例検討 #34
問 1.
1. Parkinson 病
2. 筋ジストロフィー
3. 末梢性ニューロパチー
4. 頸椎症
5. 遺伝性小脳運動失調症
6. 多発性硬化症
7. 頸椎上位レベルの占拠性病変
8. 慢性脱髄性ニューロパチー

問 2.
1. 筋ジストロフィー
2. 糖尿病性ニューロパチー

最終診断
筋電図と筋生検によって，筋緊張性ジストロフィーの確定診断を得た．

■■■ 症例検討 #35
問 1.
1. 鼠径ヘルニア
2. 大腿ヘルニア
3. リンパ節腫脹
4. 蜂巣炎
5. 動脈瘤
6. 静脈瘤
7. 停留精巣
8. 肥大性骨関節症
9. 脂肪腫
10. 神経線維腫症

問 2.
1. 直接(内鼠径)ヘルニアまたは間接(外鼠径)ヘルニア

最終診断
手術によって間接(外鼠径)鼠径ヘルニアの確定診断を得た．

■■■ 症例検討 #36
問 1.
1. 変形性股関節症
2. 骨髄炎
3. 腎疝痛
4. Crohn 病
5. 滑脱ヘルニア
6. 腰椎椎間板ヘルニアまたは胸椎椎間板ヘルニア
7. 静脈炎
8. 帯状疱疹後神経痛
9. 知覚異常性大腿神経痛

問 2.
1. 胸椎椎間板ヘルニアまたは腰椎椎間板ヘルニア
2. 糖尿病性ニューロパチー
3. 帯状疱疹後神経痛

最終診断
MRI によって脊椎の T12/L1 レベルの椎間板ヘルニアを認めた．

■■■ 症例検討 #37
問 1.
1. ヘモクロマトーシス
2. 下垂体腫瘍
3. Klinefelter 症候群
4. アルコール性肝硬変
5. 副腎皮質腫瘍または副腎皮質過形成
6. 甲状腺機能亢進症

問 2.
1. ヘモクロマトーシス
2. アルコール性肝硬変
3. その他の肝障害および慢性膵炎

最終診断
血清中の鉄と鉄結合能の上昇，および肝生検の結果から，ヘモクロマトーシスの確定診断を得た．

■■■ 症例検討 #38
問 1.
1. 両側の手根管症候群
2. Raynaud 症候群
3. 関節リウマチ
4. 胸郭出口症候群
5. 頸椎椎間板ヘルニア
6. 頸椎症

問 2.
1. 両側の手根管症候群

最終診断
神経伝導速度検査の結果，手根管症候群の確定診断を得た．

症例検討 #39
問 1.
1. 片頭痛
2. 頭蓋内占拠性病変
3. くも膜下出血
4. 脳出血
5. 髄膜炎
6. 高血圧性脳症
7. 脳炎
8. 筋緊張性頭痛
9. 脳振盪
10. 脊椎穿刺後頭痛

問 2.
1. くも膜下出血
2. 髄膜炎

最終診断
前交通動脈瘤破裂によって生じたくも膜下出血。

症例検討 #40
問 1.
1. 逆流性食道炎
2. 冠動脈不全
3. 心膜炎
4. 胃炎
5. 消化性潰瘍
6. 胆嚢炎
7. 慢性膵炎
8. 縦隔炎

問 2.
1. 冠動脈不全

最終診断
タリウムシンチと冠動脈造影によって，冠動脈不全の確定診断を得た。

症例検討 #41
問 1.
1. 急性出血性胃炎
2. 胃潰瘍
3. 十二指腸潰瘍
4. 胃癌
5. 逆流性食道炎
6. Mallory-Weiss 症候群
7. 遺伝性毛細血管拡張症
8. 凝固障害

問 2.
1. Mallory-Weiss 症候群

最終診断
食道内視鏡によって Mallory-Weiss 症候群の確定診断を得た。

症例検討 #42
問 1.
1. 腎結石
2. 腎動脈塞栓症
3. 腎盂腎炎
4. 糸球体腎炎
5. 腎臓挫傷または腎臓裂傷
6. 凝固障害

問 2.
1. 詐病

最終診断
詐病（患者に麻薬嗜癖の病歴があることが明らかとなった）。

症例検討 #43
問 1.
1. 気管支拡張症
2. 結核
3. 気管支原性肺癌
4. 慢性気管支炎および肺気腫
5. 囊胞性線維症
6. 気管支腺腫
7. 膠原病
8. サルコイドーシス
9. 真菌感染症
10. うっ血性心不全

問 2.
1. 気管支拡張
2. 気管支原性肺癌の初期

最終診断
高分解能 CT によって気管支拡張症の確定診断を得た。

症例検討 #44
問 1.
1. アルコール性肝硬変
2. 慢性活動性肝炎
3. ヘモクロマトーシス
4. 転移性癌
5. Gaucher 病
6. 骨髄化生
7. 白血病
8. 結核
9. 寄生虫感染症
10. 膠原病

問 2.
1. 住血吸虫症
2. 慢性活動性肝炎
3. その他の寄生虫感染症

最終診断
肝生検と便検査で虫卵と寄生虫が検出されたことから，住血吸虫症の確定診断を得た。

症例検討 #45
問 1.
1. Wilson 病
2. アルコール性肝硬変
3. 肝性脳症
4. 慢性膵炎
5. 膵癌
6. 肝細胞癌
7. Hodgkin リンパ腫
8. アメーバ性肝膿瘍
9. 逆流性食道炎
10. 慢性胃炎

問 2.
1. 横隔膜下膿瘍
2. アメーバ性肝膿瘍

最終診断
横隔膜下領域の胸腔穿刺により，横隔膜下膿瘍の確定診断を得た。

症例検討 #46
問 1.
1. 転移性癌
2. 変形性関節症
3. 関節リウマチ
4. 多発性骨髄腫
5. 腰椎椎間板ヘルニア
6. 股関節骨折
7. 大転子滑液包炎
8. 骨髄炎
9. 結核
10. 大腿骨頭壊死

問 2.
1. 大転子滑液包炎
2. 初期の関節リウマチまたは初期の骨髄炎

最終診断
大転子滑液包へのリドカインとステロイド注入によって痛みの緩和と可動域の改善がみられたことから，大転子滑液包炎の確定診断を得た。

症例検討 #47
問 1.
1. 男性化腫瘍（Sertoli-Leydig 細胞腫）
2. Cushing 病
3. 副腎皮質癌
4. 多囊胞性卵巣症候群
5. 異所性 ACTH 産生症候群

問 2.
1. 副腎皮質癌または副腎皮質腺腫

最終診断
手術で副腎皮質癌の確定診断を得た。

■■■■ 症例検討 #48
問 1.
1. 咽頭癌
2. 結核
3. 梅毒
4. 慢性副鼻腔炎
5. 逆流性食道炎
6. 謡人結節
7. 甲状腺機能低下症
8. 重症筋無力症
9. 甲状腺癌

問 2.
1. 甲状腺機能低下症

最終診断
遊離サイロキシン(T₄)低値およびTHS高値という結果から，甲状腺機能低下症の確定診断を得た。

■■■■ 症例検討 #49
問 1.
1. 鉄欠乏性貧血
2. 甲状腺機能低下症
3. 子宮内膜症
4. 骨盤内炎症性疾患(PID)
5. 卵巣の顆粒膜細胞腫
6. 胎盤遺残
7. 絨毛癌
8. 凝固障害

問 2.
1. 全身性エリテマトーデス
2. 血小板減少性紫斑病

最終診断
抗核抗体陽性および抗dsDNA抗体価から，全身性エリテマトーデスの確定診断を得た。

■■■■ 症例検討 #50
問 1.
1. 慢性腎盂腎炎
2. 腎細胞癌
3. 腎動脈狭窄症
4. 副腎皮質過形成または副腎皮質腫瘍
5. 褐色細胞腫
6. 多嚢胞腎
7. 大動脈縮窄症
8. 凝固障害
9. 中毒性腎炎

問 2.
1. 原発性アルドステロン症

最終診断
血漿中のレニンと腹部CTの結果から，原発性アルドステロン症の確定診断を得た。

■■■■ 症例検討 #51
問 1.
1. 頸髄の占拠性病変
2. 筋萎縮性側索硬化症
3. 神経梅毒
4. 悪性貧血
5. Friedreich 運動失調症
6. 脊髄空洞症
7. 頸椎症

問 2.
1. 頸椎症
2. 頸髄の占拠性病変

最終診断
頸椎のMRIによって，頸椎症の確定診断を得た。

■■■■ 症例検討 #52
問 1.
1. 神経性食欲不振症
2. 男性化腫瘍(Sertoli-Leydig 細胞腫)
3. 顆粒膜細胞腫
4. 下垂体機能低下症
5. 甲状腺機能亢進症
6. Addison 病
7. 両側卵巣癌
8. プロラクチノーマ

問 2.
1. 下垂体機能低下症(Sheehan 症候群)

最終診断
ゴナドトロピン放出因子を投与したにもかかわらず尿中の卵胞刺激ホルモン(FSH)が低値であったことから，下垂体機能低下症の確定診断を得た。

■■■■ 症例検討 #53
問 1.
1. Addison 病
2. 下垂体機能低下症
3. 貧血
4. 吸収不良症候群
5. 慢性腎炎
6. 神経性食欲不振症
7. 僧帽弁狭窄症
8. 心筋症
9. 薬物乱用またはアルコール乱用

問 2.
1. Addison 病
2. ヘモクロマトーシス

最終診断
副腎皮質刺激ホルモン(ACTH)に反応しなかったことから，Addison病の確定診断を得た。副腎皮質機能不全の原因は結核であった。

■■■■ 症例検討 #54
問 1.
1. 糖尿病性ニューロパチー
2. 末梢動脈硬化症
3. 慢性不安神経症
4. 脳動脈硬化症
5. ヘモクロマトーシス
6. Cushing 病

問 2.
1. Leriche 症候群

最終診断
大動脈造影からLeriche症候群の確定診断を得た。

■■■■ 症例検討 #55
問 1.
1. Alzheimer 病
2. 頸部での動脈硬化症
3. Korsakoff 症候群
4. 正常圧水頭症
5. 慢性膀胱炎
6. 膀胱頸部閉塞と溢流性尿失禁
7. 腹圧性尿失禁
8. 進行麻痺

問 2.
1. 正常圧水頭症

最終診断
ラジオアイソトープ脳槽造影により，正常圧水頭症の確定診断を得た。

■■■■ 症例検討 #56
問 1.
1. 慢性胆囊炎および胆石症
2. 逆流性食道炎
3. 慢性胃炎
4. 胃潰瘍
5. 慢性膵炎
6. うっ血性心不全
7. 悪性貧血
8. 慢性肝炎
9. 胃癌
10. 慢性腸閉塞
11. 尿路感染症

問 2.
1. 慢性胆囊炎および胆石症

最終診断
慢性胆囊炎および胆石症

症例検討 #57

問 1.
1. 骨盤内炎症性疾患(PID)
2. 後傾子宮
3. 多嚢胞性卵巣症候群
4. 慢性子宮頸管炎
5. ホルモン分泌性の卵巣腫瘍
6. 下垂体機能低下症
7. 甲状腺機能低下症
8. 副腎皮質腫瘍または副腎皮質過形成
9. 情動的なストレス

問 2.
1. 慢性子宮頸管炎
2. 子宮頸癌

最終診断
生検の結果，慢性子宮頸管炎の確定診断を得た。治療が成功した後，患者は妊娠した。

症例検討 #58

問 1.
1. 内因性うつ病
2. 甲状腺機能亢進症
3. 不顕性癌
4. 薬物乱用
5. アルコール依存症
6. 初老期認知症
7. 生理学的要因または環境要因

問 2.
1. 肝硬変

最終診断
肝生検と肝機能検査から，肝硬変の確定診断を得た。

症例検討 #59

問 1.
1. ウイルス性肝炎
2. 中毒性肝炎
3. 溶血性貧血
4. 伝染性単核球症
5. Weil 病
6. 上行性胆管炎
7. マラリア
8. Dubin-Johnson 症候群
9. 門脈炎

問 2.
1. ラニチジン塩酸塩によって生じた中毒性肝炎

最終診断
ラニチジン塩酸塩によって生じた中毒性肝炎。

症例検討 #60

問 1.
1. 痛風
2. 偽痛風
3. 化膿性関節炎
4. 淋病
5. 半月板損傷
6. 変形性関節症
7. 関節リウマチ
8. 膠原病

問 2.
1. 偽痛風
2. 痛風
3. 変形性関節症

最終診断
滑液にピロリン酸カルシウムの結晶を認め，偽痛風の確定診断を得た。

症例検討 #61

問 1.
1. 関節リウマチ
2. 全身性エリテマトーデス
3. 淋病
4. Lyme 病
5. リウマチ熱
6. Reiter 症候群
7. ブルセラ症
8. 鎌状赤血球貧血
9. ウイルス性肝炎

問 2.
1. 淋病
2. 全身性エリテマトーデス
3. Reiter 症候群
4. リウマチ熱

最終診断
腟培養が陽性であったことから，淋病の確定診断を得た。

症例検討 #62

問 1.
1. 深部静脈血栓症
2. 動脈塞栓症
3. 骨髄炎
4. 腰椎椎間板ヘルニア
5. 挫傷
6. 蜂巣炎

問 2.
1. 深部静脈血栓症

最終診断
エコーにより，深部静脈血栓症の確定診断を得た。

症例検討 #63

問 1.
1. リウマチ性脊椎炎
2. 腰椎椎間板ヘルニア
3. 腰部脊椎症
4. 脊髄腫瘍

問 2.
1. リウマチ性脊椎炎
2. 腰部脊椎症
3. アルカプトン尿症

最終診断
尿中にホモゲンチジン酸を検出したことから，アルカプトン尿症の確定診断を得た。

症例検討 #64

問 1.
1. 骨盤内炎症性疾患(PID)
2. 結核性腹膜炎
3. 転移性癌
4. 内臓破裂(虫垂など)と腹膜炎
5. 全身性エリテマトーデス
6. Hodgkin リンパ腫
7. 膵炎
8. リンパ性白血病

問 2.
1. 結核性腹膜炎

最終診断
腹水の抗酸菌培養とモルモットへの接種の結果から，結核性腹膜炎の確定診断を得た。

症例検討 #65

問 1.
1. Alzheimer 病
2. Pick 病
3. Korsakoff 症候群
4. ペラグラ
5. 脳動脈硬化症
6. 複雑部分発作
7. インスリノーマによる慢性低血糖
8. 正常圧水頭症
9. 悪性貧血

問 2.
1. 悪性貧血

最終診断
大球性貧血と血清のビタミン B_{12} 低値から，悪性貧血の確定診断を得た。

症例検討 #66

問 1.
1. 腰椎椎間板ヘルニア

2. 坐骨神経炎
  3. 脊髄の占拠性病変
  4. 圧迫骨折
  5. 脊椎すべり症

問 2.

最終診断

補償神経症（患者は改善し，自身の労災補償の件が落ち着いた後は，ほとんど来院しなくなった）。

■■■■ 症例検討　# 67

問 1.
  1. Leriche 症候群
  2. 末梢動脈硬化症
  3. アルドステロン症
  4. 電解質異常による筋痙縮
  5. 脊柱管狭窄症

問 2.
  1. 脊柱管狭窄症
  2. アルドステロン症
  3. 電解質異常による筋痙縮

最終診断

腰椎の MRI によって，脊柱管狭窄症の確定診断を得た。

■■■■ 症例検討　# 68

問 1.
  1. リウマチ性多発筋痛症
  2. 関節リウマチ
  3. 皮膚筋炎
  4. 重症筋無力症
  5. 頸椎症
  6. 甲状腺機能亢進症
  7. 悪性腫瘍
  8. 膠原病
  9. 流行性筋肉痛
  10. 旋毛虫症

問 2.
  1. リウマチ性多発筋痛症

最終診断

リウマチ性多発筋痛症

■■■■ 症例検討　# 69

問 1.
  1. 頸椎 C5/C6 レベルの椎間板ヘルニア
  2. その他の頸髄の占拠性病変

問 2.

最終診断

MRI によって，頸椎 C5/C6 レベルの椎間板ヘルニアの確定診断を得た。

■■■■ 症例検討　# 70

問 1.
  1. 特発性の肥満
  2. インスリノーマ
  3. Klinefelter 症候群
  4. Cushing 症候群
  5. 下垂体病変または視床下部病変

問 2.
  1. Cushing 症候群

最終診断

血清コルチゾール値が上昇していたことから，Cushing 症候群の確定診断を得た。

■■■■ 症例検討　# 71

問 1.
  1. 甲状腺機能亢進症
  2. 初期のうっ血性心不全
  3. 褐色細胞腫
  4. 慢性不安神経症
  5. 不明熱
  6. 冠動脈不全
  7. 食道裂孔ヘルニアと食道炎

問 2.
  1. 慢性不安神経症
  2. 薬物中毒
  3. カフェイン不耐症

最終診断

カフェイン不耐症（食事からカフェインを取り除くことで，症状はすべて消失した）。

■■■■ 症例検討　# 72

問 1.
  1. 末梢性ニューロパチー
  2. 頸髄腫瘍
  3. 悪性貧血
  4. 多発性硬化症
  5. 脳底動脈不全
  6. 傍矢状髄膜腫
  7. Crohn 病
  8. 副甲状腺機能低下症
  9. 神経梅毒
  10. 膠原病
  11. 過換気症候群

問 2.
  1. 多発性硬化症

最終診断

頸椎 MRI により，多発性硬化症の診断が確定した。

■■■■ 症例検討　# 73

問 1.
  1. 甲状腺機能亢進症
  2. 糖尿病
  3. 副甲状腺機能亢進症
  4. 尿崩症
  5. 慢性腎臓病
  6. 心因性多飲症

問 2.
  1. 糖尿病性アシドーシス

最終診断

糖尿病性アシドーシス

■■■■ 症例検討　# 74

問 1.
  1. 甲状腺機能亢進症
  2. Cushing 症候群
  3. インスリノーマ
  4. 糖尿病
  5. 下垂体腺腫
  6. 条虫症
  7. 慢性不安神経症

問 2.
  1. インスリノーマ

最終診断

72 時間絶食による極度の低血糖と診断的手術により，インスリノーマの確定診断を得た。

■■■■ 症例検討　# 75

問 1.
  1. 甲状腺機能亢進症
  2. 糖尿病
  3. 慢性糸球体腎炎
  4. 腎盂腎炎
  5. 尿崩症
  6. 原発性副甲状腺機能亢進症
  7. アルドステロン症
  8. 内因性うつ病

問 2.
  1. 原発性副甲状腺機能亢進症

最終診断

高カルシウム血症と副甲状腺ホルモン検査高値を複数回認めたため，原発性副甲状腺機能亢進症の確定診断を得た。

■■■■ 症例検討　# 76

問 1.
  1. 薬疹
  2. 癜風
  3. 腸チフス
  4. 淋病
  5. 梅毒
  6. 風疹
  7. 麻疹

8. ばら色粃糠疹
9. 疱疹性皮膚炎
10. 伝染性単核球症
11. 膠原病

問2.
1. ばら色粃糠疹

最終診断
皮膚科へのコンサルトで，ばら色粃糠疹の確定診断を得た．

■■■■ 症例検討　#77

問1.
1. 結腸癌
2. 痔核
3. 潰瘍性大腸炎
4. Crohn 病
5. 虚血性大腸炎
6. 偽膜性大腸炎
7. 腸間膜動脈閉塞
8. 凝固障害
9. 直腸ポリープ
10. アメーバ性大腸炎
11. 憩室症

問2.
1. S状結腸癌

最終診断
大腸内視鏡により，S状結腸癌の確定診断を得た．

■■■■ 症例検討　#78

問1.
1. 異物
2. 角膜擦過傷
3. 角膜炎
4. 虹彩炎
5. 緑内障
6. 強膜炎
7. 海綿静脈洞血栓症
8. 結膜炎
9. 副鼻腔炎
10. ヒスタミン性頭痛（群発頭痛）

問2.
1. 潰瘍性大腸炎とぶどう膜炎

最終診断
眼科へのコンサルトで，ぶどう膜炎の確定診断を得た．

■■■■ 症例検討　#79

問1.
1. 肩手症候群
2. 回旋筋腱板断裂
3. 変形性関節症
4. 関節リウマチ

5. 痛風
6. 肩峰下滑液包炎
7. 交感神経性ジストロフィー
8. 骨折
9. 膠原病
10. 頸椎椎間板ヘルニア
11. 骨髄炎

問2.
肩手症候群

最終診断
肩手症候群

■■■■ 症例検討　#80

問1.
1. レンサ球菌性咽頭炎
2. ジフテリア
3. 淋病
4. 伝染性単核球症
5. Listeria monocytogenes

問2.
1. 伝染性単核球症
2. 白血病
3. 無顆粒球症
4. ジフテリア

最終診断
モノスポット試験の結果が陽性であったことから，伝染性単核球症の確定診断を得た．

■■■■ 症例検討　#81

問1.
1. Adams-Stokes 症候群
2. 血管迷走神経性失神
3. 一過性の不整脈
4. 貧血
5. 心臓弁膜症
6. インスリノーマ
7. 片頭痛
8. てんかん
9. 転換ヒステリー
10. 体位性低血圧

問2.
1. Adams-Stokes 症候群
2. 血管迷走神経性失神
3. 転換ヒステリー

最終診断
ペースメーカの植え込みによって症状が完全に消退したことから，Stokes-Adams 症候群の確定診断を得た．

■■■■ 症例検討　#82

問1.
1. 聴神経腫瘍

2. Ménière 病
3. 脳振盪後症候群
4. 椎骨動脈動脈瘤
5. 真珠腫
6. 神経梅毒
7. 多発性硬化症
8. 薬物が原因の神経性難聴
9. 職業関連の耳鳴および難聴

問2.
神経線維腫症による聴神経腫瘍

最終診断
MRIと病変部の生検によって，神経細胞腫による聴神経腫瘍の確定診断を得た．

■■■■ 症例検討　#83

問1.
1. Parkinson 病
2. Wilson 病
3. マンガン中毒
4. アルコール脳症
5. 家族性振戦
6. 甲状腺機能亢進症
7. 多発性硬化症
8. カフェインによる振戦

問2.
1. 家族性振戦

最終診断
MRIと神経内科へのコンサルトで，家族性振戦の確定診断を得た．

■■■■ 症例検討　#84

問1.
1. 子宮筋腫
2. 子宮内膜癌
3. 機能不全性不正子宮出血
4. 子宮頸癌
5. 卵巣嚢腫または卵巣腫瘍
6. 子宮内膜症
7. 凝固障害
8. 貧血

問2.
1. 子宮内膜癌

最終診断
子宮内膜の生検により，子宮内膜癌の確定診断を得た．

■■■■ 症例検討　#85

問1.
1. 骨盤内炎症性疾患（PID）

問2.

最終診断
子宮頸管粘液の培養の結果，淋病を原

因とした骨盤内炎症性疾患の確定診断を得た。

■■■■ 症例検討　# 86
問 1.
1. 結核
2. Lambert-Eaton 症候群と気管支原性肺癌
3. Addison 病
4. 甲状腺機能亢進症
5. 筋ジストロフィー
6. 副甲状腺機能亢進症
7. 膠原病
8. 重症筋無力症
9. リウマチ性多発筋痛症

10. 末梢性ニューロパチー

問 2.
1. Lambert-Eaton 症候群と小細胞肺癌

最終診断
筋電図と肺生検の結果，Lambert-Eaton 症候群と小細胞肺癌の確定診断を得た。

■■■■ 症例検討　# 87
問 1.
1. 吸収不良症候群
2. 過食症
3. 神経性食欲不振
4. 内因性うつ病

5. 糖尿病
6. 甲状腺機能亢進症
7. Addison 病
8. 不顕性癌
9. 鉄欠乏性貧血
10. 薬物乱用またはアルコール乱用
11. 慢性活動性肝炎

問 2.
1. 神経性食欲不振
2. 過食症

最終診断
精神科へのコンサルトで，神経性食欲不振の確定診断を得た。

索　引

欧　文

■A
abdominal mass　17
abdominal pain　30
abnormal face　172
abnormal psychic state　124
acid phosphatase elevation　48
acidosis　45
acute diarrhea　127
agnosia　62
alkaline phosphatase elevation　48
alkalosis　49
ALT 上昇　66
amenorrhea　254
amnesia　51
anal mass　51
anemia　52
ankle clonus　54
anorexia　57
anosmia　58
anuria　59
anxiety　124
aphasia　62
apnea　120
apraxia　62
arm pain　63
arrhythmia　85
AST 上昇　66
aural discharge　66
auscultatory signs of pulmonary disease　68
axillary mass　71

■B
back mass　72
baldness　72
bedwetting　155
Bell 麻痺　170
bleeding under the skin　73
blindness　76
blurred vision　76
borborygmus　182
bradycardia　79
breast discharge　80
breast mass　81
breast pain　83
breath odor　201

■C
cardiac arrhythmia　85
cardiomegaly　86
cervical bruit　91
chest pain　92
chest wall mass　94
Cheyne-Stokes 呼吸　120
chill　95
chorea　98
chronic diarrhea　127
clubbing　98
coma　101
constipation　105
constricted pupil　107
convulsion　107
cough　114
crepitus　117
cyanosis　117

■D
dandruff　120
deafness　417
decreased respiration　120
delayed puberty　121
delirium　123
delusion　124
dementia　299
depression　124
diarrhea　127
difficulty swallowing　132
difficulty urinating　132
dilated pupil　133
dizziness　136
double vision　137
drop attack　139
dwarfism　140
dysarthria　142
dysesthesia　335
dysmenorrhea　142
dyspareunia　144
dysphagia　132
dyspnea　145
dystocia　148
dysuria　149

■E
earache　152
edema of the extremities　153
elbow pain　155
enuresis　155

epiphora　157
epistaxis　158
euphoria　158
excessive sweating　161
exophthalmos　161
extremity mass　164
eye pain　167

■F
facial edema　346
facial mass　169
facial pain　169
facial palsy　170
failure to thrive　172
fasciculation　174
fecal incontinence　266
fever　174
finger pain　201
flank mass　178
flank pain　180
flash of light　182
flatulence　182
flushed face　184
foot pain　185
forehead enlargement　188
frequency of urination　188
frigidity　188

■G
gait disturbance　191
gangrene　193
gigantism　193
girdle pain　194
glycosuria　195
groin mass　195
groin pain　197
gynecomastia　199

■H
halitosis　201
hallucination　201
hand pain　201
head deformity　210
head mass　212
headache　206
heart burn　212
hematemesis　212
hematuria　217
hemianopsia　221

hemiplegia 221
hemoptysis 222
hepatomegaly 224
hiccough 228
hip pain 230
hirsutism 230
hoarseness 233
Horner 症候群 235
hypercalcemia 237
hypercholesterolemia 237
hyperglycemia 240
hyperkalemia 240
hypermenorrhea 240
hypernatremia 242
hypertension 243
hypertriglyceridemia 247
hypoactive reflex 247
hypoalbuminemia 250
hypocalcemia 250
hypoglycemia 251
hypokalemia 254
hypomenorrhea 254
hyponatremia 256
hypotension 258
hypothermia 260
hypoxemia 263

■ I
impotence 264
indigestion 267
infertility 269
insomnia 272
intracranial bruit 274
involuntary movement 422

■ J
jaundice 275
jaw pain 277
jaw swelling 278
joint pain 279
joint swelling 281

■ K
knee pain 285
knee swelling 285
kyphosis 286

■ L
LDH 上昇 66
leg pain 287
leukocytosis 290
leukopenia 291
lingual mass 328
lip swelling 292
lock jaw 425
lordosis 293
low back pain 293

lymphadenopathy, generalized 296

■ M
melena 212
memory loss 299
menstrual cramp 301
meteorism 301
miosis 107
monoplegia 302
mouth pigmentation 302
murmur 303
Murphy 徴候 4
muscular atrophy 303
muscular cramp 306
musculoskeletal pain, generalized 308
mydriasis 133
myoclonus 310

■ N
nail change 312
nasal discharge 312
nasal mass or swelling 315
nasal obstruction 315
nausea 315
neck mass 319
neck pain 321
nightmare 324
nocturia 324
nose, regurgitation of food through 324
nuchal rigidity 324
numbness 335
nystagmus 326

■ O
obesity 328
oliguria 59
oral mass 328
orbital discharge 329
orbital mass 331
orthopnea 145
orthostatic hypotension 260
otorrhea 66

■ P
pallor of the face, nail, or conjunctiva 332
palpitation 332
Pap スメア 3
papilledema 335
paresthesia 335
pathologic reflex 54
pelvic mass 341
pelvic pain 343
penile pain 344
penile sore 344
periorbital edema 346
photophobia 346

pigmentary change 385
plethora 184
polycythemia 346
polydipsia 347
polyphagia 350
polyuria 350
popliteal swelling 353
priapism 353
prostatic mass or enlargement 354
proteinuria 357
pruritus 357
ptosis 360
ptyalism 360
pulmonary osteoarthropathy 98
pulsatile mass 361
pulse 45
pulse rhythm abnormality 363
pyuria 363

■ R
rash, general 366
rash, local 371
rectal bleeding 371
rectal discharge 375
rectal mass 376
rectal pain 377
red eye 378
restless leg syndrome 379
risus sardonicus 379
Rovsing 徴候 4

■ S
scalp tenderness 380
scoliosis 380
scotomata 76
sensory loss 380
shock 258
shoulder pain 381
skin discharge 384
skin mass 385
skin pigmentation 385
skin thickening 388
skin ulcer 388
sleep apnea 388
sleep walking 391
smooth tongue 391
sneezing 391
snoring 402
somnolence 101
sore throat 392
spasticity 392
speech disorder 142
spine deformity 394
splenomegaly 394
sputum 397
stool color change 400
strabismus 400

strangury 400
stretch marks 401
stridor 402
swollen gums and gum mass 403
swollen tongue 403
syncope 405

■T
tachycardia 409
tachypnea 145
taste abnormality 412
testicular atrophy 412
testicular mass 412
testicular pain 416
thrombocytopenia 416
tinnitus 417
toe pain 185
tongue pain 421
tongue ulcer 421
toothache 422
torticollis 422
tremor 422
trismus 425

■U
unequal pulses 426
unusual odor 58
uremia 426
urethral discharge 428
urgency of urination 188
urinary incontinence 266
urine color change 431

■V
vaginal bleeding 432
vaginal discharge 434
vertigo 136
visible peristalsis 436
vomiting 315, 437

■W
walking difficulty 438
weakness and fatigue, generalized 440
weakness or paralysis of one or more extremities 444
weight loss 448
wheezing 451

和　文

■あ行
悪夢 324
顎の痛み 277
顎の腫脹 278
足クローヌス 54
アシドーシス 45
足の痛み 5, 185, 287
アスパラギン酸アミノトランスフェラーゼ上昇 66
アラニンアミノトランスフェラーゼ上昇 66
アルカリホスファターゼ上昇 48
アルカローシス 49

息のにおい 201
異臭 58
異常精神状態 124
異常分娩 148
いびき 402
陰萎→インポテンス
陰茎痛 344
陰茎糜爛 344
咽頭痛 392
陰嚢腫瘤 7
インポテンス 264

うっ血乳頭 335
うつ病 124
腕の痛み 4, 63

腋窩腫瘤 71
壊疽 193
嚥下困難 132

黄疸 275
嘔吐 10, 315, 437
悪寒 95
悪心 10, 315
おねしょ 155

■か行
開口障害 425
咳嗽 9, 114
回転性めまい 136
会話障害 142
踵の痛み 185
過換気 145
顎痛 277
下肢痛 5, 185, 287
過食 350
かすみ目 76
家族歴 1
下腿の痛み 5
過多月経 240
肩の痛み 6, 381
喀血 8, 222
褐色尿 431
喀痰 397
かゆみ→掻痒感
感覚異常 335
感覚低下 380
眼窩周囲浮腫 7
眼窩腫瘤 331

眼球充血 378
眼球突出症 161
眼瞼下垂 360
眼瞼周囲浮腫 346
肝腫大 7, 224
眼振 326
関節腫脹 281
関節痛 279
眼痛 167
眼底診察 2
眼分泌物 329
顔面腫瘤 169
顔面蒼白 332
顔面潮紅 184
顔面痛 169
顔面の異常 172
顔面浮腫 7, 346
顔面麻痺 170

既往歴 1
記憶障害 299
気管偏位 4
起坐呼吸 145
キサントクロミー 275
吃逆 228
企図振戦 422
機能の変化 9, 15
嗅覚障害 58
吸気性喘鳴 402
急性下痢 127
胸痛 1, 4, 92
胸壁腫瘍 94
共鳴亢進音 69
巨人症 193
巨舌 403
起立性低血圧 260
筋萎縮 303
筋間代→ミオクローヌス
筋痙攣 306
筋骨格痛(全身性) 308
筋線維束攣縮 174
筋力低下 11
　　1肢以上の筋力低下 444
　　全身性筋力低下 440

くしゃみ 391
口の色素沈着 302
グル音→腹鳴

痙笑 379
痙性 392
痙性歩行 191, 438
頸部血管雑音 91
頸部腫瘤 7, 319
頸部診察 2
頸部痛 6, 321
鶏歩 191, 438

傾眠　101
痙攣　11, 107
下血　8, 212
血圧測定　3
血管雑音，頸部　91
月経過少　254
月経過多→過多月経
月経困難症　142
月経痛　301
血小板減少症　416
血性分泌物　8, 14
血尿　8, 217
結膜の蒼白　332
下痢　10, 127
幻覚　201
言語障害→会話障害
検査値異常　15
肩痛　6, 381
腱反射低下　247
健忘　51

構音障害　142
高カリウム血症　240
高カルシウム血症　237
口腔内の腫瘤　328
高血圧症　243
高血糖　240
高コレステロール血症　237
口臭　201
口唇浮腫　292
高窒素血症　62
高トリグリセリド血症　247
高ナトリウム血症　242
項部硬直　9, 324
肛門腫瘤　51
後彎症→脊柱後彎症
股関節痛　5
呼吸困難　145
呼吸数低下　120
黒色尿　431
黒色便　8
鼓腸　182, 301
骨盤痛　343
骨盤内腫瘤　341
昏睡　9, 101

■ さ行
嗄声　233
酸性ホスファターゼ上昇　48
散瞳　9, 133

痔核　51
色素沈着
　　口の色素沈着　302
　　皮膚色素沈着　385
色素変化　385
嗜好歴　1

四肢のしびれ・ひりひり感　10
四肢の腫瘤　164
四肢の浮腫　153
四肢の変形　164
耳出血　301
思春期遅発症　121
システムレビュー　1
持続勃起　353
舌の痛み　421
歯痛　422
耳痛　152
膝窩の腫脹　353
失語　62
失行　62
失神　405
膝痛　5, 285
失認　62
失明　76
歯肉出血　301
歯肉の腫脹・腫瘤　403
紫斑　73
耳鼻咽喉診察　2
しびれ　335
耳鳴　417
視野暗点　76
社会歴　1
斜頸　422
斜視　400
しゃっくり　228
充血眼→眼球充血
羞明　346
縮瞳　9, 107
主訴　1
出血
　　さまざまな部位からの出血　301
　　性器出血　8
　　腟出血　432
　　直腸出血　371
　　皮下出血　73
　　鼻出血　158
腫瘤　7, 13
消化不良　267
上肢痛　4, 63
踵痛　185
食欲不振　57
女性化乳房　199
ショック　258
徐脈　79
耳漏　8, 66
心窩部痛　41
神経診察　3
心雑音　2, 303
振戦　422
身体診察　2
心肥大　86

睡眠時無呼吸　388

頭痛　5, 206

性器出血　8
性交時疼痛　144
性交不能症　264
精巣萎縮　412
精巣腫瘤　412
精巣痛　6, 416
成長障害　172
性的病歴　2
咳　9, 114
赤色尿　431
脊髄，病的反射　54
脊柱後彎症　286
脊柱前彎症　293
脊柱側彎症　380
脊椎変形　394
舌潰瘍　421
舌腫大　403
舌痛　421
舌の腫瘤　328
前額部腫大　188
鮮血便　371
閃光　182
全身性筋力低下　440
全身性疲労　440
蠕動不穏　436
喘鳴　451
　　吸気性喘鳴　402
譫妄　123
前立腺の腫瘤・腫大　354

蒼白　332
瘙痒感　357
足趾痛　5, 185
足痛　5, 185, 287
側腹部腫瘤　178
側腹部痛　180
側彎→脊柱側彎症
鼠径部腫瘤　7, 195
鼠径部痛　197

■ た行
体重減少　11, 448
帯状痛　194
大脳，病的反射　54
大便失禁→便失禁
多飲　347
唾液分泌過多　360
多汗　161
濁音　69
多血症　184, 346
多幸感　158
多食　350
打診　2
脱毛症　72
多尿　350

索引　497

多毛症　230
蛋白尿　357
単麻痺　302

チアノーゼ　117
知覚不全　335
腟出血　432
腟分泌物　9, 434
肘痛　155
腸雑音　4
聴診
　　心臓　68
　　肺　2, 68
直腸出血　371
直腸腫瘤　376
直腸痛　377
直腸分泌物　9, 375

爪の診察　3
爪の蒼白　332
爪の変化　312

手足の変形　164
低アルブミン血症　250
低カリウム血症　254
低カルシウム血症　250
低血圧　258
低血糖症　251
低酸素血症　263
低身長症　140
低体温症　260
低ナトリウム血症　256
手の痛み　4, 201
転倒発作　139
殿部痛　230

頭蓋内雑音　274
動悸　10, 332
瞳孔散大　133
陶酔→多幸感
疼痛　4, 13
頭皮の圧痛　380
頭部奇形　210
頭部腫瘤　212
頭部粃糠疹　120
禿頭症　72
吐血　8, 212

■な行
難産　148
難聴　417

乳酸デヒドロゲナーゼ上昇　66
乳汁分泌　80
乳房腫瘤　7, 81
乳房痛　83
尿意切迫　188

尿失禁　266
尿糖　195
尿道分泌物　428
尿毒症　426
尿の色調変化　431
尿量低下　59
認知症　299

捻髪音　69, 117

脳幹，病的反射　54
膿尿　363

■は行
肺性骨関節症　98
排尿困難　132
排尿痛（排尿時灼熱感）　5, 400
排尿障害　149
肺の診察　2, 68
背部腫瘤　72
拍動性腫瘤　361
跛行　191
ばち指　98
発汗過多→多汗
白血球減少症　291
白血球増加症　290
発熱　174
鼻の腫瘤・腫脹　315
鼻への食物の逆流　324
歯の痛み　422
反射亢進　54
反跳痛　4
晩発思春期→思春期遅発症
半盲　221

皮下出血　73
ひきつり笑い→痙笑
非血性分泌物　8, 14
粃糠疹，頭部　120
膝の痛み　5, 285
膝の腫脹　285
肘の痛み　155
脾腫　8, 394
鼻出血　8, 158
皮膚潰瘍　388
皮膚色素沈着　385
皮膚腫瘤　385
皮膚滲出液　384
皮膚線条　401
皮膚の診察　3
皮膚肥厚　388
鼻分泌物　312
鼻閉塞　315
肥満　328
病的反射　54
病歴聴取　1
鼻漏　9, 312

疲労，全身性疲労　440
疲労感　11
貧血　52
頻呼吸　145
頻尿　188
　　夜間多尿　324
頻脈　409

不安　124
不感症　188
複視　137
腹痛　4, 30
　　下腹部痛　42
　　心窩部痛　41
　　側腹部痛　180
　　左下腹部痛　39
　　左上腹部痛　34
　　腹部全体の痛み　30
　　右下腹部痛　35
　　右上腹部痛　31
腹部腫瘤　7, 17
　　下腹部腫瘤　28
　　心窩部の腫瘤　26
　　側腹部腫瘤　178
　　左下腹部腫瘤　24
　　左上腹部腫瘤　20
　　びまん性腹部腫瘤　17
　　右下腹部腫瘤　21
　　右上腹部腫瘤　17
腹部診察　2
腹鳴　182
フケ　120
浮腫　7
　　眼瞼周囲浮腫　346
　　顔面浮腫　346
　　口唇浮腫　292
　　四肢の浮腫　153
不随意運動　422
不整脈　85
舞踏運動（舞踏病）　98
不妊　269
不眠症　272
ふるえ　11
分泌物
　　眼分泌物　329
　　血性分泌物　8, 14
　　腟分泌物　9, 434
　　直腸分泌物　9, 375
　　尿道分泌物　428
　　非血性分泌物　8, 14
　　鼻分泌物　312

平滑舌　391
変形
　　四肢・手足　164
　　脊椎　394
便失禁　266

片側視野欠損→半盲
便の色の変化　400
便秘　105
片麻痺　221
片麻痺歩行　191, 438

乏尿　59
歩行困難　438
歩行障害　191
勃起不全→インポテンス
発疹
　　局所性発疹　371
　　全身性発疹　366

■ ま行
麻痺，1肢以上の　444
慢性下痢　10, 127

ミオクローヌス　310
味覚異常　412
耳鳴　417
脈拍　363

左右差　426
徐脈　79
頻脈　409
不整脈　85
脈拍消失　45
リズム異常　363
脈拍消失(減弱)　45

無嗅覚　58
無月経　254
無呼吸　120
無酸素症　98
むずむず脚症候群　379
無尿　59
胸やけ　212
夢遊症　391

めまい　10, 136
メレナ　8

妄想　124
物忘れ→記憶障害

■ や行
夜間多尿　324
夜尿症　155

指の痛み　201

腰痛　6, 293

■ ら行
ラ音　69

リズム異常，脈拍　363
流涎　360
流涙症　157
緑色尿　431
リンパ節腫脹(全身性)　296

涙漏→流涙症

轢音　117